四川省中医药管理局"四川省名中医岳仁宋工作室"建设项目资助出版

临床经典方药
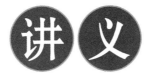

主　编　岳仁宋

副主编　许趁意　周建龙

编　委　（以姓氏拼音为序）

曹立虎　冯皓月　何　晶　江雅宜

李霖芝　刘　政　龙　涛　吴挺超

许趁意　杨金蓉　杨茂艺　喻　国

岳仁宋　周建龙　朱　侣　朱　禹

卓吴会

人民卫生出版社

·北　京·

图书在版编目（CIP）数据

临床经典方药讲义 / 岳仁宋主编 . —北京：人民
卫生出版社，2023.10
　　ISBN 978-7-117-35511-7

　　Ⅰ . ①临… 　Ⅱ . ①岳… 　Ⅲ . ①方剂学 　Ⅳ . ①R289

中国国家版本馆 CIP 数据核字（2023）第 202285 号

人卫智网	**www.ipmph.com**	医学教育、学术、考试、健康， 购书智慧智能综合服务平台
人卫官网	**www.pmph.com**	人卫官方资讯发布平台

临床经典方药讲义
Linchuang Jingdian Fangyao Jiangyi

主　　编：岳仁宋
出版发行：人民卫生出版社（中继线 010-59780011）
地　　址：北京市朝阳区潘家园南里 19 号
邮　　编：100021
E - mail：pmph @ pmph.com
购书热线：010-59787592　010-59787584　010-65264830
印　　刷：北京瑞禾彩色印刷有限公司
经　　销：新华书店
开　　本：787×1092　1/16　　印张：49　　插页：2
字　　数：1043 千字
版　　次：2023 年 10 月第 1 版
印　　次：2023 年 11 月第 1 次印刷
标准书号：ISBN 978-7-117-35511-7
定　　价：159.00 元

打击盗版举报电话：010-59787491　E-mail：WQ @ pmph.com
质量问题联系电话：010-59787234　E-mail：zhiliang @ pmph.com
数字融合服务电话：4001118166　E-mail：zengzhi @ pmph.com

主编简介

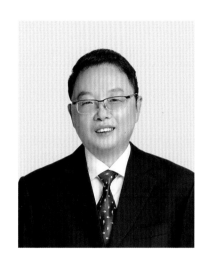

　　岳仁宋，医学博士，成都中医药大学附属医院主任医师，二级教授，博士生导师。国家二级心理咨询师，第三批全国优秀中医临床人才，四川省名中医，"国之名医　卓越建树"称号获得者。兼任世界中医药学会联合会内分泌分会副会长，中国健康管理协会糖尿病防治与管理专业委员会副主任委员，中华中医药学会糖尿病分会常务委员，中国中西医结合学会内分泌专业委员会委员，四川省中西医结合学会态靶辨治专业委员会主任委员、内分泌专业委员会前（候）任主任委员等职务。自1986年以来，一直扎根在医、教、研第一线，近年来一直致力于经方的临床研究，承担包括3项国家自然科学基金面上项目在内的10余项部省级以上课题，发表论文300余篇，其中北大中文核心及SCI收录近百篇，出版专著10余部，培养硕博士研究生130余名。

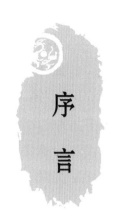

序言

古人云："夫医学之要，莫先于明理，其次则在辨证，其次则在用药。"是以理法方药节节贯通，然后有验。夫天生百药，以济民之疾苦，有一病，则必有一药。神农氏以悲悯之心，躬身践行，遍尝百草，而著《神农本草经》(《本经》)。医之有《本经》，犹匠之有绳墨。有绳墨然后有规矩，有规矩然后有变通。《本经》列三品药录，述诸药主治，言简意赅，是为医家之绳墨规矩。变通之道，在于明理，然妙理不离乎《内经》。岐黄之道，阴阳为要。药有寒热温凉之阴阳，人有气血水火之阴阳，病有表里虚实之阴阳。执此阴阳之理则能取类比象，机应无穷。仲景以亚圣之才，承炎黄之道，著《伤寒杂病论》十六卷，设三阴三阳，平脉辨治，开后世辨证之先河。证者，立法遣方之规矩也。法随证立，方从法出。人有百病，病有千变，故当灵机巧辨，方能圆通活法，随证治之。此理法方药之正序也，为治病之常道。

然先哲亦云："人知辨证之难，甚于辨药。孰知方之不效，由于不识证者半，由于不识药者亦半。证识矣而药不当，非特不效，抑且贻害。"是以著书者，言理法者多，论方药者少，而以药为基，解析方、法、理者甚缺。学人皆知仲景方书为经方之妙道，而于本草之学，又多不深求，如是则去仲景之旨远矣。《本经》论药之主治功效，每多有验；仲景辨经方证治，思虑精深。临证治病，舍此二途，岂不殆哉？盖处方用药为辨证之毫末，以物相使之道也。用药如用兵，医不识药，如将不识兵，如何能克敌制胜，以使溃坚，以使必已耶？由理而达药，则知用药必明理，理在药中，药外无法，故执药可得理法。此"药方法理"为治病之变道。

观历来注《本经》者，或发明文义，或以经解经，或证之以验案，或加以现代药理，然皆详于药而略于方。方药乃医者之荣戟，用荣戟必有其心法，施方药亦必有其理法。临证治病，用药之法甚多，如法象、量效、态靶等。然药法与医理相辅相成，究药法则理在其中，探理法亦可验诸方药。以此注《本经》则无失矣。

巴蜀自古多名医，山川由来藏药库。蜀中名医，岳仁宋教授，深谙内难之旨，推崇经方本草之学。其疗疾，量疾病浅深，本草木寒温，合汤数药，心解分剂，用之多效。今率其弟子，宗《本经》主治，参经方法度，释经义，证验案，解药方法理，整理十余年来课程讲稿，而著《临床经典方药讲义》一书。是书既禀岐黄之道，又承仲景方术，能阐发古人精蕴，而不沾滞古法，守正创新，汇通中西，深入浅出，发方药量效之所覆，补未备而集大成，多为见底之论，诚可师法。然则岳氏之志在活人，其书又志在启后学入室之门径，故愿读其书者能悟其折肱之微意也。

中医内科学家

中国科学院院士

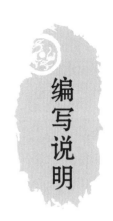

编
写
说
明

 编写背景

医学是一门实践性的学科，中医学更是如此。中医学在数千年的传承中，积累了丰富的实践经验与理论成果。然而在当代中医教育及临床实践中，仍然有些问题需要进一步探索和提高。对于经典的学习，如《伤寒论》，侧重对条文的分析与探讨，或按照中医传统"理法方药"的思路去学习，而缺少对《伤寒论》所涉及经典方药的系统性研究。同时，中药学虽在一定程度上对临床常用药物做了基本性味归经、主治功效的介绍，但毕竟是中医教学的基础课程，选取的药物广而杂。学生学习之后往往仍不知道如何运用，尤其是临证时，哪味药在方中该加，哪味药在方中可删，模棱两可。

在中医基础理论与临床应用之间，有诸如中医内科学、中医外科学等临床学科发挥着桥梁作用。而在《伤寒论》《金匮要略》等经典理论与临床实践之间如何有机衔接，尚存在一定的距离。尤其是如何在学好经典的基础上用好经典还有待探索。基于此，笔者组织团队编写了《临床经典方药讲义》，旨在构建经典理论与临床实践之间的桥梁，以期读者在学习《伤寒论》《金匮要略》等经典的基础上，掌握六经辨证、脏腑辨证等辨证方法，熟悉中药学、方剂学等理论知识，从而进一步地钻研精准选方用药，探究药物的量效关系与配伍规律，真正做到落地生根，用好本草，学好经方。正如著名经方大家胡希恕老先生所说"方证是辨证的尖端"，而方证的基础就是方药。因此，通过《临床经典方药讲义》一书的编写出版，让辨证更进一步细化延伸至具体方药的选择运用上，让临床医生清晰地知道某一味药在处方中的地位与作用，解决本草经方运用之路的"最后一公里"，实现经典与临床的互联互通。

 取材范围

药与方，为本书核心。

本书所论述的药主要指经方涉及而又为《神农本草经》所载之药。

本书所论述的方选取范围以经方与类经方为主。

所谓经方，一般而言，是指《伤寒论》《金匮要略》中的方剂，如《金匮要略心典·徐序》

云："惟仲景则独祖经方,而集其大成,惟此两书,真所谓经方之祖。"另外,经方也可以作为汉以前临床医方著作及方剂的泛称。如《汉书·艺文志》中"方技略"云："经方十一家,二百七十四卷。经方者,本草石之寒温,量疾病之浅深,假药味之滋,因气感之宜,辨五苦六辛,致水火之齐,以通闭解结,反之于平。"由于仲景所著与汉以前其他经方著作关系密切,所以两种经方概念常有重叠。当然,还有定义经方为经久不衰、传世之经验方。而仲景所传之方经过数千年的临床检验,具有配伍精当、用药简练、用量讲究、疗效显著等特点,也反证仲景方才是经方。因此,本书所选经方主要以《伤寒论》《金匮要略》中的方剂为主。所谓类经方,则是指在秉承经方"经验有效"基本原则下的传世名方。这些方剂虽非仲景所创,但系千古名方,疗效颇佳,被后世医家公认,故亦采之撷之,如李东垣的补中益气汤、王清任的血府逐瘀汤等。

 基本框架

1. 目的　以临床应用为依归,不尚浮华的辞藻及空泛的理论。使辨证更加具有可操作性,把辨证延伸到方药的选择上,让经典方药落到实处。

2. 思路　选择常见药物 80 味。打破中医"理法方药"的常规思路,采用倒叙法阐述,即"药—方—法—理—案"。将药物的选择作为辨证的顶端,以药物为主线,"药方法理"层层递进。最后附以典型案例,为方药的临床应用提供示范。

3. 结构

(1) 药从经论:从《神农本草经》《伤寒论》及后世医著中精炼相关论述,尤其是临床确有应用但现行教材简而述之的部分,详细说明,清晰阐释。本部分主要包含概述、经论、释经、药证、炮制、用量、阐微七个方面的内容。

"概述"部分,对药源、别名、性味、功效作简要概括。以《中华人民共和国药典(2020年版)》《全国中草药汇编》《中华本草》等为参考依据。

"经论"部分,列出《神农本草经》或《名医别录》的经典论述。书籍版本参考清代顾观光重辑《神农本草经》(人民卫生出版社,1955)和尚志钧辑校《名医别录》(人民卫生出版社,1986)。

"释经"部分,借助药物性味归经等理论,对"经论"部分涉及主治病症进行简要串联解释。

"药证"部分,把经典及后世对该药的使用要点进行归纳,作为使用该药的证据、指征。

"炮制"部分,列出药物的炮制方法,临床常用的不同炮制品及作用。

"用量"部分,对药物在不同剂量下的作用进行论述。以经方中的药物用量、临床常用量及现代药物剂量研究等为参考。

"阐微"部分,将需要进一步补充的药物相关知识点进行论述,也包括本书主编的临床经验及临证心得等。

(2) 方由药成:主要涉及药配伍而成的方。"药有个性之专长,方有合群之妙用"。方剂的意义,就是解决单味药所不能解决的问题,具备单味药力量不足或者不具有的功效。方剂有基本的处方单元,也就是两三味药配伍的药对,进阶则为五六味甚至十余味的经方。本部分从药对、角药、经方、方证、量效、服饵等方面展开。

"药对"部分,对两味药(对药)组成的处方单元进行论述。药对为两味中药配对而成,故又称对药、兄弟药、姊妹药。药对是复方中最小的组方单位。两药相配不但可以减少毒副作用,还可协同增效。诸如"麻黄无桂枝不汗""附子无干姜不热""石膏得知母更寒"等,都是对药的最好写照。

"角药"部分,对三味药(角药)组成的处方单元进行论述。角药特指三味药配伍而成的药物组合,如三足鼎立,互为犄角。此种配伍方法,较对药更为复杂,临床亦较常见。

"经方"部分,以《伤寒论》《金匮要略》所载方为主,包括部分类经方的内容。从《伤寒论》《金匮要略》等经典著作中,将以某药为主要立法思路的若干经方汇总起来,分门别类进行阐释。书籍版本参考刘渡舟主编《伤寒论校注》(人民卫生出版社,1991)和何任主编《金匮要略校注》(人民卫生出版社,1990)。

"方证"部分,选择以某药为主的具有代表性的经方,进行方证归纳总结,归纳出处方的临床适应指征。

"量效"部分,不同于单味药的量效阐述。方剂的量效,涉及两方面:一方面是方剂整体的剂量,即重剂、轻剂的选择问题;另一方面是方剂内部的量效问题,涉及药物之间的配合剂量、绝对剂量和相对剂量。其中相对剂量是指药物在处方中的比例问题,比如桂枝汤的桂枝芍药生姜绝对剂量是各三两,相对剂量是 1:1:1。常选择具有代表性的组方比例进行讨论。

"服饵"部分,包括煎煮、服用方法、服药宜忌等。

(3)法统诸方:依据七方八法十剂等原则,将某药及以该药为主的经方所体现的立法规范进行提炼升华。总结方药的立法原则,亦包括药物或方剂的某些特殊治法。

(4)理辨精微:对某药及相关经方涉及理论部分进行阐释,主要以《黄帝内经》等经典著作中的治法理论为准绳,对药物及经方应用中的问题进行剖析。"药从经论""方由药成""法统诸方"主要侧重临床的方药应用,"理辨精微"可以说是对前三部分临床应用相关论述的进一步深化,以便读者更好地把握前面的临床应用。本部分主要包括药理和演义。

"药理"部分,包括传统药理与现代药理,是对药理、方理进行扩展阐释,与前面临床应用相呼应。力求达到辨证与辨病相结合,审因与打靶相结合。

"演义"部分,病证结合,对不同疾病选择或者不用某方药的依据和理论进行阐释。

(5)临证举隅:列举典型案例 1~2 则,为方药的具体应用提供示范。

四 特色

1. 以药物为主线,以经方、药物为主要阐述内容,打破中医传统的"理法方药"思维模式,采用"药方法理案"的基本编写思路,更好地将中医临床思维回归到实际应用中。

2. 对经方、类经方及其常用药物进行梳理，以临床应用为依归，构建《伤寒论》《金匮要略》等经典理论与临床实践之间的桥梁，将辨证进一步延伸到方药选择层面，使辨证思维更贴近临床。

3. 结合传统与现代药理研究，运用病证结合、态靶结合模式，把药物与方剂的临床应用放到数千年的中医临床实践中进行提炼，融汇古今，中西汇通，既重视传统辨证，亦强调方证对应，并试图在现代科技背景下，运用中医中药解决靶标难题。

4. 对药方的研究不拘一格，层层递进，明确方药量效关系，用核心药物将经方有机串联总结，并归纳出药证、方证等特点，使方药的内涵更加丰富。

5. 本书附录经典方剂，方便读者查阅。同时，方剂著录忠于原著，以此提醒临证时注意方中药物的剂量比例及一些特殊的煎煮方法，力求在量效和煎煮方面启迪读者，以提高临床疗效。

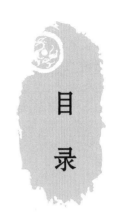

目 录

麻黄

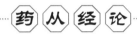

◎ 概述

麻黄为麻黄科多年生草本灌木草麻黄、中麻黄或木贼麻黄的干燥草质茎。味辛、微苦，性温，归肺、膀胱经。具有发汗解表，宣肺平喘，通阳散结，利水消肿等功效。麻黄之用，在于它的宣通与升散，这也是其功能特点。临床上麻黄若不配桂枝则不专主于发汗，而发挥平喘、利水之功。

◎ 经论

《神农本草经》云："麻黄，味苦，温。主中风，伤寒头痛，温疟，发表出汗，去邪热气，止咳逆上气，除寒热，破癥坚积聚。"

◎ 释经

麻黄"其味麻，其色黄"（《本草纲目》），色淡绿或黄绿，内芯红棕。味苦涩，性温。

"中风"指太阳中风，如隋代巢元方《诸病源候论·伤寒病诸候》言"阳浮热自发，阴弱汗自出，啬啬恶寒，淅淅恶风，翕翕发热，鼻鸣干呕，此其候也"。"伤寒"其义有二，一指多种外感病的总称，二指外感寒邪之病变。凡整个头部或头的前、后、偏侧部的疼痛，均可称"头痛"。"温疟"为疟疾之一。"发表"即发汗解表之意；"出汗"是指通过开泄腠理、发汗祛邪，以解除表邪的治病方法。"去邪热气"为祛热邪之气。由于风寒外束肌表，阳气内郁而出现的发热，这种祛邪之法是发汗。"止咳逆上气"，即止咳定喘。"寒热"有三层含义：一指寒证与热证的合称；二指邪气之寒热性质；三指恶寒发热之症状。"癥坚积聚"泛指结节、积块。

◎ 药证

主治：风寒表实证，咳嗽、气喘、结肿偏寒证者。

体质特征：体格壮实，皮肤粗糙，平素不易汗出，脉象有力。

◎ 炮制

麻黄之用，古有去节之说，以其节能止汗而不用，现代多并而用之。有人认为麻黄节的有效药用成分含量较低，节间生物碱总含量是节的数倍，故去节可除去含量低的杂质部分，提高药材质量和临床疗效。亦有不去节者，如宋代《圣济总录·肺气喘急》载"去根不去节"。清代陈修园《神农本草经读》持不同观点，"根节古云止汗，是引止汗之药，以达于表而速效，非麻黄根节自能止汗"。

麻黄另有麻黄绒、蜜麻黄等常用炮制品。临床上用于解表以生麻黄为主，平喘蜜炙为主，或小剂量生用；麻黄绒多用在老年体虚之人。生品麻黄性味峻烈，服用后易使人汗出，经过蜜炙等方法炮制后，其中挥发油含量显著降低，发汗作用减轻，但麻黄碱含量减少甚微。麻黄中所含的 L-α 萜品烯醇、芳樟醇等平喘成分经蜜炙后含量升高，说明生麻黄经蜜炙后服用，发汗作用缓和而平喘作用相对增强的传统用法是可行的。

◎ 用量

《中华人民共和国药典（2020 年版）》规定麻黄用量为 2～10g。大剂量可用至 30～60g。临床实践发现，麻黄对体质壮实者，在辨证合理、煎服得当的情况下，即使使用较大剂量亦是安全的。麻黄功效的发挥，与剂量呈现显著的相关性。一般而言，麻黄小剂量使用取其宣通玄府、通达津液、消散结肿之功，大剂量则取其发汗通腠、利水消肿之力。

◎ 阐微

陶弘景云："凡狼毒、枳实、橘皮、半夏、麻黄、吴茱萸皆须陈久者良。"此处为最早提出中药"六陈"之说。明代杜文燮《药鉴》载"麻黄三载始堪行"。《神农本草经》将其列为中品，《名医别录》记载为"中品"，临床应用亦不断减少。有人推测可能是古人认为其发汗之力过于强悍，难以很好地驾驭。陈放时间长能降低其燥烈发散之性，使之平和，运用于临床时能有效减少其副作用，因而将其列为"六陈"。现代应用的麻黄并非为陈久者。若陈久放置，麻黄色泽会淡黄甚至黯枯，气味平淡，当今反被判定为劣药。且有研究表明，麻黄有效成分为其所含的生物碱、挥发油等，长时间保存后其有效成分均减少，最终可能药效部分丧失，进而导致临床疗效变差，故不再要求使用久放之品。

麻黄虽为发汗解表之要药，然而有人视麻黄为虎狼之药，不用或少用，甚则谈"麻"色变。大多数医书记载其基本功效时均强调麻黄是解表药中的悍烈之药，温燥辛散力强，在表证中的应用也仅限定伤寒表实证，症状为恶寒较甚且无汗为主，认为其耗伤阳气，容易使人汗出过多，损伤阴津、阳气，"虚证"均不宜使用。原因何在？金元时期，刘完素为纠正辛温发汗的局限性，遵《黄帝内经》之旨，提出"六气皆从火化"，阐发火热病机，自制"双解""通圣"等辛凉之剂，反对固守仲景的辛温发汗之法；明末清初，吴又可、吴鞠通等温病大家相继出现，大倡辛凉解表之风，惯用辛凉之银翘、桑菊等方。民国以后，医者用温病方多，用伤寒方少，甚至有人提出"南方无伤寒，不得用麻桂"的偏颇观点。梁代陶弘景《名医别录》云其"不可多服，令人虚"。《本草通玄》也强调"麻黄……惟当冬令在表真有寒邪者，始为相宜……若不可汗而误汗，虽可汗而过汗，则心血为之动摇，或亡阳，或血溢而成坏症，可不兢兢致谨哉"。江西万有生教授认为："不少人以为流行性感冒是热性病，用凉药治疗。初时还以辛凉为主，银翘、桑菊广为运用，后来渐至苦咸大寒（如板蓝根）。至今国内感冒药市场为寒凉药占领，结果是大量的可用辛温解表的麻黄汤一两剂治愈的风寒感冒患者，却随意用寒凉药，令表寒闭郁，久久不解，酿成久咳不已，或低热不退，或咽喉不利等后果。"

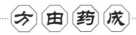

◎ 药对

麻黄通过与其他药物的合理配伍，不仅可以增强其发汗宣通之功，还可以最大限度地扩展其应用指征。如配桂枝，发汗解表；配杏仁，宣肺平喘；配石膏，清肺泄邪；配升麻，发越郁阳；配白术，利水除湿；配葛根，解肌舒筋；配厚朴，宣肺行气；配干姜，温肺祛邪；配生姜，发汗利水；配甘草，治里水，一身面目悉肿；配半夏，治饮邪凌心之心下悸。

◎ 角药

麻黄可与其他药物配伍，以成掎角之势，治疗多种临床病证。如配细辛、附子成麻黄细辛附子汤专治太阳和少阴同时感受寒邪之证；配杏仁、甘草成三拗汤以止咳平喘；配附子、甘草成麻黄附子甘草汤治外感寒邪、内伤阳气轻证。

◎ 经方

1. 麻黄汤

以麻黄为主药最具代表性的经方是麻黄汤。《医学摘粹》总结麻黄汤证为"浮紧居然脉象呈，恶寒发热呕旋生，头疼体痛终无汗，证属麻黄表病成"。仲景具体应用分述如下：

太阳伤寒证

《伤寒论·辨太阳病脉证并治》"太阳病，头痛，发热，身疼，腰痛，骨节疼痛，恶风，无汗而喘者，麻黄汤主之"，"脉浮者，病在表，可发汗，宜麻黄汤"，"脉浮而数者，可发汗，宜麻黄汤"。此三条将方证、病机、病位、治法一一呈现，为正确使用麻黄汤提供了基本遵循。

太阳阳明合病——喘而胸闷

《伤寒论·辨太阳病脉证并治》"太阳与阳明合病，喘而胸满者，不可下，宜麻黄汤"。以辨太阳之喘与阳明之喘的根本区别。表寒外束，肺气被阻之喘必胸满；阳明里实之喘必兼见腹满。太阳之喘当汗解而不可下，阳明之喘当攻下而非发汗。一字之差，治法迥异，不得不察。

太阳病日久而表实证仍在者

《伤寒论·辨太阳病脉证并治》"太阳病，十日以去，脉浮细而嗜卧者，外已解也。设胸满胁痛者，与小柴胡汤。脉但浮者，与麻黄汤"，"太阳病，脉浮紧，无汗，发热，身疼痛，八九日不解，表证仍在，此当发其汗。服药已微除，其人发烦目瞑。剧者必衄，衄乃解。所以然者，阳气重故也，麻黄汤主之"。此说明寒邪外束，阳气闭郁，虽经多日，但表实证尚在，仍需用麻黄汤以发其汗，并不拘病程长短。

太阳表证失汗致衄，虽衄而表未解

《伤寒论·辨太阳病脉证并治》"伤寒脉浮紧，不发汗，因致衄者，麻黄汤主之"。此乃表邪郁遏，无从宣泄，邪逼阳络而迫血妄行，发为鼻衄者。此时不可见血止血，当宜治其表闭，表邪得解则血自止。亦说明"衄家不可发汗"并不是一成不变的。

里证已罢而表证尚存

《伤寒论·辨阳明病脉证并治》"脉但浮，无余证者，与麻黄汤"。此条在阳明病篇出现，脉但见浮，仅表明没有其他的里证，而太阳之表寒未解，当仍从太阳论治，以麻黄汤解其表邪。

阳明病兼太阳表实证

《伤寒论·辨阳明病脉证并治》"阳明病，脉浮无汗而喘者，发汗则愈，宜麻黄汤"。此阳明寒证兼太阳表实，虽无汗而喘，肺卫郁闭，却并无阳明腹满之证。无汗表实为主，理当治以麻黄汤发其汗。

2. 麻黄汤类方

针对不同的病邪及病机变化，在麻黄汤基础上化裁出诸多变方。

太阳病兼里有郁热——大青龙汤

《伤寒论·辨太阳病脉证并治》"太阳中风，脉浮紧，发热恶寒，身疼痛，不汗出而烦躁者，大青龙汤主之"，"伤寒脉浮缓，身不疼，但重，乍有轻时，无少阴证者，大青龙汤发之"。此二条均在提示，不应拘泥于中风之名或脉缓之象而执持解肌之法。因中风、脉缓，汗出是其常，无汗是其变。因此无汗而烦躁不安，其病机为表寒里热，表里俱实。因而在麻黄汤的基础上，加重麻黄以治其表闭，再辅以石膏而清里热。

太阳表证兼里有水饮——小青龙汤

《伤寒论·辨太阳病脉证并治》"伤寒表不解，心下有水气，干呕发热而咳，或渴，或利，或噎，或小便不利、少腹满，或喘者，小青龙汤主之"，"伤寒，心下有水气，咳而微喘，发热不渴。服汤已渴者，此寒去欲解也，小青龙汤主之"。此二条皆提示头痛身疼、恶寒发热、无汗等表证均未解除，而又兼里有饮邪。外有表邪而内夹水饮，水气侵肺而发热而咳。以麻黄汤去杏仁加芍药，行营卫散表邪，增细辛、干姜、半夏，行水气而止咳呕，用五味子而敛肺之逆气，再和以甘草调诸药，则表邪解，内饮化，诸证愈。

微邪郁表、营卫不和证——桂枝麻黄合方

《伤寒论·辨太阳病脉证并治》"太阳病，得之八九日，如疟状，发热恶寒，热多寒少，其人不呕，清便欲自可，一日二三度发，脉微缓者，为欲愈也。……面色反有热色者，未欲解也，以其不能得小汗出，身必痒，宜桂枝麻黄各半汤"，"服桂枝汤，大汗出，脉洪大者，与桂枝汤如前法；若形似疟，一日再发者，汗出必解，宜桂枝二麻黄一汤"。太阳伤寒表实用麻黄汤，太阳中风表虚证施以桂枝汤。然临床上，虽有营卫不和却兼微邪郁表者，此时无汗不宜解肌，邪微而不适发汗，既不适合桂枝汤亦不宜用麻黄汤，故而合两方为一方，通过调整药物剂量制桂枝麻黄各半汤及桂枝二麻黄一汤以调和营卫，微汗散邪。凡表邪久郁，营卫不和而症见热多寒少，发热恶寒如疟状，面有热色，无汗身痒，当用桂枝麻黄各半汤；若汗后表邪仍在，邪轻正弱，表郁程度较前更为轻微，则用桂枝二麻黄一汤。

太阳表寒兼经俞不利——葛根汤

《伤寒论·辨太阳病脉证并治》"太阳病，项背强几几，无汗，恶风，葛根汤主之"。此为寒邪外束，经输不利之证。方中麻黄发汗解表，桂枝外和营卫，有利于葛根升发津液外达经腧，再佐以芍药、姜、枣，发中有收，散中有补，避免过汗伤津。

太阳表邪内陷，热邪迫肺——麻黄杏仁甘草石膏汤

《伤寒论·辨太阳病脉证并治》"发汗后，不可更行桂枝汤。汗出而喘，无大热者，可与麻黄杏仁甘草石膏汤"，"下后，不可更行桂枝汤，若汗出而喘，无大热者，可与麻黄杏子甘草石膏汤"。此二证之喘为肺热气闭，由于肺热郁蒸，因此以麻黄配伍石膏而清泻肺中之热而发其郁阳，合杏仁以宣肺气而平咳喘，甘草调和诸药而与石膏甘寒相配得生津之效。"不可更行桂枝汤"。桂枝汤，在这里应指桂枝加厚朴杏子汤，因桂枝加厚朴杏子汤证中亦见喘，且二证同见汗出，故须与麻黄杏仁甘草石膏汤相鉴别。彼为表虚作喘，而本方证为邪热壅肺作喘，故不宜桂枝方；"汗出而喘"，因麻黄汤证亦见喘，但是彼证为无汗而喘，故除外麻黄汤证，同时也除外了小青龙汤证的水寒射肺的喘；因大承气汤证也有汗多，且腑气不畅，浊气上干于肺亦会致喘，正如仲景谈大承气汤所说"喘冒不能卧者""无大热者"，指无阳明大热即大承气汤证的大热而喘。寥寥几字，涉及诸多方证的鉴别。

表邪不解，湿热内蕴而发黄——麻黄连翘（轺）赤小豆汤

《伤寒论·辨阳明病脉证并治》"伤寒瘀热在里，身必黄，麻黄连轺赤小豆汤主之"。此证表实而无汗，更兼湿热在里郁蒸，因而发黄身痒，小便不利，故以麻黄、杏仁作为药对以宣散在表之邪，又佐以连轺（亦作连翘，即《神农本草经》翘根）、赤小豆、生梓白皮清热利湿，更以生姜、大枣、甘草和中安胃，诸药共济，为表里兼治偏于散寒之方。

太阳表实兼少阴阳虚证——麻黄细辛附子汤

《伤寒论·辨少阴病脉证并治》"少阴病，始得之，反发热，脉沉者，麻黄细辛附子汤主之"，"少阴病，得之二三日，麻黄附子甘草汤，微发汗。以二三日无证，故微发汗也"。太阳表实当汗，少阴阳虚当温，两经同病，宜发汗与温经同用。以上两条文，前者为少阴感寒，阳气内虚，故用温经发汗的代表方麻黄细辛附子汤，以扶正祛邪，温阳解表。后者则

为少阴感寒,阳气较虚,属于病情较轻而病势较缓者。因此,在麻黄细辛附子汤的基础上,去细辛以减辛散之力,加甘草以缓麻黄、附子之烈,而成麻黄附子甘草汤,温经解表,表里兼顾。

邪陷正伤,阳郁气滞证——麻黄升麻汤

《伤寒论·辨厥阴病脉证并治》"伤寒六七日,大下后,寸脉沉而迟,手足厥逆,下部脉不至,咽喉不利,唾脓血,泄利不止者,为难治。麻黄升麻汤主之"。此是伤寒误下,阳邪郁遏,阴并于下的上热下寒,正虚邪陷,阴阳错杂证。方中以麻黄、石膏以发越内郁之阳,桂枝、芍药、甘草调和营卫,黄芩、知母、天冬清上焦之热,茯苓、白术、干姜渗湿温中,升麻解毒,当归、玉竹滋阴养血。诸药共济,达清上热,温中寒,调营卫,发郁阳,滋阴血的功效。

寒湿在表——麻黄加术汤

《金匮要略·痉湿暍病脉证治》"湿家身烦疼,可与麻黄加术汤,发其汗为宜,慎不可以火攻之"。此证是寒湿在表而以湿邪偏盛的湿痹证。麻黄汤乃为伤寒表实而设,此用之于湿病,可见当是表寒湿病。因此,除见身体疼痛,必然还有无汗的症状。麻黄与白术作为药对,白术可以抑制麻黄以防发汗太过;麻黄却可相助白术以行表里之湿,两药同用,共克寒湿之邪。

风湿在表——麻黄杏仁薏苡甘草汤

《金匮要略·痉湿暍病脉证治》"病者一身尽疼,发热,日晡所剧者,名风湿……可与麻黄杏仁薏苡甘草汤"。本证的风湿病因为汗出当风,或久伤取冷。风湿在表故而一身疼痛,日晡所剧则是风湿有化热之象。以麻黄杏仁薏苡甘草汤解表祛湿,轻清宣泄。

寒饮郁肺——射干麻黄汤

《金匮要略·肺痿肺痈咳嗽上气病脉证治》"咳而上气,喉中水鸡声,射干麻黄汤主之"。此论寒饮郁肺的咳嗽上气证治。寒饮郁肺,肺气失宣,除了咳而上气、喉中水鸡声之外,尚应有胸膈满闷、不能平卧、舌苔白滑、脉浮紧等征象。同为治疗寒饮咳喘,因此本方与小青龙汤同用麻黄、细辛、半夏、五味子,温肺散寒、止咳平喘,而所不同之处在于,本方兼顾消痰开结之功,有射干、紫菀、款冬花而化痰止咳之力较小青龙汤为强。

寒饮夹热——厚朴麻黄汤

《金匮要略·肺痿肺痈咳嗽上气病脉证治》"咳而脉浮者,厚朴麻黄汤主之"。脉浮主病邪在上,一般指表证,如"脉浮者,病在表"。因此,此条病机是邪盛于上而在表。麻黄、石膏配伍可发越水气,清解里热;厚朴、杏仁止咳降气;半夏、干姜、细辛温化寒饮;五味子收敛肺气;小麦护胃安中。诸药共建散饮除热,止咳平喘之功,对咳喘伴有汗者效佳。

饮热迫肺——越婢加半夏汤

《金匮要略·肺痿肺痈咳嗽上气病脉证治》"咳而上气,此为肺胀,其人喘,目如脱状,脉浮大者,越婢加半夏汤主之"。本方治疗饮热迫肺的肺胀。肺胀多为素有痰饮,若复有外感,则内外之邪合而为病。饮热交阻,壅塞于肺,因此肺气胀满,逆而不降。麻黄宣肺

平喘；石膏辛散水气，清泻郁热；生姜、半夏散饮降逆；甘草、大枣补脾安中。诸药相合，宣肺散饮、降逆平喘，兼清郁热。

外寒内饮而夹热——小青龙加石膏汤

《金匮要略·肺痿肺痈咳嗽上气病脉证治》"肺胀，咳而上气，烦躁而喘，脉浮者，心下有水，小青龙加石膏汤主之"。此乃外寒内饮而夹热的咳喘证治。其病因为素有水饮内伏，再感风寒而发肺胀，饮邪郁而化热。以小青龙汤解表化饮，再加石膏清除烦热。

里水夹热——越婢加术汤

《金匮要略·水气病脉证并治》"里水者，一身面目黄肿，其脉沉，小便不利，故令病水。假如小便自利，此亡津液，故令渴也，越婢加术汤主之"。里水形成的病因通常是肺的通调水道功能失常更兼脾胃功能运化失司。本条里水，水郁于内而化热，水热表现于外，故以越婢汤发汗散水，清解郁热，加白术是增强本方除湿的功效。

风水夹热——越婢汤

《金匮要略·水气病脉证并治》"风水恶风，一身悉肿，脉浮不渴，续自汗出，无大热，越婢汤主之"。本条所述之症，虽有汗出而表邪实未解除，外虽无大热而内里邪热依然郁滞，因此重用麻黄及生姜发越宣散，以石膏清内郁之热，用甘草、大枣和中调胃。诸药共济，散邪清热，发越水气。

水气正水——麻黄附子汤

《金匮要略·水气病脉证并治》"水之为病，其脉沉小，属少阴……水，发其汗即已。脉沉者宜麻黄附子汤"。水气病身肿，见脉沉小，此与少阴肾多有关系，是与水气病之正水相符。风水病为肾阳虚不能化气行水，内无郁热者，可以本方温阳发汗。

气分阳虚阴凝——桂枝去芍药加麻辛附子汤

《金匮要略·水气病脉证并治》"气分，心下坚，大如盘，边如旋杯，水饮所作，桂枝去芍药加麻辛附子汤主之"。心下坚的症状是因为阳气虚衰，阴寒凝聚，水气留滞而形成。方中以麻黄细辛附子汤合桂枝汤去芍药组合而成。因芍药性微寒而收敛，因此除去芍药，则麻黄、附子、细辛等温经散寒之力更为强大。

水饮致悸——半夏麻黄丸

《金匮要略·惊悸吐衄下血胸满瘀血病脉证治》"心下悸者，半夏麻黄丸主之"。心下为胃脘部，饮停于内，饮盛而阳郁，则胃阳被遏，因而心下动悸。本条以半夏蠲饮降逆，麻黄宣发阳气，水饮得降，则静动自安。

◎ 方证

方证的关键在于对处方应用指征的高度准确提炼。麻黄汤及常用其类方，临床应用指征如下：

麻黄汤 以发热、恶风、无汗、头痛、身疼、腰痛、骨节疼痛、气喘为其辨证要点。

葛根汤 此方辨证要点在麻黄汤证的基础上兼有项背部发紧。

大青龙汤 麻黄汤证并兼有烦躁,或不汗出而烦躁是其主要辨证要点。

麻黄桂枝各半汤 以发热恶寒交替、热多寒少、面赤、身痒为其辨证要点。

麻黄杏仁薏苡甘草汤 以身体疼痛、发热、下午3～5点加重为其辨证要点。

麻黄加术汤 以面目轻度浮肿、无汗、脉浮紧、身体烦疼不能忍受为其辨证要点。

麻黄连翘赤小豆汤 以身黄、身痒、心烦、小便不利、舌红苔腻为其辨证要点。

越婢加术汤 以面目浮肿、发热恶风、小便不利、苔白、脉沉为其辨证要点。

华盖散 以咳嗽气喘、呀呷有声、胸膈烦满、声重鼻塞为其辨证要点。

小青龙汤 以咳喘、痰多而稀、舌苔白滑、脉浮为其辨证要点。

麻黄杏仁甘草石膏汤 以发热、咳喘、汗出、脉数为其辨证要点。

麻黄细辛附子汤 以发热恶寒、嗜睡、脉沉为其辨证要点。

麻黄附子甘草汤 以邪在太阳与少阴两经,同时伴有气短,为其辨证要点。

大续命汤、小续命汤 以口眼㖞斜、身体半身不遂、言语謇涩、肢体拘急疼痛为续命汤类方辨证要点。

阳和汤 以痈疽漫肿无头、皮色不变、酸痛无热、舌淡苔白、脉沉细,或骨疽、脱疽、流注、痰核、鹤膝风属于阴寒证者,为其辨证要点。

◎ 量效

方药量效关系涉及两个方面,一是方药的绝对剂量,二是方药的相对剂量。绝对剂量即方药使用时的实际剂量大小,而相对剂量是指药物之间的比例关系。通过分析仲景所用经方,可以总结如下量效关系:

1. 绝对剂量

大剂量为大青龙汤、越婢加半夏汤、越婢汤、越婢加术汤,麻黄用量为6两。大青龙汤为发汗峻剂,证属表寒里热,表里俱实,方中麻黄用量较麻黄汤中用量多一倍,意在外散风寒,开郁闭之表;越婢加半夏汤主治饮热迫肺而致咳嗽上气等证候,其肺气上逆较重,喘症突出,故重用麻黄,意在增强宣肺平喘之力;越婢汤与越婢加术汤证均为来势急剧的风水之病,方中均重用麻黄,意在加强宣散水湿。由此可见,急重症需用大剂量的麻黄。

中等剂量为麻黄杏仁甘草石膏汤、射干麻黄汤、厚朴麻黄汤、甘草麻黄汤,麻黄用量为4两。麻黄汤、葛根汤、葛根加半夏汤、小青龙汤、麻黄加术汤、乌头汤、小青龙加石膏汤、麻黄附子汤、文蛤汤,麻黄用量为3两。麻黄连翘赤小豆汤、麻黄细辛附子汤、麻黄附子汤、麻黄升麻汤、桂枝芍药知母汤、桂枝去芍药加麻黄细辛附子汤,麻黄用量为2两。

小剂量为桂枝麻黄各半汤中麻黄1两,桂枝二麻黄一汤中麻黄16铢,桂枝二越婢一汤中麻黄18铢,麻黄杏仁薏苡甘草汤中麻黄半两,半夏麻黄丸中半夏与麻黄等分,末之,炼蜜和丸小豆大。其中桂枝麻黄各半汤、桂枝二麻黄一汤及桂枝二越婢一汤均为表郁轻证,麻黄小剂量使用,旨在解表发汗而不伤正。麻黄杏仁薏苡甘草汤证为风湿袭表而渐趋化热之证，表证较轻，故用小剂量麻黄微发其汗。半夏麻黄丸证为水饮内动之心悸证，心阳被遏而心悸，方中麻黄以宣发阳气，但阳气不可过发，凌心之水不宜速消，故以丸剂小量，缓缓图之。由此可见，轻症可用小剂量麻黄。

2. 相对剂量

（1）发汗解表：麻黄汤中，麻黄与桂枝比例为 3∶2（麻黄 3 两∶桂枝 2 两）；大青龙汤中，麻黄与桂枝比例为 3∶1（麻黄 6 两∶桂枝 2 两）；小青龙汤中，麻黄与桂枝比例为 1∶1（麻黄 3 两∶桂枝 3 两）。临床发现，若桂枝剂量超过麻黄，则发汗力量增强，汗出较多。

（2）宣肺泻热：麻黄杏仁甘草石膏汤中，麻黄与石膏比例为 1∶2（麻黄 4 两∶石膏 8 两）；越婢汤中，麻黄与石膏比例为 3∶4（麻黄 6 两∶石膏 8 两），石膏有抑制麻黄发汗的作用。临床研究发现，麻黄与石膏配伍比例为 1∶5 时，其改善肺热咳喘患者症状最强。

（3）宣肺平喘：麻黄汤中，麻黄与杏仁比例为 3∶4（麻黄 3 两∶杏仁 70 个）（杏仁 70 个，在 7 版《方剂学》按 4 两计算）；麻黄杏仁甘草石膏汤中，麻黄与杏仁比例为 7∶5（麻黄 4 两∶杏仁 50 个）（杏仁 50 个约 2.86 两）。

（4）助阳解表：《伤寒论》中，麻黄细辛附子汤中麻黄为 2 两（约 30g），炮附子为 1 枚（约 15g），故附子与麻黄用量约为 1∶2。

（5）麻黄与苍术相配：二者相配具有很强的发汗、利尿、化湿作用。有研究发现，取发大汗，则苍术与麻黄等量，发小汗则苍术倍于麻黄；取其利尿则苍术 3 倍于麻黄；取化湿则苍术 4 倍于麻黄。

◎ 服饵

麻黄发汗力量强，表虚自汗及阴虚盗汗应忌用。后世医家中有"麻黄九禁"之说，主要针对"麻黄汤"发汗过强而言。《伤寒论·辨太阳病脉证并治》"服药已微除，其人发烦，目瞑，剧者必衄，衄乃解"。这里指出运用麻黄类方治疗外感，若辨证恰当而发生"衄血"，病有向愈的转机。

生麻黄入汤剂多先煎去沫，以其沫令人烦故也。如陶弘景言"麻黄用之折除节，节止汗故也。先煮一两沸，去上沫，沫令人烦"。章虚谷亦言"因此方（麻黄汤）纯乎发表，故先煎麻黄，又用甘草以缓其性，使阳气周遍，以取微似有汗，若发散迅速，大汗淋漓，阳气不及周行而外奔，其邪反未能出也"。而炙麻黄、麻黄绒、炒麻黄等因炮制后药性减缓则不需要"先煮"。张锡纯认为，麻黄之所以辛散之力迅猛，关键就在其"沫"之中，麻黄一经煎煮，这种轻扬升散的成分首先疾奔急出，浮而上聚而为沫，因此也体现麻黄的轻扬升散之性。

关于"先煎去沫"，现代药理研究认为，麻黄碱为麻黄泡沫中主要成分，能兴奋大脑皮质及皮质下中枢，倘若用之不当，极易引起失眠、不安、心烦、震颤。若能先煮去上沫则可破坏少量麻黄碱，减少副作用。

《伤寒论》包含麻黄的方剂中，在先煎的要求上可分为两大类：①先煎一二沸或再沸。

如麻黄附子甘草汤，以水七升，先煮麻黄一两沸，去上沫；对于一沸的时间，一般认为每沸大约 30s，而每沸是指药汁沸腾后离火，待药面恢复平静后，再煎至沸腾。这一类的方子包括桂枝麻黄各半汤、桂枝二麻黄一汤、桂枝二越婢一汤、麻黄连翘赤小豆汤、麻黄附子甘草汤、麻黄升麻汤 6 首。从这些方来看，凡先煎麻黄一二沸或再沸者，其治法上，皆只需要微发汗，其中或因表郁轻证而不需峻发其汗，或因阳虚不足而不可峻发其汗等。从营卫郁闭不畅的角度去看，这一种微发汗的方法，实际上既是一种通阳、通营卫的用法，同时，又避免峻汗、发越而伤及正气。②先煎麻黄减 2 升。如麻黄细辛附子汤，以水 1 斗，先煎麻黄，减 2 升，去上沫。对于煎去 1 升的时间，傅延龄教授等认为大约 15min。故煎去 2 升，大约需要半小时。这一类的方子包括麻黄汤、大青龙汤、小青龙汤、麻黄杏仁甘草石膏汤、麻黄细辛附子汤、葛根汤、葛根加半夏汤 7 首。从这些方的主治证来看，大多营卫郁闭较重，需要较大的发汗力，如麻黄汤证、大青龙汤证等；或阳郁较重需要较大的宣发力，如麻黄杏仁甘草石膏汤证；或少阴兼表证初起而阳虚轻而表证急者，如麻黄细辛附子汤证。

通过对麻黄的煎煮实验发现，煮麻黄时，液面泡沫随煮药时间延长而增多，麻黄细辛附子汤与麻黄附子甘草汤的煎煮法似乎更能说明这个问题：前者欲发汗散寒，故麻黄先煮蒸发 2 升；后者但欲"微发汗"，故麻黄仅先煮 2 沸。现代药理研究亦表明，麻黄碱以平喘为主，一般情况下麻黄碱不会诱发人出汗。

笔者在临床上多次试验，不去上沫，患者会烦躁、兴奋、失眠。故建议使用麻黄时一定要先煎去沫，尤其是日剂量超过 10g 者。

使用麻黄剂时，由于患者体质相对强实，麻黄具有较强的发汗之力，依仲景之论，服麻黄辈不需啜热稀粥。

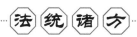

所有治疗方法的确立，都必须在遵从基本治则的前提之下，治则是中医整体恒动观的基本体现。但是具体疾病的治疗方法各不相同，则需要不同的治法。治疗大法是各种具体治法的概括。古人有"汗、吐、下、和、温、清、消、补"之八法，亦有"七方十剂"之法门。麻黄以辛温宣通为其能，为汗法之重要代表。

◎ 汗法

汗法为中医八法之一，是重要的祛邪手段。《素问·至真要大论》云"其在皮者，汗而发之"，明确地提出了"汗法"这一重要治法。《伤寒论》太阳病篇以较大篇幅论述汗法适应证的证候特点、证候类型、具体方药、煎服方法、汗后调护、汗法的禁忌证、汗不得法或误汗之变证以及变证的治疗等内容。汗法又包括辛温汗法、辛凉汗法、发汗除湿、发汗去饮、发汗利水、温经发汗等。麻黄通过合理配伍可体现多种汗法之用。

1. 辛温汗法

辛温汗法，是针对外感风寒所设，按其正气虚实可分为两类，表虚中风的解肌法，以桂枝汤类方为主；表实伤寒的峻汗法，以麻黄汤类方为代表。

峻汗法，适用于卫气充实，风寒外束之证。盖风寒袭表，卫闭营郁，津液输布阻滞，筋骨为之不利；风寒束表，内迫阳明，而成太阳伤寒兼阳明下利证，或太阳伤寒兼阳明呕逆证；风寒束表，阳气内郁化热，而成太阳伤寒兼内热烦躁证。其治关键在于开其表闭，散其风寒。非辛温峻汗之剂不足以达此目的，故仲景麻黄、桂枝同用，创峻汗法治风寒袭表诸证。本法发汗力强，即不需啜粥即能发汗。根据证治的不同，又可分为麻黄汤之辛温开表峻汗法、葛根汤之升津舒筋峻汗法、葛根加半夏汤之峻汗降逆法、大青龙汤之峻汗清热透表等。

2. 发汗去饮法

外邪袭表，肺失宣降，津液输布排泄失常，饮邪内生；或素有伏饮而成表寒里饮证；若表寒郁热，或饮邪久郁，则有表寒里饮兼郁热证。此时需要发汗去饮，通过解除表寒郁闭，才有利于各种原因所致的水津代谢失衡的病证恢复正常。代表方剂为小青龙汤、小青龙加石膏汤、大青龙汤、甘草麻黄汤等。

3. 发汗除湿法

邪在肌表及病位比较表浅的诸湿之证，当须发汗除湿法。湿邪黏滞，缠绵难去，可兼寒、风、热等他邪，若徒祛湿则他邪难去，攻他邪则湿邪难化，故当微微兼化，似有汗者为佳，不可令如水淋漓。代表方剂如麻黄加术汤、麻黄杏仁薏苡甘草汤、麻黄连翘赤小豆汤等。

4. 辛凉汗法

太阳病，表邪未解，误用汗法，使邪热内传，致肺热壅盛作喘证；里热壅盛，表有寒邪的温疟。二证均以内热为主，均当辛凉清热，并引热达表。仲景辛温、辛凉药并用，重用辛凉，制约其温性，而用其开表，达辛凉发汗法之意。本法代表方剂麻黄杏仁甘草石膏汤和白虎加桂枝汤。

5. 温经汗法

少阴兼表，里证不甚而表证明显，治当表里兼顾，温少阴之经助少阴之阳以解表，则表解而少阴之阳不伤，故仲景创此发汗法，用于少阴病兼表证的太阳和少阴同时感受寒邪之证。代表方为麻黄细辛附子汤和麻黄附子甘草汤。

◎ 提壶揭盖法

提壶揭盖法，是指用宣肺或升提的方法通利小便的一种治法。肺与脾、肾、三焦、膀胱等分司水液代谢，维持水道的通调。肺主气，为水道的上源，若肺气闭阻，肃降失职，便会影响其他脏器的气化功能，则可出现喘促胸满、小便不利、浮肿、便秘等症，治疗应先宣发肺气，肺气得宣，小便得利，故喻为提壶揭盖。麻黄功擅宣发肺气，麻黄汤则亦可用于外感便秘、小便不利、水肿等。

理 辨 精 微

◎ 药理

1. 传统药理

临床实践发现,麻黄作用的发挥,全在于"宣"与"通"二字。宣即宣散风寒、宣降肺气,通即通阳散结、通调水道、通阳利水。故"宣""通"二字,可恰当概括麻黄功效。如《本草正义》云:"麻黄轻清上浮,专疏肺郁,宣泄气机,是为治感第一要药,虽曰解表,实为开肺,虽曰散寒,实为泄邪,风寒固得之而外散,即温热亦无不赖之以宣通。"

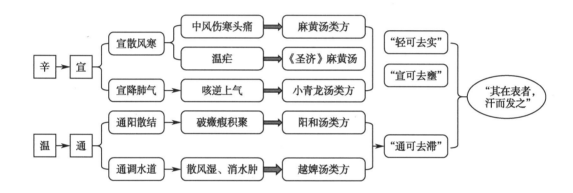

2. 现代药理

传统药理的优势在于整体辨证,而现代药理的优势在于靶点精准。病证结合的辨证思路,也提示我们在遵循中医理论的前提下,充分结合现代研究成果,提高治病疗效。麻黄是现代药理研究比较早的药物之一,其现代药理作用大致有如下几点:

(1)对中枢神经系统有兴奋作用,以麻黄碱作用最强;麻黄碱能提高中枢性痛觉阈值,产生镇痛作用。

(2)麻黄挥发油及松油醇有降温解热作用。

(3)麻黄碱是拟肾上腺素药,对支气管平滑肌的松弛作用缓和持久。麻黄水提物具有镇咳作用。

(4)麻黄碱能兴奋肾上腺素能神经,使心率加快,心肌收缩力增强,心排出量增加;能收缩血管,使血压上升。血压上升特点为缓慢、温和、持久,收缩压较舒张压明显。但麻黄根具有降压成分。麻黄碱还能扩张冠状动脉、脑和肌肉血管,使血流量增加;但使内脏和皮肤黏膜血管收缩,血流量降低。

(5)利尿作用。

(6)抗炎、免疫抑制作用。

(7)抗过敏、利胆及降血糖作用。

◎ 演义

同一种药物在不同病证及配伍状态下,有不同的用法。麻黄统而言之以辛温发汗为其长。分而言之,则风寒外感以取其发汗;风热袭表以取其辛散;痰浊凝滞,癥瘕积聚以取其宣通玄府;滋阴药佐麻黄以取其宣通津液;诸如此类。

1. 咳喘病

麻黄归属肺经、膀胱经,《本经逢原》谓"麻黄乃肺经之专药",为咳喘之圣药。仲景之麻黄汤、麻黄杏仁甘草石膏汤、大青龙汤、小青龙汤和射干麻黄汤等经方广为流传。后世医家在此基础上衍生出众多有效方剂如三拗汤等。现代药理研究也发现,麻黄的主要成分是麻黄碱、伪麻黄碱和麻黄次碱等,能对支气管平滑肌有较持久的松弛作用。麻黄碱作为拟肾上腺素药治疗哮喘亦被广泛使用,这也印证了麻黄治疗咳喘的良好效果。

麻黄配黄芩等治疗热喘证;配石膏等治疗外寒里热之喘证,并据寒热之轻重,调整麻黄、石膏用量;配大黄等治疗肺胃痰热互结、腑气不降致肺气上逆之喘证;配黄芪等治疗肺虚喘证;配附子等治疗阳虚喘证;配南沙参或麦冬治疗阴虚久咳或小儿顽固性咳嗽;配干姜等治疗肺脾两虚之喘证。对于喘而汗出较多者,则可改用麻黄根。

2. 水肿病

麻黄善"开鬼门"以发汗,又能"洁净府"以利小便,故多为实证水肿初起之要药。仲景之越婢汤、越婢加术汤、麻黄连翘赤小豆汤等名方,均以麻黄为主药,宣通玄府,使水湿之邪从表发越而出,助肺气宣肃,以使水道通调,水肿消除。

3. 皮肤病

风疹、湿疮、游风、痒疹及顽癣等病证之皮肤瘙痒,多因风热、风寒之邪壅阻于肌肤之间,营卫郁滞,气液不得宣通。麻黄外达肌表宣郁透邪,可收祛风止痒之效。现代药理研究也证明其有抗过敏、抗炎等作用。如顽固性老年皮肤瘙痒症,以寒为主者,可用麻黄,顽固性痤疮加用麻黄效果倍增。

4. 嗜睡症

清代邹润安《本草疏证》有麻黄"通心阳,散烦满"之记载。盖麻黄辛温宣通,有助于心阳布散,气血周流,对于寒湿困遏之疲劳、嗜睡、抑郁等症,用之则多消。如《肘后备急方》中有"治人嗜眠喜睡方",方用"麻黄、术各五分,甘草三分"。

5. 高血压

现代研究认为,麻黄碱具有增加心率、升高血压的作用。麻黄虽含麻黄碱,但二者并非完全等同,麻黄中尚含有其他多种成分,且入煎剂,单日服用麻黄碱的量是有限的。麻黄尚具发汗、利小便之功,一定程度上又有利于血压的降低。临床使用中,只要辨证属寒湿凝滞之高血压,则可放胆用之。《素问·举痛论》云:"寒气客于脉外则脉寒,脉寒则缩蜷,缩蜷则脉绌急,绌急则外引小络,故卒然而痛。"风寒之邪入侵机体,经由皮毛、经络传至脏腑。寒为阴邪,主收引凝涩。寒凝血脉,侵袭经络,痹阻不通,不通则痛;清阳不能上升温养清窍，因而出现头痛、眩晕等高血压常见症状。李士懋教授通过大量的临床实践，创新性地提出"寒凝证"的主脉为"痉脉"，并以此为辨识寒凝证的主要依据。素体阳虚之人感邪易于寒化，寒主收引凝滞，寒客于脉外则脉因寒而缩蜷收引，平时舒缓之脉变得蜷缩，失去舒缓之象从而在指下形成"痉脉"的形态，指下有痉挛状态的感觉；寒邪阻络则气机凝滞，血脉不畅，故此脉当沉弦拘紧涩滞。同时临证还发现，辨证寒凝证的轻重程度与脉的拘紧程度成正比。恶寒、疼痛等外在症状及体征亦可作为辨证依据。

当然，我们在临床上还常用麻黄治疗多种疑难重症，如咳喘、肾炎水肿、风湿痹痛、类风湿关节炎、荨麻疹、遗尿、乳腺增生、顽固性痤疮、甲状腺结节等。对于痤疮，提出了其标在肺，其本在脾，或者说其标在皮肤，其本在肌腠的观点，常常在益气健脾的基础上，加上麻黄透表，可以迅速缓解其硬结。麻黄还可用来减肥。大多肥胖人群都有疲乏无力，嗜睡等症状，常以葛根汤、五积散为主方治疗，减重效果明显，不少患者一周可减2kg左右。笔者曾治一36岁男性患者，体重102kg，BMI 34.6，成天困倦，力不从心，食欲亢进，大便稀溏，每日5～6次。根据《伤寒论》"太阳与阳明合病者，必自下利，葛根汤主之"，使用葛根汤加味，麻黄从30g用至60g，一月体重下降10kg。《本草经疏》言"麻黄……轻可去实，故疗伤寒，……盖以风、寒、湿之外邪，客于阳分皮毛之间，则腠理闭拒，荣卫气血不能行，故谓之实。此药轻清成象，故能去其壅实，使邪从表散也"。"衄家不可发汗""亡血家，不可发汗"。出血患者不宜发汗，对于闭经，那就利用其副作用达到治疗作用，本该周期性出血而不出者，用麻黄以通经，一般用15g左右。对那些伴有痤疮，体胖者可用至30g，往往可以迅速促进子宫内膜增厚。至于甲状腺结节，《医学衷中参西录》"谓其破癥瘕积聚者，以其能透出皮肤毛孔之外，又能探入积痰凝血之中，而消坚化瘀之药可偕之以奏效也"，徐灵胎所言麻黄"能深入积痰凝血中，凡药力不到之处，此能无微不利也"，常在辨证的基础上加上麻黄或用阳和汤治疗取得满意效果。同时，在用阳和汤治疗阴疽病变时，需牢记《马评陶批外科全生集》中评注中所言"阴虚有热及破溃日久者，不可沾唇"，"麻黄未溃可用，已溃之后，断不可重开腠理"。

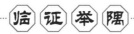

案1 治中风伤寒头痛

予友沈镜芙先生之客房某君，十二月起，即患伤寒。因贫无力延医，延至一月之久，沈先生伤其遇，乃代延予义务诊治。察其脉，浮紧，头痛，恶寒，发热不甚，据云初得病时即如是。因予：麻黄二钱，桂枝二钱，杏仁三钱，甘草一钱。又因其病久胃气弱也，嘱自加生姜三片，红枣两枚，急煎热服，盖被而卧。果一刻后，其疾若失。

（曹颖甫医案）

主要症状：头痛发热，恶寒，脉浮紧。

病机归纳：风寒束表，太阳经气不利，津液壅滞，不能畅通宣散，兼有胃气虚弱。

经典方证：《伤寒论·辨太阳病脉证并治》："太阳病，头痛发热，身疼腰痛，骨节疼痛，恶风，无汗而喘者，麻黄汤主之。"

方义分析：此案患者，初病伤寒，症见"脉浮紧，头痛，恶寒，发热"，当用麻黄汤发太阳之汗。然患者病情延至一月，久病胃气虚弱，若用麻黄汤强行发汗，必伤胃气，则祸不旋踵，故加入生姜、红枣顾护胃气。

药证归纳：麻黄有发汗之力，轻可祛实，为"发表第一药"。诚如《本草汇言》曰："主伤寒，有大发散之功。专入太阳之经，散而不止，能大发汗。"辛散宣通，能去营卫之郁遏。如李东垣曰之"净肌表，泄卫中之实邪；达玄府去营中之寒郁"。因其辛散，故能治鼻窍鼻塞不通，香臭不闻；因其宣通，故能疗寒湿之脚肿、溢饮、痰饮之咳嗽。

本案用麻黄汤，即取麻黄发汗迅猛之义。麻黄汤为治疗太阳伤寒的代表方，麻黄辛通宣散，臣以桂枝，更增加其发汗作用，杏仁止咳定喘，与麻黄相配，具有宣降肺气的作用，甘草益气调和诸药。结合条文，麻黄汤的主症为头痛发热，无汗恶寒，身体疼痛，骨节疼痛，气喘，脉浮紧等。

案2　发越阳气

吕某，女，42岁，2012年6月8日初诊。长期于菜市场从事卖菜、洗菜等工作。30多年前患湿疹后于右小腿处遗留褐色色素沉着，6年前此皮损处开始出现瘙痒，且皮损范围不断扩大。曾于某皮肤病研究所就诊，行病理活体组织检查被确诊为皮肤淀粉样变性，并先后辗转于各大医院治疗，无明显好转。近3年来皮损（呈花纹样）扩散，布及双腿、双手臂、胸前及腰背部等部位，伴瘙痒，遇热则瘙痒剧烈，直至抓挠出血才有缓解。其中双下肢皮损肥厚、光滑光亮呈蜡样，触之碍手，且表皮寒冷。30余年来体重增加约15kg，不汗出（无论天气热、吃饭或运动等，除额头微汗出），伴口渴。脾气暴躁，纳眠可，小便正常，白带多而清稀，大便每日5～6次，不成形，量少次数多，伴肛门重坠感。齿痕舌，舌红，白腻苔，舌下脉络正常，脉浮缓。中医诊断：松皮癣（风寒束表，腠理闭郁）；西医诊断：原发性皮肤淀粉样变。拟方大青龙汤加味：麻黄30g，桂枝15g，大枣15g，杏仁15g，石膏60g，黄芩15g，当归15g，生姜15g，生白术20g，蜜甘草5g，生白芍15g，川芎15g，决明子30g，虎杖15g，生地黄30g。

煎服法按照《伤寒论》所注之法，先煮麻黄，去上沫，再纳诸药。4剂后再诊，诉上半身轻微汗出，上半身、双下肢及大腿内侧仍有瘙痒，整体皮肤颜色稍有变化。原方基础上加用葛根60g，茯苓15g，陈皮15g，半夏10g，服用6剂再诊，诉上半身汗出较明显，运动、行走、天气热或是吃饭会发汗，上半身瘙痒基本缓解，双下肢及大腿内侧仍有瘙痒，整体皮肤颜色渐恢复正常，触感较前柔软（以上半身好转明显为主），故去麻黄，石膏减至45g，上方化裁加用升降散以调节气机升降。此后患者不定期门诊随诊巩固治疗，全身瘙痒基本缓解，偶瘙痒以下半身为主，皮肤颜色基本正常，触感接近正常皮肤。

（岳仁宋医案）

主要症状：皮肤瘙痒，颜色呈花纹状淀粉样，无汗，烦躁，脉浮缓。

病机归纳：风寒束表，表闭不通，阳气郁滞，营阴不荣。

方义分析：患者皮肤瘙痒剧烈，颜色呈花纹状淀粉样，触感粗硬，以不汗出而烦躁为主要症状。因外感风寒湿邪，阻滞阳气，则肌肤不温，见下肢寒冷；寒湿趋下，则见白带多且清稀；湿遏阳气，阳气独行于上，则但头微汗出；湿阻运化，气血瘀滞，新血不生，日久结于肌肤，失于濡养，生风化燥，则日见皮损坚硬蜡样难愈，瘙痒剧烈。脉浮缓，浮为病气在表，缓则示湿邪稽留。患者体重增加，可理解为水湿内盛。故选用大青龙汤加味发汗解表化湿、透发郁阳。

药证归纳：麻黄具有发表开腠理的功效，可治疗因营壅卫遏引起的一系列病症，诸如伤寒表实证，风疹瘙痒及表郁水肿等。而此种作用的发挥，赖于麻黄可宣通气津、畅通玄府，使邪从毛窍而透。仲景在《伤寒论•辨太阳病脉证并治》提到"所以然者，阳气重故也，麻黄汤主之"，引发了人们对仲景"阳气"观的思考。后世有谓"阳气重"为"阳郁"者，有谓"津液"者。结合仲景全书，阳气与津液似乎具有一定的相通性，因此，麻桂剂组合便有了发越阳气一说。

本案中麻黄用量较大为30g，可开通营卫之遏，除邪闭、畅气血。大青龙汤中，麻黄用量为六两，石膏用量如鸡子大。黄煌教授认为"麻黄配石膏能调节发汗的强弱，麻黄量大于石膏量，则重在发汗"。若石膏用量偏大则直接影响麻黄发汗透达，若麻黄用量偏大则直接影响石膏清热。因此，运用大青龙汤，只有按比例调配用量，才能取得最佳治疗效果。再则，石膏既能制约麻黄发汗太过伤津，又能生津益汗源。麻黄与石膏配伍不论是"不发汗而退肿"还是"重在发汗"，都可用来治水湿。石膏量明显大于麻黄，比例2∶1，大剂量石膏60g，麻黄30g，此处考虑到发汗太过而郁热未彻，故加大了石膏剂量。在大青龙汤基础上更加用川芎等风药，因风能胜湿。而后大剂量葛根60g，以增加发汗解表之力。仲景原著谓"一服汗者，停后服，若复服，汗多亡阳遂虚，恶风烦躁不得眠也"。故得汗而止后服。需要注意的是，方中麻黄所含的麻黄碱有兴奋中枢神经及心脏的作用，用药过量易引起精神兴奋、失眠、不安、神经过敏，甚至出现震颤等症状，故对有严重器质性心脏病或接受洋地黄治疗的患者，可引起心律失常，临床使用须谨慎。

因此，麻黄虽可宣通辛散，遣于不同治法，但需注意的是，发越阳气就是发越津气，误用过用容易造成气津的耗伤，应当中病即止，切忌墨守成规。

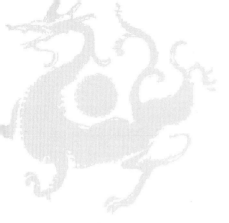

桂枝

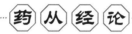

◎ 概述

桂枝为樟科植物肉桂的干燥嫩枝。味辛、甘,性温,归心、肺、膀胱经。具有发汗解肌,温通经脉,助阳化气,平冲降逆等功效。

◎ 经论

《神农本草经》云:"牡桂,味辛,温。主上气咳逆,结气,喉痹,吐吸,利关节,补中益气。久服通神,轻身,不老。"

◎ 释经

桂枝(牡桂)味辛性温。"上气咳逆"指咳嗽气喘的病证。"结气"即气机郁结。"喉痹"为咽喉肿痛诸病,感到阻塞不利,吞咽不爽,甚则吞咽难下等,均属喉痹范畴。"吐吸"是指由于多种原因影响到肺的功能而导致呼吸异常。因桂枝辛能润,润则筋脉和,故能"利关节"。"补中益气。久服通神,轻身,不老"概指桂枝能够振奋阳气,温通经脉,配伍于补益气血方中,则使人身体强健,神清气爽。

◎ 药证

体质特征:体质柔弱、形体消瘦,皮肤湿润、常自汗出,不耐寒冷、不耐疼痛,神色憔悴。

舌脉特征:舌色淡红或淡黯,舌体柔软,舌面湿润,舌苔薄白;脉浮而虚缓(无力而缓慢),或有结代。

特殊指征:①若冲于胸,或上冲咽喉,可见突发性的气窒感、胀痛感,甚至呼吸困难、喘促、出冷汗、烦躁、晕厥(奔豚汤、桂枝加桂汤);②若气上冲心,心神不安,心肾不交,可见惊恐,或伴冷汗淋漓、心中悸动、入夜多梦、多噩梦;男子早泄,女子梦交、带下不止(桂枝甘草龙骨牡蛎汤)。

◎ 炮制

肉桂定植两年后,春、夏二季采折嫩枝,除去叶,晒干或切片晒干。或取肉桂树砍伐后多余的萌蘖从齐地面处剪断或取修枝、间伐的枝条,除去枯叶、杂质,大小分档,捆扎成把,粗茎朝下,用清水淋洒4~5次,覆盖麻布,候身回软,切成厚薄片,晾干。挑选细嫩枝梢,切斜段片,晾干称"桂尖"。

桂枝的炮制品有桂枝、桂枝木、桂枝尖、炒桂枝、炙桂枝等。

1. 桂枝

《伤寒论》曰"去皮",《伤寒总病论》"刮去粗皮",《卫生宝鉴》"以铡碎用"。现行炮制法为取原药材,除去杂质及残叶,粗细分开稍浸,洗净,淋润,铡约3mm薄片。晒干,筛去灰碎。不宜火烘,故加工炮制时应选择晴天进行。其幼嫩而香气浓郁者,品质较佳,称嫩桂枝。本品既可走表,以发汗解肌、祛风通络,又可入里,以辛甘助阳。

2. 桂枝木

取桂枝去皮稍加浸泡,润透,切片,晾干,筛去灰碎。其走表解肌发汗之力较弱,而温经通络之力较强。

3. 桂枝尖

亦称桂枝梢。取桂枝的细嫩枝梢,先用清水洗净泥灰,取出去掉污水,放入清水,稍加浸泡后取出,闷润至透,切斜片,晾干。本品气味芳香,通血脉、散风寒之力较胜,为临床所喜用。

4. 炒桂枝

取桂枝入锅炒热后,以文火继续炒至深黄色,略有焦斑为度,取出经炒制后辛散之力减弱,而温通之功增强,适用于年老体弱之外感风寒、伤风有汗,而又不可过于辛散耗气者。

5. 炙桂枝

《本草害利》"或蜜炙用"。《时病论》"蜜水炒"。现多加入炼蜜及清水少许拌匀,稍闷,置锅内用文火加热,炒为老黄色,以不粘手为度,取出放凉,晾干。亦称蜜炙桂枝。经炙制后,补中助阳之功较优,每多用于补益剂中。

◎ 用量

《中华人民共和国药典(2020年版)》规定桂枝用量为3~10g。本品古代用量一般为1~6两,按照1两约等于15.625g计算,约合现代用量15.6~93.8g。

1. 桂枝用量为1两

若用桂枝入上焦心肺,其功效体现在散寒解表、安神养心、温肺化饮等时,用量多为1~2两,例如桂枝甘草龙骨牡蛎汤、枳实薤白桂枝汤、竹叶汤、茯苓泽泻汤等。

需要指出的是,以"祛邪"为主要作用时,桂枝不宜用多,一般应小于3两,正如《温病条辨》曰"治上焦如羽,非轻不举"。《本草新编》亦指出"用桂枝者,断不可用多以生变,惟以少用以祛邪也",《本草思辨录》亦云"以治在上焦,故只用二两"。

2. 桂枝用量为 2 两

若方中桂枝作用以温通血脉、温经化气为主,则不必拘泥于病位在上焦、中焦还是下焦,且桂枝色赤本可入心经,方如桂枝加黄芪汤、桃核承气汤、温经汤等。

3. 桂枝用量 3 两或 3 两以上

当桂枝用量在 3 两及 3 两以上时,可治下焦沉寒痼疾,正如《温病条辨》曰"治下焦如权,非重不沉"。从某种程度上来说,桂枝用量太轻则不能入肾。当然,用于平冲降逆时,量也需大,如桂枝加桂汤,桂枝量则达五两。

◎ 阐微

桂枝入太阳经而作用于卫分,《本草新编》载:"夫桂枝乃太阳经之药,邪入太阳,则头痛发热矣。凡遇头痛身热之症,桂枝当速用以发汗,汗出则肌表和矣。夫人身有荣卫之分,风入人身,必先中于卫,由卫而入营,由营卫而入腑,由腑而入脏,原有次第,而不可紊也。太阳病,头痛而身热,此邪入于卫,而未入于营,桂枝虽是太阳经之药,但能祛入卫之邪,不能祛入营之邪也。"

古今医家论桂枝之功能,大多谓发表解肌,调和营卫,温经通阳,而桂枝的降逆功能,即便是今之《中药大辞典》《中华本草》等中药名著亦未明确论及。对于桂枝降逆之功效,《神农本草经》言"主上气咳逆""吐吸";《本草思辨录》认为桂枝乃"下冲专药";仲景用以平冲降逆治"奔豚"。张锡纯用桂枝亦颇具心得,认为"桂枝力善宣通,能升大气(即胸之宗气),降逆气(如冲气、肝气上冲之类),散邪气(如外感风寒之类)。仲景苓桂术甘汤用之治短气,是取其能升也;桂枝加桂汤用之治奔豚,是取其能降也;麻黄、桂枝、大青龙、小青龙诸汤用之治外感,是取其能散也。而《神农本草经》论牡桂(即桂枝),开端先言其主咳逆上气,似又以能降逆气为桂枝之特长,诸家本草鲜有言其能降逆气者,是弃其所长也"。湖南名老中医言庚孚善用桂枝治疗妊娠恶阻,习于方中加桂枝,言氏认为无论虚实之阻,桂枝能及,取其降逆之功。正因桂枝降逆之效,临床上凡见肝气上逆、肺气上逆、胃气上逆均可用之。

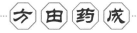

◎ 药对

桂枝配白芍,发汗兼养阴敛汗,汗出而不伤阴;配甘草,辛甘化阳,能温通心阳,温补心脾;配茯苓,通阳利湿;配附子,辛散温通,散寒止痛;配龙骨、牡蛎,通阳益心安神;配丹参,通阳活血安神;配夏枯草,平肝下气,化痰除饮;配吴茱萸,祛寒凝而止痛;配桃仁,温经散寒,活血止痛;配人参,补虚通阳,调畅气血;配干姜,化饮开结,利气降逆。

◎ 角药

桂枝配甘草、茯苓，降逆逐饮，治脐下悸、心下悸、四肢聶聶动、呕吐等水饮造成的悸动诸症；配甘草、麻黄，发汗解表，祛邪和脉，治外感所致的发热恶寒、无汗、身痛；配甘草、附子，通脉除痹，散寒止痛；配大黄、桃仁，逐瘀通经，破结散积，治月经不来、少腹急结、其人如狂、癥瘕等下焦蓄血诸症。

◎ 经方

1. 桂枝汤

柯琴《伤寒来苏集》誉桂枝汤为"仲景群方之冠，乃滋阴和阳、调和营卫、解肌发汗之总方也"。其具体应用主要有：

太阳中风证

《伤寒论·辨太阳病脉证并治》"太阳中风，阳浮而阴弱。阳浮者，热自发；阴弱者，汗自出。啬啬恶寒，淅淅恶风，翕翕发热，鼻鸣干呕者，桂枝汤主之"，"太阳病，头痛，发热，汗出，恶风，桂枝汤主之"，"太阳病，外证未解，脉浮弱者，当以汗解，宜桂枝汤"，"太阳病，外证未解，不可下也，下之为逆，欲解外者，宜桂枝汤"，"太阳病，先发汗不解，而复下之，脉浮者不愈。浮为在外，而反下之，故令不愈。今脉浮，故在外，当须解外则愈，宜桂枝汤"，"伤寒不大便六七日，头痛有热者，与承气汤。其小便清者，知不在里，仍在表也，当须发汗；若头痛者，必衄，宜桂枝汤"，"伤寒发汗已解，半日许复烦，脉浮数者，可更发汗，宜桂枝汤"，"伤寒，医下之，续得下利，清谷不止，身疼痛者，急当救里；后身疼痛，清便自调者，急当救表。救里宜四逆汤，救表宜桂枝汤"，"太阳病，初服桂枝汤，反烦不解者，先刺风池、风府，却与桂枝汤则愈"。《伤寒论·辨阳明病脉证并治》"阳明病，脉迟，汗出多，微恶寒者，表未解也，可发汗，宜桂枝汤"。《伤寒论·辨太阴病脉证并治》"太阴病，脉浮者，可发汗，宜桂枝汤"。《伤寒论·辨厥阴病脉证并治》"下利，腹胀满，身体疼痛者，先温其里，乃攻其表，温里宜四逆汤，攻表宜桂枝汤"。结合太阳病篇提纲"太阳之为病，脉浮，头项强痛而恶寒"以及"太阳病，发热，汗出，恶风，脉缓者，名为中风"，说明了太阳中风病的主要临床表现，即发热、汗出、恶风、头痛、脉浮缓。太阳中风证，阳浮而阴弱，既指脉象之浮缓，又述病为卫强营弱。风寒外袭，卫阳浮盛，故脉轻取显浮；由于汗出，营阴外泄，故沉取显弱。中风之发热，有似羽毛覆身而热势不盛，故而"翕翕发热"，其为热在肌表之象。风性开泄，卫阳失固，营阴外泄，故见汗出。卫气为风寒所伤，失其"温分肉"之职，加之汗出而肌疏，故见恶风、恶寒。肺合皮毛，其气上通于鼻，外邪犯表，肺气不利，故见鼻鸣。外邪干胃，胃气上犯，则见干呕。桂枝汤为治疗太阳病中风证之主方，方中桂枝辛温，解肌祛风，温通卫阳，以散卫分之邪。芍药酸苦微寒，敛阴和营。桂枝配芍药，一散一收，一开一阖，于发汗之中寓有敛汗之意，于和营之效又有调卫之功。生姜辛散止呕，佐桂枝发散风寒以解肌。大枣甘平补中，助芍药益阴和营。桂芍相配，姜枣相

得，顾及表里阴阳，和调营卫气血。炙甘草甘平，不唯调和诸药，且配桂姜辛甘化阳以助卫气，伍芍枣酸甘化阴以滋营阴。五药相合，共奏解肌祛风，调和营卫，敛阴和阳之效。桂枝汤不仅用于治疗单纯的太阳中风证，所谓"六经皆有表证"，其余六经发病而兼症见太阳中风之象者，仍用桂枝汤发汗解肌，调和营卫。

营卫不和证

《伤寒论•辨太阳病脉证并治》"病常自汗出者，此为荣气和，荣气和者，外不谐，以卫气不共荣气谐和故尔。以荣行脉中，卫行脉外，复发其汗，荣卫和则愈，宜桂枝汤"，"病人脏无他病，时发热，自汗出而不愈者，此卫气不和也。先其时发汗则愈，宜桂枝汤"，"太阳病，发热，汗出者，此为荣弱卫强，故使汗出。欲救邪风者，宜桂枝汤"。治疗营卫不和所致之自汗出，复用桂枝汤发汗解肌，究其原因，徐灵胎《伤寒论类方•桂枝汤类》云："自汗乃营卫相离，发汗使营卫相合，自汗伤正，发汗驱邪。"《素问•生气通天论》言"凡阴阳之要，阳密乃固"。正常情况下，荣卫协和，阴阳制约。病理情况下，卫阳亢则发热，卫不固则自汗，是阴不护阳。故用桂枝汤，调阴阳而和营卫则汗出自愈。据此治疗顽固性多汗往往取得明显疗效。

大便不下

《伤寒论•辨太阳病脉证并治》"伤寒不大便六七日，头痛有热者，与承气汤。其小便清者，知不在里，仍在表也，当须发汗；若头痛者，必衄，宜桂枝汤"。伤寒不大便六七日，头痛，身热，既可见于表寒，亦可见于里热。其辨证要点，在于小便清否。若小便黄赤，则为阳明腑实；反之，若小便色清，则邪仍在表。因风寒外束于皮毛，肺气失于肃降，肺与大肠相表里，大肠传导失司，故不大便。桂枝汤辛温发散，正气向上抗邪，冲破阳络，故见头痛而衄。用桂枝汤解肌发表散邪，肺卫调和，宣发肃降正常，则大便自下。当然，在另一条中"本太阳病，医反下之，因而腹满时痛者，属太阴也，桂枝加芍药汤主之。大实痛者，桂枝加大黄汤主之"（《伤寒论•辨太阴病脉证并治》）。说明当痛而秘者，亦可用桂枝加大黄汤。

2. 桂枝汤类方

阳虚寒逆奔豚——桂枝加桂汤

《金匮要略•奔豚气病脉证治》"发汗后，烧针令其汗，针处被寒，核起而赤者，必发奔豚，气从小腹上至心，灸其核上各一壮，与桂枝加桂汤主之"。发汗后，再予以烧针，汗上加汗，汗出过多，阳气受损，寒邪随针引入，阴寒内盛，上凌心阳，可见气从少腹上冲，直至心下。桂枝可温振心阳，平冲降逆，桂枝汤中加桂枝2两和阴阳，降冲气，则奔豚可愈。笔者常以此方加味治疗绝经期出现的面部烘热，心中烦热之症。

脾胃阴阳两虚虚劳里急——小建中汤

《金匮要略•血痹虚劳病脉证并治》"虚劳里急，悸，衄，腹中痛，梦失精，四肢酸疼，手足烦热，咽干口燥，小建中汤主之"。《伤寒论•辨太阳病脉证并治》"伤寒二三日，心中悸而烦者，小建中汤主之"。阴阳本互相维系，由于虚劳病的发展，不仅阴虚及阳，阳虚及阴，阴阳两虚，而且出现寒热错杂之证。究其原因，关键在于脾胃。一是脾胃为气血生化之源，脾胃病久，营养之源不继，气血并亏；二是脾胃为阴阳升降之枢，中虚失运，则阴阳升降失序。如偏于热，则为衄、手足烦热、咽干口燥；偏于寒则为里急、腹痛。心营不足，心失所养则心悸而烦；阳虚阴不内守，则梦遗失精。气血不足，不能营养四肢，则酸痛。以上诸证，皆是气血亏虚、阴阳失调的虚象。根据"治病求本"的原则，不应简单地以热治寒，以寒治热，而当和调阴阳。《金匮要略心典》云："求阴阳之和者，必于中气，求中气之立，必以建中也。"由此可见，在阴阳两虚的情况下，唯有用甘温之剂以恢复脾胃的健运功能，使气血自生，升降自调，偏寒偏热的症状才能消去。

虚劳失精——桂枝加龙骨牡蛎汤

《金匮要略·血痹虚劳病脉证并治》"夫失精家，少腹弦急，阴头寒，目眩（一作目眶痛），发落，脉极虚芤迟，为清谷，亡血，失精。脉得诸芤动微紧，男子失精，女子梦交，桂枝加龙骨牡蛎汤主之"。久患失精的患者，阴精损耗难复，精血不能上荣头目，则目眩发落。遗精日久，阴损及阳，肾阳亏虚不能温煦，故少腹弦急，外阴部寒冷。"脉极虚芤……女子梦交"，说明同一种疾病可出现不同的脉象，如失精家既可见极虚芤迟之脉，亦可见芤动微紧之脉；反之，不同的疾病又可见到相同之脉，如失精、亡血、下利清谷均可见极虚芤迟之脉，失精、梦交可见芤动微紧之脉。极虚芤迟和芤动微紧属同类脉象，均为阴阳两虚所致。阳失去阴的涵养，则浮而不敛；阴失去阳的固摄，则走而不守。阴阳不和，心肾不交，治用桂枝加龙骨牡蛎汤调和阴阳，潜阳固涩。外证得桂枝可调和营卫以固表，内证得之则交通阴阳而守中，加龙骨、牡蛎则具有潜镇固涩之力。

少阳兼太阳表证——柴胡桂枝汤

本方以柴胡证而兼表，主要属柴胡类方，详见柴胡篇。

太阳中风兼经气不利——桂枝加葛根汤

《伤寒论·辨太阳病脉证并治》"太阳病，项背强几几，反汗出恶风者，桂枝加葛根汤主之"。太阳病本有头项强痛，而本条特意提出"项背强几几"，乃强调项强更重。具体表现在程度重，拘紧固急，转动不灵；范围较大，由项而及背。其病机为风寒外束，经输不利。加之津液不能敷布，导致经脉失于濡养，二者相合，则项背强几几。太阳病兼项背强几几者多表现为无汗恶风，本证有汗出，故曰"反"。综合本证病机，当为风寒外束，营卫不和，经气不利，筋脉失养。方以桂枝加葛根汤解肌祛风，调和营卫，升津舒筋。现用本方治疗长期伏案工作出现的肩颈疼痛，肩周炎效果明显。

太阳中风兼肺气不利——桂枝加厚朴杏子汤

《伤寒论·辨太阳病脉证并治》"太阳病，下之微喘者，表未解故也，桂枝加厚朴杏子汤主之"，"喘家，作桂枝汤，加厚朴杏子佳"。桂枝加厚朴杏子汤证为风寒外袭，营卫不和，肺气上逆而成，故治用桂枝解肌发表，调和营卫，加厚朴、杏子降逆定喘。

少阳病兼水饮内结——柴胡桂枝干姜汤

详见柴胡篇。

脾虚下利兼表邪不解——桂枝人参汤

《伤寒论·辨太阳病脉证并治》"太阳病，外证未除而数下之，遂协热而利，利下不止，心下痞鞕，表里不解者，桂枝人参汤主之"。太阳病不解，自当以发汗解表为其法，若误用攻下，致中阳损伤，脾失运化，清气不升而精微下趋，故利下不止；中焦气机运转不及，则心下痞硬。桂枝人参汤由理中汤加桂枝而成，方中以理中汤温中焦之虚，而散寒止利；桂枝解肌表之邪，并助理中以散寒，共奏表里双解之功。

肢节肿痛——桂枝芍药知母汤

《金匮要略·中风历节病脉证并治》"诸肢节疼痛，身体尪羸，脚肿如脱，头眩短气，温温欲吐，桂枝芍药知母汤主之"。《素问·痹论》云"风寒湿三气杂至，合而为痹也"。风寒侵袭肢体经络，寒性收引，故见肢体疼痛；风性轻扬，而湿性趋下，湿重于风，故见下足肿胀；身体羸瘦为久病体虚，头晕短气、温温欲吐为湿化为饮，饮邪上逆之证。故方中以桂枝、芍药为基础，补体之虚，兼调和营卫气血；麻黄、防风、生姜祛风除湿，白术、附子散寒除湿止痛；知母则清热养阴祛湿。（参见知母篇）

3. 脾虚水饮内停——苓桂术甘汤

《金匮要略·痰饮咳嗽病脉证并治》"心下有痰饮，胸胁支满，目眩，苓桂术甘汤主之""夫短气，有微饮，当从小便去之，苓桂术甘汤主之，肾气丸亦主之"。《伤寒论·辨太阳病脉证并治》"伤寒若吐、若下后，心下逆满，气上冲胸，起则头眩，脉沉紧，发汗则动经，身为振振摇者，茯苓桂枝白术甘草汤主之"。脾胃阳虚，痰饮中阻，阻滞气机，浊阴不降，弥漫胸胁则支撑胀满；清阳不升，浊阴上蒙清窍则头昏目眩，水饮内停，气化不行则见小便不利。方用苓桂术甘汤温阳化饮，健脾利水。

4. 太阳蓄水、下焦饮逆——五苓散

《伤寒论·辨太阳病脉证并治》"太阳病，发汗后，大汗出，胃中干，烦躁不得眠，欲得饮水者，少少与饮之，令胃气和则愈。若脉浮，小便不利，微热，消渴者，五苓散主之"。太阳病虽经汗后，仍见脉浮、微热，说明表邪仍在；太阳表邪不解，循经入腑，影响膀胱的气化功能，水蓄下焦致小便不利、消渴。《伤寒论·辨太阳病脉证并治》"中风发热，六七日不解而烦，有表里证，渴欲饮水，水入则吐者，名曰水逆，五苓散主之"。渴欲饮水，水入则吐乃膀胱蓄水之重症。水饮内停、津不上承，故见渴欲饮水，水饮上干胃腑，胃失和降，则见饮入即吐。治用五苓散温阳化气利水，兼以解表。临床上常用此方治疗糖尿病、肥胖、汗症等代谢性疾病，效果明显。

《金匮要略·痰饮咳嗽病脉证并治》"假令瘦人脐下有悸，吐涎沫而癫眩，此水也，五苓散主之"。水饮停聚下焦，动于下、逆于中、犯于上，故见脐下筑筑然跳动，吐涎沫及头目眩晕。用五苓散温阳化饮，降逆利水。

5. 外感风寒表实证——麻黄汤

详见麻黄篇。

6. 肾气丸

痰饮

《金匮要略·痰饮咳嗽病脉证并治》"夫短气，有微饮，当从小便去之，苓桂术甘汤主之，肾气丸亦主之"。水饮内停，妨碍气机升降则见短气，气化不行则见小便不利。若病因下焦阳虚，不能化气行水，以至水气上泛凌心者，治用肾气丸温肾蠲饮，化气行水。

消渴

《金匮要略·消渴小便不利淋病脉证并治》"男子消渴，小便反多，以饮一斗，小便一斗，肾气丸主之"。肾阳衰微，不能蒸腾津液上潮于口，故见口渴；不能化气以摄水，水尽下趋，故见小便反多。用肾气丸补肾助阳，恢复其蒸津化气之功，则消渴自除。

虚劳腰痛

《金匮要略·血痹虚劳病脉证并治》"虚劳腰痛，少腹拘急，小便不利者，八味肾气丸主之"。腰为肾之府，肾虚则腰痛；肾气不足，不能化气利水，故少腹拘急、小便不利。治用八味肾气丸温肾助阳，以化肾气。方中桂枝配附子，温补肾阳、鼓舞肾气，意不在补火，而在"微微生火，以生肾气"。

转胞

《金匮要略·妇人杂病脉证并治》"问曰：妇人病，饮食如故，烦热不得卧而反倚息者，何也？师曰：此名转胞，不得溺也。以胞系了戾，故致此病，但利小便则愈，宜肾气丸主之"。胞即膀胱；胞系了戾，膀胱之系缭绕不顺之意。妇人转胞的主症是小便不通，脐下急迫，其病因病机较为复杂，本论为肾气不举，膀胱气化不行所致。病在下焦，中焦无病，故饮食如故；小便不通，浊气上逆，故烦热不得卧，只能倚靠着呼吸。故用肾气丸振奋肾气，蒸化水气。小便通利，其病自愈。

脚气上入，少腹不仁

《金匮要略·中风历节病脉证并治》载崔氏八味丸"治脚气上入，少腹不仁"。盖湿为阴邪，本性趋下，湿邪之气上承而致少腹拘急不舒。当以温补肾阳为治。

◎ 方证

桂枝汤 以发热、汗出、恶风、头痛、脉浮缓为辨证要点。
桂枝加桂汤 以气从少腹上冲心胸或面部烘热汗出为辨证要点。
小建中汤 以虚劳里急、心悸、衄血、腹痛、遗精、四肢酸疼、手足烦热、口燥咽干为辨证要点。
桂枝加附子汤 以大汗出、脚挛急为辨证要点。

◎ 量效

通过分析仲景所用桂枝，存在以下方药量效关系。

1. 绝对剂量

（1）桂枝1两

桂枝甘草龙骨牡蛎汤：桂枝用以温通心阳，平冲降逆，正所谓"龙牡所以镇肾阳，桂甘所以安心阳"。

枳实薤白桂枝汤：桂枝用以温通心阳，平冲降逆，正所谓"故更以桂枝佐薤白散结"。

竹叶汤：桂枝用以散寒解表，"此产后中风，血虚津伤，再受风寒表郁，以桂枝解表化气，以铲寒邪之根"。

（2）桂枝2两

桂枝加黄芪汤：桂枝用以温通血脉，温经化气，"欲温经化气以泄黄汗而取正汗，自惟桂枝汤为当"。

茯苓泽泻汤：桂枝用以温中散寒，"胃反由胃中虚冷，桂枝协生姜散寒，协甘草温中。以治在上焦，故止用二两"。

桃核承气汤：桂枝用以温通血脉，温经化气，"气为血帅，气行而血乃行，故以桂枝入膀胱化气"。

温经汤：桂枝用以温通血脉，温经化气，"桂枝少则疏通经脉，约以少药，则能入下焦化气"。

（3）桂枝用量3两或3两以上

用3两者，诸如桂枝汤、小青龙汤等，桂枝用以散寒解表；用4两者，如桂枝附子汤、桂枝人参汤、甘草附子汤、桂枝甘草汤；用5两者如桂枝加桂汤；用6两者多为天雄丸、乌梅丸等丸药。大剂量意在温通心脾之阳，平降上逆之气。

2. 相对剂量

桂枝与芍药比值

桂枝与芍药比值为1:1，此类方剂多为桂枝汤及其类方。如桂枝汤，桂芍等量配伍，一辛散一酸收，一治卫强一治营弱，解表合里，调和营卫。桂枝、生姜、甘草辛甘化阳，白芍、大枣、甘草酸甘化阴，诸药合用，"外证得之，解肌和营卫，内证得之，化气和阴阳"。

桂枝与芍药比值为1:0，典型方剂如桂枝去芍药汤、桂枝甘草汤、苓桂术甘汤等。此类方多用于心阳虚、气上冲等证。因桂枝、甘草配伍可治冲逆、悸动。如桂枝去芍药汤治"太阳病，下之后，脉促胸满者"；桂枝甘草汤治"发汗过多，其人叉手自冒心，心下悸欲得按者"；苓桂术甘汤治"气从少腹上冲心者"。

桂枝与芍药比值为1:2，如桂枝加芍药汤，即桂枝汤倍芍药。药味虽与原方相同，但芍药倍用，配伍意义上已全然不同，主要取其温阳和络，倍芍药者，与甘草相伍，既酸甘益阴，又活血和络。王晋曰"此用阴以和阳法也，其妙即以太阳之方，求治太阳之病"。主治太阳病腹满时痛证。又如小建中汤原方倍芍加饴。非用桂枝汤辛散之性，而以之调脾胃、和阴阳，倍芍药酸甘化阴以滋阴养血，重用饴糖甘温补中、缓急止痛，与白芍相合又增酸甘化阴之力。张璐认为"桂枝汤，方中芍药桂枝等分，用芍药佐桂以治卫气；小建中方中倍芍药，用桂枝佐芍药以治荣气，更加胶饴以缓其脾，故之曰建中"。小建中调补阴阳，建中补虚，和里缓急，是治疗五脏虚劳病的主要大法之一。

桂枝与芍药比值为5:3，如桂枝加桂汤，即桂枝汤加桂枝二两，重用桂枝，既解肌通阳，又平冲降逆，促使阴寒之气下降。方有执认为"与桂枝汤者，解其欲自解之肌也。加桂者，桂走阴而能伐肾邪，故用之以泄奔豚之气也"。主治心阳虚，水寒之气上冲而致发奔豚证。

◎ 服饵

桂枝汤的煎服法最为讲究，堪称中医中药煎服法之典范。

1. 微火缓和煮药法

煎煮桂枝汤，"以水七升（1 400ml），微火煮取三升（600ml）"。所谓"微火"，就是要求火势和缓不猛，煮令罐内药液微涨轻沸，不使溢出为度，否则药汁散失，频添清水，必然药液气轻力减，难以生效。且微火缓煮，可避免芳香药物有效成分过多损失，以使桂枝汤发挥解肌祛邪，调和营卫之效。

2. 药后啜粥助汗法

药后啜粥，目的在助药力。服药之后，稍待片刻，大口喝热稀粥一升余（200ml左右）。一则借谷气充汗源，二则借热力振奋卫阳，祛邪外达使与汗并，随汗而解，如此则易于酿汗，且用以取汗，无亡阳之忧；用之止汗，无恋邪之弊。

3. 温覆微汗适度法

药后温覆，是发汗的重要辅助措施，否则难以得汗。有人用桂枝汤效不理想者，常与未能遵法覆被有关。其法为，服桂枝汤后，当平常被覆盖腰部以上，厚衣被覆盖腰部以下，乃腰足最难取汗故也。发汗的程度，以"遍身漐漐微似有汗者益佳，不可令如水流漓"。现代养生保健中的足浴疗法与此有异曲同工之效。通过此类方法微微发汗，从而达到调和营卫的目的。

4. 服药中病即减（止）法

服药一次，即汗出病瘥者，停止余药，因药为补偏救弊而设，若病已解而仍服药，则徒伤正气。一服之后，未能出汗，须进第二服，仍无汗，当缩短给药时间，半日左右就可服药第三次，病重者，尚应昼夜兼服，以加强和维持药物效力。若仍无汗可连进二三剂，直到病愈。然而现在服用中药，多以方便一时为准，无论外感内伤，统统一日三次，方法单一，对保证疗效尤其对中医治疗急症利少弊多，故借鉴仲景之服药以中病为度的经验，仍具现实意义。

桂枝的功效显著，用之中的，每获良效，但是也应注意桂枝辛温助热之性。仲景在《伤寒论》即提出禁用桂枝之例。后世医家对桂枝辛温助热多有阐发，元代王好古《汤液本草》云"……治伤寒有当发汗，凡数处，皆用桂枝汤……无汗不得服桂枝，汗家不得重发汗……"。《得配本草》记载桂枝"勿经铁器，甘草汁浸，焙干用。阴血虚乏，素有血症，外无寒邪，阳气内盛,四者禁用",认为肉桂(桂皮、紫桂)"畏生葱、石脂……得人参、甘草、麦门冬、大黄、黄芩,调中益气"。尤在泾指出"设误与桂枝,必致汗不出而烦躁,甚则斑黄、狂乱,无所不至矣"。张璐在《本经逢原》中云"桂枝上行而散表,透达营卫,故能解肌。……世俗以伤寒无汗不得用桂枝者,非也"。由此可见,桂枝辛温助热,力善温通,容易伤阴动血,凡外感热病、阴虚火旺、血热妄行等证,均当忌用。孕妇及月经过多者慎用。

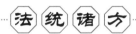

法 统 诸 方

◎ 和法

调和营卫法

调和营卫法是针对营卫失和、解除风邪的一种治法。营卫不和,可分为"卫弱营强"及"卫强营弱"两种。"卫弱营强",卫气虚弱,不能卫外为固,失去固涩能力,营津外泄,发为自汗;"卫强营弱",指风气外袭,人体卫阳郁滞,两阳相加,蒸迫营阴,营阴外泄,故亦自汗。桂枝汤中,桂枝、甘草、生姜辛甘化阳,芍药、甘草、大枣酸甘化阴,能和阴阳而调营卫。

◎ 温法

1. 温通心阳法

过汗心阳受损,以致心悸、汗出、胸闷,以桂枝甘草汤补助心阳、生化阳气。兼见烦躁者,加龙骨、牡蛎;心之气阴大伤者,配合滋阴养血药;恶寒较重者,可加附子等。此为温通心阳法的代表。

2. 甘温除热法

饮食劳倦伤人,耗气伤血,累及脾胃,以致中焦虚寒。脾胃为气血化源,中焦虚寒,气血无以生化,以致气血俱亏。《素问·至真要大论》云"劳者温之"。劳倦所伤,可予以甘缓温补之法调中养精,以治疗中焦虚寒引起的内伤发热、虚劳腹痛、惊悸、衄血、失精等证,代表方如小建中汤,此方开"甘温除热"之先河。

◎ 消法

1. 助阳化饮法

茯苓与桂枝相配,见于五苓散、苓桂术甘汤、苓桂枣甘汤及苓桂姜甘汤等方剂,两者组合,发挥助阳化饮的作用。仲景谓"病痰饮者,当以温药和之"。痰饮水湿本同源而异形,其代谢与肺、脾、肾三脏相关。"脾为生痰之源""肺为贮痰之器""肾者主水"。脾肾阳虚,水湿泛溢,化痰成饮,又因其所停滞的位置不同分为痰饮、悬饮、溢饮、支饮,治疗以温化为主。茯苓为健脾渗湿药,祛湿以绝痰饮之生化;桂枝为辛温助阳药,通阳以复肾气之开阖,两者相配,为助阳化饮之常用组合。

2. 通阳散结法

桂枝温经通阳，可活血通络。妇人素有癥块，或血瘀经闭，或产后下血不止，以桂枝茯苓丸化瘀消癥、缓散积块。与桃核承气汤、抵当汤不同，本方因桂枝芍药相配，兼能养血和营，具有化瘀不伤正的特点。

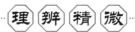

◎ 药理

1. 传统药理

桂枝作用的发挥全在于"温"与"通"二字。温即解肌发表、温经散寒、温通心阳；通即通阳散结、通阳利水。故"温""通"二字，可恰当概括桂枝功效。如《本经疏证》："凡药须究其体用，桂枝色赤，条理纵横，宛如经脉细络，故能利关节，温经通脉，此其体也……盖其用之之道有六：曰和营，曰通阳，曰利水，曰下气，曰行瘀，曰补中。"

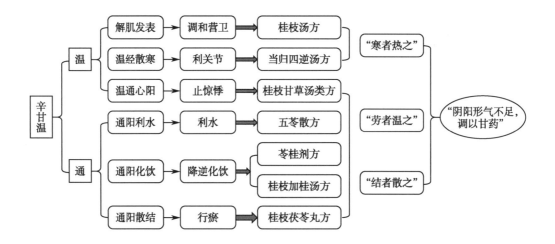

2. 现代药理

（1）体温调节作用：桂枝挥发油中主要成分桂皮醛，用于腹腔注射或灌胃，可使小鼠正常体温明显下降。

（2）镇静抗惊厥作用：桂皮醛能使小鼠自主活动减少，巴比妥类催眠药的睡眠作用增强，并能对抗苯丙胺所致中枢兴奋以及延长士的宁所致惊厥的死亡时间和抑制小鼠听源性惊厥。

（3）镇痛作用：桂枝醇提取物和水提取物对小鼠醋酸扭体反应有抑制作用，对小鼠夹尾和烫尾所致疼痛无抑制作用。

（4）对心血管作用：桂枝水煎液灌胃对正常小鼠耳廓静脉有扩张作用，对浸冻所致"寒凝血瘀"模型小鼠的肛温及耳廓微循环的血流速度有较快的恢复作用，表明其有改善微循环的作用。

（5）抗过敏作用：在用小鼠和大鼠的筛选实验中，桂枝的水提取物对透明质酸酶有显著抑制作用。腹腔注射尚能显著抑制组胺或 5-HT 所致的毛细血管通透性增加。

（6）抑菌作用：桂枝在体外对金黄色葡萄球菌有中度抑制作用。

（7）抗病毒作用：桂枝煎剂对流感亚洲甲型京科一株病毒及弧儿病毒有抑制作用。

◎ 演义

桂枝临床运用广泛，与不同的药物配伍，可治疗多系统疾病。

1. 营卫不和

营卫不和为患者平素体质偏弱，或遇风寒邪气侵袭，以致出现恶风、汗出、发热、脉浮缓的证候。其中，自汗出为营卫不和特征性症状。《伤寒论》桂枝汤为治疗营卫不和的经典方剂。方中桂枝与芍药相配，辛温和酸敛相和，一阴一阳，一气一血，旨在调和营卫。桂枝汤外散风寒之邪，内补脾胃津液之虚，故也是治疗"风寒表虚证"的主方。对顽固性汗出单用桂枝汤效不佳者，加一味附子足矣。《伤寒论•辨太阳病脉证并治》载"太阳病，发汗，遂漏不止，其人恶风，小便难，四肢微急，难以屈伸者，桂枝加附子汤主之"。笔者用桂枝加附子汤治疗多例持续多年，痛不欲生的汗出、腓肠肌痉挛的患者，一剂而愈。

2. 虚损劳伤诸疾

桂枝本身不具有调补脾胃的功用，但正如徐彬在《金匮要略论注》中谓桂枝汤"表证得之，为解肌和营卫；内证得之，为化气调阴阳"。饮食劳倦，脾胃功能受损，以桂枝汤加味，可调补脾胃。桂枝汤倍芍药，用于脾胃虚弱兼脾胃血络不和之证；桂枝汤倍芍药加饴糖成小建中汤，温中补虚，治疗脾胃虚寒兼气血亏虚之证；桂枝汤倍芍药加饴糖、黄芪，组成黄芪建中汤，可增强益气温中之效力；桂枝汤加龙骨牡蛎，亦为治疗虚损疾病的重要方剂，用于治疗阴阳失和之虚劳少腹弦急、阴部寒冷、男子失精、女子梦交等证；桂枝汤去甘草加黄芪，可益气温经、和血通痹，用于治疗四肢关节疼痛不利为主的血痹重证，现代用于糖尿病周围神经病变。

3. 奔豚气

奔豚为患者自觉有气从少腹冲至胸咽的一类病证。因桂枝具有平冲降逆的作用，故可治疗奔豚气。桂枝加桂汤为仲景治疗奔豚气的代表方剂，即桂枝汤加大桂枝用量而成。古代医家多认为奔豚气为"肾气上冲"所致，如《伤寒论条辨》言"加桂者，桂走阴而能伐肾邪，故用之以泄奔豚之气也"。又如《伤寒论类方》言"重加桂枝，不特御寒，且制肾气"。其实桂枝本有降逆之功，故笔者认为奔豚气当为逆气上冲，突出一"气"字，与肾邪无关。临床桂枝加桂汤，不仅可以用于治疗奔豚气，凡脾胃虚寒，水饮较著者，亦可用本方治疗。

4. 水饮诸证

桂枝有降逆化饮的功效，临床可用于治疗水饮类病证，如苓桂剂中的五苓散、苓桂术甘汤、苓桂枣甘汤、苓桂姜甘汤等。五苓散用于治疗太阳蓄水之证，为太阳表邪不解，邪气循经入腑引起的膀胱气化不利的病证；苓桂术甘汤健脾化饮，用于治疗因心脾阳气受损，土不制水，下焦水饮上犯之证；苓桂枣甘汤为苓桂术甘汤去白术加大枣而倍茯苓，主治汗后心阳虚弱水饮上犯之证，重用大枣健脾补虚；苓桂姜甘汤为苓桂术甘汤去白术加生姜而成，用于治疗胃虚水饮内停，《医宗金鉴》称之为"和表里水"之剂。

5. 心律失常

桂枝治疗心律失常，是以桂枝甘草汤为基础方，根据病证变化不断化裁而实现的。过汗心阳不足，心中悸动，以桂枝甘草汤补助心阳、生阳化气。心阳不足，兼见烦躁失眠，桂枝甘草加用龙骨牡蛎，以温补心阳、安神定悸。病情进一步发展，心之阴阳俱亏，阴血阳气虚弱，症见心动悸、脉结代，以炙甘草汤复心之阴阳气血。现代研究发现，桂枝甘草汤及其提取物对多种实验性心律失常有明显的对抗作用，且可提高大鼠心肌缺血再灌注时心肌组织 ATP 酶活性和 NO 含量。

6. 癥瘕积聚

桂枝有通阳散结之功。与活血化瘀药桃仁、川芎、牡丹皮组合而成的桂枝茯苓丸，具有缓消癥瘕积聚的作用。《素问·调经论》云"血气者，喜温而恶寒，寒则泣不能流，温则消而去之"。桂枝温通，可散寒化瘀，气血得温运可消而去散。桂枝茯苓丸不仅可以治疗妇科癥瘕积聚，还可治疗阴道出血、痛经、月经不调、附件炎、异位妊娠（宫外孕）等。

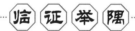

案1 治瘀血头痛

杜某，女，58 岁。初诊日期 1978 年 6 月 1 日。头痛、恶心、呕吐十余年。自 1962 年起经常头痛、呕吐。1963 年 12 月 17 日在广安门医院被诊断为右眼球后视神经炎、部分视神经萎缩。1972 年 6 月在协和医院行手术切除颅咽管瘤。术后仍经常头痛，常服凡拉蒙镇痛。1977 年 5 月出现突然抽风，头痛加剧，右眼失明，左眼胀痛，伴呕吐，口苦，舌苔白，脉弦细。予以小柴胡汤合桂枝茯苓丸加生石膏、吴茱萸。柴胡 12g，黄芩 9g，半夏 12g，党参 9g，生姜 9g，大枣 4 枚，炙甘草 6g，桂枝 9g，茯苓 9g，牡丹皮 9g，桃仁 9g，生石膏 45g，吴茱萸 12g。

结果：上药服 3 剂症减轻，原方稍加减变化，继服 25 剂，诸症基本痊愈。

（胡希恕医案）

主要症状：头痛，恶心，呕吐，脉弦细。

病机归纳：太少合病，痰饮瘀血阻碍清窍。

方义分析：患者因"眼球后视神经炎、部分视神经萎缩"行颅咽管瘤切除术，遗留头痛、恶心、呕吐症状，病位在太阳少阳，术后痰饮瘀血阻碍经络为主要病理因素，故予以小柴胡汤引入少阳，桂枝茯苓丸祛瘀化饮活络，加入吴茱萸降浊，石膏清热治疗头痛。其中石膏、吴茱萸为胡老治疗头痛的常用药对。

经典方证：《金匮要略·妇人妊娠病脉证并治》："妇人宿有癥病，经断未及三月，而得漏下不止，胎动在脐上者，为癥痼害。妊娠六月动者，前三月经水利时，胎也。下血者，后断三月衃也。所以血不止者，其癥不去故也。当下其癥，桂枝茯苓丸主之。"

药证归纳：桂枝不仅可用于调和营卫，因其辛散温通之性，还可以平冲降逆、温通心阳、通阳散结、温经通脉、通阳利水等。成无己言桂枝"泄奔豚，和肌表，散下焦蓄血"及"利肺气"。细考桂枝，其消散瘀血的作用是其温通作用的延伸，而其本身并无活血化瘀的作用。《药品化义》进一步阐释为"专行上部肩臂，能领药至痛处，以除肢节间痰凝血滞"。开结气、散瘀血，桂枝必与桃仁、丹皮等活血药物相配；而温经脉、散寒凝需与通行经脉之桑枝、威灵仙、姜黄等配伍。

本案用桂枝茯苓丸，取桂枝通阳散结的功用。桂枝茯苓丸为妇科常用的活血化瘀消癥的代表方，经方派医家亦多在本方的基础上加减化裁，用于治疗瘀血类病证。如胡希恕先生临床常用桂枝茯苓丸合大柴胡汤治疗脑血管病之瘀血证，桂枝茯苓丸合柴胡加龙骨牡蛎汤治疗脑梗后眩晕。本方的现代运用拓展到术后肠粘连、术后腹痛、急性阑尾炎、阑尾周围脓肿、肠痉挛、神经纤维瘤、深静脉血栓形成、血栓性静脉炎、血栓闭塞性脉管炎、单纯性甲状腺肿、桥本甲状腺炎、急性乳腺炎、乳腺增生、乳房结块、乳腺癌、腰痛等多种疾病的治疗。

案2 治汗证

患者郑某，女，69岁，退休工人。有冠心病史7年余，曾做支架植入、永久起搏器植入5年余，因"反复胸闷、多汗3余年，受寒后加重伴全身乏力10余天"于2016年10月7日在我院心内科住院治疗。入院症见：胸闷，多汗，上半身汗出尤甚，咳嗽，咳白色泡沫黏痰，呼吸急促，喉中痰鸣，伴双下肢乏力，手足冰凉，纳眠差，大、小便正常。舌淡苔白腻，脉沉细。经住院治疗，患者胸闷、咳嗽、咳痰、呼吸急促等症状明显好转，但仍多汗，双下肢乏力，为求进一步治疗，遂来门诊。2016年10月23日初诊，刻下症见：面色少华，形体偏胖，上半身大汗出已有3年之余，汗出后怕冷恶风，气短，全身乏力，双下肢尤甚，偶有心慌，精神一般，纳可，眠差，大、小便正常。舌淡苔白腻，脉沉细。方以桂枝加龙骨牡蛎汤合五苓散。具体药物如下：桂枝、酒白芍、炒白术、猪苓、炙甘草、大枣、生姜各15g，煅龙骨、煅牡蛎、泽泻、茯苓各30g。

2016年10月30日二诊，患者诉汗出明显减少，仍有少气，疲倦乏力，眠差。舌淡苔白腻，中有裂痕，脉沉细，在原方基础上加举元煎去猪苓、泽泻、茯苓，以升中阳之气。具体药物如下：桂枝、酒白芍、生晒参、炒白术、炙甘草、大枣、生姜各15g，煅龙骨、煅牡蛎、蜜炙黄芪、升麻各10g。5剂后诸症消失。

（岳仁宋医案）

主要症状： 反复胸闷，多汗，半身汗，受寒后加重，手足冰凉，少气，疲倦乏力。

病机归纳： 阴阳两虚，营卫失和。

经典方证：《金匮要略•血痹虚劳病脉证并治》："夫失精家，少腹弦急，阴头寒，目眩，发落，脉极虚芤迟，为清谷、亡血、失精。脉得诸芤动微紧，男子失精，女子梦交，桂枝加龙骨牡蛎汤主之。"《伤寒论•辨太阳病脉证并治》："太阳病，发汗后，大汗出，胃中干，烦躁不得眠，欲得饮水者，少少与饮之，令胃气和则愈。若脉浮，小便不利，微热消渴者，五苓散主之。"

方义分析： 该患者病程较长，迁延日久，耗伤阴阳，阳虚则气不摄津，津失常道，因而出汗，"汗为心之液"，汗出甚则伤心；"汗为精气也"，汗不止，阴更亏，阴亏阳无以附，故治以调和营卫，摄阴补阳，主方选桂枝加龙骨牡蛎汤。以桂枝汤助益心阳、调扶营阴，以煅龙骨、煅牡蛎摄敛神气，宁心镇固；《医碥•汗》云："汗者，水也，肾之所主也。内藏则为液，上升则为津，下降则为尿，外泄则为汗。"患者肾阳素亏，膀胱失煦，加之几日前感受寒邪，致使膀胱气化失司，使得水液不循常道而致汗出。故用五苓散以利水渗湿，温阳化气，使不循常道之水液从小便去。方中桂枝可调和营卫，使邪从汗出而汗止，又可温通膀胱阳气，膀胱腑气调畅，则太阳经气得以运行，温煦腠理毫毛，营卫调和，汗出自已。阳气振则气化利，膀胱气化复常，水饮从小便去，则汗出减少。猪苓、茯苓、泽泻导水下行；白术健脾气，助脾运；芍药酸寒敛阴，姜、枣、草和中，煅龙骨、煅牡蛎收涩止汗。两方相合共奏和阴阳，调营卫之功。患者二诊时去猪苓、茯苓、泽泻以防渗利太过又添伤阴液之弊，加举元煎意在补中阳，增气之固摄以减少津液外泄，并促进气机的运行。气行则水液得以正常输布，气津充足且运行输布如常则汗出、乏力症状得以缓解。

药证归纳：《素问•阴阳别论》有云"阳加于阴谓之汗"，明代医家张景岳对其有注"阳言脉体，阴言脉位，汗液属阴而阳加于阴，阴气泄矣，故阴脉多阳者多汗"。可见，汗液的形成与阴阳二者密切相关，阳守则阴藏。若阳气失守，阴津不藏，合白昼升发之阳气，发为自汗。遇此多以桂枝调其营气，以之调和营卫，则邪从汗出而汗自止，非桂枝能闭汗孔也。正如《本草衍义补遗》所云："仲景救表用桂枝，非表有虚以桂补之；卫有风寒，故病自汗，以桂枝发其邪，卫和则表密汗自止，非桂枝能收汗而治之。"

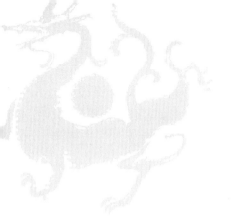

葛根

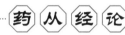
药从经论

◎ 概述

葛根为豆科植物野葛的干燥根。性甘、辛,凉,归肺、脾、胃经。具有发表解肌,升阳透疹,生津止渴等功效。

◎ 经论

《神农本草经》云:"葛根,味甘,平。主消渴,身大热,呕吐,诸痹,起阴气,解诸毒。"

◎ 释经

葛根性平味甘。"消渴"既指以多饮、多食、多尿为特征之糖尿病,亦专指口渴病证。"身大热"即自觉皮肤滚烫烧灼感或体温升高。"呕吐"指饮食、痰涎自胃中上涌,从口而出。"诸痹"泛指邪气闭阻肢体、经络、脏腑所引起以疼痛为主要表现的多种疾病。因葛根可升发津气,益胃津,故有"起阴气"之谓。"诸毒"可理解为多种病邪,言葛根能祛邪毒(包括解酒毒)。

◎ 药证

发表解肌:葛根可解肌发汗,用于治疗外感表邪引起的项背部强急疼痛。

升阳透疹:葛根辛而发散,凉而透热,专走肌表,临床用于治疗麻疹初起、疹出不畅之证。

止泻、生津止渴:葛根生津,实为鼓舞脾胃清阳之气(津液)上行,故叶天士有"竭胃汁"之说,临床可用于治疗因湿(寒湿、湿热均可)之泻痢及脾虚津停之消渴病证。

◎ 炮制

葛根的炮制,古代有绞汁、蒸食、醋制、去心微炙、切焙、干煮、炒黑、煨熟等法。临床应用时有生葛根和煨葛根之分。生葛根为取原药材,除去杂质,洗净润透后切片备用。煨葛根有麦麸煨、湿纸煨之别。麦麸煨即将麦麸撒在热炒药锅内加热,锅中冒烟时加入葛根片,不断翻炒呈焦黄色；湿纸煨葛根即取葛根用湿纸包裹，埋入无烟热火灰中，煨至纸呈微黄色。

二者功效存在差异，生葛根发散力强，长于解肌退热、透疹、生津，常用于外感风邪、热病口渴及麻疹等。煨葛根发散力减弱，但止泻作用增强，长于治疗脾虚久泻。张秉成《本草便读》云："煨熟则散性全无，即由胃入肠，不行阳明之表，但入阳明之里，升清为用。"简言之，煨葛根止泻力强，主里；生葛根升散力强，主外。

◎ **用量**

《中华人民共和国药典（2020 年版）》规定葛根用量为 10～15g。临床上，葛根大剂量可用至 120g。实践表明，葛根在辨证合理的情况下，其剂量可根据患者病情的轻重缓急适当调大。治外感性疾病，一般 30～60g，而发挥升阳生津作用时可用至 90～120g。仲景在《伤寒论》中葛根用量多在 4～8 两。

◎ **阐微**

《中华人民共和国药典（2020 年版）》将葛根分为"葛根"（习称"苦葛"）与"粉葛"。一般认为"葛根"退热效果好，而"粉葛"生津效果佳。现代药理学研究亦认为，粉葛干品可溶性糖、淀粉含量较高。明清时期，有葛根"竭胃汁"一说，这种观点是基于葛根对津液代谢的影响提出的，一般指野葛。野葛生津作用的发挥，与天花粉等药物补益胃津不同，是靠升发脾胃清阳之气而产生的。因鼓舞脾胃津液升腾上达头面及项背，故有"竭胃汁"一说，故临床针对津液亏虚一类病证，野葛应慎用。结合现代药理学研究及临床，应用粉葛以"益胃生津"，似乎更为恰当。即便如此，葛根本身并无实际补益津液作用，仅能升发脾胃津液，所以对脾胃气津造成一定影响，需辨证对待。

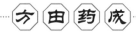

◎ **药对**

葛根配麻黄，解表发汗，用于治疗太阳伤寒之项背强痛；配升麻，止泻透疹，用于治疗麻疹之疹出不畅、大便泄利之证；配竹叶，清胃除烦，用于治疗产后中风证；配甘李根皮，清热润燥，用于治疗奔豚气上冲胸腹之寒热往来。

◎ **角药**

葛根配黄芩、黄连，清热利湿，用于治疗太阳阳明合病之湿热泻痢；配党参、白术，健脾升津，治疗脾胃虚弱之泄泻等；配麦冬、天花粉，生津止渴，治疗消渴阴亏口渴等；配桂枝、白芍，解肌发表，治疗太阳中风证伴有项背部强痛；配柴胡、石膏，解三阳经之热，治疗伤寒三阳合病。

◎ 经方

1. 葛根汤及其类方

太阳阳明合病——葛根汤

《伤寒论·辨太阳病脉证并治》"太阳病,项背强几几,无汗,恶风,葛根汤主之"。寒邪侵袭,营卫郁滞,太阳经络受邪,邪气乘虚侵入肌表而项背部强痛。《伤寒论·辨太阳病脉证并治》"太阳与阳明合病者,必自下利,葛根汤主之"。本条则说明了太阳与阳明合病的治疗方法。以桂枝汤调和脾胃阴阳,加葛根升发脾胃津液以止泻,加麻黄增加散寒宣通水液之功。方以葛根为君,一则通过升发脾胃津液上达人体头面、项背,增强出汗以排泄风寒之邪;再则通过升腾津液,使陷下之水谷清气上行,引清阳以出上窍,达到止泻的目的。

太阳阳明合病兼呕——葛根加半夏汤

《伤寒论·辨太阳病脉证并治》"太阳与阳明合病,不下利,但呕者,葛根加半夏汤主之"。太阳阳明合病,不见下利,但见呕吐,为浊气在上,胃气上逆。半夏可引脾胃之气下行,祛除痰饮水湿等邪浊引起的胃气上逆,以达到止呕的效果。

太阳阳明之协热下利——葛根黄芩黄连汤

《伤寒论·辨太阳病脉证并治》"太阳病,桂枝证,医反下之,利遂不止。脉促者,表未解也。喘而汗出者,葛根黄芩黄连汤主之"。太阳病,见桂枝汤证,而用下法,邪气陷里化热,如此表里同病,发表则内有郁热,清里则内有表寒,实为进退两难。表有寒,仲景以葛根升腾胃津以解表止利;内有热,以黄芩、黄连清中上二焦之热。为防胃津升腾太过以耗伤气津,故配以甘草顾护胃气、调和药性。葛根在此方中,其作用主要是解表止利。

寒滞经脉,营卫不和证——桂枝加葛根汤

《伤寒论·辨太阳病脉证并治》"太阳病,项背强几几,反汗出恶风者,桂枝加葛根汤主之"。盖风寒客于太阳经俞,营卫不和,出现发热恶风、汗出、项背强而不舒,舌苔薄白,脉浮缓。以桂枝汤调和营卫,加葛根解肌发表,生津舒筋。现代可用以治疗血管神经性头痛、紧张性头痛、三叉神经痛、肩周炎、椎动脉型颈椎病、颈部筋膜炎、腰椎间盘突出症、落枕、眩晕、糖尿病周围神经病变、颈心综合征等。

2. 冲气上逆——奔豚汤

《金匮要略·奔豚气病脉证治》"奔豚,气上冲胸,腹痛,往来寒热,奔豚汤主之"。奔豚汤方中用葛根,一种观点认为,葛根为柴胡之误;另一种观点认为葛根升清即所以降浊。我们在临床上借其升清降浊之性及全方平冲降逆之效用于绝经期出现的寒热往来、面部烘热效果良好。

◎ 方证

以葛根为主要药物组成的方剂临床应用指征如下:

葛根汤 以项背部拘急不舒、恶寒、无汗、脉浮紧、下利为其辨证要点。

葛根加半夏汤 此方辨证要点是在葛根汤基础上兼有恶心呕吐。

葛根黄芩黄连汤 以身热下利、苔黄、脉数、喘而汗出为其辨证要点。

桂枝加葛根汤 以发热汗出、恶风、项背肌肉强急、脉浮缓为其辨证要点。

奔豚汤 以气上冲胸咽、腹痛、往来寒热、心烦易怒、舌红苔黄、脉弦或数为其辨证要点。

升麻葛根汤 以疹发不出、身热头痛、咳嗽、目赤流泪、口渴、脉浮数为其辨证要点。

葛花解酲汤 以眩晕呕吐、胸膈痞闷、饮食减少、心烦神乱、小便不利或泄泻为其辨证要点。

◎ 量效

1. 绝对剂量

葛根大剂量运用，可用至半斤（8 两），如葛根黄芩黄连汤，主要通过鼓动脾胃清阳之津上行以达到止泻的作用。该功用对急性病证适宜，若用于慢性病，难免有竭及脾胃气津的顾虑，应中病即减或中病即止。但不同炮制方法的葛根其止泻作用剂量不一致，若用煨葛根 10～30g 即可发挥厚肠、止泻、升阳的作用，临床尚需明察。

中剂量一般用量为 3～4 两。如葛根汤、桂枝加葛根汤，葛根用量均为 4 两，主要发挥解肌退热、增液舒筋的作用。其机制在于葛根升发胃津，促进津液上行，一方面迫使病邪通过发汗方式排出体外，另一方面可补益上部颈项部位津液的亏损而舒缓滑润筋脉。

小剂量则主要见于后世名方，如升麻葛根汤（《奇效良方》），方中葛根用量为 3 钱（约 9g），取其升散透疹作用，用于治疗时气瘟疫、疮疹未发之证，其机制亦是通过调动机体津液，通过发汗的方式排除病邪。

2. 相对剂量

（1）解肌退热：葛根用于表证，与解表药如麻黄、桂枝等相配，可发挥解肌退热的作用。葛根汤中，葛根与麻黄、桂枝的比例为 4:3:2（葛根 4 两:麻黄 3 两:桂枝 2 两）。桂枝加葛根汤中，葛根与桂枝的比例为 4:3（葛根 4 两:桂枝 3 两）。方中葛根剂量大于麻黄、桂枝剂量，可增强麻、桂等解表药的发汗效果。

（2）升阳止泻：葛根用于下利证，可发挥止泻之效。葛根黄芩黄连汤中，葛根、黄芩、黄连、炙甘草的比例为 8:3:3:2（葛根 8 两:黄芩 3 两:黄连 3 两:炙甘草 2 两）。方中葛根大剂量运用，可促清阳之气上行，使胃肠津液上承以减少胃肠道津液含量以达到止泻目的。

（3）透疹疗疮：瘟疫疹出不畅，或由内热炽盛，或由汗出不彻，以葛根配伍升透之药，可助透疹疗疮之功。《奇效良方》之升麻葛根汤，升麻、葛根、芍药、甘草比例为 5:6:5:5（升麻 2.5 钱:葛根 3 钱:芍药 2.5 钱:甘草 2.5 钱）。方中重用葛根，配伍健脾敛阴之品，可助伏热透发，且防升散之味伤津耗气。

（4）解酒食之毒：葛花与葛根均有一定解酒食之毒的功效。经典方剂如葛花解酲汤

（《兰室秘藏》），方中葛花、砂仁、白豆蔻比例为1∶1∶1（均为5钱）。历代本草中有谓葛根能解酒食之毒者，考葛花较之于葛根，味甘性凉，清热利湿之效更佳。临床用于解酒，葛花（现多用葛根）的用量宜在15g以上。

◎ 服饵

在《伤寒论》中葛根的煎煮方法较为特殊，一般为"先煮葛根，减二升，内诸药"。可能原因包括：一方面葛根为块根入药，质地较重，久煎可促使有效成分煎出；另一方面葛根久煎取其药性醇和之性，可入中焦。正如柯韵伯言"葛根秉性轻清，赋体厚重，轻可去实，重可镇动，厚可固里，一物而三美备"。但现代药理研究，通过选取葛根黄芩黄连汤和葛根汤作为研究载体，分别按照经方先煎和现代共煎的煎煮方法制备样品，以葛根素、大豆苷及大豆苷元等10种有效成分为检测指标，结果发现，葛根先煎与否对君臣药物的有效提取率并无明显影响。当然，在奔豚汤中葛根并未要求先煎，是否因其他几方葛根与麻黄相配，故而先煎去沫尚需进一步考证。

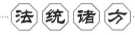

法 统 诸 方

葛根以解表、升阳、透疹为其能，为汗法之重要药物。

◎ 汗法

汗法是通过宣散、助津、调和营卫的方式使机体汗出，为中医治法八法之一。《素问·生气通天论》言"体若燔炭，汗出而散"，最早提出了发汗解表的治疗方法。其后仲景以桂枝汤调和营卫以解表，通过增加胃津以助汗液，兼有扶正解表之意，是对汗法的拓展。宋元以后，应用荆芥、防风等疏风解表之轻清透邪，及运用羌活、独活等辛温升散药解表散邪，进一步丰富了汗法的内涵。汗法不仅用于表证，亦可用于内伤杂病，如水肿、疮疡、麻疹初起等。根据病邪的性质及相应药味的不同，汗法包括辛凉法、辛温法及扶正法。葛根作为解表药的代表之一，根据其性味归经及其功效，其作用体现了解肌发表法、辛散透疹法、升阳止泻法、清热升津法等。

1. 解肌发表法

本品辛甘性凉，辛可升散，具有发汗解表的作用。外感风寒表实证，出现无汗恶风、项背部强痛，以葛根解肌散邪，使脾胃津液上行，发散风寒、舒筋止痛；外感风寒表虚证，有汗恶寒、项背部拘急强痛，在桂枝汤调营卫、益汗源的基础上，加用葛根通络舒津。寒邪入里化热，邪在三阳，后世立法以柴葛解肌汤同调少阳、阳明、太阳三经，用葛根疏散阳明之热。

2. 辛散透疹法

葛根辛散，可发表散邪，解肌透疹，用于治疗麻疹初起，疹出不畅等。邪气束表，津液亏虚,玄府不通,疹不能透发,以升麻、葛根助津透疹,方如升麻葛根汤(《奇效良方》);若见发热咳嗽、疹出不畅、乍冷乍热者,可配以荆芥、蝉蜕、牛蒡子等散邪透疹,方如葛根解肌汤(《麻科活人全书》)。

3. 升阳止泻法

葛根味辛性散,可升腾胃中津液,鼓动脾胃之津上腾以减少肠道水分实现止泻效果。寒证下利,葛根配以麻黄、桂枝,散寒解表,升阳止利,用于治疗太阳阳明合病而见下利之证。

4. 清热升津法

协热下利,以葛根配伍黄芩、黄连,芩、连清热,葛根鼓动津液上乘,故热可清、利可止,用于治疗表证未解,邪热入里,见身热、下利臭秽、肛门灼热,苔黄脉数之证。

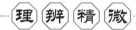

◎ 药理

1. 传统药理

葛根作用的发挥,全在于"散"和"升"。其功效包括解肌发表、散邪透疹、升阳止泻、升津止渴等。如《名医别录》云其"主治伤寒中风头痛,解肌发表出汗,开腠理,疗金疮,止痛,胁风痛"。

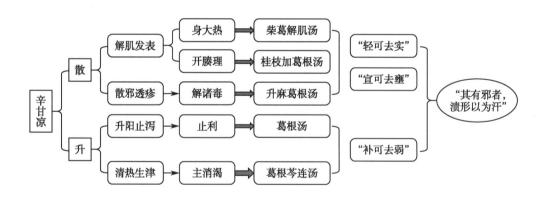

2. 现代药理

葛根的现代药理作用大致包括:

(1)直接扩张血管,降低血管外周阻力,具有明显的降压作用,可缓解高血压患者之"项紧"症状。

(2)葛根煎剂、葛根主要成分葛根素可对抗垂体后叶素引起的急性心肌缺血;葛根总黄酮能扩张冠状动脉血管,增加冠状动脉血流量和脑血流量,降低心肌耗氧量。

(3)降低血糖的作用,其降糖的潜在靶点主要有葛根素、3'-羟基葛根素、3'-甲氧基葛根素和大豆素等。其中葛根素还具有改善糖尿病肾病患者尿微量白蛋白、降低空腹血糖的作用。

（4）以葛根素为代表的葛根素异黄酮类物质属于植物雌激素范畴，具有促进骨细胞增殖，治疗骨质疏松症的作用。

（5）葛根的主要活性成分，具有一定抑制神经元凋亡和抗氧化应激作用。

（6）葛根与葛花均具有一定解酒作用。现代研究证实，葛根总异黄酮与葛根素均可延长小鼠的醉酒时间、缩短醒酒时间，加速酒精在肝脏中的代谢速度。

◎ 演义

1. 消渴病

葛根为治疗消渴病的主要药物，可清阳明之热，顺降胃气，诚如《本草经疏》言："葛根，解散阳明温病热邪之要药也，故主消渴，身大热，热壅胸膈作呕吐。"在临床上，常用葛根治疗消渴病，方如葛根芩连汤、玉液汤等。现代药理学研究认为，葛根素可通过上调胰岛素受体 IRS-1 和胰岛素样生长因子 IGF-1 蛋白，促进胰岛素受体 InsR 和过氧化物酶体增殖物激活受体 PPARα 的表达，也可通过抑制 α- 葡萄糖苷酶的活性控制血糖。这与葛根治疗消渴病具有一定相关性。葛根配伍天花粉、知母，清热生津，用于消渴病气阴两虚之证；配伍黄芩、黄连，清热燥湿生津，用于消渴属湿热证者。

2. 颈源性高血压

太阳病，项背部强硬不适，用葛根，取其解痉升津的作用。当人体项背皮毛部位出现津液匮乏时即会出现头痛头晕、颈背强痛，葛根能升发胃津至身体头面、项背，可滋润肌肉筋肤，缓解皮肤干枯、头项强痛等不适症状。现代研究认为，葛根具有扩张血管、减少血管外周阻力及降低血压的作用，故可用于治疗颈源性高血压，对头痛、眩晕、项强、耳鸣、肢体麻木等症状具有一定改善作用。葛根配伍麻黄、桂枝，不仅可用于解表，还可活血通络，治疗肢体麻木、项背强痛；配伍川芎，活血行气止痛，可用于治疗阳明经头痛。

3. 酒精性肝损伤

诸本草记载，葛根（葛花）具有"解诸毒"的作用，可解酒食之伤，如《雷公炮制药性赋》云"解中酒之奇毒"。现代研究发现，葛根对酒精性肝脏损伤具有一定修复作用，如酒精引起的慢性肝脏损伤出现肝细胞坏死、脂肪生成及炎症浸润。实验发现，葛根素可通过抗炎作用达到修复肝脏损伤的目的。临床常用葛花进行解酒，配伍白豆蔻、砂仁、陈皮等健脾燥湿、醒酒和中，用于治疗酒食之伤。

4. 腹泻

葛根具有升阳止泻的作用，临床不仅可以用于治疗急、慢性腹泻，也可以用于溃疡性结肠炎、细菌性痢疾等疾病的治疗。葛根配伍黄芩、黄连，如葛根芩连汤等，清热燥湿止利，用于胃肠湿热引起的泄泻；配伍桂枝、麻黄，解表升阳，用于太阳阳明合病引起的泄泻。现代研究认为,葛根具有一定抗氧化自由基作用,具有肠道免疫效应,能改变肠道离子转运,对腹泻和溃疡性结肠炎、痢疾等有一定作用。

5. 肿瘤

葛根属于重要解表药范畴。结合历代本草论述,本品具有一定"生津"或"升津"等鼓舞人体正气的作用。现代药理学研究发现,葛根能够加速肿瘤细胞的凋亡,这与葛根鼓动人体正气,激活人体免疫系统的观点具有一致性,也是对葛根"升津"作用的科学阐述。

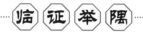

案1 治2型糖尿病

石某,男,成都市人,2016 年 5 月 29 日就诊。患糖尿病多年,平素服用二甲双胍、亚莫利等,空腹血糖控制在 5～7mmol/L 之间,餐后 2h 血糖 12～15mmol/L,糖化血红蛋白 6.7%,因餐后血糖控制不佳前来就诊。刻下症见:无口干口渴,每天大便 2 次,质稀,饮食可,眠可,余未诉明显不适。舌红苔白略腻。辨证为胃肠湿热下利证,予以葛根芩连汤合栝蒌牡蛎散加味:葛根 60g,黄芩 30g,黄连 30g,生甘草 10g,鸡内金 30g,荔枝核 30g,知母 40g,大枣 30g,牡蛎 30g,天花粉 30g,赤芍 45g。

二诊:上药 4 剂,服一周,服药期间自行停用降糖西药。至 2016 年 6 月 22 日,患者空腹血糖 5.92mmol/L,餐后 2h 血糖 9.54mmol/L,糖化血红蛋白 5.9mmol/L,大便偏稀,无口干、多饮,稍有疲倦乏力,予以上方减量芩连加黄芪善后。后患者症状改善,血糖规律监测维持正常范围。

(岳仁宋医案)

主要症状:大便次数增多,质稀溏,舌红苔白腻。

病机归纳:湿热蕴结肠道,精不正化为浊邪。

经典方证:《伤寒论·辨太阳病脉证并治》:"太阳病,桂枝证,医反下之,利遂不止,脉促者,表未解也,喘而汗出者,葛根黄芩黄连汤主之。"

方义分析:糖尿病归属于中医"消渴病"范畴。本案患者以血糖升高为主诉,除大便次数增多,余无明显不适,结合其舌脉,辨证为消渴病之胃肠湿热下利证,予以葛根芩连汤合栝蒌牡蛎散加味治疗。方中重用葛根升散清阳之气,助散精津,配以甘草守中兼防升散太过,加用天花粉、牡蛎、知母益阴润燥,鸡内金、荔枝核行脾胃之气,赤芍散胰腺之络阻。诸药合用,达到了较好控制血糖的目的。

药证归纳:《神农本草经》谓葛根可治疗"消渴",李中梓《雷公炮制药性赋》谓其可"止胃虚之消渴",《本草经解》言"其主消渴者,葛根辛甘,升腾胃气,气上则津液生也"。笔者认为,"离经之精便为浊",此浊即是"糖浊"。"糖浊"产生的病机关键在于"脾不能为胃行其精气"(即脾不散精)。葛根可升发脾胃精津,其作用在于可助脾散精,配伍苦寒清热之味,用于治疗糖尿病,恰如其分。

案2 治项背强痛

封姓缝匠,病恶寒,遍身无汗,循背脊之筋骨疼痛不能转侧,脉浮紧。余诊之曰:此外邪袭于皮毛,故恶寒无汗,况脉浮紧,证属麻黄,而项背强痛,因邪气已侵及背输经络,比之麻黄证更进一层。宜治以葛根汤:葛根五钱,麻黄三钱,桂枝二钱,白芍三钱,甘草二钱,生姜四片,红枣四枚。服后顷刻,觉背内微热,再服,背汗遂出,次及周身,安睡一宵,病遂告瘥。

(曹颖甫医案)

主要症状:恶寒无汗,项背强痛,脉浮紧。

病机归纳:风寒外袭,经脉受阻。

经典方证:《伤寒论·辨太阳病脉证并治》:"太阳病,项背强几几,无汗,恶风,葛根汤主之。"

方义分析:本案患者职业为缝匠,长期伏头劳作,常见肩背部气血不利。其初感风寒,或邪气盛,或身体壮实,风寒侵袭肌表,阻滞项背部经脉,故见太阳伤寒证兼项背部不适。曹颖甫从伤寒立论,以葛根汤原方治之,借葛根之升提,升津液至皮肤,更佐麻黄之宣散,推运至毛孔之外。两解肌表,虽与桂枝二麻黄一汤同义,而用却不同。方中葛根、麻黄、桂枝相配,增强解表散邪、舒筋和络之用。故服药后太阳经脉通利,气行血畅,项背部不适及外感之表邪均解。

药证归纳:葛根的升津以增液之功,可谓在本案体现得淋漓尽致。《神农本草经》云葛根可主"身大热",凡大热之疾病,或因寒郁重而化热,或因感受温邪,邪热鸱张而身大热。无论风寒或温病引起的身大热,皆可用葛根治疗。风寒之证,葛根可配麻黄、桂枝以解表透邪,又可引津液上行,缓解上部皮肤、肌肉的津液含量减少,用于上部津液亏虚引起的皮肤枯燥、疼痛、关节屈伸不利等病证。姜佐景谓葛根汤为治疗"太阳温病"的代表性方剂,此论有一定道理,但其所谓之温病其病邪性质必是因于"寒湿"方可,若温邪弥漫,邪热炽盛之证,以葛根汤治疗犹如"抱薪救火",此时当配以石膏,或改为陶节庵之柴葛解肌汤以清三阳经之热。

笔者认为,葛根并无"生津"作用,"生津"实为"升津",其功效的发挥,均是在"升"与"散"的基础上产生。因葛根鼓动脾胃津液上升,故临床大剂量应用葛根,需防耗伤脾胃气津。

杏仁

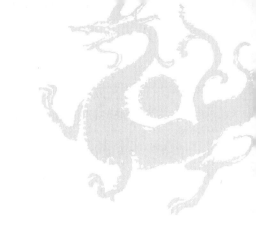

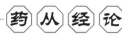

◎ 概述

杏仁在中药中指苦杏仁。苦杏仁是蔷薇科植物山杏、西伯利亚杏、东北杏或杏的干燥成熟种子。味苦,微温,有小毒,归肺、大肠经。具有降气止咳平喘,润肠通便等功效。

◎ 经论

《神农本草经》云:"杏核仁,味甘温。主咳逆上气,雷鸣,喉痹下气,产乳,金创,寒心,贲豚,生川谷。"

◎ 释经

杏仁味甘性温。"咳逆上气"指咳嗽气逆之症。"雷鸣"指喘气时喉中有痰鸣声,声如拉锯。"喉痹"为咽喉肿痛病证的统称。"下气"指平降气逆的一种治法。"产乳"指杏仁能促使孕妇分娩,亦可用于产后少乳。"金创"为金属器刃损伤人之肌体所致之创伤。"寒心"指寒饮在心下。"贲豚"其病发自少腹,上至心下,似豚奔突。

◎ 药证

用于咳嗽气喘,肠燥便秘者。

◎ 炮制

杏仁可在采收成熟果实,取核、洗净、干燥后,作为生杏仁直接使用。但杏仁多采用燀制,即取净苦杏仁置 10 倍量的沸水中,燀至种皮由皱缩至展开即捞起,置冷水中浸泡后去皮、干燥,用时需捣碎。或将燀杏仁将文火炒黄,为炒杏仁。

◎ 用量

《中华人民共和国药典(2020 年版)》规定杏仁用量为 5~10g。大剂量可用至 15g,常用剂量为 5~10g。仲景在《伤寒论》中的常用量为 50~70 粒。

◎ 阐微

《本草思辨录》云"杏仁研之如脂,以濡润之物而擅横扩直降之长,故于伤寒杂证皆多所资藉""表实而邪不得解固喘,邪解而气不得下亦喘,杏仁既走表而复入里,则外散之气,亦相与由中道而下,是故麻杏甘石汤有麻黄又有杏仁,则为治喘""杏仁兼能下气止喘也"。故杏仁既可用于肺气不利,又可用于喘证。《本草崇原》云其治疗奔豚证"寒心奔豚者,肾脏水气凌心而寒,如豚上奔;杏仁治肺,肺者金也,金为水之母,母能训子逆;又肺气下行,而水逆自散矣",指出杏仁通过降肺气以散上冲凌心之水气。

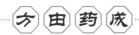

◎ 药对

杏仁配麻黄,宣肺平喘;配桔梗,二者一降一升,宣降肺气,祛痰止咳之效甚佳;配川贝,一温一凉,一润一降,一治气,一治痰,润降合法,气利痰消;配半夏,降气化痰;配茯苓,善通水道,化痰饮;配葶苈子,泻肺平喘利水;配桃仁,行气活血,消肿止痛,润肠通便。

◎ 角药

杏仁配麻黄、甘草,为三拗汤,发散风寒,宣肺平喘;配白豆蔻、薏苡仁,三药又名三仁,是一组常用的角药,其中杏仁宣降上焦肺气,使得气降湿化,白蔻仁针对中焦湿滞,化浊宣中,薏苡仁益脾渗湿,使湿热从下而去。

◎ 经方

1. 邪热壅肺证——麻黄杏仁甘草石膏汤

《伤寒论·辨太阳病脉证并治》"下后,不可更行桂枝汤;若汗出而喘,无大热者,可与麻黄杏子甘草石膏汤"。本证重点在肺,肺热壅盛,蒸迫津液外泄,汗出而喘。方中麻黄辛温宣肺定喘,石膏辛寒直清里热,杏仁宣降肺气治疗喘咳,协同麻黄增平喘之效,甘草和中缓急。

2. 伤寒表实证——麻黄汤

详见麻黄篇。

3. 太阳中风兼有肺寒喘逆证——桂枝加厚朴杏子汤

《伤寒论·辨太阳病脉证并治》"喘家作,桂枝汤加厚朴杏子佳"。本条论述太阳病下后表不解兼喘的证治。太阳病,当用汗法解表,使用攻下法属于误治。下后表证仍在,伴有微喘,是误下伤肺,肺气上逆所致。外有风寒束表,内有肺气上逆,为表里同病。治疗宜解肌发表,调和营卫,降气定喘。桂枝加厚朴杏子汤即为桂枝汤加厚朴、杏仁,桂枝汤解肌发表，祛风和营，方中加入厚朴、杏仁化痰降逆，下气平喘，则标本兼顾，表里双解，内外悉安。

4. 水热互结证——大陷胸丸

详见大黄篇。

5. 脾约证——麻子仁丸

详见大黄篇。

6. 风寒束表湿热发黄证——麻黄连翘(轺)赤小豆汤

详见麻黄篇。

7. 外寒里热不汗出而烦躁证——大青龙汤

详见麻黄篇。

8. 表郁轻证——桂枝麻黄各半汤

《伤寒论·辨太阳病脉证并治》"太阳病，得之八九日，如疟状，发热恶寒，热多寒少，其人不呕，清便欲自可，一日二三度发。脉微缓者，为欲愈也；脉微而恶寒者，此阴阳俱虚，不可更发汗、更下、更吐也。面色反有热色者，未欲解也，以其不能得小汗出，身必痒，宜桂枝麻黄各半汤"。由于表邪不解，阳气怫郁不伸，患者面色发红；邪郁在表，气血周行不利，汗欲出而不得，故身痒。治疗可解表，小发其汗，予桂枝麻黄各半汤。本方为桂枝汤、麻黄汤各取 1/3 的量，以 1∶1 组方，旨在调和营卫而不留邪，解表发汗而不伤正。杏仁在本方中主要发挥降肺气的功效，与麻黄相配以助恢复肺的生理功能。

9. 表郁日久，正虚邪微——桂枝二麻黄一汤

《伤寒论·辨太阳病脉证并治》"服桂枝汤，大汗出，脉洪大者，与桂枝汤，如前法。若形似疟，一日再发者，汗出必解，宜桂枝二麻黄一汤"。本条为表郁日久，正虚邪微的证治。服用桂枝汤后，若汗不得法，汗出太过者，则会有其他种种变化。桂枝二麻黄一汤证则是大邪已去，余邪尤存，为太阳表郁不解之轻症，恶寒发热，一天发作两次。本证为轻证，适宜微发其汗。桂枝二麻黄一汤为桂枝汤和麻黄汤按 2∶1 比例组方。杏仁在本方中发挥降肺气的作用，与麻黄相配以助恢复肺的生理功能。

◎ 方证

含杏仁相关经方临床应用要点如下：

麻杏石甘汤 以汗出而喘、身热或高或低、不恶寒、口渴、脉数为其辨证要点。

麻黄汤 以头痛发热、身疼腰痛、骨节疼痛、恶风、无汗而喘为其辨证要点。

桂枝加厚朴杏子汤 以发热汗出、恶风头痛、咳嗽气逆、喘而汗出为其辨证要点。

大陷胸丸 以心下硬满、颈项部拘急不舒、俯仰不能自如、发热汗出、不恶寒、短气、倚息不得卧为其辨证要点。

麻子仁丸 以大便干结、小便频数而少、趺阳脉浮而涩为其辨证要点。

麻黄连翘赤小豆汤 以发热、恶寒、无汗、身发黄、目黄、小便黄为其辨证要点。

大青龙汤 以身体疼痛、当汗出而不汗出、发热恶寒、烦躁、脉浮紧为其辨证要点。

桂枝麻黄各半汤 以表证日久、发热恶寒如疟状、一日二三度发、面红、身痒为其辨证要点。

桂枝二麻黄一汤 以发热恶寒如疟状、一日发作两次、汗出、身痒为其辨证要点。

◎ 量效

通过分析仲景所用经方,可以总结出杏仁如下的量效关系:

1. 绝对剂量

麻黄汤原方中杏仁用量为 70 个,折合现今剂量约为 23g,为杏仁使用的大剂量,为肃降肺气之用。麻杏石甘汤、桂枝加厚朴杏子汤,杏仁用量为 50 个,折合现今剂量约为 16g,为杏仁使用的中等剂量,协助君药平喘。大青龙汤方中杏仁用量为 40 枚,折合现今剂量约 12g,亦为中等剂量,发挥平喘肃肺之功。

2. 相对剂量

麻黄汤中,麻黄与杏仁比例约为 3:1(麻黄 3 两:杏仁 70 个),杏仁主要起到肃肺,协助麻黄平喘的作用。而麻子仁丸中,麻子仁与杏仁比例为 2:1(麻子仁 2 升:杏仁 1 升),二者共同起润肠通便之效。

◎ 服饵

由于苦杏仁有小毒,内服不宜过量,以免中毒。

《本草经疏》言"阴虚咳嗽,肺家有虚热、热痰者忌之"。《本草正》亦云"元气虚陷者勿用,恐其沉降太泄"。

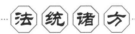

杏仁以降气止咳平喘、润肠通便为其能。

◎ 消法

降气化痰法

杏仁味苦,苦可降泄,为仲景常用降气化痰之药。与麻黄配伍,宣降相因,以复肺之宣肃;与茯苓相配,肺脾同调,水湿共化;与半夏相伍,可增强其降气化痰饮的功效。故杏仁为降气化痰之法的代表药物,配伍得当,对痰饮水湿都有一定的治疗作用。

◎ 下法

润下通便法

杏仁味苦,以降泄肺气为用,且味苦质润,苦则下气,润则通便,是作用平和的润肠通便药,其应用的代表方为麻子仁丸。

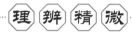

◎ 药理

1. 传统药理

杏仁作用的发挥全在于"降"字。降即苦降,可降气化痰,亦可降气润肠。故"降"字,可恰当概括杏仁功效。

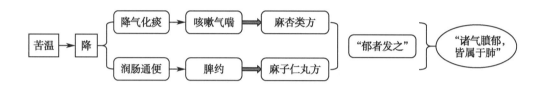

2. 现代药理

杏仁的现代药理作用大致有如下几点:

(1) 镇咳、平喘、祛痰的作用。

(2) 抗炎、镇痛、抑菌、抗病毒的作用。

(3) 苦杏仁脂肪油在肠内有润滑性通便的作用。

◎ 演义

苦杏仁以泄肺平喘、润肠通便为其长。

1. 咳嗽、气喘

咳嗽是指由于外感或内伤等因素,导致肺失宣肃,肺气上逆,冲击气道,发出咳声或伴咳痰为临床特征的一种病证。杏仁味苦能降泄肺气,又略有宣肺之功,故有良好的止咳平喘之效,是治疗咳喘的要药。临床常配伍麻黄用以治疗外感风寒咳嗽、气喘,配伍桑叶、菊花治疗风热咳嗽,配伍沙参、贝母、桑叶治疗燥热咳嗽。

2. 便秘

便秘是指由于大肠传导功能失常导致的以大便排出困难、排便时间或排便间隔时间延长为临床特征的一种大肠病症。杏仁味苦质润,苦则降肺气,润则润肠通便,其入肺与大肠经,与麻子仁等同用可治疗津亏肠燥之便秘。

3. 湿温初起

薛生白云:"太阴内伤,湿饮停聚,客邪再至,内外相引,故病湿热。"湿温初起,多见头痛恶寒,身重疼痛,舌白不渴,脉弦细而濡,面色淡黄,胸闷不饥,午后身热,状若阴虚。治疗湿温初起,常用杏仁配伍白豆蔻、薏苡仁,其中杏仁质润通下,使气化湿化,白蔻仁开发中焦湿滞,化浊畅中,薏苡仁益脾渗湿,使湿热从下而去。

临证举隅

案1 治肺炎

患者男，50岁，自诉发热怕风，汗少胸闷，轻咳有痰，纳少，大便不畅，舌红，苔黄腻，脉浮数，体温38.5℃。辨证属风温袭肺，乃肺热之候，邪在卫气也，治当辛凉解表。处方：麻黄4.5g，生石膏30g，杏仁9g，甘草3g，桑叶9g，葛根6g，黄芩4.5g，黄连3g。

服2帖，2日后复诊，体温37.3℃。续服前方2帖。3日后诸恙均减。

（高德医案）

主要症状： 发热，怕风，汗少胸闷，轻咳有痰，大便不畅。

病机归纳： 风温肺热。

经典证方：《伤寒论·辨太阳病脉证并治》："下后，不可更行桂枝汤；若汗出而喘，无大热者，可与麻黄杏子甘草石膏汤。"

方义分析： 方用麻黄为君，取其能宣肺而泄邪热，是"火郁发之"之义。配伍辛甘大寒之石膏为臣药，使宣肺而不助热，清肺而不留邪，肺气肃降有权，喘急可平，是相制为用。杏仁降肺气，用为佐药，助麻黄、石膏清肺平喘。炙甘草既能益气和中，又与石膏合而生津止渴，更能调于寒温宣降之间，所以是佐使药。其热象较重，且大便不通，故加用黄芩、黄连清里泻热，桑叶清肺润燥，疏散风热，杏仁也兼有润下之用。由于患者汗少不解，故加用葛根解表。

药证归纳： 凡仁皆降，杏仁功专降气，气降则痰消嗽止。本案用杏仁，是由于杏仁能散能降，有降冲逆、开痹塞之效，其质地油润，亦可下气通便。杏仁与麻黄相配，一则升降相因，恢复肺之宣降，咳喘止，一则风寒外束，肺气壅逆，以此苦降之品，使气顺而助表得解。

肺炎多具有发热、咳痰等典型症状。本证患者以发热为主要表现，咳嗽不明显，且累及肠道，出现便秘症状，是上焦不宣，下焦壅塞，肺与大肠相表里的体现之一。杏仁、麻黄相配，以恢复体内气机上下、内外宣达的生理功能，营卫和调，则发热自止。

案2 治哮喘

李某，男，65岁。咳嗽，痰多，呈泡沫浅黄痰，眠差，哮喘时好时发，一遇到阴雨时则气紧、心累，时有汗出，常觉畏寒，大便稍不成形，小便正常。舌紫胖苔薄白，脉细。予以桂枝加厚朴杏子汤合苓甘五味姜辛夏汤加减。具体药物：桂枝15g，大枣15g，厚朴15g，杏仁15g，茯苓15g，干姜15g，五味子15g，细辛6g，法半夏15g，酒白芍15g，炙甘草10g。

二诊：患者咳嗽改善。现仍少许咳嗽，伴泡沫痰，既往一遇到阴雨时则气紧，现气紧、心累症状好转。大便略溏。舌略紫，苔薄白。脉滑数。继续桂枝加厚朴杏子汤、苓甘五味姜辛夏汤、二陈汤合方加减。具体药物：厚朴 15g，杏仁 15g，茯苓 15g，干姜 15g，五味子 15g，细辛 6g，法半夏 25g，炙甘草 10g，桃仁 10g，陈皮 15g，乌梅 10g。

三诊：患者偶咳嗽，晨间重，有痰，难咳出，大便不成形，大便偶会不受控制而解出，常因紧张而汗出。舌黯，苔腻，脉滑。守前方乌梅调整为 15g，加用炒白术 15g，生晒参 15g。

四诊：近期哮喘未发，咳嗽止，诸症息。

（岳仁宋医案）

主要症状：咳嗽，痰多，泡沫痰，畏寒，汗出。

病机归纳：寒饮伏肺，风邪外扰，引动伏邪，发为咳喘。

经典方证：《伤寒论•辨太阳病脉证并治》："喘家作，桂枝汤加厚朴杏子佳。"《金匮要略•痰饮咳嗽病脉证并治》："冲气即低，而反更咳，胸满者，用桂苓五味甘草汤去桂，加干姜、细辛，以治其咳满。"

方义分析：本案患者为阳虚体质，既往有哮喘病史，结合阴雨天加重、畏寒、大便不成形等征象，均提示患者为阳虚伴有寒痰伏肺之证，且舌象偏紫，是阳虚生内寒致瘀。虽平素如常人，然风邪引动，肺中寒痰饮复扰，胸阳阻遏，则咳嗽伴胸满。治以疏风解表、温肺化饮、止咳化痰。方中桂枝解肌祛风，调和营卫；厚朴化湿导滞，降气平喘；杏仁止咳定喘；患者肺有寒饮，以茯苓利水消饮，甘草培土制饮；干姜、细辛温肺化饮，两者配以五味收敛肺气，以免辛散耗气、温燥伤津。二诊患者咳嗽好转，但有大便溏、不成形，为湿蕴胃肠之象，故加用半夏、陈皮运脾燥湿，乌梅收涩止泻，桃仁止咳平喘。待咳嗽、外感症状好转后，加用白术、人参益气建中，乌梅加量以敛肺涩肠。经多次调整用药，寒饮渐去，咳满自止。

药证归纳：杏仁气温，味甘苦，为入手太阴之良药，可解肌散结滞。《药鉴》云其治哮有神效。哮病是宿痰伏肺，遇饮食、情志等诱因或外邪引触，以致痰阻气道，肺失肃降，痰气搏击的发作性痰鸣气喘疾患。其发作表现为喉中哮鸣有声，重者出现呼吸气促，甚至喘息不能平卧。肺脏最苦气逆，易发为咳喘哮鸣。杏仁味苦，下行能泄，可止气急上逆；杏仁之甘又能缓其急，对于哮病发作期尤为适宜。

哮病病机有虚有实，整体表现为反复发作，迁延难愈的特点，其治疗目标重在恢复气机的正常升降出入。缓解期则重在预防，以扶助正气，增强机体本身的抗邪能力，饮食应少使用甜腻之品，减少痰邪的产生，避免其他外邪对机体的侵袭引触，以减少发作机会。

柴胡

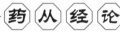

◎ 概述

柴胡为伞形科植物柴胡或狭叶柴胡的干燥根。柴胡味辛、苦,性微寒,归肝、胆、肺经,具有疏散退热,疏肝解郁,升举阳气等功效。

◎ 经论

《神农本草经》云:"柴胡,味苦,平。主心腹,去肠胃中结气,饮食积聚,寒热邪气,推陈致新。久服轻身,明目,益精。"

◎ 释经

"心腹肠胃"泛指胃、肠、肝、胆、胰等疾病,柴胡常用于治疗以上各部位之疾。"结气"即气滞。"寒热邪气"为寒邪或热邪所致诸疾,也指邪入少阳而表现为寒热往来。"推陈致新"应理解为祛邪以扶正。柴胡配伍补益肝肾之药,以治疗肝肾不足、目精失养之视物昏花等,故而"轻身,明目,益精"。

◎ 药证

主治:外感表证,伤寒少阳证,肝郁气滞证,中气下陷证。

◎ 炮制

古代柴胡生用净制主要以去苗、去芦及去髭洗净为主。随着医学发展逐渐衍生出酒制、醋制、蜜制和鳖血制的方法。现代临床最常用的柴胡饮片有生用、醋炙、酒炙三种。一般生用解表退热,升发清阳;蜜制则润,发散作用缓和;醋制则收,长于疏肝解郁;酒制则散,发散升阳更佳。

北柴胡为道地药材,又名硬柴胡,质硬而韧不易折断,色微黑而细,为伞形科植物柴胡的干燥根,发表散热、疏肝理气、和解少阳之功较强。南柴胡又名软柴胡,质稍软易折断,为伞形科植物狭叶柴胡的干燥根,与北柴胡相比功效较弱。竹叶柴胡取自伞形科植物膜缘柴胡的干燥带根全草，因此功效稍弱，但也更为轻清升散，退热之力擅长。另有色白而大者为银柴胡，属石竹科，专治劳热骨蒸，与柴胡区别较大。

◎ 用量

《中华人民共和国药典（2020 年版）》规定柴胡用量为 3～10g。现代药理发现，若长期且大量使用柴胡，是有一定的肝脏毒性和致肺纤维化的毒副作用，常表现为肝功能指标的变化及肝炎、黄疸，且多为急性肝损害，停药后肝功恢复正常。但《伤寒论》小柴胡汤中柴胡用量达半斤之多，约现在的 124g，说明短期使用是安全的。柴胡一味，微量则升，中量则柔，大量则散。一般而言，小剂量（2～6g）主要取升举阳气之功，常用于中气下陷引起的子宫脱垂、久泻脱肛、胃下垂等疾病；中剂量（6～15g）则主要疏肝解郁，用于治疗胸胁胀痛、月经不调、胁肋疼痛等肝气郁结引起的病症；大剂量（15g 以上）则发挥和解少阳，疏散退热作用，且退热效果显著，常用于治疗少阳证之寒热往来、高热不退等。

◎ 阐微

《神农本草经》将柴胡列为上品，是临床最常用的药材之一。经过不同的炮制方法，采用不同的处方剂量，柴胡可以发挥数种不同的功效。历代本草并未将柴胡列为有毒药材，且《神农本草经》和《本草经集注》中有注"久服轻身"。然而在临床中，要注意剂量和用药时间的把控，不可随意或滥用柴胡。明代张凤奎提出"柴胡劫肝阴"一说，对后世医家如林北海、叶天士、王孟英等产生了深远的影响。笔者认为，这并非说柴胡的副作用有多大，而是提醒医家在临床应用时需重视柴胡的升散之性。若辨证为阳热亢盛、肝虚风动、阴血亏虚者，应避免用柴胡，以防其升散太过。即使要用，也得注意选择适宜的炮制饮片，并通过合理的配伍及特殊的煎煮。如《伤寒论》中以柴胡为代表的柴胡剂"去滓再煎"法，就能有效降低柴胡的偏性，避免劫夺肝阴，损伤正气。也反映出仲景对应用柴胡的细节把握。

关于柴胡上品之银州柴胡与银柴胡，二者不可混淆使用。宋代《本草图经》记载"柴胡，生洪农山谷及冤句，今关陕江湖间近道皆有之，以银州者为胜"，这里最早记载银州柴胡为优良品种。《太平惠民和剂局方》也有"要真银州者"之说，说明银州柴胡在当时被认为是柴胡的上品，且广泛使用。《本草图经》中还记载了银州柴胡茎青紫，叶似竹叶，稍紧，亦有似斜蒿，亦有似麦门冬而短者，根赤色，似前胡而强，芦头有赤毛如鼠尾，独窠长者好，对银州柴胡的性状描述符合伞形科植物的特征，而当今的柴胡伪品银柴胡为石竹科植物，两者截然不同。之后，明代的缪希雍首次将柴胡分为了银柴胡和北柴胡，"色白而大者名银柴胡，专治劳热骨蒸，色微黑而细者为北柴胡，用于发表散热"。李时珍在《本草纲目》中则首次将柴胡分为南柴胡和北柴胡，认为"北地所产者，亦如前胡而软，今人谓之北柴胡是也，入药亦良，南土所产者不似前胡，正如蒿根，强硬不堪使用"。《中华人民共和国药典（2020 年版）》中收载的柴胡正品为伞形科植物柴胡或狭叶柴胡的干燥根；按形状不同,分别习称北柴胡和南柴胡。不同炮制方法对于柴胡功效影响差异较大,根据现代药理研究,生柴胡的抗炎作用优于醋柴胡,醋制后显著降低胆碱酯酶活力而解郁作用最佳,且醋制后较之于生柴胡有更好的抗免疫损伤性肝纤维化作用。而目前临床中所用之柴胡以北柴胡较多,而伞形科柴胡属下还有一品种谓之竹叶柴胡,以发表散热作用为主,而醋北柴胡疏肝解郁效力较明显。

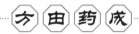

◎ 药对

柴胡配桂枝,疏风退热;配白芍,疏肝养血;配黄芩,和解退热;配枳壳,理气导滞;配香附,疏肝理气;配牡蛎,解郁安神;配升麻,升阳举陷;配郁金,利胆排石;配大黄,利胆退黄;配白术,疏肝健脾;配青蒿,清热截疟;配甘草,泄满除烦。

◎ 角药

柴胡配黄芪、升麻,益气固脱,升阳举陷;配黄芩、半夏,和解少阳,解郁除烦,降逆止呕;配白术、白芍,疏肝解郁,健脾养血;配当归、白芍,养血调经;配龙骨、牡蛎,安神解郁。

◎ 经方

1. 伤寒少阳证——小柴胡汤

《伤寒论·辨太阳病脉证并治》"伤寒五六日,中风,往来寒热,胸胁苦满,嘿嘿不欲饮食,心烦喜呕,或胸中烦而不呕,或渴,或腹中痛,或胁下痞鞕,或心下悸、小便不利,或不渴、身有微热,或咳者,小柴胡汤主之"。少阳证是外感热病发展过程中邪热不盛,正气稍有不足的阶段,因邪犯少阳,枢机不利,经气不畅,临床以寒热往来、胸胁苦满、嘿嘿不欲饮食、心烦喜呕、脉弦等为主要症状表现,同时伴或不伴有烦而不呕,口渴、腹痛、小便不利等或然症。本方以柴胡、黄芩疏利少阳,苦寒清降,半夏、生姜和胃止呕,辛开散邪,配合参、草、枣甘补调中。全方药仅七味,却寒温并用,攻补兼施,表里同治,和畅气机,实乃和解之良方。同时,少阳病临床表现复杂多变,不必悉具,但见一证符合,即可灵活应用,如《金匮要略》即言"呕而发热者,小柴胡汤主之"。

2. 太阳少阳并病——柴胡桂枝汤

《伤寒论·辨太阳病脉证并治》"伤寒六七日,发热,微恶寒,支节烦疼,微呕,心下支结,外证未去者,柴胡桂枝汤主之"。发热、微恶寒,仅肢节烦疼,为太阳表证未解,而微呕,心下支结,为邪气初犯少阳,胆热犯胃,经气不利,太阳表证已轻,少阳之证不重,因此以小柴胡汤和解少阳,舒展气机,桂枝汤调和营卫,解肌散邪,两方合而用且剂量减半,以求太阳少阳轻证表里双解,扶正祛邪。

3. 少阳阳明合病——大柴胡汤

《伤寒论·辨太阳病脉证并治》"太阳病,过经十余日,反二三下之,后四五日,柴胡证仍在者,先与小柴胡汤。呕不止,心下急,郁郁微烦者,为未解也,与大柴胡汤,下之则愈"。"伤寒发热,汗出不解,心中痞鞕,呕吐而下利者,大柴胡汤主之"。或少阳病误下致伤津化燥,腑气不通,或因伤寒发热不解,邪入少阳等情况,除往来寒热,胸胁苦满等少阳证外,还见呕吐不止、脘腹不适、微烦、下利不爽,是邪入阳明证候,此皆为少阳证兼见阳明里实。因此用柴胡、黄芩和解少阳,半夏、生姜降逆止呕,阳明里实故去人参、甘草以免碍邪,加大黄、枳实通下里实,行气消痞,芍药缓急止痛,大枣缓急和中,达到少阳阳明双解的目的。

4. 少阳病兼正气受损,邪气弥漫证——柴胡加龙骨牡蛎汤

《伤寒论·辨太阳病脉证并治》"伤寒八九日,下之,胸满烦惊,小便不利,谵语,一身尽重,不可转侧者,柴胡加龙骨牡蛎汤主之"。因太阳病误下导致正气受损,邪气内陷,郁结少阳,三焦不利,表里同病。由于少阳郁结,故心烦、惊惕甚至谵语等神志症状,一身沉重难以转侧,小便不利等气机不利之症较为明显。本证虚实互见,故以小柴胡汤和解少阳,扶正祛邪,去掉甘草避免甘缓留邪,再配伍桂枝温阳化气利水,茯苓淡渗利水,宁心安神,大黄泻热和胃,龙骨、牡蛎、铅丹重镇安神。诸药共奏和内解外,表里兼顾,补泻兼施之功。

5. 少阳病兼水饮内结证——柴胡桂枝干姜汤

《伤寒论·辨太阳病脉证并治》"伤寒五六日,已发汗而复下之,胸胁满微结,小便不利,渴而不呕,但头汗出,往来寒热,心烦者,此为未解也,柴胡桂枝干姜汤主之"。伤寒五六日,误用汗法下法,以致正气损伤,邪气内陷少阳,而三焦失职,气化不行,水饮内结故而伴随小便不利,胸胁满结,津不上奉而口渴,邪不外达而上冲故头汗出。因此,本方中柴胡、黄芩和解少阳,胃和不呕则去半夏、生姜,水饮内结则去人参、大枣,加瓜蒌根、牡蛎成瓜蒌牡蛎散代替半夏、生姜,涤饮开结以专治渴,桂枝、干姜温阳散寒,温化水饮,甘草调和,寒温并用,攻补兼施。有医者视其主少阳太阴同病之专方。临床常用此方治疗糖尿病伴有口渴、汗出、便溏者收效满意。

6. 少阳病兼正气已伤,燥热内结证——柴胡加芒硝汤

《伤寒论·辨太阳病脉证并治》"伤寒十三日不解,胸胁满而呕,日晡所发潮热,已而微利,此本柴胡证,下之以不得利,今反利者,知医以丸药下之,此非其治也。潮热者,实也。先宜服小柴胡汤以解外,后以柴胡加芒硝汤主之"。此证为误治后兼见正气损伤,燥热内结之证。伤寒多日未解,有向里传变的趋势,出现少阳证兼阳明里实,本应投大柴胡汤,不应下利,今反下利,为医者误用攻下致阳明津伤,燥热内结。所幸潮热未罢,病证未变,因此先以小柴胡汤和解少阳,舒畅气机,透邪之时兼以扶正,再在小柴胡汤基础上配合芒硝软坚通便,泻热去实。全方剂量较轻,为和解泻热之轻剂。

7. 阳郁厥逆证——四逆散

《伤寒论·辨少阴病脉证并治》"少阴病,四逆,其人或咳,或悸,或小便不利,或腹中痛,

或泄利下重者,四逆散主之"。四逆,乃手足不温也。与四逆汤证(少阴阳虚寒化证)不同,四逆虽为本证主要特征,但缘外邪入里或内邪自生致肝郁气滞,阳气内郁,不达四肢,四肢逆冷,也可见其他或然症。此证非阳虚而为阳郁,故用柴胡疏肝解郁,宣展阳气,芍药苦泄破结,通络止痛,枳实行气导滞,甘草调和诸药,以共奏疏利气机,透达郁阳之功。

8. 疟病发渴及劳疟病——柴胡去半夏加栝楼根汤

《金匮要略·疟病脉证并治》"柴胡去半夏加栝蒌汤治疟病发渴者,亦治劳疟"。疟病往来寒热,邪在少阳,因此选取小柴胡汤和解少阳,疏利气机,发渴为内热较重,伤及津液,故去半夏免耗津液,加瓜蒌根甘寒清热,生津止渴。劳疟病久疟不止,反复发作致气血虚弱,而本方中人参、大枣、甘草等健脾养胃,补中益气,故也可用本方以攻补兼施,扶正祛邪。

◎ **方证**

柴胡类方的临床应用指征如下:

小柴胡汤 以寒热往来、胸胁苦满、心烦喜呕、默默不欲饮食、口苦、咽干、目眩、脉弦细为其辨证要点。

柴胡桂枝汤 以发热、微恶风寒、肢节烦疼、微呕、胸胁心下微满、舌苔薄白、脉浮弦为其辨证要点。

大柴胡汤 以寒热往来、胸胁苦满、郁郁微烦、呕不止、心下急或痞硬、大便难下或下利不畅、伴小便黄、舌苔薄黄少津、脉弦数为其辨证要点。

柴胡加龙骨牡蛎汤 以胸胁苦满、心悸、小便不利、一身尽重、不可转侧以及神志类症状如烦惊甚则谵语为其辨证要点。

柴胡桂枝干姜汤 以寒热往来、胸胁满微结、心烦、小便不利、渴而不呕、但头汗出为其辨证要点。

柴胡加芒硝汤 以胸胁满而呕、日晡所发热、伴下后微利为其辨证要点。

柴胡去半夏加瓜蒌根汤 以寒热往来、发作有时、脉弦为其辨证要点。

补中益气汤 以面色萎黄、头晕目眩、体倦肢懒、少气懒言、纳差便溏、舌淡、脉虚等,或身热自汗,时发时止、气短乏力、渴喜热饮、舌淡、脉虚大无力为其辨证要点。

逍遥散 以两胁胀痛、头痛目眩、口燥咽干、神疲食少,或寒热往来,或月经不调、乳房胀痛,脉弦而虚为其辨证要点。

四逆散 以手足不温、或胁痛腹痛,或泄利下重、脉弦为其辨证要点。

柴胡疏肝散 以胁肋疼痛、脘腹胀满、善太息、情志抑郁或易怒、脉弦为其辨证要点。

龙胆泻肝汤 以头痛目赤、胁痛、口苦、耳肿耳聋、阴肿瘙痒、阴部潮湿、小便淋浊、带下黄臭、舌红苔黄或黄腻、脉弦数有力为其辨证要点。

◎ **量效**

通过对仲景用方经验的分析,总结柴胡在经方中的量效关系如下:

1. 绝对剂量

大剂量见于小柴胡汤、大柴胡汤、柴胡桂枝干姜汤和柴胡去半夏加瓜蒌根汤。方中柴胡用量均为半斤，远大于目前药典规定剂量；而方中药味仅 7~8 味，相对偏少。经过总结发现，这四种柴胡类方都主要用于往来寒热、胸胁苦满伴呕者这类以少阳证为主的病候中。采用大剂量柴胡并适当配伍，用以和解少阳、疏畅气机，扶正祛邪，以达到解表退热、疏散少阳半表半里之邪的目的。

中等剂量为柴胡桂枝汤、柴胡加龙骨牡蛎汤、柴胡加芒硝汤和四逆散。柴胡桂枝汤和柴胡加龙骨牡蛎汤中柴胡用量均为 4 两，柴胡加芒硝汤中柴胡用量为 2 两 16 铢，四逆散中诸药等分，柴胡为 10 分。其中柴胡桂枝汤主治少阳病兼表证，柴胡加龙骨牡蛎汤则主治少阳病兼有神志症状，柴胡加芒硝汤主治少阳病兼阳明里实证，而四逆散主治阳郁厥逆，气机阻滞证。可见中等剂量柴胡多用于少阳合并他经病且少阳证较轻，正气损伤明显之时。因柴胡辛散，易耗正气，故需减量。

小剂量见于补中益气汤和完带汤。补中益气汤中柴胡用量为 2~3 分，完带汤中柴胡用量为 6 分。补中益气汤主治脾虚气陷或气虚发热证，完带汤主治脾虚肝郁之湿注带下，两方柴胡用量极轻，药仅数分，在方中作为重要的佐药配合补气药，以发挥升举阳气，助脾转化的功用。表明小剂量柴胡主要用于中气不足、气虚下陷等为主证的疾病。

2. 相对剂量

（1）和解泻热

《伤寒论》柴胡类方多用于治疗少阳病或少阳兼他经病证，包括小柴胡汤、大柴胡汤、柴胡桂枝干姜汤（柴胡 8 两：黄芩 3 两），柴胡桂枝汤、柴胡加龙骨牡蛎汤（柴胡 4 两：黄芩 1 两半），柴胡加芒硝汤（柴胡 2 两 16 铢：黄芩 1 两），虽然因病情轻重和体质差异，不同处方用药剂量不同，但柴胡与黄芩比例基本为 8:3。中柴胡配黄芩是一组经典药对，有和解泻热，疏利少阳之功，仲景常用于治疗少阳病或疟病发热、外感热病、胸胁苦满、肝胆诸疾及其他疾病。现代药理研究表明，柴胡、黄芩药对具有缓解肝损伤、抗肝纤维化、抗病毒、解热抗炎、治疗肝癌、利胆和抗癫痫等作用，其被广泛运用于呼吸、消化、心血管系统和神经系统疾病的治疗中。

（2）扶正祛邪

《伤寒论》中包括小柴胡汤、柴胡桂枝汤、柴胡加芒硝汤和柴胡加龙骨牡蛎汤，其中柴胡与人参剂量比例均为 8:3（柴胡 8 两：人参 3 两）。柴胡为君药，剂量较大。在小柴胡汤中，柴胡轻清透散，解少阳郁滞，透邪于外；人参益气补中，扶正祛邪，防邪内传。柴胡与人参是和解剂中的重要药对，两药相伍，既补且和，散补兼施，对于邪郁少阳而正气偏虚者疗效显著。正如《医学衷中参西录》言"方中重用柴胡，正所以助少阳之枢转以引邪外出也。犹恐其枢转之力或弱，故又助以人参，以厚其上升之力，则少阳之邪直能随少阳之气透膈上出矣"。此外，《金匮要略》薯蓣丸、鳖甲煎丸中两药剂量偏小，其中鳖甲煎丸主治疟母，虽药味较多，但柴胡疏解气机，人参扶正益气，配合全方攻邪为主，扶正为辅；薯蓣丸治疗虚劳不足，风气百疾诸症。方中柴胡、人参的配伍，亦体现了扶正祛邪之法。临床上该药对多用于治疗气虚外感、气虚下陷及慢性肝胆疾病。

（3）化痰利气

在大、小柴胡汤中，柴胡与半夏比例约为2∶1（柴胡8两∶半夏半升）；柴胡桂枝汤、柴胡加龙骨牡蛎汤中柴胡与半夏比例均为25∶13（柴胡4两∶半夏2合半），约为2∶1；柴胡加芒硝汤中柴胡与半夏比例为16∶5（柴胡2两16铢∶半夏20铢），约为3∶1；鳖甲煎丸中柴胡与半夏比例为6∶1（柴胡6分∶半夏1分）。以上诸方都伴呕吐症状，因此重用半夏。半夏辛温，有毒，归肺、脾、胃经。其性主降，具有燥湿化痰、消痞散结、降逆止呕的功效，为治呕逆要药，尤善治寒饮呕吐。在《伤寒论》5首柴胡类方中，柴胡、半夏配伍，辛开苦降，和胃降浊，和解少阳，疏利气机。《金匮要略》鳖甲煎丸中，两药相伍，共奏化痰疏利之效。

◎ 服饵

柴胡苦辛微寒，性升散，能升举阳气，除了炮制方法和配伍，仲景选择了"去滓再煎"法，即"煮取六升（1 200ml），去滓，再煎取三升（600ml），温服一升（200ml），日三服"。该法使得有效成分柴胡皂苷a、d能更多地转换为柴胡皂苷b1、b2等，进一步提高保肝效用。同时，该法尽可能减缓柴胡偏性，避免耗散太过，损伤正气，扶正之余更有利于透邪外出；可以调和药性，使药性更加醇和。正如徐大椿《伤寒论类方》载"去渣再煎者，此方乃和解之剂，再煎则药性和合，能使经气相融，不复往来出入，古圣不但用药之妙，其煎法俱有精义"。此外，柴胡方证大多都有胃气上逆之症，久煎可以浓缩药液，更有利于固护胃气，患者也容易接受。这些都体现了仲景应用柴胡的细节把握。

使用柴胡剂时，其机体多处于正气稍弱，正邪纷争状态，仅需和法和解少阳，条达枢机，且本身柴胡具有明显的疏散退热之功，故不用啜热稀粥以助药力发汗。

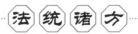

法 统 诸 方

和法，即通过和解使半表半里之邪得以祛除的治法，主要用于少阳证。其既非汗法也非下法。如《伤寒明理论》言"伤寒邪在表者，必渍形以为汗；邪在里者，必荡涤以为利，其于不外不内，半表半里，既非发汗之所宜，又非吐下之所对，是当和解可矣"。和法不仅要祛邪，也需扶正，兼顾脏腑功能，性质平和，无明显寒热补泻之偏性。和法狭义即为和解少阳，广义则为一切调和脏腑内外之法，包括和解少阳、调和肝脾、疏肝和胃等。柴胡作为和法的代表性药物，通过合理配伍，可体现以下和法之用：

1. 和解少阳法

用疏散清利之品如柴胡来和解退热，条达枢机，清透半表半里之邪，并配伍扶正之品如人参、大枣以提高疗效，达到扶正不敛邪、祛邪不伤正的要求。常用于治疗邪犯少阳，胆火内郁，枢机不利的病证，如流行性感冒、疟疾、慢性肝炎、肝硬化、胰腺炎、中耳炎、偏头痛等。代表方为小柴胡汤、大柴胡汤、柴胡桂枝汤。

2. 调和肝脾法

肝脾不和的病证，多因肝气郁结、横克脾土，或因脾虚失运，土虚木乘，肝失疏泄，出现胸胁胀痛、腹痛腹泻、神疲纳少、手足不温、月经不调等。调和肝脾法是指用疏肝理气、养肝和血之药如柴胡、当归、白芍、陈皮、香附等，配伍健运脾胃之药如白术、茯苓、甘草等，使肝得疏利，气机调畅，脏腑功能协调，脾得健运则气血生化有源，肝脾同调，气血兼顾。代表方有四逆散、逍遥散、柴胡疏肝散。

3. 升举阳气法

脾虚下陷的病证，多由饮食不节、劳役过度、情志所伤引起，导致脾胃内伤，清阳不升，虚劳发热等，出现少气懒言、头晕目眩、纳差便溏，或脱肛、子宫脱垂、久泻崩漏等，也可出现身热汗出、渴喜热饮、气短乏力、舌淡、脉虚大无力等。升举阳气法，即以柴胡、升麻之轻扬升提，配合黄芪、人参等甘温补气之品，以升举清阳，疏表退热，一补一升，中焦脾胃之气得补，下陷清阳得提，上焦卫气得振，如此则寒热得除，虚劳得治。此为"甘温除大热"的重要配伍。正如张元素《医学启源》载"柴胡……气味俱轻，阳也，升也……能引胃气上升，以发散表热"，以及李杲《脾胃论》之"清气在阴者，乃人之脾胃气衰，不能升发阳气。故用升麻、柴胡助辛甘之味，以引元气上升"。该法代表方有补中益气汤、升阳益胃汤、升陷汤、完带汤。

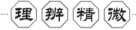

◎ 药理

1. 传统药理

"疏"和"升"二字最能总括柴胡的药理作用。"疏"指柴胡具有调畅气机之效，即和解退热，以及疏肝理气。前者主要用于和解少阳，条达枢机，后者则用于肝郁气滞，肝郁脾虚之证。"升"概指柴胡的升举阳气之功，用于清阳不升、脾虚下陷之证，常辅助甘温补气之品以达到升提阳气的目的。

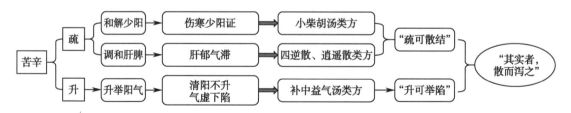

2. 现代药理

柴胡的现代药理作用主要包括：

（1）保肝利胆作用。柴胡能促进胆汁的排泄，并有效保护肝脏组织和细胞。

（2）柴胡挥发油具有明显的解热效应。

（3）柴胡具有显著的抗炎作用，广泛应用于各种急、慢性炎症疾病。有研究表明，柴胡皂苷的抗炎强度与泼尼松龙相似。

（4）抗病毒作用。对流感病毒、麻疹病毒、人乳头瘤病毒、乙肝病毒等能起到抑制作用。

（5）柴胡皂苷对机体特异性及非特异性免疫功能均有一定的调节作用。

（6）抗抑郁作用。柴胡皂苷可保护神经细胞减少凋亡，发挥抗抑郁作用。

◎ 演义

柴胡统而言之以疏散升提为长。分而言之，伤寒外感，邪犯少阳，取其和解之功，条达枢机；肝郁气滞，则取其疏肝理气；气虚下陷，取其轻扬升提，诸如此类。

1. 外感热病

伤寒少阳证可见往来寒热，胸胁苦满等诸症，是因病在半表半里，邪欲入里而正欲胜邪。正邪相争于其中，非汗下可以祛除。柴胡一味苦辛微寒，主入肝、胆经，可和解少阳，条达气机，使半表半里之邪得以疏散。除了少阳本证，如疟疾等病见少阳证者，亦可使用。对于少阳本证，但见一证便是，取小柴胡汤；若少阳证兼太阳表证，常用柴胡桂枝汤；若少阳证兼水饮内停，常用柴胡桂枝干姜汤；若少阳证兼阳明燥热内结之便秘，常用柴胡加芒硝汤。临床上对高热不退，尤其是午后及夜间发热者，用柴胡剂可收佳效。

2. 肝胆病

足厥阴肝经和足少阳胆经，互为表里，皆位于一身之半表半里。肝主疏泄，性喜条达而恶抑郁，胆为六腑之一，泻而不藏。肝胆以疏通为顺，肝胆疾病势必影响气机条达。柴胡入肝、胆经，善于疏肝理气，条达气机，为历代治肝郁气滞证之要药。因此，诸如胆囊炎、病毒性肝炎、肝硬化、胰腺炎及黄疸等肝胆系统疾病，常治以醋炒柴胡疏利肝胆，配合通腑泻下，代表方为大柴胡汤。

3. 精神疾病

肝主疏泄，可调畅情志，在志为怒而藏魂；胆主决断亦能调节情志，肝胆失用则情志不畅，轻则焦虑抑郁，失眠惊悸，重则精神失常，继发癫痫。柴胡可疏肝解郁，调畅气机，凡失眠、癫痫等证属肝失疏泄，气机阻滞者，常用柴胡配合白芍、白术等柔肝健脾药。现代药理证实，柴胡具有抗焦虑抑郁作用。代表方为柴胡加龙骨牡蛎汤。

4. 甲状腺疾病

《灵枢•经脉》载"胆足少阳之脉……循颈……其支者，下颈……络肝属胆"。甲状腺位于身腹之前、胸膈之上，颈前结喉处，位于肝经循行部位，处阴中之阳，且与胆之三焦经相连，为人之少阳，易感风热邪毒发为少阳病。如亚急性甲状腺炎早期感受温毒高热不退，夜热早凉；中后期邪热未尽，风热火毒之邪日久伤正，阳气亏虚、气阴两伤而持续低热、倦怠乏力、畏寒、纳差。从少阳论治，通过和解少阳、宣透伏邪，同时佐以扶正，柴胡在亚急性甲状腺炎不同阶段均可应用。常用代表方为普济消毒饮、小柴胡汤。

5. 月经不调

女子以肝为先天，月事以时下，且妇人多思，情志不畅常常伴随月经不调、乳房胀痛等。用醋炒柴胡之疏肝理气，条达气机，或配伍养血和血之当归，或配伍柔肝养血之白芍，助肝用而补肝体，肝之职能复健，则情志得畅，月经得调。代表方为小柴胡汤、四逆散、逍遥散、柴胡疏肝散。

6. 中气下陷证

临床上无论脱肛、子宫脱垂，还是久泻久利、崩漏等疾病，除表现有正常器官不循常位、下垂，常伴有肛门及二阴坠胀、面色少华、头晕神疲、少气懒言、纳少便溏、脉弱等。证属脾虚气陷，需用柴胡助甘温补气药升举下陷之清阳。代表方为补中益气汤。

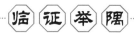

案1 治亚急性甲状腺炎

患者王某，男，51岁，2017年9月26日初诊。主诉颈前疼痛3月余，于外院被诊断为"亚急性甲状腺炎"，口服泼尼松治疗3个月，症状缓解。复查甲状腺功能、血常规无异常后减少泼尼松剂量，颈前区疼痛复发，以隐痛为主，无发热，自行停服泼尼松后疼痛加重、伴有发热前来就诊。症见甲状腺触诊Ⅰ度肿大，双侧有压痛，以左侧压痛为甚。T 38.5℃，舌红苔黄腻，舌下脉络迂曲，脉沉。西医诊断：亚急性甲状腺炎。中医诊断：瘿痛（热毒郁闭少阳，风邪未尽证）。治法：和解少阳、宣透伏邪、疏风止痛。处方：小柴胡汤合川芎茶调散加减。柴胡45g，法半夏15g，黄芩15g，党参15g，大枣15g，川芎30g，细辛15g，白芷30g，薄荷15g，炙甘草15g，羌活15g，延胡索30g，自加生姜10g。4剂，水煎服，3天服2剂，停服泼尼松。

2017年10月3日二诊：颈部疼痛减轻，运动后疼痛稍加重，口干，眠差，舌黯红，苔黄腻。上方加板蓝根30g加强宣透热邪之功，加首乌藤30g，远志10g养心安神。

2017年10月10日三诊：停用泼尼松3周复查甲状腺功能、血常规未见异常。颈前区疼痛明显缓解，仅自觉咽部有不适感，无发热，仍眠浅，入睡困难，舌淡红，苔黄微腻，脉弦。处方：上方加牛蒡子20g，芦根30g消肿散结除湿。4剂，水煎服。巩固疗效，随访症状未复发。

（岳仁宋医案）

主要症状：颈前区隐痛，发热，舌红苔黄腻，舌下脉络迂曲，脉沉。

病机归纳：邪郁少阳，风邪未尽。

经典方证：《伤寒论·辨太阳病脉证并治》："伤寒五六日，中风，往来寒热，胸胁苦满，嘿嘿不欲饮食，心烦喜呕，或胸中烦而不呕，或渴，或腹中痛，或胁下痞鞕，或心下悸，小便不利，或不渴，身有微热，或咳者，小柴胡汤主之。"

方义分析：患者外感风热毒邪，伏匿少阳，引发亚急性甲状腺炎，经外源性"元阳"（泼尼松）鼓动阳气外出抵御邪气，症状虽缓解，但并未治愈。当外界"元阳"撤离时，伏邪自隐匿处起而外发，致病情迁延，伤及正气，此时以风邪为重。治以宣透伏邪，疏风止痛为要，选用小柴胡汤合川芎茶调散。方中柴胡、黄芩和解少阳、透邪解热，疏利气机，川芎、羌活、细辛、白芷散寒祛风止痛，薄荷辛凉透邪外出，延胡索行气止痛，党参、炙甘草扶助正气，抵抗病邪。然脾胃为后天之本，气血生化之源，疾病发展后期必伤及脾胃，加法半夏、生姜、大枣和胃气，生津液。

二诊疏散风邪效果显著，风象减而热象仍存，继而转攻热邪，加用清热之品。三诊患者风邪已退，热毒之邪伏匿发病，咽喉部不适，加用普济消毒饮中消肿散结良药，直祛热毒邪气。通过三诊治疗，风、热、毒邪气皆尽，直中发病根本则收效自速。

药证归纳：柯韵伯曾云小柴胡汤为"少阳枢机之剂，和解表里之总方"。少阳位于表里之间，临床病症变化多端，故而"伤寒中风，有柴胡证，但见一证便是，不必悉具"。只要证属少阳经络脏腑功能失调，在临床中应用只需抓住少阳八大证一、二即可，不必待诸症皆有再行用药，临床应灵活运用，以免贻误病情。

在对亚急性甲状腺炎的治疗中，以小柴胡汤为基础加减，可使邪气得解、少阳得和、上焦得通、津液得下、胃气得和，有汗出热解的不俗功效。处方中和解少阳之柴胡、黄芩药对尤其重要。君药柴胡既善于疏散少阳经中邪热，又能疏泄郁结之气，臣药黄芩长于清泻少阳之郁火。二药经腑同治，清里透外，使气郁得达，火郁得发，枢机通利，胆腑清和。而人参、大枣、甘草之用，一则益气健脾，扶正祛邪，一则鼓舞阳明胃气，以助疏利少阳枢机。正如陈修园所言"小柴胡汤参枣，是补胃中之正气以枢转"。小柴胡汤既是治疗伤寒少阳证的经典方，也是护正不留邪、祛邪不伤正、扶正祛邪、正邪兼顾之代表方。

案2 治糖尿病周围神经病变之汗出

肖某，男，60岁。因"发现血糖升高10余年，加重10余天"于2013年12月26日就诊，予以胰岛素强化方案联合米格列醇控制血糖，血糖控制不佳，餐后血糖在20mmol/L左右。刻下症：口干，视物模糊，汗多，以头部、腹股沟为主，四肢末端麻木、乏力，感觉不灵敏，胸闷、心烦，纳可易饥，大便2~3日一行，多尿，舌红，苔白厚，脉滑。中医诊断：消渴病，证属胆火内郁兼太阴虚寒证。治疗以柴胡桂枝干姜汤合升降散加减。处方：柴胡15g，大枣60g，黄芩、鸡内金、荔枝核各30g，干姜、炙甘草、僵蚕、蝉蜕、姜黄各10g，桂枝、酒大黄各15g，天花粉40g。6剂，水煎饭前服，每天1剂。并配合饮食调整及加强运动，暂未予以西药治疗。

药后患者汗出、胸闷、心烦、多尿较前明显好转，诉偶有左侧头痛，腹痛、腹泻，每天

3～4次,厚苔较前转薄,上方去升降散,加炒白术、防风、陈皮各15g,川芎、白芍各30g,继服6剂后汗止,舌苔薄白,无胸闷、心烦,纳眠可,二便调。餐后血糖降至10mmol/L左右。

（岳仁宋医案）

主要症状：口干,视物模糊,汗多,四肢麻木,乏力,胸闷心烦,易饥,大便2～3日一行,多尿,舌红,苔白厚,脉滑。

病机归纳：胆火内郁,太阴虚寒。

经典方证：《伤寒论·辨太阳病脉证并治》："伤寒五六日,已发汗而复下之,胸胁满微结,小便不利,渴而不呕,但头汗出,往来寒热,心烦者,此为未解也,柴胡桂枝干姜汤主之。"

方义分析：此案患者病机总属胆火内郁,脾胃虚寒。胆火上炎,循经上扰于心则见心烦；少阳枢机不利,经气郁结,故见胸闷；枢机不利可导致三焦决渎失职,津液输布失常,以致水饮内结,气化不行,津不上奉则口干,水液不循常道则小便不利、汗出；脾主四肢肌肉,木郁乘土,肝脾不和,则脾虚生寒,失于健运,四肢肌肉失养则麻木、乏力、肢体感觉不灵敏。投以柴胡桂枝干姜汤,以和解少阳,温化水饮,解胆热脾寒、火郁水停之困,同时合升降散以升清降浊,清解无名烦热。方中柴胡、黄芩和解少阳,天花粉涤饮开结,增强化痰之力,桂枝、干姜温阳散寒,温化水饮,荔枝核理气行滞,鸡内金健脾运胃,僵蚕、蝉蜕疏透郁热,姜黄行气活血,酒大黄苦寒降泄,通腑泻浊,甘草、大枣调和诸药。全方和解枢机,清透郁热,疏肝健脾,行气活血,寒温并用,攻补兼施,对虚实寒热并见之汗出异常有独到疗效。

药证归纳：中医治疗糖尿病神经病变之汗证优势明显。此案以头汗出、心烦、胸闷、便秘为主,病机属少阳胆郁兼太阴脾虚,十分符合刘渡舟教授对柴胡桂枝干姜汤病机的总结,即"胆热脾寒"。笔者认为,在运用柴胡桂枝干姜汤时应抓住主症：口渴、但头汗出、心烦、小便不利。少阳胆火内郁,疏泄失常,郁热上蒸,故见但头汗出、口渴；胆火上炎,循经上扰于心则见心烦；三焦决渎失职,水饮内停,水蓄下焦,则小便不利。糖尿病周围神经病变之汗出异常,凡证属少阳病者皆可使用此方化裁,但临床上汗证复杂,也不仅见于少阳证。若遇肺脾两虚,肺脾气虚合并瘀血阻滞,肾阴亏虚或阴虚火旺等证,当辨清病因病机,灵活应用,方可获效。

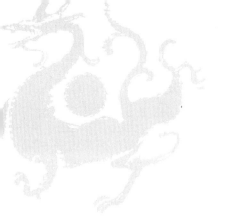

防风

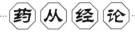

◎ 概述

防风为伞形科草本植物防风的干燥根。味辛、甘,性微温。归膀胱、肝、脾经。具有祛风解表,胜湿止痛,止痉等功效。

◎ 经论

《神农本草经》云:"防风,味甘,温,无毒。主大风头眩痛,恶风,风邪,目盲无所见,风行周身,骨节疼痹,烦满。久服轻身。"

◎ 释经

防风味甘,性温。"大风"可有几种释义,一者乃强盛之风邪,再者为血虚所生之风,三者乃疠风,因体虚感受暴疠风毒,或接触传染,内侵血脉而成。"头眩痛"指头眩、头痛。"恶风"为病证名,多因外邪伤卫所致。"风邪"即六淫之一的风邪。因风邪上攻可导致视物昏花,防风为风家要药,故治之。风善走窜,全身无处不到,故言"风行周身"。"骨节疼痹,烦满",风邪客于周身骨节则疼痛,风邪客于胸中则心中烦满。防风善治一切风证,且为风药之润剂,药性平和,为上品之药,故"久服轻身"。

◎ 药证

主治:外感表证,风证(风中脏腑),痹证。

◎ 炮制

古代防风炮制方法包括生用、焙制、炙制、酒浸、麸炒、蜜制等。现代则主要为生用、炒用、炒炭。生用长于祛风解表,胜湿止痛。炒防风辛散之力减弱,有较显著的止泻作用。防风炒炭后可入血分,长于止血。

◎ 用量

《中华人民共和国药典(2020年版)》规定防风用量为5~10g。从现代临床来看,防风普通剂量（6～15g）多用于皮肤疾病、肺系疾病、神经系统疾病、内分泌疾病等，取其祛风解表、祛风止痒、止痉之用；而较大剂量（15～30g）主要取其胜湿止痛，更多用于泄泻、水肿、多囊卵巢综合征以及痹证、风湿性关节炎、头痛、破伤风等疾病。

◎ 阐微

防风者，防范风邪侵入也。防风多被用来祛风以解散表邪，疗内外诸风证，正如《本草纲目》云之"防者，御也，其功疗风最要"。此外，防风尚有其他功效，如"钱仲阳泻黄散中倍用防风者，乃于土中泻木也"，玉屏风散中"防风能制黄芪，黄芪得防风其功愈大，乃相畏而相使也"。防风不仅入膀胱经，也入肝、脾经，若木旺土虚者，祛风即泻木，胜湿即扶土，故防风寓宣散祛邪与扶土抑木于一身，对肝脾不和之泄泻常量大炒而用之，如痛泻要方。防风亦可配合补益药，增效减毒，因其卒伍之职，随引而效，能助补益之品而入其经，正气得补，补而不滞，二者相配，使正气存内，邪无以犯。

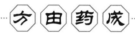

◎ 药对

防风配荆芥，祛风解表；配薄荷，疏风退热；配麻黄，祛风散寒；配桂枝，解表散寒，温经止痛；配羌活，祛风散寒，除湿止痛；配白术，燥湿健脾，升阳止泻；配天麻，平肝息风；配防己，通利玄府，利水退肿；配熟地黄，补肾明目，引药上行；配秦艽，祛风湿止痹痛；配乌梅，祛风解痉，敛肺生津。

◎ 角药

防风配黄芪、白术，可益气固表；配麻黄、荆芥，可解表散寒，祛风止痒；配羌活、独活，可祛风散寒，除湿止痛；配天南星、天麻，可息风止痉；配薏苡仁、地龙，可清热除湿，通经活络；配当归、地黄，可养血祛风。

◎ 经方或类经方

1. 表虚受风自汗证——四味防风散

《外台秘要》"深师疗风多汗恶风。四味防风散方。防风（五分）、泽泻、牡蛎（熬）、桂心（各三分）。上药捣下筛为散。先食酒服方寸匕。日再。忌生葱"。防风为祛风之要药，表虚受风，营阴外泄，可用之祛风敛汗。

2. 脾虚风痰上扰证——防风饮

《外台秘要》"疗风痰气，发即头旋，呕吐不食，防风饮方。防风、人参、橘皮（各二两）、白术、茯神（各三两）、生姜（四两）"。脾胃内虚，痰湿内生，风邪夹痰，上扰清窍，故见头眩、呕吐，治当健脾化痰祛风，方以参、术、茯、陈健脾化痰，防风祛风，生姜和胃降逆，诚对证而设。

3. 风中经络证——侯氏黑散

《金匮要略•中风历节病脉证并治》"侯氏黑散：治大风，四肢烦重，心中恶寒不足者（《外台》治风癫）"。条文中"大风"乃正气虚弱，无力抗邪，风邪趁虚，入中经络所致。因其病重而传变迅速，故名"大风"。风邪夹痰，流注经络，痰瘀互结，经脉不利，故见肢体麻木，沉重乏力。而风邪外袭，气血不足，卫外不固，寒盛伤阳，阳失温煦，故见心中寒栗不足。侯氏黑散中以理中汤温阳健脾，防风合当归、川芎、细辛、桂枝辛温散寒，祛风通络，桔梗、矾石化痰散结，牡蛎、菊花、黄芩清热息风，诸药合用，共奏祛风散寒、益气通络、化痰行瘀之功。

◎ 方证

防风常用类方的临床应用指征如下：

四味防风散 以恶寒或恶风、汗出为其辨证要点。

防风饮 以眩晕、呕吐、食少、纳呆为其辨证要点。

防己地黄汤 以狂躁妄动、喃喃自语、无寒热而脉浮，或神疲形倦、手足蠕动、瘛疭、肌肤红斑疼痛、状如游火、舌红少苔、脉虚细数为其辨证要点。

桂枝芍药知母汤 以肢体关节肿大疼痛、身体消瘦、两脚肿胀、麻木如脱、头目晕眩、气短疲累、郁郁不舒、恶心呕吐为其辨证要点。

薯蓣丸 以神疲气短、纳差体瘦、眩晕心悸、面色㿠白、兼见恶寒、发热、咳嗽、肢体酸痛、舌淡、脉虚弱细微或浮大无力等为其辨证要点。

侯氏黑散 以肢体麻木、手足厥冷、沉重乏力、腰膝酸软、心中寒栗不足、舌边齿痕、苔白腻、脉沉细等为其辨证要点。

竹叶汤 以产后头痛发热、面赤气喘、恶寒无汗或汗出、身痛乏力、四肢不温、舌淡红、苔薄白、脉浮无力等为其辨证要点。

荆防败毒散 以恶寒发热、头项强痛、肢体酸痛、无汗不渴、鼻塞声重、咳嗽有痰、胸膈痞满、舌苔薄白、脉浮数，或疮疡初起、红肿疼痛兼有上述表证为其辨证要点。

防风通圣散 以憎寒壮热、头目昏眩、目赤肿痛、口苦咽干、咽喉肿痛、大便秘结、小便短赤、舌红苔黄腻、脉数有力，或疮疡肿毒、肠风痔漏、斑疹瘾疹等兼有上述表证为其辨证要点。

川芎茶调散 以偏正头痛或巅顶作痛，或恶寒发热、目眩鼻塞、舌苔薄白、脉浮为其辨证要点。

玉真散 以牙关紧闭、口撮唇紧、身体强直、角弓反张、甚则咬牙缩舌、脉弦紧为其辨证要点。

消风散 以皮肤瘙痒、疹出色红、或遍布云片斑点、抓破后渗出津水、舌苔白或黄、脉浮数为其辨证要点。

大秦艽汤 以口眼㖞斜、舌强不能言语、四肢无力，或恶寒发热、苔白或黄、脉浮数或弦细为其辨证要点。

玉屏风散 以体虚易感、畏风自汗、面色㿠白、大便溏薄、舌淡、脉虚浮无力为其辨证要点。

痛泻要方 以肠鸣腹痛、大便泄泻、泻必腹痛、泻后痛减、舌苔薄白、脉两关不调、左弦而右缓为其辨证要点。

羌活胜湿汤 以肩背僵痛、头痛身重、腰脊疼痛、难以转侧、苔白腻、脉浮为其辨证要点。

独活寄生汤 以腰膝酸痛、痿软无力、关节难以屈伸或麻木不仁、畏寒喜暖、心悸气短、舌淡苔白、脉细弱为其辨证要点。

升阳益胃汤 以周身乏力、身重喜卧、关节酸痛、畏寒怕冷、头眩耳鸣、情绪低落、口苦口干、饮食无味、食不消化、脘腹胀满、面色㿠白、小便频数、大便不调为其辨证要点。

槐角丸 以便前、便后出血，或便中带血，血色鲜红或晦黯、舌红苔黄或腻、脉数为其辨证要点。

◎ 量效

防风在经方中的量效关系如下：

1. 绝对剂量

较大剂量见于桂枝芍药知母汤。方中防风用量为 4 两，是防风应用的最大量方。桂枝芍药知母汤主治风湿历节病，因风寒湿邪外袭，致痹阻关节筋脉，日久不解，化热伤阴，气血耗伤，筋骨失养，清阳不升，浊邪犯胃。风寒湿邪留滞筋脉关节，日久邪气渐深，非散无以祛邪，非温不能通痹，故仲景此方中防风用量极重，取其祛风胜湿，宣痹止痛之效。南宋蠲痹汤用防风 1.5 两亦取此法。

普通剂量见于防己地黄汤和竹叶汤，防风所用剂量分别为 3 分和 1 两。其中防己地黄汤主治阴虚血热，感受风邪证（临床上也用此方治疗精神类疾病），而竹叶汤主治产后阳虚中风证，可知普通剂量的防风多用于外感风邪，取其祛风解表之功。

另外，防风普通剂量亦见于丸散中，如侯氏黑散及薯蓣丸，用量分别为 10 分和 6 分。侯氏黑散主治风中经络证，而薯蓣丸主要用于虚劳体弱，易受外感之人，两方俱为丸散之剂，且祛邪不伤正，扶正不敛邪，缓缓治之，以获疗效。方中防风主要用于配合补虚诸药，盖扶正之时，取其祛风散邪之意。

2. 相对剂量

（1）解表散寒，温经止痛

在《金匮要略》桂枝芍药知母汤、防己地黄汤、竹叶汤中，防风与桂枝比例均为 1:1（桂枝芍药知母汤中防风 4 两：桂枝 4 两，防己地黄汤中防风 3 分：桂枝 3 分，竹叶汤中防风 1 两：桂枝 1 两），且以上三组经方均为汤剂。取其解表发汗的同时，一者除湿止痛，一者温经止痛，组合配伍以增强温通经脉、除湿宣痹之功。

（2）燥湿胜湿

在《金匮要略》侯氏黑散中防风与白术比例为 1∶1（防风 10 分∶白术 10 分），桂枝芍药知母汤中防风与白术比例为 4∶5（防风 4 两∶白术 5 两），薯蓣丸中防风与白术比例为 1∶1（防风 6 分∶白术 6 分），上述方剂中防风与白术基本可以看作相同剂量比。二者合用，祛风胜湿与健脾燥湿寓为一方，增强除湿功效。

（3）扶正祛邪

在《金匮要略》侯氏黑散中防风与人参比例为 10∶3（防风 10 分∶人参 3 分），薯蓣丸中防风与人参比例为 6∶7（防风 6 分∶人参 7 分），竹叶汤中防风与人参比例为 1∶1（防风 1 两∶人参 1 两）。防风祛风解表，人参益气扶正，两药同用，祛邪不伤正，扶正不敛邪。

◎ 服饵

祛风药多辛温而燥，而本品质润，甘缓微温，药性缓和而不峻烈，故有"风药中之润剂"的说法。尽管防风药性温和，在《神农本草经》中列为草部上品，言其"久服轻身"，但毕竟系发散之药，亦不可久服。如《景岳全书》载"风药中之润剂，亦能走散上焦元气。误服久服，反能伤人"，若正气虚弱者则不耐辛温发散，若阴虚津亏者则恐有伤阴之嫌。缪希雍在《本草经疏》中亦明示："诸病血虚痉急，头痛不因于风寒，溏泄不因于寒湿，二便秘涩，小儿脾虚发搐，慢惊慢脾风，气升作呕，火升发嗽，阴虚盗汗，阳虚自汗等病，法所同忌。"若以上情况确需使用，也须配伍扶正之品以顾护正气，以免伤津耗气，徒增他变。

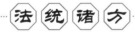

法 统 诸 方

◎ 汗法

以防风为主药在《伤寒论》中无相关方证记载，在《金匮要略》中运用较少，在后世运用中逐渐增多。防风作为汗法代表性药物，通过合理配伍，可体现以下汗法之用：

1. 祛风解表法

外风袭表，邪闭腠理，症见恶寒发热、无汗或有汗、头身疼痛、苔薄、脉浮等，此时邪气尚浅，病势尚轻，可采用祛风散寒法，即选防风一类辛温宣散之品，使外邪自表而解，无以犯内。正如《素问•阴阳应象大论》之"善治者，治皮毛"。防风辛而微温，能祛风御风，解表散寒，兼有甘味，发散作用缓和不峻，是祛风解表法的代表药物，常用于外感风寒等证。本品亦可配伍薄荷、连翘等辛凉透散之品，用于外感风热等证。此法代表方为荆防败毒散、竹叶汤。

2. 祛风止痒法

《灵枢·刺节真邪》曰:"虚邪之中人也,洒晰动形,起毫毛而发腠理……搏于皮肤之间,其气外发,腠理开,毫毛摇,气往来行,则为痒。"风邪侵袭,不仅可发为表证,亦可开泄腠理,气动作痒。《金匮要略·中风历节病脉证并治》言"邪气中经,则身痒而瘾疹"。因此,对于外有风邪之皮肤瘙痒,当辨明属风寒、风热,或为湿热、血虚,再以防风、荆芥等辛温辛凉透散之品配合他药以祛散风邪,透疹止痒。代表方为消风散。

3. 祛风止痉法

《素问·阴阳应象大论》曰"风胜则动"。若腠理空虚,风邪袭人,风邪气血相搏,筋脉失于濡养,可出现肢体振动、抽搐、摇动甚至颈项强直,角弓反张等症状。防风可辛散外风,且能入肝经,亦可祛除内风,故可用于外感风邪或外风引动内风引起的肢体痉挛等痉证。代表方为玉真散。

4. 祛风除湿止痛法

风为百病之长,易兼湿邪侵袭肌表,而肺主皮毛,脾主肌肉,风淫腠理则恶风发热、汗出鼻塞,湿困肌表则头身困重、甚则骨节疼痛、遍身水肿。防风一味味薄质润,辛温发散而不伤正,属风药之代表。风药之用,如地中土湿,和风吹至,湿土自干,故风可胜湿。防风祛风胜湿,以除湿邪,湿邪去则骨节疏利,气血通则疼痛自止,故可用于治疗风湿留表,或风湿浸淫,日久成痹者。然防风以祛风除湿见长,发汗稍弱,故风湿痹痛者常配伍羌活等增强发汗除湿止痛之用。代表方为桂枝芍药知母汤、羌活胜湿汤。

5. 疏肝升阳法

人体气机升降出入的正常运作有赖肝肺和脾胃的调节,其中脾主升清,肝主升发气机。《素问·阴阳应象大论》言"清气在下,则生飧泄",《素问·生气通天论》言"是以春伤于风,邪气留连,乃为洞泄"。若风邪入里,客于肠腑,筋膜挛急,气机郁滞,肝失升发,脾失升清,则精微不能上承,清阳下陷导致泄泻。防风主入肝、脾经,且味辛甘、性微温,辛可宣散,甘可补脾,既可升举脾阳,健脾除湿,又有疏散肝气,条达气机之效。脾阳得升,阴气自降,肝气得疏,气机调畅,腹泻自止。正如《医方集解·和解之剂》云"防风辛能散肝,香能舒脾,风能胜湿,为理脾引经要药"。代表方有升阳除湿防风汤、痛泻要方、升阳益胃汤。

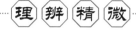

◎ 药理

1. 传统药理

"散"和"升"二字最能总括防风的药理作用。"散"指的是防风具有祛风散邪之用,无论风邪所致的表证,还是风疹之瘙痒、痉证之肢体痉挛、痹证之骨节疼痛、郁证之肠道筋膜挛急皆可使用，邪去正安，诸症自解。"升"指的是防风具有升举脾阳之功，常用于清阳不升之腹胀、飧泄。

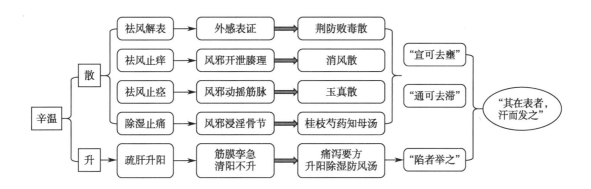

2. 现代药理

防风药理作用主要包括如下：

（1）明显的解热作用：防风所含升麻素有较强的解热、镇痛、抗炎作用，且作用迅速。其所含升麻苷功效类似，但不及升麻素。

（2）镇痛及镇静作用：防风水煎剂能使痛阈值显著提高，具有良好的镇痛及镇静作用。

（3）抗菌和抗炎作用：防风对金黄色葡萄球菌、溶血性链球菌、肺炎双球菌等多种球菌及产黄青霉、杂色曲霉等均有抑制作用，还对痢疾杆菌、枯草杆菌、某些皮肤真菌及病毒也有一定的抑制作用。

（4）一定的抗病毒作用。

（5）抗肿瘤作用。

（6）防风多糖具有增强体液和细胞免疫的作用。如增强巨噬细胞释放白细胞介素能力，提高 NK 细胞和脾淋巴细胞的杀伤活性。

（7）活血化瘀作用：防风醇提取物能明显延长出血时间和凝血时间，抑制血栓形成。

◎ 演义

防风统而言之以宣散祛邪为长，兼有升发清阳之功。分而言之，则为外感风邪，取其祛风解表；风入腠理或风入筋脉，取其祛风散邪；风湿浸淫，取其祛风胜湿，除湿止痛；清阳下陷，取其升举阳气。

1. 肺系疾病

无论症见恶寒发热、头身疼痛、鼻塞流涕、脉浮等，或风邪犯肺，肺失宣降之咳嗽、哮喘，或肺窍不利见鼻塞、喷嚏、流涕之变应性鼻炎，还是肺系受邪，咽喉不利之咽喉疾病，均为风邪袭表，闭阻腠理。防风乃辛温宣散之品，能祛风解表，疏风散邪，为外感风病之常用药，且甘缓微温，质润不峻，性质平和，故无论风邪兼夹表寒或表热等，临床均可应用。现代药理学研究证实，防风含有升麻素、升麻苷等活性成分，具有良好的解热镇痛等作用。临床常用荆芥、防风药对，以达到祛风散邪，宣肺利气的功效。

2. 类风湿关节炎

类风湿关节炎是以侵蚀性关节炎为主要表现的自身免疫性疾病。中医认为系风寒湿邪客于关节、气血痹阻导致的骨关节病，临床以小关节疼痛、肿胀、晨僵为特点。防风辛温，功可祛风解表，亦可祛风湿，止痹痛，散风寒湿邪。现代研究认为，防风所含色原酮及色原苷等成分具有抗炎、镇痛的功效。但防风质润温和，痹证日久，疼痛较甚者临床上需配合羌活、独活、秦艽等祛风湿散寒止痛之品以增强疗效。

3. 皮肤病

银屑病、湿疹、荨麻疹、老年性皮肤瘙痒等皮肤病，症见皮疹，瘙痒等。多因风邪兼夹热邪或湿邪，闭阻于肌肤腠理，营卫气机郁滞，气液不得宣通。痒自风来，止痒必先疏风。防风辛温发散，可祛风散邪，除湿止痒，盖风邪去则气机疏通，痒止肿消。现代药理学亦证实，防风具有抗过敏作用，当代中医大家祝谌予所制过敏煎的主药即防风。

4. 慢性腹泻

慢性腹泻常见于溃疡性结肠炎、肠易激综合征、糖尿病性腹泻等疾病，多表现为肠鸣腹痛、大便泄泻。《素问·六元正纪大论》曰"湿盛则濡泄"。若外感风邪，正虚邪陷，或脾胃虚弱，土虚木乘，致肝系筋膜挛急，脾虚清阳不升，肠胃不和乃生泄泻。防风味辛气薄，其性升浮，入肝脾经，可祛风胜湿，升阳止泻，同时亦可疏肝理气，柔肝缓急，止痛止痉。然防风辛温升浮，需注意用量宜轻，不可久用，且宜炒用，并常与其他益气健脾养血药同用。

5. 肿瘤

《医宗必读》言"积之成也，正气不足，而后邪气踞之"，所谓最虚之处，便是容邪之处。中医认为肿瘤的形成多与正气虚弱，邪毒犯体，脏腑功能失调，气血阴阳失衡，痰浊瘀血湿毒互结相关。《金匮钩玄》言"郁者，结聚而不得发越也，当升者不得升，当降者不得降，当变化者不得变化"，肿瘤为积聚有形之邪，为气血闭阻，邪毒郁滞所化，且易转移、易复发，具有风邪"善行而数变"的特点。"治痰先治气，气顺则痰消"，防风为风药之代表，能祛风胜湿，除湿止痛，升发气机，流动开郁，散结去热。此外，现代药理学发现，防风中的防风多糖等活性成分具有增强免疫、抑制肿瘤生长的作用。因此常应用于肿瘤的治疗。

6. 风中脏腑经络

《本草经疏》言防风可治"四肢挛急……金疮因伤于风内痉"，金疮伤风即今之破伤风，因伤口感染破伤风杆菌，细菌产生外毒素而引起肌肉痉挛与强直。而《本草正义》载"新产之中风及破伤风二证，皆有发痉一候，是血虚而内风煽动，非外来之风邪，故曰内痉，而防风亦能通治，颇似合外风内风而一以贯之"。防风主入肝经，祛外风，息内风，疏肝柔肝。现代研究证实，防风提取物能对抗电刺激引起的动物惊厥或使惊厥发生期延长。故防风亦可用于破伤风、小儿惊风、风中经络之面瘫、风中脏腑之偏瘫等，以稳定异常肌张力。

临证举隅

案1 治风湿历节（类风湿关节炎）

石姓，女，34岁。患类风湿关节炎半年。风寒湿热杂至，风胜则游走疼；湿胜则关节肿；寒胜则剧痛；热胜则发热。故病形体消瘦，手足小关节渐渐粗大，活动不便，大关节游走疼痛无定，痛甚时，如虎啮痛不可忍，低热不尽，脉象细滑，舌红苔白。病情复杂，治极棘手。方选桂枝芍药知母汤，祛风散寒，除湿清热兼治。处方：桂枝10g，赤芍12g，甘草6g，麻黄6g，生姜5片，白术10g，知母12g，防风9g，附子12g。

加减连服50剂，关节疼痛基本控制，低热退尽，行走活动自如，体形渐壮，病邪已经衰退。原方加补气养血药调治，以防病情反复。

（刘渡舟医案）

主要症状：形体消瘦，关节肿胀，疼痛游走不定，发热轻，舌红苔白，脉细滑。

病机归纳：风寒湿相搏，痹阻筋脉关节，日久化热。

经典方证：《金匮要略·中风历节病脉证并治》："诸肢节疼痛，身体魁羸，脚肿如脱，头眩短气，温温欲吐，桂枝芍药知母汤主之。"

方义分析：此案患者症状集中于手足大小关节，肿胀疼痛，属中医"历节病""痹证"范畴。因风寒湿三气杂至，合而为病，且痹阻日久，郁而化热，故兼具风、寒、湿、热邪的证型特点。桂枝芍药知母汤中既有祛风逐邪、除湿止痛之麻黄、防风，也有调和营卫之桂枝、芍药，同时以知母清热养阴，附子散寒止痛，风寒湿热四邪兼顾，祛邪之时不忘以白术、甘草、大枣和中护正，为寒温并用治疗杂病之代表方。

药证归纳：风湿历节为人体感受风寒湿邪，邪气侵入腠理痹阻关节所致。临证中桂枝芍药知母汤为治疗该病的经典方，沈明宗言"此久痹而出方也"。"肢节疼痛，邪气痹于骨节表里之间……乃脾胃肝肾俱虚，足三阴表里皆痹，难拘一经主治"，本病足三阴经受邪而非独肝经，表里俱病、寒热兼有而非独寒湿，非治一经一邪。以方测证，从经来看，诸药合用，调和营卫，充益五脏之元，通解五脏之痹，桂枝、甘草可除心痹，麻黄、甘草可防肺痹，白术、甘草可疗脾胃痹，芍药、甘草可制肝痹，附子、甘草可治肾痹；从邪来看，风为百病之长，首以防风助诸药增其药力，亦能得诸药所助而益其散风之功，正如李东垣所言"卒伍卑贱之职，随所引而上，乃风药中润剂"，配麻黄、桂枝则增其祛风散邪之功，配白术则增强除湿，配附子则增强温经散寒止痛，配芍药则增其疏肝柔肝缓急。在表风寒湿去，在里气血并调，故病自除。

案2　治糖尿病性腹泻

刘某，女，50岁。因"发现血糖升高15年，腹泻3个月"于2014年2月25日就诊治疗，予以胰岛素强化方案控制血糖，血糖控制不佳，餐后血糖在15mmol/L左右。症见腹泻，4～6次/d，稀溏便，呈棕黄色水样便，无腹痛、里急后重、黏血脓液，饭后腹胀，口干，易饥，胸闷，心烦，视物模糊，四肢末端麻木，神疲乏力，双膝关节疼痛，多尿，舌红，苔白厚，脉细滑。中医诊断：消渴病，辨证：寒热错杂，脾胃虚弱。治以半夏泻心汤合升阳益胃汤加减。处方：半夏、干姜、生晒参、茯苓、泽泻、柴胡、山药各10g，黄芩、大枣、陈皮、甘草、防风、炒白术、白芍各15g，粉葛30g，黄连9g，羌活、独活各5g。6剂，水煎服，每天1剂。西医通过饮食运动等继续加强血糖控制。

药后患者腹泻减为每天2～3次，大便成形。饭后腹胀、胸闷、心烦较前明显好转，考虑舌苔仍白腻而厚，加苍术、乌梅、肉桂各15g，继服6剂后大便每天1～2次且成形，无胸闷、心烦，纳眠可，二便调，舌苔亦化薄。

（岳仁宋医案）

主要症状：腹泻，大便呈棕黄色水样，易饥，饭后腹胀，舌红，苔白厚，脉细滑。

病机归纳：寒热错杂，脾胃虚弱，阳气不升。

经典方证：《伤寒论·辨太阳病脉证并治》："但满而不痛者，此为痞，柴胡不中与之，宜半夏泻心汤。"《脾胃论》："脾胃之虚，怠惰嗜卧，四肢不收，时值秋燥令行，湿热少退，体重节痛，口苦舌干，食无味，大便不调，小便频数，不嗜食，食不消。兼见肺病，洒淅恶寒，惨惨不乐，面色恶而不和，乃阳气不伸故也。当升阳益胃，名之曰升阳益胃汤。"

方义分析：此案中糖尿病患者出现腹泻乃因消渴日久，寒热错杂，正气受损，脾胃虚弱，损及脾阳，寒湿下注大肠而成。故投以半夏泻心汤合升阳益胃汤，以恢复脾胃升清降浊功能。方中半夏、干姜降逆和胃，温中散寒；柴胡、黄芩和解少阳，疏利气机；人参、白术、山药、大枣、甘草甘温益气，补脾和中；"治湿不利小便，非其治也"，予茯苓、泽泻利湿泄浊；黄连清热；陈皮行气；白芍养营；防风、柴胡、粉葛、羌活、独活因风能胜湿，可升举清阳，除湿止泻。诸药配合，寒热并用，温清平调，升阳除湿，标本兼顾。

药证归纳：糖尿病性腹泻是糖尿病累及胃肠系统的一种表现，属于自主性神经病变。现代医学治疗中除控制血糖外，一般仅采取对症治疗，如蒙脱石散，但往往效果不佳。笔者认为，糖尿病性腹泻多为上焦燥热未去，脾胃寒湿内生，寒热错杂，升降失常，清浊不分所致，日久又易进一步损伤脾胃。故临床中常采用半夏泻心汤合升阳益胃汤随证加减，前方主寒热并调，理脾泄浊，后方亦温清兼用，益气升阳，除湿止泻。而方中防风等风药的应用不在祛风解表，而在升阳止泻，亦不仅仅是发汗，更重要的是除湿。因此，内有寒湿者用之效佳。

紫苏叶

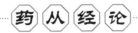

◎ 概述

紫苏叶为唇形科植物紫苏的干燥叶（或带嫩枝）。主产于江苏、浙江、河北、河南等地。"苏"之功用首载于《名医别录》，"紫苏叶"之名则最早见于《滇南本草》。味辛，性温，归肺、脾经。具有解表散寒，行气和胃，安胎等功效。

◎ 经论

《名医别录》云："苏，味辛，温。主下气，除寒中，其子尤良。"

◎ 释经

紫苏叶味辛，性温，归肺、脾经，为治气之良药，是行气宽中、理气安胎、下气止呕之佳品。"主下气"，辛者行散，主入肺、脾，具有下气平喘，降逆止呕之功。"除寒中"，紫苏叶长于散寒，临床上惯用于和中，常用于治中焦有寒之症。正如《本草经解》中所言："气味俱升，阳也。肺主气而属金，金寒则不能行下降之令。紫苏辛温温肺，肺温则下降，所以下气。脾为中州太阴经也，肺亦太阴，肺温则脾寒亦除，故除寒中也。"

◎ 药证

主治：风寒感冒，咳嗽呕恶，妊娠呕吐，鱼蟹中毒。
体质特征：常人及孕产妇。

◎ 炮制

紫苏叶的炮制方法首见于《雷公炮炙论》："凡使，刀刮上青薄皮，锉用也。"《小儿卫生总微论方》言"去土，微炙"，《奇效良方》载"拣净，去粗梗"，《品汇精要》则言"去梗，锉碎用"。

《中华人民共和国药典（2020年版）》中记载，紫苏叶炮制方法为"除去杂质和老梗；或喷淋清水，切碎，干燥"。因此，紫苏叶目前炮制方式较前并无明显差异，均为简单净制即可，所用以生品为多。

◎ 用量

《中华人民共和国药典（2020年版）》规定紫苏叶用量为5～10g。用于行气和中、止呕安胎、发散表邪时用量不可过大；若用以治鱼蟹中毒，宜用量稍重，可单用至30～60g。外用时适量，可鲜品捣敷，也可研末掺或煎汤洗。

◎ 阐微

紫苏在形态上有叶色两面均为绿色者，习惯上称"白苏"，有面青背紫、两面均为紫色者，称"紫苏"。据考证，紫苏和白苏从《名医别录》开始就分条记载，有稳定的药名；在实际应用中，二者也多分别对待，各有所用。习惯上认为白苏香气较差，陶弘景亦认为"其无紫色不香"者"不堪用"，故多用紫苏。据考证，白苏即是《名医别录》所载之"荏叶"，谓其可"主调中，去臭气"。《本草图经》指出"白苏方茎圆叶，不紫，亦甚香，实亦入药"，《日华子本草》言其可"调气……消宿食，止上气咳嗽"。《滇南本草》则言其"治伤寒发热，无汗，头痛……一切风寒，痰涌结而霍乱转筋，咳嗽吐痰，小儿风症，定痛止喘"。由此可见，白苏与紫苏其性味、功效、主治颇为相似。现代研究结果也显示，两者均具有显著的解热、止呕、镇咳与平喘作用，但白苏挥发油毒性显著小于紫苏挥发油。自宋代起认为二者最大的区别是紫苏叶入血分，能止血，而白苏是否具有止血作用，还有待考证。目前，在四川、贵州、江苏等地仍有将紫苏和白苏等同使用的情况。而关于白苏与紫苏是否能等同使用，需进一步深入研究。

紫苏叶是一味好药，其性柔效广，表里皆顾。性柔者，言寒热、虚实均宜，如表寒不著，麻黄、桂枝之类恐温散太过，则可入紫苏叶、荆芥之类；确系温热之病，亦可用紫苏叶增解表散邪之力；倘寒热相错如外寒内热，湿热胶着者，紫苏叶亦良。效广者，盖其散寒、理中、解郁、降气、安胎、胜湿、抗过敏等，巧妙伍之，所治良多，而效亦著。表里兼顾者，既可解表走卫分，亦可解郁走气分，还可行血走血分，可助表里沟通，复气机升降，增强他药疗效。

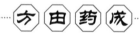

◎ 药对

紫苏叶配羌活，发汗散邪，用于外感风寒见恶寒发热、头痛无汗者；配香附，解表理气，用于风寒表证兼夹气滞胸闷、噫气者；配杏仁，散邪宣肺，用于外感咳嗽痰稀者；配人参，扶正祛邪，用于体虚气弱、复感风寒者；配藿香，行气化湿，和中止呕，用于气滞湿阻、胃气不和者；配黄连，清利湿热，和中止呕，用于湿热呕吐；配陈皮，行气安胎，用于子悬因胎气上冲而心腹胀痛者；配半夏，和胃止呕安胎，用于妊娠恶阻。

◎ 角药

紫苏叶配陈皮、砂仁，行气安胎；配藿香、乌药，温中止痛；配香附、麻黄，发汗解肌；配川芎、当归，和血散血；配木瓜、厚朴，散湿解暑；配桔梗、枳壳，利膈宽胸；配杏仁、莱菔子，消痰定喘；配苍术、白术，健脾散湿；配荆芥、升麻，升达巅顶之阳；配防风、前胡，发汗解肌。

◎ 经方

1. 梅核气——半夏厚朴汤

《金匮要略·妇人杂病脉证并治》"妇人咽中如有炙脔，半夏厚朴汤主之"。所谓"炙脔"，是患者自觉有痰涎堵塞于咽喉中，吐之不出，吞之不下，古人称之为"梅核气"，女性尤其多见。方中选用紫苏叶，意在取其轻清升散之性，以开上焦气机郁结。

2. 食蟹中毒——紫苏汁

《金匮要略·禽兽鱼虫禁忌并治》"食蟹中毒，治之方：紫苏，煮汁，饮之三升。紫苏子捣汁，饮之亦良"。此中紫苏叶，主要取其和胃止呕之效，同时，现代药理研究也证实紫苏叶具有抗菌、抗病毒、抗炎、抗过敏等多重疗效。

◎ 方证

含紫苏叶常用方临床应用指征如下：

半夏厚朴汤　以咽中如有物阻、吐之不出、吞之不下、胸胁满闷、或咳或呕为其辨证要点。

鸡鸣散　以感风湿脚气、脚足痛不可忍、筋脉肿大为其辨证要点。

杏仁汤　以产后见气虚诸象为其辨证要点。

大犀角汤　以脚胫痛痹、小腹顽麻、身体红肿、小便不利、上气喘满、闷绝欲死为其辨证要点。

橘皮汤　以肺热气上、咳息奔喘为其辨证要点。

麻黄引气汤　以气喘鼻张、面目苦肿为其辨证要点。

分气紫苏饮　以脾胃不和、胸膈噎塞、腹胁疼痛、气促喘急、心下胀闷、饮食不思、呕逆不止为其辨证要点。

藿香正气散　以伤寒头疼、憎寒壮热、上喘咳嗽、心腹冷痛、反胃呕恶、气泻霍乱、脏腑虚鸣、山岚瘴疟、遍身虚肿、妇人产前及产后血气刺痛、小儿疳伤为其辨证要点。

参苏饮　以发热恶寒、无汗、鼻塞头痛、胸脘满闷、咳嗽痰白、气短懒言、倦怠无力、苔白脉弱为其辨证要点。

杏苏散　以头微痛、恶寒、咳嗽稀痰、鼻塞、嗌塞、脉弦、无汗为其辨证要点。

香苏散　以四时瘟疫及伤寒见恶寒身热、头痛无汗、胸脘痞闷、不思饮食、舌苔薄白、脉浮为其辨证要点。

正气天香散　以妇人诸气作痛、上冲心胸、攻筑胁肋、腹中结块、发渴刺痛、月水不调、眩晕呕吐、往来寒热为其辨证要点。

香苏葱豉汤　以妊娠伤寒见恶寒发热、无汗、胸脘痞闷、两胁不适、舌苔薄白、脉浮为其辨证要点。

◎ 量效

通过分析紫苏叶常见方剂，可以总结如下量效关系：

1. 绝对剂量

大剂量为《丹溪心法》之分气紫苏饮，原方中紫苏叶用量为 15 两，本方原为脾胃不和所致气逆喘促、心下胀满、呕逆不食所设，取紫苏以行气宽中，配合大队行气消散之品，共奏行气宽中、消痞散结、止痛平喘之功。

中等剂量为香苏散（《太平惠民和剂局方》）、杏仁汤（《备急千金要方》）、半夏厚朴汤（《金匮要略》）、正气天香散（《医学纲目》）、藿香正气散（《太平惠民和剂局方》）、香苏葱豉汤（《重订通俗伤寒论》），其中紫苏叶用量多为 1 钱半～4 两。

小剂量为参苏饮（《三因极一病证方论》）、麻黄引气汤（《备急千金要方》）、橘皮汤（《丹溪心法》）、大犀角汤（《备急千金要方》）、杏苏散（《温病条辨》），其中紫苏叶用量多为 2 分半～4 分。

2. 相对剂量

（1）益气解表：参苏饮中，紫苏叶与人参比例为 1:1（紫苏叶 3 分:人参 3 分）；杏仁汤中，紫苏叶与人参比例约为 5:1（紫苏叶 1 升:人参 3 两）。紫苏叶解表散寒力量较之麻黄等发汗峻剂较为平和，故宜于体虚感冒者。

（2）理气健脾：参苏饮、麻黄引气汤、藿香正气散、分气紫苏饮、正气天香散、香苏散等均选用紫苏叶、陈皮，其用量紫苏叶多大于陈皮，比例为 2:1～5:4 不等。

（3）宣肺化痰：分气紫苏饮、藿香正气散、参苏饮、杏苏散均有紫苏叶与桔梗相配，其用量桔梗多大于紫苏叶，比例则各有不同。

◎ 服饵

紫苏叶因作用较为平和，汤剂煎煮中未见明显特殊，但因其属于芳香辛散之品且质轻，故不宜久煎，以避免其中挥发性有效成分逸散而使药效降低。

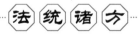

紫苏叶性温辛散，外开皮毛而通腠理，行气和中而散结气，较好地体现了汗法及和法，具体如下：

◎ 汗法

辛温解表法

古代医家常用紫苏叶配伍不同中药治疗表证,紫苏叶的解表作用稍逊于麻黄、桂枝。紫苏叶祛风散寒、发汗解表之力较为缓和,为药食两用药材,可用于治疗多种表证,《本草正义》言其可"外开皮毛,泻肺气而通腠理;上则通鼻塞,清头目,为风寒外感灵药",如参苏饮(《太平惠民和剂局方》)中紫苏叶发散风寒,宣肺止咳,行气宽胸;藿香正气散中紫苏叶解表散寒,行气宽中,主治外感风寒,内伤湿滞证。清·俞根初《重订通俗伤寒论》所载之香苏葱豉汤,紫苏叶为血中气药,善解血郁,可用治疗妊娠伤寒;清·吴瑭《温病条辨》杏苏散,紫苏叶辛温不燥,发表散邪,宣发肺气,使凉燥之邪从外而散。

◎ 和法

1. 调和肝脾法

和法是通过药物的疏通调和作用达到解除病邪的目的,包括和解少阳、调和肝脾、调和肝胃等。紫苏叶散肝之郁而和胃,《本草正义》言其"中则开胸膈,醒脾胃,宣化痰饮",方如藿香正气散。

2. 疏肝和胃法

清·叶桂《本草经解》言紫苏叶"入足厥阴肝经······手太阴肺经",《本草备要》中则言其"味辛入气分,色紫入血分",《本草正义》所言之"解郁结而利气滞"均与肝主气机升降、肝藏血等生理功能可相关联,茹贞仲先生言紫苏叶"体轻则行阳道,用散则发郁滞",也说明紫苏叶与肝之主疏泄、体阴而用阳等特点有关。相关方剂如半夏厚朴汤、解肝煎、分气紫苏饮等。

另外,"解鱼蟹毒"之功则与现代理论中肝的"生物转化""解毒"功能一致。

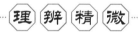

理 辨 精 微

◎ 药理

1. 传统药理

紫苏叶辛温芳香,以解表调气为其长,可发散表邪,其性较之麻黄等峻剂更为平和,又因其可理气宽中和胃,故外感表证之轻证及兼有气滞者为宜,李中梓言"不敢用麻黄者,以此代之"。

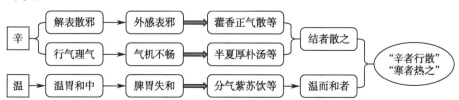

2. 现代药理

紫苏叶是一味进行现代药理研究比较早的药，现代药理作用大致包括如下：

（1）发汗解热作用：紫苏相关制剂能扩张皮肤血管，刺激汗腺分泌，故能发汗而解热。

（2）止咳、平喘、祛痰作用：紫苏叶能减少支气管分泌物，缓解支气管平滑肌痉挛，紫苏叶挥发油有镇咳作用，其镇咳强度约为可待因的 1/5。

（3）消化系统：紫苏能促进消化液分泌，增强肠蠕动，有一定的修复黏膜、止呕作用。

（4）止血、抗凝双重作用：实验证实，紫苏有止血和抗凝血双重作用。紫苏叶对内源性凝血系统有促进作用，而对外源性凝血系统的影响并不明显。

（5）镇静、镇痛作用：紫苏叶中的紫苏醛无明显镇痛作用，但与其另一成分豆甾醇混合，则镇静、镇痛作用显著。

（6）抗病原微生物作用：紫苏油对酵母菌、黑曲霉菌、青霉菌、变形杆菌、金黄色葡萄球菌、大肠杆菌、痢疾杆菌等具有抑制作用，对于病毒 ECHO11 株也有抑制作用。

（7）抗炎、抗过敏作用：紫苏叶可通过影响 TNF、抗体等发挥抗炎、抗过敏作用。

（8）除此之外，紫苏叶还有保护肝脏、抗氧化等作用。

◎ 演义

紫苏叶辛散发表，温散寒邪，更兼行气和胃之功，与他药配伍，可用于以外感病证为主的多种病证。

1. 外感病

紫苏叶性温辛散，可"外开皮毛，泄肺气而通腠理；上则通鼻窍，清头目，为外感风寒灵药"。因紫苏叶祛风散寒、发汗解表之力较为缓和，通过与其他药物配伍，可用于治疗多种外感表证。现代药理研究结果也证实，紫苏叶可扩张皮肤血管、刺激汗腺分泌，因此可通过发汗使外邪从表而解。

2. 脾胃病

紫苏叶辛香善行，入肺、脾及肝经气分，以行肺气、宽中气、下结气并疏解抑郁之气，被《本草汇言》称为"治气之神药"。因其长于行气宽中，作用温和，无温燥药物助热、伤阴及耗气之弊，故多种原因所导致的脾胃气滞证均可配伍使用。对中焦受寒、气机阻滞、腹痛胀满者，紫苏叶既温中散寒又行气宽中，用之尤宜。现代药理研究中发现，紫苏叶可促进消化液分泌、增强肠蠕动，这正是其治疗消化系统病证的主要机制。

3. 呕吐症

紫苏叶有行气、和胃、止呕作用，常用于治疗胃失和降、妊娠、鱼蟹中毒等多种原因所致的呕逆。因其性温，入脾胃经，能温中散寒，故较宜于寒阻气滞而胃失和降者。现代药理研究结果也证实紫苏叶具有一定的修复黏膜、止呕作用，苏连丸就是专治呕吐方。

4. 妇科病

紫苏叶有行气之功，入肝经，可疏散肝郁，色紫兼入血分，能调理经血，是治疗妇科疾病如痛经、崩漏、月经过多等的常用药物。从现代药理研究结果来看,这可能与其具有止血、抗凝、镇静及镇痛作用相关。

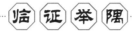

案1　治梅核气

石杨氏,女,71岁。于1980年10月28日就诊。患精神病已四年余,曾用氯丙嗪、安定、泰尔登等药治疗,未见明显好转。近一月来,症状加重,精神时而紧张,时而抑郁,多言恐惧,言语不避亲疏,善悲欲哭,四处奔走,常喃喃自语,尤以夜间为甚,清晨及上午多神情呆滞,常蜷缩于阴暗处,口中流涎,伴咳嗽痰多,痰色清稀,饮食欠佳,察其面色萎黄,营养稍差,舌质淡、苔白腻,脉弦缓。方用半夏厚朴汤加味:半夏10g,厚朴10g,茯苓12g,生姜6g,苏叶8g,橘红9g,胆南星12g。水煎服,3剂。服后精神症状大为减轻,已能正常答话,流涎无几,咳嗽减轻,食欲亦增,唯夜间仍有乱语,少寐。嘱再服原方3剂,神志清楚,已能做轻活,随访半年未复发。

(刘渡舟医案)

主要症状:言语不避亲疏,善悲欲哭,四处奔走,常喃喃自语,口中流涎,伴咳嗽痰多,痰色清稀,饮食欠佳,面色萎黄,舌质淡、苔白腻,脉弦缓。

病机归纳:气机郁结,肺胃宣降失常,气滞痰凝,脾虚不能化湿,痰湿交阻,袭扰神明。

经典方证:《金匮要略·妇人杂病脉证并治》:"妇人咽中如有炙脔,半夏厚朴汤主之。"

方义分析:此案患者,精神异常,虽无法诉及"咽中如有炙脔",但察其平素表现,伴有口中流涎、咳嗽痰多、痰色清稀等表现,与梅核气之病机相同,故用半夏、厚朴、生姜辛以散结,苦以降逆;茯苓佐半夏,以利饮行涎;紫苏叶芳香以宣通郁气;又因其有痰蒙神窍之嫌,故又加入橘红、胆南星以加重其行气化痰之功。

药证归纳:紫苏叶辛香善行,为临床"治气之神药",《本草汇言》言其可"散寒气,清肺气,宽中气,安胎气,下结气,化痰气"。紫苏一物有三用,所用不同,法当详之。伤风伤寒,肢节不利,邪郁在表者,宜紫苏叶,叶本清扬,祛风化邪,疏散肺闭,宣通肌表,偏于宣散;气郁中满,胸膈不利,胎气上逆,宜紫苏梗,顺气宽中,散结止痛,偏于宣通;咳喘上逆,宜紫苏子,定喘下气,止嗽润肺,宣散、宣通兼而有之,然性稍缓。可见,叶、茎、子各有所长,不可混为一谈,临床中应灵活取之。

案2　治痛风性关节炎

杨某,女,44岁,2021年7月25日初诊。3年前,患者无明显诱因出现右足第一趾红肿热痛,无僵硬、变形、屈伸不利、局部结节,活动受限,于当地医院检查发现血尿酸、血脂升高（具体不详），诊断为"痛风"，予"英太青（具体不详）"治疗后症状缓解；此后右足第一趾肿痛症状反复发作，未行规律治疗；1月前，因饮食不节，过多食用高嘌呤饮食，运动量减少，引起上述症状复发，左膝关节及右足背肿胀疼痛，痛不可触，疼痛剧烈，皮色红，皮温升高，于我院门诊查尿酸777μmol/L，予以中药治疗后未见明显好转；1天前，患者饮酒后左膝关节疼痛加剧，膝关节活动受限，疼痛难忍，于某医院就诊，行相关检查提示尿酸756μmol/L、中性粒细胞百分比82.7%、中性粒细胞7.08×10⁹/L、超敏C反应蛋白19.53mg/L，左膝关节CT示"左侧股骨下端髌股关节面局部退化，左膝髌上囊积液"，予以激素静滴治疗，疼痛缓解不明显，复于我院急诊就诊，予"氯诺昔康"治疗后疼痛稍缓解，仍乏力明显，口干、口苦，纳眠可，左膝关节及右足背局部红肿热痛，局部皮温升高，膝关节活动受限，小便黄，大便2日1次，不成形，舌黯红，苔白腻，脉沉细。辨证为寒湿阻络证，治当疏风散寒，祛湿通络，予以鸡鸣散：槟榔30g、木瓜30g、陈皮15g、吴茱萸5g、生姜30g、紫苏叶15g、桔梗15g。服药4剂后药后疼痛明显减轻，舌苔变薄，尿酸降至525μmol/L，后原方续服7剂，诸症尽失。

（岳仁宋医案）

主要症状：左膝关节及右足背局部红肿热痛，局部皮温升高，膝关节活动受限，乏力明显，口干口苦，小便黄，大便2日1次，不成形，舌黯红，苔白腻，脉沉细。

病机归纳：寒湿阻络。

方义分析：本案患者系痛风性关节炎急性发作，属于中医学"痹证"范畴。朱丹溪立"痛风"一名，提出此病寒证多而热证少，且本案中患者以双下肢疼痛为主症，《素问·举痛论》言"经脉流行不止，环周不休，寒气入经而稽迟，泣而不行，客于脉外则血少，客于脉中则气不通，故卒然而痛"，提示疼痛的病机为寒邪客于脉中，寒邪痹阻，不通则痛，故辨为寒湿阻络证。鸡鸣散出自《类编朱氏集验医方》，是治疗寒湿脚气与脚气冲心而为专长的奇方。书中将本方列为"脚气第一品药，不问男女皆可服，如感风湿流注，脚痛不可忍，筋脉浮肿者，并宜服之，其效如神"，方中紫苏叶温散风寒，桔梗开宣上焦，橘皮开中焦之气，生姜温中焦散水驱表，吴茱萸泄降寒浊，槟榔重坠至达下焦，而成三焦同治。总之，诸药皆主以气，使寒湿之邪，或从汗出而解，或从下利而出。

药证归纳：紫苏叶性温辛散，可"外开皮毛，泄肺气而通腠理，上则通鼻窍，清头目，为外感风寒灵药"，除此之外，尚可行肺气、宽中气、下结气，是方中之主药，配合方中其他药物，兼顾三焦，诸药均以气为胜，皆因治肿必治水，治水必治气，气行则水散。

细辛

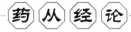

◎ 概述

细辛为马兜铃科植物北细辛、汉城细辛或华细辛的干燥全草。味辛,性温,归心、肺、肾经。具有解表散寒,祛风止痛,通窍,温肺化饮等功效。

◎ 经论

《神农本草经》云:"细辛,味辛,温。主咳逆,头痛脑动,百节拘挛,风湿痹痛,死肌。久服明目,利九窍,轻身,长年。"

◎ 释经

"咳逆"为咳嗽气逆之症。"头痛脑动"指各种病因所致头痛剧烈难受及扰动。"百节拘挛"指全身四肢百节难以屈伸的症状,多由风寒湿邪所致。"风湿"有两义,一为风邪和湿邪两种病邪结合所致的病证,二指风邪与湿邪的合称。"痹痛"泛指邪气闭阻肢体、经络、脏腑所致的多种疾病。病邪侵袭肌肤,日久不愈,麻木不仁,古人称为"死肌"。细辛味辛,具有开窍之功,可用于因外寒客窍之暴聋、暴盲等,故能"明目,利九窍"。细辛辛温发散,通利九窍,使肝木条达,以生气血,使人强壮,故令人"轻身,长年"。

◎ 药证

《药征》中言其"主治宿饮停水也。故治水气在心下而咳满、或上逆、或胁痛"。

◎ 炮制

细辛传统炮制方法较多,除净制与切制外,还有炒、焙、炮等加热炮制以及加酒、醋等辅料炮制方法。《中华人民共和国药典(2020 年版)》收载本品为生用,即将原生药材除去杂质,喷淋清水,稍润,切段,晾干,入散剂时打成末。只有 2008 年版《上海市中药饮片炮制规范》收载了蜜炙细辛:取细辛,用炼蜜拌炒至蜜汁吸尽,每细辛 100kg,用炼蜜 20kg。蜂蜜性味甘平,具有缓和药性、矫味、消除或减弱毒副作用的功能。细辛蜜炙后减少了温散之性。

细辛炮制减毒：细辛有小毒，宋代《本草别说》指出"细辛若单用末，不可过半钱匕，多则气闷塞，不通者死"。细辛的主要毒性成分为黄樟醚、马兜铃酸A（又名马兜铃酸I）等，为了降低或消除药物毒性，保留有效成分，增强临床应用安全性，提高临床疗效，现代一些学者对细辛进行了炮制研究，如王元清等研究发现10种细辛炮制方法（酒制、醋制、甘草制、碱醋制、炒焦、米泔水制、蜜制、姜制、盐制、碱制）均对细辛中甲基丁香酚和细辛脂素（细辛主要有效成分）的含量有一定影响，特别是酒制能使甲基丁香酚增加10%～20%，醋制时甲基丁香酚的保留率达95%以上；除碱制与炒焦外，其他炮制方法均能增加细辛脂素的含量，特别是米泔水制、甘草制、碱醋制可使细辛脂素增加35%以上。严建业等研究发现细辛经上述10种方法炮制后，黄樟醚和马兜铃酸A含量均有不同程度降低，其中以炒焦炮制最优，此研究结果为《本草纲目拾遗》中"去叶芦炒焦""北细辛烘干"和《圣济总录》中"去苗叶炒"的传统理论提供了炮制减毒的现代科学依据。

◎ 用量

《中华人民共和国药典（2020年版）》规定细辛用量为1～3g，散剂每次服0.5～1g。细辛有小毒，古训"细辛不过钱，过钱命相连"，当然这是指散剂而言，如果散剂用量过大可对呼吸中枢造成抑制，甚者窒息死亡；如果是入汤剂，则细辛用量可适当增大，多数学者认为细辛入煎剂可超过3g。但需注意的是，细辛内服剂量大时应久煎，有研究发现细辛入汤剂煎煮30min后，黄樟醚、甲基丁香酚成分剩下1%和4%，120min后，黄樟醚则完全挥发，甲基丁香酚只剩下0.4%。

◎ 阐微

对于细辛的临床使用，后世有"细辛不过钱"之说，此说源于宋·陈承《本草别说》，其所指者为细辛末也。后世忽视了陈承之说有两个基本的前提，即"单用"和"用末"。用末即今之散剂，而不是汤剂或其他剂型。现代临床大量报道，用细辛10g、15g、20g，甚至60g或更多，治疗各种疑难杂症屡起沉疴，证明细辛可以大量使用，且安全有效。然细辛大剂量多为复方汤剂使用，"用末"与"水煎"有很大差别，用药剂量截然不同。细辛含挥发油，在同样剂量情况下，根中黄樟醚含量分别是全草煎煮10min、20min、30min的4倍、12倍和50倍。有关实验研究表明，15g细辛煎煮20min后其毒性与3g散剂相当，因黄樟醚在高温下易被破坏，煎煮30min后，其含量仅存原药材的2%，此浓度已不足以产生毒性。这就是细辛在汤剂中用量较大，且安全无毒副作用的主要原因。单用即单味药物使用，而不是配伍应用。查古今方剂，细辛很少单用末，多配伍使用且入煎剂。如张锡纯在麻黄细辛附子汤中指出，细辛"二钱非不可用"。特别是汤剂，在高温煎煮过程中，许多药物的毒性成分因之遭到破坏而失去活性。清代陈士铎指出，细辛"只可少用，而不可多用；亦只可共用，而不能独用。多则气耗而病增，独用则气尽而命丧"，提示细辛单用、独用时要特别谨慎，不可贸然多用。从仲景用药剂量来看，细辛粉末入丸散剂不可大剂量，而入汤剂量大，且配伍附子、乌头时量小，而配伍干姜、桂枝等药时量大，可达3两。

1. 关于用药品种与部位 《本草纲目》谓"承曰，细辛非华阴者不得为真"。我国细辛除少数地区外均有分布，习用的辽细辛、华细辛、汉城细辛质量较优，北细辛即为华细辛，挥发油中甲基丁香酚含量均高达40%。现代药理实验证明，细辛挥发油中的甲基丁香酚、榄香素和黄樟醚为主要生理活性成分，也是其毒性成分。

至于用药部位，宋代苏颂的《本草图经》谓细辛"其根细而其味极辛，故名之细辛，二、八月采根，阴干用"。说明细辛因根细味极辛而得名，根是细辛的极辛部位，也是入药部位，更是其毒副作用的主要存在部位。细辛在清代以前是用其干燥根，后来才演变成用其干燥带根全草。

2. 关于毒性 细辛虽为马兜铃科植物，但有大量研究发现细辛的产地与药用部位对其毒性有较大影响，如《中华人民共和国药典（2005年版）》收载的"北细辛"和"华细辛"所含马兜铃酸I很低，细辛药材不同来源及其不同用药部位中马兜铃酸I的含量差别较大。《药典》收载的3种细辛中马兜铃酸I含量具有显著的产地差异，但总体上含量均未超过0.01%。根和根茎的马兜铃酸I的含量较低，多数在0.000 5%～0.003%之间，甚至有的批次北细辛未检出马兜铃酸I，因此一般不会引起"马兜铃酸肾病（AAN）"。此外，现代药理研究发现，细辛含挥发油2.7%～3.0%，其中药用有效成分主要是甲基丁香酚（约占60%），有毒成分是黄樟醚（约占8%）。如果单以细辛研末冲服，用量仅4～5g即出现胸闷、恶心、呕吐等毒副反应。但若用作汤剂，经煎煮30min后，黄樟醚含量大大下降，不足以引起中毒。但甲基丁香酚亦具有明显麻痹与中枢抑制作用，过量使用也可导致死亡。祛除毒性最有效的方法就是入煎剂且煎煮时间根据剂量的大小不少于30～60min。

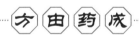

方由药成

◎ 药对

细辛配麻黄，温肺化饮，散寒平喘；配附子，散寒止痛；配干姜，温肺化饮，宣肺止咳；配茯苓，化饮渗湿；配辛夷，散寒通窍；配防风，祛风通窍；配五味子，止咳平喘；配川芎，通经止痛；配当归，温经活血止痛；配羌活，散寒除湿止痛；配黄连，清散心肾郁火；配黄芩，清热明目止痛；配升麻，散火止痛；配熟地黄，强腰补肾，祛寒止痛；配生地黄，凉血止痛；配麝香，通关利窍。

◎ 角药

细辛配干姜、五味子，温肺散寒，解表化饮，治外寒内饮证；配麻黄、附子，温经解表，治太阳和少阴同时感受寒邪之证；配桂枝、当归，养血散寒，温经通脉，治血虚寒厥证；配羌活、防风，祛风散寒，胜湿止痛，治风湿痹痛；配当归、芍药，温经散寒，养血通脉；配乌梅、黄连，滋阴泻热，温阳通降，安蛔止痛。

◎ 经方

1. 太阳表实兼少阴阳虚证——麻黄细辛附子汤
详见麻黄篇。

2. 血虚寒厥证——当归四逆汤及其类方
《伤寒论·辨厥阴病脉证并治》"手足厥寒，脉细欲绝者，当归四逆汤主之"，"若其人内有久寒者，宜当归四逆加吴茱萸生姜汤"。此为血虚寒凝、四末失养，用当归四逆汤养血通脉、温经散寒。《神农本草经》云细辛可主"百节拘挛，风湿痹痛，死肌"，方中细辛配伍当归、芍药，具有温散血中寒邪、宣通络脉、疏通百节的作用。目前常用于糖尿病周围神经病变、雷诺氏病等。

3. 寒饮腹痛证——赤丸
《金匮要略·腹满寒疝宿食病脉证治》"寒气厥逆，赤丸主之"。此为寒饮腹痛，手足厥逆之证，赤丸温经散寒，化饮止痛，方中细辛与乌头相伍，发挥消沉寒痼冷、止腹痛的作用。

4. 寒饮咳嗽——苓甘五味姜辛汤
《金匮要略·痰饮咳嗽病脉证并治》"冲气即低，而反更咳、胸满者，用桂苓五味甘草汤去桂，加干姜、细辛，以治其咳满"。此为服桂苓五味甘草汤后，冲气已平，寒饮犯肺证。此方散寒化饮、温肺止咳，方中细辛配伍干姜，温肺化饮止咳，为防干姜、细辛耗伤肺气，又佐以五味子敛肺止咳，与干姜、细辛相伍，一温一散一敛，使散不伤正，敛不留邪，且能调节肺司开合之职。

◎ 方证

小青龙汤　以咳喘、背寒如掌大、咯吐白色痰涎清稀量多、舌苔白滑、脉浮为其辨证要点。

麻黄细辛附子汤　以发热不甚、无汗恶寒、头身痛、神疲乏力、嗜睡、脉沉为其辨证要点。

当归四逆汤　以手足厥寒、脉细欲绝、四肢关节疼痛、身痛腰痛、月经愆期、量少色黯、痛经为其辨证要点。

乌梅丸　以腹痛时作、烦闷呕吐、手足厥冷、久泻久利为其辨证要点。

射干麻黄汤　以咳嗽气逆喘促、喉中如水鸡声、胸膈满闷、不能平卧、舌苔白滑、脉浮弦或浮紧为其辨证要点。

厚朴麻黄汤　以咳喘、烦渴、汗出、胸满、脉浮为其辨证要点。

大黄附子汤　以腹痛便秘、手足厥冷、苔白腻、脉弦紧为其辨证要点。

苓甘五味姜辛汤　以咳喘胸满、痰多清稀色白而无表证为其辨证要点。

◎ 量效

1. 绝对剂量

仲景用细辛的最大剂量为 3 两,分别为小青龙汤、小青龙加石膏汤、射干麻黄汤、苓甘五味姜辛汤、当归四逆汤、当归四逆加吴茱萸生姜汤,在小青龙汤、小青龙加石膏汤、射干麻黄汤,其中细辛均发挥解表散寒、温肺化饮的功效,苓甘五味姜辛汤中细辛重在温肺化饮,当归四逆汤、当归四逆加吴茱萸生姜汤中细辛则以温经散寒、通阳止痛为主。

中等剂量为细辛 2 两。在治疗素体阳虚,外感风寒表证的麻黄细辛附子汤中,仲景用细辛 2 两通彻表里,既祛风散寒以助麻黄解表,又可鼓动阳气以协附子助阳散寒,为佐助之用;治疗寒积里实的大黄附子汤中,细辛为佐,辛温宣通,既散寒结以止痛,又助附子温里祛寒;治疗饮热偏上而近于表之厚朴麻黄汤中,细辛与半夏、干姜等药物同用,共奏温肺化饮之功。

小剂量方为侯氏黑散,细辛仅用 3 分。该方用治中风夹寒之证,症见面红、眩晕、昏迷、四肢烦重、半身不遂、心中恶寒等。方中细辛与防风、桂枝等药相伍,发挥祛风散寒、温通阳气之效。

由此可见,细辛小量功在通阳,中量多祛风散寒、温肺化饮,大量则散寒止痛,除沉寒痼冷。

2. 相对剂量

(1)散寒祛风:麻黄细辛附子汤中细辛与麻黄比例为 1:1(细辛 2 两:麻黄 2 两),细辛与附子比例约为 1:1(细辛 2 两:炮附子 1 枚),其中细辛 2 两约31.25g,附子 1 枚约30g。

(2)温肺化饮:《伤寒论》小青龙汤、《金匮要略》苓甘五味姜辛汤,细辛与干姜比例均为 1:1(细辛 3 两:干姜 3 两)。

(3)开关通窍:《丹溪心法附余》通关散可开窍通关,主治气闭昏厥,方中细辛与皂角比例为 1:1(细辛 1 钱:皂角 1 钱)。

(4)散寒止痛:《太平惠民和剂局方》川芎茶调散中,细辛与川芎比例为 1:4(细辛 1 两:川芎 4 两),细辛与白芷比例为 1:2(细辛 1 两:白芷 2 两);《金匮要略》大黄附子汤中,细辛与附子比例约为 1:3(细辛 2 两:炮附子 3 枚)。

◎ 服饵

细辛辛温燥烈,为药中猛悍之品,有小毒。在入汤剂使用时,应注意药物的煎煮时间,细辛有毒成分黄樟醚挥发性强,长时间煎煮,可使有毒成分大大下降,且不影响有效成分的煎出。朱跃兰等认为大剂量细辛入汤剂,宜先煎 30~60min 为宜;细辛用量在 6~9g,可先煎 10~20min;细辛用量在 9~15g,可先煎 30min;细辛用量在 15g 以上时,则先煎 30min 以上,煎药时可将砂锅锅盖打开,以利于毒性成分的挥发;细辛中所含黄樟醚、马兜铃酸均具有长期毒性,临床应用时切不可超疗程使用,一般细辛用药疗程不可超过 1~2 周,尤其是肝肾功能不全者当忌用或慎用。若用于治疗寒痹症及腰腿痛等顽疾需长期服用时，应适当减小剂量并定期检查肝肾功能以确保其安全合理应用。《本草新编》云"止可少用，而不可多用，亦止可共用，而不能独用。多用则气耗而病增，独用则气尽而命丧"。

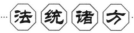

《本草新编》言"细辛，味大辛，气温，升也，阳也，无毒。入手足少阴。止头痛如神，治诸风湿痹，尤益肝、胆之经。肾得之而温。利窍清痰，止迎风泪眼，疗妇人血闭，祛在里之寒邪"。细辛味辛性温，既入肺经散在表之风寒，又入肾经而除在里之寒邪，为温法之重要代表。

◎ 温法

温法是通过温散里寒使在里的寒邪得以消散的一种治法。适用于寒邪在里之里寒证。里寒证，或因寒邪直中于里而成；或因失治误治或过食寒凉，损伤阳气而成；或因素体阳气虚弱，寒从内生而成。在里之寒邪，又有在脏、在腑、在经络之不同，故温法又多分为温中祛寒、回阳救逆、温经散寒等。由于寒邪在里往往损伤阳气，使里寒与阳虚并存，所以温法又常与补法配合运用。细辛所体现之温法，主要有温肺化饮法、温经解表法、温经通脉法、温通破结法、温脏安蛔法、温通开窍法。

1. 温肺化饮法

此法主要用于寒饮停肺之证，或因风寒外束，肺失宣降，痰饮内生而成，亦有脾肾阳虚，气化不行，寒饮犯肺者。仲景有云"病痰饮者，当以温药和之"，故寒饮停肺之证自当温散寒邪，化其痰饮，代表方剂如小青龙汤、射干麻黄汤、厚朴麻黄汤、苓甘五味姜辛汤等。

2. 温经解表法

素体阳虚，复感风寒，即成阳虚外感之候，治当表里兼顾，温少阴之经助少阴之阳以解表，则表解而少阴之阳不伤，代表方为麻黄细辛附子汤。

3. 温经通脉法

寒凝血脉，脉因寒而收引，血因寒而凝涩，血行不畅，阳气与营血不能荣于肢末，故手足寒冷，脉细欲绝，治当温经散寒，养血通脉，代表方为当归四逆汤。

4. 温通破结法

寒邪内侵，气血凝滞，经脉不通，故当散其寒，破其结，治用温通破结法，代表方大黄附子汤。

5. 温脏安蛔法

脏寒可致蛔虫不安而上行胆道而疼痛，故应温脏安蛔，代表方乌梅丸。

6. 温通开窍法

气机闭阻，或痰随气逆，阻塞清窍，而致猝然昏厥，法当使用辛窜温通之品通关开窍，代表方通关散。

细辛临床应用要点重在恶寒不渴。所谓恶寒,指患者恶寒喜暖,四肢厥冷,往往可见虽夏日而厚衣,或稍受风寒则冷气入骨,全身拘急不适;所谓不渴,指口不干渴,唾液清稀且量多,甚或自觉口内有冷气,唾液咽下也觉冰冷。凡恶寒不渴之人,多精神不振、喜卧懒言、小便清长、脉象或缓或迟、舌淡红、苔白滑、上罩一层稀滑黏液。

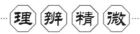

理 辨 精 微

◎ 药理

1. 传统药理

细辛作用的发挥,全赖其辛温之性,外可祛风散寒,内可温化寒饮,止寒痛。正如《本草经疏》所云"细辛……风药也。风性升,升则上行,辛则横走,温则发散,故主咳逆,头痛脑动,百节拘挛,风湿痹痛,死肌。盖痹及死肌,皆是感地之湿气,或兼风寒所成,风能除湿,温能散寒,辛能开窍,故疗如上诸风寒湿疾也"。

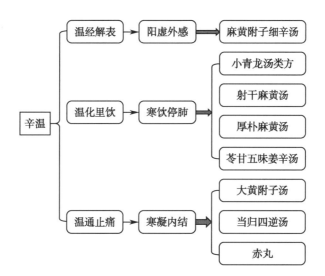

2. 现代药理

细辛现代药理作用大致包括:

(1)局部麻醉作用:细辛局麻作用与其所含的挥发油有关,但有较强的刺激性,尚不适合作表面麻醉剂。

(2)细辛挥发油具有解热、镇痛作用。

(3)初步体外试验发现,细辛对溶血性链球菌、痢疾杆菌、伤寒杆菌,乃至结核杆菌有某些抑制作用。

(4)调节血压作用。

（5）提高机体新陈代谢功能作用：细辛中含的去甲乌药碱具有肾上腺素能兴奋剂样的广泛生理作用，具有强心、扩血管、松弛平滑肌、增强脂质代谢及升高血糖等功效。

（6）抗组胺及抗变态反应作用。

（7）一定的抗炎作用。

（8）细辛能松弛支气管平滑肌，对支气管痉挛有明显的对抗作用。

◎ 演义

细辛统而言之以温化寒饮，通络止痛为其长。分而言之，则风寒外感以取其辛散；寒饮内停以取其温化；寒凝脉络以取其温通，诸如此类。

1. 咳喘病

细辛归属肺、肾经，《本经疏证》谓"细辛能提出依附津液之风寒"，系治疗咳喘之要药，小青龙汤、射干麻黄汤、厚朴麻黄汤、苓甘五味姜辛汤等含细辛经方广为流传，至今为治咳喘不可或缺。现代药理研究显示，挥发油为细辛镇咳、平喘的活性成分，除挥发油外，细辛非挥发性成分细辛多糖在香烟烟雾暴露的慢性咳嗽豚鼠模型中具有显著的镇咳活性，其机制可能与抗炎和抗氧化有关。这可能是细辛止咳、平喘的药效物质基础。细辛主治咳逆上气而痰多清稀者，常配伍干姜、五味子；配麻黄、半夏等治疗喘而胸满恶寒；配麻黄、石膏、厚朴等治疗喘而腹胀、有汗、舌红之证。细辛的镇咳平喘作用可算效如桴鼓，笔者曾治疗一例 71 岁的女性哮喘患者，用小青龙汤。细辛本来是用的每剂 15g，开了 4 剂。哪知患者煎药时将 4 剂的细辛共 60g 煎至一剂之中，当然服后患者头昏明显，想吐，但两小时后哮喘发作停止了，胸部也舒坦了。

2. 风湿痹痛及各种疼痛

细辛性温，味辛，具有祛风散寒、通痹止痛之效，《本草纲目》曰其"主治……头痛脑动，百节拘挛，风湿痹痛死肌"，又曰"辛温能散，故诸风寒风湿头痛……宜用之"。痹证盖因正气不足，风、寒、湿邪反复侵袭肌表，"独居分肉之间"，留滞经络，又"各以其时重感于风寒湿之气"而发病。现代研究证实，细辛总提取物以及细辛中的部分单体成分如甲基丁香酚、细辛脂素、芝麻脂素等都具有明显的抗炎镇痛作用。对于痹证，在辨证的基础上加细辛，可使内寒去、外寒散，则经不闭，络自通，血则畅，痹痛自愈。细辛辛香走窜，宣泄郁滞，上达巅顶，通利九窍，善于祛风散寒，且止痛能力颇强。在治疗糖尿病痛性神经病变时，多采用重剂细辛（20～30g）以达止痛之效。"巅顶之上，唯风可达"，细辛为治疗风寒头痛之要药。张元素曰"入足厥阴少阴血分，治少阴头痛如神，亦止诸阳头痛，诸风通用之"，寇宗奭亦曰"治头面风痛，不可缺此"。代表方如川芎茶调散，用治包括亚急性甲状腺炎、带状疱疹后遗神经痛等均具有明确的止痛效用。治疗风冷牙痛，可配伍白芷、荜茇；治疗胃火牙痛，则可配伍石膏、黄连、升麻等清胃火之药；治疗胃痛，临床常在复方中加入细辛 3～9g，对于中焦虚寒的胃脘痛患者，在黄芪建中汤、香砂六君汤等复方中加入细辛，可以明显增强止痛效果。临床中当归四逆汤在血虚寒厥、遇冷加重疼痛的治疗中应用广泛。细辛配附子可治身体痛或腹痛见恶寒者；配附子、大黄可治腹痛而大便秘结；配乌头可治胸腹剧痛。

3. 跌打损伤

《本草正义》云细辛"善开结气，宣泄郁滞……内之宣络脉而疏通百节"，故可用于治疗跌打损伤。跌打损伤多因气滞血瘀，不通则痛。细辛辛温行散，气行则血行，在活血化瘀药中加入细辛，可增强止痛及活血化瘀的功效，若患者服药后热象明显，可适当配伍石膏、黄连等寒凉药物。

4. 诸窍不利

《本草正义》言"细辛，芳香最烈……通利耳目"，细辛芳香透达，散风邪，化湿浊，通鼻窍，可用治鼻鼽鼻渊等有鼻塞、流涕、头痛者，常配伍苍耳子、辛夷等药，代表方苍耳子散。细辛还可以用治突发性耳聋，该病系太阳少阴感受寒邪之复证，不温补肾阳则无以扶正托邪，不散寒祛风则无以开窍启关，故细辛可用。另外，细辛吹鼻取嚏，有通关开窍醒神之功，可用治中恶或痰厥所致之卒然口噤气塞、昏不知人、面色苍白、牙关紧闭之神昏窍闭证，代表方如通关散。

5. 脱疽

细辛辛温止痛，具通血闭、开结气、泄郁滞之功。对脱疽属寒凝血闭者，与当归、桂枝等养血通脉之品配伍疗效较好，如《伤寒论》当归四逆汤。

6. 色斑、黄褐斑

笔者临床上治疗色斑、黄褐斑，常加用细辛15～21g。色斑系面部、卫表之疾病，细辛解表散邪，归肺经，促进药物达于肌表的同时，亦使邪从表散。细辛性味辛温，善于走窜而入气分，祛风通经络。现代研究表明，其成分甲基丁香酚能有效促进药物经皮吸收，故常常使用于黄褐斑外治方中配合，可提高疗效。

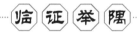

案1 治水气咳嗽

张志明暑天多水浴，因而致咳，诸药乏效，遇寒则增剧，此为心下有水气，小青龙汤主之。净麻黄（钱半），川桂枝（钱半），大白芍（二钱），生甘草（一钱），北细辛（钱半），五味子（钱半），干姜（钱半），姜半夏（三钱）。

按：张君志明为余之好友，尝患疔毒。自以西药治之，增剧，因就余以中药治愈，乃叹中药之神。自后恙无大小，每必垂询，顾余以事冗，居恒外出，致常相左。某晨，君又贲临，曰：咳嗽小恙耳，何中医久治不差？并出方相示，则清水豆卷、冬桑叶、前胡、杏仁、赤苓、枳壳、桔梗、竹茹、牛蒡、贝母、瓜蒌皮、冬瓜子、枇杷叶之属。因询之曰：君于夏月尝习游泳乎？曰：然。君之咳遇寒则增剧乎？曰：然。余乃慰之曰：此证甚易，一剂可愈，辛毋为虑。因书上方与之。越二日，来告曰：咳瘳矣。

（曹颖甫医案）

主要症状：咳嗽，遇寒则增剧。

病机归纳：表寒引动内饮，水寒射肺，肺失宣降。

经典方证：《伤寒论·辨太阳病脉证并治》："伤寒表不解，心下有水气，干呕，发热而咳，或渴，或利，或噎，或小便不利、少腹满，或喘者，小青龙汤主之。"

方义分析：此案患者张君因习游泳而得水气，水气上凌于肺，肺失宣降而致咳嗽，治当解表散寒，温肺化饮才切中病机，否则妄加杏、贝、桔、枳等宣肺化痰止咳之品而乏效。

药证归纳：方中细辛味辛性温，入肺经而温化寒饮，主治咳而微喘，恶寒不渴，咳痰清稀者。曹颖甫谓"余屡用本方治咳，皆有奇效。顾必审其咳而属于水气者，然后用之，非以之尽治诸咳也……凡此种水气之咳，本汤皆能优治之"，临床使用恶寒而咳痰清稀是其辨证要点，痰液清稀而且量较多，形如泡沫，落地如水，其人舌苔多见白滑。本案用小青龙汤，解表散寒，温肺化饮。细辛配伍干姜为臣药，温肺化饮而止咳，且兼助麻、桂解表祛邪。

笔者用小青龙汤于无汗或少汗之咳喘屡试不爽，且细辛每用15～30g。

案2 关节疼痛

郝某，女性，30岁，1965年12月6日初诊。四肢关节疼10余年，遇冷即发，近三四年来发作较频，常有头晕、四肢逆冷，天气刚冷手足即出现冻疮，口中和不思饮，舌苔白润，舌质黯红，脉沉细。处方：当归10g，桂枝10g，白芍10g，细辛10g，炙甘草6g，通草6g，大枣5枚。上药服3剂，四肢觉温，继服20余剂四肢冷及关节痛消除。

（《胡希恕医案》）

主要症状：四肢关节疼，遇冷即发，舌苔白润，舌质黯红，脉沉细。

病机归纳：血虚寒凝，瘀血内阻。

经典方证：《伤寒论·辨厥阴病脉证并治》："手足厥寒，脉细欲绝者，当归四逆汤主之。"

方义分析：此案患者冬季就诊，四肢关节疼痛因寒而发，手足因外寒而生冻疮，且舌苔白润，口和不思饮，为太阳太阴合病，又舌质黯红而脉沉细，当属血虚寒凝，故治疗当用当归四逆汤温经散寒，养血通脉。

药证归纳：素体血虚又合经脉受寒，寒邪凝滞，血行不利，阳气不能达于四肢末端，营血不能充盈血脉，遂呈四肢关节疼痛，手足生疮等症。细辛一药，一则取其解表散寒之功，一则用其温经止痛之效，可辅桂枝温通散寒，助白芍解挛急之痛，故用之疼痛尽除。《药品化义》言"细辛……若寒邪入里，而在阴经者，以此从内托出"，佐姜、桂可驱脏腑之寒，佐附子能散诸疾之冷，是为驱逐寒气之良药。然细辛气盛味烈，疏散之力劲，多用则气耗而痛增加，独用则气尽而命夭，临床用之宜慎。

升麻

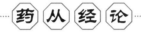药从经论

◎ 概述

升麻为毛茛科植物三大叶升麻、兴安升麻或升麻的干燥根茎。味辛、微甘，性微寒，归肺、脾、胃、大肠经。具有发表透疹，升举阳气，清热解毒等功效。

◎ 经论

《神农本草经》云："升麻，味甘、辛，主解百毒，杀百精、老物、殃鬼，辟瘟疾、瘴邪、蛊毒。久服不夭。"

◎ 释经

"解百毒"强调的是升麻具有很好的清热解毒功效。"百精"泛指各种致病邪气。"老物"亦指各种致病因素，或各种致病毒邪。"殃鬼"引申为致病邪气对人体的伤害，或不明原因病邪对人体精神、肉体的侵害。"杀百精老物殃鬼"当与"解百毒"相联系，是升麻能"解百毒"的进一步阐释。"瘟疫"是感受疫疠之气造成的急性流行性传染病的总称。"瘴气"指山岚瘴气、瘴毒。"蛊毒"指寄生虫，感染后能使人发生蛊胀病。"杀百精、老物、殃鬼"和"辟瘟疫、瘴气、邪气、蛊毒"仍然在诠释其"解百毒"，也是升麻能"解百毒"作用的具体体现。"夭"：早死，殇亡。

◎ 药证

主治：风热外感，发热头痛；热毒蕴结肌表，斑疹外出不透；阴阳毒；胸中气陷，阳气不升，脏器下垂。

◎ 炮制

历代本草中收载的升麻炮制品种较多，但以蜜升麻为主。升麻生用味甘辛，性微寒，以发表透疹、清热解毒力胜，经炒后可祛其寒性，使药性偏温，酒制增强其升举阳气作用，蜜制赋色、赋味，缓和发散之力，麸制使受热均匀，并便于掌握炮制程度。

蜜麸炒升麻是将麦麸与炼蜜（加适量开水稀释）拌匀，搓散，过筛，干燥至不粘手为度，每100kg麸皮用炼蜜30kg，得蜜麸，再用中火将锅烧热，将制备好的蜜麸均匀撒入热锅中，至起烟时投入升麻，炒至药物表面老黄色时取出，筛去麦麸，放凉，每100kg升麻用蜜麸10kg。蜜麸炒升麻不仅可以减缓升麻对肠胃的刺激性而且能发挥补脾和胃之功，使升麻升举阳气的作用增强。祝婧等采用升麻及其炮制品治疗脾气虚大鼠和脾气虚小鼠，以小鼠小肠推进率和胃残留率、大鼠血浆胃动素含量和血清胃泌素含量为指标考察其胃肠功能的变化，结果表明，蜜麸制升麻对脾气虚胃肠功能的治疗效果最佳。

总之，经酒、蜜、麸共制增强补气升阳之力，尤适用于治疗中气虚陷类方剂如补中益气汤（丸）、升陷汤的配伍。

◎ 用量

《中华人民共和国药典（2020年版）》规定升麻用量为3～10g。临床实践表明，用于升阳，升麻用量多3～6g，宜蜜炙、酒炒；用于解表透疹，宜中剂量，升麻用量多10g左右；用于清热解毒，需大剂量，升麻可用至30g，宜生用，或入丸、散。有报道用升麻30g时治疗面神经麻痹有较好的疗效。同时，升麻小剂量配参、芪，取其轻清升浮之性，能引脾胃之清气上升，以治脾胃不足气虚下陷诸证；大剂量升麻伍清热解毒凉血活血之品，能旺盛血行以消散热毒，此即傅青主"少则气升，多则血升"之谓。《金匮要略》治阳毒之为病，症见面赤斑斑如锦纹、咽喉痛、唾脓血之升麻鳖甲汤，方中升麻用量独重（2两），即取其清热解毒之效。当代名医方药中教授深得《金匮要略》用升麻之真谛，重用升麻治疗病毒性肝炎，也正是取其解毒之偏性。《本草新编》云"夫火性炎上，引其上升者易于散……升麻可多用至五钱，少则四钱、三钱，断不可止用数分与一钱已也"。近年来用大剂量升麻治疗热毒证者也屡见不鲜，有报道，在辨证论治的基础上重用升麻（30g以上），对许多细菌性、病毒性疾病取得满意的效果。

◎ 阐微

升麻入药首载于《神农本草经》，并被列为上品。魏晋南北朝至宋代，本草文献对于升麻均有详细的描述，在功效和主治病证方面有所增补。如《名医别录》指出"升麻……主中恶腹痛，头痛寒热，风肿诸毒，喉痛口疮"；《本草经集注》认为升麻为伤寒、中恶、惊邪、喉痹痛、口疮、解毒所主之药；据《药性论》所载，升麻主要治疗儿科、口腔、热证、疫病、邪魅五类疾病；《证类本草》提出升麻还可以治疗斑疮、丹毒、瘭疽等外科疾患及产后恶血不尽等妇科下血病证。到了金元时期，张元素在《医学启源》把药物的升降浮沉属性进行了全面系统的描述。他在描述升麻时认为其功用有四："手足阳明引经，一也；升阳于至阴之下，二也；阳明经分头痛，三也；去风邪在皮肤及至高之上，四也。"李东垣也在补中益气汤中发挥了升麻升阳于至阴之下的功用，提出升麻"引甘温之药上升"的理论，也正是自此之后，各类药书中升麻就多了升提阳气的功效。

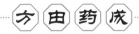

◎ 药对

升麻配柴胡，升阳举陷，治阳虚气陷；配葛根，解表透疹，治麻疹不透；配玄参，清热解毒，凉血滋阴，治热盛阴伤；配石膏，清胃泻火，清升热降，治胃火炽盛；配生地，清热凉血止血，治血热出血；配大青叶，散邪解毒，治邪热炽盛；配鳖甲解阴阳毒；配黄连，发散郁火，治邪火内郁；配枳壳，调理脾胃升降，治中焦气机失调；配麻黄，发越阳气，畅达气机，治疗阳郁内闭。

◎ 角药

升麻配党参、白术，补中益气，升阳举陷；配石膏、黄连，清胃泻火；配黄连、连翘，清热解毒，利咽散结；配黄芩、玄参，清热泻火，解毒散结；配黄芪、桔梗，益气升陷；配桑叶、菊花，疏散风热；配麻黄、苏叶，发散风寒。

◎ 经方

1. 阳毒——升麻鳖甲汤

《金匮要略•百合狐惑阴阳毒病脉证治》"阳毒之为病，面赤斑斑如锦文，咽喉痛，唾脓血。五日可治，七日不可治，升麻鳖甲汤主之"。阳毒者，热毒壅盛于血分，现于面部，则红斑状如锦纹；灼伤咽喉，则咽喉痛；热盛肉腐则成脓，故吐脓血。故用升麻鳖甲汤解毒散结、活血散瘀。方取大剂升麻清热解毒之性。

2. 阴毒——升麻鳖甲汤去蜀椒、雄黄

《金匮要略•百合狐惑阴阳毒病脉证治》"阴毒之为病，面目青，身痛如被杖，咽喉痛。五日可治，七日不可治，升麻鳖甲汤去雄黄、蜀椒主之"。阴毒者，疫毒侵犯血脉，瘀血凝滞，阻塞不通，现于面部则色青；经脉阻塞，血流不畅，故遍身疼痛如被杖；疫毒壅结咽喉，则咽喉痛。仍用升麻鳖甲汤解毒散瘀，去蜀椒、雄黄以防损伤阳气。

3. 上热下寒，正虚阳郁——麻黄升麻汤

《伤寒论•辨厥阴病脉证并治》"伤寒六七日，大下后，寸脉沉而迟，手足厥逆，下部脉不至，喉咽不利，唾脓血，泄利不止者，为难治，麻黄升麻汤主之"。伤寒六七日，虽病程稍长，但表邪未解，仍当先解表。若表邪未解而误用苦寒攻下，病不得愈，反使表邪内陷，阳气郁遏，伤阴损阳而发生太阳、阳明、太阴三经并病的复杂局面。方中重用麻黄、升麻发越郁阳，使郁阳得伸，邪能外达。麻黄、桂枝散太阳之邪；升麻、黄芩、知母、石膏清阳明之热；干姜、白术、茯苓、炙甘草温太阴之寒；当归、天冬、葳蕤、芍药补已损之阴血。诸药合用，共奏发越阳气、清上温下、滋阴和阳之功。

◎ 方证

升麻鳖甲汤 以面赤斑斑如锦纹、咽喉痛、唾脓血为其辨证要点。

升麻鳖甲汤去蜀椒雄黄 以面目色青、身痛、咽喉痛为其辨证要点。

麻黄升麻汤 以寸脉沉而迟、手足厥逆、下部脉不至、咽喉不利、唾脓血、泄利不止为其辨证要点。

补中益气汤 以神疲乏力、少气懒言、面色萎黄、脱肛、子宫脱垂、崩漏、久泻久痢、身热自汗为其辨证要点。

升麻葛根汤 以疹出不畅、身热头痛、咳嗽、目赤流泪、口渴、舌红、脉浮数为其辨证要点。

举元煎 以气短乏力、脘腹坠胀、血崩血脱、呼吸轻浅为其辨证要点。

清胃散 以牙痛、面颊发热、牙宣出血、牙龈红肿溃烂、口气热臭、舌红苔黄、脉滑数为其辨证要点。

◎ 量效

1. 绝对剂量

大剂量如升麻鳖甲汤、升麻鳖甲汤去蜀椒雄黄,《金匮要略》原方用升麻 2 两,两方分别用于治疗阳毒、阴毒。阴阳毒系感受疫毒所致,相当于今之猩红热、红斑狼疮、紫癜等属热毒血瘀者。两方用大剂量升麻为君,功在清热解毒。王好古谓升麻为"疮家圣药"。《素问病机气宜保命集》之清震汤升麻用量亦大(1 两),用治头面疙瘩肿痛、憎寒壮热、状如伤寒之雷头风。焦树德认为,升麻取其气升扬,具有解百毒之功效。陈世铎《本草新编》言"解热之药,要不能外元参、麦冬与芩、连、栀子之类。然元参、麦冬与芩、连、栀子,能下行,而不能外走,必藉升麻,以引诸药出于皮毛,而斑乃尽消。倘升麻少用,不能引之出外,势必热走于内,而尽趋于大、小肠矣。夫火性炎上,引其上升者易于散,任其下行者难于解。此所以必须多用,而火热之毒,随元参、麦冬与芩、连、栀子之类而行,尽消化也"。此言大剂升麻配伍清热药,清热解毒之时兼功善引热上行,使火气升散。

名老中医方药中认为,升麻可解诸毒。临床上可以定性为"毒"病的情况大致可归纳为两种:一为火病而系暴发者,如具有传染性的温毒、时疫之类疾病;二是因误食药物或有毒物所致疾病。方老在辨证的基础上均用大剂量升麻解毒。取升麻解毒之性,笔者在临床上用大剂量(30~45g)治疗银屑病亦获得满意疗效。

中剂量如麻黄升麻汤,《伤寒论》原方用升麻 1 两 1 分,麻黄升麻汤用于治疗表邪未解而误用苦寒攻下,病不得愈,反使表邪内陷,阳气郁遏,伤阴损阳而发生一系列变证。方中重用麻黄、升麻发越郁阳为君,使郁阳得伸,邪能外达。且从升麻鳖甲汤及麻黄升麻汤的主治不难看出,咽喉不利、唾脓血是升麻重要的适应证之一。《太平惠民和剂局方》升麻葛根汤用治麻疹初起,疹发不畅,方中升麻、白芍、炙甘草各用 10 两,葛根 15 两,诸药研末，取 2 钱水煎，其中升麻辛散透疹兼清热解毒为君。故临床取升麻升散解表之性时，多用中剂量（10～15g）。

小剂量如补中益气汤、升陷汤、举元煎。清·汪昂《本草备要》中记载"升麻，轻，宣，升阳，解毒，甘辛微苦，足阳明、太阴引经药……表散风邪，升发火郁，能升阳气于至阴之下，引甘温之药上行"。补中益气汤、升陷汤、举元煎均用于气虚中气下陷，三方中，补中益气汤原方升麻用 2 分或 3 分、升陷汤用升麻 1 钱、举元煎用升麻 5～7 分。可以看出，临床用升麻配伍补气药治疗气虚下陷时用量均小。对此，李东垣明言告诫"脾胃不足之证，须少用升麻，乃足阳明，太阴引经之药也"。倘若在甘温补益之剂中重用升麻，则有寒遏之嫌，反阻止参芪升阳之力。而少用则好似青竹小筏，轻清善行，载诸阳药，而达升提中气、升清降浊之功。

2. 相对剂量

（1）发越阳气：用以发越阳气时升麻用量宜大。麻黄升麻汤中，仲景用大剂量升麻配伍大剂量麻黄发越郁阳，清泻郁邪，方用麻黄与升麻比例约为 2∶1（麻黄 2 两半∶升麻 1 两 1 分）。为此，后世医家用此方加减治疗郁证获得佳效，正如《素问·生气通天论》云"阳气者，精则养神，柔则养筋"。人体的七窍之灵，四肢之用，精神之饱满，皆赖阳气的振奋和温养，阳盛则神旺，阳郁则神颓。《景岳全书·中兴论》曰"气为阳，阳主神也"。若阳气郁滞在内，周流不畅，则神失所主，脏腑功能衰退，故出现心情低落、沉默寡言等症状，治以宣发阳气，温振情志，使其阳气得振，阴得以复，气机条畅。对于临床所见的郁病、不寐、喉痹等内科杂病，凡病症属"阳郁"者，王中琳教授用麻黄升麻汤加减治疗收效良好，其用麻黄∶升麻为 1∶4，升麻量重于麻黄。如无表证，则麻黄升麻用量可参照王氏 1∶4 的比例。

（2）升阳举陷：用以升阳举陷时升麻用量宜小。李东垣之补中益气汤，黄芪与升麻比例为 5∶2～5∶3（黄芪 5 分∶升麻 2 分或 3 分）；张景岳治气虚下陷、血崩血脱之举元煎，黄芪与升麻比例约为 5∶1（黄芪 3～5 钱∶升麻 5～7 分）；张锡纯治大气下陷之升陷汤，黄芪与升麻比例为 6∶1（黄芪 6 钱∶升麻 1 钱）。究其原委，盖因升麻之性偏寒，重用之则抑制参芪补气升阳之功，少佐用之则协同参芪引脾胃清阳之气上升。升麻非轻清则不可升浮，乃顺阳气升浮之性，量少力宏，轻舟速行，轻而取胜。

（3）发越郁火：《东垣试效方》普济消毒饮治风热疫毒壅于上焦、发于头面之大头瘟，升麻配大剂量清热泻火解毒之芩、连，取其性上行，可疏散风热，引药上达，使壅于头面的风热疫毒得以散泄，其中升麻与黄芩、黄连比例约为 1∶7∶7（升麻 7 分∶黄芩半两∶黄连半两）；而用治胃火牙痛之清胃散，方中升麻与黄连比例为 1∶1（升麻 1 钱∶黄连 1 钱）。升麻配伍苦寒泻火之黄连，一取清热解毒之性，二取其轻清升散透发，可宣达郁遏之伏火。两方均用小剂量升麻配伍苦寒泻火药，取"火郁发之"之意。

◎ **服饵**

《本草纲目》记载"升麻能解痘毒，惟初发热时可用解毒，痘已出后，气弱或泄泻者亦可少用"，此处明确记载了升麻的解毒作用，而且笔者在临床中治疗水痘等即取其大剂量以解毒效佳；从中还可以知道体虚气弱或胃肠虚弱泄泻者要少用或者不用升麻。张介宾在《景岳全书》中论述升麻"其味苦气散，若血气太虚，及水火无根者，并不可用"。究其原因，乃因升麻性寒，大剂量运用时反会损伤脾阳，导致泄泻。且轻清升散，其性上行，兼可发表透疹，故痘已出者、气弱者，大量运用易升散耗气，酿成坏病。另外，升麻还禁用于上盛下虚、阴虚火旺之体，上盛下虚者，若误用升麻则盛者更盛、虚者更虚，犯实实虚虚之忌。升麻虽然性味本凉，但其升散之性强烈，火性炎上，所以升麻易耗动阳气，阴虚火旺之体不宜用。

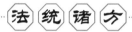

升麻辛、微甘、微寒，以辛凉升散为其能。对于实热证，升麻既能直接清热解毒，又可凭借其升散透发之性发散郁火，奏"火郁发之"之效。对于虚热证，升麻可配伍甘温益气之品升阳举陷，治疗中气亏虚，清阳下陷，阴火上乘土位，泛溢肌肤所致的气虚发热。

◎ 清法

清法是通过清热、泻火、凉血、解毒等方法，以解除在里之热邪的一种治法。适用于热证、火证、热毒证及虚热证等。热邪在里，又有在气分、营分、血分、热壅成毒、脏腑蕴热以及虚热之不同，因而清法又常分为清气分热、清营凉血、清热解毒、清脏腑热、清虚热、清热祛暑等法。升麻在清法中的作用，主要在于清气分热、清脏腑热两个方面。

1. 清气分热

升麻辛甘微寒，性能升散，可发表退热，对外感表证，邪在气分，无论寒热皆可运用。治疗风热感冒，温病初起，发热头痛等证，可与桑叶、菊花、薄荷等同用。若风寒感冒，恶寒发热、无汗、头痛、咳嗽者，与麻黄、川芎、紫苏、白芷等药配伍，如《太平惠民和剂局方》十神汤。

2. 清脏腑热

升麻功能清热解毒，可治热毒所致之多种病证。因其尤善清解阳明热毒，故胃火炽盛成毒的牙龈肿痛、口舌生疮、咽喉肿痛以及皮肤疮毒等尤为多用。如清胃散。

◎ 甘温除热法

甘温除热法是李东垣以《素问·阴阳应象大论》中"壮火食气，气食少火。少火生气，壮火散气"为基础，在仲景《金匮要略》小建中汤治疗虚劳烦热的启示下，提出"盖人受水谷之气以生，所谓清气、荣气、卫气、春生之气，皆胃气之别称也……苟饮食失节，寒温不适，则脾胃乃伤，喜怒忧愁，劳逸过度，而损耗元气。脾胃虚衰，元气不足，而心火独盛。心火者，阴火也，起于下焦，其系于心，心不主令，相火代之。相火，下焦包络之火，元气之贼。火与元气两不立,一胜一负。脾胃气虚则下流于肾,阴火得以乘其土位"。创立补中益气汤,盖胃中清气下沉,用升麻、柴胡引胃气以上腾,复其本位,便能升浮以行生长之令矣。甘入脾胃,温阳益气。甘温剂者,即温补脾气之剂也,通过对脾胃阳气的补养,对升降出入的调整,使人体元气充沛,增强抵抗力,阴阳平衡,则热象自除。

◎ 火郁发之

"火郁发之"源于《素问·六元正纪大论》"帝曰:善,郁之甚者,治之奈何?岐伯曰:木郁达之,火郁发之,土郁夺之,金郁泄之,水郁折之,然调其气,过者折之,以其畏也,所谓泻之"。火热之邪燔灼炎上,"热者寒之"为其本法,然则火热喜发散而恶凉遏,单用苦寒直折其热,反而更易凝滞气机,邪留不去。故在清热泻火之品上加升麻、柴胡等升提之品,以顺火性,则火热易除。

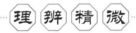

◎ 药理

1. 传统药理

升麻作用的发挥,在于"升""发"和"清"。"升"即升阳举陷;"发"即发表退热,发表透疹,发越郁阳(火);"清"即清热解毒。

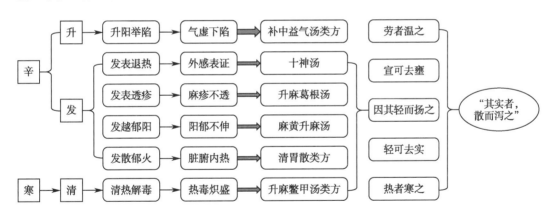

2. 现代药理

升麻的现代药理作用大致有如下几点:

(1)抑制核苷酸转运、抗病原微生物作用:从升麻根茎分离的三萜类化合物,能抑制植物血凝素刺激的淋巴细胞的核苷酸转运。升麻提取物能够抑制嗜杀酵母毒素的分泌,并能抑制嗜杀酵母的活性。

(2)对神经细胞凋亡的保护作用:一定浓度的类叶升麻苷可明显减少鱼藤酮诱导的多巴胺能神经元 SH-SY 5Y 细胞的凋亡,类叶升麻苷对鱼藤酮致多巴胺能神经元的抑制作用可能具有抗帕金森病的潜在功效，有可能为临床治疗神经退行性疾病带来新的希望。

（3）对骨质的影响：升麻提取物在骨密度及最大荷载、挠度、破坏载荷、能量吸收极限强度和破坏强度指标上均表现有良好的骨保护效应，可以有效地拮抗去卵巢后雌激素降低引起的骨质量下降，同时还可显著提高去卵巢大鼠的骨密度和骨矿物质的含量。

（4）抗炎、解热、镇痛及抗溃疡作用：升麻所含的异阿魏酸（IFA，95）和阿魏酸（FA，94）可以明显抑制乙酸引起的小鼠扭体反应，还可以降低流感病毒侵染小鼠支气管肺泡灌洗液中的白细胞介素 -8 的水平。

（5）类雌激素样作用：升麻提取物治疗妇女更年期综合征可明显改善绝经期睡眠、情绪紊乱和潮热潮红现象。

（6）降糖作用：北升麻根茎中提取物具有抗高血糖的作用，可降低血糖动物模型的血浆葡萄糖水平。

◎ 演义

升麻以辛凉升散为其长。外感表证取其解表散邪；中气下陷取其升阳举陷；热毒证取其清热解毒；麻疹不透取其升散透疹。

1. 感染

《名医别录》里记载升麻"味苦，微寒，无毒。主解毒入口皆吐出，中恶腹痛，时气毒疠，头痛寒热，风肿诸毒，喉痛口疮"。孙思邈《千金翼方》包含升麻的方药中，大部分是用于治疗疮疡、咽痛、丹毒、痈疽等热毒所致病证。升麻为清热解毒之良药，现代药理研究亦证明，升麻提取物有明显的解热、抗炎、抗病毒的作用，故可治疗细菌、病毒感染导致的咽喉肿痛、腮腺炎、淋巴结肿大等多种感染性疾病。

2. 内脏下垂

升麻轻清上行，其性升散。李东垣在《内外伤辨惑论》中直指"胃中清气在下，必加升麻、柴胡以引之"，又言"脾胃不足之证，须用升麻、柴胡苦平，味之薄者，阴中之阳，引脾胃中清气行于阳道及诸经，生发阴阳之气，以滋春气之和也"。近代医学大家张锡纯的名方升陷汤中也用到了升麻，他认为升麻为阳明之药，"能引大气之陷者自右升……至若少腹下坠或更作痛，其人之气直陷至九渊，必需升麻之大力者，以升提之"。升麻升散力强，善引清阳之气上升，用于治疗中气下陷所致之胃下垂、子宫脱垂、脱肛等，常配伍黄芪、人参、柴胡，共奏补中益气、升阳举陷之效，代表方补中益气汤。

3. 麻疹痘疮

《药性赋》记载"升麻消风热肿毒，发散疮痍"，《太平惠民和剂局方》用升麻葛根汤治疗麻疹初起、透发不畅。升麻葛根汤方中升麻解肌透疹为君。何以解肌透疹？其一，升麻清热解毒，且升散之性强，能直接与风瘟邪毒短兵相接；其二，升麻之散亦有散布卫气的作用，卫气恢复，逼邪外出，双管齐下，则固表而不留邪。现代医家对升麻解表解毒作用也有新的诠释。周熙东等报道单味升麻煎浓汁用纱布浸药汁湿敷患处治疗带状疱疹显效。

临证举隅

案1 治阳毒发斑

一患者颜面发斑，前额、两颧特为明显，略显蝶形，其色鲜红，西医诊断为红斑狼疮。诊其舌红少苔，切其六脉滑数有力，间诊其患处奇痒难忍，有烧灼感，肢体疼痛，时发寒热，乃断为《金匮》之"阳毒发斑"。治宜解毒透斑，用升麻鳖甲汤全方加银花一味，五剂而病减，后去蜀椒、雄黄，加生地、玄参十余剂而愈。

（吴棹仙医案）

主要症状：颜面发斑，其色鲜红，略显蝶形，患处奇痒难忍，有烧灼感。

病机归纳：热毒蕴血，上发于面。

经典方证：《金匮要略·百合狐惑阴阳毒病脉证治》："阳毒之为病，面赤斑斑如锦文，咽喉痛，唾脓血。五日可治，七日不可治，升麻鳖甲汤主之。"

方义分析：毒蕴血分，上发于面，而见蝶形红斑，因其色鲜红明亮、身体灼热痒痛，脉滑有力，热毒证具，故以升麻鳖甲汤治之。阴阳毒皆当解毒活血，方中升麻、甘草清热解毒；阳毒轻浅，利于达散，故以雄黄、蜀椒、升麻辛散之力，引诸药透邪外出；鳖甲、当归和血祛瘀；再以金银花增强清热解毒之力。二诊见舌红少苔，乃热盛兼有阴伤，故去辛温发散之蜀椒、雄黄，加生地、玄参滋阴增液。

药证归纳：升麻味辛性微寒，功擅清热解毒兼有升提发散之力，既可向内直清脏腑营血之热毒，又可凭借其轻清发散之性导邪外出，使热毒从表而解，可用治多种热毒证。胡希恕先生在讲解升麻鳖甲汤方证时指出"本病类似急性传染病，病情较重……阳毒以咽痛、吐脓血为主症，阳气怫郁在外，而面赤生红斑，故称其为阳毒……升麻解毒杀菌，为方中主药，蜀椒辛温发汗，可使在表之邪毒外透"。尤怡《金匮要略心典》言"毒者，邪气蕴蓄不解之谓"，故而解毒当用宣散之品，因势利导。此外，为防药物过用苦寒、冰伏热邪，可与辛温之品配伍。升麻鳖甲汤临床应用极其广泛，凡感染性疾病（肝炎、带状疱疹、鼠疫、流行性出血热）、结缔组织疾病（红斑狼疮、皮肌炎、白塞氏病）、变态反应性疾病（荨麻疹）、血液病（过敏性紫癜、急性白血病、真红细胞增多症）等证属中医热毒血瘀者皆可加减运用。其血热较重者，加犀角（水牛角代）、生地、大青叶、金银花等；血瘀较重者，加丹皮、赤芍、丹参；吐血衄血者，加白茅根、生地黄等。

案2 治尿血

胡某，女性，28岁，已婚。于1971年6月28日来院就诊。切其脉大而虚，望其舌质淡，右侧有白苔，面色萎黄，自诉尿血证年久不愈。自22岁起，尿血即时止时发，而在劳累后更易导致复发。曾经西医多次检查，没有找到病灶，因而也没有查明病因。也曾经过中医多次治疗，凡八正散、小蓟饮子、五淋散等清热利湿消瘀之剂，屡服都未能收效，终年怫郁，苦恼不堪。问其小腹是否常有感觉，患者诉一经劳累，则小腹坠胀而下血。处方：炙黄芪 9g，白术 9g，党参 9g，升麻 1.5g，柴胡 3g，当归身 9g，陈皮 3g，炙甘草 4.5g，黄柏（盐炒）3g，知母（盐炒）3g，10 剂，水煎服。前后共治疗 4 个半月，先服补中益气汤加味三月余，后改服补中益气丸 20 余天，自服药后，即有劳累亦从未尿血。

（岳美中医案）

主要症状：尿血，面色萎黄，劳累后小腹坠胀，脉大而虚，舌质淡，右侧有白苔。

病机归纳：中气下陷，脾虚失统，冲任不固。

方义分析：本案患者尿血时作时止六年余，久病见脉虚大，面色萎黄主气虚，舌质淡，右侧白苔主血虚气弱，病机总属中气下陷，脾虚失统，无力运化中州，致冲任不固。脾气亏虚，升举无力，中气下陷而见小腹坠胀，气虚不摄血故尿血迁延不愈。方用补中益气汤加减益气摄血、升阳举陷；患者长期失血，阴血暗耗，易致阴火内生，故加用知母、黄柏滋肾阴、清虚火。

药证归纳：本案治以补中益气汤，方中取升麻升阳举陷之效。李东垣善用升麻，对其升阳之功颇有见地"若补其脾胃，非此药为引用，行其本经，不能补此二经"。升麻多与柴胡、葛根等风药同用，再合人参、黄芪等甘温之品，升发脾胃阳气，从而达到升阳泻火、升阳止泻、升阳摄血等功能。临床上对于中气下陷，气虚不摄所致之尿血、崩漏、久泻久痢、子宫脱垂、脱肛等中气下陷以及由于清阳下陷，阴火上乘土位，泛溢肌肤出现的发热等病症，常用升麻配伍甘温益气之品以提气举陷、甘温除热。此外，全宗景应用升麻配伍补益药治疗妇人缺乳亦取得良好效果。《类证治裁》云"乳汁为气血所化，而源出于胃，实水谷精华也，惟冲脉隶于胃，故升而为乳，降而为经"，其认为于通乳方中加入升麻，可升举气血直达乳房，此与妇人泌乳功能正相吻合，故而事半功倍。

黄连

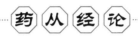

药从经论

◎ **概述**

黄连为毛茛科植物黄连、三角叶黄连或云连的干燥根茎,有味连、雅连、云连之分。味苦,性寒,归心、肝、胆、脾、胃、大肠经。具有清热燥湿,泻火解毒,除痞止利等功效。

◎ **经论**

《神农本草经》云:"黄连,味苦,寒。主热气,目痛,眦伤,泣出,明目,肠澼,腹痛,下痢,妇人阴中肿痛,久服令人不忘。"

◎ **释经**

黄连味苦性寒,为清热止利之要药。"热气",指发热。"目痛,眦伤,泣出,明目",即目睛疼痛、结膜充血、眼痒、分泌物增多等眼疾,属阳证者,可用黄连清肝明目。"肠澼,腹痛,下痢",即见粪便黏液、便中带血、腹部疼痛、泄泻等胃肠疾病者。"妇人阴中肿痛"指因湿热下注导致的外阴瘙痒、阴部疮肿、阴道炎等阴户疾病。"久服令人不忘",心主神明,久服泻心火而养神,故令人不忘。

◎ **药证**

体质特征:面色红或黄瘦而肌肉坚紧,易面部油腻,自觉烦热感,唇红,舌质红或黯红,苔薄黄或黄腻,脉多滑数或数促。

◎ **炮制**

目前常用有酒黄连、姜黄连和萸黄连三种炮制品。生黄连性味最为苦寒,长于清热燥湿、泻火解毒,多用于痈肿疔疮、湿热泻痢、血热妄行等症。姜黄连在降低苦寒偏性的同时增加了止呕功效,长于清胃止呕,用于胃热呕吐、嗳气痞满等症。酒能引药上行,酒黄连善清上焦头目之火,常用于目赤肿痛、口舌生疮等。萸黄连则长于清气分湿热、清肝胆郁火,肝胃不和之吞酸嘈杂多用之。黄连的有效成分主要是生物碱,其中以小檗碱含量最高,可达 10% 左右,是黄连药效的主要成分。相关研究发现,各类型炮制黄连其生物碱含量要大于生品,同时其抑菌活性也较生用有不同程度的提高。

◎ **用量**

《中华人民共和国药典(2020 年版)》规定黄连用量为 2～5g,但临床上根据不同情况实际用量不一。在正确识别火热的前提下,适当增加黄连剂量往往能够及时直折火势,迅速取得疗效。一般而言,小剂量黄连(3～6g)能够调理脾胃,增进食欲、帮助消化,临床多用于痞证;中等剂量黄连(10～15g)多用于清热泻火解毒除烦;而更大剂量则多用于降糖,此时 15～30g 为常用剂量,对于血糖极高甚至出现糖尿病酮症者,亟需清泻火毒以缓解危急,用量可达 60～120g。需注意的是,大剂量应用黄连需中病即减或中病即止,当血糖下降、烦热消失、舌苔退净即可减量,以防败胃。

◎ **阐微**

黄连是降糖圣药、治利良药、除烦要药、消痞好药。对于表现为火热征象的糖尿病患者,黄连是重要的降糖药物。现代药理研究表明,黄连素降糖作用平稳持久,在调节糖脂代谢紊乱及改善胰岛素抵抗方面疗效确切。黄连还常用于治疗包括肛门灼热或里急后重、大便臭秽黏腻或伴有黏液或血液的泄痢证。作为除烦要药,黄连所治疗的烦热,包括烦躁不安、紧张、焦虑、注意力难以集中、身体热感、胸中苦闷、心中悸动感以及入睡困难、早醒、多梦等睡眠障碍。此外,黄连亦是一味消痞好药,患者可表现为胃脘部的不适感、隐胀感、烧灼感,并伴有嗳气、口苦、恶心、呕吐等症,按压上腹部有轻度弥漫性板结感,但无肌紧张或肌卫现象。

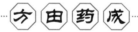

◎ **药对**

黄连配干姜,佐制黄连苦寒之性;配吴茱萸,清泻肝火,和胃止呕;配木香,清热化湿,行气止痛;配肉桂,交通心肾;配黄芩,相须为用,协同增效;配厚朴,清热化湿,理气和中;配乌梅,苦酸相济,生长气阴;配紫苏叶,清热化湿,和胃止呕;配大黄,泻热消痞。

◎ **角药**

黄连配黄芩、大黄,泻热燥湿,凉血止衄;配瓜蒌、半夏,清热化痰,宽胸散结;配黄芩、黄柏,苦寒直折,清泻三焦实火;配升麻、生地,清胃凉血。

◎ 经方

1. 里热下利兼有表邪——葛根黄芩黄连汤

《伤寒论·辨太阳病脉证并治》"太阳病，桂枝证，医反下之，利遂不止，脉促者，表未解也，喘而汗出者，葛根黄芩黄连汤主之"。本为太阳病桂枝汤证，医者误用下法，导致表邪内陷入里化热，热邪下迫肠道。喘为肠热上攻、肺气不利而成，汗出为里热炽盛逼津外越。以黄芩、黄连清热厚肠，葛根解肌升津，甘草和中，全方清热止利、解表退热，为表里双解之剂，也是表现为大便黏滞不爽或次数增多的糖尿病基础用方。

2. 表邪入里化热，痰热结于心下——小陷胸汤

《伤寒论·辨少阳病脉证并治》"小结胸病，正在心下，按之则痛，脉浮滑者，小陷胸汤主之"。浮脉主热，滑脉主痰，提示小陷胸汤证的主要病机是痰热互结。黄连泻心下热结，半夏化心下痰饮，瓜蒌化痰散结，同时还能润肠导下，助痰热从大便而走。本方药性缓和，区别于大陷胸汤的峻猛，故名小陷胸汤。是治体形肥胖、糖脂代谢紊乱的基础方。

3. 上热下寒之腹痛欲呕——黄连汤

《伤寒论·辨太阳病脉证并治》"伤寒胸中有热，胃中有邪气，腹中痛，欲呕吐者，黄连汤主之"。本证的腹痛是由于寒邪在下，寒凝经脉而作痛，欲呕吐是由于邪热盘踞胸膈及胃脘，影响了胃之和降。方中黄连清上热，干姜温下寒，桂枝通阳散寒并交通上下，半夏降逆止呕，人参、大枣、甘草健脾益胃和中，共奏清上温下、和胃降逆之效。

4. 少阴热化，心肾不交——黄连阿胶汤

《伤寒论·辨少阴病脉证并治》"少阴病，得之二三日以上，心中烦，不得卧，黄连阿胶汤主之"。本证多由素体少阴阴虚阳亢，外邪从阳化热，而成阴虚火旺、心肾不交之证。由于阴虚热亢，肾水不足，不能上济心火，心火亢盛于上，故心烦不寐。黄连、黄芩清涤心火，芍药、阿胶、鸡子黄三者配伍，酸甘化阴以滋养阴液，使阴复火降，心肾相交，烦除寐安。

5. 上热下寒，寒热格拒——干姜黄芩黄连人参汤

《伤寒论·辨厥阴病脉证并治》"伤寒本自寒下，医复吐下之，寒格更逆吐下，若食入口即吐，干姜黄芩黄连人参汤主之"。病患既有伤寒外感又有虚寒下利，医者反而误用吐下，致使表邪入里化热，而下寒阻格中焦，上热不得下达，形成上热下寒之证。食入即吐，为胃热气逆所致，下利则是脾寒气陷的结果，当以干姜黄芩黄连人参汤清上温下。

6. 厥阴湿热下利——白头翁汤

《伤寒论·辨厥阴病脉证并治》"热利下重者，白头翁汤主之"，"下利欲饮水者，以有热故也，白头翁汤主之"。下重即里急后重，火热暴注下迫而里急，湿性重浊黏滞而后重。欲饮水者，为热盛及热利伤津所致。白头翁汤由黄连、黄柏、白头翁、秦皮四药组成，功能清热燥湿，凉血止痢，为临床治疗热毒痢疾的重要方剂。

7. 实热吐衄——泻心汤

《金匮要略·惊悸吐衄下血胸满瘀血病脉证治》"心气不足，吐血，衄血，泻心汤主之"。

心藏神，心火扰乱心神于内，壮火食气，故见心气不定。火热迫血妄行，血溢于上，故吐血、衄血。方中黄连、黄芩直折火热，大黄导热下行，以泻代清。心为君火，化生血液，泻心即是泻火、泻胃，泻火即是止血，故名"泻心汤"。该方对上消化道大出血的早期具有肯定疗效。

◎ 方证

含黄连常用经方及其类经方临床应用指征如下：

葛根黄芩黄连汤　以下利臭秽、肛门灼热、小便短赤、舌红苔黄、脉数或促为其辨证要点。

小陷胸汤　以上腹部或胸胁部痞痛拒按、舌红苔黄腻、脉滑数为其辨证要点。

黄连汤　以腹中痛、欲呕吐、舌质红或黯红、舌苔腻而厚为其辨证要点。

黄连阿胶汤　以心烦、不得眠、出血倾向、口燥咽干、舌红绛少苔、脉细数为其辨证要点。

干姜黄芩黄连人参汤　以食入即吐、下利为其辨证要点。

白头翁汤　以下利便脓血、里急后重、肛门灼热、腹痛、渴欲饮水、舌红苔黄腻、脉弦数为其辨证要点。

泻心汤　以吐血、衄血、心烦不安、面红唇红、便秘、舌红、脉实有力为其辨证要点。

黄连解毒汤　以烦躁、目赤睛痛、出血倾向、面红唇红、痈疡疔疮、小便黄赤、舌红苔黄、脉数有力为其辨证要点。

香连丸　以腹痛、腹胀、里急后重、利下黏臭、舌质黯红、苔黄腻为其辨证要点。

左金丸　以胁肋疼痛、吞酸嘈杂、呕吐口苦、舌红苔黄、脉弦数为其辨证要点。

交泰丸　以胸中痞闷嘈杂、怔忡、失眠、大便稀则胸中颇快、大便坚则痞闷难当为其辨证要点。

◎ 量效

雅连剂量宜小，味连剂量可适当增加。因目前各大药房主要用的是味连，因此下面剂量指的是味连。

1. 绝对剂量

在《伤寒杂病论》中黄连的最大用量为4两，出现在黄连阿胶汤中。此为少阴热化，阴虚火旺之证，肾水不足不能上济心火，心火亢盛于上，出现"心中烦"。由于阴虚阳亢，阴不敛阳，阳不入阴，导致睡眠障碍，越是入睡困难，越是心烦，越心烦则心火越亢，致使患者辗转反侧，坐卧不安，即所谓"不得卧"。是以大剂黄连清涤心火、除烦坚阴，张锡纯如是评论："黄连味苦入心，性凉解热，故重用之以解心中发烦。"

黄连用量为3两的有葛根黄芩黄连汤、白头翁汤、黄连汤和干姜黄芩黄连人参汤。葛根黄芩黄连汤、白头翁汤均为肠道热盛而表现出下利，黄连汤和干姜黄芩黄连人参汤均为胃中邪热而致呕，可见仲景常用较大剂量的黄连以清泻胃肠之火。

小剂量（1两）者包括小陷胸汤、泻心汤、半夏泻心汤、生姜泻心汤、甘草泻心汤、附子泻心汤和大黄黄连泻心汤。这几类患者均常表现出心下的痞满不适，故临床上用于除痞黄连当施以小量，量大易碍胃败胃，反而不利于痞证消除。

2. 相对剂量

（1）消痞和中：在半夏泻心汤和甘草泻心汤中，黄连与干姜的比例均为1∶3（黄连1两∶干姜3两）；在生姜泻心汤中黄连与姜的比例为1∶5（黄连1两∶生姜4两＋干姜1两）。此三泻心汤的方证中均有"心下痞"，临床见寒热错杂之痞证，黄连常用较小剂量，且以量大的姜配之。

（2）清热化痰：在所有黄连与半夏配伍的经方中，其剂量均为黄连1两、半夏半升。以小陷胸汤为例，除了用于小结胸病外，还常用于呼吸系统疾病出现咳嗽痰黄黏稠及糖脂代谢紊乱者。临床观察发现，对于痰热咳嗽的患者，黄连与半夏用量比例约为1∶3时有较好的清热化痰功效。

（3）清胃泻热：《伤寒杂病论》中出现黄连、大黄药对的方剂包括泻心汤、附子泻心汤和大黄黄连泻心汤。泻心汤和附子泻心汤中黄连与大黄比例为1∶2（黄连1两∶大黄2两），大黄黄连泻心汤中黄连与大黄比例为1∶1（黄连2两∶大黄2两）。临床实践发现，黄连、大黄药对有较好的清胃泻热功效，两者能协同增效，大黄与黄连等量甚至大于黄连用量时，能更好地导热下行，迅速清泻胃中邪热，且能减缓黄连延迟胃排空的副作用。

◎ 服饵

黄连性味大苦大寒，俗称"天下第一苦药"。临床长期观察发现，火热征象显著的患者（尤其是糖尿病），即使服用较大剂量的黄连复方汤剂，并未觉得味苦难以下咽，部分患者服药后甚至还觉得口有回甘。但随着病情的好转，热邪已减或已除，若再投大剂黄连，患者则难以入口甚至闻之即吐。此乃"同气相求"的体现，病初之时火热鼎盛，机体自然会主动接纳苦寒之物以清除体内热邪，故对黄连"入口微苦，回味清甜"，随着热势渐退，机体不再需要如此大量的苦极寒凉之品，便会自动排斥黄连入口。

临床上在超常规大剂量应用黄连时，要注意询问患者的服药反应。如果病患自觉苦味不显或有回甘，说明我们的辨证方向正确、药量可行，可根据具体情况保持原有或适当加大黄连剂量；如果病患诉汤药极苦难咽、入口欲吐甚至闻之即觉恶心反胃，此时就要反思之前的辨证是否正确，及时减少剂量或不用黄连。同时，我们在剂型研究中发现，黄连粉剂麻沸汤浸渍服用对降血糖效果最优。

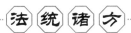

法 统 诸 方

◎ 清法

黄连以清热泻火为其能，体现了清法的应用。作为清法的代表性药物，黄连通过合理的配伍组方有以下治法：

1. 清热涤痰法

伤寒表邪入里化热，与痰邪结于心下，形成痰热互结之小结胸病。其邪在上焦，热结不深，未成胃实，治当苦降辛开、清热涤痰，使得痰去热除、结开痛止。代表方剂为小陷胸汤，除了用于伤寒之小结胸病，也用于内科杂症属痰热互结者，如肥胖、糖尿病、高脂血症等。

2. 清热育阴法

素体阴虚阳盛之人，外邪易从阳热化，热炽阴伤更甚，而成阴虚火旺之证。阳入于阴谓之寐，阴虚火旺者，由于阴不敛阳，阳不入阴，则不寐，以黄连阿胶汤治疗效果明显。

3. 清热止利法

表邪入里化热，热邪下迫肠道，或肝经湿热下迫，或大肠湿热下注，出现利下不止，或兼有肛门灼热、大便臭秽、里急后重、黏液脓血便、腹痛、舌红苔黄等症。治当清热止利，代表方为葛根黄芩黄连汤合白头翁汤。

4. 清热除痞法

邪气入里化热，壅塞于中焦，致中焦斡旋失司，气机痞塞，窒于心下，而成胃痞，治当清热除痞，代表方为大黄黄连泻心汤。若素体肾阳不足，复患热痞而兼见恶寒汗出者，则当清热除痞与扶阳固表并用，其代表方为附子泻心汤。

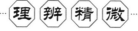

◎ 药理

1. 传统药理

"清"和"燥"二字最能总括黄连的药理作用。清•程钟龄在《医学心悟》中首次论及中医治病"八法"，其对于"清"法述为"清者，清其热也，脏腑有热则清之。经云：热者寒之是也，然有当清不清误人者，有不当清而清误人者，有当清而清之不分内伤、外感以误人者，有当清而清之不量其人，不量其症以误人者，是不可不察也"，此处较为详细地阐述了运用清法的注意事项。"燥"指的是燥化痰饮水湿，黄连味大苦，苦能燥湿，是治疗湿热、痰热的好药。

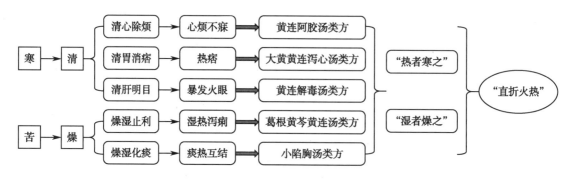

2. 现代药理

黄连的现代药理研究进展如下：

（1）降糖作用：黄连具有良好的降低血糖的作用，并且能改善胰岛素抵抗，对各种糖尿病及其并发症如糖尿病神经病变、糖尿病肾病、糖尿病心脑血管病变等均有一定的治疗作用。

（2）广谱抗菌作用：实验发现黄连对黄色葡萄球菌、肺炎双球菌、结核杆菌、大肠杆菌、霍乱弧菌、伤寒杆菌及淋球菌等均能发挥抑菌活性。

（3）抗病毒作用：黄连对单纯疱疹病毒、流感病毒、新城疫病毒、HIV 病毒等多种病毒均能发挥较好的抗病毒活性。

（4）降压作用：对各种原因引起的高血压均有一定的降压作用。研究发现其降压机制可能与黄连素能阻断血管平滑肌受体有关。

（5）调节血脂作用：黄连能够降低受试者的胆固醇、甘油三酯及极低密度脂蛋白胆固醇。

（6）抗肿瘤作用：黄连主要有效成分盐酸小檗碱能够抑制多种肿瘤细胞的增殖、迁移和黏附，促进肿瘤细胞凋亡，从而发挥抗肿瘤效果。

（7）抗氧化作用：相关实验研究发现，黄连提取的多糖、多酚、总碱及亲水性组分均显示出一定的抗氧化活性，并且其抗氧化效果呈浓度依赖性。

（8）免疫调节作用：黄连能够抑制免疫细胞的凋亡，减少自由基生成，改善免疫细胞的反应性。

（9）抗血小板聚集、抗血栓作用。

◎ 演义

黄连以清热泻火为其长。湿热蕴结取其清热燥湿；阴虚火旺取其泻火坚阴；心肾不交取其清心除烦。

1. 慢性泻痢

除了前文所述的湿热暴注，下迫肠道导致的泻痢外，黄连亦可用于寒热错杂或脾肾虚寒之久泻久痢。寒热错杂之泻痢其代表方如甘草泻心汤、乌梅丸。而对于脾肾虚寒者，由于辛热之品习用，久服难免有化燥伤阴之虑，而加入少量黄连则能收寒热互济，相反相成之功，代表方如连理汤。

2. 盗汗症

汗为心之液，而黄连能入心经，在《医学启源》即载黄连"泻心火"，《日华子本草》称其能止"盗汗"。治疗阴虚火旺型盗汗的代表名方当归六黄汤中即配伍有黄连。黄连治疗盗汗除了内服外，亦可外用。《备急千金要方》记载的三物黄连粉，方用黄连、牡蛎、贝母三药研粉，合捣下筛，以粉身，治疗少小盗汗。

3. 精浊症

《本草新编》载黄连有"能安心,止梦遗"之功效,临床上可用于心神不安,湿热下注所致的精浊症。《古今医案按》中有述:"南安太守张汝弼,曾患渴疾白浊,久服补肾药不效。遇一道人,俾服酒蒸黄连丸,以川连1斤,煮酒浸一宿,甑上累蒸至黑,晒干为末,蜜丸桐子大。日午、临卧酒吞30丸,遂全瘳。"

4. 湿热痿证

湿热浸淫是痿证的重要成因之一。由于久处湿地或冒雨涉水,感受外来湿邪,郁遏化热,湿热浸淫经脉,营卫运行受阻,气血运行不畅,导致筋脉失于滋养而成痿,表现为肢体软弱无力等症。对于此类患者,《济阳纲目》所载的加味三补丸可治之,其以黄连、黄芩、白芍为末,粥为丸服。

5. 温疟

疟疾患者发作时表现为热重寒轻或但热不寒者,并见口渴引饮、尿赤便秘、舌红苔黄、脉弦数等,为热盛,属于温疟。《外台秘要》中对于温疟久不愈者,亦使用黄连:"用宣州2两,上为末,每服3钱,以浓酒1盏调,空心顿服,相次更服3钱,更饮三二盏酒,任意醉,却睡,候过时方得食。"

6. 小儿疳热

小儿发热多渴,吃食不长肌肉,面黄形瘦者,谓之疳热。小剂量的黄连能够提高食欲中枢的兴奋性,反射性地引起胃液、唾液和胆汁分泌增加而呈现健胃助消化的作用。《本草纲目》记载用黄连5两切碎缝入猪肚中,置于粳米上蒸烂并捣碎成糊,制成绿豆大小的药丸内服,能够治疗"小儿疳热流注,遍身疮蚀,或潮热,肚胀作渴"。

7. 小儿夜啼

小儿先天禀受或后天素体蕴热,心有积热,阴不能制阳,故夜间不寐而啼哭不宁。彻夜啼哭后,阳气耗损而日间精神不振,故白天入寐,夜间心火复亢,入夜又啼,周而复始,循环不已。黄连恰为清心除烦之要药,用黄连1钱半、甘草1钱、竹叶10片煎服,此小儿夜啼方见于《丹溪心法》)。

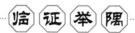

临 证 举 隅

案1 **治消渴病**

钟某,男,45岁。身高175cm,原体重87kg,BMI28.4kg/m²。初诊:诉近两月体重下降约8kg,在某三甲医院查OGTT试验:FPG:11.99mmol/L,2hPG:20.18mmol/L,HbA1c:12.1%,诊断为2型糖尿病,建议胰岛素治疗,但患者拒绝,遂来就诊。症见:消谷善饥,口气臭秽,大便稀溏黏滞,2～3次/d,舌质红苔白腻,脉弦数有力。予葛根芩连汤合平胃散加味:苍术、黄芩、葛根、黄连各30g,陈皮、厚朴、鸡内金、荔枝核各15g,炙甘草6g,共2

剂，水煎服，日 1 剂，餐前服用。

二诊：服药后食欲仍旺盛，大便 2～3 次 /d，面红，嗜睡，舌质红苔厚腻，脉弦数有力。继予前方加减：石膏、寒水石、黄连、黄芩、葛根、苍术各 30g，黄柏、陈皮、厚朴、鸡内金、荔枝核各 15g，栀子 12g，炙甘草 3g，共 4 剂，水煎服，日 1 剂。

三诊：服药后食欲较前减弱，大便 1～2 次 /d，面红程度减轻，精神可，嗜睡减轻，脉数，舌红苔黄腻。查餐后 2h 血糖：8.6mmol/L。效不更方，予原方 5 剂，水煎服。

四诊：服药后体重下降 2～3kg，大便成形，面红已不明显，舌质红苔黄腻，脉弦。查空腹血糖：7.2mmol/L，餐后 2h 血糖：5.9mmol/L。继予前方加减调理 1 周，并嘱其控制饮食，加强锻炼，监测血糖。3 个月后复查 HbAlc：6.1%，随访至今，血糖控制良好。

（岳仁宋医案）

主要症状：消谷善饥，大便稀溏黏滞，舌红苔腻，脉弦数。

病机归纳：胃热炽盛，湿滞肠道。

经典方证：《伤寒论•辨太阳病脉证并治》："太阳病，桂枝证，医反下之，利遂不止。脉促者，表未解也，喘而汗出者，葛根黄芩黄连汤主之。"

方义分析：本案患者为中年男性，体形偏胖，空腹及餐后血糖均较高，四诊合参当辨证为胃热炽盛，湿滞肠道。故治疗以清胃泻火、化湿消脂为主，予以葛根芩连汤、三黄石膏汤、平胃散加减化裁，使火热得折，糖毒得清，津液得保，从而使血糖迅速降至正常水平。

药证归纳：现代药理研究表明，黄连是重要的降糖药物。黄连治疗糖尿病由来已久，如宋代《神效方》酒蒸黄连丸（一名独连丸）治消渴多饮、多尿、口渴易饥、发热瘦弱，用黄连酒蒸，研末为丸服，另有《新修本草》载黄连"蜀道者粗大节平，味极浓苦，疗渴为最"。

在糖尿病中 90% 以上为 2 型糖尿病，其中 80% 为肥胖 2 型糖尿病。然而临床观察发现，在肥胖型中约有 80% 的患者没有三多一少的消渴症状。《素问•奇病论》言"有病口甘者，病名为何？何以得之？岐伯曰：此五气之溢也，名曰脾瘅。夫五味入口，藏于胃，脾为之行其精气，津液在脾，故令人口甘也。此肥美之所发也，此人必数食甘美而多肥也，肥者令人内热，甘者令人中满，故其气上溢，转为消渴"，指出了消渴成因是过食油腻和甜食，其发病源于内热与中满，二者是糖尿病的两大病机特点，其中内热是脾瘅转为消渴的关键。张子和有"三消当从火断"之论，虽火热之邪贯穿于糖尿病的始终，然盛于早期，故笔者提出了消渴早期当从火断，消渴早期当直折其火热。

黄连性味大苦大寒，是清法的代表性药物，由于具有良好的降糖功效，其亦被美誉为"降糖圣药"，《伤寒杂病论》所载方剂中黄连用量最小为 1 两，最大为 4 两，按仝小林院士团队考证的一两为 13.8g 计算，经方中黄连的用量应当为 13.8g～55.2g，远大于《中华人民共和国药典（2020 年版）》所规定的剂量（2～5g）。如此小量用于降糖，不免杯水车薪。

黄连用于降糖时，需要多大的量应根据糖尿病的病程、病证及血糖水平决定，早期血糖偏高者剂量需大；病至中晚期或血糖平稳者，剂量可小。一般而言对于早期火热炽盛者剂量一般在 30~45g；对于血糖极高，甚至出现糖尿病酮症者，亟需清泻火毒，直折火势，缓解危急，此时黄连可用至 60~120g；随着病情进展，火热之势渐消，虚象渐显，表现以气虚、津亏、阴虚等虚候为主，火热不甚者，黄连剂量则宜减至 15g 以下；病至晚期，阴损及阳，黄连可不用，或配伍辛热之品，如干姜、吴茱萸、肉桂等，去其苦寒之性而取其降糖之用。当血糖控制达标后，痰热、火毒等病理实邪已基本清除，宜每日 3~6g 并改剂型为丸剂或散剂，意在维持治疗，荡涤余热，防其灰中有火，非取其迅速降糖之功。

案2 治口腔黏膜疾病

　　某女士体形中等，皮肤细腻，眼睛有神，自诉口腔黏膜疼痛严重，不仅无法进食，并且说话也感到困难，无法入睡，自己观察口腔黏膜通红。既往该患者确诊为口腔扁平苔癣，常在月经期、紧张劳累后发作。查体见其病损部位在左侧磨牙牙龈处，且充血糜烂。处方黄连解毒汤合大黄甘草汤：黄连 5g，黄芩 15g，栀子 10g，黄柏 10g，制大黄 5g，生甘草 20g。半个月后患者反馈服药后疼痛迅速缓解，目前进食已经没有不适感。

（黄煌医案）

　　主要症状：口腔黏膜疼痛，局部充血糜烂。

　　病机归纳：热毒壅盛，循经上炎，灼伤黏膜。

　　经典方证：《成方便读》黄连解毒汤："治一切火邪，表里俱盛，狂躁烦心，口燥咽干，大热干呕，错语不眠，吐血，衄血，热盛发斑等证……盖四味皆大苦大寒之药，清其亢甚之火，而救其欲绝之水也，然非实热，不可轻投耳。"

　　方义分析：此案患者本属火体，因口腔疼痛而导致失眠，且口腔黏膜通红，局部见充血糜烂，当属黄连解毒汤证无疑。加大黄以导热下行，以泻代清，大剂的甘草则是取其修复黏膜之效。

　　药证归纳：中医认为口疮之病位主要责之心脾，而心脾蕴热是口疮病机的关键，一则因为脾开窍于口，二则因《素问·至真要大论》中"诸痛痒疮，皆属于心"之论。黄连能入心、脾二经，且苦寒泻热，恰好契合口疮病机。清·黄元御有述"凡泻火清心，必用黄连"，在葛洪的《肘后备急方》中亦有记载"治口舌生疮，黄连煎酒，时含呷之"，说明古人已有运用单味的黄连来治疗口疮。临床所见口疮之火有实火与虚火之分，皆可应用黄连及其复方来治疗。实火者，黄连解毒汤、泻心汤、清胃散等为常用之剂；虚火者，黄连阿胶汤、交泰丸等常用之剂。

苇茎

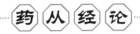药从经论

◎ **概述**

苇茎为禾本科植物芦苇的嫩茎。无臭、气微，味甘，性寒，归肺、胃经。苇茎与芦根性能相同，都具有清热生津，清胃止呕，清肺祛痰，排脓，利尿的功效。然一般认为苇茎更长于清肺排脓。

◎ **经论**

《名医别录》云："芦根，味甘，寒。主治消渴，客热，止小便利。"

◎ **释经**

苇茎味甘性寒，为清热排脓之要药。消渴者，上焦肺热，中焦胃热，肺胃失和，皆会令津液不生，煎熬气阴，甘能益胃和中，寒能清热降火，热去则津液流通而渴自止。"客热"，邪热也，寒可清热，则客热自解。同时，芦根能清热利尿，也用于湿热下注而见小便不利之淋证。

◎ **药证**

适用于气分证、外感表热证、胃热证、痰热证、淋证。

◎ **炮制**

本品为芦苇的新鲜或干燥根茎。苇茎与芦根出自同一植物，然苇茎为芦苇的茎部，前人认为芦根长于生津止渴，苇茎长于清透肺热。目前市面上基本无苇茎供应，常以芦根代替苇茎（后苇茎皆指"芦根"）。现代药理学认为，苇茎与芦根功效相同，无明显差别。芦根主产于安徽、江苏、浙江、湖北等地，在河北、辽宁、山东、四川、贵州、福建等省也有出产，其中以华东地区产量最大。全年均可采挖。

古代芦根主要鲜用或者生用净制，现代仍沿用。鲜品为采收后除去芽、须根及膜状叶以及杂质，洗净切断使用。干品则是取芦根原药材，除去杂质，洗净，闷润 4～8h，至内

外湿度一致,切长段,干燥,筛去碎屑。本品以鲜品最佳,其次为干品,较少使用其他炮制方法。鲜芦根多捣汁或水煎煮服用,其清热养阴生津之力更强,解毒之效更速。

◎ 用量

《中华人民共和国药典（2020 年版）》规定芦根用量为 15～30g;鲜品用量可增加至 30～60g,或捣汁用。临床上芦根的安全剂量较大,在辨证合理的情况下,即使使用 240g 甚至更大剂量亦是安全的。芦根的功效,与剂量呈正相关性,剂量越大,清肺祛痰排脓、利尿生津的功效越强。但本品甘寒,针对的主要是肺胃热证,脾胃虚寒者忌用。

◎ 阐微

芦根始载于《名医别录》,后世医家多有阐述。唐代《药性论》载芦根"能解大热,开胃。治噎哕不止";《唐本草》则言"疗呕逆不下食、胃中热";明代《本草纲目》谓其主治"肺痈烦热,痈疽";清代《玉楸药解》载其"清降肺胃,消荡郁烦,生津止渴,除呕下食,治噎哕懊忱之证";清《本经逢原》言"苇茎中空,专于利窍,善治肺痈,吐脓血臭痰";《日用本草》等记载了芦根可解酒毒、鱼蟹中毒;《中药大辞典》谓之"甘、寒……清热除烦,透疹解毒。主治热病烦渴,胃热呕哕,肺热咳嗽,肺痈吐脓,热淋,麻疹,解河豚鱼毒"。此外,民间有"春饮芦根水,夏用绿豆汤,百病不生更硬朗""拼死吃河豚,怕死挖芦根""清退高热症,煮粥加芦根"的俗语。鲜芦根还有一定的解毒作用,如食用河豚中毒时,服用鲜芦根能快速解毒。

芦根多孔道而中空,善于通利窍道,引药入窍,且味甘能生津止渴,性寒能清热养阴。因此除了治疗"消渴",后世也常用于肺胃热盛,热蒸而肉腐成脓,肺窍闭阻之肺痈,认为苇茎能清肺止咳,祛痰排脓,而不伤其津液。且对胃热炽盛者亦有良效。当然,芦根功效以鲜品最佳,过长时间保存,药效可能会部分丧失,进而导致临床疗效变差。

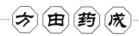

◎ 药对

芦根配金银花,疏风退热;配桃仁,增加通利脉络之效;配桔梗,增加祛痰排脓之力;配黄芩,清肺解毒;配麦冬,养阴生津;配贝母,润肺止咳。

◎ 角药

芦根配薏苡仁、鱼腥草,排脓祛腐;配茜草炭、白茅根,凉血止血。

◎ 经方

肺痈痰热蕴肺证——《千金》苇茎汤

《金匮要略·肺痿肺痈咳嗽上气病脉证治》附方"《千金》苇茎汤：治咳有微热，烦满，胸中甲错，是为肺痈……上四味，以水一斗，先煮苇茎得五升，去滓，内诸药，煮取二升，服一升，再服，当吐如脓"。肺痈乃因感受风热邪毒所致肺生痈脓，临床以咳嗽、胸痛、吐腥臭脓痰为主要表现。本方所治乃肺痈发展到一定阶段时，痈脓已成，热毒壅肺，痰瘀互结，表现为身有微热，咳嗽痰多，甚则咳吐腥臭黄痰脓血，胸中隐隐作痛（舌红苔黄腻，脉滑数）者。气血阻滞，热邪伤津，肌肤失养，故心胸部皮肤可见粗糙如鳞甲状。本方君药苇茎甘寒，清肺胃热，通利肺窍，薏苡仁甘淡微寒，辅助君药清肺排脓，桃仁活血化瘀，润肠通便，与冬瓜仁相配伍，通腑气以宣肺气，排痰瘀而利肺气。该方配伍简单而功效显著，脓未成可消散，脓已成可排脓，诸药合用，共奏清肺化痰、祛瘀排脓之功。

◎ 方证

含芦根的常用方临床应用指征如下：

银翘散 以发热、微恶风寒、无汗或有汗不畅、头痛口渴、咳嗽咽痛、舌尖红、苔薄白或薄黄、脉浮数为其辨证要点。

桑菊饮 以咳嗽、身热不甚、口微渴、微恶风寒、舌红、苔薄白、脉浮数为其辨证要点。

王氏连朴饮 以发热汗出不解、口渴不欲多饮、脘痞呕恶、心中烦闷、便溏色黄、小便短赤、苔黄滑腻、脉濡数为其辨证要点。

薛氏五叶芦根汤 以身热已退或有低热、脘中微闷、知饥不食、苔腻、脉濡弱或缓为其辨证要点。

五汁饮 以咳嗽、咽干口渴、吐白沫、黏滞不快、皮肤干燥、苔薄干乏津为其辨证要点。

从上述方证可以看出，芦根在温热疾病中用处最广。

◎ 量效

芦根在经方《千金》苇茎汤中剂量为 2 升，约合今用 60g，在《古今录验方》中则为 1 升，约合今用 30g。上两方的芦根用量虽不同，但都是方中用量最大之药以作君药，体现出重用芦根以着眼于肺痈宜清热养阴、祛痰排脓的治疗。

◎ 服饵

较为特殊的是《金匮要略》中《千金》苇茎汤的服法，为"以水一斗，先煮苇茎得五升，去滓，内诸药，煮取二升，服一升，再服，当吐如脓"。《温病条辨》中银翘散的煎煮法仿照《千金》苇茎汤，是以"鲜芦根汤"煎煮。因苇茎先煎所得汤液与余药再煎，使得药液浓缩，更有利于患者服药，顾护胃气。同时，可能与芦根量大质轻占用煎药容器，先煎取汁再与他药同煎便于操作。然现代方药中并未再采用芦根先煎去渣再煎之法。

本品甘寒，清热不伤阴，养阴不敛邪，安全剂量较大。如全小林院士认为，芦根乃外感高热降温圣药。成人高热，芦根剂量可从120g用起，并至240g或更大量，退烧迅速，对外感温热邪气由卫转气时用之效佳。当然，虚寒证患者忌服。如《冯氏锦囊秘录》记载："凡噎、哕、呕吐、烦渴、霍乱之属于实热者，并所必需。前症之属于虚寒者，切勿误用。"

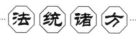

法 统 诸 方

◎ 清法

芦根是清法的代表药物，味甘性寒，归肺、胃经，清热不伤阴，养阴不敛邪，擅于清热生津，祛痰排脓，常用于热毒壅滞，痰瘀互结之肺痈，温病卫分证及由卫分转入气分。其祛腐生新，退热之功显著，凡肺胃积热所致疾病皆可应用。具体包括：

1. 清肺排脓法

清肺排脓法指用如芦根一类清热生津、祛痰排脓之品来治疗邪毒犯肺、肺生痈脓的治法。若温病邪郁卫分不解，转入气分，见肺脏热盛，热毒壅滞，甚则气血闭阻，化腐成脓，痰热瘀血互结者，即可采用此法。临床常见的呼吸系统疾病如急性支气管炎、肺脓肿、大叶性肺炎、渗出性胸膜炎、支气管扩张、甚或百日咳、肺癌、特发性肺间质纤维化等，符合方证皆可用之。临证时，芦根常配合薏苡仁清肺排脓，桃仁、冬瓜仁活血化瘀兼以利肺排痰，桔梗、贝母宣肺祛痰排脓，鱼腥草、银花、连翘清热解毒。代表方为《千金》苇茎汤。

2. 清宣肺卫法

温病之邪犯肺卫，卫气郁结，肺失宣降，出现发热、微恶风寒、无汗或有汗不畅、头痛口渴、咳嗽咽痛、舌尖红、苔薄白或薄黄、脉浮数等卫分证。无论是风热在表，卫郁较甚，表证明显，还是风温初起，表证较轻，皆可应用此法。该法中主以芦根清热透邪，生津止渴，同时辅助银花、连翘、竹叶、桑叶等轻清泻热，薄荷、荆芥等辛散解表，杏仁、桔梗、甘草等开宣肺气。卫分气机宣畅，热邪透散，则表证自解，诸症自除。代表方如银翘散，桑菊饮。

3. 清热利湿法

芦根不仅可入肺、胃经，清肺祛痰，同时还具有一定的清热利尿，利水退肿功效。湿温病见湿热并重，困阻中焦，脾胃升降失常，影响小肠分清泌浊职能，则可伴有口渴、脘痞呕恶、小便短赤。用大剂量芦根可清利湿热，使湿热浊邪从小便而出。代表方为王氏连朴饮。

若湿温病后期，身热已退，然余湿未净，胃气不和，脾气未醒，患者自觉稍有脘闷、知饥不食，亦可用芦根等轻清之品清化湿热，宣通上焦气机。代表方为薛氏五叶芦根汤。

4. 养阴生津法

芦根长于清热，且味甘性寒可以生津止渴，凉而不滞，润而不腻，轻清可通阳，宣利不伤阴。温病后期如见津液耗损，阴分损伤，伴见咳嗽、痰少、咽干口渴、吐白沫、黏滞不快、皮肤干燥、苔薄干乏津、脉细微数者，此品最佳。代表方为五汁饮。

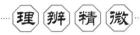

◎ 药理

1. 传统药理

"清""透""润"三字能高度概括芦根的药理作用。"清"指其具有清热之功，常用于邪热犯肺、热毒壅盛之证。"透"指的其具有祛痰排脓、宣肺透热、利尿通淋、透达上下之效。正如《本草图经》言"芦根清泻肺热，兼能利尿，可导热毒从小便出，故可治肺热咳嗽痰稠及肺痈咳吐脓血"。"润"则是指芦根味甘性寒，能生津止渴，养阴而不滋腻，存津而不碍胃。

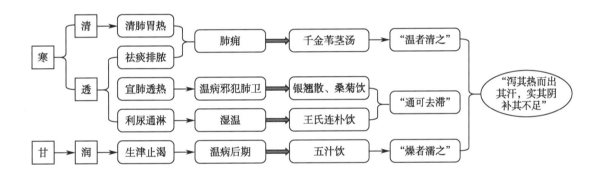

2. 现代药理

芦根的药理作用主要包括：

（1）芦根所含酚酸类成分具有清热、止呕、抗菌消炎的作用。

（2）较强的抗氧化能力：芦根所含的芦根多糖抗氧化性强，能清除生物体内自由基，减少脂质过氧化产物。在一定程度上可预防草酸钙肾结石。

（3）较好的免疫功能增强作用：鲜芦根水提取物可提高淋巴细胞的转化程度，以及 T 细胞的免疫应答功能。

（4）保肝作用：以芦根多糖为主的成分能有效保护肝脏组织，显著增加肝细胞抗损伤效果，抑制肝纤维化和脂肪肝形成。

（5）一定的抗肺癌作用。

（6）在河豚毒素中毒时有一定救治作用，能兴奋呼吸肌，延缓呼吸肌麻痹。

◎ 演义

芦根以清肺胃热为长。分而言之，对风热邪毒犯肺，痰多甚至肺生痈脓者，取其清肺通络，祛痰排脓；温病邪在卫分，或邪入气分者，取其宣肺透邪，清热生津；胃热呕吐，取其清胃止呕；湿热困阻，取其清热利湿。

1. 外感热病

芦根具有清解热邪之功，对于外感风热，或是温病邪在卫分，或是温病邪入气分，正邪纷争，耗伤气阴，口渴明显者，用芦根不仅生津止渴，同时能增加其余解表清热药的退热之效。本品虽味甘性寒，然生津而不碍胃，养阴而不敛邪，退热效果显著，故外感热病常用含芦根的银翘散、桑菊饮等。

2. 肺痈

肺痈类似今之肺脓肿。因感受外邪，邪热犯肺，或痰热素盛，久酿生变，导致热毒壅滞，肉腐成脓，痰热瘀血互结。此病当遵《张氏医通》所言"慎不可用温补保肺药，尤忌发汗伤其肺气"。芦根甘寒，善清肺热，对脓未成或已成之肺痈皆有奇效，且《本经逢原》谓"苇茎中空，专于利窍"，质地疏松能利肺窍，通行肺络，气味轻浮能祛痰排脓，宣肺透邪。除肺痈病外，现代对化脓性肺炎、支气管炎、渗出性胸膜炎、支气管扩张等，辨证属肺热内盛、痰热内蕴者常使用。

3. 湿热淋证、水肿

芦根具有甘寒生津，清热利湿，利尿通淋之功，故利水而不伤阴，因"肺为水之上源"，芦根清热入肺，透热达表，宣畅气机，上焦气机宣畅则下焦气机自通。若湿热证导致小便短赤、小便不利甚至热淋涩痛、水肿等，可选用芦根与金钱草、车前草、白茅根等同用，增强清热利湿的功效。

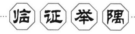

案 治肺痈吐脓

堂伯兄，饮火酒，坐热炕，昼夜不寐，喜出汗。误服枇杷叶麻黄等利肺药，致伤津液，遂成肺痈，臭不可当，日吐脓二升许。用《千金》苇茎汤合甘桔汤。

芦根（八两）苡仁（二两）桃仁（两半）冬瓜仁（两半）

桔梗（三两）生甘草（一两）

煎成两大菜碗，昼夜服过碗半，脓去十之七八，尽剂脓去八九，又服半剂，毫无臭气，调理脾胃收功。

（吴鞠通医案）

主要症状：昼夜不寐，喜出汗，吐脓，臭不可当。

病机归纳：痰热素盛，嗜酒受热，伤津灼肺，郁久成痈。

经典方证：《金匮要略·肺痿肺痈咳嗽上气病脉证治》："《千金》苇茎汤：治咳有微热，烦满，胸中甲错，是为肺痈。"

方义分析：肺痈或因感受外邪，郁而不解，化热闭气，或因嗜食辛辣炙煿，酿湿蒸痰化热，熏灼于肺，或素体痰热壅盛，复感风邪，以致肺热壅滞，酝酿成痈，肉腐成脓，痰热瘀血互结。此病热邪极盛，伤津耗液，不可辛温峻汗重夺肺津，也不可大剂苦寒引邪深入，治应清解热邪，宣肺祛痰，排脓化瘀。苇茎汤中，苇茎（今用芦根代）一味取大剂清热散结，逐瘀排脓，为治肺痈圣药，薏苡仁、冬瓜仁下气排脓，善消内痈。尤妙桃仁一味，《名医别录》谓其"止咳逆上气"，配伍芦根专入肺中血络，活血化瘀、去宛陈莝，瘀血去而新血生，肺中气血通畅。加入桔梗开宣肺气、排脓祛痰兼以止咳，生甘草益气调中、调和诸药，兼以解毒。诸药共奏清肺排脓之功。

药证归纳：苇茎汤"虽有荡邪之功，而无毕役之用"，其功用主要在于荡除上焦之脓腐痰浊，透达肺脏之邪火郁热。但肺痈一病，伤津耗气，气血俱损，因此不能仅靠此方毕役。此案中即提出以调理脾胃善后收功，且近代名医施今墨也提出相同观点，谓之"逐去有形之秽浊，免使肺组织再行腐败。继用六君子汤加味，养肺补虚，以竟全功"，即肺痈后期为避免余邪未净，起居饮食不慎等导致变证复起，还需四君子、六君子汤等调理脾胃以善后。

《金匮要略》中治疗肺痈主要有葶苈大枣泻肺汤、苇茎汤、桔梗汤三首方剂，分别针对邪实气闭、邪热不显的早期，热毒壅肺、气闭甚急的极期和脓溃外出、气机欲复的后期。古代医家如叶天士常用苇茎汤与葶苈大枣泻肺汤合用于"肺气壅遏，身热喘咳，溺少"及"幼科火毒归肺"；吴鞠通亦常用苇茎汤加葶苈子，因势利导，泻肺行水，平喘下气；现代《中医内科学》也将肺痈成痈期的治疗方剂规范为《千金》苇茎汤合如金解毒散。因此，临证时病情复杂，时期不同，热痰瘀互有轻重，仍需审慎灵活运用。

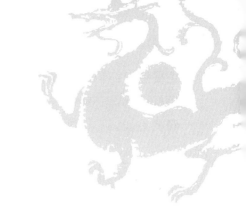

大黄

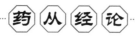

◎ 概述

大黄为蓼科植物掌叶大黄、唐古特大黄或药用大黄的干燥根和根茎。掌叶大黄和唐古特大黄称北大黄，主产于青海、甘肃等地；药用大黄又称南大黄，主产于四川，于秋末茎叶枯萎或次春发芽前采挖，除去须根，刮去外皮切块干燥，生用，或酒炒，酒蒸，炒炭用。味苦，性寒，归脾、胃、大肠、肝、心包经。具有泻下攻积，清热泻火，凉血解毒，逐瘀通经等功效。

◎ 经论

《神农本草经》云："大黄，味苦，寒。主下瘀血，血闭，寒热，破癥瘕，积聚，留饮，宿食，荡涤肠胃，推陈致新，通利水谷，调中化食，安和五脏。"

◎ 释经

"瘀血"是体内血液瘀滞于某处所得的病证。"血闭"指女子闭经。"癥瘕""积聚"指腹内包块。"留饮""宿食"即水液停留于脾胃之间，脾得湿气则不能消食，令人噫气酸臭。"荡涤肠胃，推陈致新，通利水谷，调中化食"为对大黄泻下攻积的描述，进一步强调其是胃肠积滞证候的常用药。"安和五脏"是对大黄"荡涤肠胃，推陈致新，通利水谷，调中化食"疗效的高度概括，表明大黄的神奇效果，能使人五脏六腑安顺通和。

◎ 药证

大黄适应证广，主要包括：

腹证：如心下（泛指胃脘，下同）硬、按之心下满痛、按之心下坚、心下痛按之石硬、心下急、心下必痛、心下痞、少腹急结、少腹满、腹胀、腹微满、腹满不减、大实痛、痛而闭、胸满等。

精神症状：谵语、其人如狂、烦、烦躁、独语如见鬼状、目中不了了等。

大便症状：如大便难、不大便六七日、大便乍难乍易、大便硬或下利脉反滑、自利清水而心下必痛等。

脉象：脉滑而疾、脉数而滑、脉迟而滑、脉实、脉沉而紧、下利而脉反滑等。

◎ 炮制

大黄的炮制品有生大黄、酒大黄、熟大黄、大黄炭4种。

生大黄是将大黄生药洗净切片后放置水中浸透，而后晾干所得。临床主要应用于实热便秘、实证水肿、阳黄黄疸、热淋、疮疡肿毒等病的治疗，用方如大承气汤、茵陈蒿汤、八正散等。

酒大黄为取大黄片或块，用黄酒喷淋拌匀，稍闷润，待黄酒被吸尽后，用文火炒干，色泽加深，筛去碎屑。大黄经酒炒后，结合性蒽醌有所减少，其泻下力稍缓，但借酒提升之性引药上行，可清上焦实热，又取其苦寒温降，使上炎之火得以下泻，用于血热妄行的吐衄及火邪上炎所致的头痛，目赤，咽痛，口舌生疮，牙龈肿痛等。

熟大黄也叫制大黄，取大黄片或块，用黄酒拌匀，闷润至黄酒被吸尽，装入炖药罐内或适宜蒸制容器内，密闭，隔水炖或蒸至大黄内外均呈焦黑色时，取出，干燥。大黄在受热后，苦寒之性得到缓和，泻下作用显著下降，药性相对和缓，并增强了活血祛瘀的作用。尤适于老人体虚而有瘀血证者。如大黄䗪虫丸中，熟大黄泻下作用缓和，能减轻泻下的腹痛，增强活血化瘀作用。

大黄炭则是取大黄片或块，置炒制容器内，用武火加热，炒至外表呈焦黑色时，取出，晾凉。大黄炭几乎不再具有泻下作用，反而由于炒炭而具有一定的收敛功效，故能止血。

◎ 量效

《中华人民共和国药典（2020年版）》规定大黄用量为3～15g。《伤寒论》中大黄用量多在4～6两。如大承气汤、厚朴三物汤，大黄（4两）配伍枳实、厚朴治疗实热气滞之腹痛；大陷胸汤，大黄（6两）配伍甘遂，治疗水热互结之结胸证；桃核承气汤，大黄（4两）配伍桃仁，治疗下焦蓄血之妇科疾患；大黄牡丹汤，大黄（4两）配伍牡丹皮，治疗瘀结肠腑之肠痈；大黄附子汤，大黄（3两）配伍附子、细辛治疗寒积便秘；茵陈蒿汤，大黄（2两）伍用茵陈治疗湿热黄疸。上述经方多用生大黄，若炮制用，根据不同的病症亦可参照这些剂量使用。

◎ 阐微

大黄入清痰火药中，更能滚痰；入消食药中，即能推陈。生用则通肠胃壅结热，熟用则治诸毒疮疡，久不收口。盖以诸毒疮疡，皆属心火，大黄熟用，则能泻心火，且宣气消肿，而除结热之在上者。其性沉而不浮，其用走而不守，有推陈致新之功，有斩关夺将之能，故名之曰将军。仲景用之心气不足而吐衄者，名泻心汤，正是因肾经不足，而本经之阳，亢甚无辅，以至血妄行飞越，故用大黄泄去亢甚之火，使之和平，则血归经，而自安矣。夫心之阴气不足，非一日矣，肺与肝俱各受火邪而病作，故芩救肺、连救肝。肺者阴之主，肝者心之母，血之舍也，肝肺之火既退，则其阴血自复矣。衍义不明说，而曰邪热因不足而客之，何以明仲景之意，开后人之盲也。大都寒能冷肠胃，苦能泄实热，必须肠胃有实邪者，方可用之。

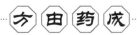

◎ 药对

大黄配芒硝，破积、泻下热结，主治阳明实热便秘、腹痛拒按、大便坚结、壮热神昏、谵语、苔黄燥、脉滑数者；配黄连，主治心下痞；配附子，温下寒积，主治阳虚寒凝、腹痛便秘、胁下及腰胯痛；配肉桂，降气平肝，扶阳通便，主治肝郁气逆吐血、衄血、寒热错杂、胃脘疼痛；配䗪虫，破血消癥，逐瘀通经，主治血瘀经闭、干血虚劳、肌肤甲错、癥瘕肿块、跌打瘀血肿痛；配皂荚，泻火开窍，主治瘟疫热闭；配升麻，清热泻火，凉血止血，主治头面部器官衄血；配生地，养阴凉血，逐瘀泻热，主治热扰营血夹瘀的咳血、吐血、血淋、诸衄、经漏等诸血证；配牵牛子，通闭解结，主治大便秘结。

◎ 角药

大黄配黄芩、黄连，习称三黄，具有清热泻火止血之功，其中黄连长于清心火，黄芩泻上焦之火，大黄苦寒降泄，泻火解毒；配桃仁、䗪虫，破血逐瘀，其中大黄荡逐瘀血，桃仁活血化瘀，䗪虫逐瘀破结，三味相合，破血之力颇猛；配枳实、厚朴，泻热通便、消滞除满，常用之小承气汤、厚朴三物汤、厚朴大黄汤三方均由大黄、厚朴、枳实组成，虽然药物组成完全一样，但用量及比例不同，故而功用主治大异；配附子、细辛，治疗由于素体阳气不足，运化无力，阴冷寒邪，凝滞肠胃，腑气不通所致的腹满疼痛拒按，大便秘结不通，其中附子和细辛温经散寒止痛，并制约大黄苦寒之性，以防伤阳，大黄则泻下通便、攻下积滞。诸药合用，祛寒散结通便，寒热相伍，以热制寒，舍性取用，用其泻下之功。

◎ 经方

1. 表证传里或阳明病，腹胀满、神昏谵语——调胃承气汤

《伤寒论·辨太阳病脉证并治》"伤寒脉浮、自汗出、小便数、心烦、微恶寒、脚挛急，反与桂枝，欲攻其表，此误也。……若胃气不和谵语者，少与调胃承气汤；若重发汗，复加烧针者，四逆汤主之"，"发汗后，恶寒者，虚故也；不恶寒，但热者，实也，当和胃气，与调胃承气汤"。《伤寒论·辨阳明病脉证并治》"阳明病，不吐、不下、心烦者，可与调胃承气汤"，"太阳病三日，发汗不解，蒸蒸发热者，属胃也，调胃承气汤主之"。

调胃承气汤方证，是由于表证经治疗或未经治疗传里或原为阳明病而呈现腹胀满、

神昏谵语者。方中大黄、芒硝攻下实热,甘草安中缓急,故治胃不和、发潮热而大便不通的阳明里实热证。本方为大承气汤去消胀行气的枳实、厚朴,而加安中缓急的甘草,既不足以消胀去满,又缓硝、黄的急下,故以调胃名之。大黄在该方证中,主攻实通下、清阳明里热。

2. 阳明里实热轻证——小承气汤

《伤寒论·辨阳明病脉证并治》"阳明病,脉迟,虽汗出不恶寒者,其身必重,短气,腹满而喘,有潮热者,此外欲解,可攻里也。手足濈然汗出者,此大便已鞕也,大承气汤主之;若汗多,微发热恶寒者,外未解也,其热不潮,未可与承气汤;若腹大满不通者,可与小承气汤,微和胃气,勿令至大泄下","阳明病,潮热、大便微鞕者,可与大承气汤;不鞕者,不可与之。若不大便六七日,恐有燥屎,欲知之法,少与小承气汤,汤入腹中,转矢气者,此有燥屎也,乃可攻;若不转矢气者,此但初头鞕,后必溏,不可攻之,攻之必胀满不能食也。欲饮水者,与水则哕,其后发热者,必大便复鞕而少也,以小承气汤和之;不转矢气者,慎不可攻也","太阳病,若吐、若下、若发汗后,微烦、小便数、大便因鞕者,与小承气汤和之愈"。《金匮要略·呕吐哕下利病脉证治》"下利谵语者,有燥屎也,小承气汤主之"。

小承气汤方证,为阳明里实热证较大承气汤轻者,故本方是大承气汤去芒硝,又减厚朴量组成。既去攻坚除热的芒硝,又减量消胀行气的厚朴,虽亦属里实的下剂,但较大承气汤则显有不及,故谓之小承气汤。大黄在此方中主攻下里实。

3. 阳明里实证——大承气汤

《伤寒论·辨阳明病脉证并治》"伤寒若吐、若下后不解,不大便五六日,上至十余日,日晡所发潮热,不恶寒,独语如见鬼状。若剧者,发则不识人,循衣摸床,惕而不安,微喘直视,脉弦者生,涩者死。微者,但发热谵语者,大承气汤主之。若一服利,则止后服","阳明病,谵语、有潮热、反不能食者,胃中必有燥屎五六枚也;若能食者,但鞕耳,宜大承气汤下之","汗出谵语者,以有燥屎在胃中,此为风也。须下者,过经乃可下之;下之若早,语言必乱,以表虚里实故也。下之愈,宜大承气汤","伤寒六七日,目中不了了,睛不和,无表里证,大便难,身微热者,此为实也。急下之,宜大承气汤","阳明少阳合病,必下利,其脉不负者,为顺也;负者,失也。互相克贼,名为负也。脉滑而数者,有宿食也,当下之,宜大承气汤"。《伤寒论·辨少阴病脉证并治》"少阴病,得之二三日,口燥咽干者,急下之,宜大承气汤"。《金匮要略·痉湿暍病脉证治》"为病,胸满口噤,卧不着席,脚挛急,必齘齿,可与大承气汤"。《金匮要略·腹满寒疝宿食病脉证治》"问曰:人病有宿食,何以别之?师曰:寸口脉浮而大,按之反涩,尺中亦微而涩,故知有宿食,大承气汤主之"。《金匮要略·腹满寒疝宿食病脉证治》"脉数而滑者,实也,此有宿食,下之愈,宜大承气汤"。《金匮要略·妇人产后病脉证治》"产后七八日,无太阳证,少腹坚痛,此恶露不尽,不大便,烦躁发热,切脉微实,再倍发热,日晡时烦躁者,不食,食则谵语,至夜即愈,宜大承气汤主之。热在里,结在膀胱也"。

大承气汤方证,于仲景书所记载条文可称最多,以其在临床常见,尤其在急性重证、急性传染病，里实热结影响神志见烦躁、神昏谵语时，用其救生死于顷刻。方中大黄攻下，芒硝软坚，二药合用攻下颇峻，复佐以消胀破结的厚朴、枳实，则荡涤肠胃、通利水谷既迅且猛，任何大实、大热、大满，以至塞而不利或闭而不通者，均得攻而克之。大黄在此方中主攻里泻下，清阳明里实热。

4. 阳明里实轻症而胀满较剧——厚朴三物汤

详见厚朴篇。

5. 阳明病实热壅阻胃肠，腑气不通——大黄甘草汤

《金匮要略·呕吐哕下利病脉证治》"食已即吐者，大黄甘草汤主之"。本方即调胃承气汤去芒硝而成。胃热上冲，食已即吐，苟非大黄急下以除上逆之邪，则津液悉随痰涎上涌，变证百出，故丝毫不以苦寒伤犯中州为虑，而以大黄以下胃热，降逆气，甘草以和胃气生津液，使胃气和而吐止。大黄在此方证中主下胃热、降逆气。

6. 阳明脾约证——麻子仁丸

《伤寒论·辨阳明病脉证并治》及《金匮要略·五脏风寒积聚病脉证并治》均论及"趺阳脉浮而涩，浮则胃气强，涩则小便数；浮涩相搏，大便则鞕，其脾为约，麻子仁丸主之"。本方是小承气加润下的麻仁、杏仁、芍药，和蜜为丸，安中缓下，使正不伤。大黄在此方证中主润肠缓下。

7. 下腹瘀血腹痛而大便不通——下瘀血汤

《金匮要略·妇人产后病脉证治》"产后腹痛，法当以枳实芍药散，假令不愈者，此为腹中有干血着脐下，宜下瘀血汤主之。亦主经水不利"。下瘀血汤方证为下腹有顽固瘀血引起腹痛而大便不通者，故治用䗪虫强力的祛瘀，并合桃仁、大黄协力祛瘀而通便。大黄在此方证中主攻下祛瘀。

8. 表证传里或阳明病胃气上冲而有瘀血——桃核承气汤

《伤寒论·辨太阳病脉证并治》"太阳病不解，热结膀胱，其人如狂，血自下，下者愈，其外不解者，尚未可攻，当先解其外。外解已，但少腹急结者，乃可攻之，宜桃核承气汤"。本方是调胃承气汤加祛瘀血的桃仁和治气冲的桂枝，故治调胃承气汤方证而气上冲而有瘀血，见其人如狂、少腹急结者。大黄在此方证中主攻里实兼祛瘀血。

9. 里实有瘀血或痈肿——大黄牡丹汤

《金匮要略·疮痈肠痈浸淫病脉证并治》"肠痈者，少腹肿痞，按之即痛如淋，小便自调，时时发热，自汗出，复恶寒，其脉迟紧者，脓未成，可下之，当有血；脉洪数者，脓已成，不可下也。大黄牡丹皮汤主之"。大黄、芒硝伍以祛瘀除痹的桃仁、丹皮，和治痈肿有特殊功效的冬瓜子，故治里实有瘀血或痈肿之病变者。本方适应证为右腹痛拒按、里实热者。大黄在此方证中主攻里实兼祛瘀。

10. 少腹蓄血里实热证——抵当汤

《伤寒论·辨太阳病脉证并治》"太阳病，六七日，表证仍在，脉微而沉，反不结胸，其人发狂者，以热在下焦，少腹当鞕满，小便自利者，下血乃愈。所以然者，以太阳随经，瘀热

在里故也。抵当汤主之","太阳病,身黄、脉沉结、少腹鞕、小便不利者,为无血也;小便自利,其人如狂者,血证谛也,抵当汤主之"。《伤寒论•辨阳明病脉证并治》"阳明证,其人喜忘者,必有蓄血,所以然者,本有久瘀血,故令喜忘。屎虽鞕,大便反易,其色必黑者,宜抵当汤下之","病人无表里证,发热七八日,虽脉浮数者,可下之。假令已下,脉数不解,合热则消谷善饥,至六七日,不大便者,有瘀血,宜抵当汤"。《金匮要略•妇人杂病脉证并治》"妇人经水不利下,抵当汤主之"。

抵当汤方证,为蓄血在少腹而见少腹硬满、大便难,其人喜忘或发狂的里实热证,故治以水蛭、虻虫活血祛瘀,并用大黄、桃仁攻下祛瘀,故治较顽固的瘀血证而大便难者。大黄在此方证中主攻下祛瘀。

11. 太阳病膀胱蓄血证——抵当丸

《伤寒论•辨太阳病脉证并治》"伤寒有热,少腹满,应小便不利,今反利者,为有血也,当下之,不可余药,宜抵当丸"。此与抵当汤方证同而证轻,故药用量亦较轻,或不宜猛攻者。大黄在此方证中亦主攻下祛瘀。

12. 里有瘀血而津血虚——大黄䗪虫丸

《金匮要略•血痹虚劳病脉证并治》"五劳虚极羸瘦,腹满不能饮食,食伤、忧伤、饮伤、房室伤、饥伤、劳伤、经络营卫气伤,内有干血,肌肤甲错,两目黯黑,缓中补虚,大黄䗪虫丸主之"。大黄䗪虫丸方证,为里有瘀血而津血虚者,故本方集四虫、干漆、桃仁等祛瘀群药,大黄蒸用且用量小,合芍药、黄芩、甘草、杏仁则不过润燥而已,尤其重用生地滋液、补虚,炼蜜为丸缓中养正,实治干血劳的良法。大黄在此方证中主祛瘀生新。

13. 水热结胸证——大陷胸汤

《伤寒论•辨太阳病脉证并治》"太阳病,脉浮而动数,浮则为风,数则为热,动则为痛,数则为虚。头痛、发热、微盗汗出而反恶寒者,表未解也。医反下之,动数变迟,膈内拒痛,胃中空虚,客气动膈,短气躁烦,心中懊恼,阳气内陷,心下因鞕,则为结胸,大陷胸汤主之。若不结胸,但头汗出,余处无汗,剂颈而还,小便不利,身必发黄","伤寒六七日,结胸热实,脉沉而紧,心下痛,按之石鞕者,大陷胸汤主之","伤寒十余日,热结在里,复往来寒热者,与大柴胡汤;但结胸,无大热者,此为水结在胸胁也。但头微汗出者,大陷胸汤主之","太阳病,重发汗而复下之,不大便五六日,舌上燥而渴,日晡所小有潮热,从心下至少腹鞕满而痛不可近者,大陷胸汤主之","伤寒五六日,呕而发热者,柴胡汤证具,而以他药下之,柴胡汤证仍在者,复与柴胡汤,此虽已下之,不为逆,必蒸蒸而振,却发热汗出而解。若心下满而鞕痛者,此为结胸也,大陷胸汤主之;但满而不痛者,此为痞,柴胡不中与之,宜半夏泻心汤"。

大陷胸汤方证,即外邪入里,热与水结于胸,呈阳明里实热证。甘遂苦寒,为下水峻药,使结于上的水和热从大小便而去。芒硝泻热软坚,大黄泻热破结,二味协甘遂泻热和消除心腹硬满痛。甘遂攻水峻猛,与硝、黄为伍则攻下更猛,但热实结胸者,又非此不治。大黄在此方证中主攻下清热。

14. 水与血结于血室而少腹硬满——大黄甘遂汤

《金匮要略·妇人杂病脉证并治》"妇人少腹满如敦状,小便微难而不渴,生后者,此水与血俱结在血室也,大黄甘遂汤主之"。大黄主攻蓄血,甘遂主攻蓄水,两药相伍则攻逐血与水。妇女产后血虚,故加入阿胶补血养正,亦利下血,故此治水与血结于血室而少腹硬满者。大黄在此方证中主清里热而攻蓄血。

15. 腹中有水饮、二便不利——己椒苈黄丸

《金匮要略·痰饮咳嗽病脉证并治》"腹满,口舌干燥,此肠间有水气,己椒苈黄丸主之"。三药均属祛饮逐水之品,伍以大黄,故治腹中有水饮、二便不利者。本方亦可作煎剂。大黄在此方证中主通下清里热。

16. 阳明里热——泻心汤

《金匮要略·惊悸吐衄下血胸满瘀血病脉证治》"心气不足,吐血,衄血,泻心汤主之"。大黄伍以除热解烦的黄连、黄芩,功能泻火清阳明里热。古人认为心主火,故名以泻心汤。大黄在此方证中主清阳明里热。

17. 里实热而心下痞——大黄黄连泻心汤

《伤寒论·辨太阳病脉证并治》"心下痞,按之濡,其脉关上浮者,大黄黄连泻心汤主之","伤寒大下后复发汗,心下痞、恶寒者,表未解也。不可攻痞,当先解表,表解乃可攻痞。解表宜桂枝汤,攻痞宜大黄黄连泻心汤"。此于泻心汤去黄芩,固亦泻心,但以沸水渍之不煎,气味俱薄,故泻下之力不剧,只能泻热而解心下痞。"心下痞,按之濡",示本方证虽是阳明里实热证,但里实热未至硬满成阳明腑实证,以此与大承气汤方证、大陷胸汤方证鉴别。三方不但用药不同,其煎服法亦特殊。大黄在此方证中主清里热,治心下痞满。

18. 心下痞陷于阴的寒热错杂证——附子泻心汤

《伤寒论·辨太阳病脉证并治》"心下痞,而复恶寒汗出者,附子泻心汤主之"。泻心汤减其用量,并渍之而不煎,亦同上方专以解痞,但加附子,故治心下痞陷于阴证而呈寒热错杂者。大黄在此方证中主清上热,治心下痞。

19. 里实有热、二便不利之黄疸——大黄硝石汤

《金匮要略·黄疸病脉证并治》"黄疸腹满,小便不利而赤,自汗出,此为表和里实,当下之,宜大黄硝石汤"。大黄、硝石攻实下热,栀子、黄柏苦寒除热祛黄,故治里实有热、二便不利之黄疸。大黄在此方证中主清里热,治黄疸,小便不利。

20. 黄疸之阳黄——茵陈蒿汤

《伤寒论·辨阳明病脉证并治》"阳明病,发热、汗出者,此为热越,不能发黄也。但头汗出,身无汗,剂颈而还,小便不利,渴引水浆者,此为瘀热在里,身必发黄,茵陈蒿汤主之","伤寒七八日,身黄如橘子色,小便不利,腹微满者,茵陈蒿汤主之"。《金匮要略·黄疸病脉证并治》"谷疸之为病,寒热不食,食即头眩,心胸不安,久久发黄为谷疸,茵陈蒿汤主之"。

茵陈，《神农本草经》谓之"味苦，平。主治风寒湿热邪气，热结黄疸"，有除湿解热作用，与栀子协力以祛黄除烦，伍以通便的大黄，故治黄疸（阳黄）见烦躁、小便不利而大便难者。大黄在此方证中主治瘀热在里、黄疸。

21. 惊痫瘈疭——风引汤

《金匮要略·中风历节病脉证并治》附方"风引汤：除热瘫痫"。本方为桂枝甘草龙骨牡蛎汤变方。桂枝甘草龙骨牡蛎汤原治津液伤表虚饮逆致躁烦惊悸，加入寒水石、滑石、石膏、大黄清里热，又加赤白石脂、紫石英、干姜温下固涩，以治津液更虚呈阳明太阳合病的惊痫瘈疭。用于破伤风引起的惊痫瘈疭可能有效。因此名为风引汤。大黄在此方证中主清里实热。

22. 里寒而宜下者——大黄附子汤

《金匮要略·腹满寒疝宿食病脉证治》"胁下偏痛，发热，其脉紧弦，此寒也，以温药下之，宜大黄附子汤"。大黄伍以附子、细辛等热药，且附子用量大，此即所谓温下法治寒于里而宜下者。大黄在此方证中主攻下祛瘀，治胁下偏痛。

23. 里实满无热而有寒——三物备急丸

《金匮要略·杂疗方》"三物备急丸方：主心腹诸卒暴百病。若中恶客忤，心腹胀满，卒痛如锥刺，气急口噤，停尸卒死者，以暖水若酒，服大豆许三四丸，或不下，捧头起，灌令下咽，须臾当差。如未差，更与三丸，当腹中鸣，即吐下，便差。若口噤，亦须折齿灌之"。大黄、巴豆合用攻下至猛，伍以干姜更利祛寒，故治里实满无热而有寒者。大黄在方证中主急下里实。

24. 阳明病胃热上冲——苓甘五味姜辛夏仁黄汤

《金匮要略·痰饮咳嗽病脉证并治》"若面热如醉，此为胃热上冲熏其面，加大黄以利之"。本方即苓甘五味姜辛夏杏汤再加大黄而成。大黄苦寒清热、泻下攻实，以治疗苓甘五味姜辛夏杏汤证兼见大便难者。大黄在此方证中主通便而清里之上热。

25. 疟母——鳖甲煎丸

《金匮要略·疟病脉证并治》"病疟，以月一日发，当以十五日愈，设不差，当月尽解。如其不差，当云何？师曰：此结为癥瘕，名曰疟母，急治之，宜鳖甲煎丸"。方用柴胡桂枝汤通津液，调荣卫，主治疟病。鳖甲攻坚祛瘀，方含桃核承气汤等祛瘀逐水、攻坚行气之品，以治癥瘕。大黄在此方证中主祛瘀治癥瘕。

26. 外邪入里，水热结胸证——大陷胸丸

《伤寒论·辨太阳病脉证并治》"病发于阳，而反下之，热入因作结胸；病发于阴，而反下之，因作痞也。所以成结胸者，以下之太早故也。结胸者，项亦强，如柔痉状，下之则和，宜大陷胸丸"。于大陷胸汤又加葶苈、杏仁，祛逐水饮当更有力。但服量较小，且合蜜煎，较之汤剂则攻下力缓矣。大黄在此方证中主攻下里热。

◎ 方证

调胃承气汤　以蒸蒸发热、口渴便秘、腹满拒按、舌苔正黄、脉滑数为其辨证要点。

小承气汤　以谵语潮热、大便秘结、胸腹痞满、舌苔黄、脉滑数为其辨证要点。

大承气汤　以潮热谵语、手足濈然汗出、矢气频频、大便不通、脘腹满痛拒按、舌苔焦黄起刺、舌焦黑燥裂、脉沉滑或沉迟有力；热结旁流、下利清水、臭秽难闻、脐腹疼痛、按之坚硬有块、热厥、高热神昏、扬手掷足、烦躁饮冷、便秘不通、痉病、牙关紧闭、手足抽搐、角弓反张为其辨证要点。

厚朴三物汤　以痛而闭、支饮胸满为其辨证要点。

大黄甘草汤　以食已即吐为其辨证要点。

麻子仁丸　以趺阳脉浮而涩、大便硬为其辨证要点。

桃核承气汤　以其人如狂、血自下、少腹急结为其辨证要点。

大黄牡丹汤　以少腹肿痞、小便自调、时时发热、自汗出、脉迟紧为其辨证要点。

抵当汤　以发狂、少腹硬满、小便自利、喜忘、大便色黑易解、脉沉结、妇人经水不利下、少腹硬满拒按、消渴为其辨证要点。

大黄䗪虫丸　以五劳虚极羸瘦、腹满不能饮食、食伤、忧伤、饮伤、房室伤、饥伤、劳伤、经络营卫气伤、内有干血、肌肤甲错、两目黯黑为其辨证要点。

大陷胸汤　以不大便五六日、舌上燥而渴、日晡小有潮热、从心下至少腹硬满而痛不可近、短气烦躁、脉沉而紧、按之有力为其辨证要点。

大黄甘遂汤　以妇人少腹满如敦状、小便微难而不渴、生后者为其辨证要点。

己椒苈黄丸　以腹满、口舌干燥为其辨证要点。

泻心汤　以恶热、吐血衄血为其辨证要点。

大黄黄连泻心汤　以心下痞、按之濡，其脉关上浮、恶寒为其辨证要点。

附子泻心汤　以心下痞、恶寒汗出为其辨证要点。

◎ 量效

《中华人民共和国药典（2020 年版）》规定大黄用量为 3～30g。《伤寒论》中大黄配伍不同中药治疗便秘、腹痛、肠痈、黄疸、妇科等多种疾病。如大承气汤，大黄（4 两）与芒硝配伍治疗阳明腑实之便秘；厚朴三物汤，大黄（4 两）配伍枳实、厚朴治疗实热气滞之腹痛；大陷胸汤，大黄（6 两）配伍甘遂，治疗水热互结之结胸证；桃核承气汤，大黄（4 两）配伍桃仁，治疗下焦蓄血之妇科疾患；大黄牡丹汤，大黄（4 两）配伍牡丹皮，治疗瘀结肠腑之肠痈；大黄附子汤，大黄（3 两）配伍附子、细辛治疗寒积便秘，胁下偏痛；茵陈蒿汤，大黄（2 两）伍用茵陈治疗湿热黄疸。

仝小林院士认为，大黄 1～5g 致泻，3～6g 止泻，9～15g 泻下。小剂量引经，中剂量泄热泻浊，大剂量急下通腑。

◎ 服饵

仲景汤剂中有顿服、分服、日三服、少少和服。其丸剂亦有顿服、空心服、小量递增等。顿服量大力专,以其一服中病,扭转病势,如大黄甘遂汤、下瘀血汤、大黄牡丹汤等。分服法,一煎二服,得效停用,防药过伤正,如三承气汤、大陷胸汤等。日三服法,取其量少服频,以泄湿清热,病势之中,湿热最为缠绵,药过重则伤正气,轻则不及病,故宜少量多次服用,如茵陈蒿汤、栀子大黄汤等。同一方剂,服法不同,疗效各异,如调胃承气汤用于和胃,以"少少温服",是轻泻胃热以润胃存津,"顿服"则势锐下急,取其药重以势如破竹。麻子仁丸须服十丸,日三服,渐加之小量递增式服药方法,意在缓下润通,大黄䗪虫丸以酒送服,有加强行气活血以化瘀结之意。

仲景煎煮大黄的方法主要有水煎、酒煎、麻沸汤渍。如大黄黄连泻心汤、附子泻心汤等,方中之苦寒药物,皆以麻沸汤渍之,以取其药味轻清,以消上部之邪热,达到消痞之目的。正如清·王旭高说"此法之最奇者,不取煎而取泡,欲其轻扬清淡,以涤上焦之邪"。酒煎者,如下瘀血汤,意在引药入血分,加强其攻逐瘀血之功。水煎有先煎、后下、与诸药同煎之分,先煎大黄,方如大陷胸汤,熟则行迟,其意不重在攻下,而在于荡涤胸腹邪热。后下大黄,方如大承气汤,意在增其泻下推荡之功。同煎者,使其泻下缓和,故发挥大黄清热和调、凉血止血、清泻湿热、利胆退黄等功效。

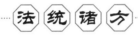

法统诸方

◎ 下法

《黄帝内经》中"其下者,引而竭之"(《素问·阴阳应象大论》)、"中满者,泻之于内"(《素问·阴阳应象大论》)、"留者攻之"(《素问·至真要大论》)、"去宛陈莝"(《素问·汤液醪醴论》)等论述为下法的使用奠定了理论基础。

1. 苦寒泻下、润肠通便

苦寒泻下法适用于阳明胃肠腑实证,是外邪由外入里化为燥热,火灼津液,大便燥结成实,或者火热与胃肠中的宿食结为燥屎。临床症状表现为不大便,腹胀满,苔黄燥,脉滑数沉实等。

如承气汤辈、麻子仁丸等,方中均有大黄,或与芒硝配伍,调和胃气,攻逐胃中浊物。或与枳实、厚朴配伍,行气攻下,泻热存阴。或与麻子仁配伍,润下行气,攻补兼施。

2. 攻逐水饮

如大陷胸汤(丸)用大黄6两、甘遂1钱匕、芒硝1升。大陷胸汤与大陷胸丸为水饮痰湿结于胸胁而设,其临床以脉沉紧有力、胸腹部硬满而且疼痛、或者夹有大便秘结、或者夹有呕吐为主要临床表现。方中大黄、甘遂与芒硝皆可攻逐瘀血。大陷胸丸适用于大结胸证的轻证。该方适用于肺金肃降之气不利,气盘旋停滞于胸中导致的硬满而痛,改汤剂成丸剂,取其缓攻之意。

3. 攻逐瘀血

攻逐瘀血法主要是运用大黄与桃仁、水蛭这类具有破血活血功效的药物合在一起使用,以更好地破逐瘀血。如《伤寒论》中之桃核承气汤。桃核承气汤用于瘀血阻塞于下焦膀胱之证。方中应用桃仁破血,桂枝入血室,通阳化气,与桃仁共入血分,芒硝与大黄不仅可以攻下大便,亦可以攻破瘀血,将已破之瘀血推出体外。

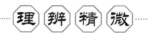

◎ 药理

1. 传统药理

大黄作用的发挥,在于"通腑祛瘀"。大黄苦寒,苦者,能泄下通腑,而去脏腑之水饮、食积、瘀血,以推陈致新;寒者,清热,清脏腑之里热而调中化食,则五脏安和。

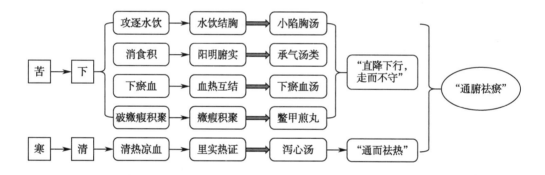

2. 现代药理

现代药理研究表明,大黄可以起到通便、抗炎、抗肿瘤、免疫调节、消化性溃疡止血、利胆排石、抗动脉粥样硬化、调脂降糖等多种作用,主要如下:

(1)抗肿瘤作用:大黄提取物通过诱导肿瘤细胞凋亡,影响肿瘤细胞的增殖,遏制肿瘤细胞的血转移及淋巴转移等达到抗肿瘤的作用。

(2)抗氧化作用:大黄酸能显著提高超氧化物歧化酶的量。

(3)抗炎作用:大黄酸可抑制关节软骨细胞 NO 生成。大黄酸除了能下调面包酵母引发的高热幼鼠腹腔液中 IL-13、TNF-a 水平外,还可下调非肥胖型糖尿病小鼠血清中 IL-13、IL-12 和 TNF-a、干扰素 -γ 等细胞因子的浓度。

(4)泻下作用:大黄酸对 AQP4 表达的调节可能与大黄的泻下作用有关。生大黄能使肠道平滑肌收缩。

(5)保护肾脏作用:体外研究表明,大黄酸可以抑制系膜细胞 TGF-β-1 mRNA 和结缔组织生长因子 mRNA 表达，并抑制 TGF-β-1 诱导的肾小球系膜细胞的增殖、肥大以及 ECM 积聚。进一步研究发现，还可逆转 TGF-β-1 诱导的近端肾小管细胞肥大，抑制 TGF-β-1 刺激的纤维连接蛋白、I 型和 IV 型胶原等 ECM 的合成。

（6）调脂作用：大黄醇提取物通过其降低游离脂酸水平及甘油三酯、总胆固醇、低密度脂蛋白胆固醇水平，使血脂和脂蛋白脂酶活性降低。

（7）保护心血管系统作用：大黄酸可抑制 IL-6 诱导的平滑肌细胞增殖作用。另外，大黄酸通过线粒体依赖的凋亡途径抑制 TNF-α 诱导的人血管平滑肌细胞增殖，可使线粒体中细胞色素 C 释放入胞质，下调线粒体膜电位，导致 Bcl-2 及 Bcl-xl 表达降低，Bax 和 Bak 表达增加，从而起到一定的抗动脉粥样硬化作用。

◎ 演义

大黄力专效宏，通过灵活配伍，可发挥"将军"之用。

1. 中风惊痫

大黄苦寒沉降，力猛善走，有通腑泄热之功。仲景以其配芒硝、厚朴、枳实，治疗阳明实热痉；与潜阳息风等药相伍，治疗内热生风、风火上扰所致的中风瘫痪、惊痫瘛疭。阳明痉证，病深热极，情势急迫，用大承气汤釜底抽薪，急下以存阴。用大黄配寒水石、滑石、赤石脂、白石脂、紫石英、石膏等重镇之品清热息风，龙骨、牡蛎介类潜纳，桂枝、甘草调和营卫，干姜温中。合为重镇清热息风之风引汤，用治中风瘫痪、惊痫瘛疭。近年来，临床常用此方治疗中风、癫痫、流脑、乙脑、破伤风、肺炎等急性热病见高热、抽搐伴腑实者。笔者曾用大承气汤救治一例癫痫持续状态用安定等持续静滴无效，改用大承气汤不间断浸服，1 小时后泻下大量臭秽粪便后清醒、抽搐停止。

2. 急性腹满腹痛下利

大黄荡涤胃肠积滞，为攻下通便之第一要药。凡里热积滞、腹满急痛、大便不通，仲景常用之。大黄泻热攻结，推陈致新，辅以芒硝软坚清热，助大黄泻下，佐以厚朴、枳实行气除满；治疗少阳阳明合病的"按之心下满痛"，用大柴胡汤表里双解；以大黄伍附子、细辛温下寒实，治疗寒实内结的腹满痛；与牡丹皮、桃仁等配伍，治急性肠痈。下利者，如"下利不欲食者""下利三部脉皆平，按之心下坚者""下利脉反滑者"等均用大承气汤急予攻下。对于"下利谵语者，有燥屎也"则用小承气汤通便泻热。

3. 治急性黄疸

大黄能清泻湿热、利胆退黄，导肠中湿热从大便排出，仲景常用之治湿热黄疸。如茵陈蒿汤、栀子大黄汤、大黄硝石汤。茵陈蒿汤以大黄配茵陈、栀子清热利湿退黄，主治"寒热不食，食即头眩，心胸不安，久久发黄"的谷疸；栀子大黄汤用大黄伍栀子、豆豉泻热除烦退黄，主治以"心中懊侬或热痛"为主证的酒疸；大黄硝石汤用大黄合硝石、黄柏、栀子，清热通便，利湿除黄，主治"黄疸腹满，小便不利而赤，自汗出"的热盛里实证。现临床用大黄配茵陈、栀子等治疗肝细胞性黄疸、阻塞性黄疸及溶血性黄疸等退黄效果明确。

4. 治产后瘀血腹痛

大黄能入血分，破瘀血，有活血逐瘀之功，又兼利小便。其与甘遂、阿胶配伍，治疗水与血俱结在血室；配伍桃仁、土鳖虫，治妇人产后"干血著脐下"所致的小腹刺痛、拒按等证。现临床用其治疗产后尿潴留。

5. 治高尿酸血症

目前高尿酸血症颇多，虽有抑制尿酸合成、促进尿酸排泄的化学药，但作用不持久，副作用大而不为临床所接受。笔者利用大黄推陈致新之用，予以大剂炒炭配以他药取得良好效果。

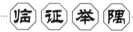

案1 治食膈

傅姓，55岁。先因酒楼中饮酒，食烧小猪响皮，甫及下咽，即有家人报知朋友凶信，随即下楼寻车。车夫不知去向，因步行四五里，寻至其友救难，未遇。又步行4里，又未遇。渴急饮冰镇乌梅汤一二碗，然后雇车回家。心下隐隐微痛，1个月后痛如刀割，干饭不下咽，已月余矣。5月8日，计一粒不下已10日，骨瘦如柴，面赤如赭，脉沉洪有力，胃中痛处高起如桃大，按之更痛不可忍。余曰：此食膈也，当下之。因用大承气汤加牵牛，作3碗。伊家见方重不敢服，求签而后服1碗，痛至脐；服2碗，痛至少腹；服3碗，痛至肛门，大痛不可忍，又不得下。于是又作半剂，服1碗，外加蜜导法，始下如鸡蛋，黑而有毛，坚不可破。次日先吃烂面半碗，又次日饮粥汤，3日食粥，5日吃干饭矣！下后所用者，五汁饮也。

（吴鞠通医案）

主要症状：心下隐痛，痛如刀割，胃中痛处高起如桃大，按之更痛不可忍，干饭不下咽，面赤如赭，脉沉洪有力。

病机归纳：阳明腑实之食膈。

经典方证：《金匮要略•腹满寒疝宿食病脉证治》："脉数而滑者，实也，此有宿食，下之愈，宜大承气汤。"

方义分析：《金匮要略》以大承气汤治痉、治腹满宿食、治下利、治产后胃实发热。治症虽多，而大旨在急下阳明燥热，存其真阴。方中大黄苦寒，泻热通便，荡涤肠胃，为君药。臣以芒硝咸寒泻热，软坚润燥，与大黄相须为用，泻下热结之功颇大。积滞内阻，每致气滞不行，故佐以枳实散结消痞，厚朴下气除满，推荡下行，以助硝、黄攻下结热。四味相合，有峻下越续之确，是为通下法中的峻剂。六腑以通为用，胃气以下行为顺，本方峻下热结，承顺胃气之下行，使塞者通、闭者畅。

药证归纳： 本案为食膈致病。食膈为五膈之一，见《外台秘要》卷八。因气塞、火郁，脾运失常，食滞隔阻所致。本案症见心下隐痛、胃中痛处高起如桃大、干饭不下咽、面赤如赭、脉沉洪有力，结合既往饮食情况，辨为阳明腑实证，急用大承气汤攻下，待坚积得除，随后用五汁饮滋阴益胃善后。

案2 治腹痛

钟大满，腹痛有年，理中四逆辈皆已服之，间或可止。但痛发不常，或一月数发，或二月一发，每痛多为饮食寒冷之所诱致。自常以胡椒末用姜汤冲服，痛得暂解。一日，彼晤余戚家，谈其痼疾之异，乞为诊之。脉沉而弦紧，舌白润无苔，按其腹有微痛，痛时牵及腰胁，大便间日1次，少而不畅，小便如常。吾曰："君病属阴寒积聚，非温不能已其寒，非下不能荡其积，是宜温下并行，而前服理中辈无功者，仅祛寒而不逐积耳。依吾法两剂可愈。"彼曰："吾固知先生善治异疾，倘得愈，感且不忘。"即书予大黄附子汤：大黄12g，乌附9g，细辛4.5g。并曰："此为《金匮》成方，屡用有效，不可为外言所惑也。"后半年相晤，据云："果两剂而瘥。"

（赵守真医案）

主要症状： 腹微痛，痛时牵及腰胁，大便间日1次，少而不畅，小便如常，脉沉而弦紧，舌白润无苔。

病机归纳： 寒实内结之腹痛。

经典方证：《金匮要略·腹满寒疝宿食病脉证治》："胁下偏痛，发热，其脉紧弦，此寒也，以温药下之，宜大黄附子汤。"

方义分析： 素体阳虚，阴寒内盛，与积滞相并，寒实内结，故胁下偏痛。其脉紧弦者，脉紧主寒，脉弦主痛，故多为饮食寒冷之所诱致，且伴有恶寒肢冷苔白等症。此时，非温不能制其寒，非下不能荡其积，故仲景曰"以温药下之"。大黄附子汤用附子大辛大热，温里散寒，大黄苦寒走泄，攻下积滞，共为君药；细辛辛温宣通，助附子散寒止痛，为臣佐药。方中大黄性味虽属苦寒，但配伍附子、细辛辛热之品，则制其寒性而存其攻下走泄之性，三味合而成方，共奏温下之功。

药证归纳： 此案腹痛乃寒实内结所致。前服理中、四逆辈，仅散寒。而不去积。赵氏据患者腹痛连胁、大便不畅、脉沉弦紧、舌白润，断为寒积腹痛，投大黄附子汤原方温下并行。《素问·至真要大论》云"寒者热之""结者散之""留者攻之"，此方是也。

竹叶

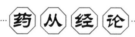

◎ **概述**

竹叶为禾本科竹亚科植物淡竹的干燥叶片。味苦、甘、淡,性寒,归心、小肠、肺、胃经。具有清热除烦,生津利尿等功效。

◎ **经论**

《神农本草经》云:"竹叶,味苦,平。主咳逆上气,溢筋急,恶疮,杀小虫。"

◎ **释经**

竹叶,清香透心,味苦,凉热之气俱清。归肺胃,清肺胃热而治咳逆、吐衄而"主咳逆上气";竹叶禀风木之精,色青入肝,生津缓急,滋养肝木,缓其"筋急";味淡利窍,透解心经之热,"诸痛痒疮,皆属于心"(《素问·至真要大论》),故可消"恶疮"。湿热化风则生虫,竹叶清热利水而不利于虫,湿热不生,故可"杀小虫"。

◎ **炮制**

竹叶的炮制,南齐有切去尖法(《鬼遗》)。唐代有切法(《千金翼》),一直沿用至今。宋代还有用烧为灰法(《圣惠方》),去枝梗,只取叶,焙干,切法(《总微》)等。现行有净制、切制法,即除去杂质,切段(《中华人民共和国药典(2020年版)》)。目前多采用取原药切去根,拣去杂质,拍去灰尘,切3分长横片,晒干,使药洁净,便于调制。

◎ **用量**

《中华人民共和国药典(2020年版)》规定竹叶用量为6~10g。仲景于《伤寒杂病论》中使用竹叶为2~4两,如竹叶汤使用竹叶1把,取其轻清疏散表邪,而竹叶石膏汤用竹叶2把,取其清解阳明邪热。

◎ **阐微**

竹叶质轻,主在上焦,清气分热,入太阴以平喘咳,入阳明以解消渴。《名医别录》言其"主胸中痰热，咳逆上气"。《本草经疏》云"阳明客热，则胸中生痰，痰热壅滞，则咳逆上气。竹叶辛寒能解阳明之热结，则痰自消，气自下，而咳逆止矣。仲景治伤寒发热大渴，有竹叶石膏汤，无非假其辛寒散阳明之邪热也"。《药品化义》载"竹叶清香透心，微苦凉热，气味俱清。经曰：治温以清，专清心气，叶锐能散，味淡利窍，使心经热邪分解，主治暑热消渴，胸中热痰，伤寒虚烦，咳逆喘促，皆用为良剂也。又取色青入胆，气清入肺，是以清气分之热，非竹叶不能，凉血分之热，除柏叶不效"。竹叶亦可清心除烦而有安眠之功，《本草正》言其可"退虚热，烦躁不眠"。《药性歌括四百味》则云"竹叶味甘，退热安眠"，故能主治火热扰心不眠之证。

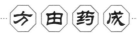

◎ 药对

竹叶配石膏，清肺以止咳平喘，清胃以生津止渴；配龙齿，清心除烦，平肝宁神；配荷梗，清心火，利小便，去暑湿，快胸膈，消胀除满；配防风，轻清宣散，解表退热。

◎ 角药

竹叶常与石膏、人参相配而成角药，以竹叶之甘寒，善清烦热，石膏之辛寒，专清阳明胃热，人参益气生津而扶虚，清热与益气养阴并用，祛邪扶正兼顾，清而不寒，补而不滞。

◎ 经方

1. 瘥后劳复——竹叶石膏汤
《伤寒论·辨阴阳易瘥后劳复病脉证并治》"伤寒解后，虚羸少气，气逆欲吐，竹叶石膏汤主之"。此方以白虎加人参汤去知母加半夏、竹叶、麦冬，或麦门冬汤去大枣加竹叶、石膏而成。系伤寒解后，余热不清，气阴两伤的证治。虚羸少气定其性，为邪正相争，正胜邪退正气不足之象，用人参、麦冬补其不足，养阴生津；瘥后气逆定其位，为肺胃被扰升降失调，配竹叶、石膏，入手太阴足阳明，以清肺胃余热。以竹叶、石膏清热除烦为君；人参益气、麦冬养阴生津为臣；半夏降逆为佐；甘草、粳米和中养胃，"故去热而不损其真，导逆而能益其气也"。

2. 产后中风——竹叶汤
《金匮要略·妇人产后病脉证治》"产后中风，发热，面正赤，喘而头痛，竹叶汤主之"。妇人产后里虚，又感邪发热。若先解表，强发其表恐固里不足而成脱；若先治里，补其不足，又恐表不解而入里生变。故治以表里兼济之法，竹叶、葛根清热生津且量较大，桂枝、防风、桔梗兼以散邪，人参、附子固里防脱，甘草、生姜、大枣固护胃气，调其阴阳，使其气平，共司攘外安内之功。笔者临床运用本方治疗产后感寒发热有确切疗效。

◎ 方证

竹叶石膏汤 以发热、多汗、虚羸少气、气逆欲吐、心胸烦闷、口唇皮肤黏膜干燥、口渴、尿赤、舌红少苔或黄燥苔、脉虚数等为其辨证要点。

竹叶汤 以发热、面红、喘促、头痛、头项强、欲呕、舌质淡、脉弱等为其辨证要点。

◎ 量效

1. 绝对剂量

据《证类本草》引《名医别录》陶弘景之言"凡云一把者,二两为正"。竹叶石膏汤原方载用竹叶 2 把,故约为 4 两;竹叶汤中载用竹叶 1 把,则约合 2 两。竹叶石膏汤中竹叶以清阳明之热,故用量较大,而竹叶汤中竹叶以疏散表邪,取轻清之用,故量较小。

2. 相对剂量

(1)清阳明之热:竹叶石膏汤中以竹叶、石膏清阳明之热,竹叶与石膏比例为 1:4(竹叶 4 两:石膏 1 斤)。

(2)质轻以宣:竹叶汤中以竹叶、葛根、防风、桔梗、桂枝宣散表邪,竹叶与葛根比例为 2:3(竹叶 2 两:葛根 3 两),竹叶与防风、桔梗、桂枝的比例均为 2:1(竹叶 2 两:防风、桔梗、桂枝均为 1 两)。

◎ 服饵

竹叶性寒凉,胃寒呕吐或感寒夹食作吐者忌用。竹叶能损胃气,故虚人食笋,甚不相宜。

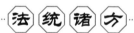

法 统 诸 方

◎ 清法

竹叶质轻宣扬,清热除烦生津利尿,为"清"法之代表。清肺热以止咳平喘,清胃热以解消渴,清心热以除烦安眠,火热邪除则津生。

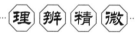

理 辨 精 微

◎ 药理

1. 传统药理

竹叶特性可以一"清"以概之。清,一可谓轻清上扬,即主入上焦;二可谓清热,清肺热则可止咳平喘,清胃热则可止消渴,清心热可除烦安眠。

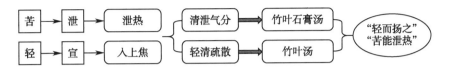

2. 现代药理

竹叶的现代药理作用包括:

(1)抑菌作用:竹叶煎剂对金黄色葡萄球菌、绿脓杆菌有抑制作用。

(2)抗氧化作用:多糖和黄酮类化合物是淡竹叶中两类重要的化合物,是竹叶具有抗氧化作用的物质基础。

(3)抗心肌缺血作用:实验表明,竹叶总黄酮具有保护大鼠心肌缺血/再灌注损伤的作用。

(4)收缩血管作用:竹叶黄酮能明显收缩腹主动脉,其机制可能与激动α受体有关。

(5)肝损伤保护作用。

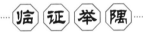

案1 治发热

张某,男,71岁。1974年5月4日初诊。因高血压心脏病,服进口扩张血管药过量,至午后低热不退,体温徘徊在37.5~38℃之间,口中干渴,频频饮水不解,短气乏力,气逆欲吐,汗出。不思饮食,头之前额与两侧疼痛。舌红绛少苔,脉来细数。辨证属阳明气阴两虚,虚热上扰之证。治当补气阴,清虚热,方用竹叶石膏汤。竹叶12g,生石膏40g,麦冬30g,党参15g,炙甘草10g,半夏12g,粳米20g。服5剂则热退,体温正常,渴止而不呕,胃开而欲食。唯余心烦少寐未去,上方加黄连8g,阿胶10g以滋阴降火。又服7剂,诸症得安。

按语:本案发热于午后,伴见口渴欲饮,短气乏力,不思饮食,舌红绛少苔,脉来细数,属"阳明气津两伤"无疑。胃虚有热其气上逆,故见气逆欲吐。正与竹叶石膏汤证机相合,用之即效。

(刘渡舟医案)

主要症状:发热于午后,伴见口渴欲饮,短气乏力,气逆欲吐,不思饮食,舌红绛少苔,脉来细数。

病机归纳:阳明气津两伤。

经典方证:《伤寒论·辨阴阳易瘥后劳复病脉证并治》:"伤寒解后,虚羸少气,气逆欲吐,竹叶石膏汤主之。"

方义分析：患者老年,体弱多病,症见"午后低热不退,短气乏力,气逆欲吐",用竹叶石膏汤,条文症机恰合。患者"短气乏力,不思饮食"用人参、麦冬以补气生津;"口中干渴,频频饮水不解,头之前额与两侧疼痛"加竹叶、石膏,入手太阴足阳明,以清肺胃余热;"气逆欲吐"以半夏降逆;再以甘草、粳米和中养胃,固护胃气。

药证归纳：患者素有心脏病,"受如持虚",本方用竹叶,取其轻清上扬之性,清解阳明热结。竹叶清香透心,气平微凉,气味俱清,患者口中干渴,频频饮水不解,竹叶又可止烦渴生津液,是为主治暑热消渴、胸中痰热、伤寒虚烦之良剂。

案2　治肝癌发热

许某,男,患原发性肝癌,行 B 超导引下肝癌内注射无水酒精治疗。当进行到第 3 次后,患者出现持续高热不退,检查无异常发现。用解热镇痛药等无效。症见面色晦黯无华,气弱倦怠,身热微汗。舌干燥、舌质黯红,苔根黄,脉虚数。证属气阴亏虚,邪热未清,治拟养阴益气,清除邪热。竹叶石膏汤加减:竹叶12g,生石膏(先煎)60g,太子参、山药各30g,半夏、银柴胡各9g,麦冬15g,甘草6g,红枣10枚。3剂后周身燔热渐退,汗已止。又服3剂,热退,予平补之剂善后,直至疗程结束未再出现发热。

（陈家俊医案）

主要症状：高热,面色晦黯无华,气弱倦怠,身热微汗,舌干燥、舌质黯红,苔根黄,脉虚数。

病机归纳：气阴亏虚,邪热不尽。

经典方证：《伤寒论·辨阴阳易瘥后劳复病脉证并治》:"伤寒解后,虚羸少气,气逆欲吐,竹叶石膏汤主之。"

方义分析：此案患者,癌病病程较长,缠绵不愈,每见气阴亏损,邪热不尽,与竹叶石膏汤证病机相切。患者既往行 B 超导引下肝癌内注射无水酒精治疗,或为"外感寒邪"之因。虽有气虚"面色晦黯无华,气弱倦怠"之象,但整体阴虚症候更为明显,如"身热微汗、舌干燥、舌质黯红,苔根黄,脉虚数",故人参易太子参;舌根黄,病邪更深入肾,故加入山药、银柴胡以养肾阴、退虚热。甘寒之药增多,癌瘤患者多正气不足,恐败胃气使毒邪更盛,故加入红枣10枚顾护胃气。

药证归纳：本案用竹叶,一为清热、生津,解"舌干燥,苔根黄",身热以邪热不尽,故透邪宣邪,清肺胃热,防止病邪入里。然竹叶总属清利之品,清气分之热,虽非竹叶不能,但血分之热,则非其所利。若遇热重之象,则宜合以石膏同治,才能更好地发挥清热之功。

芒硝

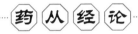

◎ 概述

芒硝为硫酸盐类矿物芒硝族芒硝经加工精制而成的结晶体，主要成分是含水硫酸钠（$Na_2SO_4 \cdot 10H_2O$）。味咸、苦，性寒，归胃、大肠经。具有泻热通便，润燥软坚，消肿回乳等功效。

◎ 经论

《神农本草经》载芒硝为"朴消"（同朴硝），云："朴消，味苦，寒。主百病，除寒热邪气，逐六腑积聚，结固留癖。能化七十二种石。炼饵服之，轻身，神仙。"

◎ 释经

芒硝在《神农本草经》中列为上品，主养"命"，在古代常作为不可缺少的炼丹原料，"炼饵服之，轻身神仙"，故主治"百病"。但芒硝泻下易伤正气，所以轻身延年可能是一种误解。芒硝大寒，寒能清热，故"除寒热邪气"，主治大热病证。六腑以通为用，不通则致病，有形实邪停聚六腑，气血阻滞则成"积聚、结固、留癖、结石"。芒硝归胃、大肠经，咸能软坚，苦能泄下，为通腑泻热之主药，能荡涤肠胃实热实邪，咸苦软坚散结以除痰湿瘀血，通腑导下以泻热除满。

◎ 药证

主治：实热证。实热积滞，痰饮积聚、大便燥结、肠痈、丹毒、乳痈痔疮、口赤翳障。
体质特征：体格壮实，腹满积痛，燥屎内结，停痰喘憋，脉滑数或沉迟有力。

◎ 炮制

天然的芒硝叫朴硝（粗制品），是将天然产物用热水溶解后过滤，冷却后析出结晶。而临床所用的芒硝是取萝卜洗净切片，置锅内加水煮透后，加入朴硝共煮，至完全溶化，取出过滤，滤液放冷析出结晶，即为芒硝。芒硝经处理后失去水分，即为玄明粉。朴硝、芒硝、玄明粉三者功用大致相同，但朴硝粗糙杂质多，多作外用；芒硝质地稍纯，可内服外用；玄明粉质地更纯净，现常作口腔病、眼病之外用药。芒硝置于瓜壳上析出的白霜为西瓜霜。

◎ 用量

《中华人民共和国药典（2020年版）》规定芒硝用量为5～15g，具体用法为待汤剂煎得后，芒硝溶入汤液中服用，外用则适量。观之古今，芒硝一般剂量为2两，《伤寒论》中多为1升，超出了《药典》规定的剂量，芒硝小剂量以泻热通降，大剂量以软坚散结、除痰痞燥屎，因此，应视患者体质具体掌握，做到中病即止，以防过剂伤正。

◎ 阐微

《名医别录》言芒硝"味辛、苦，大寒。主治五脏积聚，久热、胃闭，除邪气，破留血、腹中淡实结搏，通经脉，利大小便及月水，破五淋，推陈致新"。本品禀天地寒水之气以结晶，水能胜火，寒能胜热，为攻逐实热实邪之要药。咸能软坚，其性又善消，苦能泄下，故能通大便燥结，化一切瘀滞，咸入血分更可消瘀血。

1. 芒硝泻热通腑利肠道

芒硝咸能软坚，苦能下泻，寒能除热，能荡涤肠胃实热实邪积聚，是治疗实热内结、燥屎坚硬难下之要药，以软坚润燥为主，通腑泻热之功次于大黄，故燥屎内热坚结难解常配大黄。但亦非见"燥屎"才可用芒硝，承气乃承胃气以下降，胃气通降，邪气自出，燥结自解。"承气本为逐邪而设，非专为结粪而设"。调胃承气汤中主证就是热结旁流无燥屎。吴鞠通指出"凡热结旁流，非气之不通，不用枳、朴，独取芒硝入阴以解热结，反以甘草缓芒硝急趋之性，使之留中解结，不然，结不下而水独行，徒使药性伤人也"，故燥屎热结可予芒硝，肠腑气滞、腹满谵语亦可用之以除热邪从肠道而出。

2. 芒硝通结散瘀利水道

林佩琴《类证治裁·血症总论》云"血积而坚，宜咸寒以软之"。瘀血，积聚坚硬难散，咸能软坚，寒能清热，血积日久多易化热，当辅以芒硝。芒硝咸苦大寒，咸入血，下清血分，泄血分之火。柯琴说"血结而不行，故用芒硝之咸以软之"，咸能消能散，故芒硝常用于下焦病证中，证属瘀热互结，如桃核承气汤治疗下焦蓄血证，临床见急性盆腔炎、胎盘滞留、附件炎、肠梗阻、子宫内膜异位症等属瘀热互结下焦之病证。

3. 芒硝清热解毒消痈肿

芒硝外用有清热解毒消痈之效，如《梅师集验方》用水调芒硝"治火丹毒"。《孙真人食忌》用之点眼，治"眼有翳"。《千金方》以之浸汤外洗，治"漆疮"。《简要济众方》以之于舌上掺之，治"小儿鹅口"等，为外科、五官科常用之品。

4. 临证务必辨芒硝之宜忌

品种不同，功效稍有差异。朴硝可消积、泻热、润燥、软坚；芒硝可泻热、润燥、软坚；

马牙硝可除五脏积热伏气,入点眼药中可去赤肿障、医涩泪痛;风化硝可治上焦风热、清肺、解暑而消膈痰;玄明粉可泻热、软坚、缓下、和胃。《本草纲目》提到:"朴消澄下,消之粗者也,其质重浊。芒消、牙消结于上,消之精者也,其质清明。甜消、风化消,则又芒消、牙消之去气味而甘缓轻爽者也。故朴消止可施于卤莽之人,及傅涂之药;若汤散服饵,必须芒消、牙消为佳。仲景《伤寒论》只用芒消不用朴消,正此义也。"

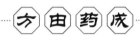

◎ 药对

芒硝配大黄,泻热软坚通腑,因大黄苦寒清热通便,攻下之力有余,而润燥之力不足,配伍咸寒润燥软坚的芒硝,二者相须为用;配甘遂,泻热开结利水,甘遂峻下逐饮,与芒硝相须为用,饮热得解,水饮自谷道而出;配桃仁,泻下逐瘀清热,服后"微利",使蓄血除,瘀热清,邪有出路。

◎ 角药

芒硝配大黄、甘草,方成调胃承气汤,泻热和胃,润燥软坚,专治阳明热盛,热邪尚未与有形实邪互结者,其中芒硝软坚润燥泻热,助大黄泻热通便,甘草和中顾胃,体现仲景"顾护胃气"的基本原则;配大黄、甘遂,方成大陷胸汤,治疗水饮互结之大结胸证,三药合用,泻热逐水开结,使水热内结之邪从二便分利;配大黄、桃仁,方成桃核承气汤,泻下逐瘀清热,治疗下焦蓄血,促进"瘀浊"从肠道外排出。

◎ 经方

《珍珠囊》言"芒硝其用有三:去实热,一也;涤肠中宿垢,二也;破坚积热块,三也"。仲景《伤寒论》中用芒硝有 6 方次,《金匮要略》有 3 方次,除重复方外,共计 8 方次,另有己椒苈黄丸方虽无芒硝,但方后注"渴者,加芒硝半两"。仲景使用芒硝有四大功效,泻热软坚、泻热逐瘀、泻热逐饮、软坚祛痰。成无己谓以上诸方用芒硝者,取其"软坚去实"也。《本草纲目》云"(芒硝)气寒味咸,走血而润下,荡涤三焦肠胃实热阳强之病,乃折治火邪药也"。《本草求真》则言"其性最阴,善于消物,故以硝名。……凡五金八石,用此俱能消除,况入脏腑积聚乎!然必热邪深固,闭结不解,用以苦咸以为削伐,则药与病符,自不见碍。如仲景大陷胸汤、大承气汤、调胃承气汤之类,虽其用大黄,可以除热,然亦不得不假软坚之药耳"。《本草思辨录》提出"芒硝者,逐阳证之热结者也"。由此看出,仲景用芒硝以消热结、瘀结、痰结。

1. 阳明腑实证——承气汤类方

"阳明病,胃家实是也"。阳明病多为实邪实热之证,当攻之下之。芒硝见于阳明病中大承气汤及调胃承气汤。大承气证见"痞满燥实",均因热结而成。"诸积热结于里而成满痞、燥实者,均以大承气汤下之也"。燥者,肠中燥屎干结,故用芒硝润燥软坚。芒硝咸以软坚,苦以通泄,寒以清热配合大黄苦寒清热,沉降下行,既入气分又入血分且同走手、足阳明二经,同气相求,相须为用以攻肠胃实热积滞。

再看调胃承气汤,用炙甘草2两、芒硝半斤、酒洗大黄4两。《伤寒论•辨阳明病脉证并治》"太阳病三日,发汗不解,蒸蒸发热者,属胃也。调胃承气汤主之"。调胃承气汤方证特点为:①外感病三日以上,蒸蒸发热,不大便;②因热邪内结而心烦、谵语;③误吐、误下后实邪虽去,燥热仍存,胃气不和,气机不畅而腹满;④虽呕吐、下利,而脉象调和。"三日"不大便,时间之短可见化热化燥迅速,需掌握用药时间以防热邪迅速与燥屎坚结,蒸蒸发热而非潮热,说明不必待腑实潮热已成才用,将成未成之际仍可使用。徐灵胎《伤寒论类方》言"芒硝善解结热之邪,大承气用之,解已结之热邪;此方用之,用以解将结之热邪,其能调胃,则全赖甘草也",可见徐氏认为芒硝之用在于解将结之热邪而非软化大便,调胃承气汤证未述及大便硬,或竟用于热结旁流来看,适用于燥热初结而未成实。因此调胃承气汤的目的是泻热而非攻下,方后注中称为"调胃气"。成无己云"今阳明病不吐不下心烦,则是胃有郁热也,与调胃承气汤,以下郁热"(《注解伤寒论》)。尤在泾亦谓"调胃承气,盖以通土气,非以下燥屎也"。可见,用调胃承气汤导胃中郁热下行,是其共识。

《伤寒论•辨少阳病脉证并治》"伤寒十三日不解,胸胁满而呕,日晡所发潮热。已而微利。此本柴胡证,下之以不得利,今反利者,知医以丸药下之,此非其治也。潮热者,实也。先宜服小柴胡汤以解外,后以柴胡加芒硝汤主之"。柴胡加芒硝汤,方以芒硝单用,何以不伍大黄?柯琴在《伤寒论注•卷三》中谓"不加大黄者,以地道原通;不用大柴胡汤者,以中气已虚也。后人有加大黄、桑螵蛸者,大背仲景法矣"。柴胡加芒硝汤由小柴胡汤原方取其三分之一用量再加芒硝2两组成。方中以小柴胡汤和解少阳,加芒硝泻热软坚、润燥通便,不用通腑功下之大黄,而用人参、炙甘草以益气和中,乃因正气较虚,里实不甚。此方用量较轻,故为和解泻热之轻剂。

2. 下焦蓄血证——桃核承气汤

《伤寒论•辨太阳病脉证并治》"太阳病不解,热结膀胱,其人如狂,血自下,下者愈。其外不解者,尚未可攻,当先解其外。外解已,但少腹急结者,乃可攻之,宜桃核承气汤"。桃核承气汤"即调胃承气汤加桃仁、桂枝,为破瘀逐血之剂"。"热结膀胱,其人如狂,血自下,下者愈",表明下焦蓄血乃热与血结而成瘀,当从二便而出为利,大黄、芒硝均入血分,故以大黄苦寒荡涤实热,芒硝咸寒软坚散瘀助桂枝、桃仁温通血脉、逐瘀散邪。

3. 肠痈腹痛证——大黄牡丹汤

张秉成《成方便读》谓"夫肠痈之病,皆由湿热瘀聚郁结而成。病既在内,与外痈之治,又自不同。然肠中既结聚不散,为肿为毒。非用下法不能解散。故以大黄之苦寒行血,芒硝之咸寒软坚,荡涤一切湿热瘀结之毒,推之而下。桃仁入肝破血,瓜子润肺行痰,丹皮清散血分之郁热，以除不尽之余气耳"。仲景以硝、黄二药同用，或治太阳蓄血证，如桃核承气汤，或治肠痈，如大黄牡丹汤。其共性在于二药都能泻热破血，软坚润燥，去瘀生新。

4. 大结胸证——大陷胸汤

《伤寒论·辨阳明病脉证并治》"伤寒六七日，结胸热实，脉沉而紧，心下痛，按之石鞕者，大陷胸汤主之"。大陷胸汤乃饮热结于心下之重症，当以芒硝软结破结之力，并配伍利水峻药甘遂攻逐饮热之邪。尤在泾《金匮要略心典》言"痞坚之处，必有伏阳，吐下之余，定无完气"。

◎ 方证

含芒硝常用经方临床应用指征如下：

大承气汤 以痞满燥实坚、脉滑数或沉迟有力为其辨证要点。

调胃承气汤 以蒸蒸发热、呕吐腹满、不大便、舌红苔黄腻、脉滑数为其辨证要点。

大陷胸汤 以心下痛、按之石硬、脉沉紧为其辨证要点。

桃核承气汤 以少腹急结、其人如狂、小便自利、脉沉实或涩为其辨证要点。

大黄牡丹汤 以少腹疼痛拒按、右足屈而不伸、舌苔黄腻、脉滑数为其辨证要点。

◎ 量效

1. 绝对剂量

芒硝于经方中用量从 30g 到 150g 不等，常规剂量以通腑泻热为主，大剂量以攻逐水饮为要。大承气汤证中提到"芒硝三合（折合现量 46.2g）"以润燥软坚、通腑泻热，亦有用 1 升、半升者，大陷胸汤证中"芒硝一升（折合现量 154g）"以攻逐水饮，达热外出。但芒硝寒泻攻下易伤正，故仲景用芒硝常配伍参、枣、草等补益药，如柴胡加芒硝汤中参、枣、草并用，其意正如汪琥方论所云："柴胡加芒硝汤，用人参、甘草以扶胃气，且微利之后，溏者即去，燥者自留，加芒硝者，能胜热攻坚，又其性速下而无碍胃气，乃一举两得也。"

2. 相对剂量

芒硝与大黄常相须而用峻下热结。治疗阳明热结证或肠痈证之大承气汤、大黄牡丹汤，其中大黄与芒硝比例均约为 2:1（两方中均为大黄 4 两:芒硝 3 合）；治疗膀胱瘀热证之桃核承气汤，其中大黄与芒硝比例约为 3:1（大黄 4 两:芒硝 2 合）；治疗饮热互结之结胸证，则需发挥芒硝咸寒软坚散结之力，重用芒硝，如大陷胸汤中大黄与芒硝比例约为 1:1（大黄 6 两:芒硝 1 升）。

◎ 服饵

《伤寒论》用芒硝共 6 方，5 方入汤剂，1 方入丸剂。主要以内服入汤剂为主。如大承气汤的用法为"去滓，内芒硝，更上微火一两沸"，其余汤剂均为"去滓，内芒硝，更上火一两沸"。不同点是煮沸程度有所不同,从一二沸到微沸不等。《本草思辨录》谓芒硝"多煮则下益速,下速则遗上邪,故仲圣必后内微煮而少扬之"。傅延龄等对"煮沸"所需时间进行了研究,认为"粗略估计一沸大约 30 秒"。由此,后下芒硝煮沸一分钟左右。总之,《伤寒论》中所用芒硝需经过短时间加热煮沸后再服用。其次,"去渣,内芒硝"有利于方中其他药物有效成分的煎出。因此,去滓后纳芒硝,可有效避免其他药物有效成分的溶出受到影响,确保汤剂的疗效。"内芒硝后更煮沸"可保持汤剂温度而利于充分溶解,也达到清洁杀菌的目的。因此认为,去渣后下芒硝,短时间煮沸非常必要。

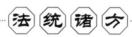

芒硝以咸寒软坚泻下为其能,为下法之重要代表。

◎ 下法

下法不仅是通便,也包括下血、下水、下糟粕和泻热逐瘀。

1. 寒下以通腑泻热

寒下代表方剂乃大承气汤。承气者,承胃气也,胃气以下降为顺,现邪气盘踞于胃肠,肠腑气滞,实热煎熬燥屎,故见腹满作痛、不大便或大便难、或乍难乍易、燥屎内结、烦躁谵语多汗、甚者喘冒直视或如见鬼状、循衣摸床、苔黄焦黑、脉滑数有力。芒硝咸寒苦泄,软坚润燥,配大黄、枳实、厚朴等治疗燥屎、宿食、腐秽疫毒等有形实邪结于胃肠之证,夺实去积。

2. 寒下以攻逐水饮

对于痰饮水气壅盛之饮热互结在胸胁,气血阻滞不通的结胸三证,脉沉紧、心下痛、按之石硬,芒硝软坚散结泻下,配伍甘遂攻逐水饮,使得邪热从二便去。支饮重证,饮结正虚,寒热互见,虚实错杂之喘咳胸满,心下痞坚,病历数十日,乃至数十年者,方用木防己去石膏加茯苓芒硝汤补虚通阳,破结逐水。

3. 寒下以泻下瘀结

瘀血内结或水血互结胞宫之产后腹痛,经水不利,闭经或邪热与瘀血结于下焦,症见小便自利、小腹急结或硬满、神志失常或瘀热结于肠道气滞腹痛,予芒硝配大黄、桃仁、丹皮以破血逐瘀,祛瘀生新,使邪从二便而出。

4. 不可下之法

病在表不可下,"太阳病证不罢者,不可下,下之为逆";阳明病腑实未成者不可下;脾胃虚寒者不可下;阴血亏虚者不可下;阳气虚衰者不可下;下后慎用攻下。

理 辨 精 微

◎ 药理

1. 传统药理

芒硝作用的发挥，全在于"泄"与"消"二字。《医学启源》载"《主治秘诀》云，治热淫于内，去肠内宿垢，破坚积热块"。苦能泄下逐瘀，咸能软坚散痰，苦咸配伍能泻热软坚，攻下瘀热，化痰散结。因此，泄即通腑泻热，达邪外出，消即除痰实，破瘀血。

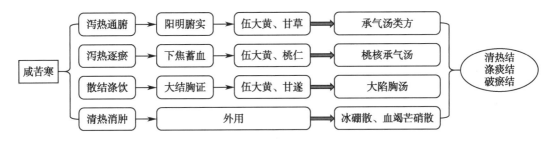

2. 现代药理

芒硝的现代药理作用大致有如下几点：

（1）泻下作用：芒硝为含杂质的硫酸钠（Na_2SO_4），口服后硫酸根离子不易被肠黏膜吸收，在肠腔内形成高渗状态引起容积性泄泻；同时盐类对肠黏膜具有化学刺激性，也能起到刺激性泄泻作用。

（2）利胆作用：少量多次口服芒硝，可刺激小肠壶腹部，反射性引起胆囊收缩，胆囊括约肌松弛，利于胆汁排出。《普济方》载二柳汤治小便淋沙石难出疼痛，胡椒、朴硝各1两为末，温汤调下2钱，并二服。近人张宗祥在《医药浅说》中称本品为"治胆及其他结石之药""胆中或有结石，非此不能治"。

（3）抗感染和消炎作用。

（4）利尿作用：将4.3% Na_2SO_4无菌液静脉注射可作为利尿剂治疗无尿及尿毒症。

（5）组织脱水作用：口服Na_2SO_4溶液，可引起幽门痉挛，延迟全部药物从胃中排空，并将组织中水分吸入肠管而治疗组织水肿。

◎ 演义

1. 胰腺炎

在我国，中西医结合治疗急性胰腺炎已成为共识，《中国急性胰腺炎诊治指南（2013年）》也指出：单味中药（如生大黄、芒硝）、复合制剂（如清胰汤、柴芍承气汤等）对急性胰腺炎有效。

2. 外用于静脉炎、乳腺炎、皮下瘀血肿痛

治疗血栓性浅静脉炎用血竭芒硝散：将血竭12g、芒硝300g、冰片10g、威灵仙12g、

三七60g研细配匀，治疗前用温开水熏洗患处20min后擦干，用血竭芒硝散适量加醋或甘油调成糊状，涂于纱布上敷于红肿处，保持纱布湿润，每日2~3次，每次1h。血竭芒硝散活血、消肿、生新。血竭，外用能止血生肌敛疮，有利于受创组织修复并有抗菌、抗炎作用，可使血流通畅，防止血栓形成。芒硝具有清热润燥、软坚之功，现代药理学研究表明，芒硝外敷可加快淋巴生成，有消肿止痛作用。

3. 妇科疾病

在子宫腺肌症治疗中与桂枝茯苓丸为伍软坚散结，破下焦之瘀积，其积坚，而需重剂，芒硝可逐渐用至15g。治崩漏与三七为伍，脱增厚之内膜活血止血。其增生之内膜非久结之积，其症轻，芒硝用量轻且中病即止。在治疗乳腺增生结节时与柴胡、橘核为伍，直达病所，疏肝经之气郁，软留结之坚积，化有形为无形，坚削气散其症可退。

4. 治久咳

《指迷方》中茯苓丸用芒硝软坚消痰，主治痰流四肢之臂痛、肢肿。在治疗久咳时，经辨治后于方中加入芒硝，效果较好。服药后痰由黏稠转清稀，痰量增多，易咯出，咳即减轻而止。芒硝与温化寒痰之方药配伍则温散寒邪、软坚化痰，与清热润燥之方药配伍则清润软坚化痰。用量9~12g，分3次兑药汁服。服芒硝后患者大便增多或软溏。因其为苦寒泻下之药，应咳止即去，不可久服耗伤津液。

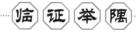

案1 治胸膈痰涎

沈家湾陈姓孩，年十四，独生子也。其母爱逾掌珠。一日忽得病，邀余出诊。脉洪大，大热，口干，自汗，右足不利伸屈，病属阳明。然口虽渴，终日不欲饮水，胸部如塞，按之似痛，不胀不硬，又类悬饮内痛。大便五日未通，上湿下燥，子此可见。且太阳之湿内入胸膈，与阳明内热同病，不攻其湿痰，燥热焉除？于是，遂书大陷胸汤与之：制甘遂4.5g，大黄9g，芒硝6g。服后，大便畅通，燥屎与痰涎先后俱下，今已安适矣。其余诸恙，均各霍然。

（曹颖甫医案）

主要症状：胸部如塞，按之似痛，大便不通，脉洪大，大热，口干，自汗，右足不利伸屈。

病机归纳：水热结胸。

经典方证：《伤寒论·辨太阳病脉证并治》："伤寒六七日，结胸热实，脉沉而紧，心下痛，按之石鞕者，大陷胸汤主之。"

方义分析：大结胸证乃为邪热与水饮互结于心下胸胁，临证应抓住两个特点：一是脉象乃沉紧有力；二是胸腹部位可感胀满或硬痛按之如石。本案患者"胸部如塞，口渴不欲饮，悬饮内痛"，可见痰饮致病之象，当有痰饮内停于上，"大便不通"可见腑气不下，必是有燥屎结聚在下而致，见"脉洪大，大热，口干，自汗"可知外有太阳之湿，内有阳明之热。外湿内热相互结聚于胸膈脘腹，当与大陷胸汤攻其湿痰，下其燥热，待水热饮邪从前后分下，二便而出，则体腔通畅，诸症自消。

药证归纳： 芒硝咸能软坚，苦能下泻，寒能除热，荡涤三焦肠胃实热，尤是治疗实热内结，燥屎坚硬难下之要药。大陷胸汤用大黄荡涤实热，芒硝软坚破结，甘遂攻逐水饮，为泻热逐水之峻剂。临床运用时要注意患者体质，谨防伤正。再者药量宜轻，中病即止。

案2　治呕吐

万某，女，23岁。因长期低热，胸痛咳嗽而入院，诊断：肺结核，经临床治疗病情好转。但于五天前始出现呕吐，逐渐加重，一日数次，食入即吐，食水难进，经用西药镇静、止吐等均无效，而要求中医诊治。1984年4月28日诊察，症见：精神不振，消瘦乏力，面色潮红，发热，不思饮食，频发呕恶，食入即吐，自述从呕吐始，至今六七日大便未解，查舌质红，苔微黄而腻，脉弦细数。投方调胃承气汤加当归：大黄10g（后下），芒硝10g（冲服），甘草15g，当归15g，1剂，水煎频服，每次少量。患者于睡前服完，服药间未见呕吐，夜较安，次日清晨，解较稀软便一次，自觉胃脘舒适，身热亦退，口干微渴，早饭进稀饭半碗，饮水少量，此后一直未再呕吐。

（王常勇医案）

主要症状： 面色潮红，发热，不思饮食，频发呕恶，食入即吐，大便未解，舌质红，苔微黄而腻，脉弦细数。

病机归纳： 中焦热结，腑气不通。

经典方证：《伤寒论·辨阳明病脉证并治》："伤寒吐后，腹胀满者，与调胃承气汤。"

方义分析： 本案患者有肺结核病史，虽经治好转，但继而出现呕吐发热、大便不解等症，观之"舌红苔微黄而腻，脉弦细数"乃久病体虚，内热伤阴之象，呕吐缘于中焦热结，腑气不通，胃气不降，浊气上逆。"六腑以通为用"，故采用通下之法，治宜通腑降逆。但患者久病阴虚之体，虽有中焦津亏热结，但不可峻下以防伤阴更甚，故选调胃承气汤并加用当归，以补阴养血扶正，润肠缓下祛邪。少量频服增加给药时间，减少胃肠刺激，以利胃气恢复，最终达到热下气降、呕停便通之效。

药证归纳： 调胃承气汤是于大黄、芒硝泻下药中加一味炙甘草，"甘者缓也"，甘草之用使硝、黄缓留于上，以和胃气为主。陈修园称本方为"法中之法"，即"调胃"与"承气"两者并行不悖。凡燥热初结胃肠，或大便燥坚，痞满不甚，或腑实重证下后，邪热宿垢未尽，或大便秘结，火热在上之证，此方最宜。对于芒硝之用，吴鞠通言"凡热结旁流，非气之不通，不用枳、朴，独取芒硝入阴以解热结，反以甘草缓芒硝急趋之性，使之留中解结，不然，结不下而水独行，徒使药性伤人也"，故若临证见燥屎热结即可予芒硝，以助泻热结从肠腑而出。

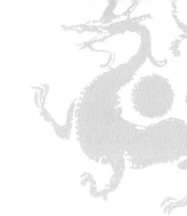

黄柏

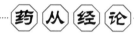

◎ 概述

黄柏为芸香科植物黄皮树或黄檗的干燥树皮。前者习称"川黄柏",后者称"关黄柏",是剥取树皮后,除去粗皮,晒干而成。味苦,性寒,归肾、膀胱、大肠经。具有清热燥湿,泻火除蒸,解毒疗疮,止利等功效。

◎ 经论

《神农本草经》云:"檗木,味苦,寒。主五脏,肠胃中结热,黄疸,肠痔,止泄利,女子漏下赤白,阴阳蚀疮。"

◎ 释经

"五脏,肠胃中结热"即五脏六腑之热结。"黄疸"即黄疸病。"肠痔"相当于今之肛门周围脓肿。"泄利"指下利。"漏下赤白"指妇人崩漏与赤白带下病。"阴阳蚀疮"为男女外阴部所患久不愈合之疮疡病证。

◎ 药证

主治:湿热泻痢、黄疸尿赤、带下阴痒、热淋涩痛、脚气痿躄、骨蒸劳热、盗汗遗精、疮疡肿毒、湿疹湿疮。盐黄柏用于阴虚火旺、盗汗骨蒸。

体质特征:正气无亏,湿热内盛,舌红苔腻,脉滑。

◎ 炮制

黄柏生用性寒苦燥,泻火解毒,清热燥湿;酒黄柏上行头目,用于头面部疾病,且能治血分之病;盐制后入肾,缓其苦燥之性,降相火,退虚热,滋肾水;黄柏炭清湿热中兼收敛之性,以清热止血力强;蜜制则清中焦之火,可用于五心烦热。黄柏在常用方剂中生品多用于清热剂,如"黄柏丸"(清肠止痢)、"黄连解毒汤"(泻火解毒);酒制多用于清上焦热,如"还睛丸"(清热散风明目)、"清上泻火汤"(清虚热散头风);蜜制多用于清中焦热,如"大补天丸"（滋阴固精）、"绿云散"（清热泻火）；盐制多用于补益剂，如"大补阴丸"（滋阴降火）；炭制多用于固涩刊，如"固下丸"（固涩止带）、"樗（初）根丸"（收敛止带）。

◎ 用量

《中华人民共和国药典（2020年版）》规定黄柏用量为3～15g。查阅文献发现，汉唐时期黄柏使用少，但临床用量很大。《伤寒杂病论》用量最大的是大黄硝石汤，黄柏用量是4两，顿服。该方药专力宏，主治湿热蕴结腹满阻滞之黄疸重症，速取攻泄湿热之效。唐·孙思邈在《千金翼方》中记载治疗妊娠以及寒热下痢病症的方剂为"黄柏一斤，黄连一升，栀子二十枚。右三味㕮咀，以水五升，渍一宿，煮三沸，服一升，一日一夜令尽"。该方黄柏用量为1斤，一日一夜服尽，如此大的日服量为目前所录文献中最大者，作用亦取攻泄湿热之效。李东垣在《脾胃论》中常依据病证差异来调节黄柏的用量，同时兼顾黄柏苦寒之性，多以小剂量（平均用量在2g左右）且最大量不超过8g、炒制的黄柏以保护脾胃，并指出"若分两，则临病斟酌。不可久服，恐助阴气而为害也"。清·张璐《张氏医通》治疗热利下重的白头翁汤，曰"白头翁、黄连、黄柏、秦皮各一两。上四味，以水七升，煮取二升，去滓，温服一升，不愈更服"，用黄柏1两，生用量大以尽快获得清热解毒、凉血止痢的疗效，但黄柏苦寒，大剂量容易伤阳耗气，需中病即止。观之现在，黄柏临床常用量为3～45g，根据疾病、证型、症状选择最佳剂量，如以清热泻火解毒功效为主，治疗高血压、病毒性肝炎、泌尿系统感染等代谢性疾病、传染性疾病及泌尿系统疾病等，黄柏常用量为6～30g；以滋阴降火功效为主，治疗糖尿病、甲状腺功能亢进症、少精、月经不调等内分泌及生殖系统疾病，黄柏常用量为3～45g；以清热燥湿功效为主，治疗溃疡性结肠炎、泄泻等消化系统疾病以及银屑病、尖锐湿疣等皮肤黏膜疾病，黄柏口服剂量常为3～20g，外用剂量常为9～30g。

◎ 阐微

黄柏因其苦寒之性而多用于湿热、实热类疾病，《珍珠囊》言"黄柏之用有六：泻膀胱龙火，一也；利小便结，二也；除下焦湿肿，三也；痢疾先见血，四也；脐中痛，五也；补肾不足，壮骨髓，六也"，朱丹溪认为"黄柏走至阴，有泻火补阴之功，非阴中之火不可用也"。

一者，黄柏有泻火补阴之功，非阴中之火不可用也。何也？火有君相之分，君火以明，相火以位，君火乃心火，可湿伏水灭，以苦寒直折其火；阴中之火乃相火，龙雷之火，水中之火，不可以寒水直折以致命门火衰，当从其性而伏之，唯黄柏入肾而泻火。谓其补阴，乃"不补而补"，当以肾水不足、相火离位而上炎为患，黄柏苦寒泻肾火而肾阴不耗而肾水自坚。黄柏苦寒沉降，直入肾经，泻相火，清虚热，坚肾阴，用于肾阴不足之五心烦热、骨蒸劳热、盗汗、遗精等症。《素问·脏气法时论》曰"肾欲坚，急食苦以坚之，用苦补之，咸泻之"，《本草要略》言"黄柏，味辛，性寒，走少阴而泻火。今人谓其补肾，非也。特以肾家火旺，两尺脉盛为身热、为眼疼、为喉痹诸疾者，用其泻火，则肾也坚固，而无狂荡之患也。岂诚有补肾之功哉？故肾之无火而两尺脉微弱，或左尺独旺者，皆不宜用此剂。《内经》所谓强肾之阴热之尤可。此又不可不知"，故凡水亏阴伤导致肾火偏旺者，均可用之以泻火存阴。临床中黄柏常与知母相伍，滋阴泻火，如治阴虚火旺所致骨蒸劳热、盗汗等症的大补阴丸。方中知母苦寒而润，上清润肺金，下滋清肾水，与黄柏相须为用，苦寒降火，保存阴液，平抑亢阳。如此类方还有《兰室秘藏》的正气汤、《婴童百问》的泻肾丸等。

其二，黄柏专注"湿热下注之症"。湿性弥漫广泛，协热下注壅于肠腑、肌肉、肌肤而见泄泻痢疾、痔瘘疮疡、带下痿痹。黄柏苦寒，气清以散热结，其性趋下，故能治。何为利小便结？乃湿热蕴结膀胱，尿闭不通，以黄柏之苦寒清泻湿热，化气通淋。何为厚肠？乃燥湿止痢，因黄柏能入大肠经，苦以燥湿，寒以清热，善除大肠湿热以治热毒内陷大肠血分之热毒痢。在白头翁汤中，即取黄柏苦寒入大肠之经，清大肠湿热，助白头翁清热解毒，凉血止痢。正如汪昂在《医方集解》中所言"黄柏……并能燥湿止利而厚肠"，芍药柏皮丸、黄柏丸等方剂均以黄柏为主药，以治热痢症见下痢赤白、脓血相间、里急后重者，包括现代医学的细菌性痢疾、阿米巴痢疾、结肠炎等疾病。临床报道白头翁汤加味保留灌肠治疗放射性结肠炎疗效颇佳。

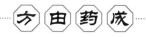

◎ 药对

黄柏配知母，滋阴降火，金水相生，出自《兰室秘藏》的疗本滋肾丸，治疗肾阴不足、阴虚火旺或相火妄动以及下焦湿热，伴膀胱有火邪，小便不利及黄涩者。且黄柏、知母相配乃典型的治疗消渴的药对，金惠杰的一项现代药理研究表明，黄柏、知母此药对中的芒果苷、知母皂苷、小檗碱等有效成分能明显降低糖尿病大鼠的空腹血糖，并能明显降低HepG2-IR 细胞的甘油三酯含量，提升糖耗量，并能提升胰岛素敏感性，促进糖脂代谢，对胰岛素抵抗具有改善作用；配生地黄，泻火以坚阴，滋阴以清热，泻中寓补，补中寓泻，出自《兰室秘藏》的当归六黄汤，用于阴虚内热、骨蒸潮热、盗汗遗精等，也可用于肾阴不足、消渴病，症见尿频量多、或兼胃热牙宣、牙龈肿痛或兼下焦湿热尿血、便血等；配苍术，清下焦湿热，运中焦脾湿，为治痿之要药，出自《丹溪心法》的二妙散，常用于湿热下注经络，郁热所致脚膝浮肿、麻木重着、筋骨疼痛、小便不利之脚气证，湿热腰痛、臁疮、阴囊湿疹等，热痹、肌肉热极、筋骨痛不可按、体上如鼠走状等属湿热伤气分者；配细辛，清泻膀胱火，清湿热利窍，出自《景岳全书》的细辛黄柏散，用于癃闭及淋证；配栀子，清热燥湿退黄，出自《金匮要略》的栀子柏皮汤、大黄硝石汤，黄柏专祛下焦湿热，栀子轻浮，能使里热从渗道而泄也，终以清下焦湿热而治黄疸；配肉桂，苦寒坚阴泻肾火与甘热助膀胱气化合用，水火相济，通利小便，用以治疗湿热蕴结膀胱，尿闭不通之病证；配车前子，清热利水通淋,常用治热淋;配白果,清热燥湿止带,常用于治疗湿热下注所致带下色黄黏稠等病证。

◎ 角药

黄柏配砂仁、甘草,乃封髓丹的主要药物。郑钦安对封髓丹的解释为"按封髓丹一主,乃纳气归肾之法,亦上、中、下并补之方也。夫黄柏味苦入心,禀天冬寒水之气而入肾,色黄而入脾,脾也者,调和水火之枢也,独此一味,三才之义已具。况西砂辛温,能纳五脏之气而归肾,甘草调和上下,又能伏火,真火伏藏,则人身之根蒂永固,故曰封髓",其中黄柏苦寒下降以泻相火,砂仁辛温以引气归元,并可除黄柏苦寒伤胃之弊,又可引黄柏归肾,除肾中相火,用于治疗相火妄动所致诸证,甘草健脾和中。

黄柏配白头翁、黄连,解肠胃热毒而止泻痢,如白头翁汤、白头翁加甘草阿胶汤;配黄芩、黄连,三黄配伍,清三焦实火,散肠胃结热;配苍术、牛膝,加强其清热燥湿的功效,如三妙丸;配熟地、龟甲,治阴虚火旺之痿痹之证,如《丹溪心法》虎潜丸;配木香、赤芍,因木香辛温行气止痛以除后重,赤芍苦凉以清热凉血,三药反佐为用,不仅可清热燥湿,行气止痛,清湿热止血,且黄柏得木香不致苦寒伤胃,常用治疗痢疾腹痛及里急后重、热痢下血;配知母、肉桂,滋肾清热,化气通关,用于热蕴膀胱所致尿闭不通、小腹胀满、尿道涩痛。正如汪昂所云:"知母辛苦寒滑,上清肺金而降火,下润肾燥而滋阴,入肾经气分,黄柏苦寒微辛,泻膀胱相火,补肾水不足,入肾经血分。故二药每相须而行,为补水之良剂。肉桂辛热,假之反佐,为少阴引经,寒因热用也。"

◎ 经方

黄柏苦寒,疏肝脾而泄湿热,清膀胱而排瘀浊,清泻肝肾脾胃之阳,在经方中发挥清湿热、止泻痢、除寒热之功效。

1. 湿热郁蒸三焦发黄——栀子柏皮汤

《伤寒论·辨阳明病脉证并治》"伤寒,身黄发热,栀子柏皮汤主之"。此条论述的是湿热发黄,热重湿轻之证。方中柏皮乃黄柏皮,黄柏苦寒坚阴、清热燥湿,可清阴分伏热。栀子清上,黄柏清下,一上一下,甘草合中以健脾和胃,抵制苦寒之弊,清热利湿,轻剂去实。(参见栀子篇)

2. 湿热郁蒸黄疸腹满——大黄硝石汤

详见大黄篇。

3. 湿热下利——白头翁汤

《伤寒论·辨厥阴病脉证并治》"热利下重者,白头翁汤主之","下利,欲饮水者,以有热故也,白头翁汤主之"。《金匮要略·呕吐哕下利病脉证治》"热利下重者,白头翁汤主之"。此三条总论述湿热下迫大肠,大肠传导失司,气血壅滞,损伤肠道脉络化腐成脓,临床见痢下赤白、里急后重、肛门灼热。

《金匮要略·妇人产后病脉证治》"产后下利虚极,白头翁加甘草阿胶汤主之"。此条论述阴虚血弱,而病热痢下重的,均可使用此方。黄柏寒以清热,苦以燥湿,在清热的同时还能够滋养肾阴。产后血虚,故加阿胶以养血,甘草以缓中。郝万山教授认为,黄连、黄柏清热燥湿,坚阴厚肠,黄柏、白头翁、黄连、秦皮四药合用,可凉肝清热、解毒燥湿以止痢。

◎ 方证

含黄柏之方剂必有正气不亏、湿热内蕴之证,临床应用指征如下:

大黄硝石汤 以黄疸、腹满、便不利、舌红苔黄腻、脉洪为其辨证要点。

栀子柏皮汤 以黄疸、心烦、舌红苔滑腻为其辨证要点。

白头翁汤 以热利下重、心烦腹痛、便脓血为其辨证要点。

封髓丹 以目赤、面红、口舌生疮为其辨证要点。

◎ 量效

绝对剂量

《伤寒杂病论》中有汤剂4次、丸剂1次使用黄柏。黄柏大剂量出现在大黄硝石汤,用量是4两,且与之配伍的大黄4两、硝石4两、栀子15枚。全方药专力宏,为主治湿热蕴结三焦肠腑的重剂。原文讲"黄疸腹满,小便不利而赤",说明黄疸热重于湿,且热的程度很重。黄柏在白头翁汤和白头翁加甘草阿胶汤中用量都是3两,主治湿热蕴结肠道致痢下赤白、湿热俱重。而黄柏较小剂量用在栀子柏皮汤,用量为2两,主治湿热均不甚且无腑实之证的黄疸,"伤寒身黄发热,栀子柏皮汤主之"。

◎ 服饵

唐代孙思邈在《千金翼方》中记载了一首治疗妊娠以及产后寒热下痢病症的方剂,用"黄柏一斤,黄连一升,栀子二十枚。右三味㕮咀,以水五升,渍一宿,煮三沸,服一升,一日一夜令尽"。该方黄柏用量为1斤。煎煮时先将药物浸渍一夜,有助于药物有效成分的析出。文中还提到以水5升煮三沸。这种煎煮方法使药液较长时间维持在85～100℃的温度范围,有助于尽可能多地提取药物有效成分。若非错传,如此大剂量使用黄柏又用独特的煎煮方法,可能是因为妊娠、产后特殊时期出现下痢,病情紧急需迅速遏制,让短期发挥清热燥湿止痢之效,以防人体正气津液受损。

同时黄柏苦寒,易伤胃气,故脾胃虚寒者忌用。虚火旺宜泻,而虚火衰宜补也。《本草经疏》曰黄柏:"阴阳两虚之人,病兼脾胃薄弱,饮食少进及食不消,或兼泄泻,或恶冷物及好热食;肾虚天明作泄;上热下寒、小便不禁;少腹冷痛、子宫寒;血虚不孕,阳虚发热,瘀血停滞。产后血虚发热,金疮发热;痈疽溃后发热,伤食发热,阴虚小水不利,痘后脾虚小水不利,血虚不得眠。血虚烦躁,脾阴不足作泄等证,法咸忌之。"

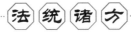

◎ 清法

黄柏苦寒，寒以清热解毒，苦以燥湿止痢。沉阴下降，泻膀胱相火，补肾水不足，除湿清燥，治下焦虚热、骨蒸劳热。所谓"下者举之，结者散之，热者寒之，强者泻之，各安其气，必清必饰，则病气衰去，归其所宗"（《本草崇原》）。黄柏尤善入中下焦，归膀胱、肾经，擅以苦寒清下焦湿热，制下焦虚火，为清法之重要代表，清实热，退虚热，降浮阳。

1. 虚火上浮，纳气归肾

纳气归肾是郑钦安提出的一个针对虚火上浮（元气不纳）证的治法，体现这一治法的配伍首推黄柏、砂仁、炙甘草三药，郑氏谓之"封髓丹"是也。封髓丹之名则首见于元初许国祯《御药院方》，谓能降心火，益肾水。封髓丹临床常用于阴盛而导致浮阳外越之目肿、耳痒、咽痛、口臭、口疮、面红等症。郑钦安曰："真阳二字，一名相火，一名命门火，一名龙雷火，一名无根火，一名阴火，一名虚火；发而为病，一名元气不纳，一名元阳外越，一名真火沸腾，一名肾气不纳，一名气不归源，一名孤阳上浮，一名虚火上冲。所谓虚火即相火，元阳也；虚火上浮即真阳外越、肾气不纳，治之权当潜降、收纳肾气。纳之者何？黄柏是也！"丹溪曰："相火者，天火也，龙雷之火也，阴火也，不可以水湿制之，当从其性而伏之，惟黄柏之属可以降之。"砂仁，辛温香窜，散咽喉口齿浮热，《医通》谓其"辛能润肾燥，引诸药归宿丹田"。甘草专入脾，封髓丹用之，以缓肾急而生元气也，乃甘补之意也，汪昂谓之"味甘，生用气平，补脾胃不足而泻心火。炙用气温，补三焦元气而散表寒"。《医宗金鉴》言"黄柏，砂仁，甘草，蜜为丸，治梦遗、失精及与鬼交。为固精之要药"，谓"方用黄柏为君，以其味苦性寒，又能坚肾，肾职得坚，则阴水不虞其泛滥；寒能清肃，则龙火不至于奋扬。佐以甘草，以甘能缓急，泻诸火与肝火之内扰，且能使水土合为一家，以妙封藏之固。缩砂者，味辛性温，善能入肾，肾之所恶在燥，而润之者惟辛，缩砂通三焦达津液，能内五脏六腑之精而归于肾。肾家之气内，肾中之髓自藏矣"，虽未直言"纳气归肾"之用，但道理已明。郑钦安对此方推崇备至，创造性地提出了纳气归肾这一虚火（阳）上浮证的治法，称"制方之意重在调和水火。能治一切虚火上冲，牙疼、咳嗽、喘促、面肿、喉痹、耳肿、目赤、鼻塞、遗尿、滑精诸症"。

2. 阴虚火旺，泻火坚阴

黄柏入膀胱、肾经，苦寒沉降，尤擅泻肾家之火，清下焦湿热。如李杲言"若邪热在下焦血分，不渴而小便不通者，乃《素问》所谓无阴则阳无以生，无阳则阴无以化。膀胱者，州都之官，气化则能出也。法当用气味俱厚，阴中之阴药治之，黄柏、知母是也"，故黄柏配伍滋阴清热之药方可发挥其泻火坚阴之功。如知母、生地，以其质柔性润、滋阴润燥之效，相互促进，滋阴清热，泻火解毒除湿，去火以保阴，乃正本清源之法。若小便点滴不通，少腹胀满，宜配知母，除下焦之热，泄其闭，并反佐肉桂，引入肾经而化气，以滋肾通关，如《兰室秘藏》的通关丸。现临床多以滋肾通关丸治疗老年男性前列腺增生、前列腺炎取得较好效果。

3. 湿热相搏，清热燥湿

（1）清热燥湿止痢：黄柏，入大肠经，苦泄止痢，故能除大肠湿热以治热毒内陷大肠血分之热毒痢。《长沙药解》曰"黄柏……泄己土之湿热，清乙木之郁蒸，调热利下重"。刘河间在白头翁汤中，即取黄柏苦寒入大肠之经，清大肠湿热，助白头翁清热解毒凉血止痢。正如汪昂在《医方集解》中所言"黄柏……并能燥湿止利而厚肠"。《千金翼方》记载用黄柏与黄连、栀子合用，治妊娠及产后寒热下痢。此外芍药柏皮丸、黄柏丸等方剂均以黄柏为主，以治热痢。症见下痢赤白，脓血相间，里急后重等，用于治疗现代医学细菌性痢疾、阿米巴痢疾、结肠炎等疾病。

（2）清热燥湿止带：带下病若因湿热流注下焦所致，常以黄柏主之。《本草经疏》云黄柏"禀至阴之气而得清寒之性者也。其味苦，其气寒，其性无毒，故应主五脏肠胃中结热……女子漏下赤白，阴伤蚀疮，皆湿热乘阴虚流客下部而成"。治疗湿热下注带下量多，黄浊臭秽，常以黄柏配白果、芡实、车前子同煎，且黄柏多炒用，使清利湿热之中兼具收涩之性，清中有涩，既治湿热下注之本，又治带下多量之标，标本兼顾。如《傅青主女科》易黄汤。

（3）清热燥湿除痿：湿热下注，流于下肢，筋脉弛缓，则成痿证。《本草逢源》强调"黄柏苍术，乃治痿要药"。《丹溪心法》中二妙散为治痿证妙方，方中以黄柏为主，配以苍术。《脾胃论》言黄柏"除湿热为痿……救足膝无力，亦除阴汗、阴痿而益精"，与苍术相伍，清热燥湿，使热祛湿除，诸症自愈。

（4）清热燥湿退黄：《素问·平人气象论》言"溺黄赤，安卧者，黄疸……目黄者曰黄疸"。黄疸有湿热和寒湿之分，湿热黄疸，乃因中焦湿热郁蒸，气机受阻，以致湿热熏蒸肝胆，胆汁外溢，浸渍肌肤，发为黄疸。黄柏配栀子，为治热重于湿之阳黄的常用对药，清热利湿退黄效果颇佳。《本草逢源》云"仲景栀子柏皮汤，治身黄发热，得其旨也"。

（5）清热燥湿解毒：黄柏苦寒可直折火毒，临床上对于口舌生疮，目赤肿痛等火毒病症，也有单用黄柏取效的，或可选配青黛、冰片、枯矾及大黄等内服或外用。如《本草衍义》治心脾热用蜜炙黄柏配青黛、龙脑同研掺疮上；《千金要方》则用本品以竹沥汤浸渍，取汁点舌，治小儿重舌；如此类方还有《古今医统》的冰柏丸、《济生续方》的赴筵散等。黄柏苦寒下趋，长于清除下焦湿热而杀虫止痒，对于湿毒热痛久而不愈，可以黄柏外用为主，取其燥湿敛疮，解毒消痈之功。如《梅师方》以黄柏为末合鸡子白涂乳痈；《濒湖集简方》用黄柏、川乌为末调涂，治痈疽肿毒。现代临床常黄柏与煅石膏、白胶香、青黛研末外用，治廉疮腿；与地榆、白及研末香油调敷，治水火烫伤。

理 辨 精 微

◎ 药理

1. 传统药理

黄柏清热燥湿,泻火除蒸,解毒疗疮,止利止带。用于湿热泻痢、黄疸带下、热淋、脚气、痿躄、骨蒸劳热、盗汗、遗精、疮疡肿毒、湿疹瘙痒。盐黄柏滋阴降火,用于阴虚火旺、盗汗骨蒸。

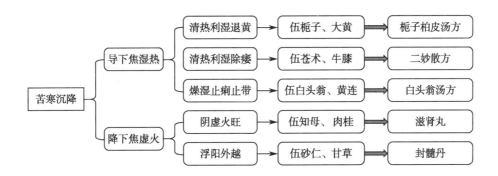

2. 现代药理

黄柏中含有生物碱类、柠檬苦素类、酚酸类、三萜类、木脂素类、香豆素类等多种成分。生物碱为黄柏中的主要活性成分,小檗碱、黄柏碱、巴马汀、四氢巴马汀、药根碱等均属于原小檗碱型生物碱,具有广泛药理活性,如降血糖、抗菌、抗炎、抗心律失常等,木兰花碱、蝙蝠碱属于阿朴菲型生物碱,更是近年抗癌药物筛选研究的热点。

（1）抗菌作用:李仲兴等研究表明,黄柏对金黄色葡萄球菌、白喉杆菌、肺炎链球菌、痢疾杆菌、溶血性链球菌、破伤风杆菌、草绿色链球菌均有良好的抑制作用,尤其是对肺炎链球菌、绿脓杆菌有明显的抑菌效果,对金黄色葡萄球菌的抑菌效果最好,因此常黄柏用于治疗感染性疾病如腹泻、黄疸、关节炎。

（2）抗炎作用:黄柏可以对抗多种因素所致的炎症反应。小檗碱作为黄柏的主要生物碱成分,被研究证明具有抑菌、抗炎等药理活性。

（3）调节免疫作用:黄柏的活性物质为黄柏碱和木兰花碱。有文献表明,黄柏可显著抑制小鼠对 SRBC 所致的迟发型超敏反应和 IGM 的生成,高浓度的黄柏水可以减少血清溶菌酶。

（4）促进血管生成作用:黄柏可促进血管生成。动物实验表明,黄柏在抗菌解毒的过程中可有效的促进血管新生,消除炎症水肿,改善微循环,促进伤口愈合和肉芽组织生成。

（5）代谢抑制作用:黄柏可通过调节 cAMP-AVP 对改善甲亢模型大鼠甲状腺及肾上

腺皮质功能皆有作用,而其中改善程度为盐黄柏优于黄柏丝。而代谢抑制的活性也被认为是黄柏滋阴功用的物质基础,说明经盐炮制后黄柏滋阴功用加强。

(6)抗痛风作用:杨澄等研究发现黄柏生品和盐制品均有抗痛风作用,可降低高尿酸血症小鼠血清尿酸水平,降低肝脏黄嘌呤氧化酶活性。

(7)其他作用:黄柏还具有降血糖、降血脂、降血压、抗癌、保护肝肾细胞、降尿酸、抗心衰、改善血管内皮损伤、保护神经等药理作用。

◎ 演义

1. 皮肤疾病

黄柏苦寒清热燥湿,配苍术、怀牛膝、薏苡仁增强清热除湿之力,治疗深静脉血栓形成后遗症等辨证属下焦湿热者。如意金黄散出自明·陈实功的《外科正宗》卷之一,收录于《中华人民共和国药典(2015年版)》(一部)。原书中记载由天花粉、黄柏、大黄、姜黄、白芷、紫浓朴、陈皮、甘草、苍术、天南星组成,具消肿止痛之功,治痈疽、发背、诸般疔肿、跌扑损伤、湿痰流毒、大头时肿、漆疮、火丹、肌肤赤肿、干湿脚气、妇女乳痈、小儿丹毒等。周霞等分析方中君药为苦寒解毒药,如大黄、黄柏;臣药为燥湿化痰行气的天南星、陈皮、厚朴和破血行气药,如姜黄;使药为辛温祛风燥湿、消肿止痛药,如白芷。现代临床上常用于静脉炎、痛风性关节炎、软组织损伤、糖尿病足溃疡等的治疗。黄柏滋阴降火,对糖尿病足坏疽证属肝肾不足、阴虚火旺者,以知柏地黄汤加葛根、丹参、鸡血藤、金银花等治之。对淤积性皮炎、溃疡,则应用黄柏、蒲公英、白矾、苦参、海桐皮、防风,水煎外洗或冷湿敷实现解毒燥湿止痒的功效。

2. 口疮

黄柏单用蜜或者醋加工后用于口舌疮,"醋浸黄柏含之,治口疮"。尚有配青黛,或者铜绿,或者荜菝,或者五倍子、滑石,或者人中白、冰片,或者细辛者。实验研究表明,黄柏能明显缩短大鼠口腔溃疡病程,并且对造模大鼠血清肿瘤坏死因子 α 的产生有一定的抑制作用,从而减轻了炎性反应损伤。这可能是黄柏治疗口腔溃疡的机制之一。

3. 跌打损伤

双柏散为广东省名老中医黄耀燊教授早年创用的经验方,其组成包括大黄、薄荷、黄柏、泽兰、侧柏叶,具有活血祛瘀、消肿止痛的功效。早期运用于跌打扭伤、筋肉肿痛、发红;各期阑尾炎有包块者。20世纪50年代,其已开始在临床使用,尤其是在骨伤科中。经过半个世纪的经验积累与创新发展,双柏散已成为内科、外科、妇科、肿瘤科等多学科急症、痛症的治疗用药。多用于癌痛、淋巴结水肿、静脉炎、放射反应、药物外渗、肝动脉化疗栓塞术术后。

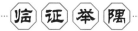

案 治黄疸（黄疸型传染性肝炎）

盛某，男，28岁。初起发热恶寒，体温38.2℃，一身骨节酸痛，汗出不畅，诊为感冒而投发散之剂，发热缠绵周余不退，继则出现胸脘痞满，不思饮食，食入加胀，身面渐黄，尿色如浓茶样，经肝功能检查，黄疸指数20单位，谷丙转氨酶600单位，被诊断为急性黄疸型肝炎。舌苔黄腻，脉滑数。中医辨证为湿热黄疸，属阳黄之证。方用栀子柏皮汤合茵陈五苓散加减：茵陈18g，栀子12g，黄柏9g，泽泻9g，猪苓、茯苓各12g，生麦芽15g，甘草4.5g。上方随证出入服10余剂后，黄疸消退，肝功能恢复正常。后以原法更小其制，并配入运脾和胃之品，调理月余，身体康复。

（王琦医案）

主要症状： 黄疸（身黄、尿黄），腹满，发热，不欲饮食，舌苔黄腻，脉滑。

病机归纳： 湿热蕴蒸，发为阳黄。

经典方证： 《伤寒论•辨阳明病脉证并治》："伤寒，身黄，发热，栀子柏皮汤主之。"

方义分析： 此案患者症见"黄疸腹满""发热恶寒"，观其脉症，此乃湿热内蕴三焦肝胆，为阳黄之证。湿热俱盛，当清利三焦湿热，导邪而出，择栀子柏皮汤、茵陈五苓散同用，增强清热利湿之力。方中栀子、黄柏、茵陈三药合用兼清三焦湿热，配伍生麦芽疏肝清热、利胆退黄，配伍泽泻、猪苓、茯苓利尿而导邪外出，而甘草之用，既防苦寒伤胃之损，又有扶脾解毒之功。

药证归纳： 阳黄，为黄疸之实证，起于中焦湿热郁蒸，气机受阻。若熏蒸肝胆，迫使胆汁外溢，浸渍肌肤、黏膜，则出现鲜明如橘皮样色。黄柏配栀子，是治疗热重于湿之阳黄的常用对药，清热利湿退黄效果颇佳。《本草逢源》即言"仲景栀子柏皮汤，治身黄发热，得其旨也"。黄柏专祛下焦湿热，栀子质清升浮，善清上焦湿热，甘草引两者之效至中焦以清中焦湿热，三药并用，是为除太阴湿热、身黄发热之良方。

栀子

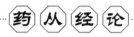

◎ **概述**

栀子为茜草科常绿灌木植物栀子的干燥成熟果实。味苦,性寒,归心、肺、三焦经。具有泻火除烦,清热利湿,凉血解毒,外用消肿止痛等功效。

◎ **经论**

《神农本草经》云:"栀子,味苦,寒。主五内邪气,胃中热气,面赤酒泡皶鼻,白癞,赤癞,疮疡。"

◎ **释经**

栀子味苦性寒。"五内邪气"指六淫邪气之热邪。"胃中热气"即中焦脾胃为热邪所伤。"面赤"即面部发红。"酒疱"乃因嗜酒导致面部所生痤疮的一类皮肤疾患。"皶鼻"及赤鼻,古病名,多由脾胃湿热上熏于肺所致,症见鼻准发红,久则呈紫黑色,甚则延及鼻翼,皮肤变厚,鼻头增大,表面隆起,高低不平,状如赘疣。"白癞"亦为古病名,为感受暴疠风毒而成,类似结核型麻风。"赤癞"与"白癞"为同一类疾病,即麻风重症。"疮疡"既指金属刀箭所伤后继发的感染性疾病,亦指多种外科疾患,包括所有的肿疡及溃疡等。栀子味苦,走血,燥湿泻浊,性寒则可清热泻火,凉血解毒而消疮疡肿毒。

◎ **药证**

主治:热病心烦,湿热黄疸,淋证涩痛,血热吐衄,目赤肿痛,火毒疮疡;外治扭挫伤痛。

体质特征:体格壮实,头痛心烦,口苦面红,目赤肿痛,热毒疮疡,小便黄赤,苔黄,脉数。

◎ **炮制**

《得配本草》言栀子"泻火生用;止血炒黑;内热用仁;表热用皮;淋症,童便炒;退虚火,盐水炒;劫心胃火痛,姜汁炒;热痛,乌药拌炒;清胃血,蒲黄炒"。从古至今,不同炮制品种的栀子功效亦有不同。古人认为栀子生用泻火，炒后可降低寒性，焦栀子凉血止血，栀子炭收敛止血止痢，姜栀子和胃止呕。生栀子苦寒清降之性最强，能清泻气分实热，通泻三焦之火，其清利湿热尤以清泻心、肺、肝、胃经热邪见长。有研究结果表明，栀子炒黄、炒焦后绿原酸含量降低，生栀子含量最高，绿原酸是栀子发挥利胆保肝的主要化学成分之一，如茵陈蒿汤、栀子柏皮汤。同时对栀子生、炒、焦、炭、姜制品护肝作用的研究表明，生栀子能明显对抗四氯化碳所致动物剂型肝炎，经不同方法炮制之后护肝作用均降低，故在解热、保肝、利胆等方面常用生栀子。栀子炮制后，可以改变或缓和药性。临床上，炒栀子、焦栀子或栀子炭泻火凉血止血，多用于实火伤络、血热妄行所致的鼻衄、咯血、吐血、血痢、便血、尿血等。《本经逢原》言栀子"炮黑则专泻三焦之火及痞块中火，最清胃脘之血，屈曲下行能降火，从小便中泄去"。传统认为栀子炒炭止血效果优于生品，有"红见黑止"的论述，然临床上非血热所致之出血，止血多用焦栀子；血热出血者，则生栀子效用更佳。姜炒栀子，可增强其清胃热、止呕的效用，如龙胆泻肝丸等。潘玲玲等实验结果发现，栀子炒炭后，栀子苷及西红花苷类成分含量急剧下降，总鞣质含量上升，病理组织学观察发现，栀子炭能够缓解血热出血大鼠肺损伤的症状，栀子炭止血效果优于生栀子。

◎ 用量

《中华人民共和国药典（2020年版）》规定栀子用量为6～10g，外用适量。临床实践表明，栀子在辨证合理的情况下，其剂量可根据患者病情的轻重缓急适当调整。已有相关实验研究表明，水煎液剂量较大时，对肝肾有一定的毒性作用。

◎ 阐微

1. 火郁发之

陈洁古云"栀子气寒，味微苦，治心烦懊侬、烦不得眠、心神颠倒欲绝、血滞、小便不利"。栀子苦寒、下行、收藏，但却为苦寒药中流通性较强的中药，苦寒而不致使气机郁结，可以通泻三焦之郁热，全身不论部位，凡热郁者皆可用之。而仲景的栀子豉汤则是"火郁发之"的代表方，症见"心中懊侬"，心中烦乱、难以名状，由于是火郁气结，所以有时可兼见"胸中窒""心中结痛"等气血郁滞不利的表现。火当清之，郁当发之，用栀子豉汤清宣郁火，其中栀子苦寒清热，但因其体轻而上行，清中有宣，与黄芩、黄连苦降直折不同，凡火热郁而烦者，非栀子不能清，所以时方的丹栀逍遥散及越鞠丸的火郁证都用栀子而不用其他，而豆豉气轻味薄，既能宣热透表，又可和降胃气，宣中有降，善开火郁，同栀子合用治疗火郁虚烦。

2. 热郁胃中

栀子可清热除烦，栀子豉汤是以治疗"虚烦"为主的方剂，众多医家均认为栀子豉汤病机乃无形邪热聚于胸膈，而另有部分医家认为"虚烦"是指在"胃中空虚"这样一种特定情况下出现的烦躁,而不是相对于热邪与有形实邪相结所致的"实烦"而言,而所谓病位在胸膈,当以病位在"胃"。《伤寒论》"下利后更烦,按之心下濡者,为虚烦也,宜栀子豉汤"及"阳明病,脉浮而紧,咽燥,口苦,腹满而喘,发热汗出,不恶寒反恶热,身重……若下之,则胃中空虚,客气动膈,心中懊憹,舌上苔者,栀子豉汤主之"。两条相结合可知,所谓"虚烦"是指由于误治后,使得胃中空虚,邪热乘虚而客于胃中(心下)所引起的烦躁。

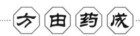

◎ 药对

栀子配黄芩,清肺泻肝,治疗三焦火盛证;配茵陈,利湿退黄,治疗湿热发黄证;配黄柏,清热利湿,治疗湿热内蕴证;配淡豆豉,清热除烦,治疗热郁胸膈证;配干姜,清上温下,治疗郁热胸烦便溏;配大黄,泻热通腑,治疗酒疸热重于湿。

◎ 角药

栀子配枳实、厚朴,清热除烦,下气除满,治疗郁热心烦腹满证;配豆豉、枳实,清热除烦,宽中行气,治疗郁热脘腹胀闷;配豆豉、甘草,清宣郁热,益气和胃,治疗郁热少气;配豆豉、生姜,清宣郁热,降逆止呕,治疗郁热呕逆。

◎ 经方

1. 郁热虚烦——栀子豉汤

《伤寒论·辨太阳病脉证并治》"发汗吐下后,虚烦不得眠,若剧者,必反复颠倒,心中懊憹,栀子豉汤主之"。心中懊憹谓心中烦闷不可名状,实即心烦剧烈的意思。经过汗、吐、下的治疗后,实邪虽去,但遗热未除,攻冲头脑,因使虚烦不得眠。证之剧者,则更辗转反侧而心中懊憹,宜以栀子豉汤主之。《伤寒论·辨太阳病脉证并治》又言"发汗,若下之,而烦热,胸中窒者,栀子豉汤主之","伤寒五六日,大下之后,身热不去,心中结痛者,未欲解也,栀子豉汤主之"。栀子豉汤论治心胃郁热之证,上述三条涵盖了"虚烦、心中懊憹、胸中窒、心中结痛"等四个栀子豉汤证的不同程度和个体差异的表现,郁热程度逐渐加重,以虚烦为轻,心中懊憹甚之,胸中窒更甚,心中结痛最甚,但皆为邪热郁于心胃,"按之心下濡,知病未与有形之邪相结",属无形热邪结聚。方中栀子苦寒清泻三焦﹒,宣透胸膈郁热于上,豆豉气味轻薄和胃降气,同时豆豉甘淡色黑入肾,起肾水上潮于心,这样水升火降,寒温协调,热去身必凉,诸证得解。药虽两味,苦寒清热,甘淡滋润,共奏清宣透解郁热之功。

2. 郁热少气——栀子甘草豉汤

《伤寒论·辨太阳病脉证并治》"若少气者,栀子甘草豉汤主之"。栀子甘草汤证乃栀子豉汤证兼见气短少气而设。少气自觉气不够用，是邪热耗气伤津的表现。胸为气海，火郁于胸膈极易伤气，气虚则见少气气短，火热伤气，治应泻火补气，此处少气非参芪之温补元气，否则以助火生热，当以安中益气、缓补气津为主，唯甘草味甘性平而和缓，益气缓急且不助烦热，再配栀、豉清宣郁热，三者配伍，苦寒复甘淡之法，达清宣郁热，益气和胃。

3. 郁热呕逆——栀子生姜豉汤

《伤寒论·辨太阳病脉证并治》"若呕者，栀子生姜豉汤主之"。栀子生姜豉汤证则为栀子豉汤证兼见呕吐而设，热能耗气，亦可动饮。《医宗金鉴》认为"热邪迫胃，饮气上逆，可以致呕"。本条之"呕"，即是郁热迫胃气夹饮气上逆所致，故在栀子豉汤的基础上加用生姜降逆止呕，和胃散饮，并协同栀、豉泻火郁之邪。药虽三味，组成寒凉清热、辛开苦降之复合法，共奏清热和胃、降逆止呕之功。

4. 郁热心烦腹满——栀子厚朴汤

《伤寒论·辨太阳病脉证并治》"伤寒下后，心烦，腹满，卧起不安者，栀子厚朴汤主之"。栀子厚朴汤治疗热郁胸膈兼见气机阻滞所致身热心烦，腹部胀满等症。伤寒下后，胃中空虚而运化失司，邪热下后不除而入里郁于胃脘，上扰胸膈，故见心烦，此为虚烦之重。邪热下移阳明肠腑，热壅气滞，因热未与有形之邪相结，仅是无形之热蕴郁于胸腹，故见腹满、卧起不安，此为不得眠之剧，即"反复颠倒"。因此，可知本证轻则胃脘搅扰恶心而腹满，重则胃脘嘈杂、灼热而腹满。而本证皆较栀子豉汤之"胸中窒""心中结痛"更为深重，是邪热下移，热蕴郁于胃肠，所以病机为热郁胃肠。栀子厚朴汤可以看成栀子豉汤与小承气汤化裁的合方，因其腹满仅是气滞而无腑实，故不用大黄泻下；又因其表邪已化热入里，迫及脘腹，故不用豆豉之宣透。方用栀子清热以除烦，枳实、厚朴宽中利气以消满。

5. 郁热胸烦便溏——栀子干姜汤

《伤寒论·辨太阳病脉证并治》"伤寒，医以丸药大下之，身热不去，微烦者，栀子干姜汤主之"。栀子干姜汤病机乃中焦虚寒，热蕴胃中。此伤寒病在表，误用丸药大下，治不得法，徒伤中气，以致太阳之邪内陷胸中，而见身热不去，微烦。言"微烦"，似较上述心烦不得眠，心中懊憹，反复颠倒之烦略轻一些。大下之后，脾阳受伤，运化失职，故当有续自下利之证。刘渡舟教授认为，伤寒误下之后，而形成上热下寒，或脾胃素虚之人又感外邪，则热扰于上而寒凝于中。治以栀子干姜汤，栀子苦寒，以清胸膈之邪热，则心烦可止；干姜辛热，以温脾胃之虚寒，则中阳可复。本方寒温并用，正邪兼顾，清上温中而相反相成。上热去烦热得解，下寒除便溏必自止。

6. 郁热脘腹胀闷——枳实栀子豉汤

《伤寒论·辨阴阳易差后劳复病脉证并治》"大病差后劳复者，枳实栀子豉汤主之"。栀子豉汤加重豆豉的用量，再加枳实所组成。加重豆豉剂量意在宣散郁热，且能和胃解毒。用清浆水煎药，取其性凉善走，开胃化滞，解渴除烦。因此枳实栀子豉汤治疗低热不去、痞满纳呆等症，用栀子、豆豉苦寒清热除烦，枳实破滞消痞行气除满。栀子、豆豉与枳实配伍，苦寒甘淡复苦辛之法，共奏甘寒清热、苦降辛开、破滞行气除满之效。若有宿食而兼见腹胀切痛，苔黄脉滑者，再加大黄以荡涤肠胃而推陈致新。刘渡舟教授指出，大病初愈，正气尚未全复，若调摄失宜，或妄动作劳，或饮食不节，均能致其病复发。如果见胸满心烦、懊侬不舒、心下痞塞、发热而病势偏于表者，服本方温覆取微汗尤为相宜。如果兼有宿食，病势偏于里者，再加大黄如棋子大，微下则愈。

7. 郁热身黄——栀子柏皮汤

《伤寒论·辨阳明病脉证并治》"伤寒，身黄，发热，栀子柏皮汤主之"。盖伤寒见身黄、发热，是属湿热内蕴三焦熏蒸于外的阳黄。不见恶寒，知邪不在表；不见腹胀满，渴引水浆，知邪不在里。湿热蕴郁三焦而不能泄越，当见头汗出，身无汗，小便不利，心烦懊侬等证。治用栀子柏皮汤清利三焦湿热以退黄。方中栀子伍黄柏清热利湿退黄，宣通三焦除烦热，栀子清上焦泻心火，黄柏清下焦泻相火，佐以炙甘草，和中健脾益气而扶中，并制栀子、黄柏苦寒伤胃之弊。

8. 郁热酒疸——栀子大黄汤

《金匮要略·黄疸病脉证并治》"酒黄疸，心中懊侬或热痛，栀子大黄汤主之"。本条是论述酒疸热重于湿的证治。由于饮酒过度，湿热聚于胃中，邪热内盛，上郁于心胸，气机不利，故心中懊侬而成热痛。治宜栀子大黄汤，清利实热。方中栀子清在上之郁热，屈曲下行，利尿渗湿；大黄泻热破结，以利腑气；豆豉清宣膈上之蕴热；枳实行气消痞。四药相须，消散郁热，清利膈脘，则诸症可解。

9. 黄疸腹满——大黄硝石汤

详见大黄篇。

10. 湿热腹满——茵陈蒿汤

《伤寒论·辨阳明病脉证并治》"阳明病，发热，汗出者，此为热越，不能发黄也。但头汗出，身无汗，剂颈而还，小便不利，渴饮水浆者，此为瘀热在里，身必发黄，茵陈蒿汤主之"。《金匮要略·黄疸病脉证并治》"谷疸之为病，寒热不食，食即头眩，心胸不安，久久发黄为谷疸，茵陈蒿汤主之"。病机总因邪热郁闭于内，湿邪遏阻气机，湿热郁结胃中，瘀热在里，气化不利，津液不布，酝酿熏蒸，濡染黄化。知其热郁胃中，故选用栀子，清胃中之热，合茵陈清热利湿退黄，善于疏泄肝胆瘀热，又芳香化浊，能清胃中苦浊，理脾中之湿，佐大黄能荡涤肠胃，解湿热之结，调中化滞，给邪出路，而利湿热，其黄自退，是仲师治阳明病湿热发黄的要方，亦是治谷疸湿热发黄之方。（参见大黄篇）

◎ 方证

含栀子经方临床应用指征如下：

栀子豉汤　以虚烦不得眠、心中懊侬、胸中窒、身热、心中结痛、舌上胎、按之心下濡为其辨证要点。

栀子甘草豉汤　以栀子豉汤证而兼见少气者为其辨证要点。

栀子生姜豉汤　以栀子豉汤证而兼见呕吐者为其辨证要点。

栀子厚朴汤 以心烦、腹满、卧起不安为其辨证要点。

栀子干姜汤 以身热微烦、便溏为其辨证要点。

枳实栀子豉汤 以发热倦怠、腹胀不欲饮食、食则恶心、虚烦为其辨证要点。

栀子柏皮汤 以心中懊憹、身热、黄疸、无汗、小便不利为其辨证要点。

栀子大黄汤 以心中懊憹、不能食、时欲呕、小便不利、腹满欲吐、鼻燥、足下热为其辨证要点。

茵陈蒿汤 以黄疸鲜明如橘、头汗身无汗、小便不利、口渴欲饮、腹满不食、胸脘烦闷为其辨证要点。

大黄硝石汤 以黄疸、腹胀满拒按、小便不利色赤、便秘、汗出、脉数有力为其辨证要点。

◎ 量效

1. 绝对剂量

仲景用栀子共计 10 方,其中 14 枚者 8 方,15 枚者 2 方。栀子 14 枚约 14g,栀子 15 枚约 15g,豆豉四合约 10g。从用量来讲,栀子于仲景方中剂量用少取其质清之性,而栀子豉汤无疑是仲景轻清剂的代表方之一,主治无形邪热郁于胸膈,病位在上且未全入中焦,病势属于郁热未与实邪搏结,故用量宜轻,以达轻清宣透之义。

2. 相对剂量

(1)清宣郁热:泄三焦之湿热从小便解,仲景用栀子一般为 14 枚。栀子与香豉比例约为 7∶5(栀子 14 枚∶香豉 4 合),两药均量少且比例尚均衡不偏颇,共取清热透邪之效。而枳实栀子豉汤、栀子大黄汤中,豆豉 1 升(约 24g),豆豉焦香量大,可防栀子苦寒败胃,有顾护脾胃之效。

(2)清热解毒:栀子柏皮汤方强调用个头较大的肥栀子 15 枚,此用最居栀子类方之冠。证为阳明湿热发黄之轻证,以热重湿轻为主,无腑气壅滞,亦无表证,故用栀子柏皮汤清利而已,所以方中栀子用肥者 15 枚,重在清热。茵陈蒿汤与之相异之处在于其湿热胶结,腑气壅滞,瘀热较重,见腹满,治用清利而兼荡涤之。

◎ 服饵

《伤寒论·辨太阳病脉证并治》"凡用栀子汤,病人旧微溏者,不可与服之"。凡栀子汤证,若病患中焦有寒、脾虚便溏当慎用栀子豉汤之类。《本草经疏》谓"栀子禀至苦大寒之气,苦寒损胃而伤血,凡脾胃虚弱者忌之,血虚发热者忌之"。栀子豉汤系治疗热郁效方,但栀子为苦寒之品,宜于热证而不宜于寒证,脾胃虚寒、便溏者服用可致中阳更虚,泻痢更甚。仲景在栀子汤方后注明"得吐者,止后服"。《伤寒论讲义》解释道"有人认为本症乃火郁于胸膈,胸阳被困之征,药后火郁得开,正气得伸,能以驱邪外出,故作吐而解",并指出火郁愈甚者,懊憹愈重者,药后得吐的机会也愈多。亦有注家不同意药后作吐之说,因为栀子、豆豉均无涌吐作用。临床实践证明,服栀子豉汤有吐者、有不吐者、有汗出者、亦有不汗出者,故不可强调一面。

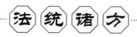

栀子质轻扬,可散上焦之伏火,清中焦之湿热,泻下焦之邪火,清泻三焦,为清法之重要代表。按其治法可分为清热除烦、清热发汗、清热泻火、清热通腑、清热和解、利湿退黄、凉血止血。

◎ 清法

1. 清热除烦

无形邪热郁扰胸膈,影响心神,出现心烦不眠、甚者心中懊恼、反复颠倒、烦热心中窒、身热不去、心中结痛。栀子乃泻火除烦要药,可配豆豉清宣郁热,治疗郁热扰胸膈。如越鞠丸治疗六郁证,栀子以治疗火郁为主。

2. 清热发汗

六淫邪气侵袭肌表,宜解肌发表,以汗达邪,若表邪未解入里化热或表寒里热,应解表清热,可栀子豉汤配伍麻黄、桂枝,如桂枝栀子汤,治疗表证未解,而里热初成,发汗解表兼清郁热。若表里俱热,则栀子配辛凉宣表之品如升麻、淡豆豉,例如香豉汤可治疗瘴毒脚气、烦热、心闷气促。

3. 清热泻火

实热弥漫三焦或时疫邪气,热毒炽盛,可见头痛壮热、面红目赤、口干欲饮、疮疡肿痛、大便秘小便赤。栀子可清热解毒,清泻三焦之火,配伍黄芩、黄连、大黄清热泻火。栀子配伍石膏、豆豉可清热泻火止烦,如栀子石膏香豉汤治疗伤寒劳复如初,自汗出者,脉浮滑,烦躁甚者。

4. 清热通腑

肠胃中存在诸如食、屎、痰、瘀、积、水等实邪,与实热相搏结出现腹满便秘,身热心烦等,可栀子配伍大黄、枳实、厚朴,以栀子清泻三焦郁热,大黄、枳实、厚朴等荡涤肠胃、泻下通便。

5. 清热和解

热郁兼见机体阴阳、升降及脏腑失和,用和法以调节气机升降出入并调和脏腑阴阳。栀子配伍豆豉、柴胡清热除烦,行气解郁,如柴胡栀子汤治疗过食复发热,烦躁口干,胸膈满闷,夜卧不宁。栀子配伍瓜蒌实、郁金、连翘宣发郁热、行气宽胸,如栀子解郁汤治疗郁热结胸。配伍芍药、当归养血清热除烦,如芍药栀豉汤治疗产后虚烦不得眠。

6. 利湿退黄

邪热郁闭于内,湿邪遏阻气机,湿热郁结胃中,瘀热在里,气化不利,津液不布,酝酿熏蒸,濡染黄化,故言"此为瘀热在里,身必发黄,茵陈蒿汤主之"。湿热郁蒸,由脾胃熏蒸于肝胆,影响肝胆疏泄,胆热液泄,一身面目俱黄,如橘子色,当清热利湿退黄。栀子可清热利湿,再配清热利湿退黄之药,则效力大增,如配伍黄柏如栀子柏皮汤治疗身热黄疸,配伍茵陈、大黄治疗黄疸腹满,可泻火除烦,清利湿热,泻火通腑,使得湿热从二便而去。

7. 凉血止血

实热弥漫三焦、热盛伤络,或温病久病伤及营血、气分余热未消,或素体阴亏、阴虚内热,迫血妄行,可用栀子配伍清热凉血、养血止血药治之。如配伍茜草、黄连、地榆,如茜根黄连汤治疗下痢鲜血。

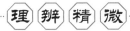

◎ 药理

1. 传统药理

栀子作用的发挥,全在于"清热除烦"。其功效包括清热解毒、泻火除烦,利湿退黄,凉血止血等。洁古云其"性寒,味苦,气薄味厚,轻清上行,气浮而味降,阳中阴也。其用有四:去心经客热,除烦躁,去上焦虚热,疗风热,是为四也"。

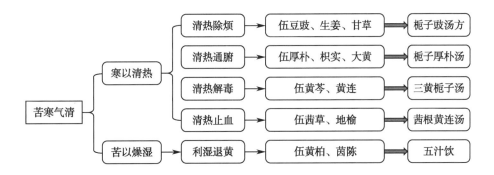

2. 现代药理

栀子的现代药理作用大致有如下几点:

（1）保肝利胆作用:研究发现,栀子苷是栀子中含量最高的环烯醚萜苷类物质,也是栀子保肝利胆和抗炎的主要活性成分。其中京尼平苷可以抑制肝细胞中的 CYP4502E1,提高肝脏内谷胱甘肽的水平,保护并修复肝脏损伤。栀子苷具有利胆作用,调控胆汁分泌,降低胆固醇,避免胆固醇结石形成。

（2）降血糖、降血脂作用:栀子苷可以降低急性胰腺炎家兔的 IL-6、TNF-α、血淀粉酶水平,减轻胰腺损伤,降血糖。栀子中的西红花苷、藏红花酸可降低胰酶的活性抑制脂肪、胆固醇吸收发挥出降血脂的作用。

（3）修复脑损伤作用：研究显示，栀子苷中的环烯醚萜成分可以抑制脑缺血损伤及其后续反应从而修复脑损伤。

（4）抗焦虑作用：栀子提取物和京尼平苷可以延长大鼠的群体接触时间产生良好的抗焦虑作用。

（5）改善神经功能作用：栀子提取物的水解产物京尼平可降低细胞毒性成分的活性从而保护神经功能，可以治疗痴呆症。

（6）改善动脉粥样硬化作用：研究发现，栀子乙醇提取物可抑制 TNF-α 的活性，避免单核细胞和内皮接触来治疗动脉粥样硬化疾病。栀子中的藏红花酸可舒张主动脉内皮，提高血管 eNOS 的活性有利于合成 NO，舒张血管。

（7）抗炎作用：研究发现，栀子中西红花苷可抑制 COX-1、COX-2 的活性缓解足部、耳部肿胀发挥出抗炎作用。其他的如京尼平也可降低 TNF-α 以抗炎。

（8）抗病原微生物作用：研究发现，栀子的水提物、醇提物可抑制脑膜炎双球菌、金黄色葡萄球菌、卡他球菌。针对大肠埃希菌攻击的小鼠使用京尼平具有保护作用，能拮抗细菌脓毒症。栀子的提取物 T9 能够阻止疱疹病毒复制。

◎ 演义

1. 失眠

不寐是邪客于脏腑，卫气行于阳而不能入阴所导致，栀子豉汤加减可用于"热扰胸膈"所导致的不寐。现代药理学认为，栀子有抗抑郁、镇静作用。卢雨蓓应用栀子豉汤加减（栀子、淡豆豉、连翘、知母、茯苓、五味子、酸枣仁、合欢皮、夜交藤）治疗 43 例虚烦不寐患者，结果显示有效率为 95.4%。

2. 情志精神类疾病

《黄帝内经》言"心者，五脏六腑之大主也"（《灵枢·邪客》）、"心者，君主之官也，神明出焉"（《素问·灵兰秘典论》）。神志精神类疾病虽分属五脏，但总由心统帅，邪热扰心，心火亢盛，虚火上炎等都可以导致情志疾病的产生。临床报道以焦虑症、神经衰弱、抑郁症、精神障碍居多。冯美珍治疗 86 例抑郁症患者予加味栀子豉汤（五味子、当归、炙甘草、枳实、栀子皮、黄芪、远志、麦冬、瓜蒌皮、柴胡、百合、郁金、淡豆豉、炒酸枣仁、白芍），疗效显著。

3. 疮疡瘾疹

《素问·至真要大论》言"诸痛痒疮，皆属于心"，而心之华在面，开窍于舌，故痤疮、口疮等皆属疮疡，心经火旺，郁而生疮。栀子豉汤解郁除热，疮疡可愈。冯瑞雪等报道从心火郁结、痰阻血滞病机入手，用栀子豉汤加减（淡豆豉、栀子、连翘、皂角刺、赤芍、丹皮、浙贝、天花粉、黄芩、半夏、柴胡、黄连）治疗痤疮。支军宏名老中医应用栀子治疗口疮，以泻黄散（栀子 6g，生石膏 15g，藿香 15g，防风 5g，生甘草 30，蜂蜜 30g）3 剂可愈，治疗胃痛属胃热炽盛者亦效（栀子 12g，生石膏 30g，生甘草 10g，生姜 5g）。

4. 心悸、心绞痛

心居胸膈之上，邪热郁扰，心中懊恼，心下结痛，正合栀子豉汤证。于占富等观察 48 例栀子豉汤加减（栀子、淡豆豉、茯苓、甘草、丹参）治疗心绞痛总有效率达到 92%。

5. 消化系统疾病

栀子豉汤方中栀子、香豉皆可入脾、胃二经。脾土居中央，脾胃气滞则全身气机不畅，胃气不降则出现炎症及反流。栀子豉汤清宣郁热，可治胃中邪热导致的反流类疾病。肖礼军等报道 90 例肝郁胃热型反流性食管炎患者，用栀子甘草豉汤（栀子、甘草、淡豆豉、柴胡、枳实），疗效显著。支军宏名老中医用于治疗肝病见胁痛肝胆湿热证、肝郁脾虚兼热证而有心烦不寐者，佐以栀子，取其泻火除烦的作用。用于肝性脑病见痰火扰心或肝经湿热、肝胆实热证，烦躁不安或神昏躁动者，应用其灌肠（肝性脑病灌肠方：茵陈 30g，栀子 10g，蒲公英 30g，金钱草 15g，生大黄 10g，败酱草 15g，连翘 l5g，金银花 10g）。该方除控制烦躁外，具有清热解毒，促进氨的排泄，抑制内毒素，在肝衰竭治疗中灌肠一举数得。

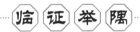

案　治疗烦满

曹某，女，72 岁，1995 年 10 月 26 日初诊。心烦懊恼持续 2 年，近有逐渐加重之势。西医诊断为神经症，给服镇静安神药，未见好转，转请中医治疗。刻下心烦，苦不堪言，家人体恤其情，谨慎扶持，亦不能称其心，反遭斥呵。烦躁不宁，焦虑不安，烦急时欲用棍棒捶打胸腹方略觉舒畅。脐部筑动上冲于心，筑则心烦愈重，并有脘腹胀满如物阻塞之感。伴失眠，惊惕不安，呕恶纳呆，大便不调，溺黄。舌尖红，苔腻，脉弦滑。处方：栀子 14g，枳实 10g，厚朴 15g。7 剂药后，心烦减半，心胸霍然畅通，性情渐趋平稳安静，夜能寐，食渐增。获此殊效，病家称奇。又自进 7 剂。复诊时仍有睡眠多梦，口舌干燥，口苦太息，小便黄赤等热未全解之症。转方用柴苓温胆汤合栀子厚朴汤，清化痰热，治疗月余而病除。

（刘渡舟医案）

主要症状：心烦懊恼，脘腹胀满如物阻塞，失眠，惊惕不安，呕恶纳呆，大便不调，溺黄。舌尖红，苔腻，脉弦滑。

病机归纳：火郁胸膈，下迫胃肠。

经典方证：《伤寒论·辨太阳病脉证并治》："伤寒下后，心烦，腹满，卧起不安者，栀子厚朴汤主之。"

方义分析：本案患者"心烦懊恼"日久，久治不愈，逐渐出现"脘腹胀满如物阻塞之感"，可见病位趋下趋里。同时患者"呕恶纳呆，大便不调，棍棒捶打胸腹方略觉舒畅"，皆乃胃肠气机郁滞、腑气不通之象，"舌红苔腻脉弦滑"可知有热。患者由心烦再见腹满，结合舌脉，说明乃无形邪热已由胸膈下行及腹，为热郁胸膈，下及脘腹。虽腹满，但无疼痛拒按，大便不通等实证，犹为无形邪热之壅结，非阳明可下之证。治则清宣郁热以除烦，下气通腑以除满，故治以栀子厚朴汤。栀子清郁热除心烦，厚朴、枳实以通腑下气消满。

药证归纳：栀子可清泻三焦郁热以除五内邪气。邪热留聚胸膈而下行胃肠，热聚胃肠而致胃气不降，腑气不通而心烦腹满。张隐庵《伤寒论集注》中言余热可留胸、腹、胃中，留于胸则心烦，留于腹则腹满，留于胃则卧起不安。而"栀子之苦寒，能泻心下之热烦；厚朴之苦温，能消脾家之腹满；枳实之苦寒，能解胃中之热结"，方虽寒凉清热，苦降辛开并用，然从其剂量，总属吐烦泄满之法。

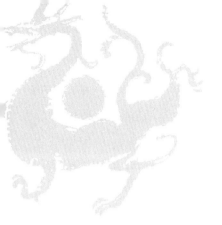

天花粉

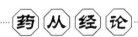

◎ **概述**

天花粉为葫芦科植物栝楼或双边栝楼的干燥根。味甘、微苦,性微寒,归肺、胃经。具有清热泻火,生津止渴,消肿排脓等功效。

◎ **经论**

《神农本草经》云:"栝楼根,味苦寒。主消渴,身热烦满,大热,补虚,安中,续绝伤。"

◎ **释经**

天花粉味苦性寒。"消渴"既指以多饮、多食、多尿为特征的西医学之糖尿病,亦专指口渴病证。"身热"为病证名,指全身发热。"烦满"为烦躁、烦闷之义。"大热"指热势很盛,露于体表。"补虚,安中"指补益中焦阴液。"续绝伤"提示天花粉具有治疗跌打损伤及消肿止痛之功。

◎ **药证**

主治:热盛伤津口渴者,或消渴病早期火毒炽盛者。

◎ **炮制**

天花粉炮制方法为泡、润透,切厚片、干燥。

◎ **用量**

《中华人民共和国药典(2020 年版)》规定天花粉用量为 10～15g,大剂量可用至 30g。一般而言,天花粉小剂量使用取其甘寒生津止渴之功,加大剂量使用则取其清热泻火之力。

◎ **阐微**

天花粉甘能补肺,润能降气导痰,其润肺生津液,又能解烦渴、除热毒,治疮疖痈疽。

最值得一提的是，其清火生津为止渴要药，治消渴多用之。且化肺中燥痰，宁肺止嗽，也是治嗽之要药。此外又善通行经络，能解疮家热毒，疗痈初起，配伍他药，还能生肌排脓，如若溃烂至深旁窜他处，不能敷药者，用后亦可自内生长肌肉，徐徐助脓排出。张锡纯言此缘由为大凡藤蔓之根，皆能通行经络，而花粉其性凉能解毒，故有以上种种疗外伤之功效。

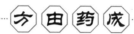

◎ 药对

天花粉配牡蛎，清热生津止渴；配麦冬，清热润肺；配紫花地丁，消肿排脓。

◎ 角药

天花粉配牡蛎、百合，清热养阴生津；配大黄、紫花地丁，解毒消痈，治疗疮痈脓成难溃者。

◎ 经方

1. 口渴——栝蒌牡蛎散

以天花粉为主最具代表性的经方是栝蒌牡蛎散。《金匮要略·百合狐惑阴阳毒病脉证治》"百合病，渴不差者，栝蒌牡蛎散主之"。本条论述百合病渴不瘥的证治。热盛津伤，百合病迁延不愈，口渴日渐突出。方中栝蒌根（天花粉）清热泻火，生津止渴，消肿排脓，《本草汇言》曰其能"退五脏郁热，……是皆火热郁结所致，惟此剂能开郁结，降痰火，并能治之……其性甘寒，善能治渴……乃治渴之要药也"。其味酸能生津，微苦降火，甘不伤胃，故能清上焦胸中之热，清胃去火，使中气安而津液复。李东垣亦言"栝蒌根纯阴，解烦渴，行津液。心中枯涸者，非此不能除"。牡蛎重镇安神，平肝潜阳，软坚散结，收敛固摄，归肝、肾经，味咸、微寒，可引浊邪下泄，《汤液本草》云"牡蛎，入足少阴。成为软坚之剂，以柴胡引之，能去胁下之硬，……地黄为之使，能益精收涩，止小便。本肾经之药也"。浊邪留滞，水渠不通，牡蛎咸寒软坚散结，使得三焦水道得通，离经之精去路得畅，浊毒得泄。《医宗金鉴》言"牡蛎咸寒，引热下行也"，其质重入肾，寒能清热，重能导热下行，敛摄在上之阳热，使邪热不致上烁，热有出路。牡蛎还属阴润下，缪希雍曰"牡蛎咸属水，属阴而润下，善除一切火热为病，故又能止汗止渴"，《本草经解》中亦言其"咸寒之味入太阳，壮水清火也"。由此可见，牡蛎能养阴以止渴。天花粉配伍牡蛎，一则能养阴以止渴，二则亦能清热以止渴，使得邪热得清、津液得生，则"渴不瘥"能解也。笔者常用此方配伍于糖尿病的相关方中，既有降糖之效，又有消渴之功。并常喻糖尿病似干涸之农田，庄稼要得成活，一来需要雨水灌溉（天花粉生津去热），二则需要坚固其坎让水不致漏掉（牡蛎收敛固涩）。

2. 腰以下有水气——牡蛎泽泻散

详见牡蛎篇或泽泻篇。

3. 少阳病兼水饮内结——柴胡桂枝干姜汤

详见柴胡篇。

4. 上燥下寒水停小便不利——栝蒌瞿麦丸

《金匮要略·消渴小便不利淋病脉证并治》"小便不利者,有水气,其人若渴,栝蒌瞿麦丸主之"。此乃上燥下寒水停小便不利的证治。肾阳虚,不能化气行水,故小便不利;下焦阳虚,气不化水,津不上承,故上焦燥热,其人渴;上有口渴,下有小便不利,必有水液内停。治疗当温阳化气,利水润燥。栝蒌瞿麦丸方中栝蒌根清热生津润燥以治其渴;瞿麦、茯苓淡渗利水;薯蓣、茯苓培土利水;附子温肾化气,肾阳得温,小便自利。

5. 柔痉——栝蒌桂枝汤

《金匮要略·痉湿暍病脉证治》"太阳病,其证备,身体强,几几然,脉反沉迟,此为痉,栝蒌桂枝汤主之"。本条论述柔痉的证治。太阳表虚诸症俱备,太阳病多局限在项背强,但此处全身强急;太阳中风脉当浮缓,今反见脉沉迟,均是体内津液不足,筋脉失养而拘急之象。太阳表虚和痉病同见而为柔痉。应解肌祛邪,生津润燥。方中栝蒌根生津润燥,滋养筋脉;桂枝汤解肌祛邪,方中桂枝、芍药相合,调和营卫。素体津伤于里,故重用栝蒌根生津柔筋。

◎ 方证

含天花粉经方临床应用指征如下:

栝蒌牡蛎散 以口渴为其辨证要点。

牡蛎泽泻散 以下半身水肿为其辨证要点。

柴胡桂枝干姜汤 以往来寒热、胸胁满微结、口渴而不呕、小便不利、但头汗出为其辨证要点。

栝蒌瞿麦丸 以口渴多饮、小便不利、水肿为其辨证要点。

栝蒌桂枝汤 以身体强急、项背强、肢体拘急、恶风、发热汗出、脉反沉迟、苔薄白少津为其辨证要点。

◎ 量效

1. 绝对剂量

在柴胡桂枝干姜汤中天花粉用量最大,仲景用之4两。柴胡桂枝干姜汤有口渴,故需重用栝蒌根,意在增强生津止渴、清泻郁热之功。而中等剂量如在栝蒌瞿麦丸及栝蒌桂枝汤中,栝蒌根的用量为2两。临床上用于糖尿病口渴的治疗时天花粉常用30~60g,未发现任何不良反应。

其他剂量为栝蒌牡蛎散中为1分,两味药等分,其为散剂,故剂量较小。

2. 相对剂量

（1）清胃生津：栝蒌牡蛎散中，天花粉与牡蛎比例为 1∶1（二者等分），天花粉主要起到生津止渴，清泻胃火之功，二者配伍，共同起到清养肺胃，益阴止渴的作用。

（2）生津止渴：柴胡桂枝干姜汤中，天花粉与干姜比例为 2∶1（天花粉 4 两∶干姜 2 两）。天花粉主要起到养阴生津止渴的作用，而减半使用干姜以制约其寒凉之性。

◎ 服饵

天花粉不宜与川乌、草乌、附子同用。

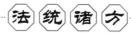

天花粉以清热泻火为其能，为清法之代表。

◎ 清法

清热生津法

天花粉主要擅长热盛津伤兼有口渴之证，既可清热，又能生津，尤其擅长胃中积热口渴、消渴早期火毒炽盛口渴、肺中燥热咳嗽者。

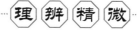

◎ 药理

1. 传统药理

临床实践发现，天花粉作用的发挥归于"甘""寒"二字。甘即生津止渴，寒即清热泻火。故"润""泄"可恰当概括天花粉功效。如《本草经解》云："气寒，味苦，无毒，主消渴，身热，烦满大热，补虚安中，续绝伤。天花粉气寒，禀天冬寒之水气，入足少阴肾经、足太阳寒水膀胱经，味苦无毒，得地南方之火味，入手少阴心经，气味俱降，阴也。"

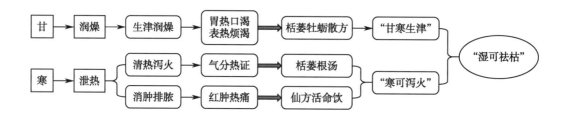

2. 现代药理

天花粉中含有的蛋白质是其主要活性成分，现代药理作用大致有如下几点：

（1）降糖及抗氧化作用：天花粉醇提物具有降糖和改善糖尿病症状的作用。使用后可使机体超氧化物歧化酶活性增强，且具有抑制极性过氧化，清除超氧自由基的作用。

（2）抗病毒作用：体外实验表明，天花粉蛋白可抑制乙型脑炎、麻疹、乙肝等多种病毒感染的免疫细胞内复制。

（3）抗肿瘤及免疫调节作用：天花粉蛋白可通过诱导细胞分解和中断细胞周期的方式抑制多种肿瘤细胞的繁殖。此外，天花粉提取物对小鼠骨髓瘤细胞有明显抑制作用。天花粉同时还对肝癌 HepG2 细胞、胃癌 MKN-45 和 SGC-7901 细胞、癌细胞 MCF-7 等具有抑制作用。

◎ 演义

天花粉以生津泻火为其长。具体体现在：

1. 温病气分热证、表热证烦渴

天花粉清泻气分实热之力较弱，但长于生津止渴，故常常应用于温热病气分热盛伤津口渴者，与长于清泻气分实热的药物配伍，增强清热泻火之力。

2. 胃热口渴、消渴

天花粉既能生津止渴，又能清泻胃热，故常用于胃中积热兼有口渴者。若配合清胃生津的药物则效果更佳。

3. 肺热燥咳

咳嗽分外感咳嗽与内伤咳嗽。外感咳嗽病因为外感六淫之邪；内伤咳嗽病因为饮食、情志等内伤因素致脏腑功能失调，内生病邪。无论外感还是内伤咳嗽，均乃病邪致肺气失于宣肃，迫气上逆而作咳。本品甘寒生津，能清肺热，润肺燥，可用于肺热或燥热咳嗽。

4. 热毒疮痈

外感风热邪毒，客于肺、胃二经，蕴蒸皮肤；或因肝胆湿热下注，阻于阴部而生疮；或由反复发作，热邪伤津，阴虚内热所致。痈是气血为毒邪壅塞而不通而成。而本品有清热解毒、消肿排脓之功，可治疗热毒炽盛之痈，也可缓解红肿热痛之疮疡，可配合大黄、紫花地丁，加强泻热之效。

5. 跌打损伤

各种外伤所致的筋骨肌肉疼痛，加入天花粉取效甚佳，如《医学发明》的复元活血汤。

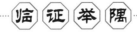

案1 治糖尿病

患者，男，45岁，2017年3月2日初诊。主诉：口干口渴1个月。1个月前发现血糖升高，入院空腹血糖 14.7mmol/L。刻下症见：口干口渴，无明显多食、多尿及体重减轻，无头昏乏力，无手足麻木乏力疼痛，无皮肤瘙痒，纳眠尚可，小便量可，大便成形，每日 1～2 次，舌质偏红、苔薄黄，脉细。既往吸烟史 20 余年，饮酒史 20 余年。西医诊断：2 型糖尿病。中医诊断：消渴（火热炽盛证）。治法：清热生津。处方以栝蒌牡蛎散合三黄石膏汤加减：天花粉 30g，牡蛎 30g，黄连 30g，黄芩 15g，生石膏 30g，黄柏 15g，生姜 10g。4 剂，每日 1 剂，水煎服。

2017 年 3 月 6 日复诊：已无明显口干口渴症状，余无特殊不适。嘱其调畅情志，原方化裁再进 4 剂巩固疗效。期间患者定期复查，空腹血糖可维持在 6～7mmol/L。

（岳仁宋医案）

主要症状： 口干口渴，舌质偏红、苔薄黄，脉细。

病机归纳： 消渴之火热炽盛证。

经典方证：《金匮要略·百合狐惑阴阳毒病脉证治》："百合病，渴不差者，栝蒌牡蛎散主之。"

方义分析： 患者以口干口渴为主要症状，未见其他明显不适，仅血糖升高，为糖尿病早期典型症状。患者平素喜食烟酒厚味，日久伤及脾胃，脾弱津液运行不畅，加之湿热内蕴，故见口干明显，热灼津伤、津血同源，故见脉细，结合舌质变化，可辨证为火热炽盛证，故予栝蒌牡蛎散与清热泻火之三黄石膏汤甘寒清热，则口干、口渴症状迅速缓解。

药证归纳： 本病案中的患者，糖尿病病史 1 月余，根据症状判断，处于消渴早期，此类患者多体形肥盛、嗜食肥甘、好逸恶劳、起居无节。症状以口渴咽干、多食易饥、大便干结、急躁易怒、苔黄脉数等火热征象为主；血糖明显升高或处临界值，胰岛素抵抗明显。我们主张"消渴早期当从火断"，火之征象在头面官窍表现为口干舌燥，咽干，口渴引饮，喜冷饮，饮不解渴等。此期唯有清火泄浊才能复脾散精之功，润机体之燥。临证发现，天花粉尤适用于消渴病早期津伤口渴者。口渴乃因脾弱之人不能为胃行其津液，胃土失其和缓之性，蒸腾上溢，津虚火实，故而津液耗损。天花粉，因其性甘寒，善治口渴，《本草汇言》认为其"从补药而治虚渴，从凉药而治火渴，从气药而治郁渴，从血药而治烦渴，乃治渴之神药也"。凡火盛日久则易阴虚，此时补虚尤为重要，天花粉寒以清之，苦以泄之，在退五脏郁热的基础上，其清润之性又能补其阴虚。综合来看，天花粉既可清热又能生津止渴，标本同治，对于消渴早期口渴之症尤为适宜。

案 2 治糖尿病

患者，男，42 岁。糖尿病病史 3 月。辅助检查：空腹血糖 7～8mmol/L，餐后血糖 9～12mmol/L，既往血糖最高空腹 18mmol/L，餐后 34mmol/L，胆固醇、甘油三酯均偏高。现服阿卡波糖每日 3 次，每次 1 片，捷诺达每日 1 次，每次 1 片。刻下症见：口干、口渴，偶有口苦，食欲可，常觉心烦，睡眠质量一般，常在半夜 12 点左右入睡，大便稍干，2 日 1 行，小便黄。舌黯红苔白腻，脉弦。处方：知母 40g，生石膏 30g，蜜甘草 10g，山药 20g，酒黄连 15g，天花粉 40g，牡蛎 60g，赤芍 45g，红曲 18g，酒黄芩 20g，大枣 30g。2017 年 3 月 6 日复诊：口干口渴明显好转，大便每日 1 次，仍稍干，嘱其加强饮食控制，辅以运动，原方加减后再进 6 剂巩固疗效。随访时患者诉已无口干等症状。

（岳仁宋医案）

主要症状：口干口渴，心烦，大便干燥。

病机归纳：消渴之阳明热盛证。

经典方证：《金匮要略·百合狐惑阴阳毒病脉证治》："百合病，渴不差者，栝蒌牡蛎散主之。"

方义分析：临床上，我们打破传统"三消辨证"，将消渴病分"三期"辨证治疗。对于糖尿病的早期火热炽盛，主张直折火热之法。此病案中，患者以口干口渴为主要症状，伴有心烦、大便干燥，血糖控制情况不佳，处于糖尿病早期。故在本病例中使用石膏、知母、黄芩、黄连清泻里热，以山药益阴补虚，蜜甘草、大枣益气建中，天花粉、牡蛎生津敛阴止渴，赤芍活血凉血，而红曲作为降脂靶药加入，兼有活血化瘀、健脾消食之效。

药证归纳：本案患者有糖尿病常见的口干口渴症状。用天花粉，一是天花粉有清热除烦之功，可缓解心中之烦；二是天花粉可生津养阴，能针对火热所致的阴虚。

消渴早期当从火断，而火热往往呈"三火鼎立"之势，即情志过极，郁而化火；过食肥甘，食郁化火；血毒内蕴，毒郁化火。消渴早期当从火断中的"断"即早期诊断治疗，荡涤火邪、直折其火热。此案患者口干、心烦、大便干、失眠、小便黄，分别是火证八象中的头面官窍之热、神志之热、二便之热，应及时降火散火泻火。火盛之时，常以大剂量天花粉与牡蛎相配，一者清养，一者敛阴，使火得散，虚得补，燥得滋，以早期阻断糖毒致损。

石膏

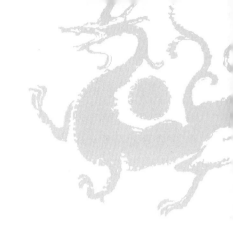

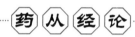

◎ 概述

石膏为硫酸盐类矿物硬石膏族石膏，主要成分为含水硫酸钙（$CaSO_4 \cdot 2H_2O$），采挖后，除去杂石及泥沙。色白，质重，纵断面细纹短密如细针，有光泽，碎之可看出透明的结晶。味甘、辛，性寒，归肺、胃经。具有清热泻火，除烦止渴的功效。煅后外用可收湿敛疮。主产地为我国湖北、安徽、河南、山东、四川、甘肃等，以湖北应城及安徽凤阳最有名。

◎ 经论

《神农本草经》云："石膏，味辛，微寒。主中风寒热，心下逆气惊喘，口干，舌焦，不能息，腹中坚痛，除邪鬼，产乳，金创。"

◎ 释经

石膏禀天初冬寒水之气，气微寒。世人多误认为石膏为大寒之药，然其寒凉之力远逊于黄连、龙胆草、知母、黄柏等药，而其退热之功效却远胜于以上诸药。假若妇人产后确实有外感实热证时，必然忌用其他清热药，而独不忌石膏，就是因为石膏之性非大寒，而是微寒。气味降多于升，风为阳邪，中风病寒热，心下逆气惊喘，已传阳明矣，胃在心之下，本下行，风邪夹之上逆，乘肺则喘，闻木声则惊，阳明火烁津液，致口干舌焦，不能呼吸，以上症状，可用石膏辛寒之味，以泻阳明实火。腹中大肠经行之地，大肠为燥金，燥则坚痛矣，其主之者，辛寒可以清大肠之燥火也。阳明邪实，则妄言妄见，如有神灵，若邪鬼附之。石膏辛寒清胃，胃火退而邪妄除，故云除邪鬼也。产乳者，产后乳不通或缺乳也，阳明之脉，从缺盆下乳，有热则乳不通，石膏辛寒能润，阳明润则乳通也。金疮热则皮腐，石膏气寒，故外可治疗金疮也。

◎ 药证

体质特征：用于热盛、体质壮实、脉洪大、舌红苔黄之人。

◎ 炮制

生石膏的炮制法为打碎，除去杂石，粉碎成粗粉。石膏煅至酥松后则为煅石膏。

◎ 用量

《中华人民共和国药典（2020年版）》规定石膏用量为15～60g。临床中大剂量可用至80～120g，常用剂量为15～30g。根据热势不同，石膏的剂量也不尽相同。如治疗轻症之实热证，多为15～30g；治疗实火亢盛疾病，或消渴早期胃火炽盛者，多使用30～60g；若热象明显需尽快退热者，则用90～120g，甚至240g。清代医家余霖创清瘟败毒饮，大剂量石膏可用至180～240g。吴鞠通治一例咳喘，前后用石膏百余斤。

◎ 阐微

《本草思辨录》云"石膏甘淡入胃，辛入肺，体重易碎，亦升亦降，则入三焦。以清肃之寒，涤蒸郁之热，只在三经气分而不入于血，其为胃药非脾药"，故可知石膏主入肺胃，擅清气分之热。《医学衷中参西录》云石膏"其性凉而能散，为清阳明胃腑实热之圣药，无论内伤外感用之皆效，即他脏腑有实热者用之亦效"。张锡纯最推崇石膏，认为其退热功效甚优，言"用生石膏以治外感实热，轻证亦必至两许；若实热炽盛，又恒重用至四五两，或七八两，或单用，或与他药同用，必煎汤三四茶杯，分四五次徐徐温饮下，热退不必尽剂"，"石膏生用以治外感实热，断无伤人之理，且放胆用之，亦断无不退热之理"，"诸药之退热，以寒胜热也；而石膏之退热，逐热外出也。是以将石膏煎服之后，能使内蕴之热息息自毛孔透出，且因其含有硫氧氢，原具发表之性，以之煮汤又直如清水，服后其寒凉之力俱随发表之力外出，而毫无汁浆留中以伤脾胃"。因此，石膏的退热机制是逐热外出，若要使石膏起到退热的效果，则需用大剂量。许多诗人墨客的随笔杂谈中常有关于石膏的记载。如清代诗人袁枚当年患"暑疟"，几乎送命，后来幸亏服用了含有石膏的汤药，才转危为安（见《随园诗话》）。清代文豪纪晓岚的《阅微草堂笔记》中，也记载着他目睹1793年京城大疫流行，有一位来自桐城的医生，用大剂量的石膏汤药，活人无数。北洋军阀吴佩孚，因暴怒而致上门牙剧痛，医易3人，经治1周，罔然无效。陆仲安脉之，惊曰："此特大之燥症，独秉阳赋，异于常人，真斯人而有斯症。然而，非常之燥，非非常之剂量不能制，否则杯水车薪，徒增病势耳！"陆详审吴先前所服的3张药方，对其中一方颇感兴趣："此方用的是白虎汤，乃对症之药。"言罢，陆提笔开药4味：石膏、知母、粳米、甘草。仍为白虎汤，只是将方中石膏剂量由8钱增至8两，服后牙痛竟止。第2年，吴牙痛复发。陆又用此方治之，而石膏用量由8两升至1斤。吴服之，牙痛又止。可见剂量与疗效的关系是十分重要的。

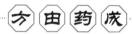

◎ 药对

石膏配黄芩，清肺化痰，治疗痰热壅肺所致咳喘；配黄连，清热降火，治疗牙龈红肿、牙周出血等多种胃火上攻证；配牛蒡子，降火利咽，治疗咽肿。

◎ 角药

石膏配知母、粳米，在清气分热、除烦止渴的同时顾护胃气；配麻黄、杏仁，清肺平喘；配黄连、升麻，治疗胃中积热，循经上犯之口疮口臭。

◎ 经方

1. 阳明气分热盛证——白虎汤

以石膏为主的最具代表性的经方是白虎汤。《伤寒论·辨阳明病脉证并治》"伤寒脉浮滑，此以表有热、里有寒，白虎汤主之"。本条论述阳明病邪热炽盛，其热为胃热弥漫，无形之邪热充斥内外，表里俱热，故宜辛寒清热，方中重用石膏，量为1斤，取其辛甘寒，配伍知母，苦寒而润，泻火滋燥，清热而保胃津；炙甘草、粳米益气和中，气足则津生，也防止石膏知母过于寒凉伤胃。

2. 阳明病热证兼气津两伤——白虎加人参汤

《伤寒论·辨阳明病脉证并治》"若渴欲饮水，口干舌燥者，白虎加人参汤主之"。太阳中风，服桂枝汤后，汗出太过，若患者素体阳热偏盛，或有里热，则疾病易转入阳明，阳明内炽，津气大伤，故大烦渴不解。里热蒸腾，气血鼓动，故脉洪大。然若仔细辨别，热虽盛，但仍有气阴不足，脉洪大之中又有按之较软的特点。总体来讲，本病为阳热盛极，表里俱热，气津亡失。故以辛寒清热的白虎汤为基本构架，清阳明燥热，加用人参益气生津。阳明胃热炽盛，兼有心烦，津伤渴甚，重用石膏1斤，以清解在里之热。

3. 余热未清气阴两伤证——竹叶石膏汤

《伤寒论·辨阴阳易瘥后劳复病脉证并治》"伤寒解后，虚羸少气，气逆欲吐者，竹叶石膏汤主之"。伤寒热病解后，气液两伤，余热未尽，身体虚弱消瘦，少气不足以息。余热内扰，故胃失和降，则气逆欲吐。以石膏清阳明之胃热，由于本证热势不如白虎汤证，故配伍竹叶，而非知母。（参见竹叶篇）

4. 邪热壅肺证——麻黄杏仁甘草石膏汤

《伤寒论·辨太阳病脉证并治》"发汗后，不可更行桂枝汤。汗出而喘，无大热者，可与麻黄杏仁甘草石膏汤主之"。本条主要论述汗下后外邪入里化热，热壅于肺的证治。治疗应清宣肺热。麻黄杏仁甘草石膏汤为麻黄汤去桂枝加石膏，变辛温发表为辛凉宣透。麻黄辛温宣肺定喘，石膏辛寒宣透里热，麻黄、石膏相配，清宣肺之郁热而定喘降逆。石膏量为半斤，麻黄为4两。石膏量更大，可制约麻黄的温性，同时也不碍发挥逐邪外出的功效。杏仁肃降肺气，与麻黄相配，一宣一降，使肺的生理功能得以恢复；甘草则和中缓急。（参见麻黄篇）

5. 支饮喘满痞坚——木防己汤

详见防己篇。

6. 虚热烦呕——竹皮大丸

《金匮要略·妇人产后病脉证治》"妇人乳中虚，烦乱呕逆，安中益气，竹皮大丸主之"。本条论述产后中虚内热，胃失和降的证治。生子曰"乳"，乳中虚指的是新产妇人正气亏虚的病机。以方测证，其虚主要表现为气虚阴血不足。产后血虚阴亏，虚热内扰心神则心中烦乱；热邪犯胃，胃气失和，则呕逆不安。治疗原则为清热降逆，安中益气。竹皮大丸方中重用甘草为君，功能益气安中；甘草与桂枝相配伍，可辛甘化气；竹茹、石膏清胃热以止呕逆；白薇退虚热；枣肉健脾益气养血。方中石膏主要起清胃热、除烦降逆之用。笔者在临床上用此方治疗绝经期女性心中烦热证效佳，但一定要注意原方中药物剂量的配伍比例。

7. 寒饮夹热，上迫于肺的咳嗽上气——厚朴麻黄汤

详见麻黄篇或厚朴篇。

8. 热盛风动证——风引汤

《金匮要略·中风历节病脉证并治》"风引汤，除热瘫痫"。此条论阳热内盛，肝风内动的证治。风引代表主症，例如风动产生的抽搐。本方主要针对阳热亢盛，热甚生风导致的瘫痪和癫痫。方中紫石英、龙骨、牡蛎、赤石脂、白石脂平肝息风，重镇潜阳；寒水石、石膏、滑石清阳盛之热；大黄苦寒攻下，泻内实之热；干姜、桂枝温通血脉，防止寒凉伤胃；甘草调和诸药。方中使用石膏主要取其辛寒之性，以清在里之热。

9. 温疟——白虎加桂枝汤

《金匮要略·疟病脉证并治》"温疟者，其脉如平，身无寒但热，骨节烦疼，时呕，白虎加桂枝汤主之"。本条论述温疟的证治，温疟偏热盛，患者常常发热重而恶寒轻或不恶寒。骨节烦疼，说明表证未解，但邪气已入里化热，胃热盛，气机上逆，故呕吐。治疗宜清热生津止呕。故方选白虎汤，加入桂枝以解表邪。

10. 里热兼表，吐后贪饮——文蛤汤

《金匮要略·呕吐哕下利病脉证治》"吐后，渴欲得水而贪饮者，文蛤汤主之。兼主微风，脉紧，头痛"。本条论述吐后贪饮的证治。水热互结，邪热迫胃而呕吐，吐后水去热留，热郁伤津故贪饮。治疗应发散祛邪，清热止咳。文蛤汤方由大青龙汤去桂枝加文蛤组成。文蛤咸寒，可入肾，能清热、生津、润燥、潜敛虚火，文蛤配石膏可清热生津止渴；麻黄、杏仁配伍，可宣肺、透发水饮邪热；生姜可止呕宣散水气；甘草、大枣可补益中气。

◎ 方证

含石膏经方临床应用指征如下：

白虎汤 以发热、不恶寒反恶热、汗出、口渴、腹满、身重、口不仁、面垢、谵语、遗尿、脉浮滑为其辨证要点。

白虎加人参汤 以身大热、大汗出、大烦渴不解、舌苔黄燥、脉洪大为其辨证要点。

竹叶石膏汤 以身体虚弱消瘦、少气不足以息、干呕欲吐、纳呆、口渴、心烦、少寐、舌红少苔、脉虚数为其辨证要点。

麻杏石甘汤 以汗出而喘、身热或高或低、不恶寒、口渴、脉数为其辨证要点。

木防己汤 以喘促胸满、心下痞坚、面色黧黑、脉沉紧为其辨证要点。

竹皮大丸 以心烦、呕逆、食欲不振、神疲乏力、低热、舌红苔少为其辨证要点。

厚朴麻黄汤 以胸闷、烦躁、口渴、咳嗽喘逆、倚息不能平卧、咽喉不利、痰声辘辘、但头汗出、舌苔滑、脉浮为其辨证要点。

风引汤 以抽搐、颤动、半身不遂、性急易怒、高热、口中流涎、喉间痰声辘辘、面红目赤、便秘溲黄、舌红、苔黄腻、脉滑数或弦数为其辨证要点。

白虎加桂枝汤 以高热不甚、微恶寒、骨节疼痛、舌红苔黄、脉滑数或洪滑为其辨证要点。

大青龙汤 以身体疼痛、当汗出而不汗出、发热恶寒、烦躁、脉浮紧为其辨证要点。

小青龙加石膏汤 以咳喘、恶寒发热、痰清稀、烦躁而喘、恶寒发热、无汗、脉浮为其辨证要点。

越婢汤 以一身悉肿、汗出、口渴、表无大热、舌苔薄白或黄白相间而润为其辨证要点。

文蛤汤 以吐后渴欲饮水而贪饮为其辨证要点。

◎ 量效

1. 绝对剂量

木防己汤中石膏的用量为 12 枚如鸡子大，应该是仲景用石膏量最大者。该证为水饮夹热，结聚胸膈，故需要大剂量石膏清热透散，治疗坚结之实邪。白虎汤、白虎加人参汤、竹叶石膏汤、白虎加桂枝汤中，石膏的剂量均为 1 斤，也为石膏的大剂量用法，其症为胃热，故重用石膏，取其辛甘寒清热之功。麻杏石甘汤、越婢汤中石膏的用量为半斤，取其辛凉宣透清肺热之效。

风引汤中，石膏的用量为 6 两，主清热。文蛤汤中，石膏的用量为 5 两，奏清热生津止渴之效。大青龙汤、厚朴麻黄汤中，石膏的用量为如鸡子大，显示其剂量可根据病情轻重灵活掌握，以主清热除烦、降逆。这些为石膏中剂量用法。

桂枝二越婢一汤中石膏的用量为 24 铢，麻黄升麻汤中石膏的用量为 6 铢，竹皮大丸汤中石膏的用量为 2 分，剂量小，重在发挥清热除烦之效。

2. 相对剂量

竹皮大丸中石膏与竹茹比例为 1∶1（石膏 2 分∶竹茹 2 分），共奏清热降逆之功。木防己汤中石膏与桂枝比例约为 24∶1（石膏 12 枚∶桂枝 2 两），以桂枝温通血脉，通阳化气开结，而石膏散在里之结热，以桂枝为引，以石膏清里。白虎汤及白虎加人参汤中，石膏与知母比例约为 3∶1（石膏 1 斤∶知母 6 两），重用石膏以辛寒清热，佐以知母以泻火润燥。麻黄杏仁甘草石膏汤中，石膏与麻黄比例为 2∶1（石膏半斤∶麻黄 4 两）。麻黄辛温宣肺定喘，石膏辛寒直清里热，二者配伍，清宣肺中郁热而定喘逆，石膏用量倍重于麻黄，可借石膏的辛凉之性，制麻黄的辛温发散之力，又能外透肌表，使得邪无复留。大青龙汤石膏与麻黄则根据表郁与热结的轻重灵活调整二者的比例。

◎ 服饵

由于石膏的寒性，阳虚或非实热之人需慎用。生石膏内服，经胃酸作用，一部分变为可溶性钙酸盐而被吸收，使血液浓度增加，而抑制肌肉的兴奋性，起镇静、解痉作用。又能降低血管的通透性。因此，在《伤寒论》和《金匮要略》诸方剂中，凡用石膏者，均为生用。因为诸方之用皆有清热之意，而石膏以清热见长，故生用之。熟石膏清热作用大减，具收敛之力，可用于外科疮疡以敛疮、祛湿、止痒，除收湿敛疮止血（甚效）时外用煅石膏，其他情况均宜用生石膏（尤其是内服）。医者切不可误以为石膏性寒而将其煅用。药物轧细者多系煅，凡内服宜买其整块明亮者，自监轧细方可。若不能辨，当将药煎成，石膏凝结药壶之底，倾之不出者，必系煅石膏，其药汤断不可服，因生石膏本有发散之力，煅之所余仅钙，变辛散为收敛也。石膏原硫、氧、氢、钙化合而成，煅之则硫、氧、氢皆飞去，所余之钙已变为石灰，黏涩异常。是以烧洋灰者，必多用石膏。洋灰岂可服乎？

仲景使用石膏有两种煎法：一与粳米等药共煎，米熟而汤成；另一种为与他药共煎服。这两种煎服方法都没有提出石膏先煎。第一种煎药方法按现今时间计算"米熟"最多不过 30min。20 世纪 50 年代，时逸人先生提出"石膏质重……多水久煎，有效成分方能溶解一部分"。此后，临床医生多遵循石膏先煎。石膏究竟是否要先煎呢？一些学者认为，石膏的有效成分主要是硫酸钙，从化学的角度看，石膏是溶解度很小的微溶物质。它在 100℃时的溶解度比 0℃时还小，即使在溶解度最大的 40℃时，每 100g 水中最多也只能溶解 0.21g。先煎时的温度一般在 100℃以上，正是石膏溶解度最小时，且长时间煎煮使水溶剂（水）减少，已溶出的石膏又会有部分重新结晶，煎煮时间越长则汤剂中石膏含量越低。石膏在汤剂中发挥作用主要通过和其他药物发生作用形成新的物质。石膏先煎费时费火，缺乏合理科学的解释，所以应遵循医圣仲景之用法。但临床上也要灵活对待，一般情况下确实不必先煎，但若配伍在解表剂中，如银翘散之类，其他药煎煮时间很短，这个时候石膏就需要先煎了。

仲景在处方中每每注明煎前要"碎"，煎时以"绵裹"之。粉碎后其有效成分易煎出，绵裹之则防其质重而沉，结于锅底，减低其疗效。

关于石膏的服法，张锡纯提出一要徐徐温服（必煎汤三四茶杯，分四五次），使药力常在上焦、中焦，而寒凉不至于下侵而致泻，既利于散热，又可护胃；二要多次分服，慎勿顿服等，即古人一煎三服之法，如此可使药力昼夜相继。同时，宜关注大便情况，"若大便不实者宜少用，若泻者石膏可不用，待其泻止便实仍有余热者，石膏仍可再用"。

仲景明言"去滓，温服"。因虑及石膏寒凉，虽对热证，亦恐有伤胃之虞，凉药温服，亦反治之一端。

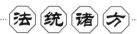

石膏以清热泻火，除烦止渴为其能，为清法之重要代表。

◎ 清法

白虎加人参汤证是表邪入里化热，阳明胃热炽盛，里热外蒸，邪热弥漫周身，充斥内外，表里俱热，气津耗损，故用知母、石膏以辛寒清热，人参、粳米、甘草以益气顾中。

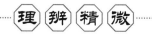

◎ 药理

1. 传统药理

石膏作用的发挥，全在于"散"与"清"二字。散即辛散，清即清里。

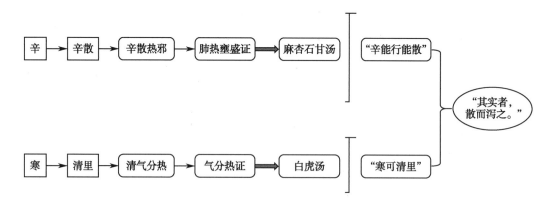

2. 现代药理

石膏的现代药理作用大致有如下几点：

（1）减轻骨骼肌兴奋性作用。

（2）降低毛细血管通透性作用。

（3）抗病毒、抗炎作用。

（4）解热及中枢镇静作用：石膏中被吸收的钙能抑制神经肌肉的兴奋，发挥镇静解痉之功，而且吸收的钙还可以减少毛细血管通透性亢进，进而有抗炎作用。此外，石膏具有抑制体温中枢的亢进而产生有力的解热作用，同时发汗中枢也被抑制，故解热而不发汗，无伤津之弊。

◎ 演义

石膏以清热泻火，除烦止渴为其长。

1. 发热

石膏辛寒透散，擅长治疗壮热不退，心烦口渴，可清泻内入气分的热邪，退热的同时还可除烦止渴，如白虎汤、清瘟败毒饮。若发热并兼有伤及气阴者，可加入益气生津、养阴之药，如人参、西洋参，如白虎加人参汤。

2. 肺热喘咳

石膏归肺经，长于清肺热，配伍平喘之药，清肺平喘，可治疗热邪壅肺之喘咳。如配伍麻黄、杏仁，如麻黄杏仁甘草石膏汤、小青龙加石膏汤或配伍杏仁、瓜蒌、大黄以清化痰热，如宣白承气汤。

3. 牙龈炎

石膏归胃经，具有清胃热之功。若胃火上炎，则常出现牙龈肿痛或出血，伴有口疮、口臭、口渴等。配伍黄连、升麻等，就可清解胃火，治疗牙龈肿痛，如清胃散、玉女煎等。

4. 疮疡不敛

石膏煅后收涩之性增加，收湿敛疮，可外用于疮疡久不敛口者。

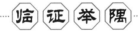

案1　治发热

　　男，54岁，患感冒发热，在医院治疗后身热逐步上升，曾屡进西药退热剂，旋退旋起，8天后仍持续发热达38.8℃，现于中医门诊就诊。现症见：口渴，汗出，咽微痛，脉象浮大，舌苔薄黄。处方：生石膏60g，知母12g，粳米12g，炙甘草9g，鲜茅根30g（后下），鲜芦根30g，连翘12g。水煎，米熟汤成，温服。下午及夜间连进2剂，热势下降，体温38℃。23日又按原方续进2剂，热即下降到37.4℃。24日原方石膏量减至45g，进一剂。25日又进1剂，体温已正常，口不渴，舌苔退，唯汗出不止。以王孟英驾轻汤加减予之。随后进补气健脾剂，兼饮食调理月余而愈。

（岳美中医案）

主要症状：发热，口渴，汗出，咽痛。

病机归纳：阳明经证。

经典方证：《伤寒论·辨阳明病脉证并治》："伤寒脉浮滑，此以表有热、里有寒，白虎汤主之。"

方义分析：此案患者，高热不退，口渴，汗出，脉象浮大，恰合伤寒白虎汤证。方中石膏辛甘而寒，知母苦寒而润，清阳明之热而不伤胃津，炙甘草、粳米益气和中，气足则津生，亦避免寒凉伤胃。鲜茅根味甘性寒，归经在肺、胃、膀胱经，功效凉血止血、清热利尿，可导热邪下行。连翘清热解毒，协助石膏、知母增强清热之力。

药证归纳：《本草思辨录》云石膏"以清肃之寒，涤蒸郁之热，只在三经气分而不入于血"，可见石膏以清气分之热为长，其性虽寒，却又有辛散之性，与其他清热药有所不同，在退热的基础上，又可透表解肌，逐热外出。病案中患者以发热为主症，故以石膏为君，重用以退热解表。石膏与知母相配，是石膏发挥退热除烦解表的常用药对，代表汤剂为白虎汤、白虎加人参汤等。石膏与玄参、丹皮、生地、赤芍等同用，可治疗气血两燔之高热；与麻黄、杏仁等宣肺平喘药物同用，可治疗肺热咳喘等病。

发热是邪正相争的体现，邪热内盛，急需清里透邪退热。患者身发高热不退，属里实热证。为风寒邪气入里化热或温热之邪内传于里，邪盛正实，交争剧烈，气分里热炽盛，蒸达于外所致。针对表实表虚的不同，给予解表退热或清里退热之法，均可使用石膏，且根据疾病的严重程度需在有经验的前提下予以重剂，非重剂不能退热，但应中病即止。

案2 治糖尿病

患者，男，53岁，2017年5月31日初诊。主诉：发现血糖升高20+天。患者长期吸烟（每天30～40支），有高血压病史10+年，平素服用"波依定"控制血压，月初体检发现血糖升高。刻下症见：面色晦黯，双手大小鱼际鲜红。自诉全身疲软，口干口渴，渴欲饮水，多食易饥，闻及口臭喷人，平素急躁易怒，大便偏干，2～3日一行，小便次数较多，伴有泡沫。舌红苔黄腻，脉洪大。辅助检查：5月初查糖化血红蛋白：14%；5月31日空腹血糖11.4mmol/L，餐后2h血糖22.9mmol/L，血压158/98mmHg。近3月体重下降5kg左右。除间断服用降压药外，未服用任何降糖药物。西医诊断：2型糖尿病，高血压。中医诊断：消渴病，眩晕。辨证为：火热炽盛证（肺胃热盛，兼夹肝火），治以泻火解毒，调气养阴。处方：僵蚕20g，蝉蜕15g，姜黄10g，熟大黄5g，石膏60g，知母40g，山药15g，香附15g，酒川芎15g，苍术30g，建曲15g，栀子15g，天花粉40g，牡蛎40g。予上药4剂，一日半1剂，水煎饭前服，每日3次。并嘱完善"胰岛素释放试验"检查。按照指南要求，治疗当首选胰岛素制剂以迅速控制血糖，但患者坚决不愿注射胰岛素，故签署知情同意书后处以口服西药："格列美脲4mg，qd""西格列汀100mg，qd""二甲双胍850mg，bid"及"拜糖苹100mg，tid"，并嘱控制饮食、戒烟限酒、加强运动。

2017年06月06日二诊，患者诉服药后全身舒适，口渴心烦减轻，小便频次减少，大便仍干结，舌尖红苔黄腻。胰岛素释放实验提示：胰岛分泌量明显减低且分泌高峰延迟（空腹胰岛素：8.71mIU/L；1 小时胰岛素：13.92↓mIU/L；2 小时胰岛素：19.04mIU/L；3 小时胰岛素：10.78mIU/L）。治法不变，调整中药处方为：熟大黄 10g，石膏 60g，知母 40g，山药 15g，香附 15g，酒川芎 15g，苍术 60g，建曲 15g，栀子 15g，天花粉 40g，牡蛎 40g，黄连 30g，赤芍 45g。予上药 4 剂，一日半 1 剂，水煎饭前服，每日 3 次。

而后患者于 6 月 13 日三诊，诉症状大为好转，6 月 8 日（第二诊服药后第三天）自测空腹血糖 4mmol/L，餐后 2 小时 5mmol/L 左右，中药处方仍按上方思路加减。后患者于两月间多次复诊，血糖一直较为平稳。在治疗过程中，持续减少西药用量，并于 7 月 25 日停服西药后，血糖并未反弹。

患者于 2017 年 8 月 23 日第十二次就诊，复查指标显示：糖化血红蛋白：6.1%；餐后 1 小时血糖：10.98mmol/L；餐后 2 小时血糖：10.42mmol/L。空腹胰岛素：12.38mIU/L；1 小时胰岛素：51.05mIU/L；2 小时胰岛素：77.57↑mIU/L；3 小时胰岛素：30.74↑mIU/L。患者血糖基本恢复正常，诸症若失。嘱其保持良好的生活行为方式、减轻体重，以巩固疗效。后随访半年余，患者血糖皆处于正常水平。

（岳仁宋医案）

主要症状：血糖升高，无力，口渴，多食易饥，急躁易怒，大便干。

病机归纳：消渴之火热炽盛证。

经典方证：《伤寒论·辨阳明病脉证并治》："伤寒脉浮滑，此以表有热、里有寒，白虎汤主之。"

方义分析：本案乃 2 型糖尿病（T2DM）早期，以直折火热法治之。患者有高血压病史，且长期吸烟，体内或已存在代谢紊乱的"土壤环境"。由于拒绝胰岛素注射，故最终采取口服中药加西药的方式治疗。刻下症虽复杂，但总不离"火热"病机：热炽于胃则口臭多食，热伤于肺则渴欲饮水，热郁于肝则急躁易怒，热结于肠则大便干涩，热移于膀胱则小便频数，热耗于气则疲软无力，热灼于津则口干难解。处方以白虎汤、升降散、越鞠丸为主，意在荡涤肺、胃、肝、肠之热；另加栝蒌牡蛎散治疗口渴；处以大剂石膏、知母清热泻火；配以山药，防寒凉药物戕伐脾胃。二诊处方加入大剂黄连、赤芍，以增强清火降糖之力；针对大便干结，增加熟大黄剂量至 10g。后一直以"直折火热"为处方思路加减化裁，病证相应，故能取效。笔者认为运用中药治疗初诊 2 型糖尿病患者的关键在于把握住"火热炽盛"的时间窗，且发现"火热愈炽，疗效愈佳"的规律，常能减少甚至停止西药的使用，实现 2 型糖尿病的长期缓解甚至逆转；此外，T2DM 之火热常有"炉烟虽熄，灰中有火"的特点，故祛邪务尽，清热药减量当缓、撤药当慎。从检查结果来看，在患者血糖逐渐下降的同时，胰岛功能也得到了明显恢复，且第二次复查时已停用磺脲类促泌剂一个月，故指标的改善并非由于西药的使用。由此可见，对于初诊 T2DM 患者，采用中西药联用的方式可逆转高血糖，且其机制可能与修复受损的胰岛 β 细胞功能密切相关。

药证归纳：患者的鱼际鲜红、口干渴、口臭、急躁、便干、舌红苔黄腻、脉洪大，血糖升高伴有高血压病史，均为实证、热证的表现，为火证八象中的舌脉之热、肌腠之热、二便之热、筋膜之热，其火热炽盛，急需直折胃火，泻火除烦，故重用石膏、知母，相关代表方为白虎汤、白虎加人参汤等，且膏、知二味相须为用，可将清里泻火的功效发挥到最大。《名医别录》云石膏主"身热，三焦大热，皮肤热，肠胃中鬲热，解肌，发汗，止消渴"。病案中患者服药后也明显表现为血糖恢复正常，诸症缓解。

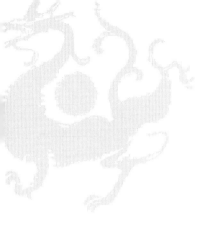

知母

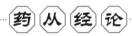

◎ 概述

知母为百合科植物知母的干燥根茎。味苦,甘,性寒,归胃、肺、肾经。具有清热泻火,滋阴润燥,利水等功效。

◎ 经论

《神农本草经》云:"知母,味苦,寒。主消渴热中,除邪气,肢体浮肿,下水,补不足,益气。"

◎ 释经

知母味苦,性寒,能清热滋阴。因其能清热,兼可滋阴,故可治疗阴虚热盛之消渴证。知母入阳明胃经,可清胃经实火,故治疗热中。寒能清热,燥热之邪,可用知母清之润之。知母性寒,清肺热、滋肾阴,若水肿因于肺热或肾阴虚者,当用知母清肺或滋肾,恢复肺通调水道或肾主开阖之能,发挥利水及治疗水肿的功效。壮火食气,泻热即所以益气。阴液不足,用知母濡之,故曰补不足。

◎ 药证

知母可清泻肺、胃、肾之热,兼有滋阴降火、利水消肿。用于肺胃实热、肺肾阴虚等证。

◎ 炮制

知母有生知母、盐知母的区别。咸入肾,盐制知母可引药下行,主入肾经,增强其滋阴益肾的效果,用于治疗肾阴亏虚之骨蒸潮热之证。现代研究认为,盐制知母多糖及菝葜皂苷元含量较生知母高,其中菝葜皂苷元是特异性较强的抗菌剂,对痢疾杆菌、大肠杆菌、金黄色葡萄球菌和铜绿假单胞菌均有较强的抑制作用。另外,生知母及盐知母均有一定的降血糖,提高耐缺氧及减缓心率的作用。

◎ 用量

《中华人民共和国药典（2020 年版）》规定知母用量为 6～12g，临床常用剂量为 6～90g。随着用量的增加，其清热作用持续增强。如用于清虚热、养阴、生津等治疗时，常用量为 6～30g；因肺热而失通调水道，需清热以调治节，发挥清热利水，祛除关节疼痛肿胀时，常用量为 30～60g；治疗阳明热盛证，常需直折火热，知母用量较大，可用至 60～90g。

◎ 阐微

古籍记载知母为清润之剂，张元素、李东垣、朱丹溪常用以滋阴降火，后人多认为知母可以润燥，滋阴降火，误以为补剂，久用常导致脾虚便溏等副作用。诚如《本草新编》言"近世竟加知母、黄柏，谓是退阴虚火热之圣方，令人经年长用，以致脾胃虚寒，不能饮食"。细考知母药性，及仲景方中用以清阳明大热，当晓知母清热之力大于滋阴，如《本草思辨录》谓"知母为肺、胃、肾三经清气热之药"。由于知母偏于苦寒，一般临床用量都不大。通过分析民国名医如丁甘仁、费绳甫、陆渊雷等数十位医家运用知母的经验，发现其知母用量以 3～6g 频率最高，一般在 4～23g 之间。因此，临床应用知母，应根据患者体质及主治病证，辨证施量，切忌寒凉药当做补益药误投！

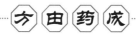

◎ 药对

知母配黄柏，增强其滋阴降火之功，用于治疗肾阴不足、相火妄动之证；配黄芪，增强益气滋阴之效，用于治疗气虚夹热之证；配石膏，增强其清阳明胃热之力，用于治疗阳明气分热盛证；配桂枝，一则可佐制辛温之药伤阴津，二则可针对风寒湿郁积人体日久生热的病机；配贝母，增强育阴润肺、止咳化痰，用于水亏火旺之干咳无痰之证；配草果，寒热并施，调脾胃、清热透邪，用于治疗邪伏膜原；配栀子，清实热、退虚热，用于治疗肺胃热盛；配百合，清润并施，用于治疗肺胃阴虚燥热之百合病；配麦门冬，清肺火、滋肺阴，用于治疗肺热津伤之燥咳少痰之证；配酸枣仁，滋阴清热除烦、补肝宁心，用于治疗心阴不足、虚阳浮越之失眠证。

◎ 角药

知母配石膏、苍术，清热利湿除痹，用于湿温病引起身重胸闷的治疗；配石膏、桂枝，清热生津解表，用于身无寒但热的温疟病证；配石膏、人参，清热养阴益气，用于阳明气分热盛兼气阴两虚之证；配山药、黄芪，益气滋阴，生津止渴，用于消渴之气阴两虚之证。

◎ 经方

1. 清实热类方

阳明气分热盛——白虎汤:详见石膏篇。

2. 治虚热类方

(1)百合病——百合知母汤:《金匮要略·百合狐惑阴阳毒病脉证治》"百合病,发汗后者,百合知母汤主之"。肺朝百脉,心肺阴虚,以生内热,百脉失和。发汗之后,阴液进一步亏虚,虚热加重。此时,若仅滋阴则虚火难以祛除,徒降火则阴虚之本难愈,故以百合清心润肺,知母清退虚热、滋阴润燥。(参见百合篇)

(2)不寐——酸枣仁汤:详见酸枣仁篇。

3. 消肿利湿类方

历节——桂枝芍药知母汤

《金匮要略·中风历节病脉证并治》"诸肢节疼痛,身体魁羸,脚肿如脱,头眩短气,温温欲吐,桂枝芍药知母汤主之"。《素问·痹论》言"风寒湿三气杂至,合而为痹",风寒侵袭肢体经络,寒性收引,故见肢体疼痛;风性轻扬,而湿性趋下,湿重于风,故见下足肿胀;身体羸瘦为久病体虚,头晕短气、温温欲吐为湿化为饮,饮邪上逆之证。故方中以桂枝、芍药为基础,补体之虚,兼调和营卫气血;麻黄、防风、生姜祛风除湿,白术、附子散寒除湿止痛,而知母主要发挥清热滋阴、利水消肿的作用。(参见桂枝篇)

◎ 方证

含知母经方及类经方临床应用指征如下:

白虎汤 以壮热面赤、烦渴引饮、汗出恶热、脉洪大有力等为其辨证要点。

白虎加人参汤 白虎汤证出现"脉大无力"等气阴耗损等为其辨证要点。

白虎加桂枝汤 白虎汤证,兼见寒热交替、肌肉关节疼痛等为其辨证要点。

百合知母汤 以心烦少寐、口干口渴、神志恍惚、沉默寡言、舌红少苔、脉弦细等为其辨证要点。

酸枣仁汤 以虚烦不眠、头目眩晕、咽干口燥、脉弦细略数等为其辨证要点。

桂枝芍药知母汤 以关节疼痛肿胀、气冲呕逆等为其辨证要点。

麻黄升麻汤 以咽喉不利、唾脓血、手足厥逆、腹泻不止或发热恶寒、无汗、寸脉沉迟及下部脉不至等为其辨证要点。

知柏地黄丸 以头目眩晕、耳鸣耳聋、虚火牙痛、五心烦热、腰膝酸痛、骨蒸潮热、盗汗颧红、咽干口燥、舌质红、脉细数等为其辨证要点。

二母散 以肺燥干咳、痰涎壅盛、骨蒸潮热、音哑声重、口燥舌干、舌红苔黄、脉数为其辨证要点。

玉液汤 以口渴尿多、困倦气短、脉虚细无力等为其辨证要点。

大补阴丸 以骨蒸潮热、舌红少苔、尺脉数而有力等为其辨证要点。

二仙汤 以时而烘热汗出、时而畏寒、头晕耳鸣、腰酸无力、舌嫩苔薄、脉细等为其辨证要点。

草果知母汤 以背寒、胸中痞结、傍晚寒热往来等为其辨证要点。

达原饮 以憎寒壮热、发无定时、胸闷泛恶、苔垢腻、脉数等为其辨证要点。

升陷汤 以气短不足息、脉沉迟微弱或参伍不调等为其辨证要点。

◎ 量效

分析仲景所用经方,总结如下方药量效关系:

1. 绝对剂量

知母苦寒,大剂量可用至 6 两,主要发挥清阳明之热的作用。方如白虎汤、白虎加人参汤、白虎加桂枝汤。

中剂量约为 2～4 两,方如桂枝芍药知母汤、百合知母汤、酸枣仁汤。桂枝芍药知母汤中,知母的用量为 4 两。此方以大队温阳散寒除湿药配知母,既取其清热滋阴以除烦的功效,又发挥其利水消肿的作用。百合知母汤中,知母的用量为 3 两以滋阴润燥,用于治疗百合病发汗后阴液的亏耗。酸枣仁汤中,知母用量为 2 两,方中知母与补养心神药相配,发挥滋阴清热以除烦躁的作用。故临床中剂量的知母,清热之力稍弱,而除烦之力有余。

小剂量知母,可见于麻黄升麻汤中,原方剂量为 18 铢。伤寒大下之后,下焦虚而上焦热,虚重于热,以温中、散寒解表之味,配伍小剂量清热药知母、石膏、黄芩,取其微清上焦之热而不损伤中焦脾阳。

2. 相对剂量

(1)清热泻火:白虎汤中,知母与石膏比例约为 3:8(知母 6 两:石膏 16 两),用于伤寒阳明经证的治疗,知母增强石膏清热泻火的作用。白虎加人参汤中,知母、石膏、人参比例为 6:16:3(知母 6 两:石膏 16 两:人参 3 两),清热益气养阴。白虎加桂枝汤中,知母、石膏、桂枝比例为 6:16:3(知母 6 两:石膏 16 两:桂枝 3 两),内清里热,外散表寒。

(2)滋阴润燥:百合知母汤中,知母与百合比例约为 1:5(知母 3 两:百合 7 枚),知母重在滋阴润燥。酸枣仁汤中,知母与酸枣仁比例约为 1:8(知母 2 两:酸枣仁 2 升),知母滋阴润燥且除烦。

(3)利水消肿:桂枝芍药知母汤中,桂枝、芍药、知母比例为 4:3:4(桂枝 4 两:芍药 3 两:知母 4 两),知母剂量与桂枝相等,主要发挥利水消肿的功效。

◎ 服饵

知母苦寒,凡肠胃滑泄,虚损发热者,当禁用。李中梓言"若肺家寒嗽及肾气虚脱无火者,禁用"。故知母清热之力有余,而滋阴补益之力稍逊。

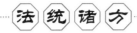

知母苦寒,归肺、胃、肾经,具有清肺润燥、清胃救津、利水消肿及清泻相火的作用,为清法的重要代表。

◎ 清法

1. 清泻实热

伤寒阳明热盛,见壮热自汗、烦渴引饮、脉洪大等肺胃实热之证,以知母配石膏清解肺胃之热,如白虎加人参汤;燥热犯肺,症见咳嗽痰黏,予知母配贝母清肺泻火、滋阴润燥,如二母丸;邪气深入,阳气内陷,寸脉沉迟,以麻黄、升麻升散解表,知母、石膏、黄芩清泻上焦,用于治疗厥阴伤寒误下,寒热错杂之证,如麻黄升麻汤。

2. 清泻虚热

百合病,如有神灵所作,如寒无寒,如热无热,误汗之后,津液受伤,以致心肺阴虚、百脉失和,症见心烦少寐、口干口渴,予知母配百合,滋阴润肺退热,如百合知母汤;心肝血虚、阴虚内热,症见虚烦失眠,心悸不宁,头晕咽干,口燥舌红,予以知母清热除烦,用于治疗虚劳虚烦之不寐证,如酸枣仁汤。

◎ 消法

风寒湿邪,郁于阴分,久则化热肿痛,症见虚羸少气、身体尪羸、头眩短气、肢节肿胀疼痛、脚肿如脱,予以温阳清热、祛风除湿,以麻黄、桂枝、防风祛风散寒,附子温阳通经,知母利水消肿。《神农本草经》谓知母可"除邪气,肢体浮肿,下水",张石顽言其"除邪气肢体浮肿,是指湿热水气而言",叶天士则云"肾恶燥,燥则开阖不利而水反蓄,知母寒滑,滑利关门而水自下"。桂枝芍药知母汤中知母利水消肿作用的发挥,与清解湿热郁结、疏散在表之邪有关。本法与《素问•汤液醪醴论》的"去宛陈莝"之意相近,故归于消法范畴。

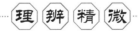

知母苦寒,苦则降泄,寒则清热。《本草正义》概括较为全面:"知母寒润,止治实火,泻肺以泄壅热,肺痈燥咳宜之……清胃以救津液,消中瘅热宜之,而脾气不旺亦忌。通膀胱水道,疗淋浊初起之结热,伐相火之邪,主强阳不痿之标剂。热病之在阳明,烦渴大汗,脉洪里热,佐石膏以扫炎熇;疟证之在太阴,湿浊熏蒸,汗多热甚,佐草果以泄脾热。"

◎ 药理

1. 传统药理

知母作用的发挥，全在于"清"与"滋"。"清"言其清热泻火，治疗消渴、热中，甚至清热利湿以消肿；"滋"言其滋阴润燥，补阴津之不足。又因津可载气，故亦有补气之用。所治病证，与热证相关，如《本草纲目》云之"肾苦燥，宜食辛以润之；肺苦逆，宜食苦以泻之。知母之辛苦寒凉，下则润肾燥而滋阴，上则清肺金而泻火，乃二经气分药也……"。

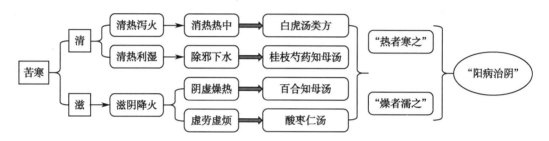

2. 现代药理

知母的现代药理作用大致有如下几点：

（1）抗菌作用：体外实验表明，知母对金黄色葡萄球菌、伤寒杆菌、痢疾杆菌、白喉杆菌及肺炎双球菌、皮肤真菌等有一定抑制作用。

（2）降血脂、降血糖作用：动物实验发现，知母皂苷可降低 SD 大鼠肝脏及血低密度脂蛋白水平，且呈剂量依赖性。知母多酚可降低血糖水平，保护血管内皮。生知母与盐知母均对 2 型糖尿病具有治疗效果，其中盐知母对 α- 葡萄糖苷酶的抑制作用最强。

（3）抑制血小板聚集作用：知母皂苷 AIII 可抑制血小板聚集，知母中的菝皂苷元及薯蓣皂苷元在体外也具有抗凝血的作用。

（4）脑保护作用：知母总皂苷具有一定抗衰老、抗抑郁、预防老年痴呆的作用，对脑缺血再灌注损伤具有一定保护作用。

（5）抗肿瘤作用：知母皂苷 AIII 可抑制肿瘤的生长，知母皂苷 BII 对胃癌细胞的增殖活性具有显著抑制作用，因此具有一定抗肿瘤作用。

（6）抗氧化作用：知母中的芒果苷具有较强的抗氧化作用。

（7）抗炎作用：知母中的木质素类成分具有一定抗炎作用，可有效抑制神经炎症病变的发生。

（8）改善骨质疏松作用：知母皂苷元可改善骨质疏松。

（9）其他作用：知母可缓解类风湿关节炎引起的软组织肿胀，但其具体作用机制不详。

◎ 演义

1. 阳明经证及温病气分热盛证

知母苦寒，归肺、胃、肾经，苦可降可泄，寒可清热，然其清热泻火之力不及石膏，而其润燥之用略胜，故临床知母多配石膏，用于伤寒阳明经证及温病气分热盛证。柯琴谓"石膏辛寒，辛能解肌热，寒能胜胃火，寒性沉降，辛能外走，两擅内外之能……知母苦润，苦以泻火，润以滋燥"。现代药理学研究发现，芒果苷是知母清热作用的主要有效成分。王爱芳等研究进一步发现，石膏退热虽迅速，但作用较弱而短暂，知母退热虽缓，但作用较强而持久，而两药合用，相得益彰，退热持久。

2. 失眠

知母具有一定的滋阴清热（清泻相火）的作用，临床因阴虚内热出现心烦失眠，知母滋阴润燥缓解心烦失眠。现代药理学研究发现，知母具有增强小鼠记忆能力及抗衰老、抗抑郁、预防老年痴呆的作用。对动物神经系统产生影响，可能是知母临床治疗失眠的内在机制之一。

3. 消渴病

知母滋阴润燥以治消渴病。施今墨在治疗温热病邪在气分者、消渴病中消诸证、齿龈出血时常选用知母 6～10g 配伍石膏 15～30g。仝小林院士常将知母作为降糖靶药，热证明显以知母 30～60g 配伍石膏，虚证明显以知母 30g 配伍党参或太子参。药理学研究发现，知母多酚具有一定降血糖作用，对 2 型糖尿病效佳。

4. 甲状腺功能亢进

知母清热，当甲状腺功能亢进患者表现出热证时，可用知母配伍其他药物进行治疗。对于甲亢，李赛美教授多辨证为阳明或少阳阳明合病，所用方中以知母配伍清热散结类药物。黄煌教授以白虎汤治疗甲状腺功能亢进烦热时，知母起步用量 10～20g，后均维持在 20g 以上，以清其气分之热。药理学研究认为，知母具有一定抗炎作用，但其在甲亢的治疗机制方面，尚待进一步研究。

5. 下肢肿痛

知母可利水消肿，《本草正义》谓其可"通膀胱水道"，临床可用于治疗膝关节水肿等症。冯世伦常用桂枝芍药知母汤治疗六经辨证为少阴太阴阳明同病者，症状以"关节疼痛、肢体肿胀、气冲呕逆"为主要表现的疾病，其知母用量在 10～20g 之间。药理学研究发现，知母具有缓解类风湿关节炎引起的软组织肿胀的作用，但其具体机制不详，尚需进一步研究。

6. 自身免疫性疾病

知母清热与滋阴并施，清热之中兼有滋阴益气的作用。临床许多自身免疫性疾病，多伴有正邪力量的不平衡，知母可通过其清热益正作用治疗某些自身免疫性疾病。如李赛美教授治疗 Still 病，后期邪气透表出现阳证时，常强调"开太阳，清阳明，和少阳"，处方中常加以治痹效方桂枝芍药知母汤。药理学研究发现，知母成分芒果苷能增加老化红细胞数量，老化红细胞可提高 T 淋巴细胞 IL-2 的分泌水平，提高机体的免疫水平的作用。

临 证 举 隅

案 治下肢肿痛

徐某，男，19 岁，初诊日期 1966 年 2 月 15 日。左足肿痛已五六年，近 2 年加重。经摄 X 线片，证实为跟骨骨质增生。现症：左足肿痛，怕冷，走路则痛甚，不思饮，苔薄白，脉沉弦。此风湿属太阳少阴合病，为桂枝芍药知母汤方证：桂枝 12g，麻黄 6g，白芍 9g，知母 12g，生姜 12g，川附子 6g，防风 12g，苍术 12g，炙甘草 6g。结果：上药服 7 剂，左足跟痛减，走路后仍痛，休息后较治疗前恢复快。增川附子为 9g 继服，1 个月后左足跟肿消，疼痛已不明显。

（胡希恕医案）

主要症状：左足肿痛，怕冷，走路时痛甚，脉沉弦。

病机归纳：风湿痹阻经脉，阳气内郁，水湿聚结于下。

经典方证：《金匮要略·中风历节病脉证并治》："诸肢节疼痛，身体魁羸，脚肿如脱，头眩短气，温温欲吐，桂枝芍药知母汤主之。"

方义分析：《素问·阴阳应象大论》云"气伤痛，形伤肿，故先痛而后肿者，气伤形也；先肿而后痛者，形伤气也"。气伤则壅塞不通，故痛；血伤则瘀滞不化，故肿。风寒湿三气，侵袭脉络，阻气碍血，气为之不行，血为之瘀遏，故见肢体冷痛肿胀。故当以散寒除湿，温阳通脉为治。此案患者，左足肿痛 6 年，伴见怕冷疼痛，为寒凝经脉、阳气不能通达之证。胡老辨证为"太阳少阴合病"，予以桂枝芍药知母汤，主以桂枝、芍药合营养血，麻黄、川附子、防风以散寒除湿，苍术合附子温阳除湿，生姜多用可温化水饮，知母宣痹消肿，炙甘草合芍药可缓急止痛。此方与麻黄细辛附子汤颇有相似，而其不同在于本方兼可养血化湿，麻黄细辛附子汤重在温阳散寒，无养营调和利水之味。

药证归纳：知母利水消肿作用，并不为医者熟知。《本草逢原》言"知母，《本经》言除邪气肢体浮肿，是指湿热水气而言"。《本草经解》谓"肾者水脏，其性恶燥，燥则开合不利，而水反蓄矣；知母寒滑，滑利关门而水自下"。故知母消肿作用的发挥，与其清热滋阴作用密不可分。湿因热阻，知母清热滋阴，一则可清郁结之热，另一可育阴利水，达到"除邪气肢体浮肿"的目的。

温病学家，以草果配伍知母，其一取知母清化湿热的作用，其二取知母清热之中带有滋阴润燥之性，可防温燥伤阴，亦可育阴以利水。

苦参

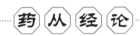

◎ **概述**

苦参为豆科多年生落叶亚灌木植物苦参的干燥根。全国大部分地区均产。味苦,性寒,归心、肝、胃、大肠、膀胱经。具有清热燥湿,杀虫,利尿等功效。

◎ **经论**

《神农本草经》云:"苦参,味苦,寒。主心腹结气,癥瘕积聚,黄疸,溺有余沥,逐水,除痈肿,补中明目,止泪。"

◎ **释经**

苦参味苦,性寒,为大苦大寒之品,是治皮肤病之要药,擅清手少阴心经之火。"主心腹结气",其味苦入心,可散热结之气。"癥瘕积聚,黄疸",味苦能泄,性寒除热,以消除结块,利湿退黄。"溺有余沥,逐水",心与小肠相表里,心经有热易移热于小肠,心火除则小肠之郁塞自解,水道亦通。"除痈肿",皆因"诸痛痒疮皆属于心"(《素问·至真要大论》),苦参泻心火,故可除痈肿。"补中",《素问·脏气法时论》言"脾苦湿,急食苦以燥之",苦参味苦可燥湿,湿去则脾自健,亦为补中。"明目,止泪",肝开窍于目,寒清肝火,苦除肝湿,肝净则目明而泪止。

◎ **药证**

主治:小便频数涩痛,热痢便血,黄疸,带下色黄气臭,皮肤瘙痒,湿疹湿疮,阴肿阴痒等,或外用治滴虫性阴道炎等。

体质特征:湿热征象明显者,舌红苔厚或腻色微黄,脉滑数有力。

◎ **炮制**

苦参古代炮制方法丰富,有苦酒煮、炙、米泔水浸制、炒制、酒制、醋制、油炒、焙等,现代则多以生品应用,因此目前临床中所使用苦参饮片的炮制方法主要是净制和切制,

《中华人民共和国药典(2020 年版)》中则记载苦参的炮制方法为"除去残留根头,大小分开,洗净,浸泡至约六成透时,润透,切厚片,干燥"。经过实验对比,苦参生品与炮制品相比化学成分并无明显差异,其差别主要表现在化学成分含量的变化。

◎ 用量

《中华人民共和国药典(2020 年版)》规定苦参用量为 4.5～9g,外用适量。现有研究表明,目前临床中苦参常用量为 6～125g。发挥清热燥湿功效时,常用量为 6～60g;而用于治疗皮肤疾病,功在祛风止痒时常用量为 8～30g。有医家通过临床经验证实,重用苦参可治疗顽固性失眠,此时宜用至 30g 以上。

◎ 阐微

黄柏、龙胆、苦参,三者功效相近,均可清热燥湿,用于治疗湿热带下、湿疹湿疮等。然龙胆善清肝火,治疗肝火头痛、惊风抽搐、胁痛口苦效佳;黄柏与苦参尤善治疗下焦湿热证,而苦参之苦愈甚,其燥尤烈,燥湿杀虫,是其所长,善治皮肤瘙痒及阴道滴虫。正如张山雷在《本草正义》中所言:"苦参,大苦大寒,退热泄降,荡涤湿火,其功效与芩、连、龙胆皆相近,而苦参之苦愈甚,其燥尤烈,故能杀湿热所生之虫,较之芩、连力量益烈。近人乃不敢以入煎剂,盖不特畏其苦味难服,亦嫌其峻厉而避之也。然毒风恶癞,非此不除,今人但以为洗疮之用,恐未免因噎而废食耳。"

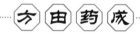

◎ 药对

苦参配木香,清热燥湿行气,用于湿热痢疾、食积腹痛、下痢;配生地黄,清热燥湿,凉血止血,用于湿热便血、痔漏出血;配当归,清热活血,用于湿热瘀阻所致之颜面及胸背粉刺疙瘩、皮肤红赤;配龙胆草,清热燥湿,用于湿热蕴蒸之黄疸;配黄柏,清热燥湿,杀虫止痒,用于湿疹、湿疮;配蛇床子,燥湿止痒,用于风疹、皮肤瘙痒、带下、阴痒;配茯苓,清热利湿,用于湿热蕴结下焦、小便不利;配秦皮,清热燥湿,用于湿热下注、阴肿阴痒、湿疹、湿热痢疾、泄泻、肝经郁火;配车前子,清热利湿,用于湿热蕴结之小便不利、灼热涩痛。

除上述之外,另有《药鉴》云苦参"同菊花明目,止泪益精;同麦冬解渴,生津利窍……同槐花除肠风下血,及热痢刮痛难当;同茵陈疗湿病狂言,致心燥结胸垂死;少入麻黄,能扫遍身痒疹;佐以山栀,能止卒暴心疼"。《得宜本草》言其"得枳壳,治风癫毒热"。《得配本草》言其"得枯矾,治齿缝出血,鼻疮脓臭;配牡蛎,治赤白带下;配白术、牡蛎、雄猪肚,治梦遗;配生地、黄芩,治妊娠尿难;佐荆芥,治肾脏风毒"。《本草经集注》则言"玄参为之使"。

◎ 角药

苦参配茵陈、龙胆草，清热除湿退黄，治疗湿热黄疸；配木香、甘草，即香参丸，清热燥湿止痢，治湿热泻痢；配白鲜皮、蛇床子，清热止痒，治带下色黄质黏、阴痒；配防风、荆芥，清热祛风，治湿疹、风疹之瘙痒、红肿等；配车前子、栀子，清热止淋，治疗湿热淋证；配枯矾、硫磺，外用涂治疥癣；配大风子、苍耳子，用于麻风；配当归、贝母，养血清利，用于妊娠小便不利；配黄芩、生地黄，养血除烦兼清虚热，治疗血虚血热、四肢烦热。

◎ 经方

1. 狐惑病蚀于下部——苦参汤

《金匮要略·百合狐惑阴阳毒病脉证治》"蚀于下部则咽干，苦参汤洗之"。本条论狐惑病蚀于前阴的治法。历代医家均认为狐惑病与湿热关系密切，湿热下注致前阴苦痒甚或溃烂，而足厥阴肝经绕阴器，上循于咽，致蕴积前阴之湿热又可循经上冲，阻遏津液上承，故兼见咽喉干燥。可在内服清热燥湿解毒方的同时，再以苦参汤外洗前阴患处，使湿热邪毒得清，溃烂腐蚀之处得敛，咽干之标症得除。本方乃外用方，只取苦参一味，煎汤熏洗局部，皆因苦参燥湿杀虫之效。黄元御在《长沙药解·苦参》中言："《金匮》苦参汤，治狐惑蚀于下部者。以肝主筋，前阴者，宗筋之聚，土湿木陷，郁而为热，化生虫蠹，蚀于前阴。苦参清热而去湿，疗疮而杀虫也。"

2. 妇人妊娠小便难——当归贝母苦参丸

《金匮要略·妇人妊娠病脉证并治》"妊娠小便难，饮食如故，当归贝母苦参丸主之"。本条论述妊娠血虚热郁的小便不利证治。妊娠小便难，是指妊娠期间小便不利或淋沥不畅，常伴灼热，或有疼痛，后世称之为子淋，张景岳言"若小便涩少，或成淋沥名子淋"。此处以方测证，本条中出现小便不利是因妊娠血虚有热，气郁化燥，湿热内蕴膀胱，使其气化不利而致，又因病在下焦，不在中焦，所以饮食如故，当以养血润燥、清利湿热为法，故选养血清利之当归贝母苦参丸。方中当归补血，贝母利气解郁，以清水之上源、利下焦之湿热，苦参清利下焦湿热，使血得养、热得清、湿得利，则病愈。

3. 妇人产后中风——《千金》三物黄芩汤

《金匮要略·妇人产后病脉证治》"《千金》三物黄芩汤：治妇人在草蓐，自发露得风，四肢苦烦热，头痛者，与小柴胡汤，头不痛但烦者，此汤主之"。本条是论述产后中风的证治。产妇在分娩时，因掀露衣被，保养不慎而感受外邪，邪客少阳，正邪相争则见四肢烦热，酸楚不适；邪热上行，经络阻滞则头痛。从用小柴胡汤而推知，本证还当有寒热往来之象。因邪在少阳，故用小柴胡汤以和解。若无头痛，但见烦热者，是邪已化热入里，陷于血分，故用三物黄芩汤治疗。方中黄芩、苦参清热除烦，燥湿解毒，干地黄凉血滋阴，泻热除烦，三味合用有清热凉血、养阴除烦的作用。正如徐忠可在《金匮要略论注》中所载："此言产妇有暂感微风，或在半表里，或在下焦，风湿合或生虫，皆能见四肢烦热证，但以头之痛不痛为别耳。故谓在草蓐，是未离产所也。自发露得风，是揭盖衣被，稍有不慎而暂感也。产后阴虚，四肢在亡血之后，阳气独盛，又得微风，则苦烦热；然表多则上入而头痛，当以上焦为重，故主小柴胡和解；若从下受之而湿热结于下，则必生虫，而头不痛，故以黄芩清热为君，苦参去风杀虫为臣，而以地黄补其元阴为佐。曰多吐下虫，谓虫得苦参必不安，其上出下出，正未可知也。"

◎ 方证

含苦参常用方临床应用指征如下：

苦参汤　以默默欲眠、目不得闭、卧起不安、不欲饮食、恶闻食臭、口干、阴肿、阴痒、疥癞为其辨证要点。

当归贝母苦参丸　以妊娠小便难、饮食如故为其辨证要点。

《千金》三物黄芩汤　以四肢烦热、头痛为其辨证要点。

黄连苦参汤　以下痢脓血、腹痛、身热、头痛、脉涩为其辨证要点。

一味苦参丸　以烦躁、痈疽疮疡掀肿疼痛为其辨证要点。

苦参地黄丸　以便血并伴有湿热征象为其辨证要点。

皂角苦参丸　以粟疮、痒、年深日久、肤如蛇皮为其辨证要点。

塌痒汤　以妇人阴痒、疮疡为其辨证要点。

蛇床子散　以风癣、疥疮、癫疮等出现瘙痒、脓水淋沥为其辨证要点。

消风散　以皮肤瘙痒、疹出色红或遍身云片斑点、抓破后渗出津水为其辨证要点。

◎ 量效

通过分析以苦参为主方剂，可以总结如下量效关系：

1. 绝对剂量

苦参于酒剂、膏剂等方中绝对剂量较大，如《普济方》中苦参饮与《肘后方》中苦参酒原方剂量均为5斤、《解围元薮》中苦参膏原方剂量为10斤；于丸剂中绝对剂量大小不一，如《寿世保元》中苦参丸原方剂量为1斤；于外用方中因多作煎汤外洗，故绝对剂量也不一致，如《金匮要略》中苦参汤原方剂量为1升、《外科正宗》中苦参汤原方剂量为4两。因酒剂、膏剂制量大，丸剂中成丸大小及每服用量均不一致，故于此类方剂中绝对剂量参考意义不大，在此重点讲述内服汤剂中苦参用量。

大剂量为《千金》三物黄芩汤、苦参汤（《圣济总录》）、苦参石膏汤、黄连苦参汤。其中《千金》三物黄芩汤、苦参石膏汤、黄连苦参汤原方剂量为2两，均用于虚热内盛之体，使用偏大剂量苦参意在配合生地黄、阿胶等滋阴养血药物发挥清热凉血养阴之功；苦参汤（《圣济总录》）原方剂量为1两，此方用于"伤寒后患䘌疮"，为虫邪所扰，取苦参清热燥湿杀虫之功。由此可见，用于湿热内盛、虫邪作祟时苦参用量宜偏大。

小剂量为苦参吐毒热汤中苦参8分、苦参汤（《医学心悟》）中苦参1钱5分、消风清燥汤(《外科正宗》)及消风散(《外科正宗》)中苦参 1 钱。苦参小剂量使用，多取其清热燥湿止痒之功，上四方均用于皮肤病湿热证者，旨在与他药配伍，以达清湿热、祛风邪之效，正是因为苦参"过于迅利，宜少用为佐使，不宜多用为君臣"。

2. 相对剂量

（1）清热燥湿：《千金》三物黄芩汤中，苦参与生地黄比例为 1:2（苦参 2 两:生地黄 4 两）；苦参地黄丸中，苦参与生地黄比例约为 4:1（苦参 1 斤:生地黄 4 两）。临床发现，若苦参剂量超过生地黄，则清热燥湿解毒之力增强。

（2）清热利尿：当归贝母苦参丸中，当归与苦参比例为 1:1（当归 4 两:苦参 4 两）。《长沙药解》曰"苦参清湿热而通淋涩也"。《经方药物药理临证指南》认为苦参"与当归相用，则养血和阴，燥湿不伤血，利小便不伤阴"。当归与苦参为药对，二者用量相等，方能补血而不浊腻，清热而不寒凝，相互为用，以治疗湿热血虚证。

（3）现代药理研究：临床及药理学研究证实，丹参与苦参比例为 3:1 时具有明显的抗炎效果；蛇床子与苦参比例为 1:1 时有明显的抗白色念珠菌效果；黄芪与苦参比例为 1:2 时为影响小鼠免疫功能最佳比例，对病毒性心肌炎的治疗有明显效果。

◎ 服饵

苦参常煎汤外用，作粉剂、丸剂或入煎剂中均无特殊。

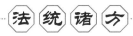

苦参为大苦大寒之品，其杀虫与利尿之功，都是在清热燥湿的基础上发挥出来的，故而其作用以清法为重。

◎ 清法

苦参以清为主，通过不同的配伍，可体现多种清法：

1. 清热燥湿

此法用于湿热内蕴之证，病理因素包括热邪、湿邪，二者一为阳，一属阴，胶结难解，清热恐助阴湿，除湿恐益阳热，因此治疗上当详细分辨，相互兼顾。当分湿重于热、热重于湿、湿热并重之不同，湿重于热者当以燥湿为主兼以清热，如茵陈五苓散等；热重于湿者当以清热为主兼以燥湿，如茵陈蒿汤等；湿热并重者当清热燥湿并举，如甘露消毒丹。

2. 清热利尿

苦参大苦大寒，苦能降泄，寒可清热，功主下焦，尤善清利下焦湿热，具有清热利尿之功，故小便短赤、热淋、血淋等证者宜取此治法，如当归贝母苦参丸即含此义。

3. 清热止痒

热极有动风之嫌，风邪与热邪也常兼夹为患，风邪善行而数变，风邪盛则痒，同时风热袭体,入里久不去易生变证,湿热浸淫亦有虫生之患,故常表现为皮肤瘙痒、阴痒等,此时宜清热止痒,标本同治,代表方剂如苦参汤。此方单取苦参一味,清热燥湿之中兼具杀虫止痒之效。

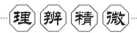

◎ 药理

1. 传统药理

苦参以"清热燥湿"为核心,其功效包含燥湿、杀虫、利尿等方面。

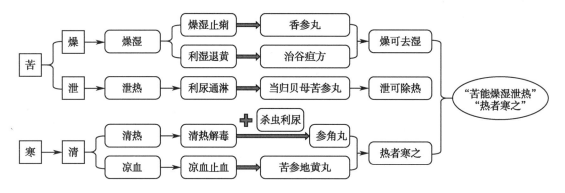

2. 现代药理

现代药理研究显示苦参的作用主要包括以下方面:

(1)抗病原微生物作用:①抗菌:苦参对耐甲氧西林金黄色葡萄球菌临床株具有一定的抗菌作用。②抗病毒:苦参碱、氧化苦参碱、槐果碱、槐定碱均具有明显的抗柯萨奇 B3 病毒作用;③驱虫:苦参醇浸膏在体外有抗滴虫作用,煎剂保留灌肠对兰氏贾毛鞭虫有一定疗效。

(2)抗炎作用:苦参碱对各种致炎剂所引起的急性渗出性炎症有明显的对抗作用,与氢化可的松作用相似。

(3)抗过敏作用:苦参碱、氧化苦参碱、槐胺碱、槐定碱、槐果碱均呈现免疫抑制作用,其中苦参碱的免疫抑制作用较强,而槐果碱作用较弱。

(4)抗肿瘤作用:从苦参中分离出的多种有效成分(生物碱和黄酮)对粒细胞及淋巴细胞白血病、肺腺癌、宫颈癌、肝癌、成视网膜细胞瘤、骨肉瘤、乳腺癌、食管癌、卵巢癌、鼻咽癌、膀胱癌等多种肿瘤细胞具有抑制作用。复方苦参注射液已广泛用于肿瘤的治疗。

(5)心血管系统:①心肌:研究证实苦参碱可抑制心肌纤维化,其作用机制与 TGF-β-Smads 信号系统密切相关。②抗心律失常:苦参碱滴丸、苦参总碱、氧化苦参碱、苦参总黄酮均证实有抗心律失常作用,其中苦参碱抗心律失常可能是通过发挥钙离子拮抗作用,而苦参黄酮的抗心律失常作用则是对心肌细胞的直接作用;③降低血脂及改善血液流变性：苦参碱能降低喂饲高脂饲料大鼠血清甘油三酯和胆固醇水平，且能显著改善由高脂血症引起的血液流变性异常；④降血压：实验表明，氧化苦参碱能增强多沙唑嗪的降压作用，但与普萘洛尔无协同降压作用；苦参槐果碱可扩张血管、阻滞交感神经节而起降压作用。

（6）免疫系统：苦参在小鼠体内对 T 细胞、B 细胞和腹腔巨噬细胞的免疫功能活性均有抑制作用。苦参总碱、氧化苦参碱对于因 X 射线、化疗等因素所致的白细胞减少存在一定的治疗作用。

（7）除此之外，现有研究显示，苦参还具有平喘、保肝、保护胃黏膜、降低血糖、中枢镇静镇痛、抗疟疾、利尿、抗氧化、抗癫痫等作用。

◎ 演义

苦参以清热燥湿为长，兼之祛风杀虫，宜于瘙痒性皮肤病；并能利尿通淋，宜于水肿、小便不利。

1. 皮肤病

苦参味苦性寒，苦燥湿，寒除热，因"热生风、湿生虫"，故又能祛风杀虫，为治疗各种皮肤瘙痒病症之要药，在风疹瘙痒、狐惑病、疥癣麻风、湿疹恶疮等皮肤疾病的治疗中常用。现代药理研究也证实，苦参碱对痢疾杆菌、大肠埃希菌、金黄色葡萄球菌等均有明显抑制作用。

2. 水肿病

苦参清热利尿，可用于湿热所致的水肿、小便不利等证。治疗妊娠小便不利时以苦参与贝母、当归配伍同用，如《金匮要略》中当归贝母苦参丸。除此之外，治疗中也可单味应用，或与车前子、冬瓜皮、泽泻等清热利尿、通淋消肿之品同用以加强清热利尿之功。现代药理研究结果证实，苦参煎剂、注射剂、苦参碱均能利尿，增加排尿量。

3. 黄疸病、痢疾

苦参主入肝经、大肠经，性主沉降，能清利肝胆湿热而治疗黄疸，也可清大肠蕴热而止泻、止痢、止血。

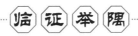

临证举隅

案1 治小便不利

包某，女，42 岁，1994 年 6 月 22 日就诊。尿急、尿频、小便时尿道灼热涩痛。尿检：白细胞 10～16 个，红细胞 3～4 个。某医院诊断为"急性泌尿系感染"，服氟哌酸等西药，效果不佳，伴腰酸，小腹胀，足踝部略有水肿，心烦少寐，口干不欲饮，微咳，大便偏干，二日一行，小便黄，舌红苔薄腻，脉滑细。辨为血虚夹有湿热下注，治当养血清热利湿，方用

《金匮要略》之"当归贝母苦参丸"：当归20g、浙贝15g、苦参12g，7剂。服4剂后，症状明显减轻，小便灼痛消失，排尿通畅，然足踝处之水肿兼有腿重、乏力未瘥，转方当归贝母苦参汤与防己黄芪汤合方，清热除湿之中并扶卫气之虚：防己15g、黄芪20g、白术10g、茯苓30g、当归20g、浙贝15g、苦参12g，又服7剂，诸症悉除，尿常规化验为阴性。

（刘渡舟医案）

主要症状：尿急、尿频、小便时尿道灼热涩痛，舌红苔薄腻，脉滑细。

病机归纳：血虚夹湿热下注。

经典方证：《金匮要略·妇人妊娠病脉证并治》："妊娠小便难，饮食如故，当归贝母苦参丸主之。"

方义分析：本案患者为血虚兼湿热下注，又系上焦肺气不宣，上壅下闭，水道不利，湿无从出所致，故上有微咳、口干、心烦，下见尿频、尿急、尿痛；血虚不润，则大便偏干。此为虚实夹杂之证，若使用清利，则必伤津化燥。此以仲景治妊娠小便不利之当归贝母苦参丸养血润燥、清热通淋。方中当归养血润肠，贝母开郁结利肺气、通调水道，苦参清利膀胱之湿热。全方上下并调，标本兼顾。后患者以足踝处水肿、腿重、乏力为之主要矛盾，考虑为表虚不固所致，故在当归贝母苦参汤的基础上加用可益气祛风、健脾利水之防己黄芪汤，方能奏速效。

药证归纳：此案中使用苦参，一则清热燥湿，一则利尿通淋，兼之药理研究证实有较强的抗病原微生物作用，故宜于湿热下注之证者。苦参与当归相配，补泻兼施，燥湿而无伤血之虑，利小便而无伤阴之嫌，是湿热血虚证治疗中的常用药对。

案2 治红斑性肢痛症

患者傅某，女，26岁，已婚，社员。因两下肢阵发性灼热疼痛一个多月，于1971年12月20日来我院就诊。病史：患者于一个多月前，发现两下肢灼热疼痛，有时阵发性剧痛，每当发作时两小腿中段以下和两脚部均呈深红色，皮肤温度增高，脚掌面出冷汗，遇热容易引起发作，患者常喜欢将两足露于被外，寒凉时症状减轻。检查：发育营养中等，两小腿中段以下和两足部均呈深红色，皮肤灼热，两下肢动脉搏动正常，两上肢无异常发现。舌苔白腻微黄，舌质淡红，脉象濡弱。印象：红斑性肢痛症。治疗经过：此例红斑性肢痛症主要为阴虚内热表现，以养阴、清热、凉血法。给予三物黄芩汤：生地60g，黄芩、苦参各30g，水煎服。患者当夜服药3剂，两下肢灼热疼痛明显减轻。第二天起每日2剂，连服3天后，两下肢症状完全消失而痊愈。1977年4月随访，经治愈后未复发。

（刘渡舟医案）

主要症状：双下肢阵发性灼热疼痛，舌苔白腻微黄，舌质淡红，脉象濡弱。

病机归纳：阴虚内热，热损肢络。

经典方证：《金匮要略·妇人产后病脉证治》："《千金》三物黄芩汤：治妇人在草蓐，自发露得风，四肢苦烦热，头痛者，与小柴胡汤，头不痛但烦者，此汤主之。"

方义分析：此案患者以双下肢阵发性灼热疼痛为主症。阴虚内热之体，遇热则易引动内热使症状复现。热迫血行，蒸灼肢络，故见局部皮色加深，皮温增高。治当以养阴、清热、凉血三法并举，方选《千金》三物黄芩汤，与原文中"四肢苦烦热"有异曲同工之意。此案患者以阴虚内热表现为主，阴虚为其主要矛盾，故改为大剂量生地黄为君以清热凉血、养阴生津，配伍黄芩清热、苦参燥湿祛风，共奏清热凉血、养阴除烦之效，药简而功专，方能三日使症状完全消失且未再复发。

药证归纳：本案中使用苦参，虑其苦寒，苦可泄热，寒能清热，从不同角度散去内热。《雷公炮制药性解》认为"苦参属水，有火性下降，本入少阴心，又入手足阳明及足厥阴经者，以其善主湿也。盖湿胜则生热，热胜则生风，而结气等证，从兹有矣。今以苦参燥湿，治其本也。东南卑湿，尤为要药"。苦参与生地黄相配，凉血养阴之中兼之清热燥湿，湿去不伤阴，热去不生湿，补泻兼施，是清热凉血养阴常用的药对。

连翘

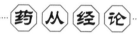

◎ **概述**

连翘为木犀科植物连翘的干燥果实。味苦,性微寒,归肺、心、小肠经。具有清热解毒,消肿散结,疏散风热,清心利尿等功效。

◎ **经论**

《神农本草经》云:"连翘,味苦,平。主寒热,鼠瘘,瘰疬,痈肿,恶疮,瘿瘤,结热,蛊毒。"

◎ **释经**

连翘气平,禀天秋平之金气,入手太阴肺经;味苦无毒,得地南方之火味,入手少阴心经、手厥阴心包络经。气味俱降,阴也。心包络者,臣使之官,喜乐出焉,其经别属三焦,出循喉咙,出耳后,合少阳,郁则包络之火上炎经络,而成寒热鼠瘘瘰疬矣。连翘轻清平苦,轻而扬之,因而越之,结者散而寒热愈也。"诸痛痒疮,皆属于心"(《素问·至真要大论》),痈肿恶疮,皆生于心火。连翘味苦清心,所以主之。瘿瘤结热,亦心包络之郁结火也;其主之者,轻扬有散结之功也。蛊毒因辛热而成,辛热则生虫也;连翘平能清而苦能泄,热解虫化而蛊自消也。

◎ **药证**

主治:风热表证,热淋涩痛及疮痈肿毒、瘰疬痰核属热证者。

◎ **炮制**

秋季果实成熟尚带绿色时采收,除去杂质,蒸熟,晒干,习称"青翘"。青翘以色较绿、不开裂者为佳。果实熟透时采收,晒干,除去杂质,习称"老翘"。黄翘、老翘以色较黄、瓣大、壳厚者为佳。青翘采得后即蒸熟晒干,筛取籽实作"连翘心"用。连翘的炮制最早记载是去心,首见于宋代的《小儿卫生总微论方》,此后,许多书籍都有"去心"的记载,如《医学入门》中"去梗并瓤";《本草原始》记载"择去梗根及心,研碎入火煎"。但也有些炮制书籍中不要求去心,如《本草纲目》记载"连翘状似人心,两片合成,其中有仁甚香,乃少阴心经,厥阴包络气分主药也",《炮制大法》曰"连翘以黑而闭口者良,去蒂根研";《本草蒙筌》谓"去梗旋研,入剂方灵"。清代除承古外,始以连翘心入药,如《温病条辨》中清宫汤即是。此外,也有书籍如《吴鞠通医案》记载"连心用"。可见,古连翘入药有去心、连心和单用心等品,但现行《中华人民共和国药典(2020年版)》已不去心。就功效而言,青翘清热解毒之力较强;老翘长于透热达表,疏散风热;连翘心长于清心泻火,常用治邪入心包之高热烦躁、神昏谵语等症。

◎ 用量

《中华人民共和国药典(2020年版)》规定连翘用量为6～15g。临床运用其安全范围较广,可根据疾病、证型、症状,选择连翘最佳用量与配伍。如发挥清热解毒时,配生甘草、桔梗、牛蒡子、薄荷、金银花、蒲公英、野菊花等,用以治疗表证、痈肿疮毒、呼吸系统疾病、皮肤科疾病、急性传染病、泌尿系统疾病等,用量常为6～40g;祛风利湿,则配栀子、车前子、白茅根、竹叶、木通等;用以治疗肝病、内分泌系统疾病、脑系疾病等,用量常为6～10g;散结消肿,可配蒲公英、青蒿、赤小豆、生麻黄等,用以治疗外科瘰疬,用量常为6～15g。

◎ 阐微

连翘始载于《神农本草经》,列为下品。一直以来,不同医家对连翘的药用部位都存在着较大争议,处方中就有"净连翘""连翘心""连翘""连翘(去心)""连翘壳"等不同。李中立《本草原始》载"连翘去蒂瓤任用。噙口者佳,开瓣者不堪用"。这是最早认为青翘为佳的记录,但要去掉蒂瓤,蒂属杂质。瓤,本义为带瓜子的瓜肉。连翘没有果肉,去瓤即去隔膜和子,那就只剩壳了。即李中立认为连翘应该用去除果蒂等杂质的青翘壳。而连翘的采摘时间是从白露前一直到寒露前,果实从尚发青绿,口紧闭一直到完全熟透的发黄开裂,起初应该是没有区分而混用的,但随着医家在遣方用药过程的摸索逐渐开始细分,一般认为青翘初熟色青,清热解毒之力较强;老翘质轻透散,长于透热达表、疏散风热。《温病条辨》记载的清宫方及其加减方治疗太阴温病,用连翘心、竹叶卷心相配清心热,还有《贺季衡医案》中也多次用到连翘心,说明清代医家已经认识到连翘心独特的作用并运用自如了。1983年,中国药学会北京分会崔树德主编的《中药基础知识简编》认为,由于连翘心具有兴奋中枢的作用,当连翘壳沾有连翘心成分时,服后有时会引起失眠。此外连翘心还有健胃、止呕的作用,临床也有用炒连翘心治疗不同原因引起的呃逆。

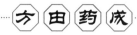

◎ 药对

连翘配赤小豆,清热利湿,解毒散结,治疗湿热毒蕴;配牛蒡子,清热解毒,消肿利咽,治疗热毒咽痛;配蔓荆子,疏风清热、清利头目;配金银花,清热解毒,疏散风热,治疗风热表证;配板蓝根,清热解毒,透疹祛邪,治疗麻疹不透;配栀子,清热利胆;配蝉蜕,疏风清热,清解皮腠。

◎ 角药

连翘配薄荷、蝉蜕,宣散风热,治疗风热在表;配金银花、牛蒡子,解肌散热,清热解毒;配夏枯草、浙贝母,清热解毒,化痰散结,治疗热毒痈肿;配莲子心、竹叶卷心,清心开窍除烦,治疗热扰心神;配水牛角、生地黄,清营凉血,治疗热入血分;配麻黄、赤小豆,发汗祛湿退黄,治疗湿热发黄兼表。

◎ 经方及类经方

1. 湿热发黄兼有表证——麻黄连翘(轺)赤小豆汤

《伤寒论·辨阳明病脉证并治》"伤寒,瘀热在里,身必黄,麻黄连轺赤小豆汤主之"。伤寒,指寒邪束表,见恶寒、无汗、头痛,身痒等症;瘀热在里,是言湿热蕴郁在里而发身黄,见心烦懊忱、小便不利、身黄如橘子色等。治当解表散邪,清热利湿。方中麻黄、生姜、杏仁三药,辛温解表散邪,又开提肺气以利水湿之邪;连轺(亦作连翘,即《神农本草经》翘根)、赤小豆、生桑白皮三药,辛凉而苦,清热利湿以退黄。甘草、大枣,甘温,健脾和胃。诸药在外能解表散热,于内能清热利湿解毒,开鬼门,洁净腑兼而有之,表里宣通,湿热泄越,其病则愈。

2. 小儿诸般热证——连翘饮

《类证活人书》"连翘饮,治小儿一切热"。本方以连翘为主药,取其苦平清散结热之功,且性平而非大寒之品,小儿服之平和而不伤胃气。

◎ 方证

麻黄连翘赤小豆汤　以身黄、身痒、心烦、小便不利、舌红苔腻为其辨证要点。

银翘散　以发热、微恶风寒、口渴头痛、咳嗽咽痛、舌尖红、脉浮数为其辨证要点。

桑菊饮　以但咳、身不甚热、口微渴、脉浮数为其辨证要点。

普济消毒饮　以恶寒发热、头面红肿焮痛、目不能开、咽喉不利、舌燥口渴、舌红苔白兼黄为其辨证要点。

清营汤 以身热夜甚、神烦少寐、斑疹隐隐、舌绛而干、脉细数为其辨证要点。

清宫汤 以神昏谵语或昏愦不语、斑疹、身体灼热、舌纯绛鲜泽、脉细数为其辨证要点。

◎ 量效

1. 绝对剂量

大剂量如在治疗湿热发黄兼有表证的麻黄连翘赤小豆汤中,仲景原方用连翘2两,与赤小豆、生桑白皮各1升配伍,奏清热利湿退黄之功。银翘散中,吴鞠通原方用连翘1两疏风散热、清热解毒。与金银花等量配伍,既能疏散风热、清热解毒,又可辟秽化浊。可见,大剂量连翘主要用于清热解毒、利湿退黄。

小剂量如在清营汤中,吴鞠通用连翘2钱配伍犀角、生地、玄参等药物清营解毒、透热养阴,治疗热入营分证。温邪初入营分,尚有外泄之机,故用连翘配伍银花清热解毒,轻清透泄,促使营分热邪向外从气分透泄而解,此即叶桂所云"入营犹可透热转气"。治疗太阴温病发汗过多以及邪热内陷心包所致的神昏谵语或昏愦不语,吴鞠通用连翘心2钱,配伍竹叶卷心、莲子心、玄参心、犀角尖等清心开窍。方中连翘与竹叶卷心等量配伍以清心泻热。因此,小剂量连翘多用于疏散风热、清心开窍。

2. 相对剂量

(1)清热解毒:连翘与金银花均能清热解毒、疏散风热,可合用以治温病初起,银翘散中连翘与金银花比例为1:1(连翘1两:金银花1两),在透散卫分表邪的同时,兼顾温热病邪易蕴而成毒及多夹秽浊之气的特点。临床连翘与金银花常作为药对使用,且等量配伍。

(2)利湿退黄:连翘与赤小豆配伍出自《伤寒论》麻黄连翘赤小豆汤,方中连翘与赤小豆比例约为10:3(连翘2两:赤小豆1升),二者共奏清热利湿退黄之功。赤小豆味甘、酸,性平,功用利水除湿,且可入血分而和血排脓,消肿解毒,《本草再新》载其"清热和血,利水通经,宽肠理气"。连翘苦寒而具有通降之性,清热解毒之力胜,又兼利尿之功,张璐谓其"破血结,消肿毒,利小便",可清营血分热毒。刘英锋教授取赤小豆利营血分湿热和连翘清热解毒之功和而用之,共奏祛营分湿热之效,临床上,一是常用于营分湿热者,如症见皮肤湿疹或红疹,起疹色红灼热而痒,阴雨、天热易发;二是用于小儿外感风寒湿内有蕴热,症见发热恶寒,无汗,或但头部、上半身汗出,头痛、鼻塞、流涕、咽喉干痛,睡觉踢被,小便黄,舌质红,或红点显露,苔薄白或薄黄,予连翘合赤小豆缓解营分湿热证效果显著,常用剂量为连翘10g,赤小豆20~30g。另有医家用连翘配伍赤小豆治疗以皮肤瘙痒、水疱、糜烂、渗出等为特征的皮肤科疾病、日光性皮炎,用连翘15g,赤小豆45g,比例1:3。故连翘配伍赤小豆,多用于清解营分湿热。

◎ 服饵

《神农本草经百种录》曰:"凡药之寒热温凉,有归气分者,有归血分者。大抵气胜者治气,味胜者治血。连翘之气芳烈而性清凉,故凡在气分之郁热皆能已之。"连翘清热解毒,其性偏凉,可用治热在气分者,然脾胃虚寒者、气虚发热者则不宜;连翘疏风散热,轻清透散,长于清心火、解疮毒,又能消散痈肿结聚,可用治疮疡肿痛、乳痈肿痛其性属实者,若痈疽已溃、脓稀色淡者,则忌服连翘。

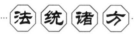

◎ 清法

1. 清热解毒

《素问·至真要大论》有"热者寒之""温者清之"之语,清热解毒法是运用各类寒凉清热解毒药治疗各种热毒证的方法,如疮痈疔疖、丹毒、温毒发斑、咽喉肿痛、痄腮、热毒下痢及虫蛇咬伤、癌肿、烧烫伤等。连翘味苦,性微寒,为常用的清热解毒佳品,被称为"疮家圣药"。治疗风热疫毒上壅头面所致之大头瘟,常配伍黄连、黄芩、升麻、柴胡等清热解毒、疏风散邪,代表方如普济消毒饮。

2. 清气分热

《温热论》言"大凡看法,卫之后方言气,营之后方言血。在卫汗之可也,到气才可清气"。"清气"是指气分证的治疗应当清气泻热。初入气分者多用轻清透邪之品,热毒深重者则用苦寒清降之药。"在表初宜辛凉轻剂",方用桑菊饮疏风清热、宣肺止咳;若热入气分,温病初起,见身热咽痛、口渴头痛,则用银翘散辛凉透表、清热解毒。

3. 清营凉血

《温热论》言"入营尤可透热转气,如犀角、玄参、羚羊角等,入血就恐耗血动血,直须凉血散血,如生地、丹皮、阿胶、赤芍等物"。"透热转气",指邪热入营,治宜清营热、滋营阴,佐以轻清透泄之品,使营分邪热透转到气分而解。药如犀角、玄参、羚羊角等,再配合银花、连翘、竹叶等清泻之品,以达透热转气的目的。如治疗热毒深入营分而见身热谵语、斑疹隐隐,常配伍犀角、生地、金银花清热解毒、透热养阴,代表方清营汤。

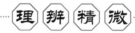

◎ 药理

1. 传统药理

连翘兼具轻清升散和苦寒清降之性,其功效的发挥主要在于"清""散"。"清"即清热解毒、清心利尿;"散"即疏风散热、散结消肿。

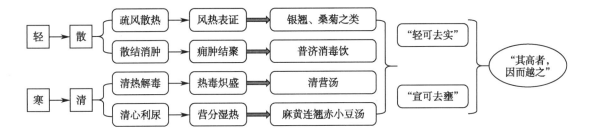

2. 现代药理

连翘现代药理作用大致包括：

（1）抗菌作用：连翘为广谱抗菌药物，对多种细菌均有一定的抑制作用。

（2）抗病毒作用：连翘尤其是槲皮素具有良好的体外抗人巨细胞病毒效果。

（3）抗炎作用：连翘酯苷A能影响脾脏的免疫功能，主要体现在血液和脾脏中炎症因子的mRNA含量下降，抗氧化酶活力在机体中增强。

（4）保肝作用：连翘叶茶具有明显的保护肝脏作用。

（5）抗氧化作用：连翘酯苷能够对活性氧起到清除的作用，而对弹性蛋白酶活性则可起到抑制的能力。

（6）止呕镇吐作用：马洪新通过观察连翘对顺铂、阿扑吗啡、硫酸铜所致水貂呕吐模型以及豚鼠离体肠管的作用，发现连翘对这3种经典催吐剂的呕吐反应均有抑制作用，且对离体肠管的自发活动也有抑制作用，表明连翘的止呕作用机制可能是通过中枢和外周多种途径发挥。

◎ 演义

连翘以轻清疏散为其长。风热外感、疮痈结聚取其疏散；热毒炽盛取其苦寒清。

1. 上呼吸道感染

连翘苦寒清泻，轻清疏散，李时珍曰其主治"心肺积热"。温病学善用其治疗温病初起，邪客于肺络而见身热恶寒，口渴头痛，咳嗽咽痛等症状，即类似于今之上呼吸道感染。现代药理研究亦发现，连翘有抗菌、抗病毒的作用。常配伍金银花、牛蒡子、竹叶、薄荷、桔梗等，代表方如银翘散、桑菊饮。

2. 热毒结聚、痰核瘰疬

《雷公炮制药性解》言"连翘苦寒，虽泻六经，而心经为最，诸疮淋闭等证，俱属心火，故能疗之"。所谓"诸痛痒疮，皆属于心"（《素问·至真要大论》），连翘苦寒，长于清心火，解疮毒，又能消散痈肿结聚，故前人有"疮家圣药"之称。笔者常用连翘配伍白花蛇舌草、猫爪草、皂角刺、芥子等药物治疗痤疮证属湿热内蕴，酿积成毒者。治疗痰火郁结之痰核瘰疬，常与夏枯草、玄参、浙贝、牡蛎同用，如海藻玉壶汤。

3. 急性腮腺炎

中医学将流行性腮腺炎划分为"痄腮"范畴，认为本病由于风温邪毒从口鼻进入体内，夹痰火积热，阻碍少阳及阳明经脉，毒邪结聚，不能消散，不能疏泄，邪气聚于腮部而成。风热上攻、热毒壅滞，治当去热散毒、通络止疼、疏风透邪、祛瘀消肿为主。临床常配伍黄连、黄芩、牛蒡子、板蓝根、白僵蚕等药物，代表方如普济消毒饮。

4. 水肿

连翘能行三焦而调水道，外开鬼门，内洁净府，无论阴水、阳水皆可运用。对于湿热壅滞不通，三焦气机不得宜畅，症见小便不利而黄、口渴等阳肿者，可与五苓散等合用；对于脾肾阳虚水泛、水湿久郁而生热，虚实夹杂之阴水，可与真武汤合用。

5. 胃热呕吐

连翘入胃可清热、利枢机，使脾升胃降恢复则呕吐自止。汤本求真《皇汉医学》言："治呕吐，加连翘于对症方中，乃家传之秘也。"小儿食积或成人食积，因食积壅滞，常见低热、腹胀、嗳腐吞酸、恶心呕吐等，连翘善清食积夹热而止呕吐，如保和丸中即有连翘。对胃热呕吐，症见呕吐吞酸、口苦等，常予橘皮竹茹汤加连翘。

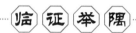

案 1 治慢性肾炎

姬某，男性，45岁，干部，患慢性肾炎。诊其脉，大而数，视其舌，黄而腻，问其起病原因，在8年前患皮肤湿疹，下肢多，鼠蹊部尤多，痒甚，时出时没，没时腰部有不适感，且微痛，久治不愈，作尿常规检查，蛋白（++++），红细胞25～30，有管型，为慢性肾炎。中医辨证认为是湿疹之毒内陷所引起之肾脏病。中西医向以普通之肾炎法为治，历久无效，因根据病情，投予仲景麻黄连轺赤小豆汤以祛湿毒。麻黄6g，连轺12g，赤小豆24g，杏仁9g，甘草6g，生姜9g，桑白皮9g，大枣4枚（擘）。服4剂，未有汗，加麻黄量至9g，得微汗，服至10剂后，湿疹渐减，虽仍出，但出即落屑，而鼠蹊部基本不出，小便见清，易见汗，唯舌中心仍黄，脉数象减而大象依然。改用人参败毒散，服数剂后，湿疹基本消失，虽膝外侧有时出一二颗，搔之即破而消。化验尿蛋白（++），红细胞1～15。

（岳美中医案）

主要症状： 皮肤湿疹，瘙痒，小便混浊，蛋白尿，管型尿，腰部不适感，脉大而数，苔黄腻。

病机归纳： 湿热酿毒，内外相搏，蕴结皮肤，内陷于肾。

经典方证：《伤寒论·辨阳明病脉证并治》："伤寒，瘀热在里，身必黄，麻黄连轺赤小豆汤主之。"

方义分析： 湿疹属中医"湿疮"范畴，其多由于禀赋不耐，饮食失节，或过食辛辣刺激、荤腥动风之物，脾胃受损，失其健运，湿热内生，又兼外受风邪，内外两邪相搏，风湿热邪浸淫肌肤所致。本案患者，湿热蕴结皮肤，故发湿疹、瘙痒。湿热不能从表而解，酿毒内陷于肾，故见腰部不适。麻黄连翘赤小豆汤中麻黄疏通经络、肌表之瘀滞，连翘泻经络之积热，赤小豆、桑白皮利水消肿除湿，杏仁利肺透表，甘草奠定中州，姜、枣调和营卫，以助祛湿排毒。全方共行辛温解表散邪，解热祛湿之效。

药证归纳：麻黄连翘赤小豆汤原治瘀热在里之发黄，现代常用于治疗急性黄疸初起兼有表证者，或黄疸病程中新感外邪而出现表证者。但此方本为七分清热利湿，三分表散外寒，用本方解表后，当用他方进一步清理致病之本。此方也常用于治疗湿热蕴郁所致的荨麻疹、皮肤瘙痒症等皮肤疾患，因证机契合，在临证中还可以治疗肾炎初起、头面浮肿、小便不利之风水证。

案2 治温病热入心营

翁嘉顺，亦染温病，初发热，即舌赤而渴，脉数且涩。孟英曰：非善证也。盖阴虚有素，值此忧劳哀痛之余，五志内燔，温邪外迫，不必由卫及气，自气而营。急予清营，继投凉血，病不稍减。且家无主药之人，旁议哗然，幸其旧工人陈七，颇有胆识，力恳手援。孟英曰：我（心）肠最热，奈病来颇恶，治虽合法，势必转重。若初起不先觑破，果已殆矣。吾若畏难推诿，恐他手虽识其证，亦无如此大剂，车薪杯水，何益于事。吾且肩劳任怨，殚心尽力以图之。病果日重，昏瞀耳聋，自利红水，目赤妄言。孟英惟以晋三犀角地黄汤加银花、石膏、知母、石斛、栀子、贝母、花粉、兰草、菖蒲、竹沥、竹茹、竹叶、兔菟、海蜇等出入互用。至十余剂，舌上忽布秽浊垢苔，口气喷出，臭难向迩，手冷如冰，头面自汗，咸谓绝矣。孟英曰：生机也。阴虚而热邪深入，余一以清营凉卫（血）之法，服已逾旬，始得营阴渐振，推邪外出，乃现此苔，唯本元素弱，不能战解，故显肢冷，而汗仅于头面，非阳虚欲脱也。复予甘寒频灌，越三日，汗收热退，苔化肢温。此病自始迄终，犀角共服三两许，未犯一毫相悖之药，且赖陈七恪诚，始克起九死于一生，继以滋阴善后而康。

（王孟英医案）

主要症状：发热，昏瞀耳聋，自利红水，目赤妄言，舌赤而渴，脉数且涩。
病机归纳：热入心营，蒙蔽心窍，热伤血络。
方义分析：王晋三犀角地黄汤由犀角、连翘、生地、甘草组成，实寓有清宫汤之意，旨在清营凉血。此案方中加用银花、石膏、知母、石斛、栀子、贝母、花粉、兰草、竹叶、兔菟、海蜇等清胃肠气分之热，兼养阴生津；以菖蒲、竹沥、竹茹豁痰开窍。病者素体阴虚而热邪深入，以清营凉血法服十余剂，营阴逐渐恢复，逐邪外出，忽现浊苔。孟英独具慧眼，认为此乃生机。因元气素弱，不能战汗而解，故手冷如冰；虽汗出，但其汗仅见于头部而非全身大汗出，故不属阳虚欲脱。本案妙在后期采用"甘寒频灌"阴虚之质，津回液复，周身气机乃得伸其用，与阳虚补阳，气机乃能有权同理。是故越三日，汗收热退，苔化肢温。
药证归纳：患者初起舌脉为舌赤而渴，脉数且涩，据卫气营血辨证当属热入营血，阴分不足。平素阴亏之体，忧劳哀痛过度加之，五志化火，温邪外迫，病初邪气直入营分，病非善证。故此案急予清营，继投凉血，以王晋三犀角地黄汤为主方。《温热经纬》论犀角地黄汤"王晋三曰：温热入络，舌绛烦热，八九日不解，医反治经，寒之，散之，攻之，热势益炽，得此汤立效者"。犀角、地黄能走心经，专解营热；连翘入心，散客热；甘草入心，和络血，并认为此方"非解阳明热邪，解心经之络热也"。

附子

◎ 概述

附子为毛茛科植物乌头的子根。味辛、甘,性大热,有毒,归心、肾、脾经。具有回阳救逆,补火助阳,散寒止痛等功效。

◎ 经论

《神农本草经》云:"附子,味辛,温。主风寒咳逆,邪气,温中,金创,破癥坚积聚,血瘕,寒湿,痿躄,拘挛,膝痛不能行步。"

◎ 释经

附子味辛,性温热,为散寒止痛之佳品。"主风寒咳逆""邪气",指附子能治疗感受风寒邪气而导致的咳嗽气逆之症。"温中",指中焦脾胃阳虚阴盛的治法。"金创",为金属器刃损伤肌体而导致的创伤。"破癥坚积聚,血瘕",为腹内积块,或胀或痛的一类病证。血瘕乃妇人癥瘕一类的疾病,多因月经期间,邪气结聚,阻滞于经络而成。"寒湿",指寒邪与湿邪相结侵袭人体而导致的病证。"痿躄",泛指下肢筋脉弛缓,不能随意运动之症。"拘挛",指肢体的筋肉抽急收缩,活动受限,不能伸展自如。"膝痛不能步行",膝关节疼痛,影响行走。

◎ 药证

体质特征:形体偏胖,肌肉偏松软,精神萎靡,面色晦黯或黯黄,畏寒肢冷,喜静厌动,蜷卧欲寐,口中和或喜热饮,小便清长,舌质淡或黯淡或淡红,舌体胖或有齿痕,脉微细或沉伏或弦紧。

◎ 炮制

附子生长在海拔2 500米至3 000米的地方;土壤质地为砂壤土。须去皮入药,《本草纲目》载附子"生去皮尖底,薄切"及"乌附用尖,亦取其锐气直达病所尔"。因为附子主要的毒性成分在外皮部，其肉质愈丰满，则温经脉、强心肾之力就愈大。通观《伤寒论》所载含附子方，均言及附子去皮。通常认为植物之皮具有利小便功效，但即使是用于治疗缠绵难愈的湿病，附子也必须去皮。

附子生品毒性大，现临床多用其炮制品，常用的有白附片、黑顺片、黄附片、盐附子、炮附片。附子生用味辛麻，性善走窜发泄，具有温经通脉，扶助心肾及回阳救逆之功。如姜附汤、四逆汤、通脉四逆汤、四逆加人参汤等；附子炮用具有温经通脉之效，且具益肾强心之用。现在临床上所使用的附子，是未经充分减毒制透的，包括仲景时代的附子尚禀以温热雄壮之质，如使用大剂量炮附子的桂枝附子汤与大黄附子汤等方。各种炮制品的具体方法：

白附片：选择大小均匀的泥附子洗净泥沙，浸入食用胆巴水中数日，连同浸液煮至透心，捞起浸入清水池内 3 天至 5 天，待附子皮色变黄为佳，捞起使用牛骨刀剥皮，压刀切制成厚约 0.3cm 的片，倒入清水池内浸漂，浸漂至口尝不麻舌时止。取出蒸透，烘干或在草坪上使用传统竹笆晾晒干。

黑顺片：选择大小均匀的泥附子洗净泥沙，浸入食用胆巴水中数日，连同浸液煮至透心，捞起浸入食用胆巴水和清水混合池内 3 至 5 天，压刀纵切切成厚约 0.5cm 的顺片，再用清水浸漂，浸漂至口尝不麻舌时止。取出蒸透，烘干或在草坪上使用传统竹笆晾晒干。

盐附子：选择个大均匀的泥附子，洗净，浸入食用胆巴的水溶液（主含氯化镁）中，过夜，再加食盐继续浸泡，每日取出晾晒，并逐渐延长晾晒时间，直至附子表面出现大量结晶盐粒，使质变硬时为止。

附子炮制的主要目的是充分减毒，不同的炮制品之间功效差异不大，临床使用时不必细分。

◎ 用量

《中华人民共和国药典（2020 年版）》规定附子用量为 3～15g，需先煎、久煎。在《伤寒杂病论》中，仲景附子用量最大为 3 枚，据考证约 63g，见于大黄附子汤、桂枝附子汤方中。最小为 1 枚，约 21g，见于干姜附子汤、白通汤等绝大多数方剂中。笔者的体会为小剂量附子升阳，中剂量温阳，大剂量则回阳。

◎ 阐微

附子、川乌、草乌、天雄四者被称为乌头类药物。附子与乌头、天雄三者，同出一本，均为毛茛科多年生草本植物，性味辛热，皆有毒性，都有祛寒止痛的作用。川乌、草乌产区不同，且草乌毒性较川乌大。附子系生于乌头（母根）旁的小块根，其毒性低于乌头。乌头一般指主产于四川的川乌（属卡氏乌头）之主根，但亦指主产于浙江、江苏等地野生的草乌（属北乌头）之主根。川乌和草乌主要成分为乌头碱，其含量比附子多，故毒性也大，尤其草乌的毒性比川乌、附子都大。但川乌、草乌的镇痛作用较附子强，而强心和祛寒作用不及附子。天雄为乌头之独生者(乌头不生出附子的块根),其性味作用与乌、附基本相同,但比附子效力和毒性都较大。

附子最有用,亦最难用。"最有用",是说附子能够救人于危急存亡之际,被称为回阳救逆第一品药;附子又能强壮身体,所谓通行十二经,内温脏腑骨髓,外暖筋肉肌肤。"最难用"有两层意思:第一,附子的应用范围十分广泛,但附子证难以辨识,要么在危急之际错失良机,要么因为治不对证而不见功效;第二,附子有毒,如果用不对证,不仅无效,而且会出现毒副反应。

值得注意的是,附子与白附子完全不是一类药,临床极易混淆,一定要严格区分。白附子有禹白附、关白附两种类型,禹白附为天南星科植物独角莲的块茎,秋季采挖,以河南禹州产为道地,故称"禹白附"。关白附为毛茛科植物黄花乌头的块根,主产于东北,故称"关白附",它的产量较少,主销浙江及上海。白附子始载于《名医别录》。据本草考证,自古以来其植物来源并非单一品种。早期入药的白附子实为"关白附",元、明时期以后"白附子"(即禹白附)开始入药;现在禹白附已做为白附子的正品使用。白附子性味辛、温,有毒,入肝经,可化痰、息风止痉、止痛、解毒散结,用于中风痰壅、口眼㖞斜、痰厥头痛、偏正头痛、眩晕、喉痹咽痛、破伤风等,外治瘰疬痰核、毒蛇咬伤。切忌将白附子与附子混淆。

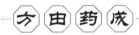

◎ 药对

附子配干姜,回阳救逆;配人参,益气固脱;配甘草,解毒纠偏;配地黄,育阴制燥;配肉桂,补助元阳;配白芍,蠲痹止痛;配麻黄,助阳解表;配半夏,温化寒痰;配桂枝,温阳通脉;配白术,祛寒除湿。

◎ 角药

附子配薏苡仁、败酱草,排脓消痈,温阳散结;配大黄、细辛,温里散寒,通便止痛;配麻黄、细辛,温里助阳,解表散寒;配干姜、葱白,破阴回阳,交通上下;配白芍,甘草,扶阳益阴;配白术、茯苓,温阳利水,散寒除湿。

◎ 经方

1. 少阴病阳衰阴盛——四逆汤

《伤寒论•辨阳明病脉证并治》"脉浮而迟,表热里寒,下利清谷者,四逆汤主之"。《伤寒论•辨少阴病脉证并治》"少阴病,脉沉者,急温之,宜四逆汤"。《伤寒论•辨厥阴病脉证并治》"大汗出,热不去,内拘急,四肢疼,又下利厥逆而恶寒者,四逆汤主之","呕而脉弱,小便复利，身有微热，见厥者难治，四逆汤主之"。《伤寒论·辨霍乱病脉证并治》"吐利汗出，发热恶寒，四肢拘急，手足厥冷者，四逆汤主之"，"既吐且利，小便复利而大汗出，下利清谷，内寒外热，脉微欲绝者，四逆汤主之"。少阴病阳衰阴盛的临床表现散见于多处条文中，可简要归纳为：四肢厥冷、恶寒汗出、吐利、脉沉或脉微。以大辛大热的附子急温回阳，干姜温脾散寒，甘草调中补虚。全方共奏温补脾肾，回阳救逆之功。

2. 少阴病阳衰阴盛而烦躁——干姜附子汤

《伤寒论·辨太阳病脉证并治》"下之后，复发汗，昼日烦躁不得眠，夜而安静，不呕，不渴，无表证，脉沉微，身无大热者，干姜附子汤主之"。本证是由于先下后汗，治疗失当，肾阳暴伤所致。白昼为阳，人体阳气在昼间得到天地阳气的帮助，尚能与体内阴寒抗争，故烦躁不得眠。至夜则因为天地阴气大盛，人体已虚之阳失助，无力与阴寒抗争，故夜而安静。以附子、干姜急救回阳，不用甘草是为避免其甘缓之力影响急救效果。

3. 阴阳俱虚而烦躁——茯苓四逆汤

《伤寒论·辨太阳病脉证并治》"发汗，若下之，病仍不解，烦躁者，茯苓四逆汤主之"。本证成因是汗下太过，以致阴阳两伤。烦躁是由于阴阳两虚，水火失济，心神不安所致。茯苓四逆汤由四逆汤加人参、茯苓而成。姜、附与人参同用，回阳之中有益阴之功，益阴之中有救阳之力；茯苓则能宁心安神而除烦躁。

4. 少阴病阴盛格阳——通脉四逆汤

《伤寒论·辨少阴病脉证并治》"少阴病，下利清谷，里寒外热，手足厥逆，脉微欲绝，身反不恶寒，其人面色赤，或腹痛，或干呕，或咽痛，或利止脉不出者，通脉四逆汤主之"。本证是在"下利清谷，手足厥逆，脉微欲绝"等少阴阳衰阴盛表现的基础上出现了"身反不恶寒，其人面色赤"，这是阴盛于内，虚阳格外所致。本方为四逆汤加大附子、干姜的剂量而成，功能破阴回阳，交通内外。

5. 少阴病阴盛戴阳——白通汤、白通加猪胆汁汤

《伤寒论·辨少阴病脉证并治》"少阴病，下利，白通汤主之"，"少阴病，下利脉微者，与白通汤。利不止，厥逆无脉，干呕烦者，白通加猪胆汁汤主之"。下利，为脾肾阳衰，火不暖土的表现，脉微则是阳气虚衰无力鼓动血脉所致。从"面色赤者加葱九茎"推测，白通汤证还应该有面色赤的主症。本证病机属阴盛于下，戴阳于上，以白通汤破阴回阳、交通上下。附子补下焦阳气，干姜温中土之阳，葱白辛温走窜，交通上下，使上浮之阳回归本位。若服药后出现"利不止，厥逆无脉，干呕烦"，为药病格拒现象，则应当在白通汤中加入寒性的猪胆汁和人尿作为反佐，使之引阳入阴，达到破阴回阳之效。

6. 霍乱亡阳脱液——四逆加人参汤

《伤寒论·辨霍乱病脉证并治》"恶寒脉微而复利，利止亡血也，四逆加人参汤主之"。霍乱吐利交作，气随液泄，阳随气脱，肌肤失温而恶寒；阳气虚衰，无力鼓动气血而脉微。由于泄利过度，阴液耗伤严重以致无物可下，故利自止。故以四逆汤回阳救逆，加人参益气固脱、生津滋液。

7. 霍乱阳亡阴竭——通脉四逆加猪胆汤

《伤寒论·辨霍乱病脉证并治》"吐已下断,汗出而厥,四肢拘急不解,脉微欲绝者,通脉四逆加猪胆汤主之"。呕吐下利已经停止,但更见厥逆、脉微欲绝等,说明吐利太甚以致水谷津液涸竭,无物可吐利而自断。证属阳气衰微,阴液涸竭,用通脉四逆加猪胆汤以回阳益阴。猪胆汁一方面借其苦寒防止药病格拒,另一反面以其滋阴润燥之效补充人体阴液,同时也制约姜、附辛燥伤阴之弊。

8. 少阴病阳虚水泛——真武汤

《伤寒论·辨太阳病脉证并治》"太阳病发汗,汗出不解,其人仍发热,心下悸,头眩,身𥆧动,振振欲擗地者,真武汤主之"。《伤寒论·辨少阴病脉证并治》"少阴病,二三日不已,至四五日,腹痛,小便不利,四肢沉重疼痛,自下利者,此为有水气。其人或渴,或小便利,或下利,或呕者,真武汤主之"。真武汤证的成因是太阳病发汗太过,导致少阴阳虚,不能制水化水;或素体少阴阳虚,邪从寒化,阳虚不能制水,从而导致水邪泛滥。附子补命门之火,使水有所主;白术燥湿健脾,使水有所制;茯苓淡渗利水;生姜宣散水邪;芍药利小便,并制约姜、附的燥烈之性。诸药合用,行温阳化气利水之职。

9. 少阴病阳虚身痛——附子汤

《伤寒论·辨少阴病脉证并治》"少阴病,得之一二日,口中和,其背恶寒者,当灸之,附子汤主之"。"少阴病,身体痛,手足寒,骨节痛,脉沉者,附子汤主之"。本证是由于少阴阳虚,肌肤骨节失温,寒湿凝滞所致,治以附子汤扶阳温经、散寒除湿。方中附子散寒止痛;人参大补元气;白术、茯苓健脾除湿以宣通阳气;芍药通痹和营止痛,并制约术、附温燥之性。

10. 热痞兼阳虚——附子泻心汤

《伤寒论·辨太阳病脉证并治》"心下痞,而复恶寒汗出者,附子泻心汤主之"。本证的成因是素体肾阳不足,而复患热痞。热痞而兼见恶寒汗出,由于没有发热而仅见恶寒,故非太阳表证,而是由于肾阳不足,表阳虚衰导致的恶寒,阳虚卫表不固则汗出。阳虚恶寒汗出,非附子莫治,邪热痞结于心下,非三黄不除。故以泻心汤清热除痞,加附子扶阳固表。

11. 寒积里实胁腹疼痛——大黄附子汤

《金匮要略·腹满寒疝宿食病脉证治》"胁下偏痛,发热,其脉紧弦,此寒也,以温药下之,宜大黄附子汤"。此证病机为寒积里实,肝、胆经脉气血运行受阻所致。以附子温里散寒、止胁腹疼痛,大黄荡涤里实积滞,与大黄共奏温下之功。细辛辛温宣通、散寒止痛,助附子温散脏腑之积冷,是为佐药。

12. 表里阳虚,风湿留滞关节——甘草附子汤

《金匮要略·痉湿暍病脉证治》"风湿相搏,骨节疼烦,掣痛不得伸屈,近之则痛剧,汗出短气,小便不利,恶风不欲去衣,或身微肿者,甘草附子汤主之"。本证成因是伤寒病程中,表汗未透,而素体阳虚湿盛,不能鼓邪外出,内湿与风邪相合,留滞于关节肌肉,而成

风湿。甘草附子汤以附子、桂枝、白术三者兼走表里,温经化气行湿,又因风湿深入者法当缓攻,故加以甘草缓行药力。

13. 寒饮逆于胃肠之腹满痛——附子粳米汤

《金匮要略·腹满寒疝宿食病脉证治》"腹中寒气,雷鸣切痛,胸胁逆满,呕吐,附子粳米汤主之"。本证的病机是脾胃阳虚,寒饮内盛,由于中焦阳虚,不能温散"腹中寒气",寒饮水湿妄动,迫于肠间故见腹中"雷鸣切痛",寒饮上逆胸胃,则见"胸胁逆满,呕吐"。以附子温中散寒止痛,半夏燥湿降逆止呕,粳米、大枣、甘草扶益脾胃以缓其急。

◎ 方证

含附子常用经方临床应用指征如下:

四逆汤 以畏寒、四逆厥冷、精神萎靡、蜷卧欲寐、舌质淡或黯淡或淡红、脉微弱或沉或脉突然浮大而中空无力为其辨证要点。

干姜附子汤 以白日烦躁不安、入夜缓解、舌质偏淡、脉沉微为其辨证要点。

茯苓四逆汤 以烦躁不安、畏寒蜷卧、手足逆冷、口干渴、脉微细为其辨证要点。

通脉四逆汤 以下利清谷、四逆厥冷、脉微欲绝、身热面赤为其辨证要点。

白通汤 以恶寒厥逆、下利、脉微、面色赤为其辨证要点。

白通加猪胆汁汤 以少阴病阴盛戴阳证服阳药后出现下利不止、厥逆无脉、干呕、心烦为其辨证要点。

四逆加人参汤 以畏寒、四逆厥冷、精神萎靡、腹泻或便溏、心下痞硬、食欲不振、苔干无津、脉微弱沉迟为其辨证要点。

通脉四逆加猪胆汤 以严重吐利、汗出、四逆厥逆、四肢拘急、脉微欲绝为其辨证要点。

真武汤 以精神萎靡、蜷卧欲寐、畏寒肢冷、眩晕、站立不稳、心悸、小便少、舌淡胖苔润、脉微或沉或细弱为其辨证要点。

附子汤 以背恶寒、手足冷、身体痛、骨节痛、口不渴不苦、舌淡苔滑、脉沉无力为其辨证要点。

附子泻心汤 以心下痞、恶寒汗出、肢冷、大便不通、舌苔黄腻、脉沉微为其辨证要点。

大黄附子汤 以腹痛拒按、便秘、精神萎靡、恶寒、手足冷、舌苔白腻、脉弦紧为其辨证要点。

甘草附子汤 以骨节疼痛剧烈、恶风汗出、小便不利、短气、舌苔白腻为其辨证要点。

附子粳米汤 以腹痛、肠鸣、呕吐清水痰涎、舌苔白滑、脉沉弦为其辨证要点。

参附汤 以手足逆冷、头晕喘促、面色苍白、冷汗淋漓、脉微欲绝为其辨证要点。

◎ 量效

附子在经方中的药量效关系如下:

1. 绝对剂量

在《伤寒杂病论》所载汤剂中附子的最大用量为 3 枚（据仝小林院士团队考证，附子 3 枚约为 63g），出现于大黄附子汤和桂枝附子汤中。大黄附子汤所治之证，乃寒邪与积滞互结于肠道所致，以附子、细辛与大黄配伍，功在温下寒积。因大黄苦寒且用量较大（3 两），为防止整体处方寒热偏性被大黄牵制，阻碍其逐寒兴阳之功，故附子投以 3 枚。桂枝附子汤主治寒湿内盛兼外感风湿之身痛，用大剂的附子与桂枝配伍，通达表里，驱逐内外湿邪。

中等剂量为黄土汤，附子用量为 3 两，按仝院士考证的 1 两 ≈ 13.8g 计算，约合 42g。甘草附子汤和附子汤中附子用量为 2 枚，约合 42g。白术附子汤中用量为 1 枚半，约合 32g。桂枝芍药知母汤中用量为 2 两，约合 27.6g。可见，仲景运用附子的中等剂量区间为 31～47g。

较小剂量（1 枚，约合 21g）在汤方中出现的次数最多，包括干姜附子汤、白通汤、白通加猪胆汁汤、四逆汤、四逆加人参汤、通脉四逆汤、通脉四逆加猪胆汤、茯苓四逆汤、麻黄细辛附子汤、麻黄附子甘草汤、麻黄附子汤、大黄附子汤、附子泻心汤、桂枝加附子汤、桂枝去芍药加麻黄细辛附子汤、桂枝去芍药加附子汤、乌头桂枝汤和真武汤。综上可见，仲景在汤方中所用的附子剂量要远超过《中华人民共和国药典（2020 年版）》规定的 3～15g。

2. 相对剂量

（1）回阳救逆：在四逆汤和四逆加人参汤中，附子与干姜比例约为 1∶1（附子 1 枚∶干姜 1 两半）；在通脉四逆汤和通脉四逆加猪胆汤中，附子与干姜比例约为 1∶1（附子大者 1 枚∶干姜 3 两）。临床上附子与干姜同等比例配伍常用于回阳救逆，对于阴盛格阳的患者，干姜的剂量还可稍大于附子。

（2）助阳解表：在麻黄细辛附子汤和麻黄附子甘草汤中，附子与麻黄比例约为 1∶1.5（附子 1 枚∶麻黄 2 两）。临床上针对太阳和少阴同时感受外寒而发病者，附子与麻黄常以同等比例配伍应用。

（3）温化寒痰：附子与半夏同方应用在《伤寒杂病论》中共有三方，分别为：附子粳米汤、小青龙汤（"若噎，去麻黄，加附子"）、竹叶汤（"呕者加半夏"）。以上三方中附子与半夏比例均为 1∶2（附子 1 枚∶半夏半升），两药以该比例配伍常用于治疗痼结之寒痰、寒饮。

（4）祛寒除湿：附子汤（附子 2 枚∶白术 4 两）和真武汤（附子 1 枚∶白术 2 两）中附子与白术比例约为 1∶1.5，《近效方》术附汤（附子 1 枚半∶白术 2 两）、甘草附子汤（附子 2 枚∶白术 2 两）和黄土汤（附子 3 两∶白术 3 两）中附子与白术比例约为 1∶1。临证时，附子配白术多用于祛寒除湿，1∶1～1∶1.5 为两者的常用配比。

（5）补肾助阳：《金匮要略》之肾气丸为肾阳不足所设，其药物附子、桂枝、干地黄、薯蓣、山茱萸、泽泻、茯苓、牡丹皮的比例依次为 1∶1∶8∶4∶4∶3∶3∶3。本方补阳之药附子与桂枝量最轻，而滋阴之品量重，因仲景立方之旨，并非峻补元阳，而在于微微生火，鼓舞肾气，取"少火生气"之意。

（6）散寒宣痹：附子与薏苡仁以 1∶1 的比例配伍，功能温经散寒、导浊宣痹，可用于胸痹之急性发作，见于《金匮要略·胸痹心痛短气病脉证治》所载之薏苡附子散（大附子 10 枚∶薏苡仁 15 两）。小剂量的附子则见于薏苡附子败酱散（《金匮要略·疮痈肠痈浸淫病脉证并治》），附子与薏苡仁的比例为 1∶5（附子 2 分∶薏苡仁 10 分），意在借少量附子振奋下焦阳气以助散结排脓。

◎ 服饵

附子在《神农本草经》被列入大毒攻疾之品。《本草纲目》谓附子"味辛、气温、有大毒"。附子的主要毒性成分是乌头碱，当进食乌头碱的剂量大于 0.03mg/kg 时即有可能发生毒性反应。中毒的症状始见口唇、舌体及肢体发麻，继之腹痛、恶心呕吐、腹泻、心慌、眩晕，甚至出现视觉模糊、呼吸困难、颈部及四肢肌肉痉挛、瞳孔放大、血压及体温下降等危急症候。因此，在开具包含附子的复方后，应注意嘱咐患者留意可能发生的毒性反应，当发生上述疑似症状及体征时立即就医处理。

此外，部分患者在服用附子类方后可出现瞑眩反应，相关条文见于《伤寒论》白术附子汤方药之后："一服觉身痹，半日许再服，三服都尽，其人如冒状，勿怪，即是术附并走皮中，逐水气，未得除故耳。"临床实践发现，患者服用较大剂量的附子后，会有一个阳热发泄与寒湿病邪交争的过程，此时部分病患可出现瞑眩反应，如腹部雷鸣或暴泻一二次，短暂的眩晕欲吐，皮肤虫蚁爬行感等，属正常的服药现象。瞑眩现象当注意与中毒反应相鉴别：一般而言，瞑眩反应发生时生命体征平稳，不适反应短时间消失后，病情趋于好转，如继续服药，则病情继续向好；而乌头碱中毒者，不适反应自行恢复时间长，继续服药后不适症状有加重趋势，并常伴见呼吸心跳加快、神志不清等循环及神经系统症状。

减毒去毒方法的充分掌握，是防范附子中毒的关键。具体而言，应当包括炮制、配伍、剂量、煎煮等。减轻附子的毒性，关键在于"煮透"。临床实践经验如下：①避免使用生品；②煎煮前尽量一次加足水，如煎煮过程中发现水量不够，只能添加烧开的沸水，避免中途断火或添加冷水，配方中的其他药不要用冷水浸泡，而是直接放入与煎好的附片药液中再同煎；③附子用量 10g，一般宜先煎 15min，20g 宜先煎 30min，30g 先煎 45min，即每增加 10g 则先煎时长增加 15min；④如果使用的是盐附子，或附子剂量达到 200g 以上，煎煮后可取出少量嚼尝，如不感到麻口，即可加入他药同煎，如有麻口感则应当继续延长煎煮时间。同时，从仲景全书减附子毒的方法来看，其处方常与炙甘草、生甘草、蜜、生姜、盐等甘、酸、辛、咸之药配伍。现代实验学证实，生附子的剧烈毒性成分乌头碱可以在恒温 25℃浸泡 24h 内和在弱酸弱碱等条件下水解而转变为具有强心益肾作用的附子胺，而蜜中恰含酸碱物质。《本草纲目》认为蜂蜜甘平，润脏滑肠，缓急解毒，与甘草同功，所以《伤寒杂病论》5 个附子丸方未用甘草而有蜂蜜；31 个附子汤方，其与炙甘草相伍者就有 23 方，可见其缓急解毒及益气和中之功；生姜味辛、微温，宣阳达郁，和胃解毒，与附子为伍者 10 首。其他如芍药、乌梅、山茱萸、五味子等酸味药，滋阴柔肝，缓急解毒；

童尿咸凉滋阴解毒；食盐凉血润燥解毒；伏龙肝辛咸燥湿和中宁血解毒等用以佐制附子之毒，或用附子佐制其他苦寒酸咸药物之偏。

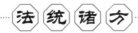

◎ 温法

附子以补火助阳为其能，为温法之重要代表。即"寒者热之"（《素问·至真要大论》）、"治寒以热"（《素问·五常政大论》）之法。通过合理配伍组方，附子可作为多种温法之用。

1. 温阳固脱法

少阴病阴盛阳衰，症见四肢厥冷、恶寒汗出、吐利、脉沉或脉微等，治当温阳救逆固脱，代表方剂为四逆汤。由于阴盛格阳而出现身热面赤者，代表方剂为通脉四逆汤。汗下太过以致阴阳两伤，出现昼夜烦躁者，法当温阳益阴固脱，代表方剂茯苓四逆汤。泄利过度，阴液严重耗伤而症见恶寒脉微者，治当温阳固脱、益气生津，代表方四逆加人参汤。

2. 温阳利水法

由于肾阳虚衰，气化失司，不能制水，以致水邪泛滥为患，症见下利、腹痛、四肢沉重疼痛、小便不利，或可伴见咳嗽、呕吐、心悸、眩晕、身瞤动等，治当温阳利水，代表方剂为真武汤。

3. 温阳和营法

由于卫阳虚甚，腠理不能固密，汗出淋漓不止，营阴随之外泄，以致阴阳两伤。表阳虚弱，温煦失职，可伴见恶寒；过汗阴伤，化源不足，可见小便短少；阳虚肢体筋脉失温，加之缺乏阴液濡养，则四肢拘急。对于此类患者，治当温阳固表，调和营卫，代表方为桂枝加附子汤。

4. 温阳除湿法

附子配伍白术，是经典的温阳散寒除湿药对组合。寒邪与湿邪相搏，痹阻于筋脉、关节、肌肉、肌肤，可症见身体疼痛、骨节疼痛。在《伤寒杂病论》中的代表方剂为附子汤、甘草附子汤、桂枝附子汤去桂加白术汤。

5. 温阳解表法

少阴和太阳同时感受外寒而发病，又称之为太少两感证，应当表里同治、温阳解表，代表方如麻黄细辛附子汤。若是平素体质虚弱之人，则可微调方药，换用麻黄附子甘草汤以微发其汗。本证在时方中的代表方为再造散（《伤寒六书》）。

6. 温中祛寒法

中焦脾胃虚寒的患者，可出现脘腹绵绵作痛、喜温喜按、纳食减少、呕吐下利、口淡不渴、喜唾涎沫、舌淡苔白润、脉沉细或沉迟等症。治当以温中祛寒、补益脾胃，代表方为附子理中丸。

7. 温中止血法

由于脾阳不足,脾不统血,患者可出现大便下血、吐血、衄血、崩漏等血证,并伴有血色黯淡、面色萎黄、四肢欠温、舌淡苔白、脉沉细无力等中阳不足的表现。治当温中健脾,养血止血,代表方剂为黄土汤。

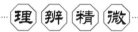
理 辨 精 微

◎ 药理

1. 传统药理

"散寒"和"温里"最能总括附子的作用。"散寒"即驱散寒邪,其中寒邪包括了"外寒"和"内寒"。对于素体少阴阳虚之人感受外寒,常需要配伍附子以助阳发表;内有陈寒痼积者,也常需要附子来帮助驱除深藏于脏腑筋脉之里寒。"温里"指的是温阳补火,除了熟知的急温救逆回阳外,通过伍用引经药,附子还能够温补对应脏腑的阳气,用以治疗相应的里虚寒证。

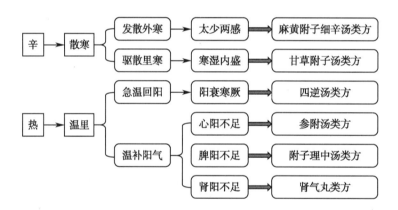

2. 现代药理

附子在我国药用历史悠久,药理作用多样且独特,现总结其现代药理研究进展如下:

(1)确切的强心作用:附子相关化学成分作用于心脏,能够收缩心肌,增加心搏出量。目前认为其强心作用机制除了与兴奋 β 受体外,还与激活钙调磷酸酶、提高细胞内钙离子的浓度有关。

(2)对心律的双向作用:附子中的双酯型生物碱能诱发心律失常,而苄基异喹啉类生物碱能抗心律失常。相关实验研究发现,在去掉附子的脂溶性生物碱(主要是毒性较大的乌头碱类生物碱)后,其醇提物和水提物能有效预防氯仿所致的小鼠室颤。

(3)心肌保护作用:附子总生物碱通过细胞修复和抗氧化酶等相关蛋白表达,调节心肌的能量代谢、信号传导来发挥保护缺血心肌的作用。附子多糖则能够抑制缺氧引起的 GRP78、CHOP 和 caspase 的表达上调,提高心肌细胞的存活率,抑制心肌细胞凋亡。

（4）改善血循作用：通过上调血管中活性物质 Ang II 和 CGRP 来改善人体血管微循环。此外附子还具有血管舒张血管作用，这一药理作用与促进血管内皮 NO 的释放关系密切。

（5）抗血栓作用：实验研究发现，使大鼠的白陶土部分凝血活酶时间及凝血酶原消耗时间显著延长。

（6）抗肿瘤作用：在动物实验中发现，附子粗多糖和酸性多糖能够增强机体的细胞免疫，诱导肿瘤细胞凋亡并调节相关癌基因的表达，从而发挥抗肿瘤作用。

（7）镇痛作用：相关研究发现，附子总生物碱水煮模拟炮制品在低毒剂量下可以减少醋酸引起的小鼠扭体次数，镇痛效果显著。另有研究得出，附子与吗啡联合用药能够延长吗啡的镇痛作用时间，并减轻吗啡耐受。目前认为附子的镇痛机制可能与激活阿片受体有关。

（8）抗炎作用：附子中的乌头类生物碱具有抗炎作用，能够抑制炎性渗出、疼痛、发热等炎性症状的进展，其作用机制可能是通过神经系统调节炎性介质的产生与释放。

（9）免疫调节作用：附子中的多糖成分对正常小鼠机体免疫力有增强作用，并能显著提高免疫低下小鼠的体液免疫和细胞免疫功能，提示附子具有免疫调节的药理作用。

◎ 演义

附子统而言之以补火助阳为其长。恽铁樵对附子的应用提出了三条辨证依据。

1. 辨脉

以"脉硬有汗"为特征。少阴寒化证是心肾阳虚，寒邪偏盛，通常以"脉微细"或"脉沉而微细"为主要脉象。而"脉硬"是指脉紧，与太阳病寒邪在表，脉紧无汗（麻黄桂枝证）相反，脉紧反有汗，多伴有恶寒、蜷卧、四肢厥逆、下利清谷等症。仲景云"病人脉阴阳俱紧，反汗出者，亡阳也"。因此"脉硬有汗"是少阴亡阳危证，较"脉微细"为甚，应急用附子回阳救逆，与《伤寒论》桂枝加附子汤证是相符的。

2. 辨舌

以"舌色干枯"为特征。少阴寒化证津液不伤，表现为"口中和"。舌色干枯如荔枝壳，色紫棕如劫津状，是肾阳虚衰，津不上承所致。正如《伤寒本旨》所云之"舌干燥者，阳虚不能化津上润也"。而非阳证热盛，津液受劫的舌色干绛，故可用附子温阳化津。

3. 辨汗

以"肌肤津润"为特征。少阴寒化证，肌肤津润汗出，是阴盛阳衰，虚阳外越之象。若大汗淋漓，发润肤凉是阳气将脱之危候，不易挽回。只有在汗出津润而头发不湿的情况下，急与附子回阳固脱，方有生机。

恽铁樵老先生认为少阴证，附子固然可以挽回，然限于脉不乱、面不肿、气不急、汗不润发之际。四症见其一者，即属难治，有其二则预后不良。他将亡阳过程分为四个阶段：第一，腕背与手背先冷，此为亡阳之征兆；第二，手腕肤凉，全手皆凉，此为亡阳之证，用附子最有效；第三，四肢逆冷，冷过肘膝，此为亡阳危候，急进附子，犹可转机；第四，体温外散，肌肤冷，涣汗出，此时阳气已绝，再用附子难以挽回。这些经验十分宝贵。

在以上原则的指导下，附子常用于以下病证。

1. 心衰重症

心衰垂危重病之际，全身功能衰惫，人体之阳危在旦夕。附子为回阳强心第一品药，亡阳之际非破格重用此大气大力之品，不以雷霆万钧之势，不能斩关夺门，破阴回阳，而挽救垂绝之生命。附子为强心主药，而四逆汤则为强心主剂，是抢救心衰重疾的首选之方。对于阴阳竭绝者，常加人参，即四逆加人参汤，以补气生津、益阴和阳。附子不止用于虚寒证，朱良春热病也用附子，其标准为：舌淡润嫩胖，口渴不欲饮，或但饮热汤；面色苍白，汗出，四肢欠温，小便色清。虽同时兼见高热、神昏、烦躁、脉数，亦当用附子，以振奋衰颓之阳气，避免亡阳厥脱之变。盖热病死于热者不多，而死于心力衰竭者众。而抢救热病心衰，也就是"救逆"的首选药物，即为附子，临床要抓住热病耗伤心力这个要害。

2. 慢性久泻

附子常用于脾肾虚寒、下焦寒湿所致的慢性泄泻，部分顽固性虚寒久泻者，更是非附子不能温其阳、逐其寒、驱其湿。剂量小则 10g，多则达 30g，但一般宜从小量开始，逐渐增加，并常配伍其他温补脾肾、燥湿之品，如干姜、白术、肉桂、党参、山药、肉豆蔻等，代表方剂为附子理中汤。部分患者药后大便带有大量白色黏液，乃脏腑寒湿从肠道排除之佳兆。

3. 痹证

痹证常因感受风、寒、湿邪而致，正如《素问•痹论》所云"所谓痹者，各以其时重感于风寒湿者也"及"风寒湿三气杂至，合而为痹"。对于凝寒痼冷结于筋骨、痹于经络血脉，导致气血闭阻不通而骨节疼痛者，附子能温之、开之、通之，代表方为甘草附子汤、桂枝芍药知母汤。凡辨证属阳虚阴寒偏盛，寒邪痹阻经络，直犯脏腑等阴寒重证痛证；或寒湿内困胶结不化，痹阻经隧关节，经久难除等寒湿痹证正需使用附子。

4. 水肿

附子是治疗阳虚水肿的重要药物，常被用于肾功能不全、尿毒症、心源性水肿等。此类水肿由脾肾阳虚、水寒内聚所致，表现为水肿反复消长不已、腰以下为甚、按之凹陷不起、腰酸冷痛、怯寒神疲、面色黄白甚者心悸胸闷、喘促难卧、舌质淡胖、苔白滑、脉沉细或沉迟无力。当以附子补火助阳、化气行水，代表方剂为真武汤。

5. 咳喘

对于支气管哮喘、慢性支气管炎、慢性阻塞性肺疾病等以咳喘为主要表现，伴见面色黯黑、恶寒、神疲、舌质黯淡、苔白水滑、脉沉细微等，治当辛温化饮，常配用大辛大热之附子以加强疗效，代表方为小青龙汤加附子。其中附子\半夏药对是治疗痼结之寒痰的绝佳组合。素体肺肾阳虚者，复受外邪，无力温水化气，致使寒湿化痰，壅塞于肺而发为咳喘之症，内外合邪，既有宿寒，又有湿滞，如不用姜附则无以助阳逐寒，舍半夏、南星则不能燥湿祛风，如果囿于"十八反"禁忌，必然顾此失彼，贻误病情。

6. 高血压

笔者曾治疗一例 56 岁女性，血压 260～280/110～130mmHg，服各种降压药效果不佳，排除继发性高血压相关疾病，追问病史，自诉从小随父亲（纤夫）在江边长大，多以沙滩为床，鹅卵石为枕，后来离开江河，习惯于用鹅卵石作枕，几十年如此，查其脉硬而紧，舌体胖边有齿痕。此乃寒滞督脉，寒主收引，阳气被遏，筋脉拘急而血压升高，即书四逆汤，附片 60g，干姜 30g，炙甘草 15g。3 剂血压降至安全水平。后减量服用直至血压完全恢复正常。

仲景用附子的指征主要是"少阴之为病，脉微细，但欲寐也"，强调了脉、神两点。此为附子应用纲领，后世演绎出的一切用药指征概未离此。也用于痛证，同时还强调"小便色白"的特点，《伤寒论》言"若小便色白者，少阴病形悉具"。吴又可释之："凡阳证似阴，外寒而内必热，故小便血赤；凡阴证似阳者，格阳之证也，上热下寒，故小便清白，但以小便赤白为据，以此推之，万不失一。"

在用于严重的呕吐、腹泻以及人量出汗以后导致的以脉微弱或脉沉伏不出、四肢厥冷为主要特征的危急重症。或亡阳虚脱、阳虚、寒性痹痛、阳虚水泛等寒证（或称阴证）时，舌象更是判断是否可用附子的指征。凡舌质淡或淡红、黯淡，舌体胖或有齿痕，舌苔白腻、灰腻、白滑者，即舌无热象者，均为附子或四逆汤的使用指征。刘渡舟教授认为："少阴寒证……若验之于舌，则舌带糙米色，或如猪腰，或如淡墨，或白苔而润，或无苔而燥，或舌短不能伸。"

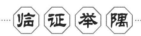

案1 治肾积水

何某，男，32 岁。1987 年 11 月 5 日入院。右腰部疼痛一年余，每值阴寒天气加重，曾多次"B 超"检查提示"右肾中等量积水"。屡服中药并用抗生素治疗，积水始终未消。三天前因过劳后性交，右腰部突然剧烈绞痛，牵掣右下腹作痛，欲呕，门诊用"杜冷丁"后稍得缓解。刻诊：面色不华，汗多，右腰部及右下腹痛甚，二便不利，舌质淡，苔白滑，脉沉弦。检查：体温、脉搏、呼吸、血压正常。强迫体位。肠鸣音减弱，右肾区叩击痛。肾功：尿素氮 10mmol/L，肌酐 212μmol/L；尿常规：白细胞 2～5/HP，红细胞 0～2/HP。"B超"提示"右肾大量积水"。立即口服中药"止痛Ⅰ号"，半小时后疼痛缓解。继进真武汤，服 5 剂后，疼痛消失，二便通利，于入院后第四天排出 0.4cm² 左右小结石一粒。第五天查肾功，尿素氮 5.4mmol/L，肌酐 115μmol/L。小便：无异常。"B 超"：积水完全吸收。于 11 月 11 日痊愈出院。半年后随访，未见不适。

（岳仁宋医案）

主要症状： 面色不华，右腰部绞痛，牵掣右下腹作痛，舌质淡，苔白滑，脉沉弦。

病机归纳： 肾阳亏虚，水湿内停。

经典方证：《伤寒论•辨少阴病脉证并治》："少阴病，二三日不已，至四五日，腹痛，小便不利，四肢沉重疼痛，自下利者，此为有水气。其人或渴，或小便利，或下利，或呕者，真武汤主之。"

方义分析： 肾积水属《金匮要略》"肾水"范畴。《诸病源候论•肾著腰痛候》载"肾经虚则受风冷，内有积水，风水相搏，浸积于肾，肾气内著，不能宣通，故令腰痛"。临床观察发现，经确诊的"肾积水"患者，大多具有肾阳虚的相关表现，如本案中的"阴寒天气腰痛加重""面色不华""舌质淡""苔白滑"等，故予以真武汤治疗，意使阳气温通，阴霾自散，不用疏利，水自长流。

药证归纳： 附子大辛大热，功能回阳救逆、补火助阳，且能入脾、肾二经，故能加减化裁用于各类阳虚水泛患者。除了肾积水外，还常被用于慢性肾小球肾炎、心源性水肿、特发性水肿等，此类水肿多由脾肾阳虚、水寒内聚所致，表现为水肿反复消长不已，腰以下为甚，按之凹陷不起，腰酸冷痛，怯寒神疲，面色黄白，甚者心悸胸闷，喘促难卧，舌质淡胖，苔白滑，脉沉细或沉迟无力，当以附子补火助阳、化气行水，代表方剂为真武汤。临床上水湿病证虽以阴证居多，但亦有热证存在，辨别阴证与阳证，就成为了是否选用附子的关键所在。现总结阴证的辨证要点如下：①神：精神萎靡，目光无神，面带倦容；②色：面色晦黯或黯黄，无光泽；③形：形体偏胖，肌肉偏松，或有浮肿；④态：喜静厌动，容易疲倦，但欲寐；⑤平素表现：口中和或喜热饮，畏寒喜温，小便清长，大便偏溏。

案2　治顽固呕吐

高某，女，38岁。因1型糖尿病史12年，反复恶心呕吐5年就诊。2002年开始出现恶心呕吐并诱发多次酮症酸中毒，诊断为"胃轻瘫"，予胰岛素泵治疗，血糖控制尚可。就诊时症见恶心呕吐，晨起尤甚，腹痛腹泻，反酸，嗳气味臭，无烧心，纳眠差。舌淡，苔白，舌底瘀滞，脉细弦涩。西医诊断：糖尿病胃轻瘫。处方：附子理中汤合小半夏汤、苏叶黄连汤加减：淡附片30g，干姜30g，云苓60g，苏叶梗9g，黄连15g，白芍30g，炙甘草15g，红参15g，清半夏15g。二诊：服上药7剂，腹泻减轻，晨起呕吐及进食后呕吐次数明显减少，仍反酸、胃脘痛。纳眠好转。舌淡红，苔白，舌底瘀滞，脉细弦紧数。调整处方：附子30g，干姜30g，藿梗9g，煅瓦楞子30g，黄芪45g，桂枝30g，白芍60g，炙甘草15g。三诊：服上药14剂，腹泻基本缓解，已一周未发生呕吐。泛酸及胃脘烧灼痛消失，纳眠可。上方加减继服3个月，患者复诊时诉未再发生呕吐，已无不适症状。故停服中药，继续胰岛素控制血糖。

（仝小林医案）

主要症状： 恶心呕吐，腹痛腹泻，舌淡苔白，脉细弦涩。

病机归纳：中阳虚极,脾胃升降失司,气机逆乱,发为呕吐。

经典方证：《伤寒论·辨霍乱病脉证并治》："霍乱,头痛发热,身疼痛,热多欲饮水者,五苓散主之;寒多不用水者,理中丸主之……腹满者,去术,加附子一枚。"

方义分析：此案为 1 型糖尿病胃轻瘫,患者处于糖尿病郁、热、虚、损四大阶段中"损"的阶段。以附子理中汤健旺中阳,恢复脾胃斡旋布达之机,重用附子 30g 为君,改人参为其熟品红参,取其温润之性。针对患者呕吐之主症予以辛开苦降之法,选用苏叶黄连汤合小半夏加茯苓汤,行气宽中、降逆止呕,黄连兼能降血糖,且一味苦寒药伍入众辛温药中,反佐以防拒药。白芍则用于缓急止痛。

药证归纳：本案患者病程日久,胃阳衰败,故重用附子以回复中阳,正如郑钦安在《医理真传》中所述之"非附子不能挽救欲绝之真阳"。附子通过与补养脾胃之品配伍,两组相辅相成,能使阳气复,脾胃健,寒凝化,则中焦虚寒诸症自解。常用于慢性胃炎、胃及十二指肠溃疡、胃下垂、慢性肠炎、小儿慢惊风、慢性溃疡等证属中焦虚寒较甚者。附子能够振奋衰沉之功能,除了心衰抢救外,诸如胃肠动力衰弱、肝肾衰竭、呼吸衰竭等脏腑功能疲惫痹钝之症,在准确识别附子证的前提下应用,往往可获出奇制胜之功。

乌头

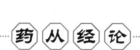
◎ 概述

乌头为毛茛科植物乌头的干燥母根。味辛、苦,性热,有大毒,归心、肝、肾、脾经。具有祛风除湿,温经止痛等功效。

◎ 经论

《神农本草经》云:"乌头,味辛,温。主中风,恶风洗洗,出汗,除寒湿痹,咳逆上气,破积聚,寒热。其汁煎之名射罔,杀禽兽。"

◎ 释经

"中风"有两层含义:一指杂病中风,是以猝然昏仆,不省人事,半身不遂,口舌㖞斜,言语不利为主症的一类疾病;二指太阳表证中风,为外感风邪之病证。"恶风"即怕风,为外邪伤卫所致。"洗洗"同"洒洒",形容寒凉阵阵发作的样子。"出汗",概指能治疗疼痛或其他原因引起的汗出病症。"寒湿痹"是寒痹和湿痹的合称,即感受寒湿所致关节疼痛的病症。"咳逆上气"即咳嗽喘息。"积聚",病证名,积块明显,痛胀较甚,固定不移为积;积块隐现,攻窜作胀,痛无定处为聚。"寒热",指恶寒发热。"其汁煎之,名射罔,杀禽兽",乌头有大毒,故古人用乌头浓煎的药膏,涂抹在箭上射杀野兽猎物。

◎ 药证

体质特征:关节肌肉筋骨剧烈疼痛,畏寒肢冷,舌质淡或黯淡或淡红,舌苔多白滑,脉弦紧。

◎ 炮制

乌头有大毒,多经炮制后使用,历代典籍记载的川乌炮制法有 70 余种,如醋煮、姜汁煮、山矾灰汁浸、糯米炒、酒制、盐制、童便制等。现代炮制方法主要使用浸泡后蒸或煎煮法,所选用辅料种类已较为固定,常用辅料为甘草、金银花、皂角、黑豆、豆腐、生姜,其他如盐、酒、童便等已不被采用，但辅料添加与否、辅料选择的种类，不同省市之间的规定仍有较大差异。此外，现代文献还报道了一些新的炮制方法，如固体发酵技术、加压蒸汽炮制法、微波法等。

双酯型生物碱为乌头主要的毒性成分，其中乌头碱、新乌头碱、次乌头碱经适当炮制后毒性降低为双酯型生物碱的 0.002～0.005。为了保证临床使用的安全性，务必使用经过规范炮制的乌头。

◎ 用量

《中华人民共和国药典（2020 年版）》规定制川乌、制草乌用量均为 1.5～3g，宜先煎、久煎，且均提示"一般炮制后使用"。仲景使用乌头均远超《药典》规定剂量，其大剂量为乌头大者 5 枚，且不需㕮咀，据考证约 27.5～50g，如大乌头煎、乌头桂枝汤；小剂量可以说是 5 枚（㕮咀、没提大小，汤剂），据考证约 15～35g，如乌头汤，也可以说仅用一分（炮，丸剂），如乌头赤石脂丸。

◎ 阐微

乌头有川乌、草乌之分，川乌为毛茛科植物乌头的干燥母根，草乌为毛茛科植物北乌头的干燥块根。因川乌的栽培始见于《本草图经》，所以学术界多认为宋代以前典籍中的乌头，应视为草乌，《金匮要略》中的乌头也多认为是草乌。由于川乌与草乌在植物基源上亲缘关系相近，两者的药理作用基本一致，均具有祛风除湿、温经止痛等作用，本章节所讨论的药物仍以"乌头"述之。但草乌的毒性要强于川乌，李时珍在《本草纲目》有述："草乌头，射罔，乃至毒之药，非若川乌头、附子，人所栽种，加以酿制，杀其毒性之比。"细分而言，在麻醉镇痛的功效方面，川乌力稍缓而效持久，草乌效速而不耐久。在临床实践中，对于以顽固性的剧烈疼痛为主诉的疾病，我们常川乌、草乌同用，以达到协同增效的目的。

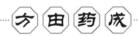

方 由 药 成

◎ 药对

乌头配白芍，开痹止痛；配蜂蜜，减毒止痛；配桂枝，温经止痛；配甘草，解毒纠偏；配草乌，缓急镇痛；配当归，活血止痛；配白术，祛寒除湿。

◎ 角药

川乌配乳香、没药，化瘀止痛；配透骨草、伸筋草，祛寒舒筋；配芍药、甘草，解痉止痛；配蜈蚣、全蝎，通络止痛。

◎ 经方

1. 寒湿历节——乌头汤

《金匮要略·中风历节病脉证并治》"病历节不可屈伸，疼痛，乌头汤主之"。历节病日久失治，关节肿大变形，加之寒湿痹阻凝滞于筋脉骨节之间，气血运行不畅，而出现关节的剧烈疼痛。以乌头祛寒湿、温里阳、解疼痛，并以白蜜先煎乌头以缓解其毒性，并增强止痛之功。麻黄辛温发散，散寒湿于外而通阳开痹。黄芪一方面可制约麻黄发散太过，又能补体表肌腠之气，助乌头和麻黄温经止痛，达扶正祛邪之效。配伍芍药、甘草既能甘缓益脾、缓急舒筋，又能酸甘化阴、和阳定痛，制约乌麻之温燥化热之弊。

2. 阴寒内结之寒疝——大乌头煎

《金匮要略·腹满寒疝宿食病脉证治》"寒疝绕脐痛，若发则白汗出，手足厥冷，其脉沉紧者，大乌头煎主之"。本条论述的是阴寒内结，有亡阳之势的寒疝重证的治疗。由于寒疝既成，寒气结于三阴经脉，势必阻碍任脉气血的流通畅行，气滞血结而形成"绕脐痛"；因寒疝发作时疼痛剧烈，卫气无力密固，阴寒极盛，迫使毛窍开张而冷汗自出；阴寒太盛，阳气无以温达四末而见"手足厥逆"；"脉沉紧"为阴寒内结至极之象。本方独取乌头大者五枚，单刀直入，迅速驱散经脉之"沉寒痼冷"，并佐以白蜜，以解乌头之毒，缓乌头之峻烈，使胃肠阴津不受伤损。

3. 表里俱寒、阳气痹阻之重证——抵当乌头桂枝汤

《金匮要略·腹满寒疝宿食病脉证治》"寒疝腹中痛，逆冷，手足不仁，若身疼痛，灸刺诸药不能治，抵当乌头桂枝汤主之"。本条论述的是寒疝兼有表证的治疗，"腹中痛"乃阳虚阴寒内结，气血不畅所致；由于阴寒外盛，在外之阳气痹而不通，不能外达于四肢，气滞血结，以致四肢逆冷，手足麻木不仁；若兼"身疼痛"，说明营卫不和，经脉不利，寒邪痹阻肌表。以乌头散沉寒以温复里阳而止痛，桂枝汤调和营卫以固表阳，并解表寒。

4. 寒饮厥逆——赤丸

《金匮要略·腹满寒疝宿食病脉证治》"寒气厥逆，赤丸主之"。本条论述的是寒饮厥逆腹满痛的治疗。"寒气"指病因，由于脾肾阳虚，水饮内盛，寒气夹水饮上逆，故见腹痛；阳气不振，不能外达于四肢，故手足逆冷；此外还当兼有水饮内盛，寒气夹水饮上逆之呕吐，寒水上凌之心悸等证。以乌头和细辛通阳散寒止痛；半夏、茯苓化饮降逆止呕；朱砂镇逆宁心。

5. 阴寒痼结之心痛——乌头赤石脂丸

《金匮要略·胸痹心痛短气病脉证治》"心痛彻背，背痛彻心，乌头赤石脂丸主之"。由于阴寒上逆阳位，阳气痹阻，形成心窝部位疼痛牵引到背部，背部疼痛又牵引到心窝。以方测证，患者还应伴有四肢厥冷、冷汗自出、舌淡苔白、脉沉紧等症。对此阴寒痼结、寒气攻冲之心痛重证，治宜温阳逐寒、止痛救逆。以乌头、附子、蜀椒、干姜四味大辛大热之品联用，以增强温振阳气、祛寒止痛之功；赤石脂温涩调中，收敛阳气，以防辛散太过而伤正；以蜜为丸，又能解毒和中缓急。

◎ 方证

含乌头常用经方或类经方的临床应用指征如下：

乌头汤 以关节剧痛、屈伸不利、畏寒喜热、脉沉弦为其辨证要点。

大乌头煎 以脐腹疼痛、冷汗自出、四肢逆冷、脉沉紧为其辨证要点。

乌头桂枝汤 以腹痛、四肢逆冷、手足麻木不仁、身体疼痛、脉弦紧为其辨证要点。

赤丸 以腹痛、四肢逆冷、手足麻木不仁、身体疼痛、呕吐涎沫、心悸、脉弦紧为其辨证要点。

乌头赤石脂丸 以心痛及背、四肢厥冷、冷汗自出、舌淡苔白、脉沉紧为其辨证要点。

神验乌头丸 以口眼㖞斜、言语謇涩、肢体偏瘫、畏寒喜热、舌淡黯为其辨证要点。

乌连汤 以痔疮下血不止、疼痛明显、脉弦为其辨证要点。

◎ 量效

乌头在经方中的量效关系如下：

1. 绝对剂量

在《伤寒杂病论》所载汤剂中乌头的最大用量为大者 5 枚（乌头大者 1 枚实测约 5.5～10g），出现于大乌头煎和乌头桂枝汤中。乌头桂枝汤在原书中未标注剂量，在《金匮今释》论为"此方即大乌头煎，桂枝汤合方，作五枚者是也"。大乌头煎和乌头桂枝汤均治疗寒疝腹痛，以大剂的乌头峻逐痼结之沉寒以止痛。

剂量次之为乌头汤，其乌头用量为 5 枚（乌头一枚实测约 3～7g）。该方用于治疗寒湿痹阻经脉、气血运行不畅引起的关节剧痛。方中乌头用于温经散寒、除湿止痛。

剂量最小的乌头赤石脂丸，其乌头用量仅一分，用于阴寒痼结之心痛。乌头在此起沉寒痼冷，温经去风。

2. 相对剂量

（1）散寒逐饮：在赤丸中，乌头与半夏比例为 1∶2（乌头 2 两∶半夏 4 两），用于治疗寒饮厥逆。在临床实践中，乌头和半夏这两味相反药物以此比例配伍可发挥相反相激相荡之力，主要用于顽痰伏饮。

（2）开痹止痛：在乌头汤中，乌头与芍药比例约为 1∶2（乌头 5 枚∶芍药 3 两），用于治疗寒湿历节。《神农本草经》记载芍药能够"除血痹""止痛"，而川乌是祛寒除湿镇痛的第一品药，两者以 1∶2 的比例配伍功能开痹止痛，常用于寒痹患者。

◎ 服饵

乌头的主要毒性成分是二萜类双酯型生物碱，如乌头碱、中乌头碱和次乌头碱。虽然其含量一般均小于 1%，但其毒性很高。心脏毒性和神经毒性是其最主要的毒性反应，中毒症状多始见口唇、舌体及肢体发麻，继之腹痛、恶心呕吐、腹泻、心慌、眩晕，甚至出现视觉模糊、呼吸困难、颈部及四肢肌肉痉挛、瞳孔放大、血压及体温下降等危急症候。因此，在开具包含乌头的处方后，应注意嘱咐患者留意可能发生的毒性反应，当发生上述疑似症状及体征时立即就医处理。

此外，部分患者在服用乌头后可出现瞑眩反应，相关条文见于《金匮要略》乌头桂枝汤方药之后："其知者如醉状，得吐者为中病。"临床上部分患者在服用乌头汤剂后可出现瞑眩现象，如腹部雷鸣或暴泻一二次，短暂的眩晕欲吐，皮肤虫蚁爬行感等，属正常的服药反应。当注意与中毒反应相鉴别，一般而言，瞑眩反应发生时生命体征平稳，不适反应短时间消失后，病情趋于好转，如继续服药，则病情继续向好；而乌头碱中毒者不适反应自行恢复时间长，继续服药后不适症状有加重趋势，并常伴见呼吸心跳加快、神志不清等循环及神经系统症状。

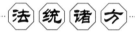

◎ 温法

乌头以祛寒止痛为其能，为温法之重要代表药物之一：

1. 温经止痛法

乌头是中药中的麻醉止痛之品，为治疗寒证剧痛的经典药物。临床上对于寒湿痹痛的患者，症见关节痛势剧烈、痛处固定、遇寒加重等，治当祛寒除湿、温经止痛，代表方为乌头汤。对于阴寒内结之寒疝腹痛，症见腹部绕脐剧痛、冷汗自出、四肢厥冷等，治当破积散寒、温经止痛，代表方为大乌头煎。对于阴寒痼结之胸痹心痛，症见心痛牵引及背、恶寒汗出、脉沉紧等，治当逐寒救逆、温经止痛，代表方为乌头赤石脂丸。

2. 散寒逐饮法

乌头大辛大热，有祛寒除湿之功，通过与燥湿化痰之半夏配伍应用，能够发挥相反相激之效，常用于顽固性寒痰伏饮。乌头与半夏配伍的代表方剂当为赤丸，用于治疗寒饮厥逆之腹满痛，患者可见脐腹疼痛、呕吐清水痰涎、手足逆冷、脉弦紧等。

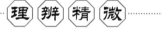

◎ 药理

1. 传统药理

"镇痛"和"驱寒"最能总括乌头的作用。其中"镇痛"之功为乌头在临床上最为重要的应用。乌头作为治疗寒性疼痛的代表药物，被广泛用于身体各个部位的顽固剧痛。基于其大热之性，乌头亦被用于驱逐机体的沉寒痼冷，此即"驱寒"。

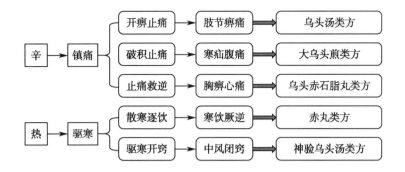

2. 现代药理

川乌的药理作用独特，总结其现代药理研究进展如下：

（1）抗炎作用：川乌抗炎作用的机制主要与前列腺素代谢过程，趋化因子介导的白细胞趋化作用有关。

（2）中枢镇痛作用：川乌成分中的多个乌头碱型生物碱具有明显的中枢镇痛作用。镇痛机制主要与中枢神经系统细胞膜 Na^+ 通道有关。

（3）抗肿瘤作用：川乌抗肿瘤的活性成分主要是乌头碱、新乌头碱、次乌头碱和粗茎乌头碱甲等，对肺癌、胃癌、肝癌和胆管癌等均有一定的治疗作用。

（4）免疫调节作用：有研究发现，其多糖类成分可明显刺激伴刀豆球蛋白 A 和脂多糖造模后小鼠淋巴细胞增殖，并促进脾细胞产生抗体，从而发挥免疫促进作用。

（5）强心作用：川乌作用机制是通过激动钠通道，增加钠离子内流，从而使细胞内的钙离子浓度增高，从而增加心肌收缩力。

（6）抗血小板聚集作用：川乌成分中的 14-acetylsachaconitine 和去甲乌药碱具有抗血小板聚集活性。

（7）神经保护作用：次乌头碱能够改善脑梗死大鼠的神经功能缺损状态，可能与其影响纤溶系统以及 ICAM-1 与 VCAM-1 因子表达有关。

◎ 演义

乌头以祛寒止痛为其长，主要用于各种以顽固性剧烈疼痛为主诉的疾病。

1. 痹证

痹证之病因以感受风、寒、湿邪为主，《素问·痹论》言"所谓痹者，各以其时重感于风寒湿者也""风寒湿三气杂至，合而为痹"。对于凝寒痼冷结于筋骨、痹于经络血脉，导致气血闭阻不通而症见骨节剧痛者，乌头能迅速缓解痹痛，代表方为乌头汤。

2. 寒疝

对于阴寒内结之寒疝腹痛重症，见腹痛剧烈、遇寒加重、恶寒身蜷、四肢逆冷、冷汗自出、口淡不渴、脉沉紧者，治疗当破积散寒、温经止痛，可予大剂乌头以辛热通阳，代表方为大乌头煎。

3. 胸痹

阴寒极盛之胸痹重症，表现为猝然胸痛剧烈、心痛彻背、通无休止、伴身寒肢冷、气短喘息、面色苍白、冷汗自出、脉沉紧等，治当逐寒救逆、温经止痛。乌头长于治沉寒痼冷，并可使在经的风寒得以疏散，而附子则长于治在脏之寒湿，使之得以温化，若乌头与附子同用，则可速达温振阳气、祛寒止痛之效，代表方为乌头赤石脂丸。

4. 头痛

头为"诸阳之会""清阳之府"，居于人体最高之位。若寒湿邪气上犯清窍，阻遏清窍，导致头部经脉气血运行受阻，可发为头部的剧烈冷痛，常伴有拘急收紧感，且遇寒加重，喜欢裹头。对于此类寒湿头痛的重症，乌头亦是祛寒除湿、镇痛缓急的好药，常配伍细辛、川芎、白芷、苍术等共同配伍应用。对于原因不明的三叉神经分布区内的反复发作性、短暂性、阵发性、闪电样剧烈疼痛，不伴感觉缺失神经传导功能障碍者，风寒之邪阻滞颜面经络是其病机关键。临床上以乌头配伍白芍、炙甘草、川芎、细辛等，可缓解此类患者的颜面疼痛。

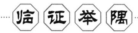

案　治消渴痹证

吴某，男，28岁。因发现"血糖升高7⁺年，双下肢疼痛10⁺月，加重2⁺月"于2019年5月15日入院。患者糖尿病病史多年，现以德谷胰岛素控制血糖，血糖控制可，10⁺月前无明显原因出现双下肢疼痛，活动后加重，夜间尤甚，影响睡眠，当地医院予氨酚曲马多片治疗后症状未见缓解。2⁺月前患者双下肢疼痛加重，以胀痛为主，不能行走，双下肢肌肉有压痛，伴有麻木感，当地医院予加用普瑞巴林胶囊治疗，症状亦未见明显缓解。入院时诊查：患者舌淡苔白略厚，舌下络脉迂曲，脉沉略弦。西医诊断：2型糖尿病性痛性周围神经病变。首诊予以黄芪桂枝五物加减治疗后，患者上述症状未见明显缓解。二诊予以乌头汤加味：制川乌30g（先煎1h），制草乌30g（先煎1h），白附片30g（先煎1h），麻黄30g（先煎1h），细辛30g（先煎1h），黄芪30g，赤芍30g，桂枝20g，干姜10g，怀牛膝30g，独活15g，乌梢蛇15g，伸筋草30g，甘草5g。患者服用上方6剂后下肢疼痛明显减轻，继服20剂后疼痛基本消失。

（岳仁宋医案）

主要症状：双下肢疼痛伴麻木，入夜尤甚，舌淡苔白，脉沉弦。

病机归纳：阳虚寒凝，血脉瘀滞，不通则痛。

经典方证：《金匮要略·中风历节病脉证并治》："病历节不可屈伸，疼痛，乌头汤主之。"

方义分析：此案患者病情顽固，此前诸治无效，疼痛已严重影响日常生活，症见"入夜加重,舌淡苔白"的阴证表现,故以乌头汤祛寒镇痛,加桂枝、附片、细辛以温通经络,独活除湿,乌梢蛇入络搜剔沉寒,伸筋草舒筋活络,怀牛膝引药下行。

药证归纳: 乌头是中药中的麻醉止痛之品,顽固疼痛常可不拘于证型。临床上我们常以川乌和草乌两者同用,川乌力稍缓而效持久,草乌效速而不耐久,二者并用速效而持久,具有相得益彰、协同增效之功。乌头临床应用的要点是顽固的剧烈疼痛,且诸治无效,虽然其为大辛大热之品,但通过配伍清热之品仍可用于治疗热证疼痛。此乃舍性取用法,舍乌头的温热之性,取其止痛之效,如对于带状疱疹证属肝经湿热患者,可予龙胆泻肝汤加乌头;对于痛风性关节炎下肢疼痛属湿热下注者,可予四妙丸加乌头等等。但值得注意的是,对于诸如上案例一类顽固性疼痛者,使用乌头要注意中病即减,中病即止,防止其中毒或对肌肉筋脉过度温散而引发的体重增加、肌肉痉挛等不良反应。

干姜

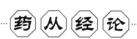

◎ 概述

干姜为姜科植物姜的干燥根茎。味辛,性热。归脾、胃、肾、心、肺经。具有温中散寒,回阳通脉,温肺化饮等功效。

◎ 经论

《神农本草经》云:"干姜,味辛,温。主胸满,咳逆上气,温中,止血,出汗,逐风湿痹,肠澼下利。生者尤良,久服去臭气,通神明。"

◎ 释经

干姜味辛,性温,可治疗胸闷、咳逆上气。若肺受寒邪所侵,金失宣肃之性,气壅于胸而满,满则气上,而干姜辛散温行,故主之。其性温,炒炭可止血。气逆火动则血上溢,干姜入肾,肾温则浮逆之火气皆下,火平气降,其血自止矣,或脾络虚寒,则血外溢,而干姜可温脾土而止血。此外,干姜辛温能发散而祛除风邪,辛温能散风湿而治疗湿痹。因大肠寒则下痢腥秽,肺与大肠相表里,干姜辛温温肺,肺温大肠亦温,故下痢止也,所以干姜可主肠澼、下利,生者其性尤烈,所以生者尤良。干姜温散去腐湿之气,可降浊,故久服可去口中臭气,还可豁痰利窍以通神明。

◎ 药证

主治:脾胃虚寒证,亡阳证,寒饮咳喘等。
体质特征:畏寒,舌淡胖。

◎ 炮制

干姜的炮制是将鲜品除去须根和泥沙,切片晒干或低温干燥。干姜炒炭,则止血之功见长。如《本草衍义补遗》"凡止血须炒令黑",《本草纲目》亦曰:"止唾血、痢血,须炒黑用之。"

◎ 用量

《中华人民共和国药典（2020 年版）》规定干姜用量为 3～10g。临床大剂量可用至 15～30g。一般而言，干姜小剂量温中散寒，加大剂量使用则可协助其他药物救逆回阳，针对四肢厥逆及陈寒痼疾用之。

◎ 阐微

《本草思辨录》谈干姜"为温中土之专药"，有专暖中焦之功；又云"其性散不如守，故能由胃达肺而无泄邪、出汗、止呕、行水之长"，"虚冷之痿，以甘草干姜汤治之，谓干姜温肺"，治疗肺寒之证。《神农本草经百种录》言"凡味厚之药主守，气厚之药主散。干姜气味俱厚，故散而能守。夫散不全散，守不全守，则旋转于经络脏腑之间，驱寒除湿、和血通气，所必然矣"。因此，干姜既可散寒邪，又可守中阳。《药征》云"生姜主呕吐，干姜主水毒之结滞者也，不可混矣"，因此，干姜的止呕功效不及生姜，应加以区别。

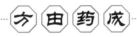

方 由 药 成

◎ 药对

干姜配高良姜，温胃散寒，治疗寒邪直中的胃寒呕吐；配半夏，温中止呕，治疗脾胃虚寒，呕吐泄泻；配白术，温中健脾；配附子，温通心阳，回阳救逆；配桂枝，通阳化饮，治疗寒饮积于胸中、呼吸短气；配厚朴，行气化饮，治疗寒饮阻滞胃脘、饮食不化；配五味子，散寒降气，治疗感寒肺气不降；配代赭石，降气和胃，治疗胃气不降。

◎ 角药

干姜配细辛、五味子，温肺化饮，止咳平喘，治疗寒饮郁肺所致咳喘；配黄芩、黄连，温脾清胃，治疗胃热脾寒之呕吐。

◎ 经方

1. 虚烦兼中寒下利证——栀子干姜汤
《伤寒论·辨太阳病脉证并治》"伤寒，医以丸药大下之，身热不去，微烦者，栀子干姜汤主之"。伤寒在表，大下损伤中阳，而又有邪气在表不解，故身热不去，邪热于胸中，故微烦。栀子清热除烦，干姜温中止利，寒热并用。（参见栀子篇）

2. 阳虚阴盛烦躁证——干姜附子汤
《伤寒论·辨太阳病脉证并治》"下之后，复发汗，昼日烦躁不得眠，夜而安静，不呕，不渴，无表证，脉沉微，身无大热者，干姜附子汤主之"。误治后，表里阳气俱伤，阳虚则阴盛，盛阴搏击弱阳，故烦躁不宁。无表证说明并非太阳病，且脉沉微，为阳衰里病之象。少阳衰微，阴寒独盛，故以干姜附子之辛热顿服，力救脾肾残阳。（参见附子篇）

3. 里虚寒证——四逆汤类方

四逆汤、通脉四逆汤、白通汤等方，皆以干姜配附子以温养散寒。（详见附子篇）

4. 上热下寒证——干姜黄连黄芩人参汤

《伤寒论·辨厥阴病脉证并治》"伤寒本自寒下，医复吐下之，寒格，更逆吐下，若食入口即吐，干姜黄连黄芩人参汤主之"。全方寒热并用，干姜之辛开，黄芩、黄连之苦降，治疗胃热脾寒，脾胃不和。也是治疗2型糖尿病的基础方。

5. 阳虚吐逆证——甘草干姜汤

《伤寒论·辨太阳病脉证并治》"咽中干，烦躁，吐逆者，作甘草干姜汤与之，以复其阳"。有形之阴不能速生，无形之阳所当急固，故用甘草干姜汤以复其阳。笔者常用此方治疗上消化道出血效佳，但宜干姜改为炮姜且量大。

6. 虚寒证——理中丸

《伤寒论·辨霍乱病脉证并治》"寒多，不用水者，理中丸主之"，"寒者，加干姜"。使用人参、甘草健胃安中，干姜、白术温中祛湿。

7. 少阴下利便脓血——桃花汤

《伤寒论·辨少阴病脉证并治》"少阴病，下利便脓血者，桃花汤主之"。少阴病之下利是里寒所致，所以用干姜，加之赤石脂涩肠固脱，填补下焦，佐以粳米补益脾胃。

8. 阳虚之腹痛——大建中汤

《金匮要略·腹满寒疝宿食病脉证治》"心胸中大寒痛，呕不能饮食，腹中寒，上冲皮起，出见有头足，上下痛而不可触近，大建中汤主之"。由于脾胃阳虚，阴寒内盛，上逆于胃，表现为呕吐，且牵连心胸，则心胸、腹部疼痛不已，不可触之，治当温阳建中，祛寒止痛。方中使用蜀椒、干姜温中散寒，人参、饴糖补气缓中，温阳助运，消散阴寒。

9. 心下痞——泻心汤类方

半夏泻心汤、生姜泻心汤、甘草泻心汤等方皆以干姜、半夏辛温配黄芩、黄连苦寒，寒热并用，辛开苦泄，以建其功。（详见半夏篇）

10. 妊娠呕吐不止——干姜人参半夏丸

《金匮要略·妇人妊娠病脉证并治》"妊娠呕吐不止，干姜人参半夏丸主之"。此为恶阻重证的治疗。恶阻本来是妇人妊娠常有的反应，常由于胃虚气逆所致，但一般妊娠反应多持续时间不长，常常不药可愈。原书所载呕吐不止，妊娠反应较重，且时间较长。以方测证，可知本证病机为胃虚寒饮，浊气上逆，胃失和降，必见呕吐清水、涎沫，且伴口淡无味、不渴或喜热饮，倦怠嗜卧，舌淡苔白滑，脉弦或细滑等。故治以温中补虚，蠲饮降逆，和胃止呕。以丸剂服之，便于受纳，取其和缓补益。原方干姜温中散寒，人参补虚扶正，半夏、生姜汁蠲饮降逆，和胃止呕。全方共奏温中补虚，蠲饮止呕之功。（参见半夏篇）

11. 气结在胸偏虚证——人参汤

《金匮要略·胸痹心痛短气病脉证治》"胸痹心中痞，留气结在胸，胸满，胁下逆抢心，枳实薤白桂枝汤主之；人参汤亦主之"。其中，人参汤证偏虚，属于无形之气痞，症状可包括倦怠乏力，少气懒言，四肢欠温，大便溏泄，舌淡，脉迟弱无力等，为中阳虚衰，寒凝气滞，宜温中益气，扶助中阳，因此使用人参、白术、甘草补中益气，干姜温中扶阳，使得氧气振奋，阴霾得散，诸证悉除。（参见人参篇）

12. 肾着之证——甘姜苓术汤

《金匮要略·五脏风寒积聚病脉证并治》"肾着之病，其人身体痛，腰中冷，如坐水中，形如水状，反不渴，小便自利，饮食如故，病属下焦，身劳汗出，衣里冷湿，久久得之。腰以下冷痛，腹重如带五千钱，甘姜苓术汤主之"。肾着，即寒湿痹着于腰部的病证。因腰为肾之外府，故名肾着。过劳伤阳，卫外不固，反复汗出，冷汗变为寒湿，久渍腰部，或寒湿之邪乘虚而入，浸淫腰部经脉，痹阻阳气，日久形成肾着病。饮食如故，说明中焦胃气尚可。治法上不必温肾，而应温化肌腠经络间之寒湿。甘姜苓术汤方中干姜配甘草，辛甘化阳，温中散寒，培土制水；茯苓配白术，甘淡渗水，健脾利湿。诸药合用，寒祛湿除，阳气温行。

13. 虚寒吐血——柏叶汤

《金匮要略·惊悸吐衄下血胸满瘀血病脉证治》"吐血不止者，柏叶汤主之"。吐血日久不止，又属于中气虚寒，血不归经所致者，适宜柏叶汤。柏叶清降，折其上逆之态势而收敛止血，干姜主要起辛热温阳而守中之效，艾叶苦温，起温经止血之功。（参见艾叶篇）

◎ 方证

含干姜常用经方的临床应用指征如下：

栀子干姜汤 以身热、微烦为其辨证要点。

干姜附子汤 以畏寒、乏力、四肢冰凉、喜温喜热饮、大便溏泄、舌淡、脉细、脉弱为其辨证要点。

四逆汤 以畏寒、乏力、四肢冰凉、喜温喜热饮、舌淡、脉沉为其辨证要点。

通脉四逆汤 以下利清谷、里寒外热、手足厥逆、脉微欲绝，其中可能有虚阳外越的假象如身反不恶寒、面色赤为其辨证要点。

白通汤 以但欲寐、下利、面赤为其辨证要点。

柴胡桂枝干姜汤 以胸胁满、小便不利、渴而不呕、但头汗出、往来寒热、心烦为其辨证要点。

干姜黄芩黄连人参汤 以呕吐且伴有胃热脾寒的表现为其辨证要点。

甘草干姜汤 以咽中干、烦躁、吐逆、呕血便血为其辨证要点。

理中丸 以自利不渴、脘腹绵绵作痛、呕吐便溏、畏寒肢冷、舌淡、苔白、脉沉细为其辨证要点。

桃花汤 以下利、便脓血、腹痛喜温喜按、小便不利、舌淡苔白、脉迟弱或微细为其辨证要点。

大建中汤 以腹中寒、呕吐、心胸寒痛、腹痛无法触近为其辨证要点。

半夏泻心汤 以心下痞但满而不痛、呕吐、肠鸣下利、舌苔腻而微黄为其辨证要点。

生姜泻心汤 以胃中不和、心下痞硬、干噫食臭、胁下有水气相搏之声、腹中雷鸣、下利为其辨证要点。

甘草泻心汤 以下利、腹中雷鸣、心下痞硬而满、干呕心烦为其辨证要点。

干姜人参半夏丸 以呕吐清水、涎沫、口淡无味、不渴、喜热饮、倦怠嗜卧、舌淡苔白滑、脉弦或细滑为其辨证要点。

人参汤 以心胸痞塞、倦怠乏力、气少懒言、四肢欠温、大便溏泄、舌淡白、脉迟弱无力为其辨证要点。

甘姜苓术汤 以身体重、腰中冷如坐水中、腹重如带五千钱、小便自利、不渴为其辨证要点。

柏叶汤 以面色萎黄或面色苍白、吐血色淡或黯红、神疲体倦、舌淡苔白、脉虚无力为其辨证要点。

◎ 量效

通过分析仲景所用经方,可以总结如下方药量效关系:

1. 绝对剂量

大剂量为通脉四逆汤、干姜黄芩黄连人参汤、理中丸、黄连汤、甘草泻心汤、半夏泻心汤、小青龙汤,原方用量为3两,其中通脉四逆汤一般用3两,对身体强壮者可用4两以祛寒破阴、招纳亡阳。干姜黄芩黄连人参汤、黄连汤、甘草泻心汤、半夏泻心汤则均为寒热并用,取干姜的辛味及温性,温脾土,降逆气止呕,畅通中焦气机。而小青龙汤中,则使用干姜治疗肺胃之寒饮。由此可见,急重症需用大剂量的干姜。

中等剂量为栀子干姜汤、柴胡桂枝干姜汤,用量为2两。干姜附子汤、白通汤、桃花汤、生姜泻心汤,用量为1两。即一般病症可用常用量1～2两。

小剂量为薯蓣丸中干姜3分,小剂量旨在辛温和中,且全方以丸剂补益,缓缓图之。

2. 相对剂量

(1)温中散寒:理中丸中,干姜与白术、人参比例为1:1:1(均为3两),为温中益气健脾所用;干姜黄芩黄连人参汤中,干姜、黄芩、黄连、人参比例为1:1:1:1(均为3两),为寒热并用。

(2)通阳祛寒:四逆汤中,干姜与附子比例约为3:4(干姜1两半:附子大者一枚);通脉四逆汤中,干姜与附子比例约为5:3(干姜3两:附子大者一枚),为温通散寒,温阳通脉之用。

◎ 服饵

干姜辛热燥烈,阴虚内热、火热炽盛、血热妄行者忌用。

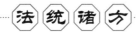

干姜以辛温宣通为其能,为温法之重要代表药之一。

◎ 温法

温法以温热药物为主,功效主要为祛除脏腑经络间沉寒痼冷,治疗里寒证。适用于寒邪滞留三阴的里寒证候。温法又包括温中祛寒、回阳救逆等法。干姜体现的温法有:

1. 温中祛寒法

温中祛寒法,是针对中焦虚寒、脾阳虚损而设,如在理中丸中干姜与白术、人参相配伍,温运中焦,益气暖脾。

2. 回阳救逆法

回阳救逆法,针对阳虚欲脱之证,四逆汤中干姜辛热,温中散寒,温阳守中,回阳通脉,附子大辛大热,助心阳以通脉,温脾阳而散寒,补肾火而回阳,二者同用,相得益彰,回阳救逆效佳,故有附子无姜不热之说。

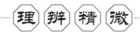

◎ 药理

1. 传统药理

干姜作用的发挥,全在于"温化"与"助阳"。温化即温散化饮,助阳即温阳散寒。故"温化""助阳"二者,可恰当概括干姜功效。其味辛,故能温化,使之旋转于经络脏腑之间,驱寒除湿,和血通气。其性温,正如《医学衷中参西录》言干姜为"补助上焦、中焦阳分之要药"。

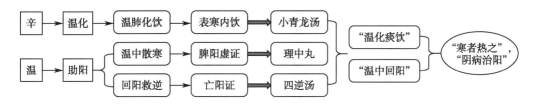

2. 现代药理

干姜的现代药理作用大致有如下几点:

（1）抗炎、解热、镇痛、抑菌作用。

（2）增强胃功能作用。

（3）通过抑制相关炎症基因的表达，从而防止神经病变的发生。

（4）镇吐作用。

（5）增强免疫力、镇咳、预防眩晕作用。

◎ 演义

干姜以温中散寒为其长。脾阳虚取其温中散寒以建中；亡阳证取其通心脉、助心阳；寒饮喘咳，取其温肺化饮，诸如此类。

1. 胃痛

证属寒邪直中或脾胃虚寒的胃痛，或伴有呕吐泄泻、食欲不振，使用干姜配伍半夏、人参等。

2. 肺胀

干姜温肺化饮，配伍五味子、细辛、麻黄等可治疗寒饮喘咳、形寒背冷，其中干姜主要起到上能温肺散寒化饮、中能温脾运水绝痰之功。

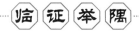

临 证 举 隅

案1　治胃脘痛

患者，男，34岁，干部。胃脘痛已有五六日，每日发作5～6次，噫气，舌淡苔白，脉迟略弦。治以温散，投予甘草、干姜各10g，加白芍10g。煎汤服2剂。2天后，患者复诊，胃痛次数大减，每日仅痛1～2次，前方再服3剂。又4日后，患者复诊，痛定，脉率较前增加。

（朱颜医案）

主要症状：噫气，胃痛，脉迟。

病机归纳：寒邪在里，中焦气机不利。

经典方证：《伤寒论·辨太阳病脉证并治》："咽中干，烦躁，吐逆者，作甘草干姜汤与之，以复其阳。"

方义分析：此案患者，为寒邪客于胃脘，症见"胃痛"，且中焦气机失调，故常有噫气。根据舌脉判定，其属寒证，故选用甘草干姜汤温中健脾。干姜味辛性热，主入脾、胃经，炙甘草补中益气，白芍缓急止痛，全方切中病机，标本兼治。

药证归纳：干姜有温中散寒之功，为温里的代表药物，辛散宣通，能去寒邪。因其辛散，还可调节中焦气机，故能疗脾胃寒证，无论是外寒内侵的实寒证还是阳虚生寒的虚寒证,均可使用干姜。诚如《长沙药解》云之"干姜燥热之性,甚与湿寒相宜,而健运之力,又能助其推迁,复其旋转之旧。盖寒则凝而温则转,是以降逆升陷之功,两尽其妙"。

生姜在中焦及脾胃系疾病中广泛应用,若治疗胆热脾寒证,可选用柴胡桂枝干姜汤,寒温并用,和调脏腑;治疗上热下寒证,可选用干姜黄连黄芩人参汤,寒热并调;治疗虚寒证,可予理中丸,健脾安中祛湿;泻心汤类中也多使用干姜,组成辛开苦降的药对,能宣降结气,消痞散结。

案2 治泄泻

患者,女,42岁。主诉:大便次数增多10⁺年。现病史:大便每日5~8次,质地稀溏,畏寒,腹胀,伴有腹中雷鸣,食后即腹泻,完谷不化,时呈水样,食欲可,喜热饮,胸闷。有胆囊切除病史,其余既往史及家族史无特殊。望其舌质淡胖,苔水滑。切脉偏软弱无力。以寒热并调,兼补中焦,行气涩肠为治法,选用生姜泻心汤加减。方药:法半夏15g,黄芩6g,黄连3g,干姜30g,生晒参10g,大枣15g,炙甘草10g,麸炒白术15g,生姜30g,赤石脂30g,乌梅15g,醋香附10g,大腹皮10g,佛手10g,石榴皮15g。3剂,水煎服,两日1剂,一日3次,一次150ml。

二诊:患者诉症状均较前缓解,大便每日2次,稍有粪质,舌淡红,水滑苔减轻。继续投以生姜泻心汤加味。方药:法半夏15g,黄芩5g,黄连2g,干姜30g,生晒参10g,大枣15g,炙甘草10g,麸炒白术15g,生姜30g,赤石脂30g,乌梅20g,醋香附10g,大腹皮10g,佛手10g,石榴皮15g,花椒5g。共3剂。

三诊:患者自述大便次数每日1~2次,基本成形,排便通畅,无其他不适,舌脉趋于正常。上方去乌梅、石榴皮,赤石脂、生姜均减量至15g,继服3剂后停药,嘱其定期门诊随访。

(岳仁宋医案)

主要症状:每日大便5~8次,畏寒,腹胀,伴有腹中雷鸣,食后即腹泻,完谷不化,食欲可,喜热饮,胸闷。

病机归纳:胃阳虚弱,水饮内停,寒热错杂证。

经典方证:《伤寒论·辨太阳病脉证并治》:"伤寒,汗出解之后,胃中不和,心下痞鞭,干噫食臭,胁下有水气,腹中雷鸣,下利者,生姜泻心汤主之。"

方义分析:患者症状以腹中雷鸣,大便次数增多为主,这是胃肠气机失调,水饮内停的表现,且食后即泻,大便完谷不化,平素畏寒,均为脾胃阳气虚弱之征。患者腹泻病史较长,提示肠胃整体调节收涩之功用均下降。治宜补脾益中,寒热并调,涩肠止泻。方中法半夏燥湿消痞散结,黄芩、黄连清理中焦之郁热,干姜温中散寒,生姜宣散水湿,人参、大枣、炙甘草益气补中,加用炒白术健脾燥湿,赤石脂、乌梅、石榴皮收涩止泻,香附活血行气,大腹皮、佛手疏肝行气。全方集建中、理中、温中于一炉,清解郁热,行气燥湿,宣散水气,涩肠止泻,攻补兼施。

药证归纳:《素问·宣明五气》言"大肠小肠为泄",说明泄泻的病变脏腑与大肠、小肠有关。患者长期饮食不节,饥饱无常,或素体脾胃肠虚弱,胃肠功能减退,不能受纳水谷、运化精微,聚水成湿,积谷为滞,致脾胃升降失司,清浊不分,混杂而下,遂成泄泻。《景岳全书·泄泻》曰"泄泻之本,无不由于脾胃"。泄泻的病因有外感、内伤之分,而外感邪气的分类之中湿邪最为重要。脾恶湿,外来湿邪,最易困阻脾土,致脾失健运,升降失调,水谷不化,清浊不分,混杂而下,形成泄泻,其他诸多外邪只有与湿邪相兼,方能致泻。因此,本案中既重用健脾温里燥湿的干姜,也重用了宣散水气的生姜,里寒得温,水湿得去;黄芩、黄连、干姜寒热同调,斡旋中焦气机,香附、佛手、大腹皮行气除滞,石榴皮、赤石脂、乌梅涩肠止泻,实现标本同治,补涩兼施,寒温并用,调补气机,沉寒痼疾数剂而愈。

附：生姜

◎ 概述

生姜为姜科植物姜的新鲜根茎。味辛,性微温。归肺、脾、胃经。具有解表散寒,温中止呕,化痰止咳,解鱼蟹毒等功效。

◎ 药证

体质特征：形体偏瘦弱,恶寒,舌淡白,苔水滑,脉弱或浮。

◎ 炮制

生姜是将鲜品除去须根和泥沙,切片。

◎ 量效

《中华人民共和国药典(2020年版)》规定生姜用量为3～10g。大剂量可用至15～30g。一般而言,生姜小剂量解表散寒,加大剂量使用则可协助其他药物宣散水气、止呕,针对水饮之证及呕吐。

◎ 阐微

《本草新编》言"生姜,味辛、辣,大热。通畅神明,辟疫疠,且助生发之气,能祛风邪。姜通神明,古志之矣。然徒用一二片,欲遽通神明,亦必不得之数"。《本草经解》云其"气味俱升,阳也,臭气,阴浊之气也,久服辛温益阳,阳能去阴,所以去臭气也"。生姜虽好,却不宜长期服用,《本草新编》对此有相关记载："生姜四时皆可服,但不宜多服,多服散气。"

◎ 量效

通过分析仲景所用经方,可以总结生姜如下方药量效关系:

1. 绝对剂量

生姜大剂量为厚朴生姜半夏甘草人参汤、当归四逆加吴茱萸生姜汤,原方中生姜用量为半斤(8 两)。除上述外,还包括吴茱萸汤、黄芪桂枝五物汤、茱萸汤中的生姜用量为6 两,旋覆代赭汤、大柴胡汤中使用的生姜为 5 两。由此可见,腹胀满及久寒、呕逆或急重症需用大剂量的生姜。

生姜中等剂量为新加汤、生姜泻心汤、奔豚汤,其中生姜用量为 4 两。桂枝汤、桂枝加葛根汤、葛根汤、桂枝加芍药汤、桂枝加大黄汤、小柴胡汤、桂枝加附子汤、茯苓甘草汤中生姜用量为 3 两。

小剂量为柴胡桂枝汤,生姜用量为 1 两半,桂枝二越婢一汤中为 1 两 6 铢。

2. 相对剂量

(1)温中散寒:桂枝汤中,生姜与桂枝、白芍比例均为 1:1(均为 3 两),为解表散寒所用。

(2)宣散水气:生姜泻心汤中,生姜与干姜比例为 4:1(生姜 4 两:干姜 1 两);真武汤中,生姜与白术的比例为 3:2(生姜 3 两:白术 2 两)。上述均为温里散寒,宣散水气之用。

(3)止呕降逆:旋覆代赭汤中,生姜与旋覆花比例为 5:3(生姜 5 两:旋覆花 3 两),二者同起降逆除噫气之功。

◎ 服饵

生姜辛温,阴虚内热、火热炽盛、血热妄行者忌用。

附:炮姜

◎ 概述

炮姜为姜科植物姜干燥根茎的炮制品。味辛,性热,归脾、胃、肾、心、肺经。具有温中散寒,温经止血等功效。

◎ 药证

体质特征:形体偏瘦弱,畏寒,面白,舌淡白,脉弱,呕血便血、月经淋漓不尽。

◎ 炮制

炮姜是取净干姜,照烫法用沙烫至鼓起,表面呈棕褐色。

◎ 量效

《中华人民共和国药典(2020年版)》规定炮姜用量为3～9g。大剂量可用至15～30g。一般而言,炮姜小剂量温胃散寒,加大剂量使用则可起到温经止血的作用,针对阳虚失血及吐衄崩漏。

◎ 服饵

炮姜辛热,阴虚内热、火热炽盛、血热妄行者忌用。

◎ 干姜、生姜、炮姜对比

干姜既可散寒邪,又可守中阳,以温里散寒为主。而生姜味辛、性温之性皆亚于干姜,但其所具的生发之能优于干姜,能解表散寒、发汗利水,且生姜止呕功效优于干姜。《本草思辨录》言"干姜温太阴之阴,生姜宣阳明之阳""生姜气薄发泄,能由胃通肺以散邪"。生姜用于外感风寒以解表散邪,而"温肺之干姜"用于肺寒之久咳。生姜泻心汤,既用生姜又用干姜,以生姜治干噫食臭,而干姜治腹鸣下利。通脉四逆汤中,既有干姜又加用了生姜,以干姜止利通脉,而生姜散寒治呕。而炮姜为干姜的炮制品,其秉火之温热之性,止血能力更强,故可温经止血,常用于阳气虚衰的吐血、衄血、崩漏不止。

薤白

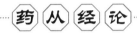
◎ 概述

薤白为百合科多年生草本植物小根蒜或薤的干燥鳞茎。主产于江苏、浙江、东北等地。味辛、苦,性温,归肺、心、胃、大肠经。具有通阳散结,行气,导滞,止痛等功效。

◎ 经论

《神农本草经》未单独记载薤白,但附于葱实后,以示其同类,云:"薤,味辛,温。主金创,创败,轻身、不饥、耐老。"

◎ 释经

薤白味辛苦,性温,为通阳散结,行气导滞之妙品。金创气虚,则创口不合,辛则散邪、温以长肉,故可用于治疗"金创、创败"。因其温补之性,可益气,续筋力,陶弘景云,仙方及服食家皆需之,即谓之"轻身、不饥、耐老"。

◎ 药证

主治:胸部闷痛,喘息咳唾,短气,脘腹气滞胀痛,泻痢后重,舌苔白腻,脉沉弦或紧。

◎ 炮制

古方中应用薤白并未进行特殊炮制,现代应用也多是直接将鲜薤白晾晒干燥应用,也有使用炒制与蒸制。炒薤白是将净薤白入锅内,文火炒至外表面呈现焦斑为度,取出放凉即得。蒸薤白则是取鲜薤白,蒸至圆气、透心为度,干燥,除去散碎外膜则可用。研究发现,薤白生品的止痛作用优于炒制品。有学者认为文火炮制可以增强药物的阳气,进而使得薤白的通阳作用增强,但尚无相关研究支持。外用散结消疮则往往需要将鲜品捣碎后敷用。

◎ 用量

《中华人民共和国药典（2020年版）》规定薤白用量为5～9g。薤白大剂量可用至30g，以通阳散结，多用于冠心病、心绞痛等心血管疾病；常规剂量为10～15g，以行气导滞，多用于胃痛、痢疾、溃疡性结肠炎等胃肠道疾病。

◎ 阐微

薤白药食同源，历史悠久。唐代《良医心鉴》中记载煮薤白粥"日日食之"可治"赤白痢下"；清代《杨氏产乳方》中将"薤白生捣如泥"制成药饼方治疗"小儿疳积"。中药学将薤白归为行气药，然其止痛及消胀之力不显，但对于消除大肠气滞效佳，临床中多用于治疗痢疾的里急后重之症。现代研究表明，薤白对痢疾杆菌有明显的抑制作用。仲景用薤白治疗胸痹则是取其通阳散结之性，治疗寒痰气阻胸中。同时，薤白可以降低血脂，减少或延缓动脉硬化，改善心肌缺血，在心血管疾病的预防及治疗中起重要作用。

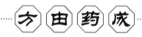

◎ 药对

薤白配瓜蒌，行气通阳，祛痰散结；配五灵脂，行气止痛；配桂枝，温血脉，通心阳，平逆气；配黄柏，清热燥湿，化浊导滞。

◎ 角药

薤白配瓜蒌、白酒，通阳散结，豁痰下气；配瓜蒌、半夏，豁痰降逆，通阳散结；配枳实、桂枝，通阳散结，降逆除满；配桂枝、姜黄，温通血脉，行气止痛；配枳实、柴胡，增强行气导滞之效；配附子、大黄，散寒除积。

◎ 经方

1. 胸痹胸阳不振，痰浊上壅证——栝蒌薤白白酒汤

《金匮要略·胸痹心痛短气病脉证治》"胸痹之病，喘息咳唾，胸背痛，短气，寸口脉沉而迟，关上小紧数。栝蒌薤白白酒汤主之"。本条论述胸痹病的典型证治，是"阳微阴弦"的具体表现，上焦阳郁，中焦饮停，呈阳弱阴盛之势。方中瓜蒌豁痰下气，宽胸理气；薤白辛温散寒，苦燥痰湿；白酒通阳，共奏宣阳除痹之效。

2. 胸痹痰饮壅盛证——栝蒌薤白半夏汤

《金匮要略·胸痹心痛短气病脉证治》"胸痹不得卧，心痛彻背者，栝蒌薤白半夏汤"。本条具备喘息咳唾、胸背痛、短气等症的同时，由于痰饮壅盛，气机阻滞，故咳喘不能平

卧,胸背阳气郁闭,故疼痛彻背。此证较栝蒌薤白白酒汤证痹阻甚,其因在痰饮,故加用半夏降逆逐饮。

3. 胸痹气机郁滞证——枳实薤白桂枝汤

《金匮要略•胸痹心痛短气病脉证治》"胸痹心中痞,留气结在胸,胸满,胁下逆抢心,枳实薤白桂枝汤主之;人参汤亦主之"。胸痹为阳郁(虚)阴盛、虚实夹杂之证,如证偏实者,乃阴盛痰聚,方用枳实薤白桂枝汤,通阳气,开痞结,祛痰饮,使胸胃之阳得复;证偏虚者,方用人参汤,补中益气,温中助阳,升阳气以消阴翳。

◎ 方证

含薤白常用经方临床应用指征如下:

栝蒌薤白白酒汤 以喘息咳唾、胸背痛、短气兼寸口脉沉而迟、关上小紧数为其辨证要点。

栝蒌薤白半夏汤 以栝蒌薤白白酒汤证基础上兼有咳喘不得卧、心痛彻背为其辨证要点。

枳实薤白桂枝汤 以胸痹、心中痞、胸满、胁下逆抢心、腹胀、大便不畅为其主要辨证要点。

◎ 量效

通过分析仲景所用经方,可以总结如下方药量效关系:

1. 绝对剂量

超大剂量使用为《伤寒论•辨少阴病脉证病治》"少阴病,四逆,其人或咳,或悸,或小便不利,或腹中痛,或泄利下重者,四逆散主之……泄利下重者,先以水五升,煮薤白三升,煮取三升,去滓,以散三方寸匕,内汤中,煮取一升半,分温再服"。泄利下重,为下焦气滞甚。此处用薤白3升,因其为滑利之品,上行下达,宣壅滞,降痰浊,能行大肠之滞气,故以大剂量薤白行气导滞。

除上方外,使用大剂量薤白的方为栝蒌薤白白酒汤和枳实薤白桂枝汤,原方中薤白用量分别为半斤、半升。栝蒌薤白白酒汤为胸痹主证专方,薤白温通滑利,通阳行气,循《灵枢•五味》"心病者,宜食麦羊肉杏薤"之旨,以大剂量薤白加强通阳散结之力。枳实薤白桂枝汤证较前更重,痰浊壅盛,气滞不通更甚,病势蔓延至胃脘及两胁部,又逆冲至胸中,同样以大剂量薤白通阳,并加以降气平冲之品。

薤白的次大剂量使用为栝蒌薤白半夏汤,薤白用量为3两。由于痰浊结聚较甚,郁闭胸中阳气,故喘咳不得卧,胸痛彻背,是以较栝蒌薤白白酒汤减少薤白用量,加用半夏增强祛痰散结之功。

2. 相对剂量

栝蒌薤白白酒汤、枳实薤白桂枝汤两方中瓜蒌用量均小于薤白,而栝蒌薤白半夏汤则瓜蒌用量大于薤白。临床发现，若薤白剂量超过瓜蒌，则通阳散结之性增强；若瓜蒌剂量超过薤白，则豁痰下气之力更甚。

◎ 服饵

薤白辛散性温，宣通阳气，滑利下气，故胃弱纳呆及不耐蒜叶者、溃疡病患者不宜用；气虚者慎用；发热患者不宜多食；阴虚发热病不宜食。薤白功用与韭相似，但韭擅入血行气及补肾阳，与薤白专通寒滞及兼滑窍之为异，故不宜与韭同用。

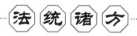

◎ 消法

薤白味辛则行散，散则消在上之寒凝；味苦则肃降，降则除在下之寒滞；体滑能通利，下焦气滞立解；性温能散寒，周身寒气得除。作为行气药，通过合理配伍，薤白具体可体现以下消法：

1. 通阳散结法

薤白为治胸痹之要药，在仲景治疗胸痹方中多次使用。用治寒湿痰浊凝滞、胸阳不振之胸痹证，常与瓜蒌、半夏、白酒、枳实配伍为用，如栝蒌薤白白酒汤、栝蒌薤白半夏汤、枳实薤白桂枝汤；若是痰瘀痹阻胸中，则配伍丹参、川芎等。《本草经解》言薤白"味辛苦滑无毒，得地西南金火之味，而有润泽之性，入手太阴肺经、手少阴心经。气味升多于降，阳也"，辛散与苦降相合，气机上达下行，宣通胸中阳气，宽胸膈，止气痛；辛温相合，以除阴寒之痰结，故言其有通阳散结之功。

2. 行气导滞法

《中药学》教材中将薤白归于行气药，用于治疗脘腹痞满胀痛与泻痢里急后重之症，前者常配伍高良姜、木香，后者配伍黄柏、薤白，辛温以开之，滑泽以行之，上行下达，宣壅滞，降痰浊。值得注意的是，相较于其他行气药，其行气消胀功效并不显著，但因其滑利之性，可下泄阳明滞气。因此，凡阳明气滞者可优先选择薤白。

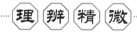

◎ 药理

1. 传统药理

薤白作用的发挥，全在于其"辛温"与"滑利"的特性，辛温则通阳散结，散寒除滞，滑利则导气下行，降浊泄滞。《本草求真》言："薤，味辛则散，散则能使在上寒滞立消；味苦则降，降则能使在下寒滞立下；气温则散，散则能使在中寒滞立除；体滑则通，通则能使久痼寒滞立解……实通气，滑窍，助阳佳品也。"

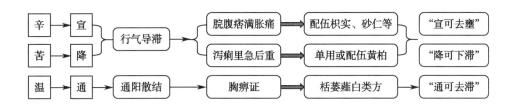

2. 现代药理

薤白的现代药理作用大致有如下几点：

（1）抗血小板聚集作用：薤白挥发油中的含硫化合物对二磷酸腺苷诱导的血小板聚集有强大的抑制作用。

（2）抑菌消炎作用：薤白之抑菌消炎作用可能与其含有的含硫化合物具有抗菌活性有关。

（3）降血脂作用：薤白提取物可以增加平滑肌细胞内酸性胆固醇水解酶的活性，加快胆固醇的水解和转运，从而降低血脂。

（4）抗肿瘤作用：薤白挥发油通过清除亚硝酸盐发挥抗肿瘤作用。

（5）平喘作用：薤白可松弛气管平滑肌，从而发挥平喘的作用。

（6）保护心肌作用：薤白提取物能对抗垂体后叶素所致的急性心肌缺血，并能有效保护缺血后再灌注导致的心肌损伤。

（7）增强免疫作用：薤白可增强机体免疫力，可能与巨噬细胞分泌炎性细胞因子增多和 NK 细胞的细胞毒作用有关。

（8）抗氧化及清除自由基作用：薤白提取物具有抗氧化和清除羟基自由基的双重功能。

◎ 演义

同一种药物在不同病证及配伍状态下，有不同的用法：

1. 糖尿病心脏病

糖尿病心脏病，即糖尿病并发或伴发的心脏病，包括动脉粥样硬化性心脏病、糖尿病性心肌病及糖尿病自主神经紊乱所致的心律失常及心功能不全。其病机可高度概括为"阳微阴弦"，或因先天禀赋薄弱，素体心阳不足，感受贼风虚邪，两虚相得而致病；或因思虑过度，伤及心脾；或消渴病后失养，阴损及阳；或辨证不充分，消渴病程中长期使用清热养阴药物，过度损伤人体阳气，导致阳气不足。及至中晚期，虚与痰、湿、郁、毒、瘀交相呼应，痹阻胸膈。在古代医籍中，糖尿病心脏病对应的是一类疾病，包括心痛、胸痹、真心痛，在《金匮要略》中，仲景设专篇论述"胸痹心痛"，理、法、方、药俱全，开胸痹心痛辨证论治之先河，创制了栝蒌薤白白酒汤类方。此类方中均有薤白，善治阴寒之凝结，行胸阳之壅闭,是目前临床中治疗寒痰阻滞,胸阳不振的胸痹要药。现代药理研究也发现,薤白可以降低血脂,抑制血栓素等有害物质合成,具有抗动脉粥样硬化的作用,同时可有效保护缺血后再灌注导致的心肌损伤。

2. 痢疾

最早记录薤白治疗泄利下重的文献为《伤寒论》,见于四逆散方后加减中。少阴病,泄利下重,其寒在上,热在中,其间必有结滞居于肠中,故两者不能相交。一方面薤白在辛温散寒之中,复有滑泽之性,于是阳之中得以纳阴,阴既得阳,寒邪得去,而阳亦得伸;另一方面薤白能泄下焦阳明滞气,与刘河间"调气则后重自除"之理相吻合。后世也有不少薤白治疗泄痢后重的文献记载,在《本草拾遗》中与黄柏同用治疗赤痢,《外台秘要》方治疗热痢寒痢,也多使用薤白。

3. 金创创败

《神农本草经》用薤白治疗金创创败。金创盖血留而气不能行,一旦血留气滞,则易生郁热,若风寒侵袭,则寒热相搏而溃败;金创日久,又可致气虚创口难合。上述情况皆可使用薤白治疗,或恐其辛温之性助火,阴阳寒热相搏,而发水肿,故治疗上宜"捣涂之"。

4. 妊娠胃脘痛

《古今录验方》中记载"薤白一升。当归四两。水五升,煮二升,分二服"治疗妊娠胎动,腹内冷痛。《长沙解药》言"薤白,辛温通畅,善散壅滞,故痹者下达而变冲和,重者上达而化轻清",故可散寒除滞,安胎止痛。

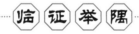

案1 治泄利里急后重

陈左,5月15日。伤寒大便溏泄,寒热往来。舌淡,脉弦数。曾用西药反剧。四逆散加薤白。圆左和尚,腹痛下利。脉沉紧,舌淡白。寒居七,食居三。当辛温酸收法。四逆散各二钱半,薤白一两半,五味子八分,姜炭一钱。谢右,下利清谷。脉有力,舌淡白。慎勿作虚治。四逆散加薤白。

(范文虎医案)

主要症状: 泄利下重,腹痛,脉有力,舌淡白。

病机归纳: 中焦壅塞,阳气郁闭。

经典方证:《伤寒论·辨少阴病脉证病治》:"少阴病,四逆,其人或咳,或悸,或小便不利,或腹中痛,或泄利下重者,四逆散主之……泄利下重者,先以水五升,煮薤白三升,煮取三升,去滓,以散三方寸匕,内汤中,煮取一升半,分温再服。"

方义分析: 四逆散加薤白可用于治疗气滞泄利下重者。本方中枳壳宣通胃气,芍药疏利经络，柴胡开郁，甘草调中，此四味行升降通调之用。再加入薤白通阳，使中焦气机宣通，阳气外达，行气导滞，解大肠滞气。

药证归纳： 在《伤寒论》四逆散证中首次提及薤白治疗泄利下重。后世诸多医家在临床中单用或配伍黄柏、枳实等药物治疗痢疾、霍乱，近代亦将其运用于肠道疾病的治疗中，如溃疡性结肠炎。

薤白具通阳散结，行气导滞之功。《本草思辨录》曰"药之辛温而滑泽者，惟薤白为然。最能通胸中之阳与散大肠之结"。通胸中之阳即为仲景运用瓜蒌薤白类方治疗胸痹证之理，而散大肠之结则是薤白用于治疗泄利下重之由。《长沙药解》则曰"肺病则逆，浊气不降，故胸膈痹塞；肠病则陷，清气不升，故肛门重坠。薤白辛温通畅，善散壅滞，辛金不至上壅，故痹者下达而变冲和，庚金不至下滞，故重者上达而化轻清"。由此可见，薤白滑利下行，既可通过直接作用于大肠发挥作用，又可兼顾"肺与大肠相表里"之义，既直达病灶又整体调控，具有"通因通用"之功。

案2 治胸痹心痛

杨某，女，70岁。1994年1月31日初诊。患者于两月前因冠心病大面积心肌梗死入某医院抢救。出院后，因气候突变，寒流袭来，又感胸部闷胀，气短，心前区隐隐作痛，两胁亦持痛不休，左手臂胀麻。伴有咳吐白黏痰，腹胀，大便干燥等症。患者精神紧张，夜寐易发惊悸。视其舌苔白腻，脉来沉弦而滑。脉证合参，辨为胸阳痹阻，痰浊凝聚，心胸脉络不通则痛。治宜宣痹通阳，豁痰通络止痛。疏方：糖瓜蒌30g（先煎），薤白6g，半夏15g，旋覆花10g，红花10g，茜草10g，桂枝10g，丹参20g，郁金10g，木香10g，紫降香10g。服5剂后，胸满、胸痛大为缓解，咳痰减少，夜睡已能成寐。又续服5剂，诸症皆安。

（刘渡舟医案）

主要症状： 胸部闷胀，气短，心前区隐隐作痛，舌苔白腻，脉沉弦而滑。

病机归纳： 痰浊壅塞，胸阳不振，心胸脉络不通，不通则通。

经典方证：《金匮要略·胸痹心痛短气病脉证治》："胸痹不得卧，心痛彻背者，栝蒌薤白半夏汤。"

方义分析： 此案患者为老年女性，有大面积心肌梗死病史，此次因气候变化，受寒后症状复发就诊。患者感胸部闷胀，气短，心前区隐隐作痛，并伴有咳吐白黏痰，腹胀等症，结合舌脉，当以栝蒌薤白半夏汤通阳开痹，宣化痰浊之邪。另以旋覆花汤活血通络止痛，斡旋胸胁之气；颠倒木金散专于疏理肝气，畅行气血之滞。

药证归纳： 中医学中"胸痹"一证，与西医学"冠心病、心绞痛"等概念类似，《金匮要略》将本证病因病机概括为"阳微阴弦"。此处"阳微"指心阳不足，为胸痹发病的基础。《金匮要略·胸痹心痛短气病脉证治》载"夫脉当取太过不及，阳微阴弦，即胸痹而痛，所以然者，责其极虚也。今阳虚知在上焦，所以胸痹、心痛者，以其阴弦故也"。心者君主之官，为阳中之太阳，性属火脏，烛照万物，以阳气为用，温通全身血脉；若心阳不振，心气不足，推动无力，血行迟缓，津血停聚而成痰瘀，痹阻心脉，不通则痛。本案用薤白，一则薤白辛散苦降，上行下达，宣可去壅，降可祛浊；一则薤白辛温滑利之性，散寒通阳，行气止痛。与瓜蒌、半夏相配伍，为通阳散结，降逆祛痰的经典组合，代表方剂还有栝蒌薤白白酒汤、枳实薤白桂枝汤等。

吴茱萸

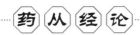

◎ 概述

吴茱萸为芸香科植物吴茱萸、石虎或疏毛吴茱萸的干燥近成熟果实。味辛、苦，性热，归肝、脾、胃、肾经。具有散寒止痛，降逆止呕，助阳止泻等功效。

◎ 经论

《神农本草经》云："吴茱萸，味辛，温。主温中下气，止痛，咳逆，寒热，除湿血痹，逐风邪，开腠理。"

◎ 释经

吴茱萸禀天春和之木气，其气温，可令太阴暖，使肺气得降，所以温中下气也，能治疗咳逆。形寒饮冷则伤肺，肺伤则气不下降，而反上逆，咳逆寒热之症生焉，吴茱萸辛温暖肺，肺气下降，而寒热咳逆之症自平也。寒邪客于胸腹，则气机不通而痛矣。吴茱萸辛温则能通能散，所以止痛也。其辛温暖肺，肺气通行，则水道通调，故又除湿。血泣则成痹，肝藏血，吴茱萸温之则血畅而通，故主血痹。辛温为阳，则能发散，逐风邪，肺主皮毛而司腠理，辛温疏散则腠理自开。

◎ 药证

体质特征：形寒肢冷，四肢不温、冷痛，阳郁寒凝者。

◎ 炮制

生吴茱萸有小毒，多外用，以其散寒定痛力量较强，常用醋调吴茱萸末涂于足心涌泉穴，引火下行，治疗口疮口疳、咽喉作痛等。

现代多使用盐制，盐制后吴茱萸的止痛效果增强，可能是盐制促使吴茱萸的生物碱溶出。而盐吴茱萸入肾经，也能引药下行，增强疗疝之功效。

◎ 用量

《中华人民共和国药典（2020年版）》规定吴茱萸用量为2～5g。临床中常用剂量10～12g。若寒滞筋脉严重，个别医家有用至50～80g。吴茱萸的功效、毒性都是由自身药性所决定，应用得当，则散寒止痛、降逆止呕、助阳止泻；应用不当，其辛温苦燥则酿毒致动火、伤阴耗血、反伤元气。用量超过15g时宜先煎以减缓其燥烈之性。

◎ 阐微

《本草崇原》云吴茱萸"咸，禀木火之气，禀火气，故主温中。禀木气，故主下气，中焦温而逆气下，则痛自止矣"。吴茱萸可治疗湿血痹。湿血痹者，因湿伤肌腠，血凝泣为痹。吴茱萸为少阳炎热之气，其行于肌腠，肝主冲任之血，淡渗皮肤，则湿、血痹可除矣。吴茱萸之气味辛温，故能开腠理。腠理开，则肺病之咳逆，皮肤之寒热皆治矣。

吴茱萸又主咽塞气不通，其能散冷气窒塞，祛脾胃寒邪，尤其擅长治疗寒邪引起的脐腹阵发性绞痛，还能治疗膀胱受湿之病及阴囊作疝剜痛者。因其顺折肝木之性，治吞吐酸水如神。厥阴头疼时引经必用。但吴茱萸气猛，不宜多食，久服亦损元气，肠虚泄者尤忌。四神丸中使用吴茱萸以治疗肾泄，并非仅仅用其温性，乃吴茱萸尚有强烈的燥性以祛湿。因肾恶燥，泻久之时也是肾苦湿之时，故吴茱萸之燥性，正可投肾之喜，其用以入肾而逐其水外走于膀胱，不走大肠也，因此肾泄可治。

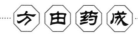

◎ 药对

吴茱萸配生姜，温热并用，加强降逆之功；配黄连，寒热互制，治疗肝火犯胃之证（此是朱丹溪名方之左金丸，其中黄连与吴茱萸的用量为6∶1，对寒热并用、辛开苦降，可治疗上逆）；配陈皮，补疏兼施，温中与健脾助运同用；配白芍，疏肝理脾，和里缓急，温而不燥，敛而不寒；配甘草，减毒且增强补脾益气之功。

◎ 角药

吴茱萸常配白芍、黄连，寒热并用，缓和其辛热之性，取其降逆之功。

◎ 经方

1. 吴茱萸汤

（1）治厥阴寒证：《伤寒论·辨厥阴病脉证并治》"干呕，吐涎沫，头痛者，吴茱萸汤主之"。此乃肝寒犯胃，浊阴上逆的证治。干呕吐涎沫，是肝寒犯胃，胃失和降所致；胃寒饮停，上泛于口则口吐清稀涎沫；寒邪循经上扰于头，故巅顶头痛。治疗应温胃散寒降浊。吴茱萸汤中吴茱萸温胃暖肝，降逆止呕；重用生姜（6两）散寒止呕；人参、大枣益气补虚。

（2）治少阴病吐利：《伤寒论·辨少阴病脉证并治》"少阴病，吐利，手足厥冷，烦躁欲死者，吴茱萸汤主之"。其病机为肾阳虚衰，寒邪上干于胃，浊阴上逆。本证的辨证关键在于"烦躁欲死"，是患者心烦躁扰、难以耐受，是阳气虚衰不甚，尚能与阴邪相争，与少阴阴盛亡阳之证不同。本证是正邪交争剧烈，中焦气机逆乱，升降失职，故吐利交作，中焦阳虚加之寒邪中阻，阳气不能布达四肢，故手足逆冷。故使用吴茱萸汤温中散寒，降逆和胃。

（3）治阳明病食谷欲呕：《伤寒论·辨阳明病脉证并治》"食谷欲呕，属阳明也，吴茱萸汤主之。得汤反剧者，属上焦也"。进食欲呕，病有上焦和中焦之分，也应区别寒热。阳明实热证虽多，但虚寒证亦不少，此证使用了吴茱萸汤，是呕吐中的阳明胃虚寒之证。若中阳不足，寒饮内停，或中阳虚衰，浊阴上泛，均可致呕。此类证型恰宜吴茱萸汤。

2. 血虚寒凝重证——当归四逆加吴茱萸生姜汤

《伤寒论·辨厥阴病脉证并治》"若其人内有久寒者，宜当归四逆加吴茱萸生姜汤"。此系血虚寒凝兼内有久寒的证治。久寒指的是沉寒痼疾，肝胃之寒而现寒疝、痛经、少腹冷痛等。经脉血虚寒凝，寒邪甚至沉积脏腑，非辛温之药不能暖之。宜养血通脉，温经散寒。当归四逆汤能温经养血通脉，而吴茱萸则祛寒暖肝，生姜温中暖胃，且要求以清酒熬药，更是增强温散寒邪之性。

3. 心胸及胃脘痛症——九痛丸

《金匮要略·胸痹心痛短气病脉证治》"九痛丸，治九种心痛"。九种心痛是指由于多种原因（包括寒饮、积聚、痰饮、虫注、宿食、血结）导致的心胸及胃脘痛症。治疗应以温通散寒，化饮逐瘀，活血散结，杀虫，消食等为原则。方中吴茱萸为温阳开郁所用。

4. 冲任虚寒夹有瘀血而致崩漏——温经汤

《金匮要略·妇人杂病脉证并治》"妇人年五十，病下利数十日不止，暮即发热，少腹里急，腹满，手掌烦热，唇口干燥，何也？师曰：此病属带下……曾经半产，瘀血在少腹不去……其证唇口干燥，故知之，当以温经汤主之"。此论妇人冲任虚寒，夹有瘀血，导致崩漏的证治。妇人年已五十，任脉虚，太冲脉衰少，经水将尽，然而却下血数十日不止，病属崩漏。考虑其既往半产的病史，瘀血不去，是由于冲任虚损，气血不畅，瘀血内留，胞宫失养而发病，除了下血外，还伴有少腹里急、腹满、刺痛等症。下血日久，阴血耗损，故出现发热、手掌烦热；阴津不能上承于口则口唇干燥。治疗应调补冲任，养血行瘀，温养血脉。方中吴茱萸、生姜、桂枝温经散寒，通达血脉；阿胶、川芎、当归、芍药、丹皮养血和血化瘀；人参、甘草益气和中；半夏、麦冬润燥相合，养阴和中。

5. 虚寒呕吐——茱萸汤

《金匮要略·呕吐哕下利病脉证治》"呕而胸满者，茱萸汤主之"，"干呕，吐涎沫，头痛者，茱萸汤主之"。两条皆论肝胃虚寒，寒饮上逆的证治。呕而胸满，是胃阳不足，寒饮内停，上逆胸膈所致。干呕，吐涎沫，头痛是肝经寒气犯胃，循经上逆于巅顶而成。治疗宜温阳散寒，降逆止呕。茱萸汤中吴茱萸疏解肝胃之寒，降逆止呕；生姜温胃散寒化饮；人参、大枣益气和中。

◎ 方证

含吴茱萸的经方临床应用指征如下：

吴茱萸汤（茱萸汤） 以呕而胸满、吐涎沫、头痛、胁腹胀满、干呕、下利、手足厥冷、烦躁为其辨证要点。

当归四逆加吴茱萸生姜汤 以呕吐腹痛、舌卷囊缩、寒疝、痛经、少腹冷痛、呕逆吐涎、反复胃痛为其辨证要点。

九痛丸 以面色淡白、四肢不温、喜饮温水、心胸疼痛、胃脘疼痛为其辨证要点。

温经汤 以崩漏下血、少腹里急、腹满、腹部刺痛、腹部拒按、暮即发热、手掌烦热、口唇干燥为其辨证要点。

◎ 量效

通过分析仲景所用经方，可以总结出吴茱萸如下的方药量效关系：

1. 绝对剂量

吴茱萸在《伤寒论》吴茱萸汤中的剂量均为 1 升，而在当归四逆加吴茱萸生姜汤中的剂量则为 2 升。由于后者之证为久寒，故吴茱萸的剂量更大。据考证，吴茱萸 1 升约合今用 85g。

2. 相对剂量

（1）温中降逆：吴茱萸汤中，吴茱萸与生姜比例约为 1∶1（吴茱萸 1 升∶生姜 6 两），其温中降逆之功较强。

（2）温中柔肝止痛：当归四逆加吴茱萸生姜汤中，吴茱萸与芍药比例约为 4∶1（吴茱萸 2 升∶芍药 3 两），其意在于，使用吴茱萸温中止痛之时，加用芍药缓和其峻烈之性。

◎ 服饵

吴茱萸辛热燥烈，易耗气动火，阴虚有热者忌用。辛散力强，表虚自汗及阴虚盗汗应忌用。其苦味、辣味甚重，非寒极之体难以下咽，在配方使用时要特别注意，尤其是不宜轻易使用大剂量。

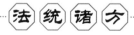

吴茱萸以辛热苦燥为其能，为温法之重要代表。

◎ 温法

吴茱萸作为温法之用,体现在:

1. 温中祛寒法

吴茱萸味辛性热,主入肝经,兼入脾胃,能温中祛寒止痛,且解肝气郁滞,可配伍高良姜治疗寒邪犯胃证,其祛寒止痛效佳。

2. 温中降逆法

吴茱萸辛、苦、温,辛能入肝散肝郁,苦能降逆而止呕,温则佐制黄连之寒,使黄连清而无凉遏之弊,并引黄连入肝经。左金丸使用吴茱萸及黄连,寒热并用,泻火而不凉遏,温通而不燥热,使肝火得清,胃气得降,肝胃和睦,反酸、呕吐诸症自愈。

3. 温经散寒法

吴茱萸温经散寒以温散肝经寒凝,常配伍温经散寒、行气止痛之药,治疗寒滞肝脉、寒疝腹痛,尤其是足厥阴肝经所过部分寒邪凝滞之痛。针对肝经寒凝诸痛均有较好的疗效。例如可使用吴茱萸配伍小茴香治疗少腹冷痛。

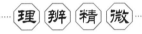

◎ 药理

1. 传统药理

吴茱萸作用的发挥,全在于"温肝暖胃"。温肝暖胃有温中止泻、温中降逆、温阳化浊之意。故"温肝暖胃"最能恰当概括吴茱萸功效。如《证类本草》云其"味辛,温、大热,有小毒。主温中下气,止痛,咳逆寒热,除湿血痹,逐风邪,开腠理,去痰冷,腹内绞痛,诸冷实不消,中恶,心腹痛,逆气,利五脏"。

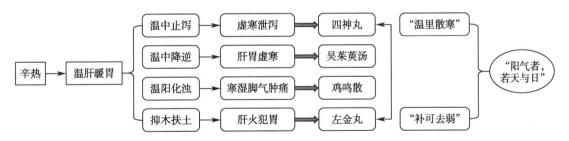

2. 现代药理

吴茱萸的现代药理作用大致有如下几点:

(1)抗溃疡、抗幽门螺杆菌活性、止呕、止泻、抗胃肠痉挛的作用。

(2)强心升压作用:吴茱萸能增加心肌收缩而具有强心、升压作用,能抗心肌缺血,可增加组织器官的血流量。

（3）镇痛、抗炎、升高体温作用。

（4）抗肿瘤作用：吴茱萸碱可以通过抑制肿瘤细胞增殖、诱导肿瘤细胞凋亡坏死起到抗肿瘤作用；吴茱萸碱还能够抑制肿瘤细胞侵袭和转移。

◎ 演义

吴茱萸以辛热散寒降气为其长。

1. 寒凝诸痛

吴茱萸味辛性热，主入肝经，兼入脾胃，既温散肝经寒滞，又温中祛寒止痛，且解肝气郁滞。常配伍温经散寒、行气止痛之药治疗寒滞肝脉、寒疝腹痛。还可针对中焦虚寒、肝气上逆所致的厥阴头痛、干呕、吐涎沫有良效。代表方为吴茱萸汤。

2. 呕吐、吐酸

呕吐是由于胃失和降、胃气上逆所致的以饮食、痰涎等胃内之物从胃中上涌，自口而出为临床特征的一种病证。吐酸是指胃中酸水上泛的症状，又叫泛酸。若随即咽下称为吞酸，若随即吐出称为吐酸。呕吐、吐酸的病因是多方面的，且常相互影响，兼杂致病。其病机包括虚实两大类，实者可因外邪、饮食、痰饮等邪气犯胃，使胃失和降，胃气上逆发病；虚者可由于气虚、阳虚、阴虚等正气不足，使胃失温养、濡润，最终也可致胃失和降，胃气上逆。一般来说，初病多实，日久损伤脾胃，中气不足，可由实转虚；也有脾胃素虚，复为饮食所伤，或成痰生饮，则因虚致实，出现虚实并见的复杂病机。但无论邪气犯胃，或脾胃虚弱，发生呕吐、反酸的基本病机都在于胃失和降，胃气上逆。此外，反酸还多与情志密切相关。

《证治汇补•吞酸》云"大凡积滞中焦，久郁成热，则本从火化，因而作酸者，酸之热也；若寒客犯胃，顷刻成酸，本无郁热，因寒所化者，酸之寒也"。吐酸以热证偏多，但也可因寒而发，且与胃密切相关。《寿世保元•吞酸》曰"夫酸者肝木之味也，由火盛制金，不能平木，则肝木自甚，故为酸也"，说明了吐酸与肝木有关。吐酸有寒热之分，属热者，多由肝郁化热，胃失和降所致；因寒者，多因寒凝肝胃或肝胃虚寒而成。但总以肝气犯胃为基本病机。吴茱萸疏肝下气降逆，温中散寒止呕，可配伍清胃泻火之品治疗肝郁化火、横逆犯胃所致的呕吐、吞酸。如左金丸。吴茱萸也可配伍生姜，治疗虚寒或寒邪犯胃之呕吐。

3. 泄泻

泄泻总因脾虚湿盛。脾恶湿，外来湿邪，最易困阻脾土，致脾失健运，升降失调，水谷不化，清浊不分，混杂而下，形成泄泻。吴茱萸苦燥性热，可燥湿散寒止泻，常配温补脾肾、涩肠止泻之品以治疗虚寒性泄泻，例如脾肾阳虚之五更泄泻用四神丸。但要注意补虚不可纯用甘温，以免助湿。若病情处于寒热虚实兼夹或互相转化时，当随证而施治。

4. 寒湿脚气

感受风寒湿气，邪气下流，流注脚足则浮肿无力，疼痛难忍，发为寒湿脚气。吴茱萸燥湿散寒，还能降逆下气，可治疗寒湿脚气肿痛，常配伍祛湿宣通之药如木瓜、苏叶、槟榔等，代表方为鸡鸣散。

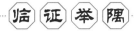

案1　治顽固性偏头痛

杨某，女，53岁。患者于13年前产后即患偏头痛病，呈发作性头晕，头顶胀痛，同时伴呕吐涎沫，甚或吐出胆汁样物。每次发作常须卧床休息，短者二三天，长则一周始能恢复，伴见食欲不振及失眠。初起数月一发，后逐渐加剧，食不下咽，必须卧床。初服止痛药有效，近数年来历经治疗无效，患者绝经已八年。西医诊断：偏头痛。中医症状：头痛连脑，目眩，干呕吐涎沫，时发时止。体胖，脸色白，舌净，脉弦细。予吴茱萸汤加减。处方：吴茱萸12g，党参15g，生姜12g，大枣8枚，当归9g，白芍12g。上药每日1剂，连服2剂后，症状大减，再服3剂，一切症状消失，追踪观察5个月，病状未见再发。

（曹颖甫医案）

主要症状：头痛，发作性头晕，头顶胀痛，呕吐涎沫。

病机归纳：厥阴寒浊上扰清窍。

经典方证：《伤寒论·辨厥阴病脉证并治》："干呕吐涎沫，头痛者，吴茱萸汤主之。"

方义分析：患者头痛以头顶胀痛为特点，是肝经巅顶疼痛的典型表现；呕吐涎沫，甚至吐出胆汁样液体，是肝寒犯胃，胃气上逆所致；发作时需卧床休息，且需长时间才能恢复，是为阳气不足，脾阳不升清，中焦气虚之象；其伴见食欲不振、失眠，说明胃虚不纳，阴阳调节失衡；甚至逐渐发展为食不下咽，胃气大伤。故予吴茱萸汤为主方温胃散寒降浊。方中吴茱萸味辛苦而性热，既能温胃暖肝祛寒，又能和胃降逆止呕，为君药。生姜温胃散寒，降逆止呕，为臣药；党参补益脾肺，为佐药；大枣甘平，为使药，加归芍养肝。

药证归纳：吴茱萸，味辛、苦，气温，大热，入厥阴肝经，功擅暖肝散寒。临床中用之甚广，《本草新编》云其可"主咽塞气不通，散气膈冷气室塞，驱脾胃停寒，脐腹成阵绞痛，逐膀胱受湿，阴囊作疝疞痛，开腠理，解风邪，止呕逆，除霍乱"。此案患者表现为顽固性的偏头痛，从其发病部位，确属厥阴肝经，从其寒热趋势，辨为寒邪上扰，是以需加用既入足厥阴肝经又兼温经散寒之品，而吴茱萸恰如其分，其禀火气，主温中，禀木气，主下气，故厥阴头疼，引经必用。

案2　治糖尿病胃轻瘫

李某，女，26岁，2021年07月10日因顽固性呕吐初诊。1型糖尿病病史14余年，目前降糖方案为"德谷门冬双胰岛素早14u晚12u皮下注射"，近1年多次因饮食、生活方式不慎引发呕吐于我院内分泌科、消化科等住院治疗，使用甲氧氯普胺、格拉司琼等药物效果不佳，多法并用方可症状好转出院。1[+]天前因"吹空调、进食李子"等生活方式不慎后症状复发加重，呕吐出咖啡色胃内容物，急诊入院，已予以补液、抑酸护胃等相关对症治疗仍然呕吐，刻诊见神清神差，倦怠乏力，面色㿠白，痛苦貌，恶心呕吐频发，非喷射状，呕吐物为咖啡色胃内容物及清水痰涎，反酸烧心，胸骨后烧灼闷痛感，四肢末端时有水肿、麻木刺痛，纳眠差，大便未解，小便可，舌稍红，苔薄白，脉沉。辨证为寒饮内盛，胃气上逆证，治当引水下行，降逆和胃，予以小半夏加茯苓汤合吴茱萸汤：姜半夏50g、生姜60g、炮姜30g、茯苓80g、炙甘草10g、大黄粉10g、吴茱萸10g、人参15g、大枣15g。后因呕吐频繁未能遵医嘱用药，只能少量进服药液，大便未解，腹部胀满感，时欲嗳气，胸骨后烧灼闷痛感无明显减轻。禁食。因呕吐致眠差，遂加重大黄用量，又因舌色稍红，虑其有化热倾向，故加入紫苏叶15g、黄连5g增强清热化湿，和胃止呕之功，服药1剂后有纳食欲望，呕吐次数明显减少，常于睡醒时发作，因气机已趋于平稳，遂去炮姜并减轻姜半夏、茯苓、大黄粉剂量以巩固疗效，续服3剂后呕吐未再发生。

（岳仁宋医案）

主要症状：面色㿠白，呕恶频发，四肢水肿、麻木刺痛，苔薄白，脉沉。

病机归纳：寒饮内盛，胃气上逆。

经典方证：《金匮要略·痰饮咳嗽病脉证并治》："卒呕吐，心下痞，膈间有水，眩悸者，小半夏加茯苓汤主之"及"先渴后呕，为水停心下，此属饮家，小半夏加茯苓汤主之。"《金匮要略·呕吐哕下利病脉证治》："呕而胸满者，茱萸汤主之"及"干呕，吐涎沫，头痛者，茱萸汤主之。"

方义分析：本案患者虽为青年女性，但先天禀赋不足，患病日久，积聚之糖毒内蕴脏腑，尤其是脾胃；久病耗气伤阳，脾胃运化失常，水湿难运，聚而成饮，停于中焦；气化不利，波及气机，加之患者摄生不慎，进食不易消化之水果，郁于胃肠，失于通降，郁而发热。一则寒饮内停，一则实热内蕴，均使气机不畅，胃气上逆而致呕吐。治当泻热去实，温胃降逆，寒热并调，以小半夏加茯苓汤为主方，取其和胃止呕、引水下行之功，配合温中降浊之吴茱萸汤，全方辛散甘淡，各药协同，使寒饮得除，脾胃得健，气机调和，胃气上逆诸症自减。

药证归纳：吴茱萸汤证包含阳明中寒之证治，本证是在进食后出现泛泛欲吐，故知此证与太阳、少阳无关，其病变核心当在胃。从胃的生理功能而言，主纳食，以通降为顺，胃虚则不能纳谷，胃寒则气机失调。若肝木横逆，则又加重胃之和降，胃中之物上泛。吴茱萸辛温暖脾胃而散寒邪，其性下气最速，最能宣散郁结，使中自温、气自下，而诸证悉除。

吴茱萸与生姜配伍，恰疗气机上逆之呕吐，生姜原本即是止呕圣药，可宣散水气，而吴茱萸可降逆温肝止呕，二者相须为用。《伤寒论》中吴茱萸汤在阳明病篇中，其证为"食谷欲呕"，在少阴病篇中，其证为"吐利"，厥阴病篇中，其证为"干呕，吐涎沫"。数篇中均有呕吐，由此可见，肝木乘土，胃阳虚弱、浊阴上泛者，宜使用吴茱萸汤温中散寒，降逆止呕。

人参

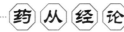

◎ 概述

人参为五加科多年生草本植物人参的干燥根。主产于东北三省（吉林、辽宁、黑龙江），上述地区所产者历史悠久，品质优良。味甘、微苦，性微温，归脾、肺、心、肾经。具有大补元气，复脉固脱，补脾益肺，生津养血，安神益智等功效。

◎ 经论

《神农本草经》云："人参，味甘，微寒。主补五脏，安精神，定魂魄，止惊悸，除邪气，明目、开心、益智。久服，轻身、延年。"

◎ 释经

人参味甘，为治虚劳内伤第一要药。其味甘而功擅补益，可大补元气，益五脏，故曰"补五脏"。"安精神，定魂魄，止惊悸""开心、益智"，元气充足，方使心气得养，神魄可定，五脏安定，精神内守，故可益智而心情爽快。扶助正气使正气存内，邪气不侵，故曰"除邪气"。"明目"，皆因人参主补五脏，而五脏六腑之精皆上注于目，故五脏充而目明。"久服，轻身、延年"，形神共养，服之日久，正气充且精神安，自然体健而寿长。

◎ 药证

主治：体虚久病，五脏及气血津液亏虚之证。

体质特征：体质虚弱，久病虚羸，多见肢冷乏力，食少喘咳，口渴失眠，面白少华，脉微细无力。

◎ 炮制

人参传统炮制要求"去芦"，认为参芦有涌吐作用，但现代药理研究结果表明，人参根和人参芦有效成分相近，参芦所含人参皂苷、挥发油、无机元素等成分的含量更高，且基础与临床实践均证明参芦无催吐作用，但由于参芦总皂苷有较强溶血作用，不可供静脉使用，故制作静脉用药时宜去芦。

人参野生者名"山参"，栽培者称"园参"，现代主要的炮制方式有蒸制和晒制，其加工炮制品有多种：洗净晒干者称为生晒参；经沸水浸烫后，浸糖汁中，取出晒干者称为糖参；蒸熟晒干或烘干者称为红参；支根和须根蒸熟并干燥者为参须。野山参一般不去支根，极为精细地将整体晒干，即为"生晒山参"。

需注意的是，炮制品中参须力量较弱，而红参偏温，适用于气弱阳虚见声低懒言、畏寒肢冷、短气自汗者；生晒参则适用于气阴不足见面色苍白、口干咽燥、神疲乏力、手足心热者；糖参药力较弱，肺气虚见咳喘无力、气短、面色㿠白、畏风自汗者宜用。

现代药理学研究表明，红参较生晒参有更强的抗癌活性，同时，红参还表现出更强的抗肝毒活性、抗肿瘤及抗衰老作用。

◎ 用量

《中华人民共和国药典（2020 年版）》规定人参用量为 3～9g，文火另煎兑服；研粉吞服每次 2g，2 次 /d。若挽救虚脱（休克）用量宜 15～30g，大剂量可用至 150g。由于人参过用可能导致"人参滥用综合征"，故不宜大剂量或长期服用。

◎ 阐微

关于人参是否去芦。参芦系人参主根与茎之间的根状茎，历代一些本草文献中记载参芦具有涌吐作用，故使用人参时要去掉芦头，以防止诱发呕吐，并将参芦列为催吐药。如五代·李珣《海药本草》中认为应"用时去其芦头，不去者吐人，慎之"。南北朝《雷公炮炙论》中亦认为"去四边芦头并黑者，锉入药中。夏中少使，发心痃之患也"。明·李时珍《本草纲目》提出"芦，气味苦温无毒，主治吐虚劳痰"，清·汪昂《本草备要》则言"人参芦，能涌吐痰涎。体虚人用之，以代瓜蒂"，清·张璐《本经逢原》亦提及"参芦能耗气，专入吐剂"。《中药辞海》人参炮制项下也要除去芦头。然《神农本草经》等本草著作并未言人参去芦，亦未言参芦催吐，均用全参。现代植物、药理、毒理和临床研究亦表明，参芦与人参所含人参皂苷的数量和种类基本相同，参芦中总皂苷元含量高于人参主根，参芦的挥发油含量为人参根的 3 倍，参芦所含糖类、氨基酸、多肽等与人参根相似；参芦与人参一样具有抗疲劳、耐缺氧、抗利尿、促进 DNA 合成等作用；对鸽、猫、狗等动物实验表明无致吐作用；参芦总皂苷与人参根总皂苷的毒性相似。综合上述，应正本清源，纠正"人参芦催吐"的不实之说，入药之人参实无需去芦。

方由药成

◎ 药对

人参配附子，补气固脱，回阳救逆；配白术，健脾益气；配蛤蚧，益肾纳气；配玄参，滋阴降火；配半夏，健脾和胃止呕；配陈皮，健脾理气；配木防己，行水化饮，散结消痞；配熟地，补血养阴；配当归，补气养血。

◎ 角药

人参配麦冬、五味子，益气生津，敛阴复脉；配干姜、附子，益气温阳；配黄芪、升麻，补气升阳举陷；配款冬花、乌梅，益气敛肺止咳；配蛤蚧、胡桃肉，补肺益肾，纳气定喘；配黄芪、扁豆，健脾益气，实卫固表；配白术、天麻，健脾平肝；配麦芽、山楂，健脾消食；配半夏、茯苓，益气和胃除痰；配干姜、半夏，健脾温中止呕；配当归、桂心，温经散寒；配肉豆蔻、罂粟壳，温中固涩；配山药、莲子，健脾养阴；配五味子、罂粟壳，敛肺止咳；配麦冬、桑叶，清燥润肺；配蛤蚧、桑白皮，益气补肾，清肺化痰。

◎ 经方

1. 发汗后津气耗伤而表未解——桂枝加芍药生姜各一两人参三两新加汤

《伤寒论•辨太阳病脉证并治》"发汗后，身疼痛，脉沉迟者，桂枝加芍药生姜各一两人参三两新加汤主之"。此乃发汗太过，营气受损，筋脉失养出现的周身疼痛，脉沉迟，乃太阳太阴合病，故用桂枝汤解表，并加重芍药以和营养血，加重生姜以外通阳气内畅中焦，再以人参健胃生津，补汗后之虚。

2. 太阳太阴合病——桂枝人参汤

《伤寒论•辨太阳病脉证并治》"太阳病，外证未除而数下之，遂协热而利，利下不止，心下痞鞕，表里不解者，桂枝人参汤主之"。此为太阳表证，本该解表却反用下法，导致表证不解，并伤及太阴脾土，而出现里寒伴表证发热下利的太阳太阴合病，故用桂枝解表，理中汤温中散寒补益脾胃。而人参在此方证中主补中益气及解心下痞硬。

3. 心阴阳两虚——炙甘草汤

《伤寒论•辨太阳病脉证并治》"伤寒脉结代，心动悸，炙甘草汤主之"。本条虽论述心阴阳两虚证，但前提为"伤寒脉结代"，冠以"伤寒"，但未见表证，而见"脉结代，心动悸"，当知外邪已罢，里虚已成。故以炙甘草补中益气，生地、麦冬、阿胶、麻仁养心阴兼补心血，桂枝、生姜宣阳化阴，桂枝、甘草辛甘化阳，加清酒振奋阳气以通血脉。人参于此方证中，主益气生津复脉。

4. 热盛耗气伤津——白虎加人参汤

在《伤寒论》多条谈及大汗出，大烦渴不解，脉洪大，或热结在里，表里俱热，时时恶风、大渴、舌上干燥而烦、欲饮水数升，或无大热、口燥渴、心烦、背微恶寒及《金匮要略》中汗出恶寒，身热而渴，均宜白虎加人参汤主之。此方证为白虎汤证热盛津液耗损较甚，以至渴欲饮水，故加人参安中养胃、生津止渴以滋阴液。（详见石膏篇）

5. 阳虚津血亏耗——四逆加人参汤

《伤寒论·辨霍乱病脉证并治》"恶寒，脉微而复利，利止，亡血也，四逆加人参汤主之"。人参益气养胃兼生津血，加于四逆汤中而治四逆汤证胃气虚衰而津血不足者。

6. 胃虚气滞——厚朴生姜半夏甘草人参汤

《伤寒论·辨太阳病脉证并治》"发汗后，腹胀满者，厚朴生姜半夏甘草人参汤主之"。此于生姜半夏汤中加大量厚朴以消胀满，加小量甘草、人参以补中虚，故治生姜半夏汤证腹胀满而中气虚者。

7. 胃虚气逆——旋覆代赭汤

《伤寒论·辨太阳病脉证并治》"伤寒发汗，若吐，若下，解后，心下痞鞕，噫气不除者，旋覆代赭汤主之"。旋覆花温中健胃而下结气，代赭石镇虚逆，半夏、生姜降饮逆，人参、甘草、大枣安中养正，故治胃虚有饮而现诸呕逆证者。其适应证为心下痞、噫气呕逆。胃虚极，客气结于心下，大便不通，气逆不降者，不限于噫气一症，呕哕噎膈诸症本方亦有良效。

8. 虚热气逆——橘皮竹茹汤

《金匮要略·呕吐哕下利病脉证治》"哕逆者，橘皮竹茹汤主之"。此方于橘皮汤重用橘皮，复加治咳逆上气的竹茹，安中缓急的甘草、人参、大枣，故治橘皮汤证但胃虚而致呕哕咳逆剧烈急迫者。

9. 胃虚水饮内停——《外台》茯苓饮

《金匮要略·痰饮咳嗽病脉证并治》"《外台》茯苓饮：治心胸中有停痰宿水，自吐出水后，心胸间虚，气满不能食，消痰气，令能食"。本方是橘皮枳实生姜汤加健胃安中的人参以及利尿的茯苓、白术，以治橘皮枳实生姜汤证心下痞硬、小便不利或有停饮者，其辨证要点为胸满、腹胀、心下痞、纳差、小便不利。

10. 胃虚津气不足——《千金》生姜甘草汤

《金匮要略·肺痿肺痈咳嗽上气病脉证并治》"《千金》生姜甘草汤：治肺痿咳唾涎沫不止，咽燥而渴"。方中生姜温中健胃治呕，余皆为温中健胃养正之品，此乃治胃虚饮逆之方。

11. 胃虚痰饮郁热——泽漆汤

《金匮要略·肺痿肺痈咳嗽上气病脉证并治》"咳而脉浮者，厚朴麻黄汤主之；脉沉者，泽漆汤主之"。泽漆汤为柴胡桂枝汤去柴胡、芍药、大枣，加泽漆、人参、白前而成。泽漆味苦，微寒，主皮肤热、大腹水气及四肢面目浮肿。本方中用泽漆以利水于下，复以半夏、生姜逐饮于上,使顽疾宿饮不得复留。另以人参、甘草安中,黄芩除热,人参、白前散结止咳,桂枝镇气冲,故治痰饮在半表半里之咳逆、咳喘、吐黄痰、口渴、浮肿者。

12. 气血亏虚风邪中表——侯氏黑散

《金匮要略·中风历节病脉证并治》"侯氏黑散:治大风,四肢烦重,心中恶寒不足者。《外台》治风癫"。古人认为风癫、身重不遂为大风,故用菊花为主药来祛风,但本方是以桂枝、防风、桔梗解外,人参、白术、茯苓健脾利湿,复以矾石燥湿,细辛化饮,黄芩、菊花、牡蛎清热,川芎、当归养血,以干姜温下祛寒,不失为治血虚水盛、上热下寒的厥阴病之剂。

13. 虚寒壅滞——九痛丸

《金匮要略·胸痹心痛短气病脉证治》"九痛丸:治九种心痛"。此处所谓心痛是泛指胸部和上脘部的一切疼痛而言,而本方证主在太阴里虚寒,故本方多为大辛大热之品,其中附子、巴豆祛寒而破坚积,干姜、人参理中温胃。狼牙一药在《千金方》中谓之狼毒,与吴茱萸共同可温中以祛寒饮。本方施于阴寒之证,确可挽救重危于顷刻。

◎ 方证

含人参常用方临床应用指征如下:

桂枝加芍药生姜各一两人参三两新加汤 以桂枝汤等解表剂发汗后出现周身疼痛、脉沉迟为其辨证要点。

桂枝人参汤 以外感风寒后出现发热自汗、微恶寒或寒热往来、鼻鸣干呕、头痛项强、胸胁痛满、脉弦或浮大为其辨证要点。

炙甘草汤 以脉结代、心动悸、虚羸少气、舌光少苔或质干而瘦小或虚劳肺痿及形瘦短气、自汗盗汗、虚烦不眠、咽干舌燥、便干结、脉虚数为其辨证要点。

白虎加人参汤 以身热而渴、汗出恶寒、脉虚大无力或洪大,或消渴多饮为其辨证要点。

四逆加人参汤 以阳气衰微、阴液内竭、四肢厥逆、恶寒脉微、下利而利忽自止为其辨证要点。

茯苓四逆汤 以伤寒汗下之后病证不解而烦躁为其辨证要点。

理中汤/丸 以自利不渴、呕吐腹痛、腹满不食、吐血便血或崩漏、倦怠少气、四肢不温为其辨证要点。

大建中汤 以心胸中大寒痛、呕不能食、腹中寒、上冲皮起、出见有头足、上下痛而不可触近、手足厥冷、舌质淡、苔白滑、脉沉伏而迟为其辨证要点。

吴茱萸汤 以食后泛泛欲吐、或呕吐酸水、或干呕、或吐清涎冷沫、胸满脘痛、巅顶头痛、畏寒肢冷、手足逆冷、大便泄泻、烦躁不宁、舌淡苔白滑、脉沉弦或迟为其辨证要点。

薯蓣丸 以胃脘痛、痹证、闭经、月经不调等属于气血两虚,脾肺不足而见诸虚劳征象为其辨证要点。

附子汤 以口中和、其背恶寒、身体痛、手足寒、骨节痛、脉沉为其辨证要点。

大半夏汤 以胃反呕吐、朝食暮吐、暮食朝吐为其辨证要点。

厚朴生姜半夏甘草人参汤 以汗出、腹胀满、呕逆嗳气、口淡纳呆、苔白脉迟为其辨证要点。

旋覆代赭汤 以胃脘痞闷或胀满、按之不痛、频频嗳气、或纳差、呃逆、恶心、甚或呕吐、舌苔白腻、脉缓或滑为其辨证要点。

橘皮竹茹汤 以呃逆或干呕、虚烦少气、口干、舌红嫩、脉虚数为其辨证要点。

温经汤 以月经不调、血色黯淡或有血块、或自觉手足心热、恶风、自汗、午后发热、或头痛、恶心、小腹拘急、疼痛或胀满、口唇干燥、舌质黯淡、脉涩为其辨证要点。

麦门冬汤 以咳嗽气喘、咽喉不利、咯痰不爽或咳唾涎沫、口干咽燥、手足心热、舌红少苔、脉虚数、或呕吐、纳少、呃逆、口渴咽干、舌红少苔、脉虚数为其辨证要点。

泽漆汤 以咳嗽喘促、身体浮肿、二便不利、脉象沉伏为其辨证要点。

侯氏黑散 以中风见四肢烦重、心中恶寒不足为其辨证要点。

九痛丸 以九种心痛及卒中恶、腹胀痛、口不能言、或连年积冷、流注心胸痛、并冷冲上气为其辨证要点。

生脉散 以汗多神疲、体倦乏力、气短懒言、咽干口渴、舌干红少苔、脉虚数为其辨证要点。

补肺汤 以肺虚咳喘、短气自汗、声音低弱、舌淡、脉象虚弱为其辨证要点。

人参蛤蚧散 以久咳气喘、痰稠色黄、或咳吐脓血、胸中烦热、身体日渐消瘦、或面目浮肿、脉浮虚为其辨证要点。

人参败毒散 以憎寒壮热、头项强痛、肢体酸楚、无汗、鼻塞声重、咳嗽有痰、胸痞满、舌淡苔白、脉浮而按之无力为其辨证要点。

◎ 量效

通过分析含人参常见方剂，可以总结如下量效关系：

1. 绝对剂量

大剂量为乌梅丸，原方中人参用量为 6 两。但需注意的是，此处仅为人参绝对剂量且用于丸剂之中，与方中乌梅、干姜、黄连等药物相比，人参用量绝非大剂量，因本方原为寒热错杂之脏寒蛔厥重证及久泻久痢所设，正气亏虚，邪气内羁，重用乌梅为君以安蛔止痛、涩肠止泻。方中人参与当归共奏益气养血之功，扶助正气以助祛邪外出，人参在方中仅为佐药。

中等剂量为木防己汤、木防己去石膏加茯苓芒硝汤，原方中人参用量为 4 两。半夏泻心汤、生姜泻心汤、甘草泻心汤、白虎加人参汤、桂枝人参汤、干姜黄芩黄连人参汤、小柴胡汤、桂枝加芍药生姜各一两人参三两新加汤、理中丸、吴茱萸汤、大半夏汤、泽漆汤、麦门冬汤、《外台》茯苓饮、《古今录验》续命汤，人参用量则均为 3 两。附子汤、黄连汤、竹叶石膏汤、旋覆代赭汤、炙甘草汤、大建中汤、温经汤，人参用量均为 2 两。

小剂量为柴胡加龙骨牡蛎汤、《外台》柴胡桂枝汤，人参用量为 1 两半。四逆加人参汤、厚朴生姜半夏甘草人参汤、柴胡桂枝汤、茯苓四逆汤、柴胡加芒硝汤、干姜人参半夏丸、橘皮竹茹汤、竹叶汤，人参用量均为 1 两。另有薯蓣丸中人参 7 分、侯氏黑散中人参 3 分、鳖甲煎丸中人参 1 分，但均为丸散剂。

2. 相对剂量

（1）益气回阳：四逆加人参汤、茯苓四逆汤、竹叶汤中，人参与附子比例为 1∶1（二者等分）。

（2）益气养阴：薯蓣丸中，人参与麦冬比例为 7∶6（人参 7 分∶麦冬 6 分）；竹叶石膏汤、温经汤中，人参与麦冬比例约为 2∶7（人参 2 两∶麦冬 1 升）；麦门冬汤中，人参与麦冬比例约为 1∶16（人参 3 两∶麦冬 7 升）。

（3）补中益气：侯氏黑散中，人参与白术比例为 3∶10（人参 3 分∶白术 10 分）；薯蓣丸中，人参与白术比例为 7∶6（人参 7 分∶白术 6 分）；附子汤中，人参与白术比例为 1∶2（人参 2 两∶白术 4 两）；桂枝人参汤、理中丸、《外台》茯苓饮中，人参与白术比例为 1∶1（人参 3 两∶白术 3 两）。

◎ 服饵

人参属名贵中药材，目前临床用其入煎剂时常文火另煎兑服。在《伤寒杂病论》中并未言及特殊的煎煮方法，多是强调整方之"去滓""温服"，仅于小柴胡汤、半夏泻心汤诸方证中有"去滓再煎"一说。这种方法有利于浓缩药液、增强药效，减少药量、防止呕吐拒药，同时通过延长药物之间接触时间以便化学反应的进行从而增加有效成分溶出、生成新的物质、扩大药物治疗作用等。

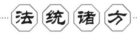

人参甘而微苦，性微温，"职专补气"，是补法的代表药物。

◎ 补法

补法为中医八法之一，是重要的扶正手段。补法又称补益、补养、补虚，是指用补益药物补养人体气血阴阳不足，改善衰弱状态，治疗各种虚证的方法。根据病情急缓和体质虚弱程度，又可分峻补与缓补。《素问·至真要大论》言"虚者补之""损者益之"，《素问·阴阳应象大论》亦言"形不足者，温之以气；精不足者，补之以味"。人参之补重在补五脏，具体体现在：

1. 大补元气

凡因大汗、剧泻、大失血或大病、久病而致元气虚极欲脱，出现气短神疲、脉微欲绝之危证，均可单用本品浓煎取汁服，即独参汤；用治亡阳气脱，配伍附子以益气回阳，即参附汤；若气虚欲脱兼见汗多、口渴之气阴两伤者，常配伍麦冬、五味子以益气敛阴，即生脉散。参附汤、生脉散目前均有相关静脉制剂，用于抢救休克、治疗心律失常有明确疗效。

2. 补脾益肺

《神农本草经》言人参"主补五脏"，能补气健脾，益气补肺，为补脾气、益肺气之要药。治疗脾气虚弱之倦怠乏力、食少便溏、消化不良、口淡无味等，配伍白术、茯苓、甘草，即四君子汤。此是治疗气虚证的最基本方剂。诸如异功散、六君子汤、香砂六君子汤、保元汤、参苓白术散等均在此方基础上加味而成。治脾虚中气下陷，配伍黄芪、柴胡、升麻等，如补中益气汤；治脾气虚弱，运化无力，以致气血两虚者，配白术、当归等，如归脾汤、八珍汤；治肺气不足所致气喘乏力，常配伍五味子、黄芪等，如补肺汤；若用治肺肾两虚之咳喘，常配伍蛤蚧、杏仁等，如人参蛤蚧散。

3. 补气生津

《名医别录》载人参"主消渴"，这是人参止渴作用的最早记录。现代药理研究发现，人参具有较好的降血糖作用，临床在治疗糖尿病中极为常用。本品既能补气，又能生津，可用于阴津不足或气津两伤等证，常配伍黄芪、天花粉、山药等；若治疗气分热盛伤阴，症见身热汗多、口渴、脉虚大无力等，可与石膏、知母等配伍，如白虎加人参汤。

4. 安神益智

《神农本草经》载人参能够"安精神……止惊悸……开心、益智"。人参入心经，能补益心气，安神益智，明显提高记忆力，改善患者的精神状态，用治气血亏虚、心神失养之健忘、失眠、心悸等，可与当归、酸枣仁等配伍，如归脾汤，亦可配伍生地黄、丹参等，如天王补心丹。

5. 扶正祛邪

人参与解表药、攻下药等配伍，有扶正祛邪之功，可用于气虚外感或热结里实而邪实正虚之证。治疗气虚外感风寒者，配伍羌活、独活等，如败毒散。治疗气虚而兼里实便秘者，配伍大黄、当归等，如温脾汤；对于气虚而易于外感者，在非感冒期常服人参制剂，能够明显提高机体的免疫力，减少感冒次数。上述均为其益气扶正作用的具体应用。

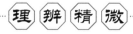

理 辨 精 微

◎ 药理

1. 传统药理

人参味甘，性微温，可大补元气、补益五脏、生津止渴、安神益智，李时珍在《本草纲目》中言其可"治男妇一切虚证"，其作用的核心在于"补"字。

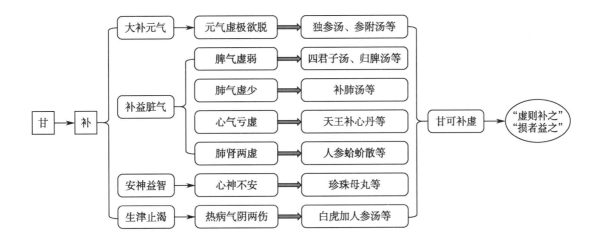

2. 现代药理

现代药理研究显示人参的作用主要包括以下方面：

（1）中枢神经系统：人参对中枢神经既有兴奋作用，又有抑制作用，小剂量主要为兴奋，大剂量则为抑制。同时可通过促进脑内物质代谢、提高脑内胆碱能神经系统功能和单胺类神经递质活性、促进神经细胞发育和突触传递、保护神经细胞及增加脑血流量等机制增强学习记忆能力。

（2）心血管系统：人参皂苷具有与强心苷类似的强心作用，对于各种原因造成的休克具有防治作用；同时对于血压存在双向调节作用，作用差异与剂量、机体功能状态有关。

（3）免疫系统：作为人参中增强免疫功能的主要成分，人参皂苷与人参多糖可通过影响补体、淋巴细胞、巨噬细胞等多种途径达到免疫增强的目的。

（4）内分泌系统：人参对下丘脑 - 垂体 - 肾上腺皮质轴、下丘脑 - 垂体 - 性腺轴均有兴奋作用，可影响肾上腺皮质激素、性激素、甲状腺激素、胰岛素等多种激素的分泌。

（5）除上述之外，人参另有促进核酸与蛋白质合成、降低血脂、调节血糖、促进造血、抗疲劳、延缓衰老、保护肝肾、抗应激、抗肿瘤等多种作用。

◎ 演义

人参以补益为其长，通过与他药配伍，可用于危急重症及多种虚损类疾病。

1. 危急重症

人参味甘而微苦，性微温，能大补元气、复脉固脱，是治元气虚极欲脱之要药。《神农本草经疏》言其"能回阳气于垂绝，却虚邪于俄顷"，通过与回阳救逆、养阴生津等药物配伍，可用治元气虚极欲脱、气虚亡阳、气虚亡阴及血虚欲脱等危急重症。现代药理研究结果表明，人参具有抗休克、强心作用，其静脉制剂如参附注射液、生脉注射液，对失血性休克、急性脓毒症休克、心源性休克、缓慢性心律失常效果尤为显著。这应该是其大补元气、回阳强心的现代药理研究依据。

2. 虚损性疾病

人参可补五脏之气，陈嘉谟《本草蒙筌》中提到"人参补虚，虚寒可补，虚热可补；气虚宜用，血虚亦宜用"。人参对于五脏之虚损均有较强的补益作用，尤善补肺、脾之气，为补脾、补肺之要药。现代药理研究结果证实，人参主要成分为人参皂苷，具有较强的补益之功，具体表现在能兴奋垂体肾上腺皮质系统，提高应激反应能力，且能促进蛋白质的合成，调节胆固醇代谢，促进造血系统的功能，增强机体免疫功能，增强性腺功能。

3. 睡眠障碍

人参可用于因心气亏虚、心脾两虚等所致之失眠，常伴心悸怔忡、虚烦健忘等。一方面，人参可大补元气，元气充则心气得养、心神得宁、心智得聪；另一方面，人参可直接补益心气，有安神益智之功。现代药理研究结果也证实，人参可调节中枢神经系统兴奋过程和抑制过程的平衡，这可能是其治疗睡眠障碍的机制所在。

4. 糖尿病

消渴一病，虽有三消之不同，涉及以肺、脾、肾为主的多个脏腑。但究其病理变化，仍以燥热与阴虚为主，发展至后期多表现为气阴两虚之证。因人参可同入肺、脾、肾经，补益三脏之气的同时能生津止渴，是历代治疗消渴的方剂中常用药物。现代药理研究结果也证实，人参所含之人参皂苷、人参多糖等活性成分均具有降低血糖的作用。同时，动物实验也证实，人参可刺激胰岛细胞分泌胰岛素，因此，成为目前临床中治疗糖尿病的常用药物，也是研究热点所在。

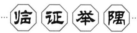

案1　治类中风

邓某，男，72 岁，干部，1961 年 5 月 15 日初诊。十一年前曾突然昏倒，当时经某医院诊断为高血压性心脏病，并请中医重用朝鲜参及真武汤等中药而逐渐好转。自 1958 年起，常服补心丹，今年有一次开会，突然又晕倒，全身发颤抖，曾住某医院二十余天，治疗渐好转，近来又觉头晕目眩，有时四肢颤抖，甚则身动摇，不敢步行，耳鸣，口涎自流，咯痰不咳嗽，目视物模糊，口苦不渴，时有心慌，食欲不振，无饥饿感，睡眠不实，恶梦多，大便不畅，小便少。其人体丰面赤，脉两寸关微，至数不明，有散乱之象，两尺沉迟，舌质黯红，苔白腻。处方：生龙牡（打）各六钱、煅石决明八钱、灵磁石四钱、生玳瑁（打）三钱、生龟甲（打）六钱、红人参三钱、川熟附子三钱、酸枣仁四钱、远志肉一钱，连服三剂，每剂两煎，慢火煎二小时，取三百毫升，分五次温服。

5 月 19 日二诊：服药后头昏及痰涎均减少，小便较增多，有时微渴，大便正常，脉如前，原方去磁石加山萸肉二钱，再进四剂。

5 月 26 日三诊：连服四剂后大见好转，晕眩基本消失，身已无动摇，食欲好转，二便调和,唯行动气力尚差,六脉沉缓有力,舌正苔减,乃阳回之象,原方再进三剂,后以原方去玳瑁加杜仲四钱、破故纸三钱,以五倍量浓煎,去渣入蜂蜜为膏,每日早晚各服三钱,白开水冲服,以资稳固。

(蒲辅周医案)

主要症状:头晕目眩,四肢颤抖,甚则身动摇,耳鸣流涎,脉两寸关微,至数不明,两尺沉迟,舌质黯红,苔白腻。

病机归纳:操劳过度,肝肾真阴亏虚,真阳浮越,肝风将动。

方义分析:此案患者旧有高血压心脏病,曾服参、附等药症状缓解,但过劳则有晕倒、全身震颤甚则动摇、耳鸣、目眩、心慌等症,考虑此皆五志过劳,肝肾阴虚,阳越于上,实为阴不潜阳,上盛下虚之故,故以育阴潜镇之品为主,填精益髓、镇肝息风,佐以附子回阳,引火归元,再以人参益气,俾阴固阳,服后上下阴阳调和,浮游之风、火自熄,眩晕渐消,震颤渐平。

药证归纳:此案以肝肾虚极、阴虚不能潜阳为主要矛盾,故以育阴潜镇之品为主药,此中人参与附子均为佐药,取二者益气回阳之功,《神农本草经》言人参"主补五脏",为治虚劳内伤第一要药,与附子相配,为补气固脱、回阳救逆的常用药对。

案2 抢救急性心肌梗死合并恶性心律失常、心源性休克

白某,男,64岁。1998年12月07日11:00因"反复胸骨后疼痛19小时,加重伴昏迷、无尿3小时"入ICU。患者入院前19小时在活动中出现胸骨后压榨性疼痛,伴汗出、喉中烧灼感,休息5min左右缓解。3小时前患者在晨起锻炼时突发胸骨后、心前区压榨性疼痛,向背心放射,恶心呕吐,吐出食物残渣,全身大汗淋漓,意识不清,急送我院门诊,门诊心电图提示Ⅱ、Ⅲ、aVF导联S-T段弓背上抬,频发室性期前收缩二联律,血压8/5kPa(60/37.5mmHg),心率60~70次/min,予以利多卡因50mg静推、生脉注射液100ml静滴,以"急性下壁心肌梗死"诊断收入住院。刻下查体见:T:35℃、P:60次/min、R:21次/min、BP:8/5kPa(60/37.5mmHg),浅昏迷,呼之不应,四肢厥冷,全身冷汗淋漓,面色苍白,心尖搏动扪不清,心界向左下扩大,心率68次/min,律不齐,心音低钝、遥远,A2大于P2。实验室检查见:WBC:16.7×10⁹/L、N:79%、AST:50U、LDH:90U、HBDH:143U、CK:423U、BUN:8.5mmol/L、Cr:132.9μmol/L。心电图提示Ⅱ、Ⅲ、aVFS-T段弓背上抬大于0.1mV,Ⅰ、aVL、V4~6S-T段水平下移大于0.05mV,T波V1、V6、aVR倒置,aVL、V5双向。诊断为:急性下壁心肌梗死,广泛高侧壁、前壁、后壁心肌缺血,合并心源性休克,频发室性期前收缩(二联律),短阵室性心动过速。入ICU后多次复查心电图呈典型心肌梗死图形,心肌酶谱进行性升高,最高时AST:684U、HBDH:1 019U、LDH:386U、CK:1 022U。因患者频发室早、短阵室速,予利多卡因静脉推注,但用药后5min出现Ⅲ度房室传导阻滞,心室率曾降至39次/min,血压24h后仍在9/5kPa(67.51/37.5mmHg)上下波

动，无尿，予多巴胺升压则频发室早再现，治疗陷入困境，故除常规补充水盐电解质、吸氧外，停用西药，选择参附注射液、生脉注射液、川芎嗪注射液大剂量应用，参附注射液开始日用量达 480ml，后改为 40ml/次，每 6h 静推 1 次。患者入院后 46h 小便开始增多，血压缓慢回升，四肢转温，意识转清，每日常规两次十二导联心电图检查，除符合急性心肌梗死演变规律外，心律失常由Ⅲ度房室传导阻滞，逐渐演变为高度房室传导阻滞、Ⅱ度房室传导阻滞、Ⅰ型 AVB、Ⅰ度房室传导阻滞，直至入院后第 7 天完全转为窦性心律，血压亦随之稳定在 14~16/8~10kPa（105~120/60~75mmHg），心肌酶学每日复查两次，基本符合"CK 6h 开始升高，30h 达高峰，70h 恢复正常；AST 6h 开始升高，25h 达高峰，6 天恢复正常；LDH 8h 开始升高，56h 达高峰，12 天恢复正常；HBDH 9h 开始升高，52h 达高峰，14 天恢复正常"的规律。患者此次共住院 3 周，出院后逐渐恢复正常工作和生活。以后随访 20 年健康状况良好。

（岳仁宋医案）

主要症状：胸骨后、心前区压榨性疼痛，向背心放射，恶心呕吐，吐出食物残渣，全身大汗淋漓，意识不清。

病机归纳：阳气暴脱，阴寒内凝。

方义分析：本案中患者为急性心肌梗死合并恶性心律失常、心源性休克，病势凶险，属中医"胸痹心痛""脱证"等范畴，仲景在《金匮要略》中指出"阳微阴弦，即胸痹而痛，所以然者，极虚故也"。通过患者临床表现等四诊合参，当辨为阳气暴脱，阴寒内凝，气滞血瘀之证，结合《金匮要略·胸痹心痛短气病脉证治》中仲景治疗该类病证的各类处方中均有大剂温阳散寒之药，而且用于真心痛的乌头赤石脂丸，更是体现了回阳、温阳之法度，故该患者治当回阳固脱为要。但因该患者入院时已意识不清，恐口服药力之不足，故选用现有中药针剂参附注射液、生脉注射液等，以充分体现回阳固脱，益气活血之法。

药证归纳：参附注射液是选用明代方贤等著《奇效良方》中的"参附汤"经剂型改革而成，由红参和附子组成。红参是人参的一种炮制品，其益气回阳作用尤佳，附子则具有回阳救逆，益火补阳之功，其中红参偏补心肾之气，附子偏补心肾之阳，二药共奏温补心肾阳气之功，具有回阳救逆、益气固脱作用。现代药理研究结果也证实，参附注射液中所含的去甲乌头碱是 β 受体激动剂，能明显加大心肌细胞搏动频率和幅度，增加心肌收缩力，增加心排出量，升高血压，其所含人参皂苷可强心、扩张冠状动脉及周围血管，减轻心脏前后负荷，同时能改善缺血心肌的合成代谢，减少心肌对氧和化学能量的代谢消耗，使缺血的心肌在耗氧最低的情况下起作用，因此，人参、附子合用能够较全面的改善心衰症状，其回阳固脱之力尤胜。

附：西洋参

◎ 概述

西洋参为五加科多年生草本植物西洋参的根。味甘、微苦，性凉。归心、肺、肾经。具有补气养阴，清热生津的功效。

◎ 药证

主治：肺虚久咳，热伤气阴，津枯肠燥。

体质特征：体质偏阴虚火旺，可伴短气喘咳、痰少或痰中带血、烦倦口渴、身热多汗、心烦乏力、口干舌燥、肠热便血等，舌红苔少或无苔，脉细数。中阳虚衰、寒湿中阻及气郁化火者忌服。

◎ 炮制

炮制品有光西洋参、原皮西洋参，前者是将西洋参鲜品喷水润湿，撞去外皮，再用硫黄熏之，晒干后，其色白起粉；后者是原皮西洋参挖起后即连皮晒干或烘干。《本草纲目拾遗》记载本品炮制时"忌铁刀火炒"。

◎ 量效

《中华人民共和国药典（2020年版）》规定西洋参用量为3～6g。由于临床有口服西洋参10g而致过敏反应的报道，因此也应注意使用中不可滥用。

◎ 阐微

西洋参味甘能补，苦凉清热，能补气养阴，清热生津，为补气药中"清养"之品。对于气阴两伤，正如《本草从新》中所言之"虚而有火者相宜"。《医学衷中参西录》提及"凡欲用人参而不受人参之温补者，皆可以此代之"。因西洋参尤善"养肺胃阴津，解渴除烦热"，《本草正义》认为西洋参对于"惟肺胃有火，口燥咽干者，颇有捷效"。

◎ 服饵

西洋参与人参一样，均需另煎兑服，从而有助于有效成分的溶出。

附：太子参

◎ 概述

太子参为石竹科多年生草本植物孩儿参的块根。味甘、微苦，性平。归脾、肺经。具有益气健脾，生津润肺的功效。

◎ 药证

主治：脾胃亏虚，肺虚燥咳，气虚津伤。

体质特征：体质虚弱，气阴不足，可伴神疲乏力、食欲缺乏、自汗、咳嗽气短、干呕纳少、口干燥渴等，舌淡白或红，脉弱或细数。邪实正不虚者慎用。

◎ 炮制

太子参的炮制是将其采挖后洗净，除去细小须根，入沸水中浸烫 3～5min 后取出晒干，或直接晒干入药。

◎ 量效

《中华人民共和国药典（2020 年版）》规定太子参用量为 9～30g。

◎ 阐微

太子参之名最早见于《增订本草备要》，谓其"形细如参条，而补性不下大参，气味功用均同人参"。后《本草从新》谓太子参"大补元气，虽其细如参条，短紧坚实，而有芦纹，其力不下人参"，但未明太子参为何品种。《本草纲目拾遗》中则引《百草镜》云"太子参即辽参之小者，非别种也"，并进一步提出"味甘苦，功同辽参"。由上述可知古本草所指太子参即五加科人参的小形参。但现代所用太子参为参类的新品种，因其块根很小，对小儿虚汗有效，统称"孩儿参"（《饮片新参》）、童参（《上海常用中草药》），首载于《中国药用植物志》，谓其"治小儿虚汗为佳"，《江苏药材志》增入"补肺阴，健脾胃"，《药材学》则提出其可"补气、益血、生津"，《中药大辞典》谓其"健脾润肺"，《中药辞海》则明确提出本品"益气健脾、生津、润肺"。

◎ 服饵

西洋参临床中多入煎剂，可另煎兑服，也可同他药一起煎煮，也有泡水代茶饮者。

◎ 人参、高丽参、西洋参、太子参对比

人参因产地而有不同，产于吉林者习称吉林参，产于朝鲜者习称朝鲜参、高丽参或别

直参，产于日本者习称东洋参，因此，高丽参是指产于朝鲜半岛的人参，多加工成红参使用。长期以来，中医认为高丽参质优，其次为东北人参。高丽参中又以金刚山所产者更佳，名别直参。但古人也有认为山西省长治市（古称上党）所产人参最优，其次为百济（属韩国）和高丽（属朝鲜）所产者。如《本草纲目》所述之"俗乃重百济者，形细而坚白，气味薄于上党者。次用高丽者，高丽即是辽东，形大而虚软，不及百济，并不及上党者"。综上所述，高丽参本质即为人参，其性味归经、功效等应与人参统一。

关于西洋参，张锡纯认为"西洋参性凉而补，凡用人参而不受人参之温补者，皆可以此代之"，而张山雷则认为"西洋参产于美洲，本非中土所有，唯吴氏《本草从新》、赵氏《本草拾遗》收之，均称其有补肺之功。然其味甚苦，其性必寒。闻彼中并不视为药品，唯吾人震于参之美名，均称其有补肺之功，价值日贵，而赝鼎亦。然其真者，亦不过苦寒泻火之品……是以胃弱津枯而不因于实热者，已嫌其伐生之气，所谓补肺亦可想见。吾国所产清热润燥之药甚多，又何必侈谈域外之奇"。上述两位医家观点迥异，实际上，目前看来，西洋参属于常用的补气药之一，品种、成分、药效、功用与人参有共同之处，但又有差异。西洋参与人参同为五加科多年生植物的干燥根，但二者植物品种不同，在所含成分方面也有差异。在活性成分方面，西洋参含有 17 种皂苷，但人参所含皂苷的种类、含量均更甚。此外，西洋参含有挥发油、多糖、氨基酸、有机酸、微量元素等，人参则另含人参多糖、挥发油、氨基酸、微量元素、有机酸、酯类、固醇、生物碱、黄酮类、酶类等；在药理作用方面，西洋参与人参中所含皂苷均有显著的抗疲劳、抗利尿、抗缺氧能力，并且能够降低小鼠因注射中枢兴奋药所引起的惊厥率和病死率，虽然两种皂苷所呈现的作用相同，但人参皂苷的抗利尿作用明显高于西洋参皂苷，而西洋参皂苷的镇静作用则较为突出。

太子参为石竹科植物孩儿参的块根，味甘性平，入肺经能补益肺气、生津润肺，入脾经则有类似于人参的益气健脾作用，但力较弱，且因其性平偏凉，补中兼清，兼能养阴，其功效为益气健脾，生津润肺。现代药理研究结果证实，太子参有免疫促进作用，其提取物能对大鼠细胞免疫功能低下有显著的提高作用。除此之外，西洋参水煎剂还有抗疲劳、抗应激、延缓衰老等作用。

因此，综合上述，一方面，人参与西洋参均能补气生津，适用于脾肺气虚，津伤口渴及消渴证。但人参偏温，侧重温补，能大补元气、复脉固脱，主治元气虚脱之急危重证，同时能养血、安神益智，适用于气血两虚之气短乏力，心脾两虚之心神不宁；而西洋参偏凉，偏于清补，清热养阴，气阴两伤、虚而有火者用之为宜。除此之外，二者虽均有生津止渴之效，但人参生津止渴的作用是通过补脾肺之气、气充津生而达到止渴的目的，并非西洋参直接具有补阴生津的作用。另一方面，西洋参与太子参均能补气益阴，补而不燥，主治气阴两亏证，但西洋参性寒凉且补力强，太子参性平而补力弱。

黄芪

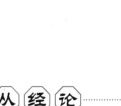

药 丛 经 论

◎ 概述

黄芪为豆科植物蒙古黄芪或膜荚黄芪的干燥根。味甘,性微温,归肺、脾经。具有补气升阳,固表止汗,利水消肿,托毒排脓,敛疮生肌等功效。

◎ 经论

《神农本草经》云:"黄耆,味甘,微温。主痈疽,久败疮排脓止痛,大风癞疾,五痔,鼠瘘,补虚,小儿百病。"

◎ 释经

黄芪味甘性温,为补气托毒之要药。"痈"指皮下组织局部化脓性炎症,"疽"指创面深凹的化脓性炎症,两者并称,常泛指各种脓肿。"败创"为久不愈合的疮疡。"大风"一指虚邪贼风,二指脑血管病之中风。"癞疾",即麻风病。"五痔"是肛肠病名,痔病总称。"鼠瘘"指瘰病多口破溃,贯通流脓久不愈合者,形似鼠穴。"补虚",补益虚劳羸瘦。"小儿百病"指与脾胃虚弱相关的小儿诸疾。

◎ 药证

体质特征:体形偏胖,肌肉松弛,皮肤缺乏弹性,面色黄黯,易疲乏汗出,舌质淡胖或淡红或紫黯,脉弱。

◎ 炮制

黄芪的历代炮制方法丰富多样,包括了去芦、炒制、炙制、酒制、盐制、醋制、煮制、蜜制、人乳制等。一般认为去芦免吐,炒者取芳香,炙者取中和,酒制升提,盐制走肾而软坚,醋制入肝而收敛,煮者去易烂,蜜制甘缓而益元,乳制润枯而生血。

目前,黄芪的生用和蜜炙是主流的炮制方法。生黄芪温热之性不如蜜黄芪,擅于固肌表、实腠理、泻阴火、解肌热、消水肿、托毒生肌;黄芪经蜜制之后,则增强了补益之力,常用于补中土、益元气、壮脾胃。

◎ 用量

《中华人民共和国药典（2020年版）》规定黄芪用量为9～30g。临床发现，黄芪小剂量（10～20g）能固表止汗、升血压，常用于自汗、盗汗、低血压症；中等剂量（20～40g）长于补中益气，常用于脾胃气虚证；较大剂量（40～60g）可降血压、减少蛋白尿，常用于高血压、肾病蛋白尿；超大剂量（60～120g）擅补经络肌腠之气，多用于中风后遗症。但需注意，以上大剂量应用黄芪均应在准确识别是否存在气虚证的情况下使用，实证慎用或禁用。

◎ 阐微

黄芪和人参作为最常用的补气药，常被临床医生随意选用、混用甚至滥用。在《伤寒杂病论》中，无一处方出现黄芪与人参同用的情况，可见仲景对于黄芪与人参的选择有着严格的区别。对于二药临床应用，黄煌教授作了很好的总结：①一亏一滥看水液：人参益气生津，适用于汗吐下太过、温热病后期气津两伤等气虚津液不足者；黄芪则多用于气虚水液泛滥诸证，仲景谓之水气病，如皮水、黄汗等。②一瘦一胖观体质：人参适用于瘦人，以形单瘦削、皮肤松薄欠润泽为特征；黄芪则多用于虚胖之人，以肌肉松软、皮肤潮湿易汗为特征。③一硬一软辨腹证：适用人参的患者多有心下痞硬之症，自觉胃脘部有闷胀堵塞的不适感，医者按诊局部可有压痛及抵抗感，但无反跳痛；适用黄芪者则以腹部膨隆、状如蛙腹、脐窝深陷为特点，为皮下脂肪过多地堆积于脐周所致，按之既无胀痛感，也无抵抗感。当然，人参以补五脏之气为主，而黄芪则以补经络肌表之气为要。

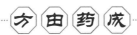

◎ 药对

黄芪配当归，补气生血，当归补血汤是也；配三七，益气活血；配防己，固表利水；配金银花，清热托脓；配地龙，益气通络；配升麻，益气举陷；配牡蛎，固表止汗；配白术，益气健脾；配桂枝，益气通痹；配大黄，益气攻下；配知母，益气滋阴。

◎ 角药

黄芪配白术、防风，益气固表，玉屏风散是也；配地黄、山药，益气滋肾；配穿山甲、皂角刺，托毒排脓；配三棱、莪术，扶正消癥。

◎ 经方

1. 阴阳气血营卫俱虚之血痹病——黄芪桂枝五物汤

《金匮要略·血痹虚劳病脉证并治》"血痹，阴阳俱微，寸口关上微，尺中小紧，外证身体不仁，如风痹状，黄芪桂枝五物汤主之"。血痹的成因是由于尊荣人骨弱肌肤盛，感受外邪而致，临床以局部肌肉或皮肤或肢端麻木为特征。若受邪较重者，亦可有酸痛感，即"如风痹状"。本方为桂枝汤倍生姜、去甘草，加黄芪而成，意在去甘草之缓，加生姜之散，并以黄芪益气通阳为君，全方益气温经、和血通痹。

2. 阴阳气血俱虚之虚劳病——黄芪建中汤

《金匮要略·血痹虚劳病脉证并治》"虚劳里急，诸不足，黄芪建中汤主之"。"里急"指腹中拘急，"诸不足"即阴阳气血俱虚。本方之条文紧接与小建中汤条文之后，仅加黄芪一味，可知本方证与小建中汤相似，但其虚损程度更甚。方中黄芪益气健脾，桂枝与白芍调和阴阳，生姜与大枣健脾益胃，饴糖补虚缓急，炙甘草益气健脾兼调和诸药。诸药相合，使化源足、气血生、营卫调、诸症平。

3. 风湿表虚——防己黄芪汤

《金匮要略·痉湿暍病脉证治》"风湿，脉浮身重，汗出恶风者，防己黄芪汤主之"。本证为表虚不固，外受风邪，水湿郁于肌表经络而成。风客皮毛，是以脉浮；水湿阻于肌腠，是以身重；卫表不固，肌腠疏松，是以汗出恶风。方中黄芪即能益气固表扶正，又可利水消肿以治标；防己祛风利湿，与黄芪共为君药；白术健脾祛湿，并助黄芪益气固表；甘草培土制水、调和诸药；生姜与大枣和脾胃、调营卫。

4. 表虚湿郁之黄汗——黄芪芍药桂枝苦酒汤

《金匮要略·水气病脉证并治》"问曰：黄汗之为病，身体肿，发热汗出而渴，状如风水，汗沾衣，色正黄如药汁，脉自沉，何从得为之？师曰：以汗出入水中浴，水从汗孔入得之，宜芪芍桂酒汤主之"。此乃汗出后入水中浴，水湿之邪侵犯肌腠，阻碍营卫的运行，卫阳被遏，郁而化热，湿热交蒸于肌肤，故出现身体水肿、发热口渴、汗出色黄。本方乃黄芪桂枝五物汤去姜枣加苦酒而成，以黄芪、桂枝之辛甘以温卫阳而行水湿，芍药、苦酒之酸摄营而敛汗。

◎ 方证

含黄芪常用经方或类经方临床应用指征如下：

黄芪桂枝五物汤　以肢体麻木不仁或活动不灵或酸痛、自汗、恶风、舌质黯淡为其辨证要点。

黄芪建中汤　以腹痛绵绵、喜温喜按、面色微黄、恶风、舌质淡红或黯淡、脉弱为其辨证要点。

防己黄芪汤　以肢体浮肿、身体困重、汗出恶风、脉浮为其辨证要点。

黄芪芍药桂枝苦酒汤　以汗出色黄、肢体浮肿、身热口渴、脉沉为其辨证要点。

玉屏风散　以容易感冒、畏风、自汗、大便溏薄、容易感冒、畏风、自汗、大便溏薄、舌淡、脉虚浮为其辨证要点。

补中益气汤　以自汗恶风、体倦肢懒、少气懒言、纳差便溏、舌淡、脉虚为其辨证要点。

补阳还五汤　以半身不遂、肢体麻木不仁、自汗恶风、舌质黯淡或有瘀斑瘀点、脉缓无力为其辨证要点。

当归补血汤　以面色淡白或萎黄、唇甲色淡、头晕眼花、舌淡、脉细无力为其辨证要点。

牡蛎散　以自汗或盗汗、短气乏力、舌淡、脉细弱为其辨证要点。

透脓散　以痈疡脓成而不溃、疲倦乏力、脉弱为其辨证要点。

◎　量效

黄芪在经方中的量效关系如下：

1. 绝对剂量

大剂量为黄芪芍药桂枝苦酒汤和防己黄芪汤，此二方中黄芪的用量为 5 两。其中黄芪芍药桂枝苦酒汤既是仲景使用黄芪的最大量方，同时也是药味最简方之一，对后人把握黄芪的适应证意义重大。通过黄芪芍药桂枝苦酒汤条文中的"身体肿……汗出……状如风水"来看，大剂量的黄芪可用于治疗汗出而浮肿者。防己黄芪汤在《金匮要略》中所载剂量"黄芪一两一分，白术七钱半"，包含了"分"和"钱"的计量单位，与仲景其他方有明显的不同。日本学者丹波元简认为本方用量为后人所设，在《备急千金要方》中所载的才是原方，其用量应为"防己四两，甘草一两，白术三两，黄芪五两，生姜三两，大枣十二枚"，后世学者也多执此说。从其条文来看，防己黄芪汤亦用于汗出身肿者。

中等剂量为黄芪桂枝五物汤、乌头汤、防己茯苓汤，黄芪用量均为 3 两。其中黄芪桂枝五物汤主治肢体麻木不仁之血痹重证，乌头汤主治肢节疼痛、防己茯苓汤主治皮水，可见仲景常通过中等剂量黄芪的配伍用于肢体麻木疼痛、水气泛于皮肤者。

小剂量见于黄芪建中汤和桂枝加黄芪汤，黄芪建中汤中黄芪用量为 1 两半，桂枝加黄芪汤中则为 2 两。仲景将黄芪建中汤用于阴阳气血不足之虚劳，桂枝加黄芪汤则用于表虚黄汗、黄疸。临床上此剂量区间为补虚之用，因过大剂量的黄芪可能会引起腹胀及食欲下降，反而不利于脾胃收纳运化水谷。

2. 相对剂量

（1）利水消肿：在《备急千金要方》所载防己黄芪汤中，黄芪与防己比例为 5:4（黄芪5 两:防己 4 两）；防己茯苓汤中，黄芪与防己比例为 1:1（黄芪 3 两:防己 3 两）。以上两方的方证中均有身肿表现，临床实践中黄芪剂量大于防己或黄芪防己等量常用于利水消肿。

（2）益气通痹：在黄芪桂枝五物汤中，黄芪与桂枝比例为 1:1（黄芪 3 两:桂枝 3 两），主治阴阳气血营卫俱虚之血痹病。临床上，黄芪桂枝等量或黄芪剂量稍大常用于糖尿病周围神经病变、末梢神经炎、雷诺病、桡管综合征、血栓闭塞性脉管炎等症见肢体麻木疼痛者。此药对具有益气通痹之功。

◎ 服饵

《本草经疏》言黄芪禁忌证为"胸膈气闭闷，肠胃有积滞者勿用；能补阳，阳盛阴虚者忌之；上焦热甚，下焦虚寒者忌之；病人多怒，肝气不和者勿服；痘疮血分热盛者禁用"。临床上应用黄芪以识别气虚证为关键，但病患临床症状的复杂性往往给医者带来很大挑战。若是实邪为患误用黄芪，患者服药后可出现原有症状加重、脘腹胀闷、食欲下降、头晕失眠等表现。因此，对于辨证拿捏不准者，尤其是大剂量的黄芪用于高血压患者，当特别注意患者的药后反应，出现邪实相关表现加重者应及时停药并变更处方。

通常补药建议在饭前服用。临床上基于大剂黄芪可能会引起食欲下降的特点，对于气虚肥胖且伴食欲亢盛的患者，笔者常用大剂量黄芪（40～60g）加入复方汤剂中，并嘱在三餐前服药，以达到抑制食欲、增强减肥效果的目的。

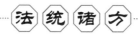

法 统 诸 方

◎ 补法

黄芪是补气的代表性药物，其性味甘温，主归脾经，擅于补中益气，常用于治疗脾气虚弱、倦怠乏力、食少便溏者。此外本品归肺经亦能补益肺气，是针对肺气虚弱、咳喘日久、气短神疲者的良药。

1. 补气升阳法

补气升阳法指的是用甘温益气之品来培补中气，达到升举下陷之清阳之气的治法，并常配伍气薄的升提之品以提高疗效，如柴胡、升麻、菊花等。此法常用于治疗各类中气下陷引起的病证，如子宫脱垂、脱肛、胃下垂、疝气等，代表方为补中益气汤、举元煎、升陷汤。

2. 益气托毒法

益气托毒法是用具有益气补托作用的药物，使毒邪深者托出表浅地带，早日液化成脓，并使扩散的病证趋于局限化正虚者不致毒邪内陷，从而达到脓出毒泄，肿痛消退的目的。此法常用于外科疾病中肿疡毒势方盛，而正气已虚，不能托毒外出，以致疮形平塌、根盘散漫、难溃难腐，或溃后脓水稀少、坚肿不消，并出现精神不振、面色少华、脉数无力等症者。黄芪是外科益气托毒之要药，常配合攻坚排脓、活血化瘀、清热解毒的药物应用，代表方为透脓散、托里消毒饮。

3. 益气固表法

肺在体合皮，其华在毛，肺气通过宣发卫气于皮毛，是以发挥卫气的司开阖及防御外邪侵袭的作用。若肺气不足，则可导致卫表不固而出现自汗或易感冒。对此类患者，黄芪当为补肺气、实腠理、固卫表的首选药物。肺卫不固之汗证，其代表方为牡蛎散、玉屏风散。

4. 补气生血法

血液的化生以营气、津液和肾精作为物质基础，在这些物质的生成以及转化为血液的过程中，离不开气的推动和激发作用，即所谓气能生血。因此，气充盛则化生血液功能正常，血液充足；气亏虚则化生血液功能减弱，导致血虚病变。黄芪能补气以助生血，用于治疗血虚证及气血两虚证，并常与补血药配伍应用，代表方剂为当归补血汤。

5. 补气利水法

气是津液在人体正常输布运行的动力，津液的输布、排泄等代谢活动离不开气的推动作用和升降出入的运动。如若气虚，推动作用减弱，气化无力，则可导致津液的输布和排泄障碍，形成水湿等病理产物。黄芪除了甘温补气之外，尚具有利水消肿之效，能标本兼顾，是治疗水肿属气虚水泛证的要药，代表方为防己黄芪汤、防己茯苓汤。

6. 益气通络法

经络是人体气血运行的通道，气血遵循十二经脉流注衔接的循序，与任、督二脉首尾相接，如环无端地循行于人体，渗透灌注于人体各部，为机体提供能量。若气血亏虚，经络灌注不足，或气虚推动血行无力，经络瘀滞，则可能出现局部肢体麻木酸痛，甚至肢体萎弱偏瘫的表现。黄芪除了补益肺脾外，还善补经络之气，其补经络之力远胜人参，堪称经络补气之圣药。临床上对经络空虚者，其代表方为黄芪桂枝五物汤；对气虚络瘀者，代表方为补阳还五汤。

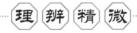

◎ **药理**

1. 传统药理

"补"和"托"二字最能总括黄芪的药理作用。"补"指的是黄芪的补气强壮之效，尤其善于补益肺脾之气及经络之气，适用于多种慢性虚弱证候。"托"指的是黄芪的托毒生肌之功，适用于气血虚弱之人罹患疮疡者，因正气不足不能托毒外出，以致疮疡脓成不溃或久溃不敛。

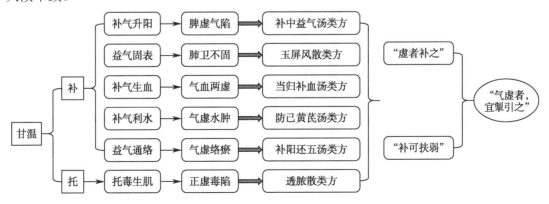

2. 现代药理

黄芪的药理作用研究进展归纳如下:

（1）强心作用：黄芪对正常心脏有加强收缩的作用，对因中毒或疲劳而衰竭的心脏，其强心作用更显著，表现为可使心脏收缩振幅增大，排出血量增多。

（2）心肌保护作用：黄芪中的总黄酮可以显著减轻心肌缺血患者的血流动力学，增加心室肌细胞的幅值，增强心肌收缩力。

（3）增强免疫作用：黄芪具有提高细胞免疫和体液免疫的功能，并能增加机体的非特异性免疫。

（4）抗肿瘤作用：黄芪抗肿瘤的作用机制可能与增强宿主免疫功能、抑制肿瘤细胞增、促进肿瘤细胞凋亡等相关。

（5）保肝作用：黄芪多糖可降低大鼠肝脏的脂质沉积，提高肝脏的抗氧化能力，具有肝脏保护功能。

（6）抗病原微生物作用：黄芪对痢疾杆菌、肺炎双球菌、溶血性链球菌及金黄色葡萄球菌、柠檬色葡萄球菌、白色葡萄球菌等均有抑制作用。

（7）抗血栓作用：黄芪皂苷具有显著抗血栓形成的作用，其作用机制与提高前列环素和一氧化氮水平有关。

（8）抗骨质疏松作用：黄芪总黄酮具有类性激素的作用，能显著提高维 A 酸致大鼠骨质疏松模型的骨密度，增强抗外力冲击的能力。

◎ 演义

黄芪以补气为其长。脾虚气陷取其补气升阳，营血亏虚取其补气生血，卫表不固取其益气固表，诸如此类。

1. 汗证

汗证分为自汗和盗汗，证属虚者居多，其主要病机之一是肺气不足以致卫外失司而津液外泄。黄芪能入肺经以补益肺气，生用能实腠理、固卫表，是治疗汗证的有效药物。临床上对于肺卫不固之汗证，常用方有牡蛎散、桂枝加黄芪汤；心血不足之汗证，常用方为归脾汤；阴虚火旺之盗汗，常用方为当归六黄汤。

2. 中风偏瘫

在中风的恢复期及后遗症期，多数患者都遗留有不同程度的半身不遂、口眼㖞斜、言语謇涩等后遗症，且恢复较慢甚至难以恢复。此阶段的患者多为虚实夹杂，"虚"和"瘀"是病机的关键所在。对于表现为气虚络瘀证，症见肢体偏枯不用，软弱无力，面色萎黄，舌质淡紫或有瘀斑，脉细涩或细弱者，治当以大剂量的黄芪为君，补养经络之气，并配以化瘀通络之品，代表方为补阳还五汤。

3. 便秘

便秘的病性可概括为虚、实两方面，其中气虚秘是虚秘的重要类型之一，也是老年便秘患者的常见证候。此类病患多表现为排便困难,用力努挣则汗出短气,便后乏力明显,面白神疲,肢倦懒言,舌淡苔白,脉弱。治当以黄芪补脾益肺,代表方为黄芪汤。

4. 疮疡

气血虚弱之人罹患疮疡,由于正气不足不能托毒外出,可致疮疡脓成不溃或久溃不敛。黄芪有益气托毒生肌之功,对内已成脓但因正气虚弱而无力透脓者,黄芪可配当归、皂角刺、穿山甲等同用,如透脓散;对溃后脓水清稀,久不收口生肌者,黄芪可配党参、当归、肉桂等同用,如内补黄芪汤。据现代研究,黄芪可扩张血管,改善血行,从而恢复肌细胞活力,故可用于治疗慢性疮疡。

5. 水肿病

由于肺脾气虚,推动及气化能力减弱,导致津液输布和排泄障碍,可发为水肿。此类水肿患者病程一般较长,水肿以腰下为甚,常伴面色少华,神疲乏力,纳减便溏,小便短少,脉沉弱等。黄芪亦是治疗气虚水肿之要药,并常与健脾、利水之品配伍,代表方为防己黄芪汤。

6. 痔疾

自《神农本草经》即有黄芪"主五痔"的记载。临床上对表现为肛门肿物脱出,需手法复位,并伴有肛门坠胀、面色少华、头晕神疲、少气懒言、纳少便溏、脉弱等症的患者,辨证属脾虚气陷,首选黄芪补气升阳,代表方为补中益气汤。

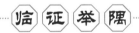

案1 治夜间发热

患者解某,女,68岁,于2011年9月14日初诊。3年前发现血糖升高,住院检查后诊断"2型糖尿病",一直予以"优泌林70/30"治疗。既往有"冠心病、心肌梗死,高血压,脑梗死"史。5天前受凉后胸闷不适而就诊,予以中西医治疗后胸闷缓解。但诉夜间自觉发热、胸前区出汗,伴精神萎靡,全身乏力、纳差、睡眠差,舌质淡胖,苔薄白,脉缓。西医诊断:2型糖尿病,冠心病,高血压(3级,极高危组),脑梗死后遗症期。中医诊断:消渴病,胸痹。辨证:中气不足。处方:补中益气汤加减。药用:黄芪30g,党参30g,白术15g,升麻10g,柴胡10g,陈皮15g,当归15g,秦艽18g,煅龙骨30g,煅牡蛎30g,酸枣仁30g,黄连5g,肉桂10g,炙甘草6g。服用3剂后发热、出汗减轻,继续服用7剂症状明显缓解后出院。

(岳仁宋医案)

主要症状: 夜间发热,胸前区汗出,乏力纳差,舌质淡胖,脉缓。

病机归纳: 中气不足,阴火内生。

经典方证:《脾胃论·补中益气汤》:"上一方加减,是饮食劳倦,喜怒不节,始病热中,则可用之。"

方义分析：中医所谈之发热，既有体若燔炭之高热，也包含自觉发热而体温正常者，后者多因脾胃气虚致运行迟滞，因滞而郁，郁久生热。此类发热，主因是脾胃气虚，不同于一般的郁热，若一味疏解，反而耗气，加重气虚，最终加重发热，故治疗上不以清热为主，而宜用甘温除热之法。方中以黄芪、党参、白术、炙甘草补中益气，少量升麻、柴胡引清气上升，陈皮助柴胡解郁透滞，郁热伤营以当归和之，秦艽助退热。全方共行补气升清之功，清升郁解，发热自消。虑本案患者"胸前区出汗，精神萎靡，睡眠差"，加用交泰丸（黄连、肉桂）合酸枣仁安神助眠，煅龙骨、煅牡蛎收敛止汗。

药证归纳：李东垣曾谓"黄芪与人参、甘草三味，为除燥热、肌热之圣药"，其所创立的补中益气汤等类方中均以黄芪为君药，主治气虚发热，故后世认为黄芪有补气升阳退热的功用。历代本草中也有黄芪能除"客热"（《药性论》）、"泻阴火，解肌热"（《本草备要》）等记载，同样提示了黄芪有退热作用。

李东垣在《脾胃论》中述"脾胃之气下流，使谷气不得升浮，是春生之令不行，则无阳以护其荣卫，则不任风寒，乃生寒热，此皆脾胃之气不足所致也"。论及若脾胃不足，运化失常，将影响到气血的化生；营属血、卫属气，卫气发于中焦，若气血不足，则卫气不固，机体御邪不力，邪气趁虚而入，营卫失和则发热。从上可知，李东垣所述发热的主要病机为脾胃虚弱，营卫不和。黄芪是治疗此类气虚发热的关键药物，即所谓甘温除热法，"用甘温以助地气，使真气旺而邪火自灭"。以甘温除热为主要辨治思路的黄芪复方目前已在临床中广泛应用于各种癌性发热、风湿免疫疾病发热、术后发热和产后发热等。

案2 治糖尿病蛋白尿

曾某，男，73岁，因反复测得大量蛋白尿于2015年3月25日就诊。患者有2型糖尿病病史14⁺年，现口服诺和龙、拜唐苹，睡前皮下注射甘精胰岛素降糖。患者因小便大量泡沫于3月23日某三甲医院查尿常规示：蛋白（++）。现症见：疲乏，四肢酸软、欠温，纳差，小便量多，大量泡沫，夜尿每晚1~2次，舌黯红，苔黄腻，中部裂纹，脉沉无力。中医诊断为消渴病、尿浊；辨证为脾肾亏虚，湿浊内阻证；予参芪消浊方加减：狗脊15g，巴戟天10g，山茱萸40g，枸杞子10g，金樱子30g，萆薢15g，泽兰15g，车前子30g，白土苓30g，生黄芪40g，炒白术15g。14剂，2日1剂，每日3次，每次150ml。4月14日复诊时患者诉小便泡沫较前减少，疲乏肢软改善，四末转温，纳可，舌黯红，苔黄腻，中有裂纹，舌下脉络瘀黯，脉沉滑。复查尿蛋白（+）。效不更方，在前方基础上加桑椹15g、烫水蛭4g。4月28日复诊时患者诉小便泡沫明显减少，疲乏四肢酸软较前明显改善，四肢欠温消失，纳可，舌稍黯，苔白，脉沉有力。复查尿常规：蛋白+-。治疗上继续温肾健脾，消浊化湿，在上方基础上加用黄精、芡实、蒺藜。随访1月后，患者精神可，小便无明显泡沫，蛋白尿消失，血糖控制尚可，未诉特殊不适。

（岳仁宋医案）

主要症状：泡沫尿，疲乏，四肢酸软，纳差，脉沉无力。

病机归纳：脾肾亏虚，脾不升清散精，肾无力蒸腾固涩，浊邪内生，形成蛋白尿。

方义分析：患者久病伤正，脾肾双亏，故见疲乏、酸软、四肢欠温等，浊邪内生，故见小便量多带泡沫。对于此类糖尿病肾病蛋白尿患者，自拟了参芪消浊方，每验效于临床。该方由党参、黄芪、狗脊、巴戟天、黄精、桑椹、山茱萸、枸杞子、金樱子、芡实、车前子、泽兰组成。其中黄芪、党参补益中气、助脾散精，狗脊、巴戟天温补肾阳，黄精、桑椹阴中求阳，山茱萸、枸杞子补肾益精，金樱子、芡实、车前子、泽兰奏挽精逐浊之效。全方共奏健脾温肾、化浊涩精之效。

药证归纳：黄芪是治疗糖尿病肾病伴有气虚证的靶药、专药，大剂量的黄芪（约40～60g）能通过健脾益气以达到挽精逐浊、减少蛋白尿的目的。黄芪作为治疗糖尿病及其并发症的重要中药之一，已被研究发现具有扩张血管、改善微循环、降低血浆渗透压和血液黏度、调节脂代谢的作用，其能够增加肾脏血流量，有利于过氧化脂质等有害物质的清除，减轻脂质在肾小球和肾间质的沉积和微血栓的形成，对肾脏具有保护作用，可以有效地延缓肾衰竭的进程。需注意，大剂黄芪治疗糖尿病肾病主要用于中后期证属虚损之候者，若是火热实邪壅盛者，当以大黄类方通腑泻浊为要。

甘草

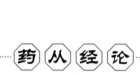

◎ 概述

甘草为豆科植物甘草、胀果甘草或光果甘草的干燥根和根茎。味甘,性平,归心、肺、脾、胃经。具有补脾益气,清热解毒,祛痰止咳,缓急止痛,调和诸药等功效。

◎ 经论

《神农本草经》云:"甘草,味甘,平。主五脏六腑寒热邪气,坚筋骨,长肌肉,倍力,金创,尰,解毒。久服轻身,延年。"

◎ 释经

"寒热"有三层含义:①指寒证与热证的合称;②指邪气之寒热性质;③指恶寒发热之症状。"邪气"泛指多种致病因素及病理损害。"坚筋骨,长肌肉,倍力"强调甘草具益气健脾之功。脾主肌肉是也。亦可理解为甘草可能增强人体体力,甚至可能增加体重。"金创""尰",被金属利器所伤后感染之疮肿。能解胎毒、食毒、药毒等。

◎ 药证

体质特征:形体偏瘦,易口舌糜烂,多见惊悸、疼痛、烦躁、气逆等。

◎ 炮制

历史上甘草出现过诸多炮制方法,包括单纯的加热炮制、酒制、醋制、蜜制、盐水制、浆水制、油制、胆汁制等,但其中多数现已淘汰不用,目前只有蜜炙法得到了广泛的传承与应用,为甘草主流的炮制方法。甘草生用药性偏凉,功在清热解毒;蜜炙甘草药性微温,增强其补益心脾之气及润肺止咳的作用。在古籍记载中亦可明确这一观点,如《本草纲目》"大抵补中宜炙用,泻火宜生用",《外科全生集》"熟者健脾和中,甘平之品,乃九土之精;生者化百毒,和药性,润肺,解疮疽胎毒,利咽喉"。

◎ 用量

《中华人民共和国药典（2020 年版）》规定甘草用量为 2～10g。一般 2～6g 时，在复方中主要是发挥调和诸药的作用。而若甘草作为主药及君药应用，剂量需大，如甘草用于解毒利咽，多用 9～15g；用于养心定悸，益气健脾多用 10～20g；用于缓急止痛，多用 15～30g；用于修复黏膜，多用 15～40g。此外甘草用于急救时，如解药物或食物中毒以及配伍大剂量的附子以回阳救逆等，剂量可达 30～60g。

◎ 阐微

《本草纲目》记载甘草具有"协和群品"的作用，因其调和百药的特性，甘草也成为了中药复方中最常出现的药物。然不少医者多将甘草作为"和事佬"使用，凡处方末必加一味甘草，犹如点缀之品，剂量大小更不细究是不正确的。实际上甘草是一味有严格应用指征且功效特性鲜明的药物，在《伤寒杂病论》中有 120 方应用了甘草。为避免临床滥用之误，简要总结一下甘草使用禁忌：①需速下者忌。甘草能缓和复方药力，若阳明里实急需攻下者勿用甘草，如大、小承气汤；②实证中满者忌。自《内经》起有"甘者令人中满"之说，甘草甘缓而壅气，若腹满属食积、湿阻、气滞等实邪引起，甘草应忌用或慎用，如保和丸、木香槟榔丸；③水肿者忌大量应用。甘草有类激素作用，大剂量应用有水钠潴留之弊，对于水肿及体腔积液者应避免大剂使用。在临床上，笔者往往借甘草可能引起水钠潴留的副作用而用于失血或失液引起的循环障碍，可以达到间接补充水液的作用；借其甘者令人中满的副作用，用于食欲亢进而形体消瘦之人，可以实现抑制食欲且长肌肉之效。

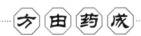

◎ 药对

甘草配白芍，缓急止痛；配桂枝，温补心阳；配麻黄，和中宣肺；配干姜，温中补脾；配桔梗，利咽排脓；配大黄，泻热降逆；配阿胶，养血补中；配滑石，清暑利湿；配人参，益气摄血；配黑豆，清解药毒。

◎ 角药

甘草配附子、麻黄，温经发表；配大枣、小麦，养心安神；配栀子、淡豆豉，益气除烦；配大黄、芒硝，缓下热结；配附子、干姜，回阳救逆；配黄柏、砂仁，降火止遗；配麻黄、杏仁，宣肺解表。

◎ 经方

1. 少阴客热咽痛证——甘草汤

《伤寒论·辨少阴病脉证并治》"少阴病，二三日，咽痛者，可与甘草汤"。本证之咽喉疼痛为外来邪热中于少阴经脉所致，其咽痛的程度不重，可伴有局部轻度红肿，尚无其他全身兼证出现，所以仅用一味甘草。甘草生用性偏凉，有清热解毒之效，尤善于清解阴经毒热，故在此用以利咽解毒。

2. 脏躁——甘麦大枣汤

《金匮要略·妇人杂病脉证并治》"妇人脏躁，喜悲伤欲哭，象如神灵所作，数欠伸，甘麦大枣汤主之"。本证的病机为情志抑郁、脏精不足，治当甘润以滋养脾精，养心气而缓肝急，即补益心脾、宁心安神。方中甘草性缓，能"补益五脏"（《药性论》）、"安魂定魄、益精养气"（《日华子本草》）；小麦养心补肝、安神除烦；大枣补脾调营，既可协助甘草缓急柔肝，又助甘草补中以裕生化之源。三药合用，脏精得养，心神有主而诸症自愈。

3. 阴阳气血亏虚，心脏失养之心悸——炙甘草汤

《伤寒论·辨太阳病脉证并治》"伤寒脉结代，心动悸，炙甘草汤主之"。本证的成因是平素阴阳气血不足，患伤寒后，正气不支，以致心脏失养。脉结代是指脉来时有歇止，为气虚亏虚，血脉不充，脉道不续所致，心动悸强调心悸的严重，形容悸动发作时甚至衣服会随之而动。方中重用炙甘草，以其擅补心气，可安魂定魄，并长于补中益脾，化生气血。该药甘平柔润，补而不峻，缓以定悸，是为君药。

4. 误下致痞，痞利俱甚及狐惑——甘草泻心汤

《伤寒论·辨太阳病脉证并治》"伤寒中风，医反下之，其人下利日数十行，谷不化，腹中雷鸣，心下痞鞕而满，干呕，心烦不得安，医见心下痞，谓病不尽，复下之，其痞益甚，此非结热，但以胃中虚，客气上逆，故使鞕也，甘草泻心汤主之"。《金匮要略·百合狐惑阴阳毒病脉证治》"狐惑之为病，状如伤寒，默默欲眠，目不得闭，卧起不安，蚀于喉为惑，蚀于阴为狐。不欲饮食，恶闻食臭，其面目乍赤、乍黑、乍白。蚀于上部则声喝（一作嗄），甘草泻心汤主之"。本证成因为表证误下，中气损伤，斡旋失司，以致气机痞塞于中焦，进而导致寒热错杂，升降失常或湿热久蕴化生虫毒形成口咽生殖器溃疡。本方为半夏泻心汤加炙甘草至四两而成，炙甘草甘温补脾，本证脾虚较重，故重用炙甘草以补其虚或生甘草以解其毒。目前用此方除治疗胃肠道疾病外，常用于糖尿病、白塞氏病、复发性口腔溃疡等治疗。

5. 蛔虫内扰之腹痛——甘草粉蜜汤

《金匮要略·跌蹶手指臂肿转筋阴狐疝蛔虫病脉证治》"蛔虫之为病，令人吐涎，心痛发作有时，毒药不止，甘草粉蜜汤主之"。本条论述的是胃气大虚之蛔动腹痛，以甘草和蜜补虚和胃，并以铅粉诱杀蛔虫。赵以德于《衍义》有论："蛔喜甘，故用甘草、蜜之甘，随所欲而攻之，胡粉甘寒，主杀三虫，蛔得甘则头向上而喜食，食之即死，此反佐以取之也。"

6. 治伤寒夹虚误汗所致变证——甘草干姜汤

《伤寒论•辨太阳病脉证并治》"伤寒脉浮，自汗出，小便数，心烦，微恶寒，脚挛急，反与桂枝欲攻其表，此误也。得之便厥，咽中干，烦躁，吐逆者，作甘草干姜汤与之，以复其阳"。本证成因是阴阳两虚而表未解，误用桂枝汤发汗，导致阴阳进一步损伤，以致变证丛生。手足厥逆，是阳气不能温养四肢的表现；咽干是阴液不足，咽喉失润所致；烦躁为阴阳两虚，心神失养而成；吐逆则是阳虚寒盛，阴寒犯胃，胃气上逆的表现。本证由于以阳虚为主，故先以甘草干姜汤以复其阳。甘草甘温，益气和中，干姜辛热，温中复阳，二者辛甘化阳，使中焦阳气回复。后世郑钦安以此方干姜易炮姜，专治呕血。笔者遵郑钦安意，以甘草炮姜汤合独参汤治疗上消化道大出血效果显著。

◎ 方证

含甘草常用经方或类经方临床应用指征如下：

甘草汤　以咽喉疼痛、咽部红肿、咽干喜饮、舌红苔黄、脉数为其辨证要点。

甘麦大枣汤　以常悲伤欲哭、心中烦乱、睡眠不安、呵欠频作、脉细为其辨证要点。

炙甘草汤　以心悸、虚羸少气、大便偏干、苔少、脉结代为其辨证要点。

甘草泻心汤　以下利、心下痞、干呕、心烦、易口舌生疮为其辨证要点。

甘草粉蜜汤　以阵发性钻顶样腹痛、呕吐清水、脉洪大为其辨证要点。

甘草干姜汤　以四肢不温、咽干、烦躁、呕逆、舌淡、脉细为其辨证要点。

甘草炮姜人参汤　以吐血或便血、血色黯淡、神疲乏力、心悸气短、面色苍白、舌淡、脉细弱为其辨证要点。

◎ 量效

甘草在经方中的量效关系如下：

1. 绝对剂量

在《伤寒杂病论》所载汤剂中应用甘草最大量者为橘皮竹茹汤，剂量为 5 两。次大量方为甘草泻心汤、生姜甘草汤、芍药甘草汤、桂枝人参汤、甘草干姜汤、炙甘草汤，均为 4 两。从以上方剂所属条文来看，仲景以大剂量的甘草与不同的药物配伍，主要用于治疗下利不止、吐涎沫不止、小便数、自汗出等体液丢失后出现的各种症状。

中等剂量如旋覆代赭汤、黄连汤、小柴胡汤、半夏泻心汤、黄芪建中汤、竹叶石膏汤、栀子甘草豉汤、桃核承气汤、黄土汤、甘麦大枣汤、奔豚汤、泽漆汤、葛根黄芩黄连汤等，其甘草用量为 2～3 两，主要用于治疗各种内伤杂病。

小剂量见于麻黄汤、桂枝麻黄各半汤、柴胡加芒硝汤、柴胡桂枝汤、栀子柏皮汤、麻黄加术汤、麻黄杏仁薏苡甘草汤、茯苓杏仁甘草汤、茯苓甘草汤、大黄甘草汤、酸枣仁汤、附子粳米汤、竹叶汤，其中甘草用量均为 1 两；桂枝二麻黄一汤中甘草用量为 1 两 2 铢；桂枝二越婢一汤中甘草用量为 18 铢；麻黄升麻汤中甘草用量为 6 铢；防己地黄汤中甘草用量为 2 钱。仲景以小剂量甘草用于夹有表邪者居多。

2. 相对剂量

（1）安中益气：在竹皮大丸中，甘草与竹茹比例为 7:2（甘草 7 分:竹茹 2 分），用于治疗妇人产后烦乱呕逆。妇人产后失血并哺乳，耗伤气血，阴血不足，虚热中扰，胃失和降而为呕逆。该方甘草用量独重，用以安中益气、缓急解热，使中焦气旺则阴血自生，配伍小剂量的竹茹以清胃止呕。

（2）温补心阳：在桂枝甘草汤中，甘草与桂枝比例为 1:2（炙甘草 2 两:桂枝 4 两），用以治疗发汗过多所导致的心阳耗伤之证。桂枝辛温、甘草甘温，两药合用，辛甘化阳，能温补心阳、养心定悸，清•柯韵伯称本方为补心阳之"峻剂"。桂枝剂量倍于甘草，亦取其平冲降气之功，有利于心悸的平复，临床上用桂枝甘草汤治疗心阳虚弱引起的心中悸动不安，桂枝的剂量不应小于炙甘草。

（3）缓急止痛：《伤寒杂病论》方证条文中包含了疼痛症状且出现芍药、甘草药对的处方中，芍药剂量均大于或等于甘草。柴胡桂枝汤（芍药 1 两半:甘草 1 两）、桂枝芍药知母汤（芍药 3 两:甘草 2 两）、乌头桂枝汤（芍药 3 两:甘草 2 两）中芍药与甘草比例均为 3:2；小建中汤、桂枝加芍药汤中芍药与甘草比例均为 3:1（均为芍药 6 两:甘草 2 两）；桂枝加芍药生姜各一两人参三两新加汤中芍药与甘草比例为 2:1（芍药 4 两:甘草 2 两）；乌头汤中芍药与甘草比例为 1:1（芍药 3 两:甘草 3 两）。芍药与甘草配伍能协同增效，被认为是解痉止痛的祖方。

（4）健脾宽中：在厚朴生姜半夏甘草人参汤中，厚朴、炙甘草、人参三者的比例为 8:2:1（厚朴半斤:甘草 2 两:人参 1 两），用于治疗脾虚气滞之腹胀。本证的成因是素体脾虚，发汗太过，使脾气进一步虚衰，运化无力，痰湿内生，阻滞气机而见腹部胀满，属虚中夹实之证，治当攻补兼施。对于腹胀属脾气虚弱为本，痰湿气滞为标者，施药应以燥湿行气之药用量为大，而补脾益气之药用量应小，如此量效关系务必切记。大量临床经验证明，若剂量配比颠倒，则可能导致患者腹胀进一步加重。

◎ 服饵

甘草味甘，能入脾、胃经。然脾胃过受其甘，则宽缓之性生，反致水谷不速化。水谷若传化缓慢，则传入各脏腑之精华削减，甚至于精微停积瘀滞。因此，即使是虚损证候之人应用甘草，若用量较大，应注意观察患者有无药后脘腹饱胀、胃纳减少、消化不良等症状，如有出现，应及时减量服用。

长期大量服用甘草汤药或其制剂，可能导致水钠潴留，引起水肿、血压升高等不良反应，此时应视情况减量或停用。临床实践发现，配伍茯苓、泽泻等利水之品可有效避免甘草的类激素样副作用。

法统诸方

明·张景岳于《景岳全书·本草正》言甘草"味至甘,得中和之性,有调补之功,故毒药得之解其毒,刚药得之和其性,表药得之助其升,下药得之缓其速。助参、芪成气虚之功,人所知也。助熟地疗阴虚之危,谁其晓焉。祛邪热,坚筋骨,健脾胃,长肌肉。随气药入气,随血药入血,无往不可,故称国老"。作为补气调和的第一品药,甘草通过合理配伍,适用范围较广。

◎ 补法

1. 益阴缓急法

本法常用于缓解阴血不足、筋脉失养所导致的各种拘挛性疼痛,包括内脏绞痛、痛经、肌肉疼痛、神经痛等。经典配伍是甘草与白芍。白芍酸寒,能养血益阴;甘草甘温,能缓急补虚。两者配伍,酸甘化阴,滋阴养血、缓急止痛。《医学心悟》称其止腹痛如神,《伤寒分经》言其可治疗过汗伤阴导致的发热不止,或误用辛热,扰其荣血,不受补益者。

2. 辛甘化阳法

辛甘化阳法指的是以辛味药与甘味药同用以扶助阳气的治法。甘草作为甘味药之代表,通过与其他辛味之品联用,能够发挥不同的振奋阳气之效。如配伍桂枝,能够温补心阳;配伍干姜,能够温补脾气;配伍麻黄、附子,能够助阳发表;配伍附子、桂枝,能够温经止痛。

3. 养心安神法

情志类疾病与心神失养关系密切,《灵枢·本神》有述"心藏脉,脉舍神,心气虚则悲",《金匮要略·五脏风寒积聚病脉证并治》亦有谓"邪哭使魂魄不安者,血气少也;血气少者属于心,心气虚者,其人则畏,合目欲眠,梦远行而精神离散,魂魄妄行"。甘草能入心经以补养心气,是治疗心神不安的不可或缺之品,代表方为甘麦大枣汤、桂枝甘草龙骨牡蛎汤。

◎ 消法

祛痰止咳法

单味甘草即具有祛痰止咳的功效,其提取物亦被广泛用于止咳类中成药,如复方甘草片、复方甘草口服溶液、小儿止咳糖浆等。风热咳嗽,可配桑叶、菊花;风寒咳嗽,可配麻黄、杏仁;痰热咳嗽,可配贝母、瓜蒌;寒饮咳嗽,可配干姜、细辛、五味子;痰湿咳嗽,可配半夏、茯苓、陈皮;肺燥咳嗽,可配沙参、麦冬。

◎ 清法

清热解毒法

甘草生用性凉,具有清热解毒之功,治疗咽痛,可单用或与桔梗配用;治疗皮肤疔肿疮疡，可配伍金银花、蒲公英、紫花地丁等内外兼治；治疗暑湿发热，可配伍滑石清暑利湿；治疗乳痈肿痛，可配伍瓜蒌解毒消痈。

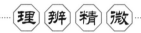

◎ 药理

1. 传统药理

甘草的药理作用可以用"补益""解毒""调和"来概括。"补益"指其具有补心脾之气的效用，并且可通过与辛味药和酸味药的配伍，达到"辛甘化阳"和"酸甘化阴"之功。"解毒"指甘草具有清热解毒和解救药食中毒的功效。"调和"即调和药性，指在复方中伍用甘草可以降低或缓解药物的偏性或毒性。

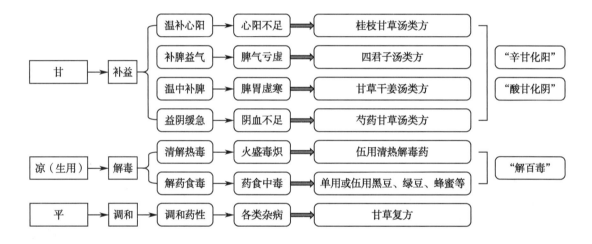

2. 现代药理

现代药理学研究表明，甘草具有诸多药理作用，包括：

（1）抗炎作用：甘草抗炎成分包括甘草酸、甘草次酸、甘草甜素及甘草黄酮，其抗炎机制可能是由于部分活性成分与氢化可的松的结构相似。

（2）抑病原微生物作用：甘草抗菌成分主要为甘草苯骈呋喃，而甘草皂苷能明显抑制流感病毒，甘草葡聚糖尚有抗真菌作用。

（3）抗肿瘤作用：甘草活性成分甘草次酸可通过诱导肿瘤细胞凋亡、阻遏细胞周期、抑制肿瘤细胞侵袭、诱导肿瘤细胞分化、抑制肿瘤耐药等途径发挥抗癌作用。

（4）免疫调节作用：甘草多糖能够有效刺激 T 淋巴细胞增殖，促进免疫球蛋白产生，并抑制补体活性，提示其具有免疫调节作用。

（5）保肝作用：甘草保肝作用与其对活性氧及各种炎症因子的抑制作用密切相关。

（6）精神神经系统方面：甘草水提物可增强学习和记忆能力，可能与其能有效降低乙酰胆碱酯酶的活性有关。有研究认为，甘草可有效治疗认知缺陷，缓解阿尔茨海默病发病进程，对抑郁症、帕金森病、癫痫也有一定的疗效。

（7）其他：甘草具有清除自由基和抗氧化的功效。

◎ 演义

甘草以补益解毒为其长。脾气亏虚取其健脾益气之效，心神失养取其补养心气之效，热毒蕴结取其清热解毒之效。

1. 心悸

心悸是以心中悸动不安甚则不能自主为主要临床表现的一种病证。现代医学中的各种心律失常，如心动过速、心房颤动、预激综合征、心脏神经症等可以出现。心悸病理性质有虚实两方面，其中虚者为气、血、阴、阳亏虚，以致心失所养，炙甘草正是治疗此类心悸的要药。对于气血亏虚者，代表方为归脾汤；阴虚火旺者，代表方为朱砂安神丸；心阳不振者，代表方为桂枝甘草汤；气血阴阳俱虚者，代表方为炙甘草汤。

2. 脏躁

脏躁属情志之病，多由思虑悲哀过度所致，常见精神恍惚，喜悲伤欲哭，不能自主，心中烦乱，睡卧不安，甚则言行失常，呵欠频作等。本病与心、肝二脏关系密切，以脏阴不足为病机关键，以甘麦大枣汤为代表方。方中炙甘草功能补养心气、和中缓急、资助化源。

3. 痛证

甘草具有缓急止痛之效，常配伍用于各类以疼痛为主要临床表现的病证，其中最常与芍药配伍应用。如中脏虚寒之腹痛，常用小建中汤；寒邪痹阻之痛痹，常用乌头汤；风寒阻络之颈痛，常用葛根汤；中气下陷之头痛，常用益气聪明汤。

4. 狐惑病

狐惑病指的是湿热郁蒸，化腐生虫，虫毒腐蚀咽喉、二阴等人体外窍之病证。湿热虫毒蒸腾遇上，致使咽部糜烂者为"惑"；若下注于前后二阴使之糜烂则为"狐"。多数学者认为本病相当于现代医学的"白塞氏综合征"（眼 - 口 - 生殖器三联综合征）。临床拓展而言，所有官窍及其周边以红肿渗出、糜烂溃疡为特征的炎性病变，如上部的咽喉炎、扁桃体炎、口腔咽喉溃疡、睑缘炎症，在下部的泌尿生殖道炎症、阴部溃疡、肛周炎、肛周脓肿以及耳鼻等部位的炎性病变等，都可以归于狐惑病的范畴，并据此论治。此类病证的代表方剂为甘草泻心汤，方中君药甘草能扶正和胃，调济上下，与苦寒之黄芩、黄连配伍，清热而不伤正，与半夏、干姜配伍，则辛甘化阳、除湿开郁。用生甘草而不用炙者，取其清热而解虫毒，与《伤寒论》甘草泻心汤用炙甘草侧重于健运脾气有着明显不同。

5. 呕吐病

甘草能入脾、胃二经，有和中缓急之效，故也常被用于治疗各种呕吐。如《金匮要略》大黄甘草汤，治疗食已即吐者；同书又载甘草粉蜜汤，治疗蛔虫为病，令人吐涎；《医学妙谛》记载可用大剂甘草治疗呕吐危重症；《太平圣惠方》记载阿胶散，以甘草配伍生地黄和阿胶,用于治疗忧恚呕吐;《赤水玄珠》之护心散,以朱砂、绿豆粉、炙甘草三者伍用,治疗毒气冲心呕吐。

6. 内痈

生甘草具有清热解毒之功,除用于体表的疔肿疮痈外,亦可用于治疗内痈。如肺痈症见咳而胸满、振寒脉数、咽干不渴、时出浊唾腥臭、久久吐脓如米粥者,可用桔梗汤(甘草 2 两,桔梗 1 两)治疗。此外,《疡医大全》还记载甘桔汤(甘草、麦冬、桔梗各 1 两)用于治疗胃痈。

7. 呕血、便血

甘草功能补中益气,可用于治疗劳倦过度,脾气耗伤之呕血、便血,此类消化道血证以遇劳频发、血色偏黯、面色少华、体倦乏力、舌淡、脉细弱等为特征。此外,甘草尚具有修复机体损伤之黏膜的作用,有利于出血部位黏膜的再生。其次,大剂量应用甘草可造成机体水钠潴留,升高血压,这在一定程度上帮助大出血患者稳定循环。临床上对于气虚血溢之呕血、便血患者,其代表方为甘草炮姜人参汤、归脾汤。

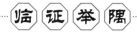

临证举隅

案1 治亚急性甲状腺炎

阿某,女,41 岁,2015 年 6 月 9 日初诊。主诉:颈前疼痛 1 月余。就诊前 1 月患者出现颈前疼痛,曾于外院就诊,诊断为"慢性咽炎",予以抗生素等治疗后效果不显。后于外院行甲状腺彩超示:甲状腺增大伴回声不均。诊断为亚急性甲状腺炎,予以泼尼松 10mg 口服 1 周,服药期间颈部疼痛消失,但停服后症状反弹。刻下症:颈前疼痛,咽喉不适伴吞咽不利,夜间疼痛加重,精神不振,无发热恶寒,1 月内体重减轻 10 斤,大便质稀。舌边尖红,苔薄黄,脉弦。查体:甲状腺Ⅰ度肿大。甲功:TSH<0.005uIU/ml,FT4: 91.06pmol/L,FT3: 21.05pmol/L,TG: 356.60ng/ml,TPOAb: 41.18IU/ml,TgAb 未见异常。西医诊断为亚急性甲状腺炎,中医诊断为瘿痛。方予小柴胡汤加味,药用:柴胡 30g,半夏 15g,黄芩15g,党参 15g,大枣 15g,生姜 15g,炙甘草 15g,生甘草 15g,川芎 30g,荆芥 15g,细辛 6g,白芷 15g,薄荷 15g,羌活 15g,牛蒡子 20g,延胡索 25g。共 4 剂,每日 1 剂。5 日后复诊,颈前疼痛减轻,咽部不适缓解,前方去牛蒡子,大枣加至 40g,继服 6 剂。三诊,颈部无疼痛,甲状腺无肿大,复查甲功:TSH<0.005uIU/ml,FT3、FT4 恢复正常。2 周后复查甲功恢复正常。随访半年未再复发。

(岳仁宋医案)

主要症状:颈前疼痛,舌边尖红,苔薄黄,脉弦。
病机归纳:邪犯少阳,胆热气郁。

经典方证：《伤寒论·辨太阳病脉证并治》："伤寒五六日中风，往来寒热，胸胁苦满，嘿嘿不欲饮食，心烦喜呕，或胸中烦而不呕，或渴，或腹中痛，或胁下痞鞕，或心下悸，小便不利，或不渴，身有微热，或咳者，小柴胡汤主之。"

方义分析：亚急性甲状腺炎属于中医"瘿病""瘿痛"的范畴。甲状腺位于颈前结喉处，属阳位，外感风邪易于侵袭颈前瘿部，导致少阳失和。此外，手足少阳经循行颈部，恰好经过甲状腺所在部位，故我们认为亚急性甲状腺炎的基本病机当属邪犯少阳。小柴胡汤是仲景创立的治疗少阳病的经典名方，柯韵伯誉之为"少阳机枢之剂、和解表里之总方"。虽《伤寒论》条文所论及的症状繁杂，但小柴胡汤终归以和解少阳为主旨，只要证属少阳经脉脏腑功能失调，便可"但见一症，不必悉具"。柴胡轻清而升散，疏肝解郁，使肝气条达，又能清透少阳半表之邪从外而散；黄芩苦寒，清泻少阳半里之热，使郁热从内而彻；气逆不降，以半夏降泄浊气，醒脾和胃；气郁不升，以生姜辛升宣散，兼能制约柴胡、黄芩之苦寒；人参、大枣补益中气，扶正抗邪；炙甘草缓急止痛，同时协助人参、甘草补益正气，又能调和诸药；生甘草性凉，配伍薄荷和牛蒡子，能清解郁热；川芎、细辛、白芷和羌活辅助疏散表邪；延胡索增强全方止痛之效。全方寒温并用，攻补兼施，共奏和解少阳、解热止痛之效。

药证归纳：甘草是中药复方治疗亚急性甲状腺炎的重要药物。其与人参、大枣在小柴胡汤中起到了扶助少阳正气以祛邪的作用，同时也补益太阴脾土，防止少阳之邪内传太阴。其次，颈前区疼痛是给亚急性甲状腺炎患者带来痛苦的关键症状之一。甘草经过蜜炙后，增强了缓急止痛功效，当用量在 10g 以上时，能够有效缓解疼痛。此外，甘草生用有较好的清热解毒之效，能清解少阳邪热，当较大剂量应用时具有类皮质激素的作用，有利于帮助亚急性甲状腺炎患者退热。临床上应注意区分生甘草与炙甘草的功效差异，灵活应用。本案同时使用了生品和炙品，兼取其清热解毒、扶助正气和缓急止痛之效。

案2 治银屑病

患者，男，53 岁，2016 年 4 月 26 日初诊。银屑病病史 20 年。1 年前因淋雨及劳累后出现全身皮肤潮红、肿胀、瘙痒、渗出、大量脱屑，伴双眼视物模糊、腰膝疼痛、双下肢水肿，于某医院诊断为红皮病型银屑病后予泼尼松冲击治疗，后长期服用异维 A 胶囊，皮肤潮红、脱屑等症状常在季节交替时加重。刻下症见：全身皮肤潮红、肿胀，皮肤表面附着白色皮屑，面色潮红，少神，反应迟钝，目光黯淡，目睛色红，眼周肿胀、疼痛，眼角有白色黏性分泌物，咽干、咽痛，肩关节及双膝关节疼痛，双下肢水肿，纳眠欠佳，大便干结难解，舌红点、紫黯，舌面光滑如镜，少苔，舌下脉络迂回，脉沉。治以升麻鳖甲汤合赤小豆当归散合甘草泻心汤加减，处方：升麻 15g，鳖甲 25g，花椒 5g，当归 15g，赤小豆 30g，炙甘草 30g，生甘草 30g，黄芩 5g，干姜 10g，生晒参 15g，法半夏 25g，黄连 5g。7 剂，每日 1 剂。二诊：患者诉服药期间皮肤红肿、脱屑、瘙痒等未见加重，咽喉及关节疼痛较前好转，眼周肿胀亦有好转，仍可见目睛色红，眼角少量白色分泌物，双下肢水肿稍减轻。予原方继服 14 剂。三诊：面色如常，眼睛红肿、疼痛及眼周分泌物消失，咽干、咽痛消失，全身皮肤仍稍红肿，无皮屑，肩周疼痛消失，双膝关节疼痛减轻，大、小便正常。调整药物剂量为鳖甲 15g，黄连 1g。2016 年 8 月电话随访，患者病情稳定。

（岳仁宋医案）

主要症状：颜面及全身皮肤潮红，皮肤脱屑，目睛色红，关节疼痛。

病机归纳：热毒炽盛。

经典方证：《金匮要略•百合狐惑阴阳毒病脉证治》："阳毒之为病，面赤斑斑如锦文，咽喉痛，唾脓血。五日可治，七日不可治，升麻鳖甲汤主之"，"并者脉数，无热，微烦，默默但欲卧，汗出，初得之三四日，目赤如鸠眼，七八日，目四眥黑，若能食者，脓已成也，赤小豆当归散主之"，"狐惑之为病，状如伤寒，默默欲眠，目不得闭，卧起不安，蚀于喉为惑，蚀于阴为狐，不欲饮食，恶闻食臭，其面色乍赤、乍黑、乍白，蚀于上部则声喝，甘草泻心汤主之。"

方义分析：红皮病型银屑病作为一种较少见的严重银屑病，发病机制复杂，病程迁延难愈，且极易复发，我们认为其病理改变及病程变化与"阴阳毒"有相符之处。本案患者症见颜面皮肤潮红、咽痛，与《金匮要略》条文中"面赤斑斑如锦文，咽喉痛"的论述一致。就患者整体状态而言亦符合狐惑病"目赤如鸠眼、不欲饮食、默默欲眠、目不得闭、卧起不安"的表现。综上，该案治疗应遵循清热解毒散瘀大法，又当调和营卫，扶助正气。方选升麻鳖甲汤合赤小豆当归散合甘草泻心汤。方中升麻鳖甲汤去雄黄，既能防止辛温化燥伤阴、损伤正气，又能荡涤热毒、直挫病势；当归、赤小豆散清热利湿、和营解毒；甘草泻心汤清热利湿、扶助正气。诸药协调，在清热解毒的同时还能固护正气，做到解毒不伤正。

药证归纳：生甘草的清热解毒之功不可忽视，加之其具有类糖皮质激素的抗炎作用，并能调节机体免疫功能，且水钠潴留等副作用要小于糖皮质激素，使之成为了治疗皮肤顽疾的重要药物。临床实践发现，甘草（大于 15g）对痤疮、湿疹、过敏性荨麻疹、银屑病、玫瑰糠疹、药物性皮炎、神经性皮炎等皮肤病有较好的疗效，大剂甘草复方内服与外用相结合，能迅速减轻皮损的红肿热痛表现，减少渗出，收敛溃疡面，起到了其他清热解毒之品无法替代的作用。本例患者先后使用甘草总量达 6kg 以上，并未发现其类皮质醇样或其他副作用。

山药

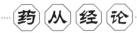

◎ 概述

山药为薯蓣科植物薯蓣的干燥根茎。味甘,性平,归脾、肺、肾经。具有补脾养胃,生津益肺,补肾涩精等功效。

◎ 经论

《神农本草经》云:"薯蓣,味甘,温。主治伤中,补虚羸,除寒热邪气,补中,益气力,长肌肉。久服耳目聪明,轻身,不饥,延年。"

◎ 释经

"伤中",指脾胃虚损。"虚羸",即虚劳羸瘦。"寒热"多指寒证与热证的合称或邪气之寒热。"邪气"泛指多种致病因素及病理损害。"补中益气力,长肌肉",滋补脾胃,使机体健壮有力,长期服用可能会增加体重。"耳目聪明",山药能补肾固精,因肾开窍于耳,肝开窍于目,故久服能使耳目聪明。"轻身不饥,延年",指的是山药能够养身健体,使人长寿。

◎ 药证

主治:肺、脾、肾三脏虚损。
体质特征:体形偏瘦,面色萎黄,容易腹泻、口渴。

◎ 炮制

山药的历代炮制方法众多,包括了炒制、火制、烘制、焙制、蒸制、酒制、醋制、姜制、蜜制、乳汁制、盐制等。目前临床沿用的山药炮制品主要有生山药、炒山药、麸炒山药、土炒山药、米炒山药、蜜麸山药。生山药偏于健脾生津,蜜麸山药偏于益肺养胃,炒制山药(清炒、麸炒、土炒、米炒)则偏于补脾止泻。

◎ 用量

《中华人民共和国药典（2020 年版）》规定山药用量为 15～30g。作为一种药食同源之品，在复方中，山药用量多在 10～30g；若作为主药及君药应用，其剂量可达 30～90g，如用于治疗脾肾两虚型泄泻；作为滋补食疗处方应用，其剂量甚至可达 500g，如张锡纯以薯蓣粥（山药一斤），用于治疗一切羸弱虚损之证。

◎ 阐微

由于现药房多不备粳米，在临床实践中，山药可代替经方中的粳米配入复方。以白虎汤为例，方中粳米能够和胃护津，缓石膏、知母之苦寒，以防苦寒伤中之弊，并能增加石膏在汤液中的溶解度。近代医家张锡纯首次提出可将方中粳米易为山药，并在其所著《医学衷中参西录》中阐释为"盖粳米不过调和胃气，而山药兼能固摄下焦元气，使元气素虚者，不至因服石膏、知母而作滑泄。且山药多含有蛋白之汁，最善滋阴。白虎汤得此，既祛实火，又清虚热，内伤外感，须臾同愈"。山药在性味、归经上与粳米相似，两者均有护胃养胃之功，虽在增加石膏溶解度方面不如粳米，但其益气生津之力优于粳米，并具有独特的固护下元功效。因此，在临床不便取得粳米的情况下，以山药易粳米是一种优选的替代方案。

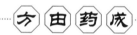

◎ 药对

山药配黄芪，补气健脾；配茯苓，健脾利湿；配补骨脂，补肾固涩；配麦冬，滋阴润肺；配紫河车，补虚强壮；配鸡内金，健脾消食；配芡实，除湿止带；配西洋参，益气养阴；配杏仁，润肠通便。

◎ 角药

山药配地黄、山茱萸，滋补肾阴；配白术、茯苓，健脾止泻；配杜仲、续断，补肾固胎；配葛根、天花粉，生津止渴；配龙骨、牡蛎，益肾平喘。

◎ 经方

虚劳风气——薯蓣丸

《金匮要略·血痹虚劳病脉证并治》"虚劳诸不足，风气百疾，薯蓣丸主之"。该条论述的是虚劳兼外邪的治法。"虚劳诸不足"既包括在内阴阳气血俱虚，也包含在外形气色脉不足。"风气百疾"包括了风疾和气疾。风疾是指虚劳百脉空虚，营卫不足，易为风邪所伤而导致的各种病证，如风眩、瘾疹、风痹等；气疾是指阴阳气血不足，虚气横逆而导致的咳喘、惊悸、腹痛等。治当调理脾胃，扶正祛邪，方选薯蓣丸。方中山药不寒不热、不润不燥，为脾胃之所喜，故以之大补脾胃且兼益肾，尤以补虚祛风为长，重用为君。伍以人参、白术、茯苓、干姜、豆卷、大枣、甘草、神曲益气补脾；地黄、当归、川芎、白芍、麦冬、阿胶滋阴养血；柴胡、桂枝、防风、白蔹祛风散邪；杏仁、桔梗疏利气机。全方补中有散，补虚而不敛邪，祛邪而不伤正，共奏补虚祛风、扶正祛邪之功。对术后营养不良、产后虚弱、瘦弱干瘪、疲乏无力之人尤其适宜。

◎ 方证

含山药常用经方或类经方临床应用指征如下：

薯蓣丸　以疲惫乏力、头晕眼花、心悸气短、食欲不振、骨节酸痛、大便不成形、舌淡嫩、脉细弱为其辨证要点。

缩泉丸　以小便频数、遗尿不止、小便清长、溺有余沥、舌淡、脉沉弱为其辨证要点。

易黄汤　以带下黏稠色黄、带下气腥秽、舌红、苔黄腻为其辨证要点。

玉液汤　以口渴欲饮、小便频多、气短困倦、脉细无力为其辨证要点。

一味薯蓣饮　以低热、咳喘、自汗、怔忡、大便稀、苔少、脉细弱为其辨证要点。

无比山药丸　以小便涩痛淋沥、遇劳即发、腰膝酸软、神疲乏力、舌淡、脉细弱为其辨证要点。

◎ 量效

仲景于《伤寒杂病论》中记载山药方共 3 方，均为丸剂，总结山药在经方中的量效关系如下：

1. 绝对剂量

运用山药大剂量者为薯蓣丸，为 30 分（注：此处"分"应该视为药物之间的比例，而非具体剂量）。该方主治虚劳风气，重用山药以"补中益气力，长肌肉"，养脾胃而资气血生化之源。

剂量次之为肾气丸，方中山药用量为 4 两。该方主治肾气不足之虚劳腰痛、消渴、转胞等，方中山药与干地黄、山茱萸配伍，用于滋补肾阴。可见仲景以中等剂量的山药用于滋肾填精。

剂量最小者为栝蒌瞿麦丸，其山药用量为 3 两。该方用于治疗上燥下寒水停之小便不利，方中山药用于润燥生津止渴于上，并助茯苓补中健脾利湿于下。

2. 相对剂量

（1）扶正祛邪：在薯蓣丸中，山药与柴胡、桂枝、防风的比例为 30：5：10：6（薯蓣 30 分：柴胡 5 分：桂枝 10 分：防风 6 分）。以补脾扶正为主，兼以祛邪，使邪气去而正气不伤。因脾胃为后天之本，气血营卫生化之源，脾胃健运，纳谷增加，水谷精微得运，四肢百骸得养,则风邪易于驱除。若祛邪药剂量过大则易伤正,单纯补虚又留恋风邪,正所谓"虚劳多有夹风气者,正不可独补其虚,亦不可着意去风气",故以大剂量山药配伍小剂量祛风散邪之品。

（2）滋补肾阴:在肾气丸中,干地黄、山药、山茱萸、泽泻、茯苓、丹皮的比例为8:4:4:3:3:3(干地黄8两:山药4两:山茱萸4两:泽泻3两:茯苓3两:丹皮3两)。后世据此创立的六味地黄丸及其类方也遵循此药物比例。方中山药能益肾涩精,合地黄则滋阴益肾之力益彰,且兼具养肝补脾之效,配伍较小剂量之"三泻"(泽泻、茯苓、丹皮),补中寓泻,使补而不滞。

（3）健脾利水:在栝蒌瞿麦丸中,山药与茯苓的比例为1:1(山药3两:茯苓3两)。该方用于治疗阳虚寒水滞于下、燥气盛于上引起的小便不利,以等量的山药与茯苓配伍,用于补中健脾利水。

◎ 服饵

山药味甘,功能补脾生津,但对于湿阻脾胃、脘腹胀满或饮食积滞者,不宜单独使用,应适当配伍白术、茯苓、鸡内金、陈皮等品。

山药是一味药食同源之品,因脾肾虚损需长期服用者,可嘱患者自行以新鲜山药制备成药膳服用,如山药粥、山药糕、山药汤、山药泥等。由于新鲜山药处理时其黏液里含的植物碱接触人体皮肤后极易诱发过敏反应,导致接触性皮炎,因此需戴手套处理食材。

山药具有养阴生津之效,且其血糖生成指数(GI)要低于米、面、馒头等主食,因此可作为糖尿病患者主食的代替品。但需注意虽然其GI值不高,但仅作为主食(山药GI约为51.0,大米饭约为88.0,一般的小麦面条约为82.0,白小麦面馒头约为88.1),对糖尿病患者而言,山药也需要限制进食量,且需将其进食量算入主食中。

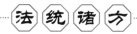

◎ 补法

山药归肺、脾、肾经,性平不燥不腻,能补益肺、脾、肾之气阴,兼能生津固涩,是治疗多种慢性虚弱证候的常用而又稳妥的药物。其体现补法之用具体体现在:

1. 健脾止泻法

山药甘平,能补脾益气,略兼涩性,通过与其他健脾除湿之品配伍,用于治疗脾虚便溏。此法常与人参、茯苓、白术、砂仁等药配伍,代表方如《和剂局方》参苓白术散。

2. 补肾固涩法

山药有补肾涩精之能,常与其他补肾填精、收敛固涩之品配伍,用于治疗各类下元不固引起的疾病。如用于治疗肾气不固之滑精,常配莲子肉、山茱萸、金樱子等;治疗肾失封藏之早泄，常配熟地黄、山茱萸、龙骨等；治疗下元虚寒之尿频遗尿，常配乌药、益智仁、砂仁等。

3. 益气养肺法

山药能补养肺气兼能滋育肺阴。其补肺之力虽较和缓，但对于肺脾俱虚者，有培土生金之妙，常配伍党参、黄芪、五味子等，用于肺气不足导致的气短乏力、声低懒言。对于肺肾两虚、气失摄纳而兼呼吸浅短难续者，常与熟地黄、山茱萸、人参、五味子等同用，以肺肾并补、纳气平喘。

4. 养阴止渴法

山药能补益肺脾肾之气阴，常与其他养阴生津之品如天花粉、麦冬、葛根等伍用以协同增效，用于养阴止渴。若内热较甚者，需酌情配伍清热之品，如石膏、黄连、知母等，以达釜底抽薪之效。

5. 健脾除湿止带法

湿邪为患是妇人带下病的关键病机，《傅青主女科》有论"带下俱是湿证"。山药用于治疗脾虚不运、湿浊下注之妇人白带，常与人参、白术、苍术等伍用，如《傅青主女科》完带汤。若带下色黄且气味臭秽，属湿热下注者，则常与黄柏、芡实、苦参等配伍，如《傅青主女科》易黄汤。在这些方中山药量均较大。

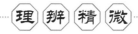

理 辨 精 微

◎ 药理

1. 传统药理

"补养"和"固涩"最能总括山药的药理作用。"补养"指的是山药具有益气养阴之功，能补益肺、脾、肾三脏之气阴，常与各类补益类药物配伍，用于治疗虚损劳伤。"固涩"指的是山药具有补肾涩精之能，常与其他补肾填精、收敛固涩之品配伍，用于治疗各类下元不固引起的疾病。

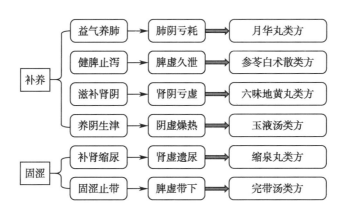

2. 现代药理

山药含有多糖、淀粉、氨基酸、微量元素、脂肪酸、皂苷、多酚等活性成分,现总结其药理作用如下:

(1)抗氧化作用:山药的抗氧化作用与山药多糖对 DPPH 自由基具有较强的清除能力有关。

(2)降血糖作用:山药多糖具有降血糖作用,其机制可能是与提高己糖激酶、琥珀酸脱氢酶、苹果酸脱氢酶等糖代谢关键酶的活性相关。

(3)调节血脂作用:相关实验研究提示,其活性成分薯蓣皂苷元能通过改善脂质成分和调节氧化应激来改善高胆固醇血症。

(4)调节免疫作用:山药多糖具有免疫调节作用,能促进网状内皮系统的吞噬功能,活化吞噬细胞,诱导免疫因子的表达。

(5)调节胃肠功能作用:相关实验研究发现,山药能明显抑制苦寒泻下药引起的大鼠胃肠运动亢进。

(6)抗肿瘤作用:体内实验表明,山药多糖对荷瘤小鼠 T 淋巴细胞增殖能力和 NK 细胞活性具有提高作用,同时还能提高小鼠脾脏细胞产生白细胞介素 -2 的能力和腹腔巨噬细胞产生肿瘤坏死因子 -α 的能力。

(7)保肝作用:其机制可能与山药多糖能够减轻机体氧化应激有关。

◎ 演义

山药以补养固涩为其长。肺阴亏耗取其益气养肺之效,肾阴亏虚取其滋补肾阴之效,肾虚不固取其补肾涩精之效。

1. 泄泻

山药常与其他健脾利湿之品配伍,用于治疗脾胃虚弱、运化无权之泄泻,患者多症见大便时溏时泻,反复发作,稍有饮食不慎则大便次数增多,夹见水谷不化,饮食减少,面色少华,肢倦乏力,舌淡苔白,脉细弱等。山药用于健运脾气,恢复脾脏的生理功能,以正常运化水湿。代表方为参苓白术散。

2. 带下病

妇人由于脾虚失运,湿邪内生,流注下焦,可导致任脉不固、带脉失约而发为带下病。山药在健运脾气的同时,亦兼有固涩之功,故常用于治疗妇人带下过多,代表方如治疗白带之完带汤、治疗黄带之易黄汤。

3. 消渴病

消渴病之病机与脾肾不足关系密切。由于过食肥甘等原因导致脾气亏虚,脾不散精,水谷精微失于输布,无以上承则口干渴,直趋下行则小便频数,尿带甜味,肌肉失养则见消瘦。此类患者先天不足加之后天脾胃失养,肾亦不足,肾虚火旺,上燔心肺则加重口渴,中灼脾胃则胃热消谷。山药滋阴生津,能补益肺、脾、肾之气阴,故常在复方中用于治疗消渴,常用方如玉液汤、六味地黄丸、金匮肾气丸。

4. 尿频、遗尿

山药功能补肾固涩,故可用于治疗肾气亏虚之尿频、遗尿,对应于现代医学的神经性尿频、尿崩症、应力性尿失禁等。因肾与膀胱相表里,若肾气不足,下元虚冷,则膀胱虚寒,不能约束津液,以致尿频、遗尿、小便清长或溺有余沥。治当补肾固涩、缩尿止遗,代表方为缩泉丸、金匮肾气丸。

5. 肺胀

肺胀的发生发展与肺、脾、肾三脏关系密切。由于久病肺虚,肺不主气,导致肺气胀满,不能敛降;肺病及脾,子盗母气,可致肺脾两虚;金不生水,致肾气衰惫,摄纳无权,则气喘日益加重,呼吸短促难续。山药能补益肺、脾、肾之气阴,与肺胀一病甚为贴切。对肺脾俱虚者,有培土生金之妙,常配伍党参、黄芪、五味子等;对肺肾两虚者,可与补肾平喘之品配伍,如《医学衷中参西录》薯蓣纳气汤,以之与熟地黄、山茱萸、苏子等同用。

6. 虚劳

凡多种慢性虚弱性疾病,发展至严重阶段,以脏腑气血阴阳亏损为主要表现的,均属于虚劳病的范畴。山药性平能补,不燥不腻,入肺、脾、肾三经,是治疗虚劳病的常用药物。如《金匮要略》薯蓣丸、《医述》记载的大造丸以山药配紫河车,用于治疗虚损瘦弱;《史载之方》记载的鹿茸丸以山药、血茸、五味子、青盐配伍,用于治疗精血皆虚等。

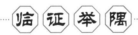

临 证 举 隅

案 治肺胀

赵某,男,68 岁。1994 年 10 月 23 日初诊。患者反复咳嗽、咯痰 25 年,胸闷、气急 7[+] 年。诉昼夜咳嗽,痰多,每天咳痰 60ml 以上,动则气喘,夜寐不宁,倦怠乏力,纳呆,大便干燥难解。查体:呼吸急促,咽红,唇紫,桶状胸,两肺呼吸音减低。舌淡、苔薄黄微腻,脉滑数。胸部 X 线检查诊断为慢性支气管炎,肺气肿。肺功能测定诊断为中重度肺通气功能障碍,残总比 57%。治以资生汤加味。处方:怀山药 90g,玄参 25g,白术、炒牛蒡子各 15g,鸡内金、川贝、瓜蒌、茯苓、半夏、陈皮、苏子、白果各 10g,龙骨、牡蛎各 30g。14 剂。11 月 6 日再诊,患者咳嗽、咯痰明显减少,咳痰量每天 20ml 以下,胸闷、气急、倦怠乏力等症状显著改善,食欲大增。改方予怀山药 150g,玄参 25g,白术、炒牛蒡子各 15g,鸡内金、川贝、瓜蒌各 10g。14 剂。药后咳嗽、咯痰基本消失,气急不明显,肺功能测定提示肺轻度通气功能障碍,残总比 34%。连续 1 年随访,未见咳嗽、咯痰、气喘等症状发作。

(应瑛医案)

主要症状:咳喘,痰多,倦怠乏力,纳呆。

病机归纳： 脾肾两虚，痰热壅肺。

经典方证：《医学衷中参西录》:"资生汤，治劳瘵羸弱已甚，饮食减少，喘促咳嗽，身热脉虚数者。亦治女子血枯不月。"

方义分析： 本案患者病机当属本虚标实，脾肾亏虚为本，痰热壅盛为标。方中重用山药以补益脾肾，使脾气健运而痰无从生，白术、鸡内金、茯苓、陈皮健脾燥湿开胃，玄参、牛蒡子解毒利咽治嗽，川贝、瓜蒌、半夏、苏子、白果用于清热化痰，龙骨、牡蛎镇静安神。

药证归纳： 脾肾亏虚是肺胀患者，尤其是老年肺胀患者病情反复的关键所在。脾为生痰之源，由于脾虚不远，水液无法正常运化，壅聚为痰；肾为气之根，若肾气衰惫，摄纳无权，则气喘日益加重，呼吸短促难续，吸气尤为困难，动则更甚。山药补益脾、肾，使脾运得健，肾能纳气，本品不温不燥，药性和缓，对于久病重病之人，可适当加大剂量以更快达到应有的疗效。在肺胀的缓解期，可改用山药药膳嘱患者长服。

地黄

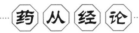

◎ **概述**

地黄为玄参科植物地黄的新鲜或干燥块根。味甘,性寒,归心、肝、肾经。具有清热生津,凉血止血等功效。

◎ **经论**

《神农本草经》云:"干地黄,味甘,寒。主折跌,绝筋,伤中,逐血痹,填骨髓,长肌肉。作汤除寒热积聚,除痹。生者尤良。久服轻身,不老。"

◎ **释经**

"折跌"指跌伤、挫伤、折伤等外科损伤性疾病。"绝筋"为外伤所造成的筋、骨、皮、肉损伤。"伤中"指的是脾肾损伤或内脏损伤。"血痹",即身体局部麻木、疼痛的一类病证。即《金匮要略》所称"身体不仁,如风痹状"。"填骨髓"指填精补髓,修复和促进骨发育。"长肌肉"指增强肌肉的生长发育,亦指增强肌力,增加体重。"作汤"即煎汤服用。"寒热"既指寒证与热证的合称;亦指邪气之寒热性质。"积聚"是以腹内结块,或胀或痛为主要临床特征的一类病证。"痹"泛指邪气闭阻肢体、经络、脏腑所引起的多种疾病,既包括风寒湿痹,也包括五脏痹、五体痹等。

◎ **药证**

主治:营血分证、血热妄行、内热消渴及肠燥便秘等。
体质特征:形体羸瘦,皮肤干枯少光泽,舌质偏红。

◎ **炮制**

地黄的历代炮制方法较多,包括了净制、蒸制、炒制、酒煮、醋制、姜制、盐制、蜜制、乳汁制等。目前临床沿用的主要为鲜地黄、干(生)地黄和熟地黄。鲜地黄即地黄的新鲜块根,味甘、苦,其清热生津之力最强,多用于热病伤阴、大热烦渴、温毒发斑、津伤便秘等；干地黄即地黄的干燥块根，功偏养阴凉血，多用于吐血衄血、崩漏赤带、内热消渴、骨蒸劳热等；熟地黄为生地黄经酒炖或蒸制后的炮制品，其药性由寒转温，归肝、肾二经，功能补血滋阴、益精填髓，多用于血虚萎黄、肝肾阴虚、须发早白、耳鸣耳聋等。

◎ 用量

《中华人民共和国药典（2020 年版）》规定地黄用量为 12～30g。一般而言，地黄 12～30g 多用于清热凉血；较大剂量 25～40g 多用于滋补肝肾；更大的剂量 30～90g 则多用于除痹安神。地黄亦可发挥滋阴通便之效用于津亏肠燥之便秘。

◎ 阐微

生地黄与熟地黄虽为同一植物的不同炮制品，但其药性及功用差异较大，在《中药学》教材及《药典》中均分别放在不同的篇章中进行论述，因此临床上需仔细辨别，不可随意换用。此外，生地黄与熟地黄亦可并用。如《慎斋遗书》之百合固金汤，用于治疗肺肾阴虚、虚火上炎，以二地合用，其中生地黄发挥滋阴降火、凉血止血之功，针对痰中带血、咽喉燥痛的症状，熟地黄则发挥滋养肾阴、填精补血之效，针对眩晕耳鸣、腰膝酸软之症。由于仲景时代所用为干地黄，所以在后面论述中没有严格区分熟地黄、生地黄，其实临证使用经方时，针对不同的病证可以灵活选择使用熟地黄还是生地黄。

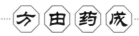

◎ 药对

地黄配百合，清心安神；配丹皮，凉血活血；配何首乌，补肾乌发；配党参，益气养血；配枸杞，滋养肝肾；配肉桂，滋阴助阳；配木香，可补而不滞；配半夏，滋肾化痰；配白术，健脾补血；配乌梢蛇，祛风除痹。

◎ 角药

地黄配山茱萸、山药，滋补肾阴；配玄参、麦冬，滋阴通便；配续断、桑寄生，补肾安胎；配桂枝、炙甘草，平冲定悸；配麻黄、白芥子，消痰散结。

◎ 经方

1. 血虚动风——防己地黄汤

《金匮要略·中风历节病脉证并治》"防己地黄汤：治病如狂状，妄行，独语不休，无寒热，其脉浮"。本条论述的是阴血亏虚，风火内动的治法。由于阴血亏虚，不能滋阴潜阳，风火内扰心神，故病如狂状、妄行；肝旺克脾，痰湿内生，蒙蔽心神，则独语不休；脉浮而无寒热,昭示并非外感,而是风阳浮越。以生地黄热蒸取浓汁,激厚的阴液以养血;防己、防风、桂枝祛风,防己兼能除湿利尿;甘草调和诸药,兼护脾胃。全方祛风而不耗阴血,平肝而弃重镇,滋水涵木,以疗风动。

2. 百合病——百合地黄汤

《金匮要略·百合狐惑阴阳毒病脉证治》"百合病,不经吐、下、发汗,病形如初者,百合地黄汤主之"。百合病未经"吐、下、发汗"等误治,病情未发生明显变化,其病机仍为心肺阴虚内热,治疗则用百合地黄汤。方中生地黄益心阴、清血热、滋肾水,百合则能润肺清心、益气安神。全方共奏润养心肺、凉血清热、益气安神之功。

3. 产后中风——三物黄芩汤

《金匮要略·妇人产后病脉证治》"治妇人在草蓐,自发露得风,四肢苦烦热,头痛者,与小柴胡汤;头不痛但烦者,此汤主之"。产妇在分娩时,掀露衣被,不慎受邪,症见四肢烦热,酸楚不适。若无头痛而但见烦热者,是邪已化热入里,内陷血分,用三物黄芩汤治疗。方中以干地黄清热凉血滋阴,黄芩、苦参清热除烦燥湿。全方清热除烦、凉血养阴。(参见黄芩篇)

4. 妇人下血——芎归胶艾汤

《金匮要略·妇人妊娠病脉证并治》"师曰:妇人有漏下者,有半产后因续下血都不绝者,有妊娠下血者,假令妊娠腹中痛,为胞阻,胶艾汤主之"。妇人下血常见三种情况:一为经血非时而下,淋漓不断地漏下;二为小产后下血不止;三为妊娠下血伴腹痛的胞阻。此三种下血,虽属于不同的病证,但皆由冲任虚寒、阴血不能内守所致。以干地黄、芍药、当归、川芎养血和血,其中地黄兼有止血之功,阿胶加强补血止血之效,艾叶则能温经止血,甘草调和诸药,清酒助行药力。

5. 肾气不足之消渴——肾气丸

《金匮要略·消渴小便不利淋病脉证并治》"男子消渴,小便反多,以饮一斗,小便一斗,肾气丸主之"。肾气不足,既不能上蒸津液而致渴饮,又不能化气行水制约津液渗下,故饮一斗,小便亦一斗。方中重用干地黄以补肾填精,配伍山茱萸、山药补肝脾肾而滋阴;少量附子、桂枝意在微微生火,以生肾气;泽泻、茯苓利水渗湿,合桂枝以化气行水;丹皮活血化瘀,合桂枝以行血分之滞。全方滋阴之虚以生气,助阳之弱以化水,使肾阳振奋,气化复常。

◎ 方证

含地黄常用经方或类经方临床应用指征如下:

防己地黄汤 以狂躁刚暴、自言自语、烦躁难寐、舌红、脉细浮为其辨证要点。

百合地黄汤 以精神恍惚、饮食及行动失调、焦虑抑郁、小便赤、舌红少苔、脉微数为其辨证要点。

三物黄芩汤 以四肢烦热、酸楚不适、寒热往来、烦躁、舌红苔黄为其辨证要点。

芎归胶艾汤 以阴道出血、腹痛、唇舌淡白、脉细为其辨证要点。

肾气丸 以腰痛脚软、少腹不仁或拘急、小便不利或小便反多、消渴、短气、舌淡、脉弱为其辨证要点。

犀角地黄汤 以身热谵语、发斑、吐血、衄血、便血、尿血、舌绛、脉数为其辨证要点。

增液汤 以大便秘结、口渴、舌红少津、脉细数为其辨证要点。

玉女煎 以头痛、牙痛、齿松牙衄、烦热干渴、舌红苔黄少津、脉细数为其辨证要点。

◎ 量效

地黄在经方中的量效关系如下：

1. 绝对剂量

在《伤寒杂病论》所载汤剂中应用地黄大剂量者为防己地黄汤（生地黄 2 斤）、百合地黄汤（生地黄汁 1 升）、炙甘草汤（生地黄 1 斤）。防己地黄汤和百合地黄汤主要用于治疗精神类疾病，而炙甘草汤用于治疗阴阳气血不足之心动悸，可见仲景以大剂量的地黄取其滋阴养血、养心安神之效。

剂量次之为芎归胶艾汤和内补当归建中汤，地黄用量为 6 两。芎归胶艾汤用于治疗妇人下血。在内补当归建中汤方后加减法中，原文有述"若去血过多，崩伤内衄不止，加地黄六两、阿胶二两"，可见较大剂量的地黄用于止血。

剂量小者为三物黄芩汤（干地黄 4 两）和黄土汤（干地黄 3 两）。其中三物黄芩汤中的生地黄用于清热凉血，而黄土汤中生地黄则用于养血止血。因黄土汤主要用于虚寒便血的治疗，而生地黄性偏寒凉，故用量不宜过大。

2. 相对剂量

（1）补肾填精：在肾气丸中，干地黄、山药、山茱萸、泽泻、茯苓、丹皮的比例为 8∶4∶4∶3∶3∶3（干地黄 8 两∶山药 4 两∶山茱萸 4 两∶泽泻 3 两∶茯苓 3 两∶丹皮 3 两）。方中地黄用于补肾填精，合山茱萸、山药滋阴益肾之力益彰，且兼具养肝补脾之效，配伍较小剂量之"三泻"（泽泻、茯苓、丹皮），补中寓泻，使补而不滞。

（2）滋阴助阳：在炙甘草汤中，生地黄与桂枝、炙甘草的比例为 16∶3∶4（生地黄 1 斤∶桂枝 3 两∶炙甘草 4 两）。在此方中，大剂量的生地黄用于滋心阴、养心血，配伍较小剂量的桂枝与炙甘草，辛甘化阳，使得阴阳气血并补，滋阴养血而不凝滞，助阳行血而不伤阴，故能用于阴阳两虚、心神失养的治疗。

◎ 服饵

生地黄性寒滋腻，有碍胃生痰之弊，故脾虚湿滞，腹满便溏，胸膈痰多者应慎用。因此在较大剂量使用地黄时，应注意观察患者药后反应，若出现胸脘满闷、腹泻便溏者，应及时减少服药剂量，并可加入芳香行气之品以制约其阻脾碍胃之弊，如小剂量的砂仁。此外，仲景在用大剂量的地黄煎剂时常以酒作为溶媒，见于炙甘草汤，用清酒七升同煎，除了促进药材有效成分的溶出外，还能减轻大剂地黄对胃肠道的刺激。在《本草备要》有言生地黄"生掘鲜者，捣汁饮之，或用酒制，则不伤胃"。笔者临证发现，复方用地黄若出现腹泻者，在煎药时加入100ml料酒则可以避免。

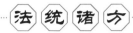

地黄既能凉血，又具滋补，故既用于热病实证，也能治疗虚损劳伤。其主要体现了补法这一治法，具体体现在：

◎ 补法

1. 养血止血法

地黄是常用的补养阴血药物，且生品兼能凉血止血，故常用于养血止血。对于热入营血，症见皮下出血、吐血、衄血，常配合丹皮、赤芍、犀角、玄参等，代表方如犀角地黄汤；对于热蕴下焦之血淋、尿血，常配伍小蓟、白茅根、当归、藕节等，代表方如小蓟饮子；对于冲任虚寒之胞宫下血，常加用阿胶、艾叶、炮姜等，代表方如芎归胶艾汤；对于脾阳不足之便血，常配用灶心黄土、附子、赤石脂等，代表方如黄土汤。

2. 滋阴清热法

地黄生用性寒凉，有清热育阴之效，故常配伍其他滋阴之品用于治疗阴虚火旺之证。如消渴病阴虚热盛者，常用生地黄配伍麦冬、知母、天花粉、石斛等，代表方如玉女煎；阴虚火旺之盗汗，常配用黄芩、黄柏、桑叶等，代表方如当归六黄汤；温病后期邪伏阴分而发热者，常配以知母、青蒿、鳖甲等，代表方如青蒿鳖甲汤。

3. 填精补髓法

熟地黄药性偏温，有填精补髓第一品药之称，常配伍鹿角胶、枸杞、牛膝、山茱萸等，用于治疗肾精亏虚，代表方如左归丸；亦常配当归、半夏、茯苓、陈皮等，用于肾虚咳喘，代表方如金水六君煎；配用山药、补骨脂、桑螵蛸等，也可用于肾虚膀胱失约。

4. 润燥通便法

《温病条辨》言"水不足以行舟，而结粪不下者，非增液不可"。生地黄功能养阴生津，通过配伍玄参、麦冬、蜂蜜、黑芝麻等，能发挥"增水行舟"之效，代表方如增液汤、增液承气汤。

5. 养心安神法

地黄能入心经，能滋补心阴而达安养神志之效。此外，地黄尚能滋养肾阴，肾水得补，则心火受制，故《日华子本草》言"干地黄，安魂定魄，治惊悸"。地黄常配伍百合、小麦、麦冬等，用于治疗心之阴液不足引起的精神类疾患。我们临床上常用百合地黄汤、防己地黄汤等治疗失眠，当然地黄量要大。

理 辨 精 微

◎ 药理

1. 传统药理

"补"和"清"最能总括地黄的药理作用。"补"指的是熟地黄,具有滋补阴精之功,能补益心、肝、肾三脏之阴。"清"指的是生地黄,具有清热凉血之效,常用于治疗各类血热妄行及虚火内扰之证。

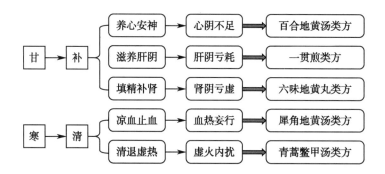

2. 现代药理

地黄主要含有环烯醚萜类、紫罗兰酮类、苯乙醇苷类、糖类等活性成分,现总结其药理作用如下:

(1)降血糖作用:地黄可改善胰岛 β 细胞功能,改善脂代谢紊乱,能够降低糖尿病患者的血糖。

(2)神经保护作用:地黄低聚糖能够增强缺血再灌注损伤大鼠的学习记忆能力从而具有神经保护作用。

(3)促进造血作用:地黄能够改善血虚模型小鼠的造血功能,对小鼠造血干细胞具有促进增殖及分化的作用。

(4)免疫调节作用:地黄能够增强体液免疫和细胞免疫功能。

(5)抗骨质疏松作用:地黄中活性成分毛蕊花糖苷可抑制破骨细胞的分化和形成,并减少骨质流失。

(6)中枢抑制作用:地黄能够抑制小鼠的自发活动,缩短戊巴比妥钠诱导的小鼠睡眠潜伏期,延长睡眠时间,延缓异烟肼惊厥的发作潜伏期,提示地黄对中枢神经系统具有抑制作用。

(7)抗氧化作用:地黄中活性成分地黄多糖能显著提高血 SOD、CAT 及 CSH-Px 活力,降低血浆、脑匀浆及肝匀浆 LPO 水平。

(8)抗肿瘤作用:地黄抗肿瘤作用机制可能与抑制肿瘤细胞增殖及促进肿瘤细胞向

正常细胞分化有关。

◎ 演义

地黄以滋补凉血为其长。血热妄行取其清热凉血之效，肾阴亏虚取其填精补肾之效，心阴不足取其养心安神之效。

1. 血证

以出血为主症的一类疾患统称为血证，患者可表现为鼻衄、齿衄、咳血、吐血、便血、尿血、紫斑等。火热熏灼、损伤脉络是血证最常见的病机，多发生在血证的初期，大多起病较急，伴有发热、烦躁、口渴欲饮、尿黄、便秘、舌红苔黄少津、脉数有力等症。对于此类患者，生地黄除了能凉血止血，亦能补益阴血，代表方如犀角地黄汤、小蓟饮子、清胃散、玉女煎。

2. 便秘

生地黄是治疗阴津不足、肠道失润之阴虚便秘的常用药物，对于大便干结、形体消瘦、头晕耳鸣、两颧红赤、心烦少寐、腰膝酸软、舌红少苔、脉细数等症相宜。《景岳全书·秘结》言"阴结者正不足，宜补宜滋者也"，故治当滋阴增液，润肠通便，代表方为增液汤。

3. 消渴

阴虚为本、燥热为标是消渴的基本病机。地黄在甘寒清热的同时，亦能养阴生津，故为消渴患者的常用药物。对于上消肺热津伤，症见口渴多饮、口舌干燥、烦热汗多，舌边尖红、苔薄黄、脉洪数等，代表方为消渴方；对于中消胃热炽盛，症见多食易饥、形体消瘦、大便干燥、苔黄、脉滑实等，代表方为玉女煎；对于下消肾阴亏虚者，症见尿频量多、浑浊如脂膏、腰膝酸软、乏力、头晕耳鸣、舌红少苔、脉细数等，代表方为六味地黄丸；下消阴阳两虚者，症见小便频数浑浊、腰膝酸软、四肢欠温、阳痿或月经不调，舌苔淡白而干、脉沉细无力等，代表方为金匮肾气丸。

4. 解颅

解颅是指小儿囟门应合不合，以致囟门宽大，或见囟门部位稍稍隆起，类似于现代医学的佝偻病。解颅多因先天肾气虚弱，精血不足，不能充养脑髓所致。地黄有填精补髓之功，《神农本草经》记载其能"填骨髓"，故能治之。在《集成良方三百种》所载"小儿解颅煎"中即以生地配伍龟甲，用于此种疾病。此外对于小儿禀赋不足，症见立迟、行迟、发迟、齿迟和语迟者，地黄亦为适用之品。

5. 痹证

《神农本草经》有地黄能"逐血痹""作汤……除痹"一说，首次提出地黄对痹证有治疗作用。临床实践证明，地黄不但能够滋阴养血，而且有活血通络之功，故对于阴血不足而痹着不行的病证尤为适宜，可用于治疗类风湿关节炎、风湿性关节炎、痛风性关节炎等病证。《养老奉亲书》中记载有补肾地黄酒，以"生地一升，大豆两升，生牛蒡根一升"，以上药材以酒浸之，用于治疗老人风湿久痹、筋挛骨痛。

6. 贫血

熟地黄是常用的补血之品,常用于治疗以血虚为主要表现的病证。用于治疗贫血,常与白芍、当归、川芎配伍,即四物汤。对于气血两虚者,常与益气健脾之品配伍,代表方为八珍汤。临床上对于重度贫血,病程较长者,还常加用阿胶、紫河车、乌鸡等血肉有情之品。

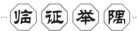

案 治膀胱咳

肖某,男,78 岁,2016 年 10 月 27 日初诊。因"反复咳嗽咳痰 1 年多,复发加重伴喘息、咳则遗尿 1 个月余"就诊。刻下症:少神,乏力,咳嗽、呛咳,咳声清脆,咳则小便出,咳痰,痰白质稠,时有喘息气紧,无汗,纳差,眠差,入睡困难,睡后易醒,夜尿频多,每晚 2～3 次,咳嗽时小便溢出,大便秘结,5～6 日一行,且有便血,色鲜红。舌黯苔黄腻,舌中部偏左区域有剥苔,舌下络脉迂曲,脉沉细弱。首诊予以升降散合华盖散加减。11 月 3 日二诊,患者精神状态可,咳嗽未见明显缓解,仍咳声清脆,咳则小便出,咳痰,痰白质稠,咽部不适,喉中痰鸣,时有喘息汗出,大便稍黏,每天 1 次,仍有少量便血,纳差较前好转,时有小便失禁。舌红,根部无苔,舌下络脉迂曲,脉沉细数。予金水六君煎合麦门冬汤加减:法半夏 10g,茯苓 15g,炙甘草 10g,当归 30g,熟地黄 60g,麦门冬 70g,太子参 15g,山药 15g,陈皮 15g。4 剂,水煎服。11 月 9 日三诊患者精神状态尚可,阵发性咳嗽,但咳时已无尿液溢出,咳痰,咳出少量白色黏液痰,伴有咽痒,时有喘息,喉间时能闻及痰鸣音,睡眠改善,夜尿每晚 2～3 次,大便尚可,舌红,根部无苔,舌下络脉迂曲,脉沉细数。在二诊基础上加麻黄 15g、苦杏仁 15g、瓜蒌皮 30g、浙贝母 20g、矮地茶 15g,4 剂,水煎服。11 月 17 日四诊:患者咳嗽基本消失,咳出泡沫痰,喉间哮鸣音基本消失,时有气紧,大便干,舌红苔黄质干,舌根部无苔。

(岳仁宋医案)

主要症状:咳则遗尿,喘息气紧,大便秘结。

病机归纳:肺肾阴伤,肺气上逆。

经典方证:《景岳全书》:"金水六君煎,治疗肺肾虚寒,水泛为痰,或年迈阴虚,血气不足,外受风寒,咳嗽呕恶,多痰喘息等症,神效。"

方义分析:患者年逾古稀,肾精亏虚,加之久咳,"穷必及肾"。肾与膀胱相表里,从而影响膀胱气化功能。膀胱失约,故咳则尿自出,结合舌脉辨证为肺肾阴亏,以金水六君煎为主方滋补肾精以润肺,燥湿健脾以化痰,再以麦门冬汤清养肺阴,降逆下气。又因"咳嗽不止于肺,而亦不离乎肺也",三诊治疗时在前方基础上加用开宣肺气、化痰止咳之品,使肺之宣降、肾之纳气之功得复，则咳自止。

药证归纳：熟地黄功擅补肾填精，是治疗肾虚咳喘的要药，常用于慢性阻塞性肺疾病、慢性支气管炎、支气管哮喘等症见咳喘的疾患。代表方为金水六君煎。该方熟地黄用量最大，为君药。张景岳认为熟地黄"入手足厥少阴经，大补血衰，滋培肾水，填骨髓，益真阴，专补肾中元气"，并提出"阴虚而水邪泛滥者，舍熟地何以自制"之说。熟地黄通过补益肾精，恢复肾脏的纳气职能，从而发挥止咳定喘之功，用于肺肾喘咳长久不愈者有显效，但常需配伍化痰祛湿之品，以避免地黄的滋腻碍痰之弊。

天门冬

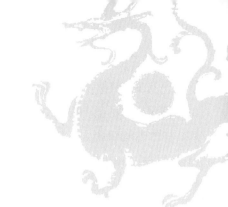

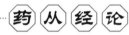

◎ 概述

天门冬为百合科植物天门冬的块根。味甘、苦,性大寒,归肺、肾经。具有润肺止咳,养阴生津等功效。

◎ 经论

《神农本草经》云:"天门冬,味苦,平。主诸暴风湿偏痹,强骨髓,杀三虫,去伏尸。久服轻身,益气延年。"

◎ 释经

《本草崇原》谓"天门冬……性寒无毒,体质多脂,始生高山,盖禀寒水之气,而上通于天,故有天冬之名。主治诸暴风湿偏痹者,言风湿之邪,暴中于身,而成半身不遂之便痹。天冬禀水天之气,环转运行,故可治也。强骨髓者,得寒水之精也。杀三虫、去伏尸者,水阴之气,上通于天也,水气通天,则天气下降,故土中之三虫,泉下之伏尸,皆杀去也。……故久服轻身益气,天气通贯于地中,故延年不饥。伏尸者,传尸鬼疰,泉下尸鬼,阴而为病也。天门冬能启水中之生阳,上通于天,故去伏尸。天门冬禀水精而上通于太阳。夫冬主闭藏,门主开转,咸名门冬者,咸能开转闭藏而上达也。"

◎ 药证

主要证候:阴亏燥热之肺痨、消渴、骨蒸等。

◎ 炮制

天门冬多于秋、冬二季采挖,洗净,除去茎基和须根,置沸水中煮或蒸至透心,趁热除去外皮,洗净,干燥,切片或段,生用。

◎ 用量

《中华人民共和国药典(2020年版)》规定天冬用量为6~12g。

◎ 阐微

天门冬的功效历代有很多传承、深化和扩展,在汉至唐,主要用作悦颜轻身,美容养生。自《神农本草经》提出天冬具有"强骨髓……轻身,益气延年"之效,后世本草著作多沿用,唐代本草著作《药性论》亦谓其"煮食之,令人肌体滑泽,除身中一切恶气,不洁之疾,令人白净"。《日华子诸家本草》云天冬可"镇心,润五脏,益皮肤,悦颜色,补五劳七伤"。汉唐时期的很多方书,如《备急千金翼方》《外台秘要》均记载天冬可益气延年、强志、养颜而疗健忘、面有黑斑、五劳七伤等,充分体现出天冬"养肌肤,益气力……久服轻身,益气延年,不饥"之效。宋金元以后,天门冬的功效逐渐发展并固定为"润五脏""止消渴""滋阴润燥"。

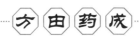

方 由 药 成

◎ 药对

天门冬配麦冬,二药性能功用相似,相须为用,既能滋肺阴、润肺燥、清肺热,又可养胃阴、清胃热、生津止渴,对于热病伤津之肠燥便秘,还可增液润肠以通便;配生地,清热养阴生津,广泛应用于热病伤阴、烦渴多饮等消渴、燥证;配熟地,滋阴补血,用治虚损之证;配知母,清热养阴,用治热盛津亏、肺热燥咳、骨蒸潮热、内热消渴等证;配人参,补益作用增强,尤其适用于津气俱不足之证;配桔梗,润肺燥、清肺热、宣肺气,广泛用治肺燥、肺热引起的咳喘病证。

◎ 角药

天门冬常与地黄、人参配伍,即组成历代著名的三才汤,主治阴虚咳嗽、痨瘵、肾性咳嗽等真阴涸竭、气血俱虚、精神不固、元阳失合者。

◎ 经方及类经方

1. 肺痿咳嗽——天冬紫菀酒

《肘后备急方》治"肺痿咳嗽,吐涎沫,心中温温,咽燥而不渴者……又方:生天门冬(捣取汁)一斗,酒一斗,饴一升,紫菀四合。铜器于汤上煎,可丸。服如杏子大一丸,日可三服"。本方以天门冬为主药,直取其养津润肺止咳之功,配合紫菀温肺祛痰,酒以助药性,从而治津气亏虚之肺痿咳嗽。且天门冬取生品捣汁而用,滋养阴血之力更强。

2. 津虚上热证——麻黄升麻汤

《伤寒论·辨厥阴病脉证并治》"伤寒六七日,大下后,寸脉沉而迟,手足厥逆,下部脉不至,咽喉不利,唾脓血,泄利不止者,为难治。麻黄升麻汤主之"。经方用天门冬仅见于麻黄升麻汤方证,配伍玉竹等以滋阴润燥,治"咽喉不利,唾脓血"等津虚上热证。

◎ 方证

天冬紫菀酒 以咳嗽、吐涎沫、胸脘嘈杂、咽干口燥而不渴为其辨证要点。
麻黄升麻汤 以咽喉不利、泻利不止为其辨证要点。

◎ 量效

绝对剂量

《肘后备急方》天冬紫菀酒中用天门冬为取生用，捣汁一斗而用之，鲜品则必量大，可见需滋阴液则当量大而用之。《伤寒论》"麻黄升麻汤"中用天门冬 6 铢，是方中量小的药之一。

◎ 服饵

天门冬除了入煎剂，尚有加黄酒隔水蒸服法。其应用方法有：鲜天门冬剥皮，加适量黄酒，蒸半小时后吃天冬，喝黄酒；剥皮后生吃，用适量黄酒送服；天门冬压榨取汁（天冬汁），用适量黄酒送服。

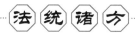

◎ 清法、补法

天门冬功效为润肺止咳，养阴生津，性大寒沉降，得地之阴精独厚，故能"统理肺肾火燥为病"，治疗肺热咳喘。又因其味苦微甘，使具"阴润寒补"，能清热润燥滋阴。《本草纂要》言"盖此剂凉而能补，故入足少阴，保肺降火，故入手太阴主益气，去咳逆，疗肺痈，定喘嗽，通肾气，止消渴，清吐衄，泻肺火，滋阴血，补劳伤，壮气力，利小便之圣药也。抑又论之，苦以去滞血，甘以助元气，然则此剂治热之功多，而元虚热胜者，宜用之也"，进一步明确天门冬入肺清降肺火，入肾能通肾气，性寒能清热，又具滋阴润燥、止消渴，且能利小便的功效。

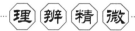

◎ 药理

1. 传统药理

天门冬的功效，全在于"降"与"补"二字。"降"即"降肺"；"补"即"阴润寒补"，如《本草从新》谓其"清金降火，益水之上源。下通足少阴肾，滋阴润燥"，指出天门冬滋阴润燥，适宜于一切阴虚有火诸证。《本草害利》云其"甘寒，保肺润燥，补肾养阴。肺肾虚热之要药也"。故"降""补"二字，可恰当概括天门冬功效。

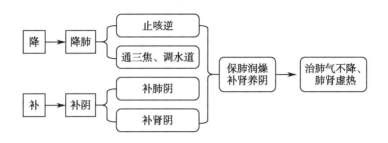

2. 现代药理

天门冬的现代药理作用大致有如下几点：

（1）抗氧化、延衰老作用：有研究表明，天冬多糖具有清除自由基和抗脂质过氧化的活性。

（2）止消渴、降血糖作用：相关实验表明，给予糖尿病大鼠天冬提取物，可显著降低大鼠血糖。

（3）抑菌抗炎、调节免疫作用：天门冬对大多数革兰阳性菌有作用，天冬根甲醇提取物对大肠杆菌和痢疾志贺氏菌等显示有相当强的抗菌活性。天冬水提物对中枢神经系统有一定的抗炎活性。

（4）抗肿瘤作用：研究表明，天冬提取物可抑制实验大鼠的肿瘤生长。

（5）镇咳、祛痰作用：多项研究显示，天门冬中所含的天冬酰胺具有较强的镇咳、祛痰、平喘作用。

（6）抗溃疡作用：天门冬对低温抑制应激诱导的急性胃溃疡，幽门结扎、阿司匹林加幽门结扎和半胱胺诱导的十二指肠溃疡均有明显的保护作用。

（7）抗血栓作用：实验表明，天冬醇提物可显著延长电刺激大鼠颈总动脉血栓形成时间。

◎ 演义

1. 呼吸系统

叶天士有云"久嗽用肺药不应，脉数，金水同治"。运用金水同治法治疗咳嗽，效果显著。认为咳嗽若由于肺阴亏损，少阴不纳，阳动不潜，产生内热，上炎之火扰及肺金，金鸣则咳，虚火上炎灼伤血络则痰血，肾虚则梦泄、耳聋。只用宣肺降逆止咳难以取效，临床多以天门冬润肺以清虚热，配伍熟地黄，阴柔最甚，以滋少阴达到金水同治。对于肺癌、肺纤维化、肺结核，以干咳少痰或无痰、胸闷憋气、口渴喜饮、舌红苔薄等以肺气阴不足为临床表现者，天门冬可配伍止咳化痰、清热凉血、软坚散结、利水消肿、清热解毒之品以治之。对于喉源性咳嗽亦用天门冬配伍清热、敛肺、利咽、祛痰、疏风之药。

2. 消化系统

对于因阴液枯涸、胃失濡养的胃肠道疾病，治宜酸甘化阴，生津养胃，以天门冬配伍疏肝、健脾、化瘀等药物可以收到较好疗效。若兼心下嘈杂泛恶，加黄连、竹茹清热和胃；兼大便秘结，数日一行，可配伍火麻仁、郁李仁润肠通便。

3. 泌尿、生殖系统

中医认为病邪不解、湿热未清是乳糜尿的主因，伤及脾肾为后果。病程越长，津液日耗，阴津愈亏，故肾阴虚者尤多。以天门冬滋阴益肾，湿热重者可酌加金钱草、薏苡仁、益智仁、凤尾草、白花蛇舌草、萆薢；肾阴虚火旺者可酌加生地、知母、黄柏；脾虚气陷者可酌加怀山药、党参、白术、升麻；阴阳两虚者可酌加菟丝子、仙茅、仙灵脾；血尿者加旱莲草、白茅根。

4. 妇科

有研究表明，天门冬制剂为主治疗乳腺小叶增生，疗效显著。给药方法为，天门冬加黄酒隔水蒸服法；天门冬静脉注射液每次 60g，用生理盐水或葡萄糖液 10～30ml 稀释后静注，每日 1 次，也可加入 5%～10% 葡萄糖液 250ml 静滴。上海中药二厂、上海医药工业研究院有研究发现，鲜天门冬对治疗乳房肿块效果良好，治疗个别乳癌亦有苗头。其应用方法有：鲜天门冬剥皮，加适量黄酒，蒸半小时后吃天门冬，喝黄酒；剥皮后生吃，用适量黄酒送服；天门冬压榨取汁（天冬汁），用适量黄酒送服。

5. 耳鼻喉科

急性喉炎中医称暴喑，多因外感风热之邪，直接侵袭咽喉，或因邪毒直入肺胃，火热内扰，熏蒸咽喉而致；而慢性喉炎中医称久喑，多因肝、肾阴亏，虚火上炎，津液不能滋润咽喉。均可用天门冬配伍滋阴降火、利咽散结、消肿化瘀之药。

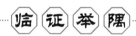

案 治咳嗽

陆中行室，年二十余，腊月中旬，患咳嗽，捱过半月，病热稍减；新正五日，复咳倍前，自汗体倦，咽喉干痛；至元夕，忽微恶寒发热，明日转为腹痛自利，手足逆冷，咽痛异常，又三日则咳唾脓血。张诊其脉，轻取微数，寻之则仍不数，寸口似动而软，尺部略重则无，审其脉症，寒热难分，颇似仲景厥阴例中麻黄升麻汤证。遂与麻黄升麻汤，一剂，肢体微汗，手足温暖，自利即止；明日诊之，脉亦向和；嗣后与异功生脉合服，数剂而安。

（张路玉医案）

主要症状：咽痛，咳吐脓血，腹痛自利。

病机归纳：病中体疏，复感寒邪，热邪既伤于内，寒邪复加于外，寒闭热邪，不得外散,势必内奔而为自利,致邪传少阴厥阴,而为咽喉不利唾脓血也。

经典方证:《伤寒论•辨厥阴病脉证并治》:"伤寒六七日,大下后,寸脉沉而迟,手足厥逆,下部脉不至,咽喉不利,唾脓血,泄利不止者,为难治,麻黄升麻汤主之。"

方义分析:盖始本冬温,所伤原不为重,故咳至半月渐减;仍勉力支持岁事,过于劳役,伤其脾肺之气,故咳复甚于前;至望夜忽憎寒发热,来日遂自利厥逆者,当是病中体疏,复感寒邪之故;热邪既伤于内,寒邪复加于外,寒闭热邪,不得外散,势必内奔而为自利,致邪传少阴厥阴,而为咽喉不利唾脓血也。虽伤寒大下后与伤热后自利不同,而寒热错杂则一。

药证归纳:本案患者原为冬日感受温热之邪,病情轻浅,半月欲愈,后因劳累太过,损伤脾肺之气,致咳嗽加剧,肺脾气虚,卫气失固,复感外寒,则憎寒发热;寒闭于表,阳热内郁,四肢失于温养,见下利、手足逆冷;脾气本虚,外寒内攻,则清阳下陷,泄利不止;肺热炽盛,伤津损络,故见咽喉干痛、咯吐脓血。虽未经伤寒误用攻下,但同属阳气郁遏,肺热脾寒,故仍用麻黄升麻汤发越郁阳,清肺温脾。方中麻黄、升麻发越郁阳为君,使郁阳得伸,邪能外达。知母、黄芩、石膏、天门冬滋阴清热,以除上热;桂枝、白术、干姜、茯苓、甘草温阳健脾,以除下寒。当归、芍药养血和阴。诸药合用,集温、清、补、散于一体,共奏发越郁阳、清上温下、滋阴和阳之功。天门冬气寒,味苦甘,寒能去肺热,苦能泄滞血,甘能助元气,《长沙药解》曰"水生于金,金清则水生,欲生肾水,必清肺金,清金而生水者,天冬是也"。天冬润泽寒凉、清金化水之力倍于麦冬,是故此案患者肺热津伤之治,天门冬甚为相宜。

麦门冬

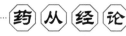

药从经论

◎ 概述

麦门冬为百合科植物麦冬的干燥块根。味甘、微苦，性微寒，归肺、胃、心经。具有养阴润肺，益胃生津，清心除烦的功效。

◎ 经论

《神农本草经》云："麦门冬，味甘，平。主心腹结气，伤中，伤饱，胃络脉绝，羸瘦，短气。久服轻身，不老，不饥。"

◎ 释经

麦门冬味甘性平，为养阴生津之品。"心腹结气"，中焦有热，心腹经气郁结不畅，经络不和，一作疝气。"伤中，伤饱"，无论五脏受损，还是伤于饮食，都会导致脾胃虚损耗伤。"胃络脉绝"，脾胃损伤则胃腑络脉不能通达四周经脉，所化气血不能由中土充养周身。"羸瘦短气"，胃虚则气血化生不足，人体容易变得羸弱消瘦，胃虚后天之本不固导致肺肾虚损，则影响五脏纳气之职，人会变得气短乏力。"久服轻身，不老不饥"，诸功效均示麦门冬益胃养阴生津之力，坚持服用，气血调和，则身体轻快，精力充沛，不容易衰老，胃气足则更耐饥饿。

◎ 药证

主治：适于肺阴虚证，胃阴虚证，心阴虚证。
体质特征：体形较瘦，口干咽干，舌质干红，舌面乏津，少苔甚至无苔，脉细。

◎ 炮制

历代麦门冬的炮制方法较多，包括去心，朱砂制、煮制、炒制、米炒制、酒制、蜜制、盐制、青黛制、姜制等数十种。生用和去心的麦门冬其炮制步骤基本一致，唯多一步去除心。目前麦门冬炮制方式为生用，去心，生用即除去杂质，切制洗净，润透，轧扁，干燥；

较少采用历代所用的清炒、米炒制、酒制等方式。其中麦门冬生用侧重养阴润肺,益胃生津,去心麦门冬侧重清心除烦。

◎ 用量

《中华人民共和国药典(2020 年版)》规定麦冬用量为 6～12g,但对于特殊病种,用量可更大。如用于治疗肺胃阴虚,虚火上炎之经方麦门冬汤中,麦冬用量达 7 升。有人统计,麦冬大剂量(30g 以上)多用于糖尿病、肺胃阴虚火旺、咳嗽、口干口渴、便干难解、干燥综合征等;麦冬小剂量(小于 15g)更多用于心悸、不寐、眩晕、胸闷气短以及月经病、温热病善后等。需注意,麦冬虽属补阴药上品,但其微寒,故胃虚有寒、寒痰壅盛者不宜大剂量运用,恐有碍胃阻痰之嫌。

◎ 阐微

《神农本草经》中麦冬被列为上品。关于麦冬是否应去心方面存在争议。麦冬运用自汉代始即"皆微润抽去心",陶弘景于《本草经集注》中谓其"抽去心,不尔令人烦",宋金元以前医家亦基本沿用去心之法,但亦有不去心者。明清始则有不少医家反对"不去心令人烦"的观点,如吴鞠通谓"麦冬有心可以入心,直清心经之热"。现代药理研究发现,去心麦冬的多糖和总黄酮成分较生麦冬含量更高;而另一方面,麦冬肉和麦冬心的提取物成分基本一致,同时去心过程繁琐,工业化生产去心较为困难,且麦冬心所占重量极轻,临床应用麦冬心并未出现"心烦"等不适,因此,麦冬是否应去心一说仍有待进一步研究,而目前麦冬的炮制方式仍遵循《中华人民共和国药典(2020 年版)》净制且不去心。

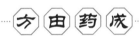

方 由 药 成

◎ 药对

麦冬配玄参,养阴生津;配半夏,降逆止咳;配五味子,养阴敛汗;配沙参,益气润肺;配天花粉,生津止渴;配乌梅,涩肠止痢;配石膏,清热养阴;配天冬,滋阴降火;配酸枣仁,滋阴养血安神;配生地,滋液养阴;配人参,益气养阴;配阿胶,滋阴养血;配山药,补虚养阴;配黄连,清火坚阴;配山茱萸,补益肝肾,收涩固脱。

◎ 角药

麦冬配人参、五味子,益气养阴,生津止渴;配玄参、生地,增液行舟,通行大便;配人参、半夏,补虚润燥,降逆止咳;配沙参、玉竹,清养肺胃,润燥止咳;配阿胶、麻仁,甘润养血。

◎ 经方及类经方

1. 肺胃阴虚证——麦门冬汤

《金匮要略·肺痿肺痈咳嗽上气病脉证治》"火逆上气，咽喉不利，止逆下气者，麦门冬汤主之"。因过汗、下利、消渴等原因，致津液耗损，肺胃阴伤，阴虚则阳亢，虚火内扰，故在肺可见上逆喘咳，在上则见咽喉干燥、痰黏难咳，在胃则见胃失和降，气逆呕吐。此外，还可见舌红少苔、脉象虚数等。本方麦门冬甘寒生津，养阴清热，肺胃皆养，合人参益气生津，甘草、大枣、粳米护胃和中，少少配伍半夏起辛润之效，以降逆下气，化其痰涎，和胃止呕。全方滋而不腻，润而不燥，补气养阴，为治虚热肺痿，肺胃阴虚之主方。临床使用本方时一定注意麦门冬与半夏的比例（7∶1），对诸多阴伤咳嗽收效颇佳。

2. 心劳热盛津伤——删繁麦门冬饮

《外台秘要》卷十六中引《删繁方》又疗"心劳，热不止，肉毛焦色无润，口赤干燥，心闷，麦门冬饮方。生麦门冬（一升去心）、陈粟米（一升）、鸡子（二七枚取白）、淡竹叶（切三升）。上四味，先以水一斗八升，煮粟米竹叶，取九升，去滓，澄清，接取七升，冷下鸡子白，搅五百转，去上白沫，下麦门冬，煮取三升，去滓，分三服"。本方治疗心劳，热盛伤津，肌肉皮毛失养而口舌干燥，以麦门冬为主药，取其养阴清心除烦之功，配鸡子白、粟米以补津液，淡竹叶加强清心除烦之力。

3. 心阴阳两虚证——炙甘草汤

《伤寒论·辨太阳病脉证并治》"伤寒脉结代，心动悸，炙甘草汤主之"。本病起于外感伤寒，今不见恶寒发热脉浮等表证，而见心中动悸，脉不浮而结代，说明邪气累及于心，外邪已罢然里虚已成。由于气血不足，阴阳两虚，心失所养，故而心中悸动不安，心阳虚推动无力，阴虚脉道不充，故而脉结代。本方重用入少阴心经之炙甘草益气复脉，生地黄滋阴养血，两药共同充养气血；再合人参、大枣补益心血，麦冬、阿胶、麻仁甘润养血，滋养心阴，以及辛温走散之桂枝、生姜温阳复脉，配合甘草辛甘化阳，清酒助药活血通络。诸药合用，阴阳俱补，通行营卫，共奏益气养血，通阳复脉之功。（参见甘草篇）

◎ 方证

含麦冬常用经方或类经方临床应用指征如下：

麦门冬汤　以咳吐浊唾涎沫、短气喘促、咽喉干燥、胃逆呕吐、口渴咽干、舌红少苔、脉虚数为其辨证要点。

删繁麦门冬饮　以肉毛焦色无润、口赤干燥、心闷为其辨证要点。

炙甘草汤　以心动悸、脉结代、虚羸少气、舌红少苔或舌干瘦、或干咳无痰、咳吐涎沫、形瘦短气、虚烦不眠、自汗盗汗、咽干舌燥、大便干结、脉虚数为其辨证要点。

温经汤　以崩漏不止、色黯有块、淋漓不尽、月经提前或推后或逾期不止或一月数行或停经而见少腹里急、腹满、傍晚燥热、手足心热、舌质黯红、脉细涩为其辨证要点。

竹叶石膏汤　以身热多汗、胸闷心烦、气逆欲呕、口干喜饮、心烦不寐、舌红少苔、脉虚数为其辨证要点。

生脉散　以肢体倦怠、气短声低、少气懒言、甚则喘息不续、汗多、干咳少痰、口燥咽干、舌红干少苔、脉微细弱或虚大而数为其辨证要点。

清燥救肺汤　以头痛身热、干咳无痰、气逆而喘、咽喉干燥、鼻燥、胸满胁痛、心烦口渴、舌红少苔、脉虚大而数为其辨证要点。

益胃汤　以胃脘灼热隐痛、饥不欲食、口干咽燥、大便干结、或干呕、呃逆、舌红少津、脉细数为其辨证要点。

一贯煎　以胸脘胁痛、吞酸吐苦、咽干口燥、舌红少津、脉细弱或虚弦为其辨证要点。

玉液汤　以口干而渴、饮水不解、小便数多、困倦气短、脉虚细无力为其辨证要点。

玉女煎　以头痛牙痛、齿松牙衄、烦热干渴、消谷善饥、舌红苔干黄为其辨证要点。

沙参麦冬汤　以干咳无痰、或痰少而黏、咽喉干燥、或见发热、舌红少苔、脉虚数为其辨证要点。

三甲复脉汤　以低热、肢体蠕动甚则抽搐、两目上视、筋惕肉瞤、心中憺动、甚则心中痛、齿黑唇裂、醒消神倦、舌干红绛无苔、脉虚细无力为其辨证要点。

二冬汤　以咳嗽痰少、口渴多饮、舌红、脉细数为其辨证要点。

两地汤　以月经先期、量少色红质稠黏、头晕心烦、潮热盗汗、咽干口燥、舌红少苔、脉细数无力为其辨证要点。

葱白七味饮　以头痛、恶寒、微恶风寒、发热、舌淡苔白、脉濡细为其辨证要点。

◎ 量效

麦冬在经方中的量效关系如下：

1. 绝对剂量

大剂量见于麦门冬汤。方中麦冬用量为7升，是麦冬应用量最大的方，也是药味最简方之一，这对后世医家把握麦冬的剂量和适应证意义重大。麦门冬汤主治因过汗下利、消渴等原因，致津液耗损，肺胃阴伤，虚火内扰，上逆喘咳，咽喉干燥，痰黏难咳之虚热肺痿证，或胃失和降，气逆呕吐之胃阴虚证。《素问·至真要大论》言"诸寒之而热者取之阴"，乃求其属，故速救其阴乃是治本，仅苦寒难以救阴。仲景重用麦门冬，意在"壮水之主，以制阳光"，取其甘寒滋润，量大效宏，救火以速，治病求本。

中等剂量为炙甘草汤中的麦冬半升，竹叶石膏汤、温经汤中的麦冬1升。其中炙甘草汤主治心阴阳两虚，竹叶石膏汤主治余热未清、气阴两伤，温经汤主治冲任虚寒、瘀阻胞宫导致失血过多而阴虚燥热，可见中等剂量的麦冬多用于气阴耗伤，阴虚内热相对较轻的情况，以滋养阴液，兼以清热。

小剂量见于薯蓣丸，其中麦冬用量为6分。薯蓣丸主要用于虚劳体弱，易于感邪的患者，气血俱补，阴阳并调，寓祛邪不伤正，扶正不敛邪。麦冬在此方中剂量极轻。可见小剂量的麦冬,多用于配合补气散邪诸药,以发挥养阴润燥、顾护阴液的功效。

2. 相对剂量

(1)益气养阴:在《伤寒论》炙甘草汤(麦冬半升:人参2两)、竹叶石膏汤(麦冬1升:人参2两)、《金匮要略》温经汤(麦冬1升:人参2两)以及《金匮要略》麦门冬汤(麦冬7升:人参2两)中,人参皆用到了2两。以上四方麦冬与人参的剂量比分别约7:4、7:2、7:2、14:3。各方证皆有气阴耗伤,咽燥口渴,兼见正虚,故以麦冬合人参气阴双补、益肺生津。由于阴虚是最主要的矛盾,故麦冬数倍于人参,剂量较大。

(2)养阴运脾:《伤寒论》竹叶石膏汤及《金匮要略》温经汤中,麦冬与半夏比例为2:1(麦冬1升:半夏半升),而在《金匮要略》麦门冬汤,麦冬与半夏比例为7:1(麦冬7升:半夏1升)。诸方中麦冬剂量2倍于半夏,甚至7倍于半夏。主治病证为气津耗损,阴虚燥热,通过配以少量辛润之半夏于其中,旨在去其温燥之性,存其降逆化痰,止咳之用。用麦冬润以养阴津,半夏消以运津液,半夏防麦冬滋腻碍胃,使其补而不滞,麦冬亦可反制半夏辛散伤津。二药相反相成,润燥相宜,为临床上润燥同用,功效卓著的经典药对。

◎ 服饵

正如《本草正义》言"麦冬,其味大甘,膏脂浓郁,故专补胃阴,滋津液,本是甘药补益之上品……但偏于阴寒,则惟热炽液枯者,最为恰当,而脾胃虚寒,清阳不振者,亦非阴柔之品所能助其发育生长。况复膏泽厚腻,如其脾运不旺,反以碍其转输而有余,而湿阻痰凝,寒饮停滞者,固无论矣"。麦冬味甘微寒,适宜阴虚有热者,功能滋阴清热。而寒者热之,热者寒之,故胃虚有寒、寒痰壅盛、寒邪闭阻者,若不辨证使用或注意配伍他药,则会滋腻碍胃,闭阻痰饮,收敛邪气。

此外,《本草新编》云"世人未知麦冬之妙,往往少用之而不能成功,为可惜也。不知麦冬必须多用,力量始大,盖火伏于肺中,烁干内液,不用麦冬之多,则火不能制矣。热炽于胃中,熬尽真阴,不用麦冬之多,则火不能息矣"。临床上肺胃阴虚,尤其是阴虚火旺者,滋阴降火的取效关键在于麦门冬剂量要大,以30g以上为好,否则杯水车薪,隔靴搔痒,病重药轻,难以获效。

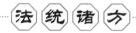

麦门冬,味甘微苦,其性微寒,因其长于养阴生津,兼以清热,能滋养肺胃,故可归于"补"药。通过配伍,麦门冬可以体现如下之用:

◎ 补法

1. 养阴清热润燥法

当外感燥邪,或内伤虚火,或过汗过下等原因导致津液耗损,肺阴亏损,阴虚阳亢,虚火上炎,故可见肺气上逆,而发咳喘、咽喉干燥、消渴、痰黏难咯、吞吐不利、咽痛喑哑甚则咳血等一派虚火灼液,津液干竭之象,临床常见于糖尿病、慢性咽炎、慢性支气管炎、百日咳、肺结核、肺尘埃沉着病等疾病。麦冬一味,甘寒养阴,苦寒清热,既养肺阴又清肺热,适用于肺阴不足燥热偏盛的病证。代表方为麦门冬汤。

2. 滋阴养血法

心为君主之官,主血脉而藏神。若虚热煎熬,心阴不足,则血不养心,心失所用,可见心悸、健忘、失眠多梦、虚羸短气等。麦冬一味除能滋养肺胃,亦入心经,可甘寒滋养心阴,苦寒清心除烦,配伍人参、阿胶等益气养血之品,可除虚热,济心阴,养心血。若阴血不足,麦冬加入使"阴成形",以滋化源。代表方为炙甘草汤、天王补心丹、清营汤等。

◎ 和法

和胃降逆法

热邪可致津液耗损,气津两伤,脾胃不能转输机体津液,且胃为阳土,喜润恶燥,以降为用,若虚热内灼耗伤胃阴,则胃失和降,胃气上逆而发呕吐,口干纳差,知饥不食,大便干结,舌红少苔,甚则胃脘灼热隐痛等。临床常见于糖尿病、慢性胃炎、食管炎、胃及十二指肠溃疡等。麦冬能滋养胃阴,生津止渴,胃阴得养则胃用可复,且与半夏等辛温药配伍,清而不燥,润而不腻,可共奏和胃降逆,生津止渴兼以清热之功。代表方为益胃汤。

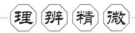

◎ 药理

1. 传统药理

"润"和"清"二字最能总括麦冬的药理作用。"润"指的是麦冬甘寒,具有滋阴润燥、生津止渴之效。凡阴虚或阴血不足者,皆可应用。"清"指的是麦冬还兼具清热之功,可用于"阴虚火旺",虚热炽盛之证。

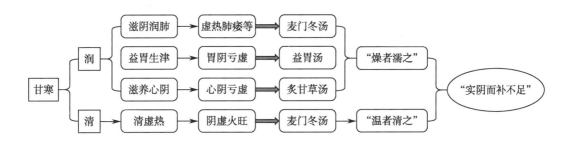

2. 现代药理

麦冬的药理作用主要包括如下:

（1）强心抗休克作用：麦冬能显著提高心肌收缩力，增加冠状动脉灌流量，稳定心肌能量储备。其中如麦门冬总皂苷等成分具有抗心肌缺血、抗心律失常、抗休克作用，对心肌电生理也有一定的药理活性。

（2）抗衰老作用：可显著延长机体耐缺氧能力，有抗疲劳、清除自由基的作用，延缓衰老。

（3）镇静、催眠、抗惊厥作用。

（4）降血糖作用：麦冬中的麦门冬多糖、麦门冬正丁醇提取物等均有明显的降血糖作用。

（5）保肝作用：麦冬能促进肝细胞 DNA、RNA 合成作用，能调节蛋白质的代谢失常。

（6）调节免疫作用：麦冬对体液免疫有极显著的促进作用，能增加胸腺、脾的重量，促进抗体的生成，升高白细胞，延缓抗体清退时间，并提高细胞免疫功能。

（7）促进肾上腺皮质功能的作用。

（8）抗炎作用：麦冬有抗炎免疫药理活性，并对迟发型变态反应有抑制作用。

（9）其他：一定的抗菌、抗肿瘤、抗辐射作用。

◎ 演义

麦冬以养阴生津为长。肺阴亏虚，虚火灼肺，取其清热润肺；胃阴亏虚，气逆呕吐，则取其益胃生津；心阴亏虚，取其滋养心阴，清热除烦。

1. 肺热喘咳

因过汗、下利、感受外邪、消渴等，致津液耗损，肺胃阴伤。肺为清肃之脏，最难容邪，若阴虚阳亢致虚火内扰，则肺失濡养，肃降失职，而肺气上逆，短气喘咳，津液煎熬则变为浊唾涎沫，随逆气而出。麦冬甘寒养阴生津，苦寒坚阴清热，常配伍半夏辛温化痰，降逆下气，使补而不滞，滋而不腻，培土生金，润燥相宜。无论虚热实热，若见阴伤，皆可酌情加入麦冬以养阴液。代表方为清燥救肺汤、麦门冬汤。

2. 慢性胃病

"胃为阳明燥土"，喜润恶燥。胃要发挥腐熟水谷的功能，不仅依赖胃阳，也需胃阴濡润，只有胃阴充足，才能正常腐熟水谷，通降下行食糜。若燥热内扰，煎熬胃阴，则胃失和降，胃气上逆，出现纳差、饥不欲食、恶心呕吐、呃逆、嗳气，甚则灼热隐痛等。麦门冬善于滋养胃阴，清热润燥，生津止渴，胃阴得复，则胃气和顺，通降自行。代表方为益胃汤、麦门冬汤。

3. 心血管系统疾病

若因气血阴阳俱不足，致气不行血，血不养心，可见心中悸动不安，心阳虚推动无力，心阴虚脉道不充，可见脉结代。临床常见于风湿性心脏病、冠心病及其他心脏疾病所致的心律失常等，亦可用于贫血。《医宗金鉴》曰"以其人平日血气衰微，不任寒邪，故脉不能续行也。此时虽有伤寒之表未罢，亦在所不顾，总以补中生血复脉为急，通行营卫为主也"。麦冬滋养阴液，甘润养血，配伍其他人参、阿胶等益气养血药，共奏滋阴养血，复脉定悸之功，且能清心除烦，配伍安神药亦可增强养心安神之效。代表方为炙甘草汤。

4. 消渴病

消渴病多因过食肥甘厚味，饮食失节，损伤脾胃，导致阴虚内热。若肺虚不能通调水道，脾胃阴虚不能升津液，肾虚不能固津液，加上虚热上炎，故而常表现为口干口渴欲饮、饥不欲食或多食、饮水不多、小便频数、困倦乏力、脉虚数无力等。此乃阴虚为本、燥热为标，故宜大剂麦冬养阴清热，生津止渴。代表方为玉女煎、麦门冬汤等。

5. 便秘

便秘按病性可分为虚、实两端。其中阴虚秘也是虚秘的重要证型之一，常见于热病过程中，阳明热盛，津液耗损之证。乃无水则舟停，表现为排便困难、大便干结、口渴乏津、舌红绛干瘦、脉虚细数。治当重用麦冬、生地、玄参等增水以行舟，以补药之体，作泻药之用。代表方为增液汤。

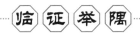

案1 治心悸

初诊（十月二十日）：脉结代，心动悸，炙甘草汤主之，此仲景先师之法，不可更变者也。炙甘草（四钱），川桂枝（三钱），潞党参（三钱），阿胶珠（二钱），大麻仁（一两），大麦冬（八钱），大生地（一两），生姜（五片），红枣（十枚）。

按：唐君居春申，素有心脏病，每年买舟到香港，就诊于名医陈伯坛先生，先生用经方，药量特重，如桂枝生姜之属动以两计。大锅煎熬，药味奇辣，而唐君服之，疾辄良已。今冬心悸脉结代又发，师与炙甘草汤，服至三五剂，心悸愈，而脉结代渐稀，尚未能悉如健体。盖宿疾尚赖久剂也。君又素便秘，服药则易行，停药则难行，甚须半小时之久，故师方用麻仁一两之外，更加大黄三钱。

二诊（十月二十三日）：二进炙甘草汤，胃纳较增，唯口中燥而气短，左脉结代渐减，右脉尚未尽和，仍宜前法加减。加制军者，因大便少也。

（曹颖甫医案）

主要症状： 脉结代，心动悸。

病机归纳： 气血不足，心失所养，脉气不相接续。

经典方证：《伤寒论•辨太阳病脉证并治》："伤寒脉结代，心动悸，炙甘草汤主之。"

方义分析： 正如曹颖甫所言"阳气结涩不舒，故谓之结，阴气缺乏不续，故谓之代"。脉结代，心动悸，皆因心之气血不足，阴阳亏虚。此案方中炙甘草甘温益气，主入少阴心经，重用以益气复脉，生地黄滋阴养血，两药共用辛甘化阳，充养气血，以助心用；党参、红枣益气健脾，麦冬、阿胶、麻仁滋阴养血，佐以桂枝、生姜辛温走散，通阳行脉，再配以清酒活血入络，促进诸药通行血脉。诸药合用，阴阳俱补，共奏益气养血，通阳复脉之功。患者因大便困难，故加入大黄以通利大便，然通便之大黄苦寒泻下，为防伤脾碍胃，故不可久用。

药证归纳： 本方除了生地、麦冬、阿胶等滋养阴血，亦要重视桂枝等阳药的应用。《经方实验录》言"生地至少当用六钱，桂枝至少亦须钱半，方有效力。若疑生地为厚腻，桂枝为大热，因而不敢重用，斯不足与谈经方矣"。本方七分阴药，三分阳药，阴药为体，阳药为用。阴阳互生，炙甘草汤方能发挥滋阴通阳，益气复脉之效。此外，酒在炙甘草汤中也起着重要作用。本方一般酒煎效果更佳，例如黄煌常用绍兴黄酒 20ml 烊化阿胶兑入汤药中。

另一方面，世人唯知仲景为治伤寒之祖，安知更为治虚劳之祖乎。例如在《金匮要略·血痹虚劳病脉证并治》中以《千金翼》炙甘草汤论述"治虚劳不足"；《金匮要略·肺痿肺痈咳嗽上气病脉证治》中以《外台》炙甘草汤论述"治肺痿涎唾多，心中温温液液者"。现代药理研究发现，炙甘草汤可能作用于钙离子通道而发挥显著的抗心律失常作用，并可以保护心肌、延缓心肌重构，双向调节心律，同时促进造血功能。炙甘草汤重用生地黄，其对自主神经功能有调节作用，可加大冠状动脉供血；桂枝可扩血管，改善心肌供血；人参可抗心肌缺血，增强心肌收缩，合用生地黄，发挥强心功效；阿胶抗心肌缺血，改善微循环；麦冬扩张动脉，促心肌愈合。另外炙甘草汤还可以改善化疗患者的症状，减轻化疗的不良反应。

案2 治肺痿

李某，女，36岁，已婚，1982年4月8日初诊。患者水肿时起时消两年余，历医十数，用"开鬼门""洁净府""去宛陈莝"等法，服五苓散、五皮饮、真武汤、疏凿饮子等利水方药效果不著。经某医院检查化验，诊为"慢性肾炎"，予可的松、环磷酰胺、利尿合剂等治疗，其水肿仍时起时消。医患悉以为苦，遂商治于我处。查患者一身悉肿，目胞光亮，面白鲜明，两颧红赤，咽喉干燥不利，频频咳吐浊沫，舌体瘦小质红，乏津少苔，脉沉细略数。细揣此案，其病机演变与病证颇与《金匮》之肺痿相似，乃诊断为"水肿继发肺痿"（虚热型）。拟"麦门冬汤"加减治之。药用：麦冬30g，太子参20g，法半夏10g，怀山药（代粳米）20g，大枣12g，白芍20g，甘草10g。

二诊：上方服完10剂，小便量日渐增多，肿势已轻，浊沫大减，药已中病，遵岳美中教授"慢性病有方有守"之训，原方续服10剂。

三诊：服药已一月，水肿消尽，浊沫不吐，为巩固疗效，仍以养阴生津，健脾益肺之剂以善其后。随访五年，病未复发。

（唐忠明医案）

主要症状：一身悉肿，目胞光亮，面白鲜明，两颧红赤，咽喉干燥不利，频频咳吐浊沫，舌体瘦小质红，乏津少苔，脉沉细略数。

病机归纳：津液损伤，阴虚火旺，肺气上逆。

经典方证：《金匮要略·肺痿肺痈咳嗽上气病脉证治》："火逆上气，咽喉不利，止逆下气者，麦门冬汤主之。"

方义分析：吴氏言"余见世人每遇浮肿，便与淡渗利小便之法，岂不畏津液消亡而成三消证，快利津液为肺痈肺痿证"。本案即因水肿而久服通利二便之剂，导致重亡津液，肺胃阴伤，阴虚阳亢，虚火上炎，出现颧红、咽干、咳吐浊唾涎沫等典型的阴虚之证。而水肿日久，正虚邪恋，治病求本则当扶正，正胜则邪退，不利水而水自去。

麦门冬甘寒生津，养阴清热，且能通过益胃阴而润肺燥，《神农本草经》载芍药"利小便，益气"，芍药与甘草配伍酸甘化阴，可助麦门冬养阴；合太子参益气生津，甘草、大枣、怀山药益气养阴，护胃和中；配伍少量半夏以降逆化痰，和胃止呕，兼能温化水饮，标本同治，即"病痰饮者，当以温药和之"之意。全方气阴双补，滋而不腻，润燥相宜，培土生金，为治虚热肺痿，肺阴亏虚之佳方。

药证归纳：仲景在肺痿的条文中，提到以麦门冬汤治疗。然麦门冬汤不仅仅能治疗虚热肺痿。在叶天士的《临证指南医案》中，麦门冬汤既应用于咳嗽、肺痿、咽喉不利等肺系疾病，还应用于虚损、温热、三消、吐血、郁、疟、疮疡各门，病位涉及表里三焦，五脏六腑，乃至十二经脉。正如《素问·经脉别论》言之"食气入胃，散精于肝，淫气于筋。食气入胃，浊气归心，淫精于脉。脉气流经，经气归于肺，肺朝百脉，输精于皮毛。毛脉合精，行气于腑。腑精神明，留于四脏，气归于权衡"。五脏六腑皆禀气于胃，当胃阴不足，则胃失和降，不能散精于肝，经气亦不归于肺，致使诸脏腑气血失于权衡，气机逆乱。麦冬一味，周岩《本草思辨录》赞其为"胃家正药"，并引邹润安言"麦冬之功，在提曳胃家阴精，润泽心肺，以通脉道，以下逆气，以除烦热，若非上焦之证，则与之断不相宜"。故凡见肺胃阴虚，甚则虚火上炎，气机上逆者，即可应用麦门冬汤为主方，以清养肺胃，降逆下气，恢复肺胃之职，可获良效。

粳米

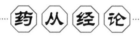

◎ **概述**

粳米为禾本科植物粳稻的种仁。味辛、甘,性微温,归脾、胃经。具有补中益气,健脾和胃,除烦渴,止泻痢的功效。

◎ **经论**

《名医别录》云:"粳米,味甘、苦,平,无毒。主益气,止烦,止泄。"

◎ **释经**

粳米味甘、苦,性平,为药食同源,补益强健之药。"主益气",能补益脾胃乃至五脏气虚。"止烦,止泄",若胃中空虚,致津液不足,乃生烦渴;致宗气不足,则胸阳不振,机体欲自救故振奋发热。此类烦热、烦渴属虚性亢奋。或脾胃虚弱,阳气不举,清阳在下,则生飧泄。粳米味甘,能补益中气,益气生津,故可除烦止渴,健脾止泻泄。

◎ **药证**

适宜于脾虚气弱证。亦为常人主要食品之一。

◎ **炮制**

古代及现代粳米属药食同源,无特殊炮制方法,一般直接生用,入汤剂或煮粥送服。

◎ **用量**

《中华人民共和国药典(2020年版)》中暂无粳米的规定用量。临证应用中,粳米本属药食同源,且性平无毒,即使使用较大剂量亦是安全的。一般而言,粳米常用于药物偏性明显或顾护胃气虚弱的经方中,其用量在与同方他药匹配的前提下,量愈大,其补益强健,益胃和中,益气固脱之效愈显。当然也非无限量使用。

◎ 阐微

《食鉴本草》中载"粳米，即今之白晚米，惟味香甘，与早熟米及各土所产赤白大小异族四五种，犹同一类也，皆能补脾，益五脏，壮气力，止泄痢，惟粳米之功为第一耳"。粳米具有良好的药用价值。粳米汤即粳米煮粥时上部的米汤，调和丸散剂或者趁热服用以助微汗，且能止小儿腹泻。《圣济总录》中反胃、羸瘦、四肢痿弱之病，以粳米粥方治之。《普济方》中则用于治疗膀胱气急证。若服药过剂，致心中闷乱、自汗者，亦可用之。

此外，粳米不仅能疗疾病，也有很好的养生作用，可增进食欲，令人肥健面润好颜色。《本草经疏》言"其味甘而淡，其性平而无毒，虽专主脾胃，而五脏生气，血脉精髓，因之以充溢周身筋骨肌肉皮肤，因之而强健"。《本草纲目》亦云粳米粥可"利小便，止烦渴，养脾胃"，炒米汤可"益胃除湿"。由于粳米价廉，且药食同源，易得易服，常人及高热、年老体弱、小儿、脾胃虚弱者咸宜，故临床上应重视粳米的药用价值。

通读仲景方书，用粳米且煎服法中提到"煮米熟汤成"者不在少数。其实这种煎法即包含有增加包括石膏、赤石脂等矿物质分散剂黏度的妙义。因为即便在现今，淀粉依然是食品药品行业最常用的增稠剂之一，设身处地替古代医家想一想，兼顾病情选药，还有比粳米更方便取得、可食用、安全性高的增稠剂么？因此，除白虎汤外，还有桃花汤方用粳米1斤，煎法"以水七升，煮米令熟"；竹叶石膏汤方用粳米半升，煎法"以水一斗，煮取六升，去滓，内粳米，煮米熟汤成"等，其意义皆在于此。

需要注意的是，大米（稻米）与粳米虽为同科属谷种，然两者仍有差别，如粳米谷粒短圆，黏性较强，胀性小；大米谷粒细长，黏性弱，胀性大。入药时两者不应混用。

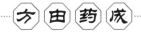

◎ 药对

粳米配石膏，清热和胃，生津止渴；配苍术，祛湿发汗，和胃生津；配甘草，健脾养胃；配半夏，和胃降逆。

◎ 角药

粳米配大枣、甘草，甘以缓急，故健脾养胃。

◎ 经方

1. 气分热证——白虎汤

《伤寒论·辨阳明病脉证并治》"伤寒脉浮滑，此以表有热，里有寒，白虎汤主之"。阳明病邪热炽盛，表里俱热，热者寒之，大热当用大寒。白虎汤为辛寒重剂，其中石膏辛甘

大寒,清解火热;知母苦寒兼润,泻热润燥;粳米配伍炙甘草,能益胃和中,护养胃气,避免过寒伤胃。(参见石膏篇)

2. 肺胃阴虚证——麦门冬汤

《金匮要略·肺痿肺痈咳嗽上气病脉证治》"火逆上气,咽喉不利,止逆下气者,麦门冬汤主之"。方中甘草、大枣、粳米护胃和中。全方滋而不腻,润而不燥,补气养阴,为治虚热肺痿,肺胃阴虚之主方。(参见麦门冬篇)

3. 脾胃虚寒,水饮内停证——附子粳米汤

《金匮要略·腹满寒疝宿食病脉证治》"腹中寒气,雷鸣切痛,胸胁逆满,呕吐,附子粳米汤主之"。因脾胃虚寒,无力运化水湿,水饮内停,胃肠不和,故腹中肠鸣,腹痛胸满,胃失和降故见呕吐。方中附子温阳散寒,半夏温化水饮,合用可散寒止痛,降逆止呕,佐以粳米、甘草、大枣补益脾胃,甘以缓急。为治疗脾胃阳虚寒饮内停之方。

4. 脾胃虚寒,气血下陷之虚寒痢——桃花汤

《金匮要略·呕吐哕下利病脉证治》"下利便脓血者,桃花汤主之"。本条证见下利脓血之痢疾,乃脾胃阳虚,气血下陷,失于固摄所致。桃花汤以赤石脂为君,涩肠固脱,干姜温中散寒,粳米益胃和中,最宜于脾胃虚弱者,且甘缓能使赤石脂在胃肠中久留,更好地发挥疗效。三药配伍,温中止泻,以治标为急,药简而效佳。

5. 少阴病阴虚咽痛——猪肤汤

《伤寒论·辨少阴病脉证并治》"少阴病,下利咽痛,胸满心烦,猪肤汤主之"。手少阴心经"其支脉挟咽",足少阴肾经"循喉咙,挟舌本",若下利伤阴,虚火内扰,致少阴经脉经气不利,咽痛心烦,胸满,此当滋阴润喉,兼健脾止泻。方中猪肤甘寒微寒,能滋阴润肺,性润而无滑肠之弊,白蜜滋阴润燥,退热利咽,粳米粉炒之以健脾和胃止泻。诸药合用,滋养肺肾,除烦退热,共奏滋阴清热,养阴润燥,利咽止痛之功,最宜于咽痛之阴虚而热象不甚者。

◎ 方证

含粳米常用经方临床应用指征如下:

白虎汤 以壮热面赤、烦渴欲饮、汗出、甚或谵语面垢、遗尿、脉洪大有力为其辨证要点。

白虎加人参汤 以壮热汗出、烦渴尤甚、背微恶寒、饮不解渴、脉浮大或芤为其辨证要点。

白虎加桂枝汤 以其脉如平、身无寒但热、骨节疼烦、时呕、及风湿热痹见壮热、气粗、烦躁、关节肿痛、口渴苔白、脉弦数为其辨证要点。

白虎加苍术汤 以身热胸痞、汗多、舌红苔白腻、及风湿热痹见身大热、关节肿痛为其辨证要点。

竹叶石膏汤 以身热多汗、心烦胸闷、气逆欲呕、口干喜饮、或心烦不寐、舌红苔少、

脉虚数为其辨证要点。

附子粳米汤 以腹满肠鸣、腹痛剧烈、喜温喜按、时发时愈、呕吐清涎或不消化食物、四肢厥冷、小便清长、脉细沉迟、舌苔白滑为其辨证要点。

桃花汤 以痢疾、反复难愈、时重时轻、下利黏白冻或紫黯血色、甚则滑泄不禁、无里急后重感、脱肛、腹部冷痛、喜温喜按、四肢不温、饮食不节或受寒则发作或加重、纳少、神疲畏寒、腰酸、面黄无华、舌淡苔薄白、脉细弱无力为其辨证要点。

麦门冬汤 以咳吐浊唾涎沫、短气喘促、咽喉干燥、或胃逆呕吐、口渴咽干、舌红少苔、脉虚数为其辨证要点。

猪肤汤 以咽部红肿不甚、疼痛较轻、咽干咽痒、甚或呛咳少痰、心烦胸满、舌红少苔、脉细数为其辨证要点。

◎ 量效

粳米在经方中的量效关系如下：

1. 绝对剂量

《伤寒论》及《金匮要略》中粳米入煎剂者，大剂量见于桃花汤。方中粳米用量为1升，是粳米应用的最大量方。桃花汤主治因脾胃阳虚，气血下陷，失于固摄，下利脓血之痢疾。此方中粳米用量独重，以助赤石脂固涩收敛，并取其补益脾胃，健脾助运之功。

普通剂量见于白虎汤、白虎加人参汤、竹叶石膏汤、附子粳米汤、猪肤汤、麦门冬汤、白虎加桂枝汤，其中白虎汤与白虎加人参汤粳米所用剂量皆为6合，竹叶石膏汤、附子粳米汤与猪肤汤所用剂量均为半升，麦门冬汤粳米用量为3合，白虎加桂枝汤粳米用量为2合。以上诸方，粳米所用皆为健脾养胃，益气生津，并防余药寒凉伤胃，有碍脾运。

2. 相对剂量

（1）益胃生津：在《伤寒论》白虎汤、白虎加人参汤中，石膏与粳米比例约为7∶3（石膏1斤∶粳米6合），竹叶石膏汤中，石膏与粳米比例约为8∶3（石膏1斤∶粳米5合），白虎加桂枝汤中，石膏与粳米比例约为7∶1（石膏1斤∶粳米2合）。粳米配伍石膏，以养胃健脾，生津止渴，以防石膏寒凉伤胃，以助石膏药力充分发挥。

（2）健脾益气：在《伤寒论》白虎汤、白虎加人参汤中，粳米与甘草比例约为7∶1（粳米6合∶甘草2两），竹叶石膏汤中，粳米与甘草比例约为3∶1（粳米5合∶甘草2两），白虎加桂枝汤中，粳米与甘草比例约为1.2∶1（粳米2合∶甘草2两），附子粳米汤中，粳米与甘草比例约为6∶1（粳米5合∶甘草1两），麦门冬汤中，粳米与甘草比例约为2∶1（粳米3合∶甘草2两）。粳米配伍甘草为常见药对，相辅相成，增强益胃健脾，调中益气的功效。

◎ 服饵

粳米入汤剂，一般为"煮米熟汤成，去滓，温服"。除了汤剂，粳米亦可熬粥服用以调养胃气，催发药力（糜粥亦为粳米所制，其精确用量暂无法考量）。中风表虚证下，桂枝汤服法强调"啜热稀粥一升余,以助药力。温覆令一时许,遍身漐漐微似有汗者益佳,不可令如水流漓"。《医宗金鉴》谓之"服后须臾,啜稀粥以助药力。盖谷气内充,不但易为酿汗,更使已入之邪,不能少留,将来之邪,不得复入也",此处粳米粥可补充谷气,主要发挥益气生津,以滋汗源,增强药力,祛邪外出的效果。另有攻逐水饮,治疗悬饮和阳水之十枣汤,强调服药得快下利后,以糜粥自养,因攻逐之品药性峻猛,服粥主要取其培补正气之效,以尽可能减少攻邪药对正气的耗损。两方所治不同,粳米所用目的也不完全一致,但两方于药后服粥,皆是取其扶正,益胃生津之功,临证时可资参考。

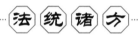

粳米作为补益药物,通过合理配伍,可体现以下之用:

◎ 补法

1. 益气养胃法

脾胃为气血生化之源,后天之本,若脾胃虚弱,则无以运化水谷和水液,亦无以运化汤药以发挥治病疗效。所谓"百病皆有脾胃衰而生也"。脾胃衰则易酿生他病,药石亦无借力。粳米味甘,性微温,归脾、胃经,且本为谷类食粮,药食同源,故能久服,可充养气血,补中益气,健脾和胃。常用于脾胃虚弱者,或药力峻猛,需配伍粳米养护脾胃以防伤中的病证。代表方桂枝汤、十枣汤。

2. 益气生津法

脾胃主运化水谷,水谷精微又为气血津液生化之源头。如《素问·经脉别论》曰"食气入胃,散精于肝,淫气于筋……脉气流经,经气归于肺,肺朝百脉,输精于皮毛","饮入于胃,游溢精气,上输于脾。脾气散精,上归于肺,通调水道,下输膀胱。水精四布,五经并行……"。气旺则津生,气虚则津亏,若脾胃健运,则气血可生,津液有源。若脾胃失运,则阴津不生,津不上承。粳米甘而微温,能养胃补气,亦能生津止渴,常用于热邪炽盛,身热烦渴,口干欲饮等。代表方为白虎汤、白虎加人参汤。

3. 健脾止泻法

《素问·阴阳应象大论》言"清气在下,则生飧泄"。久泻久痢导致脾胃阳虚,湿困脾土,肠道功能失司,脾虚无力升举清阳。粳米味甘,五味之中,甘味能益气,能缓急,不仅能益胃扶正,亦能健脾,助脾运化,配合药物能使药物在胃中多加停留,充分吸收,以发挥止泄之功,缓急止痛之效。常用于脾胃阳虚气弱,泄泻痢疾者。代表方为桃花汤。

◎ 和法

和胃止呕法

脾胃居于人体中焦,为气机升降之枢纽,胃以降为和,脾以升则健。若胃气不和,胃失和降，表现为纳呆胃胀，甚则胃气上逆出现恶心呕吐，呃逆嗳气等。粳米味甘，能护胃和中，温饱其胃，待胃气温饱则土厚而邪难以上越，配伍他药后更宜顾护胃气，和胃止呕，常用于内热偏盛，气随火逆，胃气上逆的病证。代表方为竹叶石膏汤、麦门冬汤。

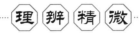

◎ 药理

1. 传统药理

"益"字最能概括粳米的药理作用。"益"指的是粳米具有补中益气、健脾和胃，生津止渴，健脾止泻之用。凡脾胃虚弱，导致气虚烦渴，呕吐泄泻者，无论虚实寒热，皆可酌情配伍应用。

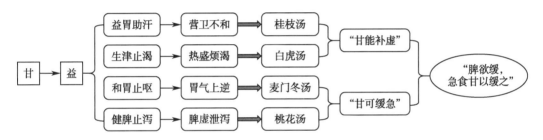

2. 现代药理

目前粳米的药理作用研究较少。粳米历来为药食同源之物，除了主要成分淀粉，能为人体提供热量以外，粳米也富含蛋白质、脂肪、钾、钙、磷、铁、锌、硒等及 B 族维生素，维生素 E 等多种营养成分，为人体提供营养。此外，粳米也具有一定抗肿瘤作用。然而目前粳米普遍被视为食物，少有作为药材开展药理研究。

◎ 演义

粳米以补中益气、健脾和胃为长。脾胃虚弱，取其健脾养胃；津液亏虚，热盛烦渴者，取其生津止渴；热盛气逆致胃逆呕吐者，取其和胃降逆；脾虚泄泻或虚寒痢疾者，取其健脾止泻。

1. 外感热病

伤寒太阳或少阳病若失治误治，邪热内陷阳明胃中，致胃热炽盛，表里俱热，可表现为阳明经证四大证，即"大热、大汗出、大烦渴、脉洪大"，临床常见于外感温热类疾病。若胃中热邪深重，壮热烦渴，津液耗伤明显，即可用粳米配伍寒凉清热药，以清热药直清胃热，以甘温之粳米护胃和中以防寒凉伤胃，并可益气生津，以止烦渴。此外，伤寒太阳中风证，亦需以粳米作糜粥，于服药后啜服，以助药力，生胃气，资汗源，解体热。代表方为白虎汤、白虎加人参汤。

2. 呕吐

胃为阳土，六腑之一，主腐熟水谷，通降下行食糜至小肠中。若邪热内扰，伤津耗气，则胃失和降，胃气上逆，或者脾虚胃弱，化谷无力，饮食积滞所致气逆，可表现为恶心欲呕甚则呕吐、呃逆、嗳气等。粳米味甘，入脾、胃经，经合理配伍，能健脾养胃，和胃止呕，胃气复则气机和顺，胃腑通畅，此即扶胃以安正气，正气足则邪无所犯。代表方为麦门冬汤、竹叶石膏汤、附子粳米汤。

3. 泄泻痢疾

久泻久痢正气受损，日久可致脾胃阳虚，而脾虚气弱，无力升举清阳，失治误治，亦可导致久泻久痢。泄泻或虚证痢疾，多为肠道功能失司，脾气脾阳虚弱，无力运化水谷津液，升举清阳。久病多虚，单纯止泻难以独善其功，单纯补益又有敛邪之嫌。粳米味甘，甘能益气，甘可缓急，久泻久痢者用之，不仅能益胃扶正，助脾运化，还有较强的止泻之能。药性平和，标本同治，为治疗此类疾病的不二之选。代表方为桃花汤。

4. 慢性胃病

《随息居饮食谱》言"粳米甘平，宜煮粥食……粥饭为世间第一补人之物……故贫人患虚证，以浓米饮代参汤……至病人、产妇，粥养最宜"。慢性胃病，最宜缓缓图之，徐徐养之，所谓"王道无近功"。以粳米每日坚持食用，养胃益气，且价廉易得，老少咸宜，胃气一足，气血乃生，则正气存内，邪何以干？正如张耒《粥记》所云："每晨起，食粥一大碗。空腹胃虚，谷气便作，所补不细，又极柔腻，与肠胃相得，最为饮食之良。"

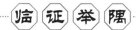

案 治消渴

友人郁祖安君之女公子，方三龄，患消渴病。每夜须大饮十余次，每饮且二大杯，勿与之，则吵闹不休，小便之多亦如之，大便不行，脉数，别无所苦。时方炎夏，尝受治于某保险公司之西医，盖友人也。逐日用灌肠法，大便方下，否则不下。医诚勿与多饮，此乃事实上所绝不可能者。累治多日，迄无一效。余诊之，曰：是白虎汤证也。方与：生石膏（四钱），知母（二钱），生草（钱半），粳米（一撮）。加其他生津止渴之品，如洋参、花粉、茅根之属，五剂而病瘥。顾余热未楚，孩又不肯服药，遂止服。越五日，旧恙复发，仍与原方加减，连服十五日，方告全愈，口不渴，而二便如常。先后计服石膏达半斤之谱。

（曹颖甫医案）

主要症状：口渴小便多，大便不行，脉数。

病机归纳：阳明热盛。

经典方证：《伤寒论·辨阳明病脉证并治》："伤寒脉浮滑，此以表有热，里有寒，白虎汤主之。"

方义分析：此案中消渴，饮多小便多而食不多，以口渴为主，且脉数有热，大便不行，可辨为"上消"，证属阳明热盛。热者寒之，实者泻之，故以辛寒重剂白虎汤清解阳明热邪。石膏辛甘大寒，最善清解热邪；知母苦寒凉润，长于泻热润燥；粳米配伍炙甘草，能益胃和中，护养胃气，避免石膏知母过于寒凉伤胃，且粳米亦可益胃生津，使气生则津生，标本兼顾。余药如洋参、花粉、茅根，俱为益气生津之品，随方加减，但总以白虎汤清解阳明为主。

药证归纳：消渴多以阴虚为本，燥热为标。我们强调消渴早期当从火断，宜以甘寒清热，泻火解毒为治疗大法。此案中消渴病并不一定属今之糖尿病，且从辨证来看，是证并无壮热，大汗出，但患者烦渴尤甚，大便不通，脉数，皆为阳明热扰之故，符合白虎汤证之应用。白虎汤一方石膏、知母清解热邪为主药，然粳米益胃生津，护胃和中之功亦不可忽视。由此及彼，我们治疗消渴早期，亦重视益胃生津，健脾扶正药在治疗消渴病中的重要性，故常用山药替代粳米，以其色白入肺，味甘入脾，液浓益肾，能平补肺、脾、肾三阴，并防石膏寒凉伤脾。故石膏、山药药对应用于临床，能有效降低高血糖。

酸枣仁

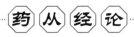

◎ 概述

酸枣仁为鼠李科植物酸枣的干燥成熟种子。在古代本草文献中，"酸枣"为通用名称，因其果实入药，故称枣仁。主产于河北、陕西、辽宁等地。味甘、酸，性平，归心、肝、胆经。具有养心益肝，安神，敛汗等功效。

◎ 经论

《神农本草经》云："酸枣，味酸，平。主心腹寒热，邪结气聚，四肢酸疼，湿痹。久服安五脏，轻身，延年。"

◎ 释经

《神农本草经》言酸枣味酸而平，与仲景所用（包括今用）酸枣仁应该有别。随着对其药性的深入研究，《本经逢原》发现酸枣仁"实酸平，仁甘平，无毒。《本经》主心腹寒热邪结气聚，四肢酸痛湿痹，久服安五脏"。虽其本酸而性收，但其仁则甘润而性温，能散肝、胆二经之滞，专补肝胆，亦复醒脾。其主心腹寒热，邪结气聚，及四肢酸疼湿痹者，皆因其可疏利肝脾之血脉。而十一脏皆取决于胆，五脏之精气，又皆禀于脾，久服酸枣仁，则功能安五脏，轻身、延年。

◎ 药证

主要证型：阴虚血少证。

◎ 炮制

现今临床上较常用有生酸枣仁和炒酸枣仁两种。生酸枣仁为原药材除去杂质及硬壳后洗净干燥使用；炒酸枣仁则将原药材置于炒制容器内，用文火加热制备，但需要注意掌握火候和时间，否则油枯失效。以炒至鼓起，有爆裂声，色微变深为宜，后取出晾凉即成。部分地区也使用蜜酸枣仁，宜遵照蜜炙法炒至不粘手即得。

生酸枣仁性平,常入清解剂中,偏泻肝胆虚火,用于心阴不足或肝肾亏损及肝胆虚热所致的失眠、惊悸、眩晕、耳鸣、目黯不明等。酸枣仁炒制后其性偏温补,多入温补剂中,偏于益血养肝,长于养心敛汗,用于气血不足的惊悸健忘、盗汗、自汗、胆虚不眠等,且酸枣仁炒后其收敛之力增强,亦利于有效成分的煎出,从而提高疗效。蜜炙后酸枣仁益阴敛汗作用增强,可敛心营,固卫气,涩毛孔,常用于体虚汗出明显的失眠。三者用时均需捣碎,临床发现制成粉末随汤药送服疗效更佳。

◎ 用量

《中华人民共和国药典(2020年版)》规定酸枣仁用量为9~15g。有言酸枣仁大剂量使用可能导致中毒,但临床观察发现,大多数成人用量多在30g左右,甚至有时用至60~90g,并未出现不良反应,其量效关系与安全性有待进一步研究。

◎ 阐微

酸枣仁是中医临床中养心安神的常用药。古有"逢子必炒"的理论,即如酸枣仁这类种子类药物一般需要炒制后使用。经过炒制后,酸枣仁的性状、气味发生了变化,同时其安神作用也与生酸枣仁有差异。临证使用酸枣仁有生熟异治之说,即睡多生使,不得睡炒熟。现代研究通过大鼠镇静催眠实验比较生、炒酸枣仁的药理活性,发现不论生品还是炒制品都有镇静催眠作用。两者镇静催眠作用的强弱报道不尽相同,但均有宁心安神的作用,差异并不显著,临床中运用应视病情而定。

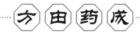

◎ 药对

酸枣仁配合欢花,舒郁安神;配琥珀,重镇安神;配黄芪,补气安神;配柏子仁,养心安神;配知母,养血安神,清心除烦;配丹参,养血行血,安神除烦。

◎ 角药

酸枣仁配远志、茯神,宁心安神;配黄连、阿胶,滋阴降火安神;配黄芪、当归,敛气而灌溉营卫;配熟地黄、当归,敛血而养真阴;配五味子、山茱萸,收敛止汗;配龙骨、牡蛎,重镇安神。

◎ 经方及类经方

1. 虚劳失眠证——酸枣仁汤

《金匮要略·血痹虚劳病脉证并治》"虚劳虚烦不得眠,酸枣汤主之"。此言"虚劳",乃素体阴虚、房劳过度、体倦劳累,暗耗真阴,损伤心肝之阴,致肝阴不足,心血亏虚。阴虚内热扰动,虚热不时上冲,即见"虚烦"。"不得眠"者,因于心肝阴虚,无以制阳,阳不入阴,尤怡在《金匮要略心典》中言"人寤则魂寓于目,寐则魂藏于肝",虚劳之人,肝血不荣,入夜魂无所藏,故眠不佳。此证治以酸枣仁汤。以酸枣仁为君,重用枣仁之酸养肝充血安神;魂既不归其处,必有痰浊燥火趁机而入夺其舍,由此烦躁起。此时以川芎之辛调节肝气之行,茯苓、甘草之甘健脾祛湿宁心,另有知母之辛苦寒凉润燥滋阴、清退虚热。

2. 心脾气血不足证——归脾汤

《正体类要》归脾汤"治跌扑等症,气血损伤,或思虑伤脾,血虚火动,寤而不寐,或心脾作痛,怠惰嗜卧,怔忡惊悸,自汗盗汗,大便不调,或血上下妄行,其功甚捷"。归脾汤是在严氏《济生方》归脾汤的基础上加当归、远志而成,主治心脾气血不足之证。方中以参、芪、术、甘草补气健脾;当归、龙眼肉补血养心,酸枣仁合茯苓、远志宁心安神;又以木香理气醒脾,以防补益之剂腻滞碍胃。全方心脾兼顾,气血双补,亦是治疗脾不统血的常用方。

3. 肾阴亏虚,肝郁肝热之证——滋水清肝饮

滋水清肝饮出自清代医家高鼓峰。本方是在六味地黄丸的基础上加味化裁而来。其在《医宗己任编》中言"鼓峰造滋水清肝饮,取地黄丸之探原而不隔于中,取生地黄汤之降火而不犯于下,真从来之所未及"。方中"三补三泻"滋补肝肾,填精益髓;配以白芍、柴胡、当归、栀子、枣仁疏肝养血,清热敛阴,其奏滋补肝肾,清热疏肝凉血之效。主要用于治疗肾阴亏虚,肝郁肝热之证。临床常应用于更年期综合征、黄褐斑、抑郁症等疾病。

4. 阴虚血少、神志不安诸症——天王补心丹

心肾两亏,阴虚血少,虚火内扰所致之证,皆可用天王补心丹加减运用。虽此方心、脾、肾三脏同治,但仍以治心为主。方中重用生地黄滋养心、肾二经,壮水以制虚火;二冬、玄参滋阴清热,以制上炎之火;酸枣仁、柏子仁养心安神;当归补血润燥,兼以通便;人参补益心气,气旺则血生;五味子益心阴、安心神;茯苓、远志养心安神,交通心肾;丹参清心活血;朱砂入心经,镇心安神;桔梗为使,载药上行入心经。诸药合用,交通心肾,共成滋阴安神之剂。但本方滋腻药物较多,脾运不佳、痰湿阻滞者,需适当增加健脾药物的比例。

◎ 方证

含酸枣仁经方或类经方临床应用指征如下:

酸枣仁汤　以虚劳、虚烦、不得眠为其辨证要点。

归脾汤　以心悸怔忡、健忘失眠、盗汗、体倦食少、面色萎黄、舌淡、苔薄白、脉细弱为其辨证要点。

滋水清肝饮　以胁肋胀痛、胃脘疼痛、咽干口燥、舌红少苔、脉虚弦或细软为其辨证要点。

天王补心丹　以失眠、心悸、梦遗、健忘为其辨证要点。

人参健脾丸　以不思饮食、倒饱嘈杂、腹痛便溏、体弱倦怠为其辨证要点。

◎ 量效

仲景在《金匮要略·血痹虚劳病脉证并治》中使用酸枣仁治疗虚劳失眠证。原方酸枣仁用量为 2 升，气行于阳，阳气满，不得入于阴，阴气空虚，故目不得瞑，以大剂量酸枣仁养血虚而敛阴气。《药典》规定其最大剂为 15g，有言其多服恐有毒性，但《神农本草经》中言其久服可"安五脏，轻身、延年"，《名医别录》亦云酸枣仁能"补中，益肝气，坚筋骨，助阴气，令人肥健"。从临床看，若辨证准确，配伍得宜，尚未发现明显不适。时有言其疗效不佳，正是因为用量不够，成年人用量宜 30g 起始，根据体质强弱、病情轻重而酌情加量，可用至 90g 之多。使用方法上根据笔者临床经验，也可将酸枣仁磨粉，对于失眠患者，嘱其日服 2 次，晚饭前及睡前随汤药送服该药，可提高镇静催眠之效。

◎ 服饵

酸枣仁是酸枣的果仁，性油而润，故滑泄者禁用之。《冯氏锦囊》认为酸枣仁奏效全在其芳香之气入心脾，故临用时需要炒熟研碎，不可炒久，否则油臭不香，亦不可置久，防止其效随芳香之气散发。临床实践发现，将酸枣仁磨粉，他药煎服汤剂送服之，效如桴鼓。

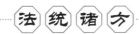

法 统 诸 方

◎ 补法

1. 养血安神法

酸枣仁为养心安神之要药，可滋养心肝阴血，其安神作用较强，加上滋养的作用，虚证为宜，尤以治疗心肝阴血亏虚，心失所养所致的心神不宁最佳。如仲景所用酸枣仁汤治疗心中郁郁而烦，以酸枣仁养血而补心肝之体；又如《正体类要》所用归脾汤，治疗因血不归脾而睡卧不宁者，以酸枣仁大补心脾，则血归脾而脏腑安和，睡卧自宁。

对于酸枣仁治疗失眠，不少古代医家认为其必须炒制才能发挥疗效，李时珍言"酸枣仁，甘而润，故熟用疗胆虚不得眠，烦渴虚汗之证；生用疗胆热好眠。皆足厥阴、少阳药也，今人专以为心家药，殊昧此理"，王好古亦认为"治胆虚不眠，寒也，炒服；治胆实多睡，热也，生用"。亦有反对者，认为能醒神者为酸枣，而非酸枣仁，且枣仁入煎剂后，同样为熟枣仁。现代药理学证实，生用、炒制的化学成分基本一致。但酸枣仁炒后入药，质地发生改变，便于粉碎，有效成分更易释出，且炒制后酸枣仁更加芳香，香能醒脾，增强胃肠的吸收，这一点印证了炮制的"生效熟增"理论。因此，一些研究认为炒酸枣仁具有更强的镇静催眠作用。临床中擅于运用酸枣仁的近代名医刘惠民在《名医中医医话》一书中提及,其常生熟并用,认为酸枣仁生、熟之差,在作用上有兴奋或抑制的不同作用,熟枣仁偏于补肝,生枣仁偏于清肝。二药参合,一补一泻,甚为合宜。

2. 益阴敛汗法

汗为心液,汗出其因有二,酸枣仁皆可治之,《本草汇言》即云其主"腠理不密,自汗盗汗"。一则白天清醒安静状态下即汗出,动辄尤甚者,称为自汗,多由阴阳失调、腠理不固,而致汗液外泄失常,酸枣仁可固卫气而止汗,常配伍五味子、山茱萸、黄芪等药物;二则入睡后汗出异常,醒后汗泄即止,称为盗汗。多因虚热内生,寐则卫气入阴,表无护卫,荣中之火独旺于外,迫津外泄则汗。酸枣仁甘酸而润,能敛营阴,养心血,常配伍当归、地黄、五味子等药物。

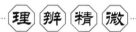

◎ 药理

1. 传统药理

酸枣仁味甘,养肝血,益心阴而有安神助眠之效,为养血安神之要药;味酸,性收敛,具有敛阴止汗之效,体虚之自汗、盗汗皆可用之。

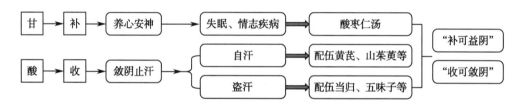

2. 现代药理

酸枣仁的现代药理作用大致有如下几点:

(1)镇静催眠作用:酸枣仁中皂苷成分具有较好的镇静催眠作用。一方面其具有显著的中枢抑制作用;另一方面,酸枣仁中活性成分仍可通过调节下丘脑 - 垂体的神经分泌活动达到镇静催眠的作用。

(2)抗惊厥作用:酸枣仁煎剂能显著降低戊四唑所诱发惊厥的发生率及病死率,同时也可延长士的宁诱发惊厥和死亡的时间。

(3)改善心肌缺血作用:酸枣仁中的总黄酮及总皂苷具有对抗心肌缺血的功效;酸枣仁的醇提取物可以治疗垂体后叶素引起的心肌缺血,具有保护缺氧心肌细胞的作用。

(4)抗抑郁作用:酸枣仁主要通过增加单胺类神经递质含量、抑制炎症细胞因子以及促进神经营养因子表达等方式实现。

(5)抗焦虑作用:可能与调节脑内海马神经递质的含量有关。

(6)抗氧化作用:酸枣仁提取物中的黄酮类物质具有抗氧化活性,但黄酮各组分之间的抗氧化活性存在一定程度的拮抗作用。

（7）脑神经保护作用：酸枣仁黄酮可明显改善学习记忆能力。

◎ 演义

酸枣仁通过恰当配伍可用于以下病证。

1. 失眠

失眠是指各种原因引起的入睡困难、睡后易醒，或醒后难以入睡，是睡眠深度或频度过短或质量较差的一类疾病。失眠多责之于心肝二脏，肝血不足，血不养心，心神不宁，即如仲景言"虚劳虚烦不得眠，酸枣汤主之"。现代研究表明酸枣仁有明显的镇静催眠作用，不仅仅适用于心肝血虚所致之失眠。若辨证准确，配伍得当，对于各类疾病引起的失眠都具有一定的疗效。

2. 自汗、盗汗

酸枣仁味酸，酸则收敛，故可治疗汗出异常之自汗、盗汗。酸枣仁还有养心安神的作用，对于失眠汗出患者，该药即可作为首选，但临床中使用时需配伍他药，疗效更佳。治疗气虚汗出时，多配伍黄芪、党参、白术、浮小麦等药物；治疗阴虚汗出时，多配伍熟地黄、当归、五味子等药物。

3. 抑郁症

抑郁症是一种慢性精神障碍类疾病，除了情绪低落、思维迟钝、兴趣缺失、食欲不振、睡眠障碍、性功能障碍的表现，还常以"三自（自罪、自责、自杀）"及"三无（无助、无望、无价值）"来描述患者的情况。近年来临证中使用仲景方治疗抑郁症，取得了较好的疗效。若因心肝阴血不足所致，则可使用酸枣仁汤以养血安神。现代已有大量研究证实，酸枣仁可通过多种途径对抗抑郁症。

4. 更年期综合征

更年期综合征为女性至中年后以月经周期改变、情绪变化、潮热盗汗为主要表现的一系列症候群。临床上常运用抗焦虑药物治疗，但作用有限且易产生耐药性。《素问·上古天真论》言"女子七七，任脉虚，太冲脉衰少，天癸竭，地道不通"。此期肾精亏虚，阴血虚少，先天之精不能化生充养他脏，心肝血虚则致诸症。酸枣仁养血安神，心肝同治，针对更年期综合征患者，可配伍滋养精血之药，用时亦可加入疏肝解郁之品。

5. 焦虑症

焦虑症包括广泛性焦虑和惊恐障碍两种类型，与中医学中"郁证""惊悸"等病证类似。焦虑症是一大类，临床症状复杂，主要以无明确客观对象的紧张担心，坐立不安，还有自主神经功能失调症状，如手抖、出汗、尿频等。焦虑症多因于阴虚火旺。阴血亏虚，虚热上扰心神，则见焦虑不安、虚烦、紧张担心；阴主内，阳主外，夜间阳气无法入里潜藏，则见盗汗。刘渡舟教授言"酸枣仁汤方能养血安神，补肝柔肝，养肝血，安心神"，故焦虑症可选用酸枣仁汤加减以滋阴降火、养血安神。

临证举隅

案1 治失眠

张某，女，55岁。因"失眠2⁺年"于2016年2月21日来我院门诊治疗，自述2⁺年前出现夜间入睡困难，易醒，夜间多梦，夜眠时间不足4h，白天嗜睡，时有心烦，情绪欠佳，未予特殊治疗。刻下：入睡困难，易醒，时有心烦，情绪欠佳，大便干结，纳可，小便可。舌淡红少苔，脉沉无力。辨证为肝血不足，虚热内扰证。选方用酸枣仁汤加减。具体方药如下：炒酸枣仁30g（打粉冲服），川芎15g，知母15g，茯神30g，珍珠母30g，磁石30g，当归15g，赤芍15g，生地黄15g，蒺藜30g，牡丹皮15g，合欢花30g。水煎服，4剂，于每日晚饭前及睡前各服用1次。服药4剂后，于2016年2月28日复诊，患者述入睡困难较前缓解，睡后仍易醒，白日精神仍欠佳，心烦较前好转，故在前方基础上加用远志10g，石菖蒲15g，续服7剂，服后夜寐情况明显好转，睡眠时间可达6～8h。

（岳仁宋医案）

主要症状：夜间入睡困难，易醒，夜间多梦，夜眠时间不足4h，白天嗜睡，时有心烦，情绪欠佳，舌淡红少苔，脉沉无力。

病机归纳：肝血不足，虚热内扰证。

经典方证：《金匮要略·血痹虚劳病脉证并治》："虚劳虚烦不得眠，酸枣汤主之。"

方义分析：酸枣仁汤方以酸枣仁为主药，合知母，取其酸苦泄热，而治虚烦；与川芎相配，一则酸敛肝血，一则辛散气机，养血而调肝。原方茯苓换为茯神，与合欢皮同用，增强宁心安神、疏解肝郁的作用。另加用当归、赤芍、生地、牡丹皮养血滋阴除烦，蒺藜清热疏肝。后患者仍述白日精神欠佳，乃因夜间阳不入阴，而他邪抢夺其位，至白日阳气升发不畅，故加用石菖蒲、远志开窍豁痰，醒神益智。

药证归纳：寤寐由心神所主，神动则寤，神静则寐，《类证治裁·不寐论治》言"阳气自动而之静，则寐。阴气自静而之动，则寤。不寐者，病在阳不交阴也"。脏腑不调，气血不和，心神失守则不寐。失眠病证总因脏腑失调，阴阳失交所致，或阴虚不能纳阳，或阳盛不得入阴。夜不能寐者，乃心气不交于肾也；日不能寐者，乃肾气不交于心也，酸枣仁安心即安肾，更安五脏之气，是为治疗失眠之要药。其味甘酸，入心肝之经，养阴血，宁心神，治疗阴虚不能纳阳所致失眠尤宜。但并非不可用于阳盛之证，酸枣仁性平，无明显寒热之分，此时可以生枣仁为用，适当配伍清热药物，亦可获效。

案2 治自汗

许某，48岁，女。患者素有头晕、目眩、自汗，一星期前突然昏倒，不省人事，当时血压80/20mmHg。经医务所大夫急救，很快即醒，是后仍有心慌，气短，头晕，目眩，嗜睡，汗多，以夜间汗出更甚，食欲尚可，二便及月经正常。曾经针灸治疗过2月余，并服用过归脾汤加续断、巴戟天、牡蛎、浮小麦、枸杞子、小茴香等，未见显效，脉两尺沉细有力，两关弦数，舌质正常无苔，认为属肝热阴虚，肝阳不潜，兼心血不足，治宜滋阴潜阳，兼养血宁心。酸枣仁汤加味：酸枣仁、白蒺藜、女贞子各9g，珍珠母（打）、石决明、龟甲（打）各12g、知母、川芎、炙甘草各3g、怀山药、牛膝、地骨皮、茯神各6g。

药后诸症见好，汗出大减，尚有心慌及疲乏感，饮食及二便正常。改为丸剂，以滋阴养血为主而缓治之。柏子仁（炒）、干地黄各60g，麦冬24g，枸杞子、玄参、地骨皮、炒枣仁各30g，当归、石菖蒲、茯神、炙草各18g，共研细末，炼蜜为丸，每重9g，每日早晚各1丸。以后渐愈，恢复正常。

（蒲辅周医案）

主要症状：汗多，以夜间汗出更甚，脉两尺沉细有力，两关弦数，舌质正常无苔。

病机归纳：肝热阴虚，肝阳不潜，兼心血不足。

经典方证：《金匮要略·血痹虚劳病脉证并治》："虚劳虚烦不得眠，酸枣仁汤主之。"

方义分析：汗为心之液，肝为心之母，汗出过多，损耗心阴，子盗母气，肝血亦受损，此乃心肝血虚之证。故以酸枣仁汤养心安神以治其本，加用女贞子、牛膝滋养肝肾；龟甲、珍珠母滋阴潜阳，地骨皮滋阴清热，白蒺藜、石决明清热疏肝，茯神、怀山药益脾安神。

药证归纳：酸枣仁酸甘平和，可生津敛阴，强卫气，护腠理，《本草再新》言其"敛气止汗"，《本草逢原》谓其疗"烦渴虚汗之证"，为治疗体虚多汗之要药。该患者夜间汗出甚，是由于当夜寐阳气入里时，虚热亦乘而内侵，逼迫津液外泄，故见盗汗之症。临床中虚烦多汗及虚人盗汗皆可用之，因枣仁炒制后其收敛之性更强，性偏温补，故治疗汗出时可选用炒枣仁，总取收敛肝脾之津。

当归

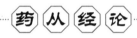

药从经论

◎ 概述

当归为伞形科植物当归的根。味甘、辛,性温,归肝、心、脾经。具有补血活血,调经止痛,润肠通便等功效。

◎ 经论

《神农本草经》云:"当归,味甘,温。主咳逆上气,温疟寒热,洗在皮肤中。妇人漏下绝子,诸恶疮疡金疮,煮饮之。"

◎ 释经

其主咳逆上气者,心主血,肝藏血,血枯则肝木夹心火上刑肺金,而咳逆上气也;当归入肝养血,入心清火,所以主之。肝为风,心为火,风火为阳,但热不寒者为温疟;风火乘肺,肺主皮毛,寒热渐渐在皮毛中,肺受风火之邪,不能固皮毛也。当归入心入肝,肝血足则风定,心血足则火熄,而皮毛中寒热自愈也。妇人以血为主,漏下绝子,血枯故也,当归补血,所以主之;诸恶疮疡,皆属心火,心血足则心火熄,金疮失血之症,味苦清心,气温养血,所以皆主之。用煮汁饮者,取汤液之功近而速也。

◎ 药证

主要证型: 血虚证、血瘀证。
体质特征: 面色少华,肤色淡白或黯黑,善忘,大便常燥,口渴或但欲漱水不欲咽,舌黯或淡,脉细或涩。

◎ 炮制

《中华人民共和国药典(2020年版)》中当归的炮制方法为"除去杂质,洗净,润透,切薄片,晒干或低温干燥"。根据当归切片的位置不同进行分开晾晒,将其分为当归头、当归身、当归尾等。临床较常用的当归包括酒当归、土炒当归以及当归炭,其炮制方法各异。

酒当归：酒当归多用于血瘀经闭、跌打损伤、风湿痹痛、经络不利等症状，借黄酒甘辛大热、活血通瘀之力，将其与当归炒成酒当归，增加了活血散瘀的功效。

土炒当归：土粉含丰富的微量元素和碱性氧化物，能够温中补脾，而当归本身具有补血活血、润肠通便的作用。所以土炒当归主要是用于治疗血虚但便溏的患者，避免因当归的润肠而加重便溏。

当归炭：当归通过炭炒后有机物被破坏，能够增加其止血的功效，所以当归炭主要用于崩中漏下、月经过多等。

◎ 用量

《中华人民共和国药典（2020 年版）》规定当归用量为 6～12g。临床根据不同的病证用量可适当加大。

◎ 阐微

临床处方有当归头、当归身、当归尾之不同。《景岳全书》载其"头止血上行，身养血中守，尾破血下流"。陈嘉谟在《本草蒙筌》中言"当归能逐瘀血，生新血，使血脉通畅，兴气并行，周流不息，因以为号。然而中半以上，气脉上行，天气主之；中半以下，气脉下行，地气主之；身则独守乎中而不行也。人身之法象亦犹是焉。故瘀血在上焦，与上焦之血少，则用上截之头；瘀血在下焦，与下焦之血少，则用下截之尾；若欲行中焦瘀血，兴补中焦血虚，则用中截之身"。《本草正义》认为"当归身主守，补固有功；归尾主通，逐瘀自验；而归头秉上行之性，治便血溺血、崩中淋带等之阴随阳陷者"。现代药理研究表明，阿魏酸是当归的有效成分之一，具有明显的扩张冠状动脉血管、增加冠状动脉流量、改善心肌缺血、抑制胶原和二磷酸腺苷诱导的血小板聚集作用。当归不同药用部位阿魏酸含量为：当归尾＞当归身＞全当归＞当归头。

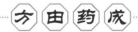

◎ 药对

当归配白芍，补血敛营，治疗营血不足；配熟地，养血补血，治疗血亏血虚；配川芎，补血活血，行气散瘀；配黄芪，补气生血，治疗气血不足、血虚发热；配桂枝，温经通脉；配干姜，温阳散寒；配赤小豆，清热解毒，散瘀消痈；配苦参，养血补血，清热燥湿，治疗血虚湿热；配吴茱萸，养血补血，散寒行瘀；配细辛，散寒通脉；配白术，健脾益气生血。

◎ 角药

当归配桂枝、通草，温经散寒，养血通脉，治疗血虚寒凝证；配黄芪、人参，益气补血，治疗气血两虚证；配桃仁、红花，活血调经，治疗瘀血阻滞证；配柴胡、白芍，疏肝解郁，养血调经，治疗肝气郁结证；配乳香、没药，活血化瘀，行气止痛；配金银花、赤芍，清热解毒，散瘀消痈，治疗热毒血瘀证；配金银花、玄参，清热解毒，消肿溃坚，治疗热毒肿痛；配阿胶、艾叶，温经散寒，化瘀止痛，治疗寒凝经脉。

◎ 经方

1. 血虚寒凝——当归四逆汤及其类方

《伤寒论·辨厥阴病脉证并治》"手足厥寒，脉细欲绝者，当归四逆汤主之"。今手足厥寒，而不言四肢逆冷，说明厥逆的范围仅在手足而未过肘膝；脉细欲绝与脉微欲绝有别，细主血虚，微主阳虚。本证手足厥寒与脉细欲绝并见，是血虚感寒，寒凝经脉，气血运行不畅，四末失于温养所致。方用当归四逆汤温经散寒、养血通脉。方中当归补肝养血以行血，配以芍药益营养血，桂枝、细辛温经散寒以通阳，通草入血分而通行血脉，炙甘草、大枣补中益气以生血。本方适应证为手足凉表虚而里寒不甚者。可用治冻疮、脉管炎。

《伤寒论·辨厥阴病脉证并治》"若其人内有久寒者，宜当归四逆加吴茱萸生姜汤"。此为血虚寒厥兼内有久寒之证。"内有久寒"，是言患者素有呕吐胃痛，舌卷囊缩，寒疝痛经，少腹冷痛等肝胃陈寒痼疾，故以当归四逆加吴茱萸、生姜养血温经，暖肝温胃，以祛在内之久寒。

2. 上热下寒，正虚阳郁——麻黄升麻汤

《伤寒论·辨厥阴病脉证并治》"伤寒六七日，大下后，寸脉沉而迟，手足厥逆，下部脉不至，咽喉不利，唾脓血，泄利不止者，为难治，麻黄升麻汤主之"。伤寒六七日，虽病程稍长，但表邪未解，仍当先解表。若表邪未解而误用苦寒攻下，病不得愈，反使表邪内陷，阳气郁遏，伤阴损阳而发生一系列变证。用麻黄升麻汤发越阳气、清上温下、滋阴和阳。方中重用麻黄、升麻发越郁阳，使郁阳得伸，邪能外达。知母、黄芩、石膏、葳蕤、天冬滋阴清热，以除上热。桂枝、白术、干姜、茯苓、甘草温阳健脾，以除下寒。方中当归配伍芍药养血和阴。

3. 蛔厥——乌梅丸

《金匮要略·趺蹶手指臂肿转筋阴狐疝蛔虫病脉证治》"蛔厥者，当吐蛔，今病者静而复时烦，此为脏寒，蛔上入膈，故烦，须臾复止，得食而呕，又烦者，蛔闻食臭出，其人当自吐蛔。蛔厥者，乌梅丸主之"。《伤寒论·辨厥阴病脉证并治》"伤寒脉微而厥，至七八日，肤冷，其人躁无暂安时者，此为脏厥。非蛔厥也……蛔厥者，乌梅丸主之，又主久利"。由于患者肠寒胃热，蛔虫避寒就温，不安于肠而上窜于胃，蛔虫上扰，故见心烦，甚则伴有剧烈腹痛和呕吐。若蛔虫内伏不扰，其心烦、腹痛、呕吐等症即可随之缓解或消失，故曰"须臾复止"。若患者进食，蛔虫因闻到食物气味，动而上窜，不仅心烦、腹痛、呕吐等症又作，且可因胃气上逆，蛔虫随之吐出。说明蛔厥证心烦、呕吐、腹痛等症状及时静时烦，时作时止的发作或加重特征与进食有关。蛔虫内扰，气机逆乱，阴阳气不相顺接，故见四肢

厥冷。痛剧时虽手足厥冷，但周身肌肤不冷，且有吐蛔史等特征，与"肤冷，其人躁无暂安时"的脏厥有别。蛔厥证为上热下寒、蛔虫内扰所成，治当清上温下、安蛔止痛，方用乌梅丸。（参见乌梅篇）

4. 奔豚——奔豚汤

《金匮要略·奔豚气病脉证治》"奔豚气上冲胸，腹痛，往来寒热，奔豚汤主之"，"奔豚病，从少腹起，上冲咽喉，发作欲死，复还止，皆从惊恐得之"。本病由惊恐恼怒、肝气郁结化热所致，冲气上逆，故气上冲胸。肝郁则气滞，气滞则血行不畅，故腹中疼痛；肝与胆互为表里，肝郁则少阳之气不和，所以往来寒热。但此往来寒热是奔豚气发于肝的特征，并非奔豚必具之症。治用奔豚汤养血平肝、和胃降逆。方中甘李根白皮甘寒敛涩，善下厥阴冲气，治奔豚；葛根、黄芩清火平肝，芍药、甘草缓急止痛，半夏、生姜和胃降逆，当归配伍川芎，起养血调肝之功。

5. 阴阳毒——升麻鳖甲汤及其类方

《金匮要略·百合狐惑阴阳毒病脉证治》"阳毒之为病，面赤斑斑如锦文，咽喉痛，唾脓血。五日可治，七日不可治，升麻鳖甲汤主之"。阳毒者，热毒壅盛于血分，现于面部，则红斑状如锦纹；灼伤咽喉，则咽喉痛；热盛肉腐则成脓，故吐脓血。故用升麻鳖甲汤解毒散结、活血散瘀。方中升麻、甘草清热解毒；鳖甲、当归滋阴散血；雄黄、蜀椒解毒，以阳从阳，欲其速散。《金匮要略·百合狐惑阴阳毒病脉证治》"阴毒之为病，面目青，身痛如被杖，咽喉痛。五日可治，七日不可治，升麻鳖甲汤去雄黄蜀椒主之"。阴毒者，疫毒侵犯血脉，瘀血凝滞，阻塞不通，现于面部则色青；经脉阻塞，血流不畅，故遍身疼痛如被杖；疫毒壅结咽喉，则咽喉痛。仍用升麻鳖甲汤解毒散瘀，去蜀椒、雄黄以防损伤阳气。（参见鳖甲篇）

6. 血虚内寒——当归生姜羊肉汤

《金匮要略·腹满寒疝宿食病脉证治》"寒疝腹中痛，及胁痛里急者，当归生姜羊肉汤主之"。寒疝多因腹中寒甚而发，多以绕脐剧痛为特点。此寒疝腹中痛引及胁肋，并伴筋脉拘急，是因肝脉失去气血的温煦与濡养，其痛多轻缓，且喜温喜按，故用药性平和的当归生姜羊肉汤养血散寒。方中当归养血，生姜散寒。所谓"形不足者，温之以气；精不足者，补之以味"（《素问·阴阳应象大论》)，故选用血肉有情之品羊肉补虚生血。

7. 胞阻——胶艾汤

《金匮要略·妇人妊娠病脉证并治》"妇人有漏下者，有半产后因续下血都不绝者，有妊娠下血者。假令妊娠腹中痛，为胞阻，胶艾汤主之"。"胞阻"，此指妊娠下血伴有腹痛的病症，其病机为冲任不固，阴血不能内守。故用胶艾汤调补冲任、固经安胎。方中干地黄、芍药、当归、川芎养血和血，甘草调和诸药，清酒助行药力，温经活血。

8. 妊娠肝脾失调腹痛——当归芍药散

《金匮要略·妇人妊娠病脉证并治》"妇人怀娠，腹中疠痛，当归芍药散主之"。肝藏血，主疏泄，脾主运化水湿，妊娠时血聚胞宫养胎，肝血相对不足，则肝失调畅而气郁血滞，木不疏土,脾虚失运则湿生。当归芍药散由当归3两、芍药1斤、茯苓4两、白术4两、泽泻半斤、川芎半斤组成。方中芍药配伍当归养血补肝、缓急止痛;川芎行血中滞气,三药共以调肝;泽泻渗利湿浊,白术、茯苓健脾除湿,三者合以治脾。诸药合用,肝血足而气条达,脾运健则湿邪除。

9. 血虚湿热——当归散

《金匮要略·妇人妊娠病脉证并治》"妇人妊娠,宜常服当归散主之"。胎在母腹,全赖气血以养之。肝血足则胎得养,脾运健则气血充。若肝血不足,脾运不健,酿湿蕴热,则胞胎失养,甚至可导致胎动不安,故用当归散养血健脾,清热祛湿,祛病安胎。方中当归、芍药养血补肝;川芎行血中之气,补而不滞;白术健脾除湿;黄芩坚阴清热。诸药合用,血虚得补,湿热得除,收到邪去胎自安、血足胎得养的效果。

10. 冲任虚寒夹瘀——温经汤

《金匮要略·妇人妊娠病脉证并治》"问曰:妇人年五十,所病下利数十日不止,暮即发热,少腹里急,腹满,手掌烦热,唇口干燥,何也? 师曰:此病属带下。何以故? 曾经半产,瘀血在少腹不去,何以知之? 其证唇口干燥,故知之。当以温经汤主之"。"下利",尤在泾言"此为瘀血作利,不必治利,但去其瘀而利自止"。妇人五十岁左右气血已衰,冲任不充,经水当止。今下血数十日不止,此属崩漏。从唇口干燥来判断,系体内有瘀血,乃重申《金匮要略·惊悸吐衄下血胸满瘀血病脉证治》中对瘀血的诊断。究其病因,可由冲任虚寒、曾经半产、瘀血停留于少腹所致。瘀血不去,故见少腹里急、腹满,或伴有刺痛、有块拒按等症。冲任本虚,加之漏血数十日,阴气一伤再伤,以至阴虚生内热,故见暮则发热、手掌烦热。瘀血不去则新血不生,津液无以上润,故见唇口干燥。用温经汤温养气血,活血祛瘀兼以滋阴清热。方中吴茱萸、桂枝、生姜温经散寒,通利血脉;阿胶、当归、川芎、芍药、丹皮活血祛瘀,养血调经;麦冬养阴润燥而清虚热;人参、甘草、半夏补中益气,降逆和胃。诸药共奏温补冲任、养血祛瘀、扶正祛邪之功,使瘀血去而新血生、虚热消则诸症除。

11. 狐惑便血——赤小豆当归散

《金匮要略·百合狐惑阴阳毒病脉证治》"病者脉数,无热微烦,默默但欲卧,汗出,初得之三四日,目赤如鸠眼;七八日,目四眦(一本此有黄字)黑。若能食者,脓已成也,赤小豆当归散主之"。脉数、微烦、默默但欲卧,是里热盛之象;无热汗出,表示病不在表,说明血分有热;目赤如鸠眼,是血热随肝经上注于目,为蓄热不解,湿毒不化,即将成痈脓的征象;目四眦黑,为热极似水之象,说明火热过甚,气血腐败、脓已酿成;能食,说明胃气未受损伤。治疗用赤小豆当归散清热利湿,行瘀排脓。方中赤小豆渗湿清热,解毒排脓;当归祛瘀生新;浆水煎药,增强清热解毒作用。

《金匮要略·惊悸吐衄下血胸满瘀血病脉证治》"下血,先血后便,此近血也,赤小豆当归散主之"。下血,便血在先,大便在后,出血的部位离肛门较近,故称为近血。症见下血鲜红或有黏液,大便不畅,苔黄腻,脉数。其证多因湿热蕴于大肠,灼伤阴络,破血下行所致。赤小豆,《养生要集》谓其"主下水,排痈肿脓血",配合当归利湿活血、排脓解毒,不但能治疗肛门疾病,也能治疗泌尿系统疾病、皮肤病。

12. 妊娠血虚热郁小便难——当归贝母苦参丸

《金匮要略·妇人妊娠病脉证并治》"妊娠小便难,饮食如故,当归贝母苦参九主之"。妊娠妇女但见小便难而饮食如常,可知病不在中焦,而在下焦。以方测证,此由妊娠血虚热郁,通调失职,兼膀胱湿热蕴结,导致小便不利,故用当归贝母苦参丸养血开郁,清热祛湿。方中当归养血润燥;贝母清热开郁下气,以复肺之通调;苦参清热燥湿而能通淋涩。诸药合用,使血虚得补,热郁得开,湿热得除,水道通调,则小便自能畅利。

◎ 方证

当归四逆汤　以手足厥寒、口不渴、舌淡苔白、脉微细欲绝为其辨证要点。

当归四逆加吴茱萸生姜汤　以手足厥寒、脉微细欲绝、呕吐脘痛、舌卷囊缩、寒疝痛经为其辨证要点。

麻黄升麻汤　以寸脉沉而迟、手足厥逆、下部脉不至、喉咽不利、唾脓血、泄利不止为其辨证要点。

升麻鳖甲汤　以面赤斑斑如锦文、咽喉痛、唾脓血为其辨证要点。

当归生姜羊肉汤　以寒疝腹中痛、两胁拘急疼痛为其辨证要点。

胶艾汤　以崩漏、半产后下血不止、妊娠下血、妊娠腹痛为其辨证要点。

当归芍药散　以妊娠腹中拘急,绵绵而痛、头昏、面唇少华、肢肿、小便不利为其辨证要点。

当归散　以胎动下坠、妊娠下血、妊娠腹痛、神疲肢倦、口干口苦、纳少、面黄形瘦、大便或溏或结、脉细滑为其辨证要点。

温经汤　以崩漏、暮即发热、少腹里急、腹满、手掌烦热、唇干口燥为其辨证要点。

赤小豆当归散　以脉数、无热微烦、默默但欲卧、汗出、目赤如鸠眼或先便后血、血色鲜红、苔黄腻为其辨证要点。

当归贝母苦参丸　以妊娠小便短黄不爽、尿频尿急、淋沥涩痛、小便灼热、小腹胀痛为其辨证要点。

◎ 量效

1. 绝对剂量

仲景用当归,主要用于治疗妇女月经不调,崩漏下血,妊娠腹痛,胎动不安以及血虚受寒,手足厥冷等。主要取其补血活血,调经止痛之功。当归的常用剂量范围相对较窄,其最常用量和最大量均是 3 两。《神农本草经》言当归主"妇人漏下绝子",仲景运用当归时,大多症见腹痛,尤其是妇人腹痛,且与妇人的月经胎产有关,代表方如当归芍药散、胶艾汤、温经汤、当归生姜羊肉汤等。治疗血虚寒厥的当归四逆汤中,仲景原方用 3 两,功能养血行血;奔豚汤中,当归与川芎等量配伍,均用 2 两,功能养血调肝;治疗血虚内寒当归生姜羊肉汤，当归 3 两，养血散寒；治疗胞阻之胶艾汤，当归 3 两，配伍干地黄、芍药、川芎养血和血；治疗妊娠肝脾失调腹痛之当归芍药散，当归 3 两以养血补肝；治疗冲任虚寒夹瘀之温经汤，当归 2 两，养血祛瘀；治疗虚劳之薯蓣丸，当归 10 分，养血补血；治疗上热下寒，正虚阳郁麻黄升麻汤，当归 1 两 1 分，与白芍等量配伍养血和阴；治疗脏腑虚损、寒热错杂之蛔厥，当归 4 两，养血补血；治疗阴阳毒，升麻鳖甲汤及升麻鳖甲汤去蜀椒、雄黄均用当归 1 两配伍鳖甲滋阴散血；治疗血虚湿热之当归散，当归 1 斤，每服方寸匕，功能养血补肝；治疗狐惑酿脓及湿热便血之赤小豆当归散，当归 3 两祛瘀生新；治疗妊娠血虚热郁小便难，用当归、苦参、贝母各 4 两，方中当归养血润燥；可以看出，仲景用当归发挥养血补血之功用时，用量较大，多为 3 两；治疗湿热酿毒、湿热酿毒等热毒证，取当归活血散瘀的功效时，用量较少，多为 1 两，或入丸散。

2. 相对剂量

（1）配伍芍药：当归与芍药相伍，通常是 1∶1 比例，如治疗肝寒血虚证，当归四逆汤用当归与芍药各 3 两；又如治疗妊娠血虚湿热证，当归散用当归与芍药各 1 斤；治疗肝热气逆证，奔豚汤用当归与芍药各 2 两；治疗胞阻证，当归 3 两配伍芍药 4 两，比例为 3∶4；补血圣方四物汤中，当归与芍药比例为 1∶1。

（2）配伍川芎：当归配川芎，两者在临床上常作为药对使用，发挥补血活血，补而不滞的功效，两者常等量配伍运用。胶艾汤中当归与川芎比例为 3∶2（当归 3 两∶川芎 2 两）；治疗阴阳俱虚之薯蓣丸，当归与川芎比例为 5∶3（当归 10 分∶川芎 6 分）。研究表明，川芎当归药对合煎，与单味药相比，可以提高有效成分溶出。同剂量的当归、川芎，单味药作用不如配伍后显著。提取方法相同时，当归川芎药对 1∶1 醇提物给药组的总活血效应最好，且川芎单味药的总活血效应优于当归；配比相同的情况下，醇提给药组的总活血效应优于水提和先水提后醇提给药组。

（3）配伍干地黄：当归补血活血，调经止痛，补血之中偏于动；干地黄滋补阴血，填精益髓，补血之中偏于静。当归与干地黄相用，一动一静，动静相合，既能使阴血得补，又能使阴血运行于经脉之中，相互为用，补而不壅，滋而不腻，从而取得预期治疗效果。常用当归药对组方有胶艾汤、薯蓣丸等。胶艾汤中当归与地黄比例为 3∶4（当归 3 两∶干地黄 4 两）；薯蓣丸中当归与地黄比例为 1∶1（均为 10 分）。

（4）配伍黄芪：在著名的补气生血方当归补血汤中，明确规定黄芪与当归比例为 5∶1。临床研究发现，黄芪与当归 5∶1 时活性最强，各种活性成分含量最高，且含有的黄芪甲苷含量是黄芪与当归 10∶1 时的 2 倍；同时，黄芪与当归 5∶1 配比时，合煎液中阿魏酸和各种有益微量元素溶出率最高，且重金属的溶出率最低。

◎ 服饵

当归味甘滑肠，《本草经疏》云"肠胃薄弱，泄泻溏薄，及一切脾胃病，恶食不思食，及食不消，并禁用之"。故湿盛中满、大便泄泻者不宜服。《本草汇言》云"风寒未清，恶寒发热，表证外见者，并禁用之"。传统认为，补血宜用当归身，破血宜用当归尾，和血（即补血活血）宜用全当归。酒制可加强活血的功效。当归大剂量应用时，个别患者可出现便溏腹泻，为防止这种情况出现，可如陈士铎所言"如畏其滑肠，则佐之白术、山药之味"，则便溏可止。另外有研究显示，当归对子宫有双向调节作用，而超大剂量的当归可以引起子宫强直性收缩。因此，对妊娠期妇女不宜使用超大剂量的当归。

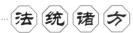

当归甘温质润，功能补血活血，调经止痛，润肠通便，其补而不滞，温而不燥，长于补血，为补血圣药。

◎ 补法

当归所发挥之补法，主要为补血。

1. 养血补血法

血虚证是由机体血液不足而使脏腑组织失养而表现出来的一种证候，《难经》云"血主濡之"。血虚机体失养出现头晕目眩，面色萎黄无华，唇爪色淡，心悸失眠，妇人月经量少色淡，舌淡脉细等。治以养血补血为要，临床常以养血补血药熟地、当归、白芍、阿胶、何首乌、鸡血藤、龙眼肉等为主组方。代表方如四物汤。

2. 益气生血法

益气生血法是指通过补气来间接发挥补血的方法。《灵枢·营卫生会》言"血之与气，异名同类焉"。气为血之帅，血为气之母，血能养气，血能载气；气能生血，气能行血，气能摄血。故临床治疗血虚，还可用补气的方法间接发挥补血作用，如配伍黄芪、白术等补气药物，代表方如当归补血汤。

3. 填精补血法

精、血同为液态物质，皆由饮食水谷化生，均具有濡养、化气和化神等作用。精能化血，血能养精，精与血之间具有相互滋生和相互转化的关系，称为"精血同源"。通过补精填髓的间接补血的方法称之为填精补血。如当归配伍人参、麦冬、五味子、熟地、鹿茸等（《医宗金鉴》生脉补精汤）。

4. 祛瘀生新法

《血证论》云"瘀血不去，新血且无生机，况是干血不去，则新血断无生理，故此时诸虚毕见"。瘀血阻滞，往往影响新血的生成，而新血不生，瘀血亦不能祛，故立化瘀补血法。常选用丹参、当归、鸡血藤、何首乌、黄芪、刺五加等活血补血药为主配伍川芎、牛膝、乳香、没药等化瘀之品组方。代表方如《傅青主女科》生化汤。

5. 生津补血法

津血同源互根，生理病理相互影响，津液是血液的组成部分，有调节血液浓度的作用，故对调节营血的盈亏有重要意义。《灵枢·痈疽》言"津液和调,变化而赤为血",《灵枢·邪客》亦云"营气者,泌其津液,注之于脉,化以为血"。临床常以养阴补血之品如龟甲、麦冬、生地、桑椹、墨旱莲、黑芝麻等为主,配伍养阴或补血药,如玄参、花粉、当归、首乌、阿胶之类。代表方如《慎斋遗书》补水益元汤,其组成有:熟地、生地、麦冬、当归、白芍、五味子等。方中熟地、当归、白芍补益营血,生地、麦冬、五味子滋阴生津以补血,治疗血虚津亏之证。

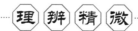

◎ 药理

1. 传统药理

当归甘温质润,甘而能补,如《本草新编》言"当归,味甘、辛,气温,可升可降,阳中之阴,无毒。虽有上下之分,而补血则一。入心、脾、肝三脏,但其性甚动,入之补气药中则补气,入之补血药中则补血……无定功也";温润去燥,如李杲言当归"主癥癖,破恶血,并产后恶血上冲,去诸疮疡肿结,治金疮恶血,温中润燥止痛"。因此,当归功效的发挥,全在"温"和"补"二字。"温"即温润滑肠、温中散寒止痛;"补"即补血活血。

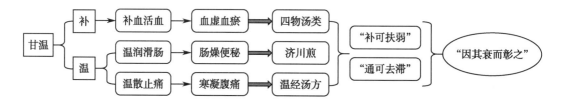

2. 现代药理

当归主要现代药理作用如下:

(1)对血液系统的作用:现代药理学研究发现,当归对血液循环系统有两方面作用。一方面当归具有活血的作用,即抗血栓、抗凝血,其有机酸中的阿魏酸可抑制血小板聚集和血栓形成;另一方面是当归可补血,对于血虚型动物模型治疗效果较好。

(2)抗氧化、抗衰老作用:当归多糖能显著提高 D-半乳糖致衰老模型小鼠的 SOD、CAT、GSH-Px 的活力,降低血浆、脑匀浆及肝匀浆中 LPO 水平。

(3)抗炎作用:当归的不同炮制品挥发油对角叉菜胶致大鼠足肿胀急性炎症有不同程度的抑制作用。

(4)抗肿瘤作用:当归有很好的抗肿瘤作用,除了抑制肿瘤细胞的生长,诱导细胞凋亡,还能增强抗肿瘤药物的作用效果。

(5)平喘作用:实验研究发现,当归挥发油一方面可以解痉平喘,松弛支气管平滑肌;还可以抗炎平喘,减轻支气管上皮细胞脱落,支气管壁充血水肿及炎症细胞浸润。

（6）镇痛作用：当归明显提高小鼠对热刺激致痛的痛阈，抑制小鼠对热刺激致痛的扭体反应，有很好的镇痛效果。

（7）对缺血损伤细胞的保护作用：当归对缺血损伤的脑细胞、心肌细胞的保护作用体现在其本身是一种钙拮抗剂，能抑制细胞钙超载。

（8）抗抑郁作用：当归中的一些化学成分经研究具有抗抑郁的作用，可以通过上调神经生长因子，营养因子保护神经。

◎ 演义

1. 血虚血瘀诸证

当归甘温质润，长于补血，为补血之圣药。治疗血虚萎黄、心悸失眠，常与熟地、白芍、川芎配伍，如《太平惠民和剂局方》四物汤；其既善补血，又长于活血行滞止痛，为妇科补血活血，调经止痛之要药，又因其性温，故血虚、血瘀有寒者用之为宜，故临床又可用治血虚血瘀寒凝之虚寒腹痛。如仲景温经汤、当归生姜羊肉汤、当归四逆汤、胶艾汤等名方均用大剂量当归，用于血虚或血虚夹瘀等证。用治跌打损伤、瘀血作痛，常与乳香、没药、桃仁等活血化瘀之品同用，方如复元活血汤、活络效灵丹。

2. 痈疽疮疡

当归活血止痛，祛瘀生新，可用于治疗各类痈疽疮疡。如配伍升麻、鳖甲、蜀椒、雄黄等药，《金匮要略》升麻鳖甲汤及其类方，用治阴阳毒而见面赤、咽喉痛，唾脓血等；又如治疗里热炽盛酿毒成脓所见目四眦黑，目赤如鸠眼等的赤小豆当归散。治疗疮疡初期、肿胀疼痛，则可与金银花、赤芍、天花粉等药同用，如《校注妇人良方》仙方活命饮；治疗脱疽溃烂，阴血伤败，亦可与金银花、玄参、甘草等同用，如《验方新编》四妙勇安汤。

3. 咳逆上气

《神农本草经》曰当归气味"苦温、无毒。主咳逆上气"。《神农本草经疏》言当归"甘以缓之，辛以散之润之，温以通之畅之……活血补血之要药，故主咳逆上气也"。《太平惠民和剂局方》所载苏子降气汤及《景岳全书》金水六君煎都用当归。现代研究表明，当归可降低慢性阻塞性肺疾病患者的肺动脉压，认为当归缓解缺氧性肺动脉压的作用机制是当归通过兴奋肺血管的受体，舒张肺血管所致。

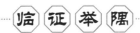

案1 治疗瘀血疼痛

患者刘某，男性，1969 年 7 月 29 日来诊。六脉弦硬，左关尤甚。自诉：头痛已年久不愈，并时发身痛，有脑动脉硬化症，尝服中西药迄无显效。自诉"头痛身痛如针刺"。追寻病史，而知其因跌倒后而患此症。断定是瘀血性头痛兼身痛，先投复元活血汤以化瘀：柴胡 9g，天花粉 9g，当归尾 9g，穿山甲 9g，桃仁 6g，红花 6g，大黄 6g。清水、黄酒各半煎，温服。连服 7 剂。8 月 20 日复诊，头痛已愈，再按原方服数剂，身痛亦愈。

（岳美中医案）

主要症状：跌倒后头痛年久不愈，时发身痛，六脉弦硬，左关尤甚。

病机归纳：瘀血内阻，不通则痛。

方义分析：此案患者因跌倒致血不归经，凝结成瘀，阻滞脉络，不通则痛。方中大黄荡涤凝瘀败血，导瘀下行，推陈致新；柴胡疏肝行气，使气行则血行；桃仁、红花、当归尾活血祛瘀；穿山甲破瘀通络；天花粉可"续绝伤"（《神农本草经》），"消仆损瘀血"（《日华子本草》），既能入血分助诸药而消瘀散结，又可清热消肿，防止瘀血郁而化热；再以酒水各半煎服，借酒温通之性以助药力。

药证归纳：复元活血汤原治跌扑损伤，坠车落马，瘀血留于胁下，痛不可忍者，汪昂曾谓"不问伤在何经，恶血必留于胁下，以肝主血故也"，《成方便读》言"夫跌打损伤一证，必有瘀血积于两胁间，以肝为藏血之脏，其经行于两胁，故无论何经之伤，治法皆不离于肝。且跌仆一证，其痛皆在腰胁间，尤为明证"。方中以当归尾、穿山甲、桃仁、红花活血化瘀。当归一药，入足厥阴，以其肝藏血也，《本草正要》言"其味甘而重，故专能补血，其气轻而辛，故又能行血，补中有动，行中有补，诚血中之气药，亦血中之圣药也"。当归，头能破血，身能养血，尾能行血，用者不分，不如不使。本案取用当归尾，功善行血，能行血中之气，使血各归其经，各从其散。

案2 治疗慢性支气管炎

旷某，40 岁，夙患慢性气管炎，每逢秋凉，则患咳嗽。于 1969 年 9 月 20 日初次就诊。诊其寸脉弦滑，视其舌润而胖，有齿痕，症状见咳喘频频。投以紫苏子降气汤原方。处方：紫苏子 8g，炙甘草 6g，半夏 8g，当归 4.5g，肉桂 4.5g，橘红 4.5g，前胡 3g，厚朴 3g，生姜 3 片。水煎服。4 剂后咳喘见轻，复诊仍原方照服 4 剂，喘止咳平，嘱日后若遇风凉再复发时可按原方服之。

（岳美中医案）

主要症状：秋凉即咳，咳喘频频，寸脉弦滑，舌润而胖，有齿痕。

病机归纳：痰涎壅盛，肺气不利，肺气上逆。

方义分析：患者夙患慢性支气管炎，肺气虚寒，宣降失司，水道失于通调，酿生痰湿；卫气不能敷布体表，肺主皮毛，每逢秋凉，即同气相求，内外相引而发病，寸脉弦滑，舌润而胖，有齿痕，均为痰湿内蕴之象。方用苏子降气汤降逆平喘、祛痰止咳。方中以紫苏子为君药，温而不燥，质润而降，善降上逆之肺气，消壅滞之痰涎，为治痰逆咳喘之要药。半夏燥湿化痰降逆，为臣药。厚朴降逆平喘，宽胸除满；前胡降气祛痰；肉桂温肾助阳纳气；

当归辛甘温润,既止咳逆上气,又可养血补虚以助肉桂温补下元,共为佐药。生姜、大枣调和脾胃;甘草和中益气,调和药性,为佐使药。诸药合用,标本兼治,治上顾下,使气降痰消,则咳喘自平。

药证归纳: 苏子降气汤,《太平惠民和剂局方》言其主治"男、女虚阳上攻,气不升降,上盛下虚,膈壅痰多,咽喉不利,咳嗽,虚烦引饮,头目昏眩,腰疼脚弱,肢体倦怠,腹肚疗刺,冷热气泻,大便风秘,涩滞不通,肢体浮肿,有妨饮食"。岳美中先生常用苏子降气汤治疗胸痹疼痛。胸阳不振,痰饮内阻,或心肺气血不利,不通则痛。根据本方降气宽膈、豁痰宣肺的特点,诊其为胸阳不振,阴霾作病者,则加桂枝、薤白、石菖蒲;痰垢交阻者,则加瓜蒌、贝母、枇杷叶(减去肉桂);心肺气血瘀滞不利者,则加木香、郁金、延胡索、枳壳。

苏子降气汤方以紫苏子为主,其主要作用有三:一为除寒温中;一为降逆定喘;一为消痰润肠。紫苏子得当归能止咳和血,润肠通便。当归可止咳逆上气。《本草经解》曰"其主咳逆上气者,心主血,肝藏血,血枯则肝木挟心火上刑肺金,而咳逆上气也。当归入肝养血,入心清火,所以主之也";且当归气辛而动,性滑善行,适用于肠燥便难者,但大便不固者当避之。

芍药

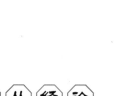

药 从 经 论

◎ 概述

白芍为毛茛科植物芍药的干燥根。味苦、酸，性微寒，归肝、脾经。具有养血调经，敛阴止汗，柔肝止痛，平抑肝阳等功效。

◎ 经论

《神农本草经》云："芍药，味苦，平。主邪气腹痛，除血痹，破坚积，寒热，疝瘕，止痛，利小便，益气。"

◎ 释经

芍药气平，禀秋收之金气，入手太阴肺经，味苦无毒，其气味俱降，属阴。邪气者，为肝木之邪气乘脾土而作腹痛，芍药入肺，气平而柔肝，所以主之。血痹者，血涩不行而麻木也，芍药苦以散结，故主之。坚积，坚硬之积也，疝者，小腹下痛，肝经所过、肝气之郁也；瘕者，假物而成之积也，寒热疝瘕者，起源或因寒或因热也，芍药味苦散结，能破之；芍药味苦清心而除烦，酸柔解痉而止痛；苦以降之以清肃肺气，使肺气下行，肺气肃降，水道通调，水液下输膀胱，故有利小便之效。肺主气，壮火食气，芍药气平益肺，肺清故益气。

◎ 药证

主治：血虚证、挛急疼痛。

◎ 炮制

白芍洗净、润透，切薄片，干燥。通常还可通过清炒法将其炒至微黄色或淡棕黄色。

若加用酒炮制，则取白芍片，加入定量黄酒拌匀，稍闷润，待酒被吸尽后，置炒制容器内，用文火加热，炒干，取出晾凉，筛去碎屑，而为酒白芍。

取白芍片，加入定量米醋拌匀，稍闷润，待醋被吸尽后，置炒制容器内，用文火加热，炒干，取出晾凉，筛去碎屑，而为醋白芍。

《本草经解》云"芍药醋炒则入肝",若用于补肝柔肝养血,可使用醋白芍。白芍生用止痢,酒炒辟寒,醋炙则入妇科血分。

◎ 用量

《中华人民共和国药典(2020年版)》规定白芍用量为6~15g。用以平抑肝阳、和营养血、缓急止痛时,常用量15~30g。若症状严重时,可酌情再加大剂量。大剂量使用生白芍,可有利小便功效。

◎ 阐微

在《伤寒杂病论》诸方中只有芍药之名,自南北朝《本草经集注》始方将白芍、赤芍进行区分。根据《伤寒杂病论》中方剂功效及仲景所在疆土地域分析,大部分学者均主张《伤寒论》中的芍药可能与现代的白芍同源,故本章节中讨论的芍药均指白芍。《本草思辨录》云"芍药十月生芽,正月出土,夏初开花,花大而荣,正似少阳渐入阳明,故得木气最盛。根外黄内白,则为具木气于土中而土生其金,金主攻利,又气味苦平,故能入脾破血中之气结,又能敛外散之表气以返于里。凡仲圣方用芍药,不越此二义,以此求之方得",芍药花大而荣,得春气为盛,而居百花之殿,能收敛肝气,使归根反本,不至以有余肆暴,而犯肺伤脾,故为养肝护脾之佳药。白芍补血泻肝,安脾宁肺,散瘀利水,除烦退热,可固腠理而敛汗,和血脉而收气,解腹痛而平肝,除后重而止痢,能平肺胀之喘逆,伸足挛之拘急,妇科一切悉疗。仲景在产后诸症,均不遗白芍,是产后不忌芍也,妇科之病也常用白芍。张锡纯云白芍"善滋阴养血,退热除烦,能收敛上焦浮越之热下行自小便泻出,为阴虚有热小便不利者之要药",与《神农本草经》中利小便的记载相符合。但在现代却少有人提及,在其记载的病例中,患者阴虚小便不利、大便不通,张锡纯云其为阴虚不能化阳,以致二便闭塞,白芍善利小便,阿胶能滑大便,二药并用又大能滋补真阴,使阴分充足以化其下焦偏盛之阳,故仅使用了白芍和阿胶后则二便自利。因此,若需发挥白芍利小便功效时,应生用并大剂量使用。当然大剂量生白芍也有通大便之功(有小大黄之称),若服用后大便稀溏者宜用炒白芍。

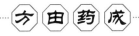

◎ 药对

芍药配当归,补血和血;配龟甲,敛肝阴,平肝阳;配甘草,缓急止痛;配桂枝,调和营卫。而最值得一提的是白芍配柴胡。柴胡轻清辛散,能引清阳之气从左上升,以疏调少阳之气而理肝脾;白芍酸寒收敛,能敛津液而护营血,收阳气而泄邪热,以补脾阴。两药伍用互制其短而展其长,以白芍之酸敛,制柴胡之辛散,用柴胡之辛散,又佐白芍之酸敛,引药直达少阳之经,而起清胆疏肝,和解表里,升阳敛阴,解郁止痛的功效。

◎ 角药

芍药配黄芪、白术，益气固表；配当归、熟地黄，补血养血；配细辛、通草，养血通脉和营。

◎ 经方

1. 中风表虚证——桂枝汤

《伤寒论·辨太阳病脉证并治》"太阳中风，阳浮而阴弱。阳浮者，热自发；阴弱者，汗自出。啬啬恶寒，淅淅恶风，翕翕发热，鼻鸣干呕者，桂枝汤主之"。方中桂枝解肌祛风，酸苦微寒的芍药敛阴和营，生姜辛温止呕，大枣甘温益胃，炙甘草调和诸药。全方辛甘化阳，酸甘化阴。（参见桂枝篇）

其类方还包括：桂枝加葛根汤、桂枝加厚朴杏子汤、桂枝加附子汤、桂枝新加汤、葛根汤、桂枝麻黄各半汤、桂枝二麻黄一汤、桂枝二越婢一汤、桂枝去桂加茯苓白术汤、葛根加半夏汤等。诸方均使用芍药，主要用以养血生津和营卫，在葛根汤、葛根加半夏汤方证中，主养阴血、缓挛急。

2. 疼痛及挛急——芍药甘草汤

《伤寒论·辨太阳病脉证并治》"若厥愈、足温者，更作芍药甘草汤与之，其脚即伸"。对于腹挛痛或身体其他部位的挛急，可使用本方治疗。方中芍药酸苦微寒，滋阴养血生津，缓急止痉止痛，炙甘草补中温中缓急。

其类方还包括芍药甘草附子汤：《伤寒论·辨太阳病脉证并治》"发汗，病不解，反恶寒者，虚故也，芍药甘草附子汤主之"。此于芍药甘草汤更加附子，故治疗芍药甘草汤证合并里虚寒者，甘草温中益气，芍药苦平和血、养血生津，附子温里治疗在里之虚寒。

3. 少阴阳虚水泛证——真武汤

《伤寒论·辨少阴病脉证并治》"少阴病，二三日不已，至四五日，腹痛，小便不利，四肢沉重疼痛，自下利者，此为有水气，其人或咳，或小便利，或下利，或呕者，真武汤主之"。本条论述阳虚水泛的证治，外感过汗，少阴阳气大伤，形成变证。肾阳虚，不能制水，故水气泛溢上下内外。水气凌心则悸；清阳不升，上逆水气蒙蔽清窍故头眩；阳虚失于温养，水气浸淫四肢经脉，故四肢沉重疼痛。本方炮附子以温振少阴阳气，肾阳复而下焦气化启动，自能蒸腾水邪，使水有所主；白术苦温燥湿，健脾制水，使水有所制；茯苓淡渗利水，使得水湿下泄；生姜宣散水气；芍药活血脉，利小便，又可敛阴和营制姜、附子刚燥之性。（参见附子篇）

4. 中虚里寒心中悸而烦或腹痛——小建中汤

《伤寒论·辨太阳病脉证并治》"伤寒二三日，心中悸而烦者，小建中汤主之"。《伤寒论·辨少阳病脉证并治》"伤寒，阳脉涩，阴脉弦，法当腹中急痛者，先与小建中汤"。伤寒二三日，尚为新病，当见恶寒发热无汗等症，未经误治却出现心中动悸、神烦不宁，乃无形邪热扰动胸膈，邪郁少阳所致，盖里气先虚，心脾不足，气血双亏加之邪扰而成。里虚邪扰，神志不宁则烦，甚至还可见腹中急痛。如此病证，不可攻邪，宜建中补虚，益气血生化之源，当正气充盛，安内攘外，则邪气自退，烦悸疼痛自止。小建中汤由桂枝汤倍用芍药加饴糖而成，重用饴糖以甘温补中，与甘草、大枣共同补益脾胃，使得中气复而气血生化有源；倍用芍药同甘草、大枣酸甘化阴，以养血和营，敛阴缓急止痛，治疗腹部急痛；桂枝、生姜温通心脾阳气，与甘草合则辛甘化阳以温阳养心。全方建中补虚而气血阴阳双补，达平衡阴阳、协调营卫、缓急止痛之效。（参见桂枝篇）

5. 脾约证——麻子仁丸

《伤寒论•辨阳明病脉证并治》"趺阳脉浮而涩，浮则胃气强，涩则小便数，浮涩相搏，大便则鞭，其脾为约，麻子仁丸主之"。趺阳脉可候脾胃之气的盛衰，趺阳脉浮，主胃有热，胃有热则逼迫津液下行，故小便数。小便数则易伤脾阴，故趺阳脉同时兼见涩象，实际就是胃热盛与脾阴亏并见。胃强而脾弱，脾输布津液的功能被胃热所约束，使津液不能还入于肠道，肠道失润而导致大便硬，即为脾约。约，一为约束，指脾布散津液之作用被胃所约束；二为穷乏，津液亏乏，脾无津液输布而穷乏。麻子仁丸重用火麻仁，其甘平润肠而通便，为君药；杏仁降气润肠；芍药主养血益阴，另外，生芍药重用还有通便之功，可协助火麻仁通便之效；佐以大黄、枳实、厚朴泻热去实，行气导滞；加以蜂蜜为丸，具有缓缓润下之功。

6. 妊娠肝脾失调腹痛——当归芍药散

《金匮要略•妇人妊娠病脉证并治》"妇人怀娠，腹中疗痛，当归芍药散主之"。此乃妊娠肝脾不和腹痛的证治，妇人妊娠后，气血归胞养胎，常致气血不足。肝血不足则血行迟滞；脾气不足，则湿气内生；肝脾不和，湿停血滞，故腹中拘急，绵绵作痛。尚可兼见小便不利，跗足浮肿，头昏，面唇少华等症。当归芍药散养血调肝、健脾利湿。方中芍药重用，原方剂量为1斤，主养血柔肝，缓急止痛；佐以归、芎调肝和血，配伍茯苓、白术、泽泻健脾利湿，使得肝血充足而肝气调达，脾运健而湿邪去。（参见当归篇）

7. 妇人癥病——桂枝茯苓丸

《金匮要略•妇人妊娠病脉证并治》"妇人宿有癥病，经断未及三月，而得漏下不止，胎动在脐上者，为癥痼害。妊娠六月动者，前三月经水利时，胎也；下血者，后断三月，衃也。所以血不止者，其癥不去故也。当下其癥，桂枝茯苓丸主之"。此系妇人癥病与妊娠的鉴别及癥病证治。下血不止者，是瘀血内阻，血不归经所致，治当化瘀消癥，瘀去血方止。桂枝茯苓丸方中桂枝温通血脉，芍药和营调血脉，丹皮、桃仁化瘀消癥，茯苓健脾渗湿。瘀积有形，非旦夕可除，用蜜丸意在可长期服用，缓攻其癥。

8. 气血郁滞所致产后腹痛——枳实芍药散

《金匮要略•妇人产后病脉证治》"产后腹痛，烦满不得卧，枳实芍药散主之"。本证以腹痛烦满不得卧为特点，当属实证，是气血郁滞所致，且气滞较重，故胀满疼痛较甚，患者难以安卧，或伴有恶露量少不畅。治疗应以行气散结、和血止痛。枳实芍药散方中枳实破气散结，特殊的炮制方法是"烧令黑，勿太过"，枳实炒黑后，能行血中之气；芍药和血

止痛；大麦粥和胃安中。（参见枳实篇）

9. 肝郁气逆所致奔豚——奔豚汤

《金匮要略·奔豚气病脉证治》"奔豚气上冲胸，腹痛，往来寒热，奔豚汤主之"。此系肝郁气逆所致奔豚的证治。惊恐恼怒伤肝，致肝气郁结，气郁化火，引动冲气上逆而发奔豚，而作气上冲胸；肝郁气滞，经脉不畅，故腹痛；肝郁化火，枢机不利，故往来寒热。奔豚汤中甘李根白皮善于平冲降逆、清肝热，为治疗奔豚气之专品；黄芩清少阳之热；当归、川芎、芍药养血调肝；芍药配甘草缓急止痛；葛根升脾阳；半夏、生姜和胃降逆，泻肝实脾、肝脾同治。全方共起调和肝脾、清热降逆、平复冲气的作用。（参见当归篇）

10. 金疮、金刃所伤而成疮者——王不留行散方

《金匮要略·疮痈肠痈浸淫病脉证并治》"病金疮，王不留行散主之"。金疮是指被刀斧等金属器械所致的创伤，属于外科疾患。方中王不留行祛瘀活血、止血镇痛，为主药，而芍药在方中则发挥敛阴养血、活血止痛的功效。

11. 痈脓——排脓散方

《金匮要略·疮痈肠痈浸淫病脉证并治》中载本方。观其用药，乃枳实芍药散加桔梗而成。枳实芍药散乃治疗产后腹痛之方，枳实行气导滞为君药，在《神农本草经》中记载其有"长肌肉"之功；臣药为芍药，以养血活血；桔梗理气排脓；鸡子黄益脾养血。全方共起理气活血、养血生肌之效。

◎ 方证

含芍药的常用经方的临床应用指征如下：

桂枝汤 以汗出、恶寒、恶风、发热、鼻鸣干呕、下之利不止为其辨证要点。

芍药甘草汤 以筋肉挛急、疼痛为其辨证要点。

真武汤 以腹痛、小便不利、四肢沉重疼痛、自下利、咳、小便利、下利、呕为其辨证要点。

黄连阿胶汤 以口干咽燥、心烦意乱、不得卧、舌红少苔、脉沉细数为其辨证要点。

当归四逆汤 以手足厥寒、脉细欲绝为其辨证要点。

小建中汤 以伤寒、阳脉涩阴脉弦、腹中急痛、心中悸而烦、喜温喜按、轻微恶寒发热为其辨证要点。

大柴胡汤 以呕不止、心下急、郁郁微烦为其辨证要点。

黄芩汤 以发热、口苦、小便短赤、大便利而不爽、大便伴热臭气、腹痛、脉弦数为其辨证要点。

麻子仁丸 以趺阳脉浮而涩、小便数、大便难解为其辨证要点。

当归芍药散 以腹中拘急绵绵作痛、小便不利、跗浮肿、头昏、面唇少华为其辨证要点。

枳实芍药散 以腹痛、烦满、不得卧、恶露量少不畅为其辨证要点。

奔豚汤 以腹痛、气上冲胸、往来寒热为其辨证要点。

黄芪桂枝五物汤 以肢体局部麻木不仁、肢体感觉酸楚、恶风怕冷、畏寒、面色无华、疲倦懒言为其辨证要点。

王不留行散 以各种机械创伤导致的皮肉筋脉破损、流血不止、肿痛、术后伤口不愈合为其辨证要点。

排脓散 以红肿热痛的脓成或将溃或初溃时的热毒症状为其辨证要点。

黄芪芍药桂枝苦酒汤 以汗出色黄沾衣、发热、口渴、身肿、脉沉为其辨证要点。

桂枝芍药知母汤 以肢节疼痛、身体魁羸、脚肿、头眩短气、呕恶为其辨证要点。

栝蒌桂枝汤 以身体强急、项背强、肢体拘急、恶风、发热汗出、脉反沉迟、苔薄白少津为其辨证要点。

黄芩加半夏生姜汤 以干呕、下利、腹痛、肠鸣、利下热臭、舌红苔黄、脉数为其辨证要点。

甘遂半夏汤 以脉伏、欲自利、久泻、泻后反畅快、脘腹坚满、心下坚满、苔白滑或白腻为其辨证要点。

小青龙加石膏汤 以咳喘、恶寒发热、痰清稀、烦躁而喘、恶寒发热、无汗、脉浮为其辨证要点。

◎ 量效

芍药在经方中的量效关系包括：

1. 绝对剂量

在当归芍药散中芍药用量为 1 斤，重用芍药以主养血柔肝、补血活血止痛；在桂枝加芍药汤中芍药用量为 6 两，用于误下伤脾，脾失运化，气机壅塞，血脉不和的腹满腹痛。方中重用芍药发挥双重作用，一者与甘草配伍，缓急止痛，二者活血和络，经络通则满痛止；在小建中汤中，芍药也使用 6 两，针对里虚寒证，重用芍药以缓急止痛；在桂枝新加汤中，芍药的剂量为 4 两，取其和营养血之功；在芍药甘草汤中，其剂量也为 4 两，取其缓急止痛之效。此外，若用其利小便之效，也应大剂量使用，在张锡纯的水肿小便不利医案中，白芍剂量为 6 两，且为生用。

在桂枝汤、芍药甘草附子汤、真武汤、附子汤、当归四逆汤、桂枝去桂加茯苓白术汤、桂枝加桂汤、大柴胡汤、小青龙汤、桂枝芍药知母汤中芍药均为 3 两，为其中等剂量，主要起敛阴和营，养血生津和营卫，养血缓挛急之作用，或佐制缓解方中其他药物温燥之功。在黄芩汤、黄连阿胶汤、葛根汤、葛根加半夏汤中，芍药为 2 两。柴胡桂枝汤中，芍药剂量为 1 两半。纵观各方，中等剂量芍药主要发挥补养阴血、敛阴和营之效。

芍药在桂枝二麻黄一汤中为 1 两 6 铢，桂枝麻黄各半汤中为 1 两，桂枝二越婢一汤中，芍药剂量为 18 铢。小剂量芍药主要以敛阴和营，在方中合甘草酸甘化阴。

2. 相对剂量

桂枝汤中，桂枝与芍药比例为 1:1（桂枝 3 两：芍药 3 两），二者等量相配，一辛一酸，一散一敛,一开一合,于解表中寓敛汗养阴之意,和营中有调卫散邪之功,共起调和营卫的功效。桂枝加芍药生姜各一两人参三两新加汤中,桂枝与芍药比例为 3:4(桂枝 3 两:芍药 4 两),原方以桂枝汤调和营卫,在桂枝汤原有的药物上加重了芍药的用量以增加和营养血之功。芍药甘草汤中,芍药与甘草比例为 1:1(桂枝 4 两:芍药 4 两),方中芍药酸苦,养血敛阴,柔肝止痛;甘草补中缓急,合用酸甘化阴,滋阴养血,缓急止痛,使得阴液得复,筋脉得养,挛急疼痛缓解。

◎ 服饵

芍药不宜与藜芦同用。

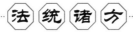

芍药以养血调经,敛阴止汗,柔肝止痛为其能,为补法、和法之代表。

◎ 补法、和法

芍药可养血敛阴,柔肝止痛,平抑肝阳。其补血之功,经配伍后可广泛用于血虚心肝失养的眩晕心悸、月经不调、经闭诸症。常与其他补血药配伍,治疗各类血虚证。故为补法的体现。

芍药能敛阴平肝阳,还可柔肝缓急,故可治疗肝阳上亢的头痛眩晕,也可治疗血虚肝失所养的筋脉拘急及疼痛。还可益营生津,调和营卫。故也是和法的体现。具体组方体现参见其他章节。

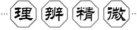

◎ 药理

1. 传统药理

芍药作用的发挥,全在于"酸"与"甘"二字。酸即收敛,甘即能补能缓能和。故"酸""甘"二字,可恰当概括芍药功效。

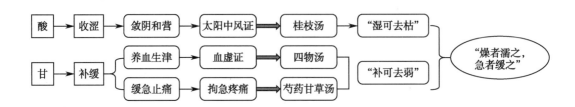

2. 现代药理

芍药的现代药理作用大致有如下几点：

（1）强心作用：芍药具有改善心肌肥厚的作用，具有强心的功能。

（2）抗炎镇痛作用：芍药苷为主要发挥镇痛作用的成分，芍药内酯苷作为白芍的特征成分也具有镇痛作用。

（3）抗血栓作用：白芍含有的芍药总苷具有非常明显的抗血栓作用，可以降低血小板的聚集，缩短纤维蛋白原形成的时间。

（4）通便作用：白芍可以增加小鼠结肠肠道内水分并降低肠道平滑肌张力，减少粪便下行阻力而实现通便的作用。

（5）降血糖作用：白芍多糖的抗糖尿病的作用机制与抗氧化作用有关。

（6）抗骨关节炎作用：研究发现，白芍总苷可以改善骨关节炎的临床症状，降低炎症反应。

（7）保肝作用。

◎ 演义

芍药以养血敛阴，柔肝止痛，平抑肝阳为其长。

1. 闭经、月经量少

闭经的发病机制主要是冲任气血失调，有虚、实两个方面。虚者由于冲任亏败，源断乏流；实者因邪气阻隔冲任，经血不通。闭经中，虚证者宜治以补肾滋肾，或补脾益气，或补血益阴，以滋养经血之源；实证者宜治以行气活血，或温经通脉，或祛邪行滞，以疏通冲任经脉。总体而言，闭经者虚证多实证少。而月经量少者，常因精亏血少，冲任气血不足，或寒凝瘀阻，冲任气血不畅，血海满溢不多而致。月经量少者，虚证重在补肾益精，或补血益气以滋经血之源；实证则重在温经行滞，或祛瘀行血以通调冲任。

芍药可用于治疗血虚所致的闭经、月经量少。尤其是血虚心肝失养所致的闭经，除了闭经外，还可出现面色苍白、眩晕心悸等血虚的表现。配伍当归、熟地等也可治疗血虚之月经量少。

2. 头痛眩晕

眩晕的治疗原则主要是补虚泻实，调整阴阳。虚证以肾精亏虚、气血衰少居多，精虚者填精生髓，滋补肝肾；气血虚者宜益气养血，调补脾肾。头痛的治疗则"须分内外虚实"。外感所致属实，治疗当以祛邪活络为主，视其邪气性质之不同，分别采用祛风、散寒、化湿、清热等法。外感以风为主，强调风药的使用。内伤所致则多为虚证，治疗以补虚为要，视其所虚，分别采用益气升清、滋阴养血、益肾填精。芍药敛肝阴、平肝阳，益阴养血，可缓急柔肝。如配伍龟甲、天冬等，就可治疗肝阳上亢之头痛、眩晕诸症。

3. 挛急疼痛

芍药擅于养血柔肝缓急，故其可缓急解痉止痛。尤其是因血虚肝失所养的筋脉挛急所致的拘急疼痛,如腹部急痛。肝在体合筋,芍药可柔肝,故也能治疗四肢的挛急疼痛。

4. 盗汗自汗

《明医指掌》云"夫自汗者,朝夕汗自出也。盗汗者,睡而出,觉而收,如寇盗然,故以名之"。汗证以属虚者多,自汗多属气虚不固,盗汗多属阴虚内热。白芍可敛阴,故有敛阴止汗的功效,用于治疗虚汗证。与知母、黄柏配伍,可滋阴降火止汗,与白术、黄芪配伍,可治疗气虚自汗。

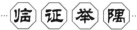

案1 治腓肠肌痉挛

患者,男,58岁。自述近一年来频繁出现夜间腓肠肌痉挛,约6~8次/晚,每次持续约5~10min,发作时痛不欲生,多次试图用尖刀将疼痛处剖开,对夜晚恐惧,发作后小腿难以直伸。直伸后又欲发作。在院外曾按骨质疏松、肌痉挛等中西医治疗无效。平素畏寒怯冷、易汗出,劳乏后亦每易发生小腿抽筋。小腿筋肉酸痛,下肢无力,小便无力。患者面色晦黯,舌淡苔白,脉象细弱。处方:桂枝15g,熟附片30g(先煎半小时),白芍60g,炙甘草10g,生姜15g,大枣15g。水煎服。服药1剂后,患者小腿抽筋即停,出汗现象即止,全身症状好转,以原方再服2剂诸症若失。以后随访多次,腓肠肌痉挛愈后未再发。

(岳仁宋医案)

主要症状:筋肉痉挛,酸痛无力,易汗出。

病机归纳:阴阳两虚,津血匮乏,筋脉失濡。

经典方证:《伤寒论·辨太阳病脉证并治》:"太阳病,发汗,遂漏不止,其人恶风,小便难,四肢微急,难以屈伸者,桂枝加附子汤主之""若厥愈、足温者,更作芍药甘草汤与之,其脚即伸""发汗,病不解,反恶寒者,虚故也,芍药甘草附子汤主之。"

方义分析:该医案中以桂枝加附子汤主之。《素问·生气通天论》言"阴阳之要,阳秘乃固"。阳虚不固,则阴不内守而汗出;汗出津伤则小便不利;筋脉失于濡养,则肌肉痉挛疼痛,屈伸不利。阳气复,表固密,漏汗自止。或许会问,汗出阳损津亏,何不滋救阴液,仅加附子温补阳气?《伤寒论今释》云"津伤而阳不亡者,其津自能再生,阳亡而津不伤者,其津亦无后继。是以良工治病,不患津之伤,而患阳之亡"。故首须温补阳气,阳气复,则津自生。且方中芍药甘草汤酸甘益阴,非不顾阴,乃施治用药之首次也。故治疗阴阳两虚,津血受损,筋脉失濡者,桂枝汤调和营卫,加附子则扶阳固表。甘草配芍药酸甘化阴,养血生津,解痉缓急。全方简明直中病证要害,故效如桴鼓。

药证归纳:柯韵伯《伤寒附翼》言"此离中阳虚,不能敛液,当用桂枝汤补心之阳,阳密则漏汗自止,恶风自罢矣。坎中阳虚,不能制水,必加附子以固肾之阳,阳回则小便自利,四肢自柔矣"。王子接《绛雪园古方选注》云"仲景以桂枝汤轻扬力薄,必藉附子刚烈之性直走内外,急急温经复阳,使汗不外泄,正以救液也"。《长沙药解》云芍药甘草汤主治"筋脉焦缩,故腿足挛急。甘草补其土虚,芍药双清木火,以复津液也"。方中芍药既可治津虚之本,也可治挛急之标,是补肝阴、敛肝阴、止挛急的第一要药。张锡纯云"与甘草同用则调和气血,善治腹疼"。故芍药甘草汤是治疗肌肉、筋脉、黏膜挛急的代表方剂,可缓可收以救急。

案2 治汗症

赵某,女,25岁,四川成都人。2019年9月3日初诊。患者无明显诱因出现双上肢前臂多汗,淋漓欲滴,汗液清稀,无衣物黄染,日间、夜间汗出无差别。患者平素畏寒,稍有神疲乏力、少气懒言,失眠。患者辗转多地,访求名医,经多方治疗,症状仍无好转。刻下:双上肢前臂汗出,汗出后怕冷,偶有头痛,腰膝酸软,下肢稍有无力伴轻微肿胀。近几日纳差,失眠,大便正常,小便不利,舌质淡,苔薄白,脉象右手浮紧,左手弦。处方予桂枝加龙骨牡蛎汤合五苓散加味:白术15g,泽泻30g,猪苓20g,桂枝15g,茯苓30g,生晒参10g,白芍15g,甘草10g,大枣15g,龙骨60g,牡蛎60g,生姜15g,黄芪30g,防风15g,白附片18g。3剂,水煎服,每日1剂。

2019年9月10日复诊,患者诉畏寒、汗出、怕冷、失眠、小便不利症状稍有缓解,但仍有行动后汗出的症状。在前方基础上进行了药物的调整:白术15g,泽泻30g,猪苓20g,桂枝15g,茯苓30g,生晒参10g,白芍15g,甘草10g,大枣15g,龙骨60g,牡蛎60g,生姜15g,黄芪30g,防风15g。3剂,水煎服,每日1剂。

2019年9月17日复诊,患者诉怕冷症状较前明显好转,汗出亦减少,情绪较稳定,纳眠可,二便可,舌质淡红,苔薄白,脉象平和。患者既往不适症状基本消失,随访半年,未复发。

(岳仁宋医案)

主要症状: 双上肢前臂多汗,汗液量多,淋漓欲滴,汗液清稀,畏寒,神疲乏力,少气懒言,失眠,偶有头痛、腰膝酸软,下肢无力伴轻微肿胀,纳差,舌质淡,苔薄白,脉象右手浮紧,左手弦。

病机归纳: 营卫不调,膀胱蓄水证。

经典方证:《伤寒论·辨太阳病脉证并治》:"太阳病,发汗后,大汗出,胃中干,烦躁不得眠,欲得饮水者,少少与饮之,令胃气和则愈。若脉浮,小便不利,微热消渴者,五苓散主之。"《金匮要略·血痹虚劳病脉证并治》:"夫失精家,少腹弦急,阴头寒,目眩(一作目眶痛),发落,脉极虚芤迟,为清谷、亡血、失精。脉得诸芤动微紧,男子失精,女子梦交,桂枝加龙骨牡蛎汤主之。"

方义分析: 正如《灵枢·决气》云"腠理发泄,汗出溱溱,是谓津"。《素问·评热病论》云

"人所以汗出者,皆生于谷,谷生于精"。而汗出的本质乃津液之运行输布,肺气宣发,将津液外输于体表皮毛,津液在气的蒸腾激发作用下,形成汗液由汗孔排出体外。但津液运行又有生理、病理之别。病理的汗证是指由于阴阳失调、腠理不固而致汗液外泄失常的病证。

汗为心之液,由精气所化,不可过泄,过泄则对身体有害。汗出异常总属津液代谢失常,病因病机主要有以下几个方面:由于肺主皮毛,肺气不足之人,表虚不固,腠理开泄可致汗出;体内阴阳的偏盛偏衰,或受风邪而导致营卫不和,卫外失司可致汗出;思虑太过,损伤心脾,血不养心,汗液外泄太过,可引起自汗或盗汗;阴虚火旺烦劳过度,亡血失精,或邪热耗阴,以致阴津亏虚,虚火内生,阴津不能自藏而外泄,也可导致盗汗或自汗。

患者小便不利伴上肢前臂多汗,故予桂枝加龙骨牡蛎汤合五苓散。用桂枝加龙骨牡蛎汤的目的,在于温下焦之寒,调和机体营卫,潜阳入阴,阳气若能固密,阴亦能内守,精微津液亦不致外溢为汗液,阴阳和则功自调。患者阳气不足,膀胱气化不利,故使用五苓散利水渗湿,温阳化气。方中白术健脾燥湿,泽泻、猪苓利水渗湿,桂枝化气,茯苓健脾渗湿,生晒参大补元气,白芍敛阴益阴,甘草、大枣调和益中,大剂量龙骨、牡蛎潜阴止汗,生姜宣散水气,黄芪益气固表止汗,防风祛风胜湿,白附片温阳散寒。全方调和阴阳,温阳敛阴,故收桴鼓之功。

药证归纳: 本案中患者以阴津亏虚,阳气不足为甚,当以治本为先,但不可不治标,白芍一味,固腠理而敛汗,和血脉而收气,养血调经,柔肝敛阴。《医碥·汗》言"汗者,水也,肾之所主也。内藏则为液,上升则为津,下降则为尿,外泄则为汗"。临证中,患者若有汗出和小便的异常,是营卫不和的表现,适合使用桂枝汤,桂枝白芍配伍以使营卫得调。《济生方·诸汗门》云"人之气血,应乎阴阳,和则平,偏则病。阴虚阳必凑,故发热自汗;阳虚阴必乘,故发厥、自汗"。自汗者,若有阳虚的表现,则应在桂枝汤的基础上加以温阳健脾之药以治本。

山茱萸

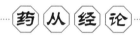

◎ 概述

山茱萸为山茱萸科植物山茱萸的成熟果肉。味酸、涩,性微温,归肝、肾经。具有补益肝肾,收敛固涩等功效。

◎ 经论

《神农本草经》云:"山茱萸,味酸,平。主心下邪气,寒热,温中,逐寒湿痹,去三虫。久服轻身。"

◎ 释经

山茱萸气平,禀天秋成之金气,入手太阴肺经;味酸无毒,得地东方之木味,入足厥阴肝经。气味俱降,阴也。心下脾之分也,脾之邪,肝木之邪也,肝木血少气亢,则克脾土,并于阳则热,并于阴则寒矣;山萸味酸入肝,益肝血而敛肝气,则心下之寒热自除也。清代《本草崇原》认为山茱萸"禀厥阴少阳木火之气化。手厥阴属心包,故主治心下之邪气寒热……手少阳属三焦,故温中。中,中焦也"。《本草经解》言"山萸味酸收敛,敛火归于下焦,火在下谓之少火,少火生气,所以温中"。温,温补也,中,中焦也,即温补中焦。山萸气平益肺,肺主皮毛而司水道,水道通调,则皮毛疏理畅通,而寒湿之痹瘳矣。三虫者湿热所化也。湿热从水道下行,则虫亦去也,久服酸入肝,肝者敢也,条达气机而藏血之脏,所以身轻也。

◎ 药证

主要证型:精血虚寒证、津精漏泄证。
体质特征:气常不足,头晕,汗多,遗溺,遗精等。

◎ 炮制

现代山茱萸炮制仍沿用传统的"去核、酒制"方法,酒蒸可增强山茱萸补肝肾的作用。自古以来，山茱萸均去核用药，因果核所占比例较重，与果肉的成分和作用均有一定差别，且有"去核者免滑"的说法，故去核可以保证药效。《中华人民共和国药典（2020 年版）》及各省市炮制规范收载的方法多为"去核""酒炖""酒蒸"。但由于各地用药习惯不同，使用的炮制品也有差异，主要包括黄酒制山茱萸、醋制山茱萸、盐制山茱萸、蒸制山茱萸等，其中以黄酒蒸山茱萸最为常用。《中华人民共和国药典（2020 年版）》山茱萸来源项下初加工为"秋末冬初果皮变红时采收果实，用文火烘或置沸水中略烫，及时除去果核，干燥"，饮片项下山萸肉的炮制方法为"除去杂质和残留果核"；酒萸肉的炮制方法为"取净山萸肉照酒炖法或酒蒸法炖或蒸至酒吸尽"。

◎ 用量

《中华人民共和国药典（2020 年版）》规定山茱萸用量为 6～12g，用于急救固脱时量宜大。一般而言，山茱萸用小剂量时多取其补益肝肾、固精缩尿、固崩止带等；对于大汗不止、体虚欲脱或久病虚脱者，则需大剂量以发挥其收敛固脱之功。

◎ 阐微

山茱萸最早见于《神农本草经》，将其列为上品，未言及"核能滑精"，对于山茱萸的制法，只说"阴干"，并未明确指出"去核"或"不去核"。关于山茱萸"去核"或"合核"药用的争议起自南北朝。炮制"去核"及"核能滑精"的说法均见于雷敩的《雷公炮炙论》，其中有云"凡欲使山茱萸，须去内核……取肉皮用……能壮元气秘精，核能滑精"，明确提出山茱萸要"去核取皮"用，去核的原因为山茱萸皮与核功效相反，其皮能"壮元气秘精"，核却能"滑精"，这种观点得到后世多医家的认可和沿袭，但均未提出新的去核理论依据。

山茱萸益气固脱，兼具补元气和收敛固涩之性，用于气脱、气虚不固诸证。南北朝梁代陶弘景《本草经集注》载山茱萸主"出汗"。其后唐宋医书散在记载山茱萸治疗虚劳兼虚汗、盗汗等症。《圣济总录》中论述厥逆之病因为"劳伤之人，阳气虚损……不能温养四肢"，用山茱萸、菟丝子、地黄、牛膝、黄芪等治疗虚劳，两足厥冷之证。南宋《仁斋直指方》单立虚汗篇，以山茱萸合黄芪、当归、白术、五味子等配伍而成的大补黄芪汤补虚敛汗以治自汗，指出此方适用于虚弱之人。明代薛铠《保婴撮要》亦载"若元气虚者，夏月用六君子汤加山药、山茱萸"，说明山茱萸可补元气而治气虚自汗之证。《本草纲目》用山茱萸合茯苓、茯神、白花蛇、乌蛇等止气虚夹风之眩晕。《孕育玄机》中指出"血脱气陷"时"挽回妙法，在于益气"，用人参、黄芪、白术、山茱萸、五味子等急固其气以止血。《丹台玉案》用扶元汤治"脾胃久虚，泄泻不止"，主要用药包括人参、白术、山茱萸、白茯苓、升麻等。《傅青主男科》以生脉饮加山茱萸、熟地等组成救绝汤治疗"气少息，喉无声肩不抬"的虚喘之证。

清代以前，山茱萸益气固脱之功效已用于治疗汗证、厥逆、眩晕、血崩、喘证等，但山茱萸补敛元气以固脱之效直到清末民国时期张锡纯推广后才得到重视。《医学衷中参西录》中认为"凡人元气之脱，皆脱在肝……肝与胆脏腑相依，胆为少阳，有病主寒热往来；肝为厥阴，虚极亦为寒热往来，为有寒热，故多出汗"；又指出脱证在肝胆者症见"忽寒忽热，汗出欲脱"；谓山茱萸"能收敛元气""得木气最厚，收涩之中兼具条畅之性"，既能敛汗，又善补肝；指出山茱萸"补益气分之力远不如参，而其挽救气分之上脱则远胜于参……重用萸肉以敛肝使之不复疏泄，则元气之欲上脱者即可不脱"；更说明"萸肉救脱之功，较参、术、芪不更胜哉……救脱之药，当以萸肉为第一"，由此创立来复汤治"寒热往来，虚汗淋漓，或但热不寒……目睛上窜，势危欲脱""喘逆""气虚不足以息"等证，效如桴鼓。《医学衷中参西录·药物·山萸肉解》中附案载治疗脉象无根、喘逆汗出之喘脱急症单用山茱萸4两煎水频服则"汗止喘定"；治疗"遍身冷汗，心怔忡异常"以"萸肉二两煎数沸，急服之，心定汗止"。《医学衷中参西录·医论·太阳病小青龙汤证》中指出"元气将脱……重用山萸肉即可随手奏效……山萸肉救脱之力十倍于参、芪也"。张锡纯常用山茱萸治疗大汗虚脱、气虚喘逆等急症，以其补敛之性固元气之脱，常用量为2两到4两，单味药用量可达4两。

同时，《药性论》明确提出了山茱萸"补肾气"。《本草求真》云"肝肾居至阴之地。非阳和之气。则阴何以生乎？山茱正入二经。气温而主补"。《杂病源流犀烛》用山茱萸合补骨脂、熟地、山药等治膀胱气虚之小便不禁；合覆盆子、菟丝子、益智仁、芡实等治肾气虚之遗溺。山茱萸尚可补益肝气，《寓意草》用山茱萸收肝气之散。《傅青主女科》指出经水复行者是"肝不藏脾不统之故"，治疗需"大补肝脾之气与血"，用山茱萸合人参、黄芪、熟地、当归等补益肝脾气血以起固摄之效。

历代医家还用山茱萸治疗心气虚证。宋代《圣济总录》载山茱萸丸治心气不足，明代《普济方》用山茱萸合远志、人参、白术、天门冬等治疗心虚劳损。《简明医彀》谓"汗者心之液……自汗者……属阳气虚"，以人参、白术、黄芪、枣仁等治疗自汗，其中"虚人加山茱萸、肉苁蓉"。《石室秘录》中治心方用人参、茯苓、当归、麦冬治疗"心之惊与不寐"，方中还合用熟地、山茱萸补肾使"肾气有根，自然上通于心"，指出"本治者，治心肾之法也……补心即当补肾，补肾即当补心也。是二经一身之主宰，脏腑之根本也"。山茱萸治疗心气虚证一则源于其补气固脱之效，可敛汗防心气虚脱；二则源于其补肾之功，肾气上通心气，心气下行，君臣合德，补肾气即补心气，故山茱萸亦用于气虚不固之自汗、惊悸等证。

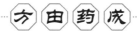

◎ 药对

山茱萸配熟地黄，补肾填精，治疗肾精亏虚；配杜仲，滋阴补阳，治疗阴阳两虚；配党参，益气摄血，治疗气虚出血；配枸杞子，滋补肝肾；配五味子，敛阴生津，治疗自汗盗汗；配巴戟天，补益肝肾，益精助阳；配肉桂，温肾化气，治疗肾阳不足、气化不利。

◎ 角药

山茱萸配生地、山药，滋阴固肾，治疗肾虚遗精；配肉桂、茯苓，温肾化气利水；配黄精、天花粉，滋补肝肾，清热生津，治疗肝肾阴虚、内热消渴；配沙苑子、覆盆子，益肾固精缩尿，治疗肾虚不固；配熟地黄、白芍，补益肝肾，固崩止血；配人参、附子，敛汗固脱，回阳救逆；配龙骨、牡蛎，收敛止汗。

◎ 经方及类经方

1. 元气欲脱——来复汤

《医学衷中参西录》来复汤"治寒温外感诸证，大病瘥后不能自复，寒热往来，虚汗淋漓；或但热不寒，汗出而热解，须臾又热又汗，目睛上窜，势危欲脱；或喘逆，或怔忡，或气虚不足以息，诸证若见一端，即宜急服。萸肉（去净核，二两）生龙骨（捣细，一两）生牡蛎（捣细，一两）生杭芍（六钱）野台参（四钱）甘草（二钱，蜜炙）"。在阐述本方时，张锡纯称"萸肉救脱之功，较参、术、芪不更胜哉……救脱之药，当以萸肉为第一"。可谓论述精妙，值得效法。我们在抢救休克时，对难以纠正的低血压用大剂量的山萸肉（60～100g）可明显发挥升压、稳压的作用。

2. 金匮肾气丸

（1）治痰饮、消渴：《金匮要略·痰饮咳嗽病脉证并治》"夫短气，有微饮，当从小便去之，苓桂术甘汤主之；肾气丸亦主之"。水饮内停，妨碍气机升降则见短气，气化不行则见小便不利。若病因下焦阳虚，不能化气行水，以至水气上泛心下者，治宜温肾蠲饮，化气行水。《金匮要略·消渴小便不利淋病脉证并治》"男子消渴，小便反多，以饮一斗，小便一斗，肾气丸主之"。肾阳衰微，不能蒸腾津液上潮于口，故见口渴；不能化气以摄水，水尽下趋，故见小便反多。用肾气丸补肾助阳，山茱萸滋肾养肝。清代《本草求真》云"肝肾居至阴之地，非阳和之气，则阴何以生乎？山茱正入二经。气温而主补"。诸药共同恢复其蒸津化气之功，则消渴自除。

（2）治虚劳腰痛：《金匮要略·血痹虚劳病脉证并治》"虚劳腰痛，少腹拘急，小便不利者，八味肾气丸主之"。腰为肾之外府，肾虚则腰痛；肾气不足，不能化气利水，故少腹拘急、小便不利。临床还可见阳痿早泄，腰膝酸软，小便反多、入夜尤甚等症状。方中重用干地黄为主药，滋阴补肾、填精益髓；山茱萸补肝、敛精气，酸涩敛固，助壬癸蛰藏；山药健脾益肾精；茯苓利水健脾益肾；泽泻利湿泄浊，与茯苓相伍，渗湿利尿；丹皮降相火；炮附子、桂枝温补肾阳，鼓舞肾气，意不在补火，而在微微生火，以生肾气。

（3）治转胞：《金匮要略·妇人杂病脉证并治》"妇人病，饮食如故，烦热不得卧，而反倚息者，何也？师曰：此名转胞，不得溺也。以胞系了戾，故致此病，但利小便则愈，宜肾气丸主之"。"胞"通"脬"，即膀胱，"胞系了戾"则指膀胱之系缭绕不顺。妇人转胞的主要症状是小便不通，脐下急迫，病机为肾气不举，膀胱气化不行。病在下焦，中焦无病，故饮食如故；小便不通，浊气上逆，故烦热不得卧，只能倚靠着呼吸。肾气丸振奋阳气，蒸化水气。足厥阴肝绕阴器，肾开窍于前后二阴，《寓意草》用山茱萸收肝气之散。《傅青主女科》指出经水复行者是"肝不藏脾不统之故"，治疗需"大补肝脾之气与血"，用山茱萸合人参、黄芪、熟地、当归等补益肝脾气血以起固摄之效。肾气温，肝气收，小便通利，其病自愈。

◎ 方证

来复汤　以寒热往来、虚汗淋漓、或但热不寒、汗出热退、须臾又热又汗、目睛上窜、势危欲脱、喘逆、怔忡、气虚不足以息为其辨证要点。

肾气丸　以消渴、小便多或小便不利、腰痛脚软、腰以下冷痛、阳痿、早泄为其辨证要点。

六味地黄丸　以腰膝酸软、耳鸣耳聋、头晕目眩、盗汗、遗精、消渴、手足心热、牙齿动摇、足跟作痛、肾怯失音、囟开不合、目中白睛多、舌红少苔、脉细数为其辨证要点。

固冲汤　以腰膝酸软、心悸气短、神疲乏力、血崩或月经过多，或崩漏不止，色淡质稀、脉细弱为其辨证要点。

加减四物汤　以月经过多，行后复行、面色萎黄、身体倦怠为其辨证要点。

地黄饮子　以舌强不能言、足废不能用、口干不欲饮、足冷面赤、脉沉细弱为其辨证要点。

◎ 量效

1. 绝对剂量

在《金匮要略》肾气丸中，山茱萸用 4 两，《小儿药证直诀》六味地黄丸中，钱乙用山茱萸肉 4 钱。经过换算，其每日用量极少，但服药周期偏长。究其原因，肝肾精血亏损，不可骤补，当缓而图之。在治疗脾肾虚弱、冲脉不固的固冲汤中，《医学衷中参西录》原方用山茱萸肉 8 钱。方中山茱萸肉配伍白芍，补益肝肾，养血敛阴。张锡纯认为山茱萸肉"大能收敛元气"而固脱，且认为其救脱之力"较参、术、芪更胜""凡人身之阴阳气血将散者，皆能敛之，故救脱之药，当以萸肉为第一"，并慨叹山茱萸为"救脱之圣药"。其所创的救急回阳汤、既济汤、来复汤等方，均以山茱萸为主药，治疗大病之后，元气暴脱，阴阳不相维系，阴欲下脱，或失精，或小便失禁，或大便滑泄等一切阴阳俱虚欲脱证。《医学衷中参西录》言"凡于元气之将脱者，必重用净萸肉四两，或兼用他药以辅之，即危至极亦能挽回，胜于但知用参、芪、术者远矣"。如来复汤中就用山茱萸肉 2 两，以发挥其收敛固脱之效。因此，山茱萸在用于发挥补益肝肾之效时，剂量偏小；在发挥其收敛、固脱之效时，用量宜大。

2. 相对剂量

（1）山茱萸与熟地配伍：在《金匮要略》肾气丸中，山茱萸与地黄比例为 1 : 2（山茱萸

4 两∶干地黄 8 两)。方中干地黄为君,滋补肾阴,益精填髓。《本草经疏》谓"干地黄……乃补肾家之要药,益阴血之上品"。臣以山茱萸,补肝肾,涩精气;薯蓣(山药)健脾气,固肾精。二药与地黄相配,补肾填精,谓之"三补"。现代研究认为山茱萸和熟地两者依据1∶2 的比例进行配伍具有协同溶出特点,能够相互促进药理功效。

(2) 山茱萸与山药相配∶山药味甘性平,主要归脾、肺、肾经,能益气养阴,补脾肺肾。《本草崇原》谓"山药气味甘平……乃补太阴脾土之药,故主治之功皆在中土"。山茱萸既能补精又能助阳,为平补阴阳之品。二药相配,健脾补肾固精、酸甘化阴。在肾气丸中山茱萸与山药比例为 1∶1(均为 4 两);在《小儿药证直诀》六味地黄丸中,山茱萸与山药比例仍为 1∶1(均为 4 钱);在纯补无泄左归丸中,张景岳用山茱萸与山药比例亦为 1∶1(均为 4 两)。现代临床运用山茱萸配伍山药时,常等量相配。

◎ **服饵**

山茱萸服用后偶见便秘或心跳加快、心律失常等反应。山茱萸功擅温补收敛,凡命门火炽,见阳强不萎,或肝阳上亢者,以及素有湿热,小便不利者忌用;恶桔梗、防己,不宜同用;味酸,不宜与利福平、阿司匹林、吲哚美辛、氨茶碱、氢氧化铝、碳酸氢钠等碱性药物同用。张锡纯《医学衷中参西录》还记载"山茱萸之核原不可入药,以其能令人小便不利也。而僻处药坊所卖山茱萸,往往核与肉参半,甚或核多于肉。即方中注明去净核,亦多不为去,误人甚矣。斯编重用山茱萸治险证之处甚多,凡用时愚必自加检点,或说给病家检点,务要将核去净,而其分量还足,然后不至误事。又山萸肉之功用长于救脱,而所以能固脱者,因其味之甚酸,然间有尝之微有酸味者,此等萸肉实不堪用。用以治险证者,必须尝其味极酸者,然后用之,方能立建奇效"。

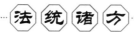

山茱萸为补益肝肾的代表;其味酸,具有收敛止汗固脱之用,又常配伍山药、熟地等甘味药酸甘化阴,填精生髓。

◎ **补法**

山茱萸所发挥之补法,为补益肝肾、阴阳并补。

1. 补益肝肾

山茱萸酸涩微温质润,其性温而不燥,补而不峻,功善补益肝肾,既能益精,又可助阳,为平补阴阳之要药。治肝肾阴虚,头晕目眩、腰酸耳鸣者,常与熟地黄、山药等配伍,如六味地黄丸(《小儿药证直诀》);治命门火衰,腰膝冷痛,小便不利者,常与肉桂、附子等同用,如肾气丸(《金匮要略》);治肾虚阳痿者,多与鹿茸、补骨脂、淫羊藿等配伍,以补肾助阳。

2. 酸收固涩

山茱萸酸涩性温,能敛能涩,于补益之中又具有封藏之功,配伍熟地、山药可治疗肾虚精关不固之遗精、滑精;配伍沙苑子、覆盆子等可缩尿止遗,治疗遗尿、尿频;配伍熟地、白芍、当归等又可治疗肝肾亏虚、冲任不固之月经过多、崩漏,如《傅青主女科》加味四物汤;配伍莲子、芡实、煅龙骨等则可治疗带脉不约之带下不止;治疗大汗不止,体虚欲脱或久病虚脱者,常与人参、附子、龙骨同用以回阳救逆、敛汗固脱。

3. 酸甘化阴

酸甘化阴是基于"五味合化"药性理论发展而来的一种配伍思想,指酸味药与甘味药配伍使用后,可以产生和增强"阴"的效果。如治疗肾之阴阳两虚之肾气丸,方中重用甘温之地黄滋阴补肾,甘平之山药补肺、脾、肾三脏之阴液,再配以酸味的山萸肉,酸甘化阴而益精血。所谓"善补阳者,当阴中求阳",酸味之山茱萸与甘味之干地黄、山药配伍酸甘化阴,滋阴补阳。

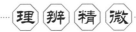

理 辨 精 微

◎ 药理

1. 传统药理

山茱萸功效的发挥,在于"补"和"敛"二字。《红炉点雪》记载"山萸肉兴阳道,坚阴茎,添精髓,止老人尿不节……久服明目,强力,轻身延年"。酸能收敛,收涩固脱,张锡纯言其"得木气最厚,收涩之中兼具条畅之性"。

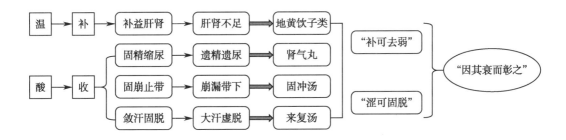

2. 现代药理

山茱萸现代药理作用大致如下:

(1)降血糖作用:山茱萸提取物齐墩果酸能激活大鼠胰岛 β 细胞受体,增加胰岛素分泌,降低血浆葡萄糖水平。山茱萸中的多种活性成分还有明显改善糖尿病并发症的作用。

(2)抗肿瘤作用:现代药理研究发现,山茱萸多糖、总苷等活性成分具有抗肿瘤作用。山茱萸水煎液在体外具有抗癌作用,能够杀死小鼠腹水癌细胞、小部分唾液腺细胞,并且可以升高因化疗及放疗引起的白细胞下降。

（3）抗衰老作用：山茱萸可以通过多途径实现抗衰老，其中抗氧化作用是抗衰老的重要途径。

（4）对失血性休克、心功能及血流动力学的作用：山茱萸注射液还能增加心肌收缩力，提高心脏效率，扩张外周血管，增加心脏泵血功能。

（5）对免疫系统的作用：山茱萸对免疫系统具有特征性的双向作用，随山茱萸的提取物不同，有些表现出为免疫增强作用，有些表现为免疫抑制作用。

（6）抗抑郁作用。

◎ 演义

1. 肝肾不足及滑脱

《本草新编》谓"山茱萸……温肝经之血，补肾脏之精，兴阳道以长阴茎，暖腰膝而助阳气，经候可调，小便能缩，通水窍，去三虫，强力延年，轻身明目"。《景岳全书》言其"固阴补精"。山茱萸主入肝、肾经，既能补又能涩，合理辨证，可用治肝肾不足所见眩晕耳鸣、腰膝酸软阳痿以及遗精滑精、遗尿尿频、月经过多、崩漏带下诸症，代表方如金匮肾气丸。

2. 虚汗

虚汗，一般指盗汗与自汗，或大汗淋漓，或汗出如珠，汗量较多者，标志着脏腑功能失调，体质虚弱。临床上用得最多的中药莫过于黄芪，称其有"固表止汗"之功。殊不知"汗为心之液"，成人虚汗常见于冠心病、风湿性心脏病、肺心病等心脏疾病患者。且虚汗常经久难治，此时仅常规用黄芪或玉屏风散往往效果不佳。若在辨证的基础上加用山茱萸则可获得较为明显止汗效果。《本草述钩元》言"凡心血虚，致虚火外淫而汗出不止者，不用黄芪固表，但君此味（指山茱萸）以敛于中，使真阴之气不泄，而真阳乃固，则心血可益，虚火可静也"。《医学衷中参西录》也明确指出山茱萸可以"利通气血"。可见，山茱萸治各种原因所致的心肌供血不足引起的多汗、心悸是为特长，但必须大剂量，剂量太小无效，虽《中华人民共和国药典（2020年版）》常用量为每天6～12g，但一般需30～40g水煎服始能见效，散剂吞服也应在10g左右。临床常配伍生龙骨、生牡蛎、杭白芍等药，代表方如来复汤。

3. 寒湿痹痛

山茱萸得木气最厚，酸性之中大具开通之力，以木性喜条达故也。《神农本草经》谓其主寒湿痹，诸家本草多谓其能通利九窍，其性不但补肝，而兼能利通气血可知。张锡纯用山茱萸治疗腿痹疼痛，配伍当归、白芍、乳香、没药以之为佐使，奏效甚捷。

4. 暴喘

以山茱萸纳气固脱，是近贤张锡纯独得之秘。著名中医学家俞慎初善用山茱萸治疗暴喘，曾独用山茱萸60g去核浓煎顿服治疗一暴喘而见汗出声低、面色泛红、脉来浮散无力、阳气欲脱者。此药涵阴敛阳，对于肝肾本虚，阴阳之气行将涣散的虚喘欲脱（以气短而不续，慌张里急，提之不升，吸之不下，常致长引一息为快为辨证要点）具有特效。

临 证 举 隅

案1 治痰饮

沈某，女，64岁。头晕目眩，不能起坐，咳嗽痰稠，胸闷短气，不饮不食，时而肤热，精神恍惚，口唇干燥，苔白少津，脉濡细滑。证属痰饮，治宜温阳逐饮，宣肺散气法，用肾气丸化裁：附子9g，肉桂3g，山萸肉6g，熟地6g，姜半夏9g，桑皮9g，陈皮6g，杏仁9g。服2剂后小便增多，眩晕、胸闷气短等症显著减轻。继服6剂，各症痊愈。

（王文济医案）

主要症状：头晕目眩，不能坐起，咳嗽痰稠，胸闷气短，精神恍惚，口唇干燥，脉濡细滑。

病机归纳：阳虚不化，肺气不宣，痰饮内停，清气不升。

经典方证：《金匮要略·痰饮咳嗽病脉证并治》："夫短气，有微饮，当从小便去之，苓桂术甘汤主之；肾气丸亦主之。"

方义分析：此案患者，阳气内虚，气化无力，水饮内停，日久生痰。痰饮内停，阻碍气机，故见胸闷短气，咳嗽痰稠；痰饮中阻，故不饮不食，头居高位，清气不升，故见头晕目眩，精神恍惚，不能坐起；阳气亏虚，水气不化，肺气不宣，通调失司，津液不能上达，故见口唇干燥，苔白少津。方用附子、肉桂温阳以助气化，山萸肉、熟地滋阴补阳；姜半夏、陈皮理气化痰，桑皮泄肺行水，杏仁宣降肺气，助肺通利水道。

药证归纳：《金匮要略》言"病痰饮者，当以温药和之"。此为广义痰饮。痰饮病的形成，是因为肺、脾、肾三脏阳气虚弱，气化不利、水液停聚而成。饮为阴邪，遇寒则聚，遇阳则行，得温则化。同时，阴邪最易伤人阳气，阳被伤则寒饮更加难于运行。反之，阳气不虚，温运正常，饮亦自除。所以，治疗痰饮需借助于"温药"以振奋阳气，开发腠理，通调水道。阳气振奋，既可温化饮邪，又可绝痰饮滋生之源。开发腠理、通调水道是疏通、祛邪之道，使饮邪能从表、从下分消而去。"和之"是指温药不可太过，非燥之、补之。专补碍邪，过燥伤正，故应以和为原则，寓调和人体阳气，实为治本之法。此案症见"口唇干燥，苔白少津"，提示精津亦有亏损，故仍以山萸肉、熟地黄、山药"三补"配伍茯苓、泽泻、丹皮"三泻"，滋阴而不碍邪。臣以附子、肉桂，既体现"温药和之"又发挥"小便去之"，故痰饮可去而疾病自消。

案2 治厥阴脱汗

一人，年二十余，于孟冬得伤寒证，调治十余日，表里皆解。忽遍身发热，顿饭顷，汗出淋漓，热顿解，须臾又热又汗。若是两昼夜，势近垂危，仓猝迎愚诊治。及至，见汗出浑身如洗，目上窜不露黑睛，左脉微细模糊，按之即无，此肝胆虚极，而元气欲脱也。盖肝胆虚者,其病象为寒热往来,此证之忽热忽汗,亦即寒热往来之意。急用净萸肉二两煎服,热与汗均愈其半,遂为拟此方(来复汤:萸肉二两、生龙骨一两、生牡蛎一两、生杭芍六钱、野台参四钱、甘草二钱),服二剂而病若失。

(张锡纯医案)

主要症状:寒热往来,汗出淋漓,浑身如洗,目睛上窜,左脉微细模糊,按之则无。

病机归纳:厥阴虚极,元气将脱。

方义分析:患者汗出淋漓,汗为心液,心包与肝胆同属厥阴,汗出过多,厥阴虚极,元气外脱,故汗出淋漓、浑身如洗。元气虚脱,神明失守,则目睛上窜,心液耗损,脉道失充而见微细模糊。用大剂量山萸肉配伍生龙骨、生牡蛎、生白芍敛汗固脱,野台参合甘草大补元气,复脉固脱。

药证归纳:厥者,极、尽也。厥阴有"阴极阳衰""阴尽阳生"的含义。《诸病源候论》云"阴阳各趋其极,阳病于上则上热,阴并于下则下冷"。故厥阴病的特征,以上热下寒、寒热错杂为主。来复汤出自张锡纯《医学衷中参西录》第一卷中治阴虚劳热方。张氏言"人身一小天地,由斯知人之元气,即天地间之磁气类也……然其气纯属先天,至精至微,不涉后天迹象;其气不但无形且并无质……故一切补助气分之药,皆不能有益于元气。若遇元气之衰惫欲涣散者,宜保护以收涩之品,以助其吸摄之力"。故来复汤重用生山茱萸2两,数其医案记录中山茱萸用量之最。张锡纯认为此药"味酸性温,大能收敛元气,振作精神,固涩滑脱,因得木气最厚,收涩之中兼具条畅之性,故又通利九窍,流通血脉……且敛正气而不敛邪气"。张氏主张"人之脏腑,惟肝主疏泄,人之元气将脱者,恒因肝脏疏泄太过",故人虚极者,其肝风必先动,肝风动,即元气欲脱之兆也,酸入肝,萸肉既能敛汗,又能补肝,故用大剂量酸收之山茱萸,内敛肝风,敛汗固脱。

百合

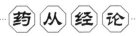

◎ 概述

百合为百合科植物百合、卷丹、细叶百合、麝香百合及其同属多种植物鳞茎。味甘，性微寒，归肺、心经。具有养阴润肺，止咳祛痰，清心安神等功效。

◎ 经论

《神农本草经》云："百合，味甘，平。主邪气腹胀，心痛，利大、小便，补中益气。"

◎ 释经

百合，味甘，色白，一蒂百瓣，象百脉朝肺也；始秋之花，又得金气之全，故可清补肺金，止咳润肺，"邪气腹胀，心痛"。《素问》有云"诸气膹郁，皆属于肺"，百合入肺而能解邪气腹胀，入心则能清润缓急；"利大、小便"，肺为水之上源，提壶揭盖以利下，心与小肠相表里，故利小便而去心火，安心神；"补中益气"，其味甘入脾，可补中气。

◎ 药证

主治：肺阴虚证，心神不安证。

体质特征：心悸心慌，烦躁不安，口干口苦，小便黄，舌红少津，少苔等。

◎ 炮制

生百合：秋、冬采挖，除去地上部分，洗净泥土，剥取鳞片，拣去杂质、黑瓣，簸除灰屑，用沸水捞过或微蒸后，焙干或晒干。生用长于清心安神。

蜜百合：取净百合，加炼熟的蜂蜜与开水适量。拌匀，稍闷，置锅内用文火炒至黄色不粘手为度，取出，放凉。蜜制可增强百合润肺之功。

◎ 用量

《中华人民共和国药典（2020年版）》规定百合用量为6～12g。仲景大剂量使用百合见于百合知母汤、滑石代赭汤方、百合鸡子黄汤、百合地黄汤中,用百合 7 枚,约合 40～60g;小剂量见于百合滑石散,用百合一两,外用则见于百合洗方,用百合一升。

◎ 阐微

百合主归肺、脾,《本草经解》载"百合气平,禀天秋平之金气,入手太阴肺经;味甘无毒,得地中正之土味,入足太阴脾经。气降味和,阴也"。百合能和肺脾而利生化,张秉成《本草便读》载"百合……利二便以益阴,化源无阻";《素问•经脉别论》言"饮入于胃,游溢精气,上输于脾。脾气散精,上归于肺,通调水道,下输膀胱",因此,肺能宣降,脾精得散,肺脾通调,则化源不竭,而输布无阻。论及配伍,《本草经解》云:"百合同麦冬、白芍、甘草、木通,利大小便。同知母、柴胡、竹叶,治寒热邪气,通身疼痛。同麦冬、五味、白芍、甘草,补中益气。同白芍、白茯、车前、桑皮,治皮毛浮肿。"

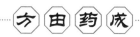

◎ 药对

百合配知母,相互助力,共奏清热润肺,宁心安神之效;配鸡子黄,以滋元阴,行肺气,气血调而阴阳自平;配生地黄,阴阳得以调和,心神气机得以畅达,共奏润养心肺,凉血清热之功;配乌药,平补平泻,有益气养阴补心,行气解郁,补肺制肝之效,可治疗阴寒腹痛,更是治疗胃阴不足之胃痛最佳药对;配紫苏叶,应自然界阴阳交替之规律,调和人体之阴阳,可治失眠;配麦冬,增强养阴清心安神之力;配蝉衣,疏散风热兼清血热,为表里双解的重要药对;配黄精,增其益气滋阴之功,又黄精入肾,故可治少阴之症;配百部,养阴止咳,可治阴虚久嗽;配砂仁,补而不滞,又可避免辛燥伤阴液、耗心神,能行气调胃,清心安神,用于反流性食管炎;配山慈菇,治疗痛风湿热证。

◎ 角药

百合配知母、生地黄,共奏滋阴清热凉血之功,可治疗更年期失眠、口疮、血糖升高、狂躁症等;配滑石、代赭石,利尿泻热,收涩敛阴;配生地黄、麦冬,滋肾阴,降虚火,金水相生,用治肺肾阴亏、虚火上炎之久咳;配生地、紫苏叶,引阳入阴,治疗心肺阴虚内热,状如百合病者,如陈修园在《医学实在易》中引《侣山堂类辨》云"紫苏之叶,朝挺暮垂,俱能引阳气而归阴分",配伍苏叶能更好发挥引阳入阴之用;配天花粉、黄精,集生津、养阴、润肺之功,又兼解毒、退热之能,功效互补,相得益彰。周仲瑛用此组角药治疗肺癌病久、癌毒内盛,或放、化疗后阴伤津耗之证。配附子、黄芪,益气温阳,以达温阳安神之功;配黄精、玉竹,增强益气养阴之功,治疗气阴两虚型耳鼻喉急慢性炎症。

◎ 经方

百合最具代表性的经方是《金匮要略》中所载的百合四方，所治者名为"百合病"，百合病名，《金匮要略·百合狐惑阴阳毒病脉证治》曰"百合病者，百脉一宗，悉致其病也。意欲食复不能食，常默默，欲卧不能卧，欲行不能行，欲饮食或有美时，或有不用闻食臭时，如寒无寒，如热无热，口苦，小便赤，诸药不能治，得药则剧吐利，如有神灵者，身形如和，其脉微数。每溺时头痛者，六十日乃愈；若溺时头不痛，淅然者，四十日愈；若溺快然，但头眩者，二十日愈。其证或未病而预见，或病四五日而出，或病二十日，或一月微见者，各随证治之"。观其症，"全是恍惚去来，不可为凭之象"。论及病因，或为病后未和，或因情志所伤，《千金方》云："百合病者……皆因伤寒，虚劳大病已后，不平复，变成斯病。"《医宗金鉴》载："伤寒大病之后，余热未解，百脉未和，或平素多思不断，情志不遂，或偶触惊疑，卒临景遇，因而形神俱病，故有如是之现证也。"心主血脉，肺朝百脉、主治节，百脉一宗，百合病病位在心肺，心肺两经出现病变，定会累及他脉。患者口苦、小便色红、脉微数，提示此为心肺阴虚而内热生，热邪散漫，未统于经，气游走不定，病来去无踪；患者时觉饭菜美味可口，时又不欲食，此因心开窍于舌，肺开窍于鼻，肺魄不安，心神不宁，故出现食欲异常；欲卧不能卧等症状也是因心神不宁而起；又因肺主皮毛，肺气虚而又复有内热，故患者出现寒热不调。膀胱为太阳腑，其脉上至巅，外走皮肤。尿时头痛，太阳乍虚，热气乃乘，洒洒然恶寒，头晕目眩，当视其阴阳胜复邪正盛衰以论病程。所治当为"百合病见于阴者以阳法救之，见于阳者以阴法救之，见阳攻阴，复发其汗，此为逆，见阴攻阳，乃复下之，此亦为逆"。正合"益火之源，以消阴翳""壮水之主，以制阳光"之义。故仲景有百合知母汤、滑石代赭汤、百合鸡子汤等随证论治之方。

1. 百合病——百合地黄汤

《金匮要略·百合狐惑阴阳毒病脉证治》"百合病，不经吐、下、发汗，病形如初者，百合地黄汤主之"。百合病证治选方为百合地黄汤，方中百合味甘，微寒，可入气分，补肺气、养肺阴、清热生津，又能解郁除烦、益气安神；生地黄汁味甘，苦寒，色黑入肾，益营阴而清血热，可助百合，补肝肾之阴而清虚热、交通心肾、滋肾水以制心火；再以甘凉之泉水煎汤，取之导下。此三味相合，气血同调，百脉皆平，共奏清热养阴之效。仲景不从调神入手，用药直切心肺阴虚内热之病机，养阴清热而神自安。

2. 治百合病误汗——百合知母汤

《金匮要略·百合狐惑阴阳毒病脉证治》"百合病，发汗后者，百合知母汤主之"。此为误用发汗后之治，百合病本不应发汗，"血汗同源""津汗同源"，误发其汗损心肺之阴，余热不除反重，阴虚之象更显，《神农本草经》云知母"味苦寒，主消渴热中，除邪气，下水补不足益气"。《用药法象》则称知母泻无根之肾火，疗有汗之骨蒸，止虚劳之热，滋化源之阴。正所谓"壮水之主"，百合知母平肺养阴，加用泉水引热外出。

3. 治百合病误吐——百合鸡子汤

《金匮要略·百合狐惑阴阳毒病脉证治》"百合病,吐之后者,百合鸡子汤主之"。百合误吐后,损伤胃阴,而病未去,故用鸡子黄养胃止呕,安内攘外,《长沙药解》谓鸡子黄"温润淳浓,体备土德,滋脾胃之精液,泽中脘之枯槁,降浊阴而止呕吐,升清阳而断泄利,补中之良药也",使得虚热祛而中焦得固。

4. 治百合病误下——滑石代赭汤

《金匮要略·百合狐惑阴阳毒病脉证治》"百合病,下之后者,滑石代赭汤主之"。百合病不可下,误下之后更伤津液,挫伤胃气,或有下利之象,津液大伤而内热加重,小便涩,大便利,由于主症未变,所以百合仍为君药。以方测证,或小便艰涩难出,或大便利,或伴心烦,故臣以滑石利尿泻热,辅以代赭石收涩敛阴。以逐邪从小便去,利小便实大便之用。

5. 治百合病变发热——百合滑石散

《金匮要略·百合狐惑阴阳毒病脉证治》"百合病,变发热者(一作发寒热),百合滑石散主之"。方用炙百合,尤增润肺之力,以利上源之水;滑石甘润有输利膀胱之功,使里热从小便而去。两药合用,上下并治,共奏养阴润肺,输利膀胱之效。如《金匮心典》所云:"病变发热者。邪聚于里而见于外也。……能除六腑之热。得微利。则里热除而表热自退。"

6. 治百合病渴证——百合洗方

《金匮要略·百合狐惑阴阳毒病脉证治》"百合病一月不解,变成渴者,百合洗方主之"。百合洗方以百合渍水洗身,是因肺合皮毛,气相通也,故以表治里,洗其外可通其内,助清热养阴润燥。如徐忠可《金匮要略论注》所言:"以百合洗其皮毛,使皮毛阳分得其平,而通气于阴,即是肺朝百脉,输精皮毛,使毛脉合精,行气于腑之理。食煮饼,假麦气以养心液也;勿食盐豉,恐伤阴血也。"

◎ 方证

含百合常用经方临床应用指征如下:

百合地黄汤 以口苦、小便赤、脉微数、感觉失调、情志异常、尿时头痛、头晕、洒洒然恶寒等为其辨证要点。

百合知母汤 因百合病误汗后津伤更显,以小便减少、舌干等为其辨证要点。

百合鸡子汤 因百合病误吐后胃阴损伤,阴虚更显,以胃中嘈杂、口渴、欲呕等为其辨证要点。

滑石代赭汤 因百合病误下后更伤津液,里虚,以小便涩、大便利等为其辨证要点。

百合滑石散 在百合地黄汤基础上出现发热、小便涩少等为其辨证要点。

百合洗方 在百合地黄汤基础上出现病程较长、口渴为其辨证要点。

◎ 量效

通过分析仲景所用经方,可以总结百合的量效关系:

1. 绝对剂量

百合知母汤、滑石代赭汤方、百合鸡子黄汤、百合地黄汤均用百合 7 枚；百合滑石散用百合 1 两；百合洗方用百合 1 升。

2. 相对剂量

百合知母汤中百合与知母比例约为 3∶1（百合 7 枚∶知母 3 两），共奏清热润肺，宁心安神之效；百合鸡子黄汤中百合与鸡子黄比例约为 1∶1（百合 7 枚∶鸡子黄 1 枚），以滋元阴，以行肺气；百合地黄汤中百合与生地黄比例约为 1∶4（百合 7 枚∶生地黄汁 1 升），共奏润养心肺，凉血清热之功；百合滑石散中百合与滑石比例为 1∶3（百合 1 两∶滑石 3 两）。

◎ 服饵

百合知母汤、滑石代赭汤、百合鸡子汤、百合地黄汤、百合洗方中，百合均要求"以水洗百合，渍一宿，当白沫出"。百合应当泡一宿，去白沫。百合地黄汤中"中病，勿更服"之意当是不能停服，即效不更方，亦有医家认为应当是观其体质决定停服或继服。百合洗方中，调护当以"食煮饼，勿以盐豉"。食煮饼，以充胃气，勿盐豉，乃"盐者胜血"恐伤血之意。

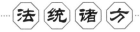

百合以养阴润肺、止咳祛痰、清心安神为其能，为"清""补"法之重要代表。

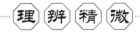

◎ 药理

1. 传统药理

百合作用的发挥，全在于"清"与"养"二字。清即清心肺、清虚热，养即养阴润肺，养心安神。故"清""养"二字，可恰当概括百合功效。如《本草纲目拾遗》云之"清痰火，补虚损"。

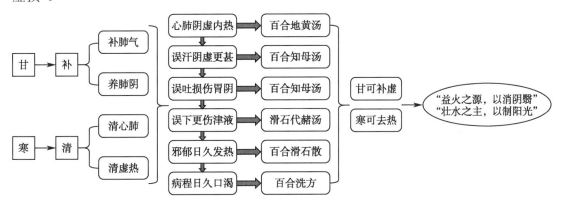

2. 现代药理

百合的现代药理作用大致有如下几点：

（1）降血糖作用：百合多糖可降血糖。

（2）止咳祛痰作用：研究显示，百合水提物可促进呼吸道分泌物外排，具有明显的祛痰作用，说明其祛痰的机制为提高呼吸道排泌功能。中医认为百合具有养阴润肺的功效，常用于阴虚燥咳、劳嗽咳血及咳嗽气逆等多种类型咳嗽的治疗，药理作用与中医理论相符合。

（3）镇静催眠作用：中医理论的"安神"与镇静催眠的药理作用相吻合。研究表明，百合具有较好的镇静催眠作用。

（4）免疫调节作用：百合多糖主要的药理活性在于调节免疫。

（5）抗肿瘤作用：百合中的秋水仙碱能抑制肿瘤细胞的增殖，其作用机制为抑制肿瘤细胞的有丝分裂，从而导致细胞周期阻滞。目前研究较多的百合多糖也具有较好的抗肿瘤作用，其机制主要是通过增强对肿瘤细胞的免疫力。

（6）抗缺氧作用：百合能提高机体耐缺氧的能力。

（7）抗氧化作用：百合鳞茎中的黄酮、黄烷醇、酚酸、酚酸甘油酯等多酚类物质具有较好的抗氧化作用。

（8）抗炎作用：卷丹百合水提取物能够显著减少暴露于香烟烟雾中的小鼠支气管肺泡灌洗液中巨噬细胞和中性粒细胞的数量，明显缩小模型小鼠肺泡体积，且降低小鼠肺组织中相关的炎症因子的表达水平。

（9）抗抑郁作用：研究显示，百合皂苷能改善模型大鼠的抑郁症状及其引起的胃肠不适。

（10）抑菌作用：研究表明，百合提取物对革兰氏阳性细菌、革兰氏阴性细菌以及黄霉菌均有不同程度的抑制活性。

（11）其他作用：抗疲劳、利胆、抗病毒等。

◎ 演义

百合通过配伍可用于以下病证：

1. 绝经期前后诸证

绝经前后多数妇女会出现雌激素缺乏相关症状，如血管舒缩症状、精神神经系统症状和躯体症状。《素问·阴阳应象大论》云"年四十，而阴气自半也"。其经水已断，天癸已竭，心、肾、肝阴血皆有亏损。肾阴不足，阴不维阳，虚阳上越，故见头面、前胸潮热；心藏神，虚火扰心，心神不宁，可见心烦、失眠；肾水无以涵养肝木，肝失疏泄，故易怒、情绪低落；阴津亏虚无以上承口舌可见口干舌燥。百合病、虚劳不寐、脏躁病契合，故用百合地黄汤、百合知母汤补肾清心。

2. 抑郁、焦虑、神经症等情志病

临床常见症状为神志恍惚、沉默寡言、失眠、抑郁、口苦、小便赤、舌红少苔、脉微细等。现代研究也从多个角度证实了百合、知母,百合、地黄等药对具有良好的抗抑郁作用。

3. 咳嗽、喘证

百合可养阴清肺,止咳平喘,后世名方百合固金汤即有此用。常用于阴虚燥咳、劳嗽咳血及咳嗽气逆等多种类型咳嗽的治疗。另外,现代药理同样也证明了此效用。

4. 不寐

《日华子本草》载百合"安心,定胆,益志,养五脏"。百合清心补虚,安定心神,可治疗热病余热未清所导致的虚烦惊悸、失眠多梦,或心神不安之精神恍惚不定。

5. 疮痈

百合可治疮痈,《本草蒙筌》所载"治外科痈疽,乳痈,喉痹殊功,发背搭肩立效"。又有"诸痛痒疮,皆属于心"之说。故百合入心经,养阴清热安神故可治痈疽也。

6. 肿瘤

现代药理学表明,百合多糖、生物碱、总皂苷、香豆酸、没食子酸、芦丁等成分均对胃癌、肺癌肿瘤细胞有抑制作用。

7. 胃痛

常用百合配以乌药,重在通气和血,主治"心口痛,服诸药不效者。亦属气痛"。此配伍治疗各种胃痛效果颇佳,可以作为解痉止痛药应用,用药比例百合:乌药＝10:3。

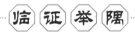

临 证 举 隅

案　治百合病(围绝经期综合征)

赵某,女,42岁。因患病而停止工作已半年多,症见心中燥热而烦,手足心热,口苦而干但不欲饮。小腹发冷,或下肢觉凉,或晨起半身麻木,体乏肢软,月经量较多,大小便基本正常。先服温经汤,反增烦躁,夜寐不安。其人多言善语,精神呈亢奋状态,如有神灵所作。脉细数,舌苔中黄。生地16g,百合12g。服药3剂后,效出意外,燥热得安,其余各症亦有所改善。又服3剂,躁热亢奋现象已得控制,夜能安寐,从而他症亦消,病人喜不自禁。最后用百合地黄汤加柴胡、黄芩各10g调理,而恢复了正常工作。

(刘渡舟医案)

主要症状: 心中燥热而烦,口苦,口干不欲饮,月经量多,多言善语,精神亢奋,脉细数。
病机归纳: 心肺阴虚内热。
经典方证:《金匮要略·百合狐惑阴阳毒病脉证治》:"百合病者,百脉一宗,悉致其病也。意欲食复不能食,常默默,欲卧不能卧,欲行不能行,欲饮食,或有美时,或有不用闻食臭时,如寒无寒,如热无热,口苦,小便赤,诸药不能治,得药则剧吐利,如有神灵者,身形如和,其脉微数。每溺时头痛者,六十日乃愈;若溺时头不痛,淅然者,四十日愈;若溺快然,但头眩者,二十日愈。其证或未病而预见,或病四五日而出,或病二十日,或一月微见者,各随证治之","百合病,不经吐、下、发汗,病形如初者,百合地黄汤主之。"

方义分析:此为妇人,42岁,恰逢"六七,三阳脉衰于上,面皆焦,发始白"(《素问·上古天真论》)之时。阴阳气血渐亏,故渐小腹发冷,或下肢觉凉,或晨起半身麻木,体乏肢软;"女子以肝为先天",故阴血亏不得涵阳,邪热上乘心肺娇脏,故见心中燥热而烦,手足心热;阴血亏邪热扰于上,不得养心神,不得藏肺魄,故其人多言善语,精神呈亢奋状态,如有神灵所作;伤及营血,热邪蒸腾上润口津,故口苦而干但不欲饮。邪热逼阴血外出,故月经量较多。更因先服温经汤,反增烦躁,夜寐不安,故可知其虚热本质。此人诸症中含"口苦,脉细数,精神异常",当辨为心肺阴虚之百合病。而后加以"柴胡、黄芩"当为清气分之邪热也。

药证归纳:《本草述》言"百合之功,在益气而兼之利气,在养正而更能祛邪,故李氏谓其为渗利和中之美药也。如伤寒百合病,《要略》言其行住坐卧,皆不能定,如有神灵,此可想见其邪正相干,乱于胸中之故,而此味用之以为主治者,其义可思也"。百合既补虚滋养,又可清利祛邪,故为方中之君;生地清血热,益肾水,两者共成润养心肺、凉血清热之剂。在即将进入绝经期这样一个女性特殊时期,气血阴阳渐亏,尤以阴血为主,此药对恰对此心肺阴虚,血分有热之证。

笔者在临床上常用百合地黄汤治疗绝经期女性精神异常,烦躁易怒,睡眠障碍,效果较其他方法更优。

鸡子黄

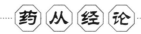

◎ 概述

鸡子黄为雉科动物家鸡的蛋黄。味甘,性微温。具有滋阴润燥,养血息风等功效。

◎ 药论

《神农本草经》在丹雄鸡中谓鸡子:"主除热火疮,痫痉,可作虎魄神物。"

《本草纲目》云:"卵白象天,其气清,其性微寒;卵黄象地,其气浑,其性温;卵则兼黄白而用之,其性平。精不足者,补之以气,故卵白能清气,治伏热、目赤、咽痛诸疾。形不足者,补之以味,故卵黄能补血,治下痢,胎产诸疾。卵则兼理气血,故治上列诸疾也。"

◎ 释义

鸡子为血肉有情之品,鸡子黄味甘,甘者能补,具有滋阴养血及清热的功效。故可"除热火疮";又可清热息风,用于治疗热痫及痉证等。

《本草纲目》将鸡子白与鸡子黄分开,记载鸡子白具有清气分热的作用,可以治疗伏热、目赤及咽喉疼痛等疾病;鸡子黄可补血,具有滋阴补血的作用,用于治疗痢疾及妇科胎产诸疾病。

◎ 炮制

鸡子黄为鲜蛋去壳,去净蛋白,留蛋黄备用。

◎ 用量

鸡子黄可内服、外用。内服多为生用或煎煮,剂量为 1～3 枚;外用可根据病变部位的大小,适量涂抹患处。鸡子黄发挥养血止血作用,治疗胎漏,其用量较大,可用至 14 枚,如《普济方》言鸡子黄"治妊娠血下不止……鸡子十四枚,取黄,以好酒二升煮,使如饧";发挥清热作用,用于治疗小儿热疮,剂量在 1～5 枚不等,如刘禹锡《传言方》中的乱发鸡子膏;仲景方中,鸡子黄主要发挥滋阴润燥作用,其鸡子黄用量为 2 枚,如黄连阿胶汤；百合鸡子汤中，鸡子一枚配伍百合，用于治疗百合病之血虚证。温病学家用鸡子黄治疗温邪久居下焦之证，鸡子黄用 1 枚，如《温病条辨》之小定风珠。

另有鸡子黄治疗干呕、小儿惊痫、痢疾、瘢痕等病的记载。如《肘后方》以鸡子黄治"卒干呕不息"，言"破鸡子去白，吞中黄数枚"，又治疗"卒腹痛下赤白痢，数日不绝"，以鸡子黄配伍胡椒粉，纳入蛋壳内烧成屑，用酒调服。《普济方》治疗小儿惊痫，以鸡子黄和乳汁合服。《太平圣惠方》记载到热毒疮病愈后，可用白僵蚕三七枚、鸡子一枚捣末外敷。

现今临床常用黄连阿胶汤治疗失眠等病症，其鸡子黄用量为 1～2 枚，主要发挥滋阴清热作用。

◎ 阐微

鸡子黄、鸡子白及凤凰衣，虽然同源于一物，但三者的治疗作用有所差别。《本草思辨录》云"卵白为阳，黄为阴，白气轻而黄气重，故白能解散浮阳，疗目热赤痛，与咽中生疮；黄能涵育真阴，主心中烦不得卧"。鸡子白、凤凰衣偏于清热，鸡子白功专润肺利咽、清热解毒，可用于治疗咽肿疮痛、目赤热痛及热证下利等；凤凰衣具有养阴清肺、敛疮的功效，多用于治疗久咳气喘、疮疡久溃不敛等，为天然的生物性敷料。鸡子黄偏于养阴润燥、清热止血，可治疗失眠、热疮、胎漏及热盛阴亏之痉病。

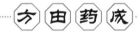

◎ 药对

鸡子黄配百合，增强滋阴润燥的功效，用于治疗百合病属肺胃阴虚之证；配黄连，清心泻火，燥湿解毒，用于心肾不交之失眠；配杏仁，降气宣郁，用于治疗肺郁痰结之咳嗽；配紫菀，功专润肺化痰，用于治疗阴虚燥咳；配钩藤，清热平肝，养血息风，用于温病痉厥之肝阴肝血不足证；配黄柏，清热益阴，又可止下焦之血，用于治疗血热引起的胎漏、胎动不安等；配冰片，消肿止痛，敛疮生肌，用于治疗热毒肿痛之热疮等疾病。

◎ 角药

鸡子黄配黄连、阿胶，滋阴清热，用于治疗心肾不交之失眠；配常山、竹叶，清热截疟，用于治疗疟疾属热证顽证者；配阿胶、白芍，滋阴息风，用于治疗温病阴虚风动之证；配乱发、苦参，用于治疗小儿热疮。

◎ 经方

1. 阴血虚热证——百合鸡子汤

《金匮要略·百合狐惑阴阳毒病脉证治》"百合病，吐之后者，用百合鸡子汤主之"。百合病缘由心肺阴虚而成,吐下之后,气津被伤,故予以百合鸡子黄汤清心润肺、兼补阴血。方中百合甘凉可清肺,佐以鸡子黄补厥阴之阴、又可安胃气,诚如《绛雪园古方选注》云"救厥阴即所以奠阳明,救肺之母气,是亦阳病救阴之法也"。故方中鸡子黄有补肝安胃之妙。(参见百合篇)

2. 少阴热化证——黄连阿胶汤

《伤寒论·辨少阴病脉证并治》"少阴病,得之二三日以上,心中烦,不得卧,黄连阿胶汤主之"。少阴病,素体阴亏,感受外邪,邪从火化,以致阴虚火旺而成热化之证。此因心火旺盛、肾阴亏虚,水火不能即济,阴阳不能交泰,故予以黄连阿胶汤清心除烦、补肾益阴,用于心肾不交证的治疗。"阳有余,以苦除之",故予黄芩、黄连清心除烦;"阴不足,以甘补之",故予鸡子黄、阿胶之甘以补血;"酸,收也,泄也",故以芍药之酸,收敛阴气而泄邪热。方中鸡子黄滋阴清热,合阿胶可补阴血。(参见黄连篇或阿胶篇)

3. 疮疡津血耗伤证——排脓散

排脓散为《金匮要略·疮痈肠痈浸淫病脉证并治》之附方,原书未载主治,但据《金匮要略译释》所言,本方为疮疡痈肿的主用方。方中桔梗清肺排脓,为治疗疮疡痈肿之主药,芍药入血养血,积实破气散结,两者相配,可活血散结。妙用鸡子黄补虚安中,和营养血,助人体正气以排除外邪。

◎ 方证

含鸡子黄经方及类经方,临床辨证要点如下:

百合鸡子汤 以失眠盗汗、两颧红而失泽、神志失聪、啼笑无常、舌红少苔、脉虚数或细数等为其辨证要点。

黄连阿胶汤 以心中烦、不得卧、脉微细等为其辨证要点。

小定风珠 以痉厥呃忒、脉细而劲等为其辨证要点。

大定风珠 以神倦痉挛、脉虚弱、舌绛红少苔等为其辨证要点。

阿胶鸡子黄汤 以筋脉拘急、手足瘛疭、心烦不寐、头目眩晕、舌绛少苔、脉细数等为其辨证要点。

《金匮》排脓散 以肺痈、喉痈、喉痹、脓肿初溃、咳吐脓血腥臭等为其辨证要点。

◎ 量效

分析仲景所用经方,可以总结鸡子黄的量效关系:

1. 绝对剂量

黄连阿胶汤中,鸡子黄用量为 2 枚,发挥甘补的作用。临床运用,本方不仅可用于治疗失眠,凡因心火旺盛兼有阴虚症状的疾病,皆可用本方加减化裁。又因古今煎服药方法变化,每剂药需分 3 次服用,可于每次服药加鸡子黄 1 枚,不必拘泥于原方 2 枚的用量。

百合鸡子黄汤中,鸡子黄用量为 1 枚,用于治疗百合病吐后,津气两伤,发挥养津安胃的作用。

排脓散中,鸡子黄用量为 1 枚,用于治疗疮疡内痈。脓疡为营血所化,此处用鸡子黄,可养营和血,促进疮疡愈合。

2. 相对剂量

(1)滋阴补血:黄连阿胶汤中,黄连、阿胶、鸡子黄相配,具有滋阴清热的功效,可用于心肾不交之口干咽燥、手足心热、腰膝酸软、失眠等症。

(2)养津安胃:百合鸡子黄汤中,百合与鸡子黄相配,在滋养心肺之阴的同时,养津以安胃,用于百合病吐后,胃气津两伤之证。

(3)安中补虚:排脓散方中,枳实、芍药、桔梗、鸡子黄配伍,用于治疗疮疡痈肿之病,鸡子黄甘润,可补血扶正,与破气活血之枳实、芍药相配,利于正气排脓外出。

◎ 服饵

鸡子黄入汤剂,常以熬好的药液冲搅,不可放入药锅与其他药物同煎。如《伤寒论》之黄连阿胶汤,其煎煮方法为"先煮三物,取二升,去滓,纳胶烊尽,小冷,纳鸡子黄,搅令相得"。我们在临床上多让患者将其他药汁煎好冷却至80℃左右,再加入鸡子黄与它搅拌而成。本品滋阴养血,其性滋腻,不可多服久用,如《本草求真》言"多食则滞"。现代研究认为,因本品脂肪类物质含量较高,冠心病、高血压及动脉血管粥样硬化患者不宜多用或久用。

该药内服多生用、药汁冲服,外用多调药外涂或煮熟熬油外敷。

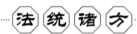

鸡子黄气味俱厚,补脾精、益胃液,"精不足者,补之以味",以鸡子黄滋养脾胃,属于补法药物。

◎ 补法

鸡子黄性平,补阴息风,属于补阴法之缓补之剂,用于久病阴虚动风之证的治疗。

1. 滋阴补血

心属火,肾属水,心火下交于肾水,使肾水不寒,肾水上交于心阳,使心阳不亢。若肾阴亏虚,水火不济,则出现心肾不交之证。予以黄连清泻亢盛之心火,阿胶、鸡子黄滋下焦亏虚之阴,用于治疗少阴热化之失眠诸症。方中鸡子黄与阿胶相须为用,是其滋阴补血法功效的运用。

2. 养津安胃

黄元御《长沙药解》中言"鸡子黄,补脾精而益胃液"。百合病,误治吐后,胃中津液亏虚,胃气损耗,以鸡子黄补脾益胃,兼可涤胃降逆。鸡子黄主入中焦,不仅可补充脾精胃液,还可养阴清热、安胃止泻,故为养津安胃法之妙药。

3. 安中补虚

诸多文献记载鸡子黄可清热疗疮,其治疗疮痈之疾,与清热疗疮、安中补虚的功效关系密切。排脓散中,鸡子黄"温润淳浓",可补中以生血肉,益精以泽枯槁,补助人体正气祛邪外出,合枳实、芍药以破气活血排脓。为安中补虚、益气血补正气的重要治则的体现。

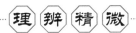

鸡子黄味甘微温,具有补脾胃、益精血的功效,《本草再新》对其功效的概括较为经典,谓其可"补中益气,养肾益阴,润肺止咳,治虚劳吐血",《长沙药解》言其"补脾精而益胃液,止泄利而断呕吐",可作为其功效的补充。总体而言,鸡子黄集补脾胃、降逆和胃、滋肾阴、养血补血、润肺止咳、止泻等功效于一身。

◎ 药理

1. 传统药理

鸡子黄作用的发挥,全在于"补"。"补"言其补脾养胃、滋阴补血,用于失眠、泄痢、疮痈、百合病等病的治疗。

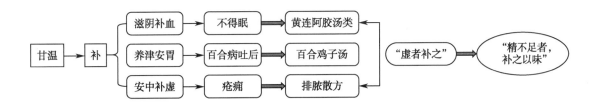

2. 现代药理

鸡子黄的现代药理作用大致有如下几点:

(1)调节血脂作用:卵黄是合成卵磷脂的重要物质。卵磷脂是保持体内胶体溶液稳定的必要物质,可促进胆固醇和蛋白质结合以降低血浆胆固醇,减轻脂质对血管的损害。

(2)强身健脑作用:卵磷脂对机体重要器官的生长发育具有重要作用,是维护神经系统结构及功能的主要成分,有助于消除疲劳、增强记忆、溶化及消除过氧化脂质,活化脑细胞功能,防止衰老。

(3)皮肤保护作用:磷脂类成分可促进汗腺分泌,改善皮肤营养,促进皮肤生长和再生,减少老年斑及皮肤色素沉着,对皮肤具有一定的保护作用。

(4)其他作用:乳化、抗氧化、增溶、保湿作用。

◎ 演义

1. 失眠

鸡子黄甘补，可滋阴润燥，与清热补血药配伍，用于治疗阴虚火旺之失眠。现代药理学研究发现，鸡子黄中含有卵磷脂成分，具有滋补作用，可营养神经系统，活化脑细胞，是其治疗失眠的重要物质基础。

2. 阴虚动风

温病后期，常出现阴虚风动的情况，多因阴液内竭，余热未清，鸡子黄可滋补阴液，发挥滋阴息风的作用，代表方如阿胶鸡子黄汤、大定风珠、小定风珠。结合现代药理学研究结果，考虑其息风作用的发挥，可能与鸡子黄对神经系统的营养作用有关，但其具体机制，尚需要进一步研究探索。

3. 泄痢

鸡子黄可补脾胃，《长沙药解》言其"止泄利而断呕吐"，《医学衷中参西录》言其"有固涩大肠之功"。泄因脾虚水谷不分，痢因湿热波及肠道气血，鸡子黄补脾和血，故可治疗泄痢。临床以鸡子黄治疗泄利，既可补脾胃之虚，又可益胃生津，可谓标本兼顾。现代药理学认为，鸡子黄主要成分卵磷脂，可保持体内胶体溶液稳定，通过提高肠道内渗透压，减少肠液分泌，进而起到止泻止痢的目的。

4. 崩漏

鸡子黄具有养血补血的作用，李时珍《本草纲目》记载"昔人谓其与阿胶同功，正此意也"，把鸡子黄与阿胶归于同类药物。古有运用大剂量鸡子黄止血止崩的记载。现代药理学尚未揭示其止血止崩的内在机制，需进一步研究。

5. 皮肤病

鸡子黄外用，可以治疗热疮、烧伤、静脉曲张性溃疡、皮肤湿疹等多种皮肤病。《金匮要略》排脓散方加鸡子黄治疗疮痈证，因而鸡子黄对疮疡、皮肤溃疡及湿疹可能具有一定的疗效。现代药理学研究认为，鸡子黄中的磷脂类成分，具有改善皮肤营养、促进皮肤增长的作用，可能是其治疗多种皮肤病的内在机制之一。

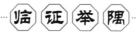

临 证 举 隅

案 治崩漏

唐某，女，30岁。月经淋漓不止已半年许，妇科检查未见异常，Hb72g/L，伴心烦不得卧，惊惕不安，自汗沾衣。索其前方，多是参、芪温补与涩血固经之药。患者言服药效果不佳，切其脉萦萦如丝，数而薄疾（一息六至有余），视其舌光红无苔，舌尖红艳如杨梅。细绎其证，脉细为阴虚，数为火旺，此乃水火不济，心肾不交，阴阳悖逆之过。治应泻南补北，清火育阴，安谧冲任为法。黄连 10g，阿胶 12g，黄芩 5g，白芍 12g，鸡子黄两枚（自加）。此方服至 5 剂，夜间心不烦乱，能安然入睡，惊惕不发。再进 5 剂，则漏血已止。Hb 上升至 120g/L。

（刘渡舟医案）

主要症状：月经淋漓不止，心烦惊惕，舌红无苔，脉数而薄疾。

病机归纳：心火旺盛，肾阴亏虚。

经典方证：《伤寒论·辨少阴病脉证并治》："少阴病，得之二三日以上，心中烦，不得卧，黄连阿胶汤主之。"

方义分析：崩漏为妇科常见病症，有"崩中"与"漏下"的区别，病因与"肾-天癸-冲任-胞宫"轴失调密切相关，基本病机多为冲任受损，不能制约经血，以致胞门失束，经血下流。究其病理因素，为脾虚、肾虚、血热、血瘀等。本案患者，年方四七，以崩漏为主要症状，伴发心烦惊惕自汗，为热证无异。结合舌红无苔，脉数，考虑此热为阴虚火旺引起。前用参芪及收涩之品，虽能益气，但与阴虚病机不符，故无效。心火旺盛，煎灼肾阴，故阴虚；肾水下亏，不能上济于心，故火旺。火邪横逆，伤及冲任，迫血妄行，以致月经淋漓不止；心火旺，故见心烦。刘老从经方角度出发，方证辨证为主，予以黄连阿胶汤治疗。方中黄连、黄芩为除烦以清心火，阿胶、鸡子黄等血肉有情以济肾阴，白芍养血以调冲任。全方虽无一味收敛固涩之药，因恰合病机，诸症速愈。此即《黄帝内经》之"谨守病机"的魅力所在。

药证归纳：鸡子黄甘温，以补虚养血见长，可用于治疗阴虚血燥之崩漏、失眠诸症。黄元御《长沙药解》云"《伤寒》黄连阿胶汤，用之治少阴病，心中烦，不得卧者，以其补脾而润燥也"。鸡子黄温而入脾，脾胃为气血生化之源，可通过补脾精以达到滋养肾阴的目的。肾水充足，方可上济于心，使心火不亢，以致水火既济，君相安位。

滋阴润燥法治疗心肾不交之崩漏、失眠诸症，多配伍黄连、阿胶、鸡子黄，黄连清泻心火，阿胶、鸡子黄滋阴补血，三者可交通心肾，承克制化。故临床阴虚火旺引起的崩漏、失眠诸症，皆可加入鸡子黄，增强临床疗效。

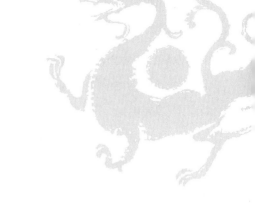

五味子

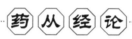

◎ 概述

五味子为木兰科多年生落叶木质藤本植物五味子或华中五味子的干燥成熟果实。前者主产于东北,称"北五味子";后者主产于西南及长江流域以南各地,称"南五味子"。其中北五味,果肉气微,味酸;种子破碎后,有香气,味辛,微苦,质更佳。五味子味酸、甘,性温,归肺、心、脾、肾经。具有收敛固涩,益气滋肾,生津止渴,宁心安神的功效。

◎ 经论

《神农本草经》云:"五味子,味酸,温。主益气,咳逆上气,劳伤羸瘦,补不足,强阴,益男子精。"

◎ 释经

五味子味酸能收,肺主诸气,五味子入肺补肺,故可益气;气虚则难摄而上逆,酸以收之,则咳逆上气自除;五味子专补肾,兼补五脏,精盛则阴强,收摄则真气归元,故可补不足,强阴,益男子精,而治劳伤羸瘦诸疾。

◎ 药证

气不固证:或自汗不止,或遗精、滑精、遗尿,舌淡嫩,脉虚。
气虚证:神疲乏力,失眠,心神不宁,气短,自汗,久泻不止,久咳虚喘。
津亏证:口干舌燥,口渴欲饮,小便短少,大便干结。

◎ 炮制

五味子的炮制方法从古至今有数十种,现今常用的为生五味子、醋五味子、酒五味子和蜜五味子。生五味子,即取原药材,用时捣碎则可,长于敛肺止咳,敛汗生津,涩精止泻,主治咳喘、体虚多汗、津伤口渴、遗精、泄泻等;醋五味子为生五味用米醋拌匀加工而成,增强其酸涩收敛之性,多用于遗精滑泄,久泻不止;酒五味子,则以黄酒调之,增强其温补作用,多用于心肾虚损诸症;蜜制五味子,长于补益,多用于久咳虚喘。

◎ 用量

《中华人民共和国药典(2020年版)》规定五味子用量为2～6g。《本经逢原》言五味子治虚热久嗽"须以此去核之辛温助火,但用皮肉之酸咸以滋化之,不宜多用,恐酸太过反致闭遏而成虚热也"。《本草新编》同样认为"不宜多用,多用反无功,少用最有效。尤不宜独用,独用不特无功,且有大害"。从汉唐至近现代,五味子在滋阴补肾以治疗遗精、眼疾等病症时用量较少,在生津敛肺以治疗肺虚喘咳等病症时用量较多,与目前"在喘咳上用量宜少,在补益固涩诸脏上用量宜多"的认识上有偏差,还需进一步验证。

◎ 阐微

《神农本草经》言五味子以其酸味独胜,故常取其收敛之性以敛肺止咳,益气涩精。而在《雷公炮制药性解》中言五味子"味皮肉甘酸,核中苦辛,且都有咸味,五味俱备,故名"。五味子既含五种药味,独以酸味取胜,这充分说明了辛味成分甚少,不能克制酸味所致;因酸味克甘味,《神农本草经》《名医别录》《本经逢原》等著作中皆强调了其益气之功,说明其甘味之成分可能并不亚于其酸味所含,尚未被其酸味所掩盖,故后世在其性味概述中加入甘味。甘则补益,酸能化阴,合之则补益之力甚强,世人皆言五味子为收涩第一品药,然其补益之力亦显著,少少与之即能获取良效,其因全在于此。由此可见,五味子一药,具有收敛固涩、生津止渴、补益诸脏的功效,可用于久咳虚喘、久泻不止、遗精滑精、内热消渴及心悸失眠等病症。《神农本草经》列五味子为上品,无毒且具补益之功。但有现代动物实验表明,长期大量服用五味子会对实验动物肾脏、肝脏和胃肠道产生一定程度的损伤,是否能够长期或者大量服用仍需要更多的研究证实。

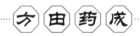

◎ 药对

五味子配罂粟壳,敛肺止咳;配浮小麦,固涩敛汗;配酸枣仁,清心安神。

◎ 角药

五味子配肉豆蔻、赤石脂,温中涩肠,治疗脾虚久泻;配山茱萸、熟地黄,补益脾肾,治疗肺肾两虚咳喘;配人参、黄芪,补益肺气;配桑螵蛸、龙骨,涩肠止精;配人参、麦冬,养阴生津。

◎ 经方及类经方

《金匮要略》中五味子入方9首,仲景多用其治疗咳喘,宗于《神农本草经》"主益气,咳逆上气"之说。五味子善治咳逆上气兼祛寒饮,若现外邪里饮,治以解表化饮,选方小青龙汤、桂苓五味甘草汤、苓甘五味加姜辛半夏杏仁汤、射干麻黄汤;若饮郁化热,治以清热除饮,选方小青龙加石膏汤、厚朴麻黄汤;若无表证,但见饮邪,治以温中化饮,选方苓甘五味姜辛汤、桂苓五味甘草去桂加姜辛夏汤;若呈上热下寒者,上下同治,选方苓甘五味加姜辛半杏大黄汤。

1. 溢饮里饮偏重证——小青龙汤

《金匮要略·痰饮咳嗽病脉证并治》"病溢饮者,当发其汗,大青龙汤主之,小青龙汤亦主之"。溢饮为肺气郁闭,复感外邪,水饮溢于四肢所致,大青龙汤、小青龙汤皆可治之。前者多见发热恶寒、身体疼痛、不汗出而烦躁、脉浮紧,后者则多见咳逆倚息不得卧、痰稀多沫、无汗、脉弦紧。小青龙汤主治外感风寒里饮偏重者,麻黄配伍桂枝发汗解表、宣肺散饮,细辛、干姜、半夏温化痰饮,炙甘草酸甘化阴,再以五味子、芍药酸收敛肺。(参见麻黄篇)

2. 寒饮郁肺证——射干麻黄汤

《金匮要略·肺痿肺痈咳嗽上气病脉证治》"咳而上气,喉中水鸡声,射干麻黄汤主之"。寒饮伏肺,外寒引动,宣降失职,上逆为咳;痰涎阻遏,气道不利,痰气相击,故声如水鸡叫声。治以射干麻黄汤,此方以小青龙去桂芍草加味而成,表邪不显,故去桂枝,恐芍草之缓滞留水阴,故去芍药,加用紫菀、款冬温肺止咳,主以专祛喉间痰鸣之射干,再以五味子收敛肺气,以防劫夺之性过强而损人之正气,共行散寒宣肺、降逆化痰之功。(参见麻黄篇)

3. 服小青龙汤后变证——桂苓五味甘草汤

《金匮要略·痰饮咳嗽病脉证并治》"青龙汤下已,多唾口燥,寸脉沉,尺脉微,手足厥逆,气从小腹上冲胸咽,手足痹,其面翕热如醉状,因复下流阴股,小便难,时复冒者;与茯苓桂枝五味甘草汤,治其气冲"。本为下焦阳虚者,服用小青龙汤后出现冲气上逆的变证。小青龙汤为治疗支饮咳喘实证的主方,以祛邪为主,下焦阳虚之人,非本方所宜。体虚者,发散太过,更伤阳气,肾气失于固守,冲气夹虚阳上逆,旋又下降,故见诸症。急则治其标,兼顾其本,以桂苓五味甘草汤敛气平冲、通阳化饮。方中桂枝温阳化饮,平冲降逆;茯苓淡渗利水,导饮下行;五味子酸温,收敛散漫浮越之阳气,归于肾元;炙甘草甘温益气,协茯苓补土以制水,助桂枝辛甘化阳以平冲气。

4. 苓甘五味汤类方

(1)冲气已平而支饮复动——苓甘五味姜辛汤:《金匮要略·痰饮咳嗽病脉证并治》"冲气即低,而反更咳,胸满者,用桂苓五味甘草汤去桂,加干姜、细辛,以治其咳满"。冲气已平而支饮复发,治以桂苓五味甘草汤去桂加干姜、细辛,即苓甘五味姜辛汤。冲气已平,故去桂枝,而症以咳、满为重,加用干姜、细辛,以温阳散寒,祛除伏饮。干姜守而不走，温中暖脾，散寒祛痰，且《神农本草经》言其可治胸满；细辛走而不守，散寒祛饮，《神农本草经》中言其主治咳逆，专为咳嗽胸满之症而设。

（2）饮邪未尽，浊阴上逆——桂苓五味甘草去桂加姜辛夏汤：《金匮要略·痰饮咳嗽病脉证并治》"咳满即止，而更复渴，冲气复发者，以细辛、干姜为热药也。服之当遂渴，而渴反止者，为支饮也。支饮者，法当冒，冒者必呕，呕者，复内半夏以去其水"。本条承前论述苓甘五味姜辛汤服后的两种转归及其治疗。若又见口渴及冲气复发，是因细辛、干姜温燥伤津、辛散耗气，故而冲气上逆，因此该方减少了细辛、干姜的用量。此外，服用苓甘五味姜辛汤温肺化饮后，当饮化阳复，本当出现口渴，今反不渴，全在支饮未消。心下支饮，浊阴上逆，出现昏冒、呕吐，此为饮邪乘虚入胃，故加用半夏去胃中之饮，降逆和胃止呕，同时减少甘草的用量，避免甘缓滞中。

（3）体虚支饮兼形肿——苓甘五味加姜辛半夏杏仁汤：《金匮要略·痰饮咳嗽病脉证并治》"水去呕止，其人形肿者，加杏仁主之。其证应内麻黄，以其人逐痹，故不内之。若逆而内之者，必厥。所以然者，以其人血虚，麻黄发其阳故也"。服苓甘五味姜辛夏汤后，寒饮得化，水去呕止，胃气已和。但其人形肿，是因胸膈水饮未尽除，肺气壅滞故也，此时于苓甘五味姜辛汤方中加半夏以降逆化饮，加杏仁以宣利肺气，水道通则肿自消。肺卫郁闭，饮溢肌表，本应加麻黄发汗宣肺散饮，但见手足痹症，此为气血虚弱之象，若加之，麻黄之开泄必耗阳伤阴，引起厥逆之变。

（4）支饮兼胃热上冲——苓甘五味加姜辛半杏大黄汤：《金匮要略·痰饮咳嗽病脉证并治》"若面热如醉，此为胃热上冲熏其面，加大黄以利之"。若面热如醉，此为饮邪未祛，反生胃热，夹饮上冲，熏其面而致，故加大黄一药，以清泻胃热。

5. 气阴不足证——生脉散

生脉散出自金代医家张元素的著作《医学启源》，但并未注明生脉散的用量及应用范围。书中云"麦门冬，气寒，味微苦甘，治肺中伏火，脉气欲绝，加五味子、人参二味，为生脉散，补肺中元气不足，须用之"。明确提出了方名，并认为其功效为"补肺中元气不足"。随着临床应用的不断实践与发展，明·吴昆所著之《医方考》中对生脉散的功效应用、配伍意义有了更加完善的阐述"肺主气，正气少，故少言，邪气多，故多喘，此小人道长，君子道消之象也。人参补肺气，麦冬清肺气，五味敛肺气，一补一清一敛，养气之道毕矣"。发展至今，生脉散主要用于肺气虚耗，元气不足，阴液匮乏，气阴两伤之证。人参补气虚之本，麦冬滋不足之阴，五味子固气泄之标，三药合用，益气生津，敛阴止汗，使气复津生，汗止阴存，气充脉复。

6. 肺肾阴虚之喘嗽——麦味地黄丸

麦味地黄丸以六味地黄丸为基础，加用麦冬及五味子，以麦冬养阴润肺，五味子益气生津，加强滋阴敛肺之功，尤擅于治疗有咳嗽痰多、喘息气促等症状的肺肾阴虚的患者。

7. 五更泄——四神丸

四神丸始见于宋代陈文忠所著的《陈氏小儿痘疹方论》，由补骨脂四两、肉豆蔻二两、五味子二两、吴茱萸一两及生姜八两、大枣一百枚组成，实际上是《普济本事方》二神丸和五味子散二方组合而成。二神丸（补骨脂、肉豆蔻）中补骨脂善补命门之火，以温养脾阳，肉豆蔻温脾暖胃，涩肠止泻；五味子散（五味子、吴茱萸）中吴茱萸温肾散寒，五味子酸敛固涩。四者相配，脾肾兼治，对脾肾阳虚、火不生土之五更泄尤为适宜。

8. 阴虚血少、神志不安证——天王补心丹

天王补心丹运用广泛，关于其来源则众说纷纭，《医方考》《摄生秘剖》和《颐生微论》中均有记载，滋阴清热、养血安神以治疗阴虚血少、神志不安证。《医方考》中提出"心劳则神明伤"的观点，认为本方用药特点在于"诸药专于补心"。对于五味子在该方中的功效，其言"五味、枣仁所以收心液"，《古今名医方论》亦有言"五味之酸以收心气"。

◎ 方证

含五味子常用经方与类经方临床应用指征如下：

小青龙汤　以恶寒、发热、无汗、喘咳、痰涎清稀量多、肢体重痛、头面四肢浮肿、舌苔白滑、脉浮为其辨证要点。

小青龙加石膏汤　以咳而上气、烦躁而喘、脉浮为其辨证要点。

射干麻黄汤　以咳而上气、喉中水鸡声为其辨证要点。

厚朴麻黄汤　以咳而上气、喉中水鸡声、胸闷气喘、烦躁、汗出、脉浮为其辨证要点。

桂苓五味甘草汤　以多唾口燥、气从少腹上冲胸咽、手足痹、其面翕热如醉状、小便难、时复冒者为其辨证要点。

苓甘五味汤类方　苓甘五味汤类方皆为服用桂苓五味甘草汤后变证用方，苓甘五味姜辛汤以咳嗽、胸满为主症，桂苓五味甘草去桂加姜辛夏汤则以昏冒、呕吐为特征，苓甘五味加姜辛半夏杏仁汤证者兼形肿、手足痹，苓甘五味加姜辛半夏杏大黄汤证则以面热如醉为其辨证要点。

生脉散　以心悸气短、心烦不寐、肢体倦怠、口干舌燥、舌红少苔、脉象细数为其辨证要点。

麦味地黄丸　以潮热盗汗、咽干咳血、眩晕耳鸣、腰膝酸软为其辨证要点。

补肺汤　以咳嗽上气、咽中闷塞、短气、寒从背起为其辨证要点。

四神丸　以黎明时分泄泻不止为其辨证要点。

无比山药丸　诸虚损伤，皆可用本方，如见食少肌瘦、耳鸣耳聋、腰膝酸软、头晕耳鸣等。

天王补心丹　以心悸、健忘、失眠、梦遗、大便干燥、舌红少苔、脉细数为其辨证要点。

大定风珠　以手足瘈疭、神疲痉挛、舌绛少苔、脉气虚弱为其辨证要点。

◎ 量效

通过分析仲景所用经方，可以总结如下方药量效关系：

1. 绝对剂量

五味子在《金匮要略》中共出现 12 次，在方中出现 9 次，仲景用之，量皆为 0.5 升，经测量约为 22g。《中华人民共和国药典（2020 年版）》中最大剂量为 9g，可见仲景用之量较大。凡用五味子之处，其症皆有喘咳。喘与咳皆肺病，其有肾气逆而为喘咳者，则不得独治肺，而五味子敛肺气、摄肾气，尤久病气耗者，非五味子不能收之，是为治疗咳喘之要药。但其性偏于补，可安正而不能逐邪，邪气亢盛应慎之，以防闭门留寇。

2. 相对剂量

五味子与麻黄同用，如小青龙汤、厚朴麻黄汤、射干麻黄汤。五味子收敛与麻黄宣发相反相成，宣发而不伤正，收敛而不留邪；五味子配茯苓，如桂苓五味甘草汤、苓甘五味姜辛汤类方，五味子收敛肺气，茯苓渗湿利水，为治疗饮邪内伏、咳逆上气之证的经典配伍。五味子配干姜、细辛，此药对在《金匮要略》中多达 7 处可见，诸如小青龙汤类方、苓甘五味姜辛汤类方，均使用了姜、辛、味角药，可见三药合用在治疗咳喘病中发挥了极大的作用。细辛、干姜同具辛温之性，辛能散寒，温能化饮，细辛合干姜，一表一里，一走一守，共同温散肺寒而化饮。五味子则取其酸温之性，收敛肺气、止咳平喘，又可制约姜、辛温散之性，以防耗伤正气。三药相配，收中有散，散中有收，从而使饮邪去而咳喘平，也正体现了仲景"病痰饮者，当以温药和之"的学术思想。

小青龙汤、小青龙加石膏汤、苓甘五味姜辛汤、苓甘五味加姜辛半夏杏仁汤和甘五味加姜辛半杏大黄汤五方中，干姜与细辛用量皆为 3 两，五味子 0.5 升；厚朴麻黄汤、桂苓五味甘草去桂加姜辛夏汤二方中，干姜、细辛用量减少为 2 两，乃此二方证冲气上逆更著，为防止姜、辛温燥太过，引发冲气，故适当减少两者用药。五味子配伍麦冬、人参为生脉散，现已制成生脉注射液，用于气阴两亏，脉虚欲脱的心悸、气短、四肢厥冷、汗出、脉欲绝及心肌梗死、心源性休克、感染性休克等，一次 25～60ml 直接静脉推注或用 5% 葡萄糖注射液 250～500ml 稀释后使用。

◎ 服饵

五味子味酸性温，收敛固涩力较强，若为感寒初嗽，恐其敛束不散，性温亦会助热，故外有表邪，内有实热，咳嗽初起者慎用。《本草经疏》言"痧疹初发及一切停饮，肝家有动气，肺家有实热，应用黄芩泻热者，皆禁用"，故对于痧疹初发者亦忌服。

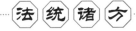

◎ 补法

五味子辛、甘、酸、苦、咸五味俱全，唯酸独胜，其性偏温，上能敛肺气而止咳喘，下能滋肾涩精、温阳止泻，内能宁心止烦、益气生津，外能收敛止汗。

1. 收敛固涩

五味子酸敛降逆,可敛肺、固精、涩肠、敛汗。

(1)敛肺:小青龙汤、苓甘五味姜辛汤均应用五味子与干姜、细辛为伍,治疗因肺失宣降而致的咳喘等症。若久咳则肺燥叶焦,津液不生,肺虚气乏,则用五味子之酸以收逆气而安肺,遂其脏性,使咳嗽宁,精神自旺。

(2)固精、涩肠:精元虚耗所致遗精、滑精、泄痢等症,亦可予五味子,其入肾有固精养髓之功,可补元气不足,收耗散之气,保固其位而诸症不生,如麦味地黄丸、四神丸之用。

(3)敛汗:若虚气上乘,玄府不固,汗液外泄,自汗频发,亦或见阴虚火旺,逼津外达,夜间频频汗出者,均可使用五味子收敛止汗。

2. 生津止渴

《本草汇言》言"五味子,敛气生津之药也"。本品酸甘化阴,同时又可益气促阴津化生,有生津济源之益。治热伤气阴,汗多口渴者,五味子常配伍益气养阴之品,如《内外伤辨惑论》中配伍人参、麦冬而成养阴生津之名方——生脉散。亦可用于阴虚内热,口渴欲饮之消渴,如《医学衷中参西录》中玉液汤。

3. 补虚益气

《本草纲目》言五味子"入补药熟用,入嗽药生用","酸咸入肝而补肾,辛苦入心而补肺,甘入中宫益脾胃"。补肺气、肾气、心气、脾气,五味子无所不能。

(1)补肺气:对于肺来说,五味子甘温可补虚,味酸能敛肺,对于久虚喘咳尤宜。《汤液本草》言"收肺气,补气不足,升也。酸以收逆气,肺寒气逆,则以此药与干姜同用治之"。

(2)补肾气:《名医别录》认为五味子专于补肾,徐灵胎亦有言"凡酸味皆敛,而五味酸之极,则敛之极,极则不止于敛,而且能藏矣。藏者,冬之令,属肾,故五味能补肾也"。精盛则阴强,收摄则真气归元,故而五味子可主劳伤羸瘦诸症。本品能滋养肾中精气,又能涩精止遗,可与桑螵蛸、龙骨等同用。

(3)补心气:五味子既能补益心肾,亦可宁心安神,常与养阴、清心、安神之品配伍治疗阴血亏虚、心神失养,或心肾不交所致虚烦不眠,如天王补心丹。

(4)补脾气:五味子亦能补脾,一则体现在久泄久痢,脾肾亏虚所致者,以五味子脾肾双补,又可涩肠止泄;一则可生津止渴,治疗气阴两虚所致消渴。

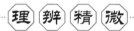

◎ **药理**

1. 传统药理

五味子作用的发挥,全在于其酸性独胜,酸则收敛,可敛肺、固精、涩肠、敛汗;甘温则可补益诸脏,其中又以补肾为主,而兼补他脏。

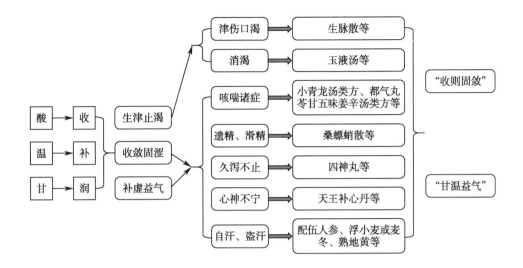

2. 现代药理

五味子的现代药理作用大致有如下几点：

（1）抗肿瘤作用：五味子中木脂素以及多糖中的多种成分可以通过抑制肿瘤细胞增殖、诱导细胞凋亡、减少肿瘤细胞血管形成等机制，对多种恶性肿瘤具有治疗作用。

（2）镇静作用：五味子水提取物可增强氯丙嗪及利血平对自主活动的抑制作用，同时对抗中枢兴奋药苯丙胺的兴奋作用。

（3）抗氧化、延缓衰老作用：五味子水提液及其有效成分五味子酚、北五味子粗多糖可显著增加脑、肝等组织的超氧化物歧化酶活性，降低丙二醛含量。

（4）保肝作用：五味子提取物可降低肝损伤小鼠血清转氨酶。

（5）增强免疫作用：五味子粗多糖、五味子水煎剂具有升高白细胞及增强免疫功能的作用。

（6）呼吸兴奋作用：五味子煎剂、酊剂作用于动物，具有明显的呼吸兴奋作用。

（7）祛痰作用：五味子的酸性成分有祛痰作用。

◎ 演义

五味子可止遗漏上逆之疾，亦可益源生津，补益五脏。随着中西医的不断发展，人们对五味子的功效有了更进一步的认识。

1. 咳喘

《药品化义》言"五味子，五味咸备，而酸独胜，酸能收敛肺气，主治虚劳久嗽"。五味子既补肺气，又敛肺气，尤适用于久咳虚喘。而久咳虚喘与肾气虚同样关系密切，五味子同时具有益肾气而助纳气的功用。近代用于其治疗支气管哮喘、慢性阻塞性肺疾病、支气管扩张等疾病。如在慢性阻塞性肺疾病急性发作期的治疗中，可以小青龙汤加味蠲饮平喘以提高西药的疗效，改善咳嗽和咳痰症状。

2. 心神不宁诸症

五味子归肺、心、肾经,具有安定心神的功效,适用于心神不宁之失眠多梦、心悸等。对心气不足者,可补益心气,常与人参、茯神等益气安神之品同用;对心肾阴虚者,又能甘润生津,养心补肾,常与生地黄、酸枣仁等滋阴养血安神之品配伍。

3. 自汗、盗汗

五味子,味酸,有收敛、固涩作用。因酸可敛,故当肌腠疏松时,运用酸收之五味子即能起到固表止汗的作用。五味子对因体虚导致的自汗、盗汗均有良好效果,多与浮小麦、黄芪、当归等药物同用。

4. 泄泻

《景岳全书》指出"肾为胃关,开窍于二阴,所以二便之开闭,皆肾脏之所主。今肾中阳气不足,则命门火衰,而阴寒独盛,故于子丑五更之后,当阳气未复,阴气盛极之时,即令人洞泄不止也"。此时治宜大补下焦元阳,使火旺土强,制水复行,五味子可补肾涩肠,临床常用四神丸治疗五更泄泻者。笔者曾治疗一例77岁女性患者,五更泻长达半年之久,泻下无度,面色萎黄,形体消瘦,精神萎靡,多方医治,中西药服用无数罔效,施以四神丸改汤剂合用大建中汤、理中汤,一剂缓解,二剂痊愈。

5. 消渴

五味子对脾的作用主要体现在生津止渴,对于气虚或气阴两虚所致口渴多饮,验之临床,糖尿病、尿崩症、甲亢,也包括发热性疾病所致的脱水,与人参、麦冬配伍,每获良效。

6. 遗精、滑精

五味子具有补益诸脏的功效,《神农本草经》列为上品,其中又以补肾为主,兼补他脏;又因其酸可固摄肾中精气,故多用于治疗遗精、滑精,同样也用于白带过多、尿频等下焦疾病的治疗,多与益智仁、菟丝子等配伍使用。

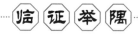

案1 治咳喘

谢某,男,年龄8个半月。因感冒咳嗽4周,高热4天,于1961年4月17日住某医院。住院检查摘要:体温39℃,脉搏104次/min,发育营养中等,两肺呼吸音粗糙,有散在中小水泡音。血化验:白细胞总数11 500/mm³,中性58%,淋巴41%,单核1%。尿蛋白(++)。咽拭子培养为金黄色葡萄球菌,凝固酶试验(+),少数绿脓杆菌,药物敏感试验:对各种抗生素均为阴性,咽拭子病毒分离为Ⅲ型腺病毒,补体结合试验效价1∶32倍。胸透:右上肺有片状阴影。临床诊断:腺病毒肺炎。

病程与治疗:入院前2周咳嗽痰多,至第10天突然高热持续不退,伴有呕吐夹痰奶等,食纳差,大便黄色黏稠,日一二次,精神萎靡,时而烦躁,入院后即用中药桑菊饮、葛根芩连汤加味、安宫牛黄散以及竹叶石膏汤等均未效，于 4 月 21 日请蒲老会诊：体温 38～40℃，无汗，呕吐，下利，每日平均十多次，呼吸不畅，喉间痰阻，喘促膈动，面色苍白，胸腹微满，脉虚，舌红无苔。此属表邪郁闭，痰饮阻肺，正为邪遏之候。治宜辛温开闭，涤痰逐饮。方用射干麻黄汤加减。处方：射干 2g，麻黄 1.5g，五味子 30 粒，干姜 1g，紫菀 2.4g，法半夏 3g，大枣 4 枚。进 2 剂后体温由 40℃降至正常，烦躁渐息，微咳不喘，喉间痰减，呼吸较畅。面色渐荣，手足心润，胸腹已不满，下利亦减，脉缓，舌质红，苔少。郁闭已开，肺气未复。宜益气化痰为治，方宗生脉散加味。处方：沙参 6g，麦冬 3g，五味子 20 粒，紫菀 2.4g，法半夏 3g，枇杷叶 9g，生姜 2 片，大枣 2 枚。进 2 剂后咳止，一切正常，观察 4 天，痊愈出院。

（蒲辅周医案）

主要症状：高热，呼吸不畅，喉间痰阻，喘促膈动，面色苍白，胸腹微满，脉虚，舌红无苔。

病机归纳：表邪郁闭，痰饮阻肺。

经典方证：《金匮要略·肺痿肺痈咳嗽上气病脉证治》："咳而上气，喉中水鸡声，射干麻黄汤主之。"

方义分析：射干麻黄汤方证为痰饮内停，外感风寒，肺失宣降，症见咳而上气，喉中痰鸣，痰多清稀，胸膈满闷等。《诸病源候论·气病诸候》曰"肺病令人上气，兼胸膈痰满，气机壅滞，喘息不调，致咽喉有声如水鸡之鸣也"。射干麻黄汤方中射干苦寒泄降，能清肺泻热，降痰平喘；麻黄辛温，为宣肺平喘之要药；五味子之酸，以补不足，令正气自敛；干姜易生姜，温中祛寒；紫菀苦温润肺益金，定咳降逆；法半夏降逆消痰，温肺化饮于内；大枣之甘，健脾安中，扶助正气。全方共奏解表散寒，平喘化痰，温肺化饮，安中扶正之功。

药证归纳：在《伤寒论》及《金匮要略》中五味子的使用皆以收敛肺气为主。后世诸多医学家在临床中多运用小青龙汤类方、苓甘五味姜辛汤类方治疗咳喘诸症，近代亦将其运用于各种肺部疾病的治疗中，如哮喘、慢性阻塞性肺疾病。

五味子，对五脏皆可补益，酸收之性亦效之多处，然仲景用之，还是取其补肺敛肺之功，治疗咳喘诸症，为咳嗽要药。《本草求原》认为"凡风寒咳嗽，伤暑咳嗽，伤燥咳嗽，劳伤咳嗽，肾水虚嗽，肾火虚嗽，久嗽喘促，脉浮虚，按之弱如葱叶者，天水不交也，皆用之"。多有医家认为五味子不可用于外感，恐收气太骤，闭门留寇，变生他邪，此应分为言之。仲景治疗伤寒咳喘亦用之，但并非单取五味以治，必合细辛、干姜以升发风寒，用此以敛之，升降有序。若遇嗽未久，恐有肺火郁遏、邪气闭束之证时，宜待血散火清后，方可用之。

案2 治失眠

患者，女，31 岁。2012 年 11 月 27 日初诊。患者于 2010 年产后因受惊吓，并生气出现抑郁，焦虑症状，应用舍曲林治疗至今，因为失眠还间断用安定类催眠药。自 2012 年 8

月开始头晕,腿软,胸闷,容易紧张,总是放心不下,并出现了严重的失眠,入睡困难,易醒及多梦共存。另外,患者办事失去以往的果断,提心吊胆。容易被激惹,情绪也容易陷入极端,表现过度的恐慌和抑郁不舒。检查:脉沉细稍数,舌淡红,苔白。院外西医已明确诊断:焦虑状态。中医辨证:郁病。周老师认为,该患者因日久多虑,暗耗心阴,且气血运行迟滞,宜从心治。治则:养心安神,解郁除烦,用天王补心丹加减,处方:柏子仁10g,天冬、麦冬各10g,生地15g,当归12g,枣仁30g,党参15g,玄参10g,五味子6g,远志6g,茯神30g,凌霄花10g,代代花10g,柴胡10g,香附10g,龙齿30g,紫石英30g,浮小麦30g,大枣10g。

2012年12月18日二诊:睡眠及情绪均明显好转,夜晚能入睡8h,白天精神好,和家人交流较好。自诉一周前已经停用舍曲林,也未用安定类催眠剂,舌脉与前一致。处方:加柴胡10g,莲子心5g,去掉浮小麦、大枣。处方的变化是加强清心除烦。

2013年2月19日三诊:患者坚持服药,心情相对较好,但有时入睡困难,无口苦,耳鸣,有时燥热。检查:脉沉细数,舌尖红,苔薄黄。处方:加夜交藤30g,合欢皮30g,炒栀子10g,石菖蒲10g,去掉凌霄花、代代花、紫石英。之后患者只服中药,心情、睡眠保持较好,半年后失访。

（周绍华医案）

主要症状: 失眠,入睡困难,易醒及多梦共存,情绪波动大。

病机归纳: 阴虚血少,心神不安。

经典方证:《校注妇人良方》:"妇人热劳,由心肺壅热,伤于气血,以致心神烦躁,颊赤头疼,眼涩唇干,口舌生疮,神思昏倦,四肢壮热,食饮无味,肢体酸疼,心忪盗汗,肌肤日瘦,或寒热往来。"

方义分析: 方中生地滋养心肾,清泻虚火;枣仁、柏子仁、当归养心安神兼顾润燥之功;远志、龙齿、紫石英安神定志;二冬、玄参滋阴清热;浮小麦、大枣益气阴,除虚热;党参补气滋阴;五味子益气敛阴;茯神、远志养心安神,交通心肾;丹参清心活血;桔梗载药上行;另加香附、茯神、代代花、凌霄花以疏肝解郁助眠。诸药合用,共奏滋养心血,益水降火,宁心安神之效。

药证归纳: 该病案是由情志因素所致,《素问·灵兰秘典论》言"心者,君主之官也,神明出焉",《灵枢·本神》亦言"任物者谓之心"及"心藏脉,脉舍神,心气虚则悲,实则笑不休",《素问·六节脏象论》则云"心者,生之本,神之变也"。可见,心之常态,精神充沛,意识清楚,思维不乱;反之当心主神志的功能出现障碍时,则有心烦失眠,多梦健忘,心神不安等症。故其所治,全在心之治。天王补心丹全方皆强调从"补心"的角度出发,补心气,生心血,滋心阴,清心火,安神定志,五味子在其中起到敛心气的作用。同时《临证指南医案》提出"盖郁症全在病者能移情易性",心理疏导对于该病的治疗也尤为重要。

大枣

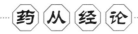

◎ 概述

大枣为鼠李科落叶灌木或小乔木植物枣的干燥成熟果实,有枣、无刺枣、酸枣亚种,自古以来就被列为"五果"(栗、桃、李、杏、枣)之一。味甘,性温,无毒,归脾、胃经。具有建中补虚,养血安神,调和营卫,培土制水,缓急止痛,解毒和药等功效。

◎ 经论

《神农本草经》云:"大枣,味甘,平。主心腹邪气,安中,养脾,助十二经,平胃气,通九窍,补少气少津液,身中不足,大惊,四肢重,和百药。久服轻身长年,叶:覆麻黄,能令出汗。"

◎ 释经

大枣味甘,性平,气香,是益气养血,建中补虚之主药。脾乃气血生化之源,后天之本,大枣入足太阴脾、足阳明胃经,滋脾阴养胃气,可使中焦健旺,气血得滋,脾胃气机升降和畅,故可治气血不足等虚损型内伤杂病。脾主四肢,养脾气则可实"四肢",除"身中不足"。大枣益气滋阴养血,气血旺阴液足则四肢九窍经络得以滋养通达而不重着。心主神明、主血脉,大枣甘缓,养血安神可助眠宁心止烦躁。大枣药食两用,五果之一,属于益寿延年之佳品,被《神农本草经》列为上品。

◎ 药证

主治:胃虚食少,脾弱便溏,气血津液不足,营卫不和,心悸怔忡以及妇人脏躁。
体质特征:慢性疾患,面色萎黄或苍白,易疲劳,多忧思,脉细弱。

◎ 炮制

大枣最早的炮制方法称为"擘",始见于汉代的《金匮玉函经》"擘去核"。唐代《千金翼方》"去核蒸之去皮"。明代《普济方》"煮熟,去皮核,研,去核,温水酒拌匀,焙干"。清代《幼幼集成》"炒研"。《中药炮制经验集成》的炮制规范中收载了"大枣蒸制和炒制"的炮制方法。《中华本草》收载了大枣的炮制方法为"取大枣洗净,置蒸笼内,加热蒸半小时,取出,干燥"。《中华人民共和国药典(2015 版)》大枣的炮制只记载了净制、切制和干燥的炮制方法,没有其他炮制方法的记载,强调用时剖开或去核,并且仲景用大枣方均注明"擘",使其有效成分易于煎出。而明代《普济方》云"凡汤用完物皆擘破"。但古代亦有将大枣炮制后入药的记载,如清代《本草害利》"入醒胃药,但去核炒香",认为"焦香入脾"。近 20 年来,也有学者对大枣的炮制做了深入的研究,王克周认为在外力破坏大枣皮、炒黄、砂烫等方法炮制以后,有利于大枣的水溶性成分最大限度地进入煎液,从而提高了药物利用率。同时大枣入汤剂,去核意义不大,去核适用于丸剂、散剂。因此现今沿用了净制、切制、蒸制、炒制等几种大枣的炮制方法。

◎ 用量

《中华人民共和国药典(2020 年版)》规定大枣用量为 6～15g。而临床上大枣用量却又各异。首先,大枣属于药食两用之物,每颗均重达 1g 以上,陶弘景提出"枣有大、小,三枚准一两",但因枣的绝对大小不同而此种算法只能是约数。发展到现代经过对仲景经方的不断研究,才逐渐统一认为大枣 10 枚约为 30g。其次,大枣具有补脾胃、益气血、安心神、调营卫、和药性之功效。大枣的运用尤以仲景之用为妙,谢惠素提出大枣最大量 30 枚主补中治少气,如炙甘草汤中配生地黄、麦门以补中益气生血。而《金匮要略》中薯蓣丸大枣用量可达 100 枚。陈雪梅认为解表剂中大枣多用 12 枚,补益剂中大枣可用至 30 枚,作为佐药时用量小为 7 枚。在缓解药性方面,大枣在十枣汤中用量(10 枚)虽然不是最大剂量,然而方中其他三味药仅取一钱匕,大枣用量为方中其他药物用量的数十倍,究其原因为十枣汤中甘遂、大戟均有一定的肝毒性和胃肠道刺激性,配合大枣能减少脾胃对毒性药物的反应,使攻下而不伤正,所以只有大剂量使用大枣配伍甘遂、大戟、芫花时,才能达到最佳的治疗效果。可以看出,大枣小剂量(15～30g)调和营卫、解毒和药为主,大剂量(60～300g)建中补虚为主。

◎ 阐微

1. 甘能满中,以甘制糖

笔者认为糖尿病的病机核心在脾弱胃强,脾不散精,则精微(血糖)不化不布而病消渴。大枣则被认为是治疗消渴病的"靶药",尤其针对多食易饥且消瘦的此类脾弱胃强的患者。因大枣"甘入脾",既可补益中焦,助脾散精,同时"甘则令人中满",又能抑制食欲,故大枣身兼"抑胃扶脾"之功。常红等研究表明微量营养素大枣能明显地降低糖尿病大鼠血糖、血脂水平,改善糖脂代谢。我们认为大枣常用剂量为 10～15g,此等小剂量只起到"和百药"的作用,而要"安中,养脾,平胃气"则需 30～80g,以其"甘能满中"的副作用,以偏纠偏,满中止饥,缓解多食易饥症状,强调治疗消渴,大枣量大为宜,一者扶脾,加强精微物质（血糖）的转散布运，消谷而松胃土；二者量大质重，直中脾胃，药达病所。同时，临床上常配伍生姜，金·成无己则谓"姜枣之用，专行脾之津液"。两药配伍，药入中焦，走而不守，气机贯通，土沤气疏，精（血糖）归正路，谷消糖化。亦常配伍乌梅，乌梅甘润滋养以复阴，用酸收以收敛浮阳灭火之势，使阴阳和谐，且与大枣相伍，酸甘化阴，滋胃柔肝，木疏土运，精（血糖）尽其用。同时亦常配伍使用化湿之品如苍术，既可解大枣滋腻之性，又能化中焦湿浊。

2. 顾护脾胃，大枣为要

我们知道，仲景在《伤寒论》的各篇中都贯穿着养胃气、存津液的学术思想，十分重视调理脾胃，如太阳病，邪在表，当以汗解，治表虚证，立桂枝汤法，"在外解肌调营卫，在内化气调脾胃"，正如俞根初先生在《重订通俗伤寒论》中说："伤寒证治，全借阳明。邪在太阳，须借胃汁以汗之；邪结阳明，须借胃汁以下之；邪郁少阳，须借胃汁以和之；太阴以温为主，救胃阳也；厥阴以清为主，救胃阴也。由太阴湿胜而伤及肾阳者，救胃阳以护肾阳；由厥阴风胜而伤及肾阴者，救胃阴以滋肾阴。皆不离阳明治也。"大枣健脾补中，益气养血，作为顾护脾胃药物之一贯穿仲景诸方。中风表虚证之桂枝汤以麻桂发汗，姜、枣、草顾护脾胃以资营阴，养胃津，滋汗源，助胃发汗；脾胃气机升降失调之痞证所用泻心汤，多以芩、连、姜、夏清热燥湿和胃，以人参、甘草、大枣健脾益气生津；中阳不足之小建中汤，以生姜、大枣、甘草温中健脾；水饮停聚之十枣汤，芫花、大戟峻逐水饮，配大枣顾护脾胃以祛邪不伤正。《本草纲目》有云："《素问》言枣为脾之果，脾病宜食之，谓治病和药，枣为脾经血分药也。"可知，顾护脾胃仲景尤以"大枣"为要。

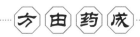

方由药成

◎ **药对**

大枣配生姜，调和营卫，如桂枝汤，正如《本经疏证》所言之"大率姜与枣联，为和营卫之主剂，姜以主卫，枣以主营"；配人参，健脾补中，如小建中汤；配麦冬，生津润燥，如麦门冬汤，如《长沙药解》所谓之"大枣，补太阴己土之精，化阳明戊土之气，生津润肺而除燥……疗脾胃衰损，调经脉虚芤。……大枣之补土，补血以化气也，是以偏入己土，补脾精而养肝血。凡内伤肝脾之病，土虚木燥，风动血耗者，非此不可"；配甘草，调和药性，培土制水，如苓桂甘枣汤。

◎ **角药**

大枣配生姜、甘草，调和营卫，顾护脾胃，缓和药性；配当归、白芍，养血补血；配人参、甘草，健脾补中养血；配甘草、浮小麦，甘润滋养以治疗妇人脏躁；配生地黄、麦冬，滋阴养血；配黄芪、当归，既可增强黄芪补气之功，又可增强当归养血之力。

◎ 经方

《伤寒论》中大枣入方 40 首，《金匮要略》中大枣入方 43 首。在经方中，大枣作为佐使药出现在六经病及各类杂病的方剂中，配伍他药发挥"补脾胃，益气血，安心神，调营卫，和药性"等功效。《长沙药解》言"大枣，补太阴己土之精，化阳明戊土之气，生津润肺而除燥，养血滋肝而熄风……而尤宜于外感发表之际，盖汗血一也……桂枝汤开经络而泄营郁，不以大枣补其营阴，则汗出血亡，外感去而内伤来矣。故仲景于中风桂枝诸方皆用之，补泻并行之法也。十枣汤、葶苈大枣数方悉是此意。惟伤寒荣闭卫郁，义在泄卫，不在泄荣，故麻黄汤不用也"。因此，太阳病发汗可矣，但汗血一源，易汗出亡血，尤以中风表虚为主，大枣本以补虚为主可守津液生胃气，配伍生姜使得脾胃生化有力，气血生化有源，故大枣常用于桂枝类方中以补津液不足。而观麻黄汤，营卫郁闭无津液丢失之象，故不用。大枣性缓，药力虽薄，不能独当一面，但其平和甘补能为诸方所用，正和仲景"保胃气、存津液"之理。

1. 太阳病——调和营卫

（1）太阳中风证——桂枝汤及其类方

《本经疏证》曰"姜以主卫，枣以主营，大率姜与枣联，为和营卫之主剂"。在桂枝汤及桂枝汤类方中，常姜、枣配伍调和营卫。《伤寒论·辨太阳病脉证并治》"太阳病，发热，汗出，恶风，脉缓者，名为中风"。太阳中风的病机乃"营卫不和"之"卫强营弱"。清代周岩提到："生姜味辛色黄，由阳明入卫。大枣味干色赤，由太阴入营。其能入营，由于甘中有辛，惟甘守之用多，得生姜乃不至过守。生姜辛通之用多，得大枣乃不至过通。二物并用，所以为和营卫之主剂。"桂枝证病机乃"外邪袭表，卫阳不固，营阴外泄"。桂枝汤方选桂枝、芍药、炙甘草、生姜、大枣。其中生姜辛温，既助桂枝解肌祛风以调卫，又能温胃散寒止呕；大枣甘平，益气补中，又助芍药和营生津。生姜可制大枣甘塞之偏，大枣可防生姜辛散之性。因此柯琴称其为"仲景群方之魁，乃滋阴和阳，调和营卫，解肌发汗之总方也"。《医宗金鉴·删补名医方论》曰："生姜之辛，佐桂枝以解表；大枣之甘，佐芍药以和中。……以桂芍之相须，姜枣之相得，借甘草之调和，阳表阴里，气卫血营，并行而不悖，是刚柔相济以相和也。"姜枣相配，辛守相宜，脾胃和调，营卫得和。

桂枝汤类方

调和营卫，升津舒经——桂枝加葛根汤

《伤寒论·辨太阳病脉证并治》"太阳病，项背强几几，反汗出恶风者，桂枝加葛根汤主之"。其病机为风寒外束，营卫不和，经输不利，筋脉失养。其中，生姜辛散助胃气生发，大枣甘平守津助葛根舒津以缓解全身拘紧筋挛，姜、枣以调和营卫。

调和营卫，降逆平喘——桂枝加厚朴杏子汤

《伤寒论·辨太阳病脉证并治》"太阳病，下之微喘者，表未解，桂枝加厚朴杏子汤主之"。其病机为营卫不和，肺气上逆。素有喘症，复感风寒，在原方的基础上加厚朴、杏仁降逆定喘。方中生姜、大枣意在调和营卫以解表达邪，巩固卫气。

调和营卫，扶阳解表——桂枝加附子汤

《伤寒论·辨太阳病脉证并治》"太阳病，发汗，遂漏不止，其人恶风，小便难，四肢微急，难以屈伸者，桂枝加附子汤主之"。此乃表阳不固，复感风寒，营卫失和。桂枝汤独加附子以扶阳解表，姜、枣、草调和营卫，且缓附子之毒性。

调和营卫，宣通阳气——桂枝去芍药汤

《伤寒论·辨太阳病脉证并治》"太阳病，下之后，脉促，胸满者，桂枝去芍药汤主之"。病机乃太阳病误治导致胸阳不振，此方去芍药之阴柔碍阳，仍以姜、枣调和营卫助桂枝辛甘化阳，宣通阳气。下接"若微寒者，桂枝去芍药加附子汤主之"。此两条揭示从阳气不振到阳气受损，故加附子温经复阳。方中姜、草、枣助桂枝解表和营卫，助附子温阳通脉并缓和附子中的毒性。

调和营卫，益气和营——桂枝加芍药生姜各一两人参三两新加汤

《伤寒论·辨太阳病脉证并治》"发汗后，身疼痛，脉沉迟者，桂枝加芍药生姜各一两人参三两新加汤主之"。此方主治太阳病发汗太过、气营不足而出现的身痛、脉沉迟。方中加重生姜的用量，帮助桂枝通阳气，调和中焦进而帮助气血之源得以生化，再配伍大枣、人参益气滋营，使营卫和合，气血通畅，身痛祛。

（2）伤寒表实证——滋汗源，和营卫

伤寒表实证基本病机乃风寒外束，营卫郁滞，主方麻黄汤。麻黄汤原方无大枣，而在麻黄汤证兼证中却常配大枣。《伤寒论·辨太阳病脉证并治》"太阳病，项背强几几，无汗，恶风，葛根汤主之"，"太阳与阳明合病者，必自下利，葛根汤主之"。葛根汤病机乃太阳病伤寒兼经输不利或内迫大肠。葛根汤乃桂枝汤加葛根麻黄而成，大枣为调和药性，姜、草、枣三者滋养阴血，津液才得以升发又可防麻黄发汗太过。同理，《伤寒论·辨太阳病脉证并治》"太阳与阳明合病，不下利，但呕者，葛根加半夏汤主之"。葛根加半夏汤主治太阳阳明合并呕逆，是由葛根汤加入半夏组成的。方中大枣、炙甘草配芍药补血滋阴。《伤寒论·辨太阳病脉证并治》"太阳中风，脉浮紧，发热恶寒身疼痛，不汗出而烦躁者，大青龙汤主之。若脉微弱，汗出恶风者，不可服之，服之则厥逆，筋惕肉瞤，此为逆也"。其病机乃风寒束表，内有郁热。大青龙汤为发汗峻剂，为麻黄汤重用麻黄，加石膏、生姜、大枣。生姜、大枣于方中更是调胃和中以滋汗源，和营卫防发汗太过。

纵观方药剂量，姜、枣调和营卫以生姜3两、大枣12枚为仲景常用之法，亦有营卫不和证轻，姜、枣剂量减半之用。

（3）表郁轻证——调和营卫

伤寒表郁轻证见寒热如疟疾或面红身痒均乃表郁日久，邪轻证轻，营卫不和。其中桂枝麻黄各半汤、桂枝二麻黄一汤方、桂枝二越婢一汤方中均含大枣，均以大枣配伍生姜调和营卫以祛邪达表。

（4）太阳病变证、合病及并病

太阳病变证是指太阳病本应汗解，若汗不如法或发汗太过，则病未解。若后期再妄

用吐下或火法导致病邪由表入里，或由阳入阴，或损及脏腑则形成无六经病证可循之病证。在此类方中选用大枣配伍生姜、人参、桂枝可建中补虚、养血安神、温通血脉，治疗脏腑气血阴阳虚损诸证。

1) 心脾阳气不振——振脾阳，温心阳：《伤寒论·辨太阳病脉证并治》"伤寒脉浮，医以火迫劫之，亡阳，必惊狂，卧起不安者，桂枝去芍药加蜀漆牡蛎龙骨救逆汤主之"，"烧针令其汗，针处被寒，核起而赤者，必发奔豚。气从少腹上冲心者，灸其核上各一壮，与桂枝加桂汤，更加桂二两也"，"发汗后，其人脐下悸者，欲作奔豚，茯苓桂枝甘草大枣汤主之"。此三条均系心阳虚之证，或惊狂，或奔豚，或欲做奔豚。三方均含大枣配伍他药振奋脾阳、温复心阳。桂枝去芍药加蜀漆牡蛎龙骨救逆汤主治心阳虚惊狂，方中大枣补益中焦，配伍生姜辛甘以振奋太阴脾阳，脾阳得振则助桂枝甘草以复心阳。桂枝加桂汤主治心阳虚奔豚证，方中大枣、姜辛甘合化助桂枝甘草温通心阳，强壮君火以镇下焦水寒之气而降冲逆。苓桂甘枣汤主治心阳虚欲作奔豚，方中桂枝、甘草辛甘化阳以温通心阳，心阳一复，下蛰于肾，蒸腾化气，自无下焦寒水之患，大枣伍甘草，培土健脾以制水。《注解伤寒论》："茯苓桂枝甘草大枣汤，大枣之甘，滋助脾土，以平肾气。十枣汤，益土而胜水。"

2) 气血阴阳两虚——通血脉，益气营：《伤寒论·辨太阳病脉证并治》"伤寒脉结代，心动悸，炙甘草汤主之"。炙甘草汤中大枣 30 枚，用量远远大于调和营卫之"大枣 12 枚"。本证病机为心阴阳两虚，得伤寒却未见发热恶寒，而见脉结代、心动悸，可知心之气血阴阳虚甚无力鼓邪外出，故以大枣 30 枚来体现补气养血之功，并配伍人参、炙甘草补中益气以强脾胃生化之源，以复脉之本；用地黄、麦冬、阿胶、麻仁补心血滋心阴以充脉体，使得阴生阳长。

3) 中焦气机失运——健脾胃，复升降，止痞痛：《伤寒论·辨太阳病脉证并治》"伤寒二三日，心中悸而烦者，小建中汤主之"。此方主治伤寒里虚，心中悸而烦。小建中汤由桂枝汤倍用芍药加饴糖组成。方中重用饴糖甘温补中，配以炙甘草甘温补脾益气，大枣补益脾胃，安奠中州，中气得复后则气血生化有源。倍用芍药配甘草、大枣酸甘化阴，养血和营，缓急止痛。桂枝、生姜温通心脾阳气，与甘草相合，辛甘化阳以温阳养心；生姜、大枣相配合调中健脾。诸药协同共起建中补虚而气血阴阳双补，具平衡阴阳、协调营卫、缓急止痛。《伤寒论·辨太阳病脉证并治》"伤寒，胸中有热，胃中有邪气，腹中痛，欲呕吐者，黄连汤主之"。此方主治上热下寒腹痛欲呕吐。黄连其药性苦寒，主要为清上焦湿热之要药；干姜药性辛热，温下焦之寒、温脾寒；人参、炙甘草、大枣三药配伍，健脾和中；其中，草、枣其药性甘温，益胃补中和气，助胃气恢复上升之功。再看《伤寒论》中泻心汤方病机在中焦亏虚，脾胃失和，气机失调以致寒热错杂痞，均以大枣配伍人参、炙甘草以甘温调补脾胃，补益脾胃之虚，恢复中焦气机升降之职，寒温并用，助中枢和解以消痞满。《伤寒论·辨太阳病脉证并治》"伤寒发汗，若吐，若下，解后，心下痞鞕，噫气不除者，旋覆代赭汤主之"。此方主治肝气犯胃，胃虚痰阻，但仍以大枣配甘草、人参益气合中，补脾胃之虚以恢复脾胃升降之职以消痞除噫。《伤寒论·辨太阳病脉证并治》"服桂枝汤，或下之，仍头项强痛,翕翕发热,无汗,心下满痛,小便不利者,桂枝去桂加茯苓白术汤主之"。此方主治水气内停而太阳经气受阻(脾虚水停),主要以健脾行水,利水为主。方中芍药、甘草酸甘化阴,补阴精之不足,生姜辛温升阳,宣散水气,配伍大枣益胃健脾,健运中焦。

2. 阳明病——健脾和中,调和营卫

《伤寒论·辨阳明病脉证并治》"伤寒瘀热在里,身必黄,麻黄连轺赤小豆汤主之"。此方主治湿热在里兼表证发黄早期。方中生姜助麻黄、杏仁发散表邪、利水渗湿、辛温宣发;炙甘草、大枣调和营卫味甘性平和中焦,健脾和胃;诸药配合达到表里通畅的功效。

3. 少阳病——健脾和中,和解表里

少阳病中甘草、大枣、生姜合用方剂主要见于小柴胡汤及其加减方,如柴胡桂枝汤、柴胡加芒硝汤、柴胡加龙骨牡蛎汤,均以健脾和中扶正为效。以小柴胡汤为例,小柴胡汤为和解少阳之剂,少阳病在半表半里,证属枢机不利,正邪分争,正盛则热,邪盛则寒,寒热交替出现。方中炙甘草 3 两、大枣 12 枚益气和中以扶正祛邪,生姜 3 两调理脾胃以降逆止呕。大枣在方中健脾胃;甘草、大枣配伍人参扶正祛邪;炙甘草配伍柴胡、黄芩起到调和内外的作用。再看柴胡桂枝汤证主治太阳、少阳合病。小柴胡汤、桂枝汤各取一半,所以柴胡桂枝汤中姜、草、枣既有小柴胡汤中调和内外、疏肝解郁、健脾和胃的作用,又有桂枝汤中益脾和胃、除烦止呕、调和诸药的功效。

4. 太阴病——补脾和胃,缓急止痛

大枣能缓解急迫而止痛。如桂枝加大黄汤治太阴脾实兼阳明之大实痛,桂枝加芍药汤治太阴病误下伤脾,脾气滞而不运,致气滞络瘀的腹满时痛,均用大枣助芍药合甘草以缓急止痛。

5. 厥阴病——养血和营,补气助脉

厥阴病中甘草、大枣、生姜合用方剂见于当归四逆汤、当归四逆加吴茱萸生姜汤、吴茱萸汤。《伤寒论·辨厥阴病脉证并治》"手足厥寒,脉细欲绝者,当归四逆汤主之"。此方主治血虚寒凝致厥。方为桂枝汤去生姜,倍用大枣加当归等。方中大枣、甘草调和营卫、益脾和胃、调和诸药。全方功效养血通脉、温阳祛寒,治疗血虚寒凝兼里寒证。方中炙甘草 2 两合大枣 25 枚补益中气,大枣量大能助经脉,和阴阳而调营卫,促使脉通。《伤寒论·辨厥阴病脉证并治》"干呕,吐涎沫,头痛者,吴茱萸汤主之"。此方主治胃寒气逆导致的呕逆。方中吴茱萸为主药,温胃暖肝,散寒降气;配以大剂量生姜,散寒止呕;再配以人参、大枣甘温、甘平、补虚补中。胃虚已甚故用大枣助人参益气健中止呕,崇土以制木。全方具有温中补虚,散寒降逆的功效。脾胃虚寒,巅顶头痛或浊阴上逆等证,皆可用之。

6. 杂病以姜枣合用生发脾胃气

《金匮要略》中亦常以姜、枣合用调和营卫,生发脾胃升腾之气,如瓜蒌桂枝汤用于柔痉,黄芪桂枝五物汤用于血痹,乌头桂枝汤用寒疝兼表证者,桂枝救逆汤用于惊悸,排脓汤用于金疮,竹叶汤用于产后血虚中风等。橘皮竹茹汤乃仲景生姜大枣合用量最大者,用生姜半斤、大枣 30 枚。本证为胃虚有热,气逆不降而致。方中重用竹茹清热安胃,辛

温之生姜配伍于大量寒药之中,可防止其辛温助热而专取其止呕之功。胃虚宜补,故以大枣助人参、甘草健中益气善后。《金匮要略·妇人杂病脉证并治》"妇人脏躁,喜悲伤欲哭,象如神灵所作,数欠伸,甘麦大枣汤主之"。大枣、人参、甘草三药均有补益脾气之功,且火为土之母,心血充盛,神得所养,则火能生土,此乃"虚则补其母"之法;又"见肝之病,知肝传脾,当先实脾",扶土以抑木,此即《难经·十四难》"损其肝者缓其中"之意。全方可知木枯风盛,肺津被耗,大枣补脾精而润风燥也。

7. 解毒护胃

大枣甘缓性平,常用于峻猛剂中,一可缓和猛药峻烈之性,且解其毒性。如十枣汤,与甘遂、大戟、芫花同用;葶苈大枣泻肺汤,与葶苈子同用,泻肺不伤肺;皂荚丸中与皂荚同用,除痰而不伤正。

◎ 方证

含大枣之方剂常有营卫不调、脾胃不和、气血亏虚之证,临床应用指征如下:

桂枝汤 以发热、恶风、汗出等营弱卫强之证为其辨证要点。

炙甘草汤 以心动悸、脉结代、虚羸少气等心阴阳亏虚之证;以肺痿、干咳无痰或咳吐涎沫、形瘦短气、虚烦不眠等为其辨证要点。

小建中汤 以腹痛喜温喜按、神疲乏力、面色无华、舌淡苔白等为其辨证要点。

小柴胡汤 以往来寒热、胸胁苦满、心烦喜呕、默默不欲饮食、口苦咽干目眩、脉弦细等为其辨证要点。

当归四逆汤 以手足厥寒、脉细欲绝或四肢关节疼痛、身疼腰痛或月经愆期、量少色黯等为其辨证要点。

吴茱萸汤 以头痛、干呕或吐涎沫、舌淡苔白腻、脉沉细弦等为其辨证要点。

甘麦大枣汤 以情志不宁、悲伤欲哭、体倦等为其辨证要点。

◎ 量效

通过分析仲景所用经方,可以总结如下量效关系:

东汉仲景时期1两的量值约合今用15.625g,而仲景时期药用大枣多为秦晋所出的大红枣,每枚大枣质重约为3~5g。在汤剂中大枣用量范围4枚~30枚,通过对《伤寒论》和《金匮要略》两书符合研究条件的含有大枣的汤剂进行统计和聚类分析,两书中使用大枣的汤剂方剂有64首,用量为4枚3方、5枚1方、6枚3方、7枚1方、10枚7方、12枚40方、15枚6方、25枚2方、30枚2方、100枚1方,其用量80%以上的区间10~15枚。

1. 大枣的特殊用量

陈传蓉研究发现大枣在炙甘草汤、当归四逆汤、十枣汤中的占比用量最具特色。炙甘草汤中大枣用量达30枚,占全方总剂量的20.8%(全方总剂量为48两);当归四逆汤中大枣达25枚,占全方总剂量的34.3%(全方总剂量为24.3两);十枣汤中大枣用量为10枚,但较其他三味药（取一钱匕）剂量占比亦足够大。可见，大枣在上诉三方中剂量占比均大，而大枣非君臣之药，炙甘草汤中，大枣益心气、补脾气、以资气血生化之源，且脾胃为后天之本，脾胃之气旺，则一身之气皆旺，故本方重用。而在十枣汤中以甘遂、芫花、大戟峻烈之性决其积水，大枣保其脾精。

2. 大枣剂量之别

从上诉用量的区别可以看出，经方中大枣用量较大之方，如炙甘草汤和橘皮竹茹汤中均用 30 枚，当归四逆汤和当归四逆加吴茱萸生姜汤中大枣各取 25 枚，薯蓣丸中大枣用量达 100 枚。上五方均有脏腑气血阴阳虚损之病机，或阴虚，或阳虚，或阴阳两虚，而大枣皆可补之。当归四逆汤和当归四逆加吴茱萸生姜汤偏于血虚寒凝，则重用大枣以养血更助当归、白芍养血通脉之力之橘皮竹茹汤乃胃虚有热，宜清补，故重用大枣补气更助人参甘草建中补虚，且《神农本草经》谓大枣可"平胃气"，故此处大枣还可助竹茹降气止逆；炙甘草汤和薯蓣丸两方病机均为阴阳气血不足之证，用大枣可阴阳气血并补。其次，经方中大枣的常用剂量是 12 至 15 枚，少则 4 枚，多用于调和之功，不管是燮理阴阳之桂枝汤类方，还是条畅枢机之柴胡汤类方、斡旋中焦之泻心汤类方，均用大枣 12 枚以调和营卫，条畅枢机。

◎ **服饵**

大枣乃药食两用之品，味甘质润，常用量煎服可健脾和胃，但久服多服则易滋腻伤胃，故综观经方中大枣用量较大之方，仲景常配以清酒或酒与水同煮以解其滋腻。炙甘草汤，大枣用量 30 枚，以"清酒七升，水八升"煮之。当归四逆加吴茱萸生姜汤，大枣用量 25 枚，以"水六升、清酒六升"煮之。薯蓣丸，大枣用量百枚，以"空腹酒服一丸"。再者，《伤寒论》中凡以大枣入汤剂者，皆注明大枣宜"擘"用，即破开大枣，如此可使有效成分更易析出，促进疗效。大枣入丸剂方，见于《金匮要略》所载之皂荚丸及薯蓣丸，均以膏剂入药，可使大枣之主要成分均匀吸收，以求充分发挥其功效。但大枣易助湿生热，令人中满，故湿盛脘腹胀满、食虫积滞、龋齿、痰热咳嗽均忌用。

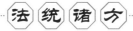

法 统 诸 方

大枣甘缓，体现了和法与补法。

◎ **补法**

《雷公炮制药性解》提到大枣可"益五脏，润心肺，养脾胃，补精气，生津液"。大枣以建中补虚，养血安神为主，乃阴阳气血双补之药，常配伍他药以发挥温阳或滋阴之效果。同时，大枣虽为补益之药，也常配伍生姜以调和营卫，调和枢机，缓和药性。仲景对大枣的广泛运用充分体现了其顾护胃气思想。

1. 温阳益气法

大枣配人参、甘草发挥温阳益气之功效。五脏均有气血阴阳，心之气血阴阳亏虚而心无所主而"悸动"，当益气温阳，如炙甘草汤。人参大补元气，当以养血之品方可复脉，故配伍大枣、甘草益气温阳，使脾阳得健，则气血生化之源充，气血阴阳自得补。"虚劳诸不足，风气百疾，薯蓣丸主之"。薯蓣丸为扶正祛邪、平补三焦之峻剂，其亦重用大枣百枚、甘草人参之温阳益气以治疗诸虚不足。《金匮要略》中治产后中风、阳虚发热之竹叶汤。方中以大枣合人参、甘草以温阳补益营卫之气，与附子相伍，温阳之中有补阳，使虚阳得复，则虚热自解。心脾阳虚水动不安，当温阳利水平降逆，苓桂甘枣汤是也。方中大枣合桂枝降冲逆，合茯苓养阴利水，且大枣还可止惊悸，一药而三用，然茯苓、桂枝、大枣三药得利水平冲之功。

2. 滋阴养血法

大枣配伍芍药、甘草发挥滋阴养血之效。小建中汤主治心脾气血两虚证或虚劳阴阳两虚证，以芍药、甘草与大枣相伍，滋阴养血，兼健脾益气，使气血复，则阴阳得平。当归四逆汤证为肝血不足致厥阴肝经寒凝之证，症见手足厥寒，或手足疼痛，或肌肉筋脉疼痛，或月经衍期，或手足麻木，面色不荣，唇舌色淡，脉细欲绝。二方亦均以角药芍药、甘草、大枣为核心，滋阴养血，益气和营，在当归四逆汤中既助桂枝、细辛通阳散寒，又助当归养肝血，使肝血充，则肝寒可解，继而手足得温，麻木、疼痛得缓。

◎ 和法

《伤寒明理论》"伤寒邪在表者，必渍形以为汗；邪在里者，必荡涤以为利，其于不内不外，半表半里，既非发汗之所宜，又非吐下之所对，是当和解可矣"，言明"和法"专治半表半里之邪。《广瘟疫论》"寒热并用谓之和，补泻合剂之谓和，表里双解之谓和，平其亢厉之谓和"，可见"和法"又是一种解除脏腑表里阴阳失和之法。大枣性平，甘缓，通过配伍其他药物既可祛邪又可治里。大枣常配伍生姜甘草以发挥其安内攘外之调和之功。

1. 调和营卫

姜、枣、草当首推桂枝汤类方，方中生姜发散，振奋卫气以散风寒，甘草、大枣甘温，益气生血以和营，故生姜、甘草、大枣与桂枝、芍药同用于桂枝汤中重在调和阴阳营卫。故《金匮要略论注》亦曰："桂枝汤……表证得之，为解肌和营卫，内证得之，为化气调阴阳。"

2. 调和枢机

调和枢机见于调和少阳枢机之柴胡汤类方与调和中焦升降枢机之泻心汤类方。前者以小柴胡汤为代表，柯琴谓之为"和解表里之总方，少阳枢机之剂也"。方中以柴胡、黄芩一疏一降，使少阳胆气得疏、胆热可除；生姜辛温宣散，既可助柴胡宣畅少阳气机，又助黄芩降泄止逆；甘草、大枣益气和中，助柴胡、黄芩苦寒降泄，且防其苦寒伤中之弊，故生姜、甘草、大枣相伍以调和少阳之枢机。泻心汤类方中半夏、干姜辛温宣散，黄芩、黄连苦寒降泄，一宣一降，辛开苦降，配以甘草、大枣，调和诸药以畅中焦气机升降。

3. 缓和药性

大枣性平甘缓可矫味,调和方药的寒热之性,如越婢汤类方等诸方中,既有甘寒之石膏,又有辛温之麻黄,一温一寒,甘草、大枣调和麻黄、石膏寒热之性,既助麻黄以解外散邪,又助石膏以治内愈疾,诸药合施,以达表里双解之效用。

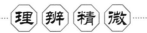
理 辨 精 微

◎ 药理

1. 传统药理

大枣作用的发挥,全在于"和"与"补"二字。如李杲言大枣"温以补脾经不足,甘以缓阴血,和阴阳,调营卫,生津液"。"和"乃"调和营卫,调和气机,缓和药性","补"乃"补脾津,滋阴血,生胃气,宁心神"。

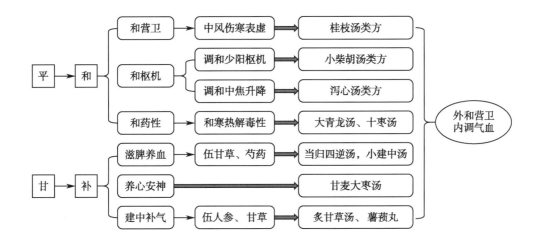

2. 现代药理

大枣药理作用包括:

(1)对中枢神经系统的作用:研究发现,大枣具有比较明显的抗惊厥作用。此作用与传统医书中的"安神"作用相符。临床上用甘麦大枣汤治疗婴儿情绪性惊厥效果较好。

(2)对心血管系统的作用:大枣中含有丰富的维生素C。它具有维持毛细血管弹性,降低其通透性,防治毛细血管出血的作用,是治疗高血压的有效成分。

(3)对免疫系统的作用:大枣中富含多糖,可有效提高机体免疫力,具有很好的免疫增强作用。

(4)抗肿瘤作用:有研究表明,大枣还具有一定的抗癌、抗肿瘤作用。

(5)抗衰老作用:有实验研究表明,不同剂量大枣水煎剂均可提高小鼠脑超氧化物歧化酶活性,说明大枣具有一定的抗衰老作用。

（6）抗炎作用：大枣中的黄酮类化合物具有良好的抗炎作用。

（7）养血、生血作用：大枣提取物对缺铁性贫血大鼠部分血液学指标均有明显改善作用；大枣提取物可明显升高缺铁性贫血大鼠血清铁含量、铁饱和度及肝脏中铁含量，并且明显降低血清未饱和铁结合力，从现代药理学角度证实了大枣的养血、生血作用。

◎ 演义

大枣具有"补脾胃，益气血，安心神，调营卫，和药性"等功效。在现代中医临床实践中，大枣的应用更加广泛。

1. 甘麦大枣汤为经典方剂，用于妇人脏躁等疾病，具有镇静、催眠、抗惊厥，促进离体平滑肌收缩等作用。目前除了治疗妇女更年期综合征外，又可治疗消化系统、神经系统、心脑疾病及小儿的某些疾患。

2. 梁超教授治疗以嘈杂（胃虚）为主证的功能性消化不良，常选黄芪建中汤重用大枣。梁教授认为嘈杂胃虚证其根本在于脾胃虚弱，胃虚中焦受纳腐熟功能减退。脾胃位居中焦，胃气宜通，宜降，宜和，通则胃气降，降则气机和，和则纳运正常，纳运和，则嘈杂自除，故治疗嘈杂应抓住通、降、和三法。故循虚而补之的原则，选用黄芪建中汤温补脾胃，其中重用大枣30～50g，其用意取"建中之法不离甘温之健"之意。

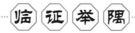

案 治疗消渴善饥

张某，男，67岁，2015年11月11日初诊，糖尿病病史1余年，平素服用格列美脲片2mg，口服，每日1次；盐酸二甲双胍片850mg，口服，每日1次，控制血糖。2015年10月25日查：糖化血红蛋白10.3%、空腹血糖（FPG）10.6mmol/L、餐后血糖（PPG）17.1mmol/L。刻下症见：食欲旺盛，口干口渴喜饮，无视物模糊，无手足麻木乏力疼痛，无皮肤瘙痒，纳眠尚可，二便调。舌红，苔黄厚腻，脉细数。诊断：消渴病；脾弱胃强，火热炽盛证。治法：清热生津。处方：栝蒌牡蛎散合大黄黄连泻心汤加减。具体方药：黄连30g，酒大黄5g，牡蛎60g，天花粉40g，大枣60g，苍术60g，4剂，一日半1剂，水煎服。

二诊：空腹血糖7.5mmol/L，餐后血糖11.6mmol/L，刻下症见：食欲减轻明显，胃中饥嘈好转，口干口渴减轻，余无不适。舌淡红，苔薄微腻，舌底红，舌下络脉迂曲，脉数。处方：上方调整酒大黄用量10g，加赤芍45g、荔枝核30g，共6剂。

三诊：空腹血糖6.2mmol/L，餐后血糖10.9mmol/L，刻下症见：食欲进一步减退，口干口渴好转，阴囊潮湿，夜间小便多。舌红，苔白腻，舌前部少苔，脉滑略数。处方：栝蒌牡蛎散合白虎加人参汤加减。具体方药：黄连45g，牡蛎60g，天花粉60g，大枣60g，苍术60g，赤芍45g，荔枝核30g，盐黄柏15g，知母30g，石膏40g，山药15g，生晒参10g，生甘草15g,肉桂10g,生姜10g。4剂。

四诊：空腹血糖6.7mmol/L,餐后血糖12.21mmol/L。刻下症见：食欲明显减退,无口干口渴,阴囊潮湿好转,小便调。舌尖稍红苔薄白,脉细数。处方：上方调整大枣用量为30g,继服4剂。

五诊：复查HBA1C：7.8%,患者未诉明显不适,舌淡红苔白,脉细微数。调整大枣用量为15g。

（岳仁宋医案）

主要症状： 食欲旺盛,口干口渴喜饮,舌红,苔黄厚腻,脉细数。

病机归纳： 脾弱胃强,火热炽盛。

经典方证：《灵枢·经脉》："气盛则身以前皆热,其有余于胃,则消谷善饥……夫中热消瘅则便寒,寒中之属则便热。胃中热则消谷,令人悬心善饥。"

方义分析： 我们在临床上将消渴病分"三期"辨证论治。早期火热炽盛,当直折火热；中期脾失散精,当助脾散精；晚期精亏浊聚,当挽精逐浊。此案患者以食欲旺盛、口干口渴为主要症状,为消渴病早期典型症状之消渴善饥。患者平素喜食烟酒、膏粱厚味之品,日久伤及脾胃,脾弱津液运行不畅,胃火炽盛,湿热内蕴,脾弱胃强,故见口干口渴,食欲旺盛。实火灼津,津伤血耗,津血同源,故见脉细数,结合舌质变化,乃脾弱胃强,火热炽盛之机,当直折火热,故先后予以栝蒌牡蛎散合大黄黄连泻心汤、白虎加人参汤。患者火热郁结,口干口渴,"渴不瘥"者,加天花粉、牡蛎（即《金匮要略》之栝蒌牡蛎散）。以黄连(≥30g)清火降糖起沉疴,配苍术发散郁火,酒大黄通腑泄浊。然脾弱胃强,配伍大剂量大枣益气松土以助脾运,补津液之不足,同时脾之健能制约胃之强,也就是制约过旺之食欲,更有取"甘令中满"之意,且根据饥饿感情况逐渐减量,最终在增加西药的基础上,以获得满意的疗效。

药证归纳： 消渴善饥以脾弱胃强为病证核心,大枣味甘能益气松土运脾,津液浓厚滑润,能补津之不足,气和缓亦能生化畅通营卫。大枣"味甘"常被认作是消渴病的用药禁忌,然笔者认为大枣实乃针对消渴病患者"脾弱胃强"病机特点之良药,常在配伍基础上大胆用之,使得饥嘈消,血糖降。一则"甘者令人中满"(《素问·奇病论》),大枣用量宜大(60~80g)可缓解患者饥嘈之感以减少其他食物的摄入,据患者饥饿情况,逐渐减量或舍之；二则"甘入脾"(《素问·宣明五气》),大枣扶脾益中焦,助脾散精,使得精微物质(血糖)得以利用；三则大枣量大质重,可直中脾胃,直达病所,消谷而松胃土。

阿胶

药从经论

◎ 概述

阿胶为马科驴属动物驴的去毛之皮经熬制而成的胶。味甘、性平，归肝、肺、肾经。具有补血止血，滋阴润燥等功效。

◎ 经论

《神农本草经》云："阿胶，味甘，平。主心腹内崩，劳极洒洒如疟状，腰腹痛，四肢酸疼，女子下血，安胎。久服轻身，益气。"

◎ 释经

阿胶味甘，性平，补血之力佳，"劳极"指五劳六极，泛指劳伤过度、久虚不复等一切虚劳病证。故阿胶乃补血之要药。凡虚劳羸瘦，气血不足，周身疼痛，均宜其所治。阴血不足之虚烦失眠，肺虚燥咳，可久服，轻身益气。各类下血之吐血、衄血、便血、血痢、妊娠下血、崩漏皆可配伍使用。

◎ 药证

主治：血虚萎黄，眩晕心悸，肌萎无力，心烦不眠，虚风内动，肺燥咳嗽，诸总出血证。
体质特征：虚劳羸瘦，阴血不足，出血，脉细。

◎ 炮制

阿胶的炮制方法有炙、炒、碎、固体辅料炒、液体辅料炒等等，现代炮制方法主要有两种：生用及固体辅料炒。生用时，取原药材捣成碎块或烘软切成小块（丁），可入汤剂或丸散；固体辅料炒取适量蛤粉或蒲黄置锅内，用文火炒热，放入阿胶丁，拌炒至鼓起面圆形，呈黄白色，内无溏心时，迅速取出，筛去蛤粉或蒲黄，放凉即成阿胶珠，常见清肺化痰蛤粉炒、止血蒲黄炒等多种辅料炒的方法。

◎ 量效

《中华人民共和国药典（2020 年版）》规定阿胶用量为 3～9g，烊化兑服；炒阿胶可入汤剂或丸、散。经方中含阿胶的经方有 13 个，阿胶用量在 3 分至 3 两（11.7～46.8g）之间，其中 2 两（31.2g）为仲景常用剂量。总结现代医家临床应用阿胶经验，临床阿胶用量多为 3～62.5g。阿胶的炮制品主要为阿胶珠，其药效侧重点各有不同。阿胶功效偏于止血养血，用量多为 9～30g；阿胶用蛤粉炒成珠后，增强养阴作用，用量多为 6～20g，临床常根据不同疾病情况灵活配伍使用。

◎ 阐微

1. 清代叶天士云："夫精血皆有形，以草木无情之物为补益，声气必不相应，桂附刚愎，气质雄烈……血肉有情，栽培身内之精血，多用自有益。"古往今来，中医药界均认为血肉有情之品具有滋补强壮、填精益血之功效，可以改善人体虚劳状态，用于治疗多种虚证，可强身健体，强精益髓，延年益寿。而阿胶作为动物类补益药，乃"血肉有情之品"，尤以滋补阴血为要。李时珍在《本草纲目》中称之为"圣药"，与人参、鹿茸并称"中药三宝"。《本草汇言》称阿胶为"培养五脏阴分不足之药"。其中，心主血，肝藏血，尤以滋补心肝血虚为上佳。

2. 我国《药典》对阿胶的质量标准逐年完善，但不同阿胶厂的生产工艺以及使用的辅料均存在一定差异，因而阿胶成分、分子质量及物理性状存在一定区别。同时近缘科属胶原蛋白氨基酸一级序列相似度高，伪品马科或其他近缘科属动物皮胶原蛋白与驴皮胶原蛋白氨基酸相似率高达 90% 以上，质量评价难度大，一定程度影响了阿胶的疗效和临床用药安全。

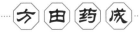

◎ 药对

阿胶以补血，止血，滋阴润燥为主要特点。阿胶配黄连，为滋阴降火的经典药对；配当归，补血止血；配熟地，滋阴养血；配生地，养血止血；配艾叶，温经止血安胎；配人参，益气止血；配黄芪，气阴双补；配麦冬，养阴润燥；配枇杷叶，润燥止咳；配滑石，利水通淋；配蜂蜜，润肠通便。

◎ 角药

阿胶配熟地黄、白芍，养阴润燥；配麦冬、生地黄，滋阴降火；配大黄、甘遂，破血逐水。

◎ 经方

《伤寒论》及《金匮要略》中使用阿胶主要发挥阿胶大补阴血，又可止血的功效，填真阴降虚火，又可与温中止血药物相反相成。

1. 心阴阳两虚——炙甘草汤

《伤寒论•辨太阳病脉证并治》"伤寒脉结代，心动悸，炙甘草汤主之"。《金匮要略•附方》"炙甘草汤（一云复脉汤）治虚劳不足，汗出而闷，脉结悸，行动如常，不出百日，危急者十一日死"。炙甘草汤治疗心阴阳两虚，阿胶、地黄并用，合麦冬、麻仁以养心血、滋心阴、充血脉，再配参、姜、桂、酒等宣阳化阴、温通血脉。

2. 阴虚水热互结——猪苓汤

《伤寒论•辨阳明病脉证并治》"若脉浮，发热，渴欲饮水，小便不利者，猪苓汤主之"。《伤寒论•辨少阴病脉证并治》"少阴病，下利六七日，咳而呕，渴，心烦不得眠者，猪苓汤主之"。水热互结，邪热伤阴，致发热，渴欲引水，小便不利，或少阴病下利，咳而呕渴，心烦不眠，予阿胶、滑石相协，以清热利水通淋，合二苓、泽泻利水渗湿。

3. 少阴热化——黄连阿胶汤

《伤寒论•辨少阴病脉证并治》"少阴病，得之二三日以上，心中烦，不得卧，黄连阿胶汤主之"。少阴病，气血阴液亏虚，少阴热化，内热伤及真阴，内热上扰，不养心神，阳不入阴，治当养真阴，清内热。养真阴之品非血肉有情不能达，阿胶滋阴填精，携鸡子黄滋补心肾之阴，配黄连、黄芩清热泻火。芍药补泻一体，双效其功，酸敛阴气而泻邪，芍药配阿胶、鸡子黄，酸甘化阴，清润清滋清补。（参见黄连篇）

4. 脾气虚寒远血——黄土汤

《金匮要略•惊悸吐衄下血胸满瘀血病脉证治》"下血，先便后血，此远血也，黄土汤主之"。脾气虚寒，气不摄血，以灶中黄土、附子等大队温阳收涩之品止血，同时用阿胶、地黄配伍，以滋阴、养血、止血，一则助止血，二则防药物温燥出血复现。

5. 冲任虚损下血——胶艾汤

《金匮要略•妇人妊娠病脉证并治》"师曰：妇人有漏下者，有半产后因续下血都不绝者，有妊娠下血者，假令妊娠腹中痛，为胞阻，胶艾汤主之"。阴血亏虚、冲任损伤致崩漏、胞阻或胎动不安，阿胶止血力专又可养血，配以地黄养阴止血，同时艾叶、四物汤温经暖宫、养血和血。

6. 少腹虚寒——温经汤

《金匮要略•妇人杂病脉证并治》"问曰：妇人年五十，所病下利数十日不止，暮即发热，少腹里急，腹满，手掌烦热，唇口干燥，何也？师曰：此病属带下。何以故？曾经半产，瘀血在少腹不去，何以知之？其证唇口干燥，故知之。当以温经汤主之"，"亦主妇人少腹寒，久不受胎，兼取崩中去血，或月水来过多，及至期不来"。冲任虚寒兼有瘀血内阻，致少腹寒，久不受孕、月经不调或崩漏，予温经汤能温经散寒，养血祛瘀，扶正祛邪。

方中人参、阿胶并用以补益中气、养血止血,再配吴茱萸、生姜、桂枝温经散寒,当归、川芎、芍药、丹皮养血和营行瘀,麦冬、半夏润燥降逆。

◎ 方证

含阿胶常用经方临床应用指征如下:

黄连阿胶汤 以心中烦、不得卧为其辨证要点。

温经汤 以少腹寒,久不受胎、崩中去血、水来过多、至期不来为其辨证要点。

胶艾汤 以冲任不调、阴血下漏为其辨证要点。

◎ 量效

1. 绝对剂量

阿胶用作汤剂时,剂量为1~3两。用作丸散剂时,剂量为3~7分。

2. 相对剂量

阿胶用作补气血时用量较大,常用2~3两,养阴利水时用量较小,多为1两。一般阿胶的使用和全方的主要药物用量相近,常做君、臣药使用,而在丸、散剂中用量较小。

◎ 服饵

阿胶为动物皮所熬制而成,胶类中药溶化后,质地黏稠,如果煎煮温度过高,容易粘在锅底,影响药效发挥,因此作汤剂服用时,《伤寒论》记载均为"内胶烊消尽",即用药液融化阿胶(烊化)后服。现临床上常嘱患者将阿胶块加少量黄酒隔水蒸化与他药兑服。

《本草经疏》言其"性黏腻,胃弱作呕吐者勿服,脾虚食不消者亦忌之"。《得配本草》言"肺气下陷、食积呕吐、脾胃虚弱三者禁用"。因此脾胃虚弱、消化不良者慎服。

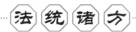

法 统 诸 方

◎ 补法

阿胶滋阴润燥,补血止血,以其滋补之能,为补法之中滋阴法的重要代表。

1. 滋阴降火

少阴热化,肾水不足,内热偏盛,津液枯燥,阳不入于阴,虚热炎上,致心烦不寐。此阴虚内热之火非苦寒清热之类不可降,非血肉有情之品不可滋,故需大队滋阴除热之品养阴降火。代表方为黄连阿胶汤。

2. 养阴润燥

温燥伤肺,肺燥津伤,邪伤卫表,则头痛身热;肺失宣降,则气逆而喘;燥邪伤津,失于濡养，则干咳无痰，咽喉干燥，鼻燥，心烦口渴。舌干少苔，脉虚大而数。治疗当清肺润燥，养阴生津。代表方为清燥救肺汤。

3. 补血止血

阴血亏虚、冲任损伤，致崩漏、胞阻或胎动不安，或冲任虚寒，兼有瘀血内阻，致月经前期、后期、至期不来等情况，故需补养冲任。代表方为胶艾汤、温经汤。

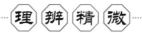

◎ 药理

1. 传统药理

阿胶主要通过"补血""止血"而发挥补益阴血，养阴润燥之功。一方面塞流，阻止精血耗损，另一方面澄源，补充不足之阴血。阴血充足，阴平阳秘。

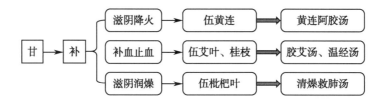

2. 现代药理

阿胶为动物药，多由骨胶原组成，蛋白质含量丰富。其水解可得明胶、蛋白质及多种氨基酸。阿胶的蛋白类含量约为 60%～80%，含有 18 种氨基酸（包括 7 种人体必需氨基酸），其主要药理作用如下：

（1）升高血细胞及促凝血作用：阿胶有升高红细胞、白细胞、血小板、血红蛋白、网织红细胞等作用，可缩短凝血时间，促进凝血。

（2）促进造血作用：阿胶能刺激骨髓造血干细胞，提高骨髓髓外造血功能的作用。

（3）抗休克作用：阿胶有改善微循环，扩展血管，稳定动脉血压，抗休克的作用。

（4）其他：抗疲劳、耐缺氧、耐寒冷、抗辐射损伤、增强记忆力等作用。

◎ 演义

阿胶统而言之以滋阴养血润燥利水为其长。分而言之，则阴血不足以其取滋；燥热伤肺以取其润；气血不足取其补；水道不通，以取其利。

1. 阴虚火旺之燥热

阿胶擅于大补阴血，肾水不足，不能上济心火，而致水火不济，心肾不交，故阴虚于下，阳亢于上。对阴血不足，阳亢于上，热在血分，配合泻热降火的黄连之类，标本兼顾，以冀水升火降，心肾交合则烦除寐安。

2. 燥热伤肺之咳喘

燥邪伤肺，津液不足，失于濡养，可见口唇鼻咽干燥，皮肤干燥，大便干结，一派干涸之象，配石膏、桑叶等清气分之热，取阿胶滋润之性，清滋相合，燥热得以缓解。

3. 气血不足之月经不调

气血亏虚，不能收敛固涩，至月经不调，先期后期，少腹疼痛，成无己云："阴不足者，补之以味，阿胶之甘，以补阴血"。《金匮要略》温经汤、胶艾汤配合养血补血之品，调补冲任虚寒，阿胶养血不留瘀。

4. 内热偏盛之水道不通

水热互结，邪热伤阴，致发热，渴欲引水，小便不利，予阿胶、滑石相协，以清热利水通淋，同时配合猪苓、茯苓之类，利水渗湿。《汤液本草》"仲景猪苓汤，用阿胶以滑利水道"。《备急千金要方》《圣济总录》均有以阿胶为主治妊娠小便不通之记载。

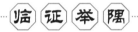
临证举隅

案 治失眠

李某，男，49 岁。患失眠已两年，西医按神经衰弱治疗，曾服多种镇静安眠药物，收效不显，自诉：入夜则心烦神乱，辗转反侧，不能成寐。烦甚时必须立即跑到空旷无人之地大声喊叫，方觉舒畅。询问其病由，素喜深夜工作，疲劳至极时，为提神醒脑起见，常饮浓厚咖啡，习惯成自然，致入夜则精神兴奋不能成寐，昼则头目昏沉，萎靡不振。视其舌光红无苔，舌尖宛如草莓之状红艳，格外醒目，切其脉弦细而数。予以黄连阿胶汤：黄连12g，黄芩 6g，阿胶 10g（烊化），白芍 12g，鸡子黄 2 枚。此方服至 3 剂，便能安然入睡，心神烦乱不发，续服 3 剂，不寐之疾从此而愈。

（刘渡舟医案）

主要症状：失眠，心烦神乱，舌光红无苔，脉弦细而数。

病机归纳：水亏火旺，心肾不交。

经典方证：《伤寒论·辨少阴病脉证并治》："少阴病，得之二三日以上，心中烦，不得卧者，黄连阿胶汤主之。"

方义分析：失眠，《黄帝内经》谓之"不寐、不得卧"。病因有痰火上扰、营卫阴阳不调、心脾气血两虚及心肾水火不交等多种。本案至夜则心神烦乱，难以入寐，乃心火不下交于肾而独亢于上。《辨证录》云"夜不能寐者，乃心不交于肾也……心原属火，过于热则火炎于上而不能下交于肾"。思虑过多，暗耗心阴，致使心火妄动，不能下交于肾，阳用过极，则肾水难以上济于心。又饮咖啡，助火伤阴，使火愈亢，阴愈亏。观其舌尖赤如草莓，舌光红无苔，脉细而数，一派火盛水亏之象，辨为心肾不交之证。故用黄连阿胶汤以滋阴降火，交通心肾，体现了《难经》所谓"泻南补北"的精神。

药证归纳：本案阴血暗耗较甚，需滋阴润燥之品大补阴血，燥热壅盛，非阴柔滋养不得润其燥，故需在清热的同时，配合血肉有情之品。方用阿胶大补阴血，鸡子黄养阴润燥以治本。诚如成无己所言："阳有余以苦除之，黄芩黄连之苦以除热；阴不足以甘补之，鸡子黄、阿胶之甘以补血；酸，收也，泄也，芍药之酸，收阴气而泄邪热。"阿胶醇厚，为阴之来源，属于物质基础，以血肉有情之品补充阴血之不足，以形补形，使阴血充足，气之运化有源，物质和功能、阴和阳得以相互协调。

乌梅

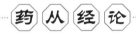药从经论

◎ 概述

乌梅为蔷薇科多年生落叶乔木植物梅的干燥近成熟果实。味酸、涩，性平，归肝、脾、肺、大肠经。具有涩肠止泻，敛肺止咳，安蛔，生津等功效。

◎ 经论

《神农本草经》云："梅实，味酸，平。主下气，除热烦满，安心，肢体痛，偏枯，不仁死肌，去青黑痣，恶疾。"

◎ 释经

梅实（即今之乌梅）味酸平。能吸气归元，故是下气的主药，能敛浮热，可安心除烦满。盖因湿气浸于经络，则筋脉弛纵，或疼痛不仁。肝主筋，乌梅味酸，酸入肝而养筋，肝得所养，则骨正筋柔，机关通利而肢体痛、身体麻木不仁可除矣。乌梅外用可去除死肌，去青黑痣，治疗有腐肉之恶疾。

◎ 药证

主治：肺虚久咳，久泻久痢，虚热消渴，蛔厥呕吐腹痛。

◎ 炮制

《中华人民共和国药典（2020年版）》规定乌梅的炮制方法为除去杂质，洗净，干燥，多采用低温烘焙法处理2~3昼夜，焙干后闷2~3日，使其变黑。临床有乌梅肉及乌梅炭的区别。其中乌梅肉是取净乌梅微淋清水湿润，使肉绵软，略晾，敲碎，剥取净肉即成。或置蒸笼内蒸至极烂，放箩内揉擦，去核，取肉，晒干。

而乌梅炭则是取净乌梅用武火炒至皮肉鼓起，表面呈焦黑色，喷淋少许清水，取出放凉（《中药大辞典》）。乌梅炒炭后可发挥涩肠止泻、收敛止血的功效，临床用于治疗久泻，便血，崩漏等等疾病。炒炭后，乌梅原本的有机酸、鞣质含量降低，酸性较生品降低，涩性

提高，与止血、止泻等作用的增加密切相关。

◎ 用量

《中华人民共和国药典（2020年版）》规定乌梅用量为6～12g。从现在临床来看，常用剂量为10～30g。治疗息肉，乌梅用量多为5～10g，治疗泄泻及溃疡性结肠炎等疾病，用量多为10～30g，治疗2型糖尿病，用量则多为15～20g。

◎ 阐微

《本草思辨录》云"梅花苞于盛冬，梅实成于初夏。得木气之全而味酸，谓为肝药"，"舌下有四窍，两窍通胆液，故食梅则津生"。《本草新编》言"乌梅味酸，气平，可升可降""收敛肝气，固涩大肠，止血痢，安虫痛，乃止脱之药，备之以敛滑脱可也"。乌梅的止痢断疟效果虽佳，但其具有极易敛邪从而使之变生久病而难愈的副作用，临床上应慎用，或辨明是否有敛邪可能后使用。

夏日常有将乌梅作汤以止渴者，《本草新编》云"腹中无暑邪者，可以敛肺而止渴。倘有暑邪未散，而结闭于肠胃之中，及至秋冬，不变为痢，必为疟矣"。因此，乌梅用于止渴时也要留意是否还有外邪未散，否则有留邪郁闭的副作用。

《神农本草经》提出乌梅可"去死肌，消黑痣，蚀恶肉"。乌梅味酸涩，入肺、脾、大肠经，具有敛肺涩肠之效，配合酒醋炮制可加强消除胬肉之功效，故后世多有将乌梅应用于呼吸道、消化道息肉的治疗。《灵枢·水胀》对于有形肿块的形成过程描述为"寒气客于肠外，与卫气相搏，气不得荣，因有所系，癖而内着，恶气乃起，瘜肉乃生"。此病机与肠道息肉的形成密切相关。而胆囊息肉则是由于情志失调、嗜食肥甘厚味、饮酒过多，导致肝胆之气郁结，气失疏达，胆汁淤积不畅，络阻血滞，湿热内生，日久湿、热、瘀交结，阻于胆络而发病。息肉结于声带则是由于外邪结聚咽喉，或发声过度，气津耗伤，络脉受损，致气滞血瘀痰凝，终成有形之息肉。以上各类息肉，都可加用乌梅，通过散收配合的方法消除有形之滞。此外，基于乌梅丸安蛔之用，秉承"欲散先定"的思想，利用乌梅良好的酸收特性将病灶收定，以免其继续生长，实现着力消除赘肉的目的。除了收涩外，乌梅本身也有消蚀恶肉的作用，辨证配伍，可针对各类息肉疾病。例如严用和《济生方》中所载之济生乌梅丸，起初用于治疗便血，后世有医家拓展应用，使用此方治疗息肉。

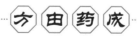

◎ 药对

乌梅配诃子，敛肺止咳；配罂粟壳，止咳止泻痢；配黄连，清热止泻止痢，治疗湿热泄泻、痢疾；配天花粉，生津止咳；配麦冬，益胃养阴生津。

◎ 角药

乌梅配黄连、花椒，安蛔温肠清热；配威灵仙、桑枝，散收同用，治疗息肉、肿块；配诃子、罂粟壳，收敛止泻；配黄连、黄柏，清热燥湿，止泻止痢；配天花粉、麦冬等，生津止渴。

◎ 经方

以乌梅为主的最具代表性的经方是乌梅丸。主治厥阴寒热错杂证。

《伤寒论·辨厥阴病脉证并治》"厥阴之为病，消渴，气上撞心，心中疼热，饥而不欲食，食则吐蛔，下之利不止"，"伤寒脉微而厥，至七八日肤冷，其人躁无暂安时者，此为脏厥，非蛔厥也。蛔厥者，其人当吐蛔。今病者静，而复时烦者，此为脏寒。蛔上入其膈，故烦，须臾复止，得食而呕，又烦者，蛔闻食臭出，其人常自吐蛔。蛔厥者，乌梅丸主之"。前者说明乌梅丸专治上热下寒的厥阴病，而后者阐明乌梅丸具有安蛔止痛之功。同时，乌梅丸还能和胃疏肝、温阳泻热，治疗寒热错杂的久利之证。

◎ 方证

乌梅丸临床应用指征如下：

乌梅丸 以消渴、气上撞心、心中疼热、饥而不欲食、食则吐蛔、下之利不止为其辨证要点。

◎ 量效

通过分析仲景乌梅丸，其剂量特性有：

1. 绝对剂量

乌梅丸为清上温下、安蛔止痛之代表方，证属寒热错杂。方中乌梅剂量大，为三百枚，且用醋渍之，意在增强酸性以安蛔止痛。乌梅三百枚因干湿不一而重量有异，干者约300g，湿者约680g。因其为制作丸剂的剂量，故仅做参考，临床制作丸剂时，应与方中其他药物剂量比例为参考。

2. 相对剂量

乌梅丸中，乌梅与黄连的剂量比例约为4:1（乌梅300个:黄连1斤），重用乌梅以收敛安蛔止痛，而佐黄连以清上热，酸苦并投。

◎ 服饵

由于乌梅的酸敛之性，外有表邪或内有湿热积滞者均不宜。

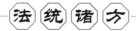

乌梅以涩肠止泻、清上温下为其能。

◎ 和法

调和阴阳法

乌梅丸清上热而下蛔,以乌梅为君,安蛔止痛,配伍细辛、蜀椒、干姜、附子、桂枝之辛,温下伏蛔;其中细辛、蜀椒味辛麻辣,通阳疏肝,又能杀虫。配伍黄连、黄柏之苦,清上热而下蛔,佐人参培土,当归养血滋阴,以白蜜为丸。全方酸苦甘辛兼备,酸甘化阴,辛甘化阳,酸苦泻热,既可清上温下,辛开苦降,又能调和阴阳、扶正祛邪。

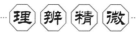

◎ 药理

1. 传统药理

乌梅作用的发挥,全在于"酸"与"涩"二字。酸即酸收,涩即收敛止泻。故"酸""涩"二字,可恰当概括乌梅功效。

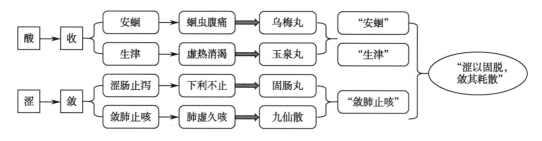

2. 现代药理

乌梅现代药理作用大致有如下几点:

(1) 镇静催眠及抗惊厥作用:乌梅提取物可影响促皮质肾上腺激素和儿茶酚胺(肾上腺素、去甲肾上腺素及多巴胺)的水平。乌梅有机酸中的琥珀酸有镇静催眠及抗惊厥作用。

(2) 乌梅有效成分齐墩果酸、熊果酸具有多重作用。熊果酸具有抗肿瘤、抗炎、保肝、调理血脂血糖、抗氧化和抗病毒多种作用。齐墩果酸具有抗炎、抗癌、调整血脂和血糖、调节心律失常、控制高血压等药理作用。

◎ 演义

乌梅以涩肠止泻、敛肺止咳为其长。

1. 久泻、久痢

泄泻是以大便次数增多，粪质稀薄，甚至泻出如水样为临床特征的一种脾胃系病证。长期饮食失调，饥饱无节，或劳倦内伤，或久病，致脾胃久虚，胃肠功能减退，出现不能受纳水谷，难以运化精微，聚水成湿，清浊混杂，便质异常。乌梅酸涩入大肠经，为治疗慢性泻痢的常用药物。可单品水煎服或配合其他涩肠止泻药同用。若为脾虚泄泻，可用乌梅配伍健脾渗湿之品，如炒白术、茯苓；若寒重于湿，可用理中丸配合乌梅；若为湿热泻痢，则可配伍清热苦寒燥湿之品，如黄连、黄柏等；若热偏重，可加金银花、马齿苋以增清热解毒之力。

2. 肺虚久咳

咳嗽是肺气急促上逆发出声响，常伴咯痰的一种症状。乌梅能敛肺止咳，适宜肺虚久咳少痰者，或干咳无痰者。如有外邪者，应谨慎使用乌梅，以免"闭门留寇"，有敛邪之弊。

3. 蛔虫腹痛

蛔得酸则静，而乌梅极酸，可安蛔止痛，是安蛔之圣药。适宜于蛔虫所致的腹痛、呕吐、四肢厥冷等蛔厥病证。

4. 虚热口渴

口渴是自觉口干、渴欲饮水的一种自觉症状，为内科常见症状之一。其基本病机是津液不足或津液不能上潮于口所致。乌梅可生津止渴，治疗虚热消渴，可配合养阴益气的天花粉、麦冬、西洋参同用。

5. 息肉

息肉为风寒客于肺经、肠道、胆囊，其气不利，津液壅遏，血气搏结，附着黏膜，终成赘疣，名曰息肉。乌梅可应用于治疗息肉。其方式为，通过一散一收以恢复胃肠道、胆道、咽喉的生理作用，与安蛔的用法相同，利用乌梅的酸收作用先将病灶范围收定，再通过消瘀、温阳、化痰、利湿等方式着力消除赘肉。临床常用乌梅配威灵仙、桑枝，散收并调，疏肝利胆；乌梅配红藤、金荞麦，清热解毒、排脓祛瘀；乌梅配小茴香、艾叶，温经散结。

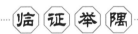

案1 治急性梗阻性化脓性胆管炎

患者女性，49岁。因反复右上腹疼痛2⁺年，加重伴发热、黄疸1天，于1997年3月29日入院。查体：T：39.8℃，P：115次/min；R：22次/min，BP：13/8kPa，发热貌，急性痛苦病容，全身皮肤及巩膜黄染，心肺(-)，右上腹及中上腹可见分别为10cm×0.2cm、6cm×0.2cm、3cm×0.4cm三条手术瘢痕，右腹肌轻度紧张，深压痛，无反跳痛，肝脾未触及，肝区叩痛明显，双肾区轻叩痛。血常规化验：WBC 26.3×10⁹/L，N 0.89，L 0.11，Hb 115g/L，RBC 3.91×10¹²/L，PLT 8.7×10⁹/L；肝功能化验：TBIL 87.1pmol/L，DBIL 73.1μmol/L，IBIL 14μmol/L，

TP 66g/L，ALB 41g/L，GLOB 25g/L，ALT 372u，AST 202u，ICT 267u，TPA 222.5u；肾功能检查：BUN 4.88mmol/L，Cr 65μmol/L，CO2-CP 23.1mmol/L；电解质 K$^+$：3.14mmol/L，Na$^+$：138.8mmol/L，Cl$^-$：104.3mmol/L；血清淀粉酶：965u；小便常规：KET（+），URO（±）；急诊B超示胆总管内径1.9cm，其下段（壁内段）见1.4cm絮状等回声团伴声影，肝内胆管1～2级分支扩张，考虑系胆总管下段结石或蛔虫残骸伴肝内胆管扩张。根据以上检查结合高热、黄疸、腹痛等夏科氏三联征，诊断为急性梗阻性化脓性胆管炎，合并胆源性胰腺炎。即按围手术期治疗，以甲硝唑、氧氟沙星、氨苄西林联合抗感染。同时禁食，补充水、电解质及必需热量，用药3d，病情呈进行性加重，剑突下呈钻顶样疼痛，黄疸进一步加深，体温达40.3℃。由于感染未能有效控制，加之患者已饱受胆囊切除、胆管切开取石、胆道镜取石等3次手术之苦而拒绝再次手术，使治疗陷入困境。应患者要求，予以中药治疗。四诊资料：战栗、壮热，无汗，四肢厥冷，腹痛拒按，呈钻顶样，阵发性加剧，身目俱黄，鲜明如橘子色，小便短黄，大便4d未解，口苦，口干，舌质红，苔黄厚而干，中有裂纹，脉微细。处方：茵陈30g，焦栀15g，生大黄30g，枳实12g，乌梅15g，细辛5g，黄连10g，肉桂（后下）10g，郁金15g，赤芍15g，生山楂30g，金钱草30g，虎杖15g，广木香10g，急煎1剂，100ml每2h1次频服。服药后10h左右解出黑色臭秽大便约800g。小便400ml，色如皂荚汁状，以后疼痛渐减，至次日再解大便2次，并解出死蛔1条，疼痛基本消失，黄疸消退，肠鸣4～5次/min。复查血常规：WBC 9.1×10^9/L，N 0.81，L 0.19；肝功：TBIL 21.4μmol/L，DB 16.6μmol/L，IB 4.8μmol/L，AST 18u，ALT 70u，r-GT 143u，TPA 129.1u；血清淀粉酶80u。继续原方减量服用3剂，症状、体征完全消失。复查B超示胆总管内径1.0cm，内见强回声双线影不伴声影，肝内胆管无扩张。后带药出院调养，随访至今，未见复发。

（岳仁宋医案）

主要症状：战栗、壮热，无汗，四肢厥冷，腹痛拒按，呈钻顶样，阵发性加剧，身目俱黄，鲜明如橘子色，小便短黄，大便四日未解，口苦，口干，舌质红，苔黄厚而干，中有裂纹，脉微细。

病机归纳：蛔虫阻滞胆道，气机郁遏，胆汁不循常道，瘀热互结，阳气闭郁。

经典方证：《伤寒论·辨厥阴病脉证并治》："伤寒，脉微而厥，至七八日，肤冷，其人躁，无暂安时者，此为脏厥，非蛔厥也。蛔厥者，其人常自吐蛔，今病者静，而复时烦者，此为脏寒。蛔上入膈，故烦，须臾复止，得食而呕，又烦者，蛔闻食臭出，其人当吐蛔也。蛔厥者，乌梅丸主之，又主久利。"

方义分析：根据中医"六腑以通为用"，"通则不痛"之旨，选择以乌梅丸辛开苦降、寒热并用，酸苦辛安蛔温脏之意，并合茵陈蒿汤通腑泻热，以利胆退黄。方中茵陈清热利湿，焦栀、生大黄清热泻火通下，枳实通气去滞，乌梅安蛔，细辛、肉桂温脏清寒，黄连清脏腑郁热，郁金活血止痛、利胆退黄，赤芍活血养血，生山楂祛瘀活血，金钱草利湿退黄，虎杖祛风利湿、散瘀止痛，广木香芳香化浊和中。本案例为蛔虫阻滞胆道，气机郁遏，疏泄失常，胆汁不循常道，瘀热互结，热深厥亦深，发为厥脱。根据蛔虫得酸则静，得辛则伏，得苦则下的特性，结合黄疸加重的病理转归，将乌梅丸合茵陈蒿汤加减化裁，腑气通，黄疸退，蛔虫出，各项指标也恢复正常。

药证归纳：临床治疗此类蛔厥，非单用热药或单用寒药可治，当寒温并用，通调阴阳。经方乌梅丸补泻兼施、承阴启阳、寒热并调，切中病机。乌梅"味酸，入肝"，补肝之体、助肝之用，可下气，除热，加之以苦酒渍乌梅一宿，更增强其酸以补肝、酸以收敛之功效。乌梅丸全方更是可促使阴阳之气流通，进而恢复人体阳降阴升的生理状态。

乌梅有多种功效，概括起来，一是收敛，凡泻痢滑肠、崩漏、遗精带下、肺虚久嗽等适用；二是补养，乌梅能养阴生津，润胃养肝阴；三是止痛，乌梅舒筋缓急、利胆安蛔；四是腐蚀，乌梅可蚀恶肉，临床可用其治疗息肉。

案2　治慢性腹泻

李某，女，38岁，于2018年5月10日就诊。腹泻5年，大便每日3～5次。患者常常餐后腹痛，进食后即泻，稍食冷物即泻。既往有高血压病史。患者大便不成形，大便中夹有不消化食物，平素畏寒畏风身冷，口渴不欲饮水，食欲不佳，常易感冒，由于工作压力较大，性格内向，情绪较低落，睡眠情况尚可，舌淡胖有齿痕、苔薄白稍腻，脉弦细。中医诊断为泄泻，脾肾阳虚兼郁证。方用乌梅丸合痛泻要方加减。药用：乌梅10g，细辛5g，肉桂10g，黄连10g，干姜8g，生晒参10g，白附片10g，当归12g，木香10g，花椒10g，白芍20g，炒白术10g，防风10g。水煎服，每日1剂，早晚分2次服。服7剂后大便急迫及腹痛症状减轻，大便每日2次，畏寒症状减轻，舌淡胖有齿痕，苔薄白，脉弱。前方去痛泻要方，减花椒，加肉豆蔻。服14剂后大便每日1～2次，稍成形，无不消化食物，畏寒乏力症状减轻。继续服用前方7剂。1月后随访，患者大便成形，受寒冷刺激或进食凉物后未再出现明显腹泻。

（岳仁宋医案）

主要症状：腹痛，食后即泻，遇冷加重，大便每日3～5次，舌淡胖有齿痕、苔薄白稍腻，脉弦细。

病机归纳：脾肾亏虚，肝郁脾虚，寒热错杂。

经典方证：《伤寒论•辨厥阴病脉证并治》："伤寒，脉微而厥，至七八日，肤冷，其人躁，无暂安时者，此为脏厥。非蛔厥也，蛔厥者，其人常自吐蛔，今病者静，而复时烦者，此为脏寒。蛔上入膈，故烦，须臾复止，得食而呕，又烦者，蛔闻食臭出，其人当吐蛔也。蛔厥者，乌梅丸主之，又主久利。"

方义分析：早在《素问•阴阳应象大论》中便有"清气在下，则生飧泄""湿胜则濡泻"等记载。《素问•举痛论》亦云"寒气客于小肠，小肠不得成聚，故后泄腹痛矣"。本案患者为中年女性，原本脾胃虚弱，又受情志影响，木郁克土，脾胃肠道皆虚损，肠道不摄则大便急迫，脾虚日久、湿浊内蕴化热，成寒热错杂症候，一遇寒凉引动则腹泻加重。治当温补脾肾、温脏清里、疏肝解郁。乌梅酸敛止泻，生晒参、白附片、干姜、肉桂、花椒温补脾肾阳气，黄连清热燥湿，木香通利气机，当归补养气血，痛泻要方柔肝健脾。二诊中去花椒，加肉豆蔻温肾补脾巩固疗效，患者反馈良好，症状减轻，随访提示疾病痊愈。

药证归纳：《素问•脏气法时论》曰"脾病者……虚则腹满肠鸣，飧泄食不化"。《景岳全书•泄泻》言"泄泻之本，无不由于脾胃"。脾胃虚弱者，胃肠功能减退，不能受纳水谷，运化精微功能减退，聚水成湿，积食为滞，致脾胃升降失司，清浊不分，混杂而下，遂成泄泻。脾虚严重者，泻下完谷不化。治疗应注意急性泄泻不可骤用补涩，以免闭留邪气在内。现代人压力较大，情绪波动，肝郁脾虚证的泄泻较常见。从脏腑辨证来看，乌梅丸的使用多与肝脾有关，肝气郁滞，横逆犯脾，使用乌梅可缓解此种肝气横逆之症。当然，尚需结合使用温阳健脾、补益中气之药以治本，巩固疗效。

牛膝

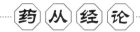

◎ 概述

牛膝为苋科多年生草本植物牛膝和川牛膝的干燥根。牛膝味苦、甘、酸,性平,归肝、肾经。川牛膝味甘、微苦,性平,亦归肝、肾经。牛膝具有活血祛瘀,补肝肾、强筋骨,引血下行,利尿通淋的功效。川牛膝具有逐瘀通经,通利关节,利尿通淋的功效。

◎ 经论

《神农本草经》云:"牛膝,味苦,酸。主寒湿痿痹,四肢拘挛,膝痛不可屈伸,逐血气,伤热,火烂,堕胎。久服轻身,耐老。"

◎ 释经

牛膝味苦、甘、酸,性平,为祛瘀通行之品。"主寒湿痿痹,四肢拘挛,膝痛不可屈伸"。肝肾亏虚,寒湿外袭,气血痹阻,则肢体筋骨或萎弱不用,或筋脉挛急,或骨节疼痛难以屈伸,牛膝性走而下行,能走能补,可逐寒湿除痹,故可主之。"逐血气,伤热,火烂,堕胎",牛膝味苦而入肝经,苦能降泄,可行血祛瘀,通行降下,故气血瘀滞可通之,经闭难产可行之。牛膝味酸,能收敛湿疮,故烧烫火伤、皮肤溃烂发热者可用之。此外,浮火炽盛、气血涌上,痈疽疮疡而上实下虚者,亦可引血下行。同时,牛膝能走能补,肝肾不足而气血闭阻者,久服可流通气血,补益肝肾,强健筋骨,则身体轻快而不易衰老。

◎ 药证

多用于治疗瘀血阻滞证,肝肾不足证,肝阳上亢、胃火上炎等(证属气火上逆),淋证。

◎ 炮制

现代牛膝炮制方式主要为生用、盐制、酒制。生用长于活血祛瘀,引血下行,利尿通淋。盐制牛膝则长于补肝肾、强筋骨。酒制除保留生用效果以外,还增强了活血祛瘀,通经止痛之效。两种炮制品临床应用较多。研究表明,牛膝与酒牛膝主体成分基本相同,其活血祛瘀也无显著差异。然酒牛膝中甾酮类成分含量略有增加,皂苷类成分含量增加较明显,这与酒牛膝抗炎镇痛、活血化瘀,提高免疫功能作用更强是相符合的。

◎ 用量

《中华人民共和国药典(2020 年版)》规定牛膝用量为 5～12g,川牛膝剂量为 5～10g。目前临床上活血祛瘀,补肝肾,强筋骨,用量多为 9～30g;利尿通淋,用量多为 15～30g;引血下行,平肝降逆,则多采用大剂量,常用至 30g 以上。

◎ 阐微

牛膝最早载于《神农本草经》中,被列为上品,彼时无怀牛膝、川牛膝之分。历代医籍所载多指怀牛膝,以河南怀地(古时为怀庆府,即今河南焦作地区)所产为道地药材。直至明清时期,才逐渐分为怀、川两种牛膝。川牛膝的应用始见于唐·蔺道人骨伤专著《仙授理伤续断秘方》,医籍中大活血丹、活血丹、乌龙角贴三方中均为川牛膝。道地产区原为蜀地天全地区,现四川乐山金口河区和雅安宝兴县已逐渐替代传统道地产区,成为新的川牛膝优质产地。传统观点认为,两者均有活血祛瘀,补肝肾,强筋骨,引血下行,利尿通淋之功效,但怀牛膝偏于"补",侧重补肝肾、强筋骨;而川牛膝更偏于"行",侧重活血祛瘀。但亦有医家提出不同观点,如《本经逢原》提出"苦酸平无毒,怀产者长而无旁须,水道涩渗者宜之。川产者细而微黑,精气不固者宜之",《本草便读》云"怀产者象若枝条,下行力足;川产者形同续断,补益功多……怀牛膝根细而长,川牛膝根粗而大。欲行瘀达下则怀胜,补益肝肾则川胜耳"。现代药理实验发现,怀、川牛膝皆有活血化瘀作用,且两者均含具有免疫活性的多糖,有一定补益作用;而川牛膝改善微循环作用强于怀牛膝,基本符合传统观点。

牛膝虽有补益之功,却不长于补益,而长于活血祛瘀,利尿通下。正如《本草新编》所言"虽牛膝亦补精之味,而终不能大补其精,则单用牛膝以治肾虚之膝,又何易奏效哉……不补气以运足,而徒用牛膝以健膝,膝且不能健,又何以健足哉","盖牛膝走而不守,能行血于断续之间,而不能补血于断续之内,必须用牛膝于补气补血之中,而后能收其续绝之效"。因此,欲补肝肾、强筋骨,单用牛膝则难以奏效,以活血之牛膝行补益之能,单味之功效尚不足,需酌情配伍补益之品。

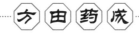

◎ 药对

牛膝配杜仲,补肝肾,强筋骨;配肉苁蓉,温肾益精,润肠通便;配续断,补肾强腰;配钩藤,平肝息风;配丹参,凉血活血,补益肝肾;配益母草,化瘀利水,活血止痛;配何首乌,补肝肾,益精血;配菟丝子,补肾益精,强筋健骨;配威灵仙,祛湿活血,舒筋止痛;配代赭石,平肝降逆;配桔梗,升清降浊;配穿山甲,活血通淋,利尿排石;配石膏,清热降火;配黄柏,清热燥湿,强筋健骨。

◎ 角药

牛膝配人参、当归,补气养血,活血助产;配当归、肉桂,活血化瘀,温补肝肾,温煦下焦;配大黄、丹皮,活血下瘀,消肿散痈;配桃仁、红花,活血化瘀;配赤芍、水蛭,活血消癥,消肿散结;配杜仲,桑寄生,平补肝肾,平肝潜阳。

◎ 类经方

1. 类中风之肝阳化风证——镇肝熄风汤

《医学衷中参西录》"治内中风证(亦名类中风,即西人所谓脑充血证),其脉弦长有力(即西医所谓血压过高),或上盛下虚,头目时常眩晕,或脑中时常作疼发热,或目胀耳鸣,或心中烦热,或时常噫气,或肢体渐觉不利,或口眼渐形歪斜,或面色如醉,甚或眩晕,至于颠仆,昏不知人,移时始醒,或醒后不能复原,精神短少,或肢体痿废,或成偏枯"。"类中风"乃内生而非外受风邪,因肝肾阴虚,阴不制阳,肝阳化风,气血上逆,故出现眩晕耳鸣,头目胀痛,轻则口眼㖞斜,重则猝然昏仆,不省人事等诸多上实下虚,本虚标实,标实为急的中风之候。是以方中重用牛膝以引血下行,此为治标之主药。而复深究病之本源,用龙骨、牡蛎、龟甲、芍药以镇息肝风,赭石以降胃降冲,玄参、天冬以清肺气,肺中清肃之气下行,自能镇制肝木。至其脉之两尺虚者,当系肾脏真阴虚损,不能与真阳相维系。其真阳脱而上奔,并夹气血以上冲脑部,故又加熟地、萸肉以补肾敛肾。从前所拟之方,原止此数味。后因用此方效者固多,间有初次将药服下转觉气血上攻而病加剧者,于斯加生麦芽、茵陈、川楝子即无斯弊。盖肝为将军之官,其性刚果,若但用药强制,或转激发其反动之力。茵陈为青蒿之嫩者,得初春少阳生发之气,与肝木同气相求,泻肝热兼疏肝郁,实能将顺肝木之性。麦芽为谷之萌芽,生用之亦善将顺肝木之性使不抑郁。川楝子善引肝气下达,又能折其反动之力。方中加此三味,而后用此方者,自无他虞也。心中热甚者,当有外感,伏气化热,故加石膏。有痰者,恐痰阻气化之升降,故加胆星也。诸药配伍,有滋阴潜阳,镇肝息风之效。

2. 胸中瘀血证——血府逐瘀汤

《医林改错》用此方治胸中瘀血内阻,气机郁滞,见"头痛、胸痛、胸不任物、胸任重物、天亮出汗、食自胸右下、心里热(名曰灯笼病)、瞀闷、急躁、夜睡梦多、呃逆、饮水即呛、不眠、小儿夜啼、心跳心忙、夜不安、肝气病、干呕、晚发一阵热"等。胸部为人体宗气之所聚,肝经循行之所在,若胸部瘀血阻滞,气机升降不利,不通则痛,郁久化热,可伴随诸多复杂病证。王氏所创此方中,桃仁活血润燥,红花活血止痛,川芎、赤芍活血化瘀,牛膝活血祛瘀,引血下行,生地、当归补血养血,枳壳、桔梗通行气机,柴胡疏肝理气,引药入肝,甘草调和药性。诸药共济，行气和血，活血祛瘀，乃治疗脏腑瘀血证良方。

3. 久痹体虚——独活寄生汤

《备急千金要方》"治腰背痛，独活寄生汤。夫腰背痛者，皆犹肾气虚弱、卧冷湿地当风所得也，不时速治，喜流入脚膝，为偏枯冷痹缓弱疼重，或腰痛挛脚重痹，宜急服此方"。因感受风寒湿邪，客于骨节，痹阻气血，故见骨节肿胀疼痛，留邪不去，损及筋骨，累及肝肾，耗伤气血，故痹证日久又致气血不足，肝肾亏虚，为本方之所主。方中防风、细辛、肉桂、秦艽祛风散寒除湿止痹痛，杜仲、桑寄生、牛膝补肝肾强筋骨，兼以活血通脉，生地黄、当归、芍药、川芎养血活血，瘀去新生，人参、茯苓、甘草健脾益气。全方祛邪不伤正，扶正不留邪，祛邪与扶正兼顾，治疗痹证日久而见气血肝肾俱不足者甚佳。

4. 胃腑热盛，肾阴亏虚证——玉女煎

《景岳全书》卷五十一"水亏火盛，六脉浮洪滑大；少阴不足，阳明有余，烦热干渴，头痛牙疼，失血等证"。足阳明胃经上行头面，入上齿中。若阳明胃热上攻可致头痛牙疼，灼伤血络可见牙龈出血，耗伤阴液可见烦热干渴，肾阴不足则见牙齿松动。本证火旺水亏，上实下虚，以标实为主，急则治其标。方中以石膏清阳明胃热，熟地滋肾水不足，壮水之主以制阳光，知母清热泻火，配合石膏除烦止渴，麦冬清热养阴，配合熟地滋养阴液。一味牛膝引热下行，以降火邪。诸药合用，共奏清热养阴，补虚泻实，标本同治之功。

5. 肾虚水肿——加味肾气丸（济生肾气丸）

此方原出自于南宋时期严用和《济生方》，由金匮肾气丸加减而来，以治"肾虚腰重脚重，小便不利"。金匮肾气丸本主"虚劳腰痛，少腹拘急，小便不利者"，因腰为肾之府，肾虚则腰痛，且阳虚则寒，寒凝经脉，故少腹拘急，肾虚无以气化，则小便不利。若肾虚气化不行，水肿较甚，腿脚俱肿，则又当温肾化气之时兼以利水消肿以治其标。方中熟地、山药、山茱萸补肾滋阴，兼顾肝脾，茯苓、泽泻、丹皮利水泄浊，兼清虚热，此即为"三补三泻"；又以附子、肉桂温补肾阳，"少火生气"。在此基础上，配伍川牛膝补肝肾，强筋骨，利水下行，车前子清热利水消肿，如此温化与通利并施，较原方利水消肿之效更强。

6. 下焦湿热痿痹——四妙丸

四妙丸见于清·张秉成《成方便读》，由《丹溪心法》中的二妙散变化而来。方中苍术味苦性温，能燥湿健脾，散寒除痹，黄柏味苦性寒，善清下焦湿热，牛膝性善下行，平补肝肾，强壮筋骨，引诸药入下焦，且能利尿通淋，下利小便，薏苡仁甘淡微寒，能利水渗湿，清热除痹。四药配伍，药简用妙，功善清热除湿，宣痹止痛，为治疗下焦湿热痿痹之妙方。

◎ 方证

含牛膝常用类经方的临床应用指征如下：

镇肝熄风汤 以头目昏胀眩晕、头痛耳鸣、面色如醉、心中烦热、轻则逐渐口眼㖞斜、肢体不利、重则猝然昏仆、不省人事、移时苏醒如常人或昏不知人、舌红、脉弦长有力为其辨证要点。

天麻钩藤饮 以头晕目眩、头痛耳鸣、烦躁不安、失眠多梦、舌红苔黄、脉弦或数为其辨证要点。

血府逐瘀汤 以头痛胸痛、久久不愈、痛如针刺、痛处固定不移、夜间时热、呃逆不止、饮水即呛、干呕、夜啼、瞀闷急躁、或心悸怔忡、失眠多梦、唇色黯沉两目黯黑、舌质黯红、或舌有瘀点瘀斑、脉涩或弦紧为其辨证要点。

身痛逐瘀汤 以肩臂痛、腰腿痛、甚或周身疼痛、经久不愈、痛如针刺、痛处固定不移、唇黯目黯、舌质黯红、或舌有瘀点瘀斑、脉涩或弦紧为其辨证要点。

独活寄生汤 以腰膝酸软冷痛、肢节屈伸不利、或麻木不仁、畏寒喜暖、心悸气短、肢体乏力萎软、舌淡苔白、脉细弱为其辨证要点。

玉女煎 以头痛牙疼、牙齿松动、牙衄、消谷善饥、烦热口渴、舌红少苔、苔黄而干、脉虚细数或浮滑洪大为其辨证要点。

四妙丸 以两足麻木、关节红肿疼痛、肢体痿软无力、舌红、苔黄腻为其辨证要点。

加味肾气丸 以腰重脚肿、下肢畏寒、少腹拘急、小便不利或小便反多、入夜尤甚、舌淡胖大齿痕、苔白滑或润、脉虚弱、尺部沉细为其辨证要点。

左归丸 以头晕目眩、腰酸腿软、遗精滑精、早泄、自汗盗汗、口燥舌干、舌光少苔或无苔、脉细数为其辨证要点。

◎ 量效

总结牛膝在类经方中的量效关系如下:

1. 绝对剂量

牛膝较大剂量见于独活寄生汤、镇肝熄风汤。独活寄生汤中牛膝用量为 2 两,镇肝熄风汤中为 1 两。独活寄生汤主治风寒湿痹,日久而肝肾不足,气血两虚,而镇肝熄风汤主治肝肾阴虚,阴不制阳,肝阳化风之类中风。前方中配合诸多补益及除痹药,取其补肝肾,强筋骨,活血祛瘀;后方中牛膝用量较大,概借量大以增强引血下行,平肝潜阳之力。

牛膝中剂量见于血府逐瘀汤、身痛逐瘀汤,血府逐瘀汤与身痛逐瘀汤所用剂量均为 3 钱。其中血府逐瘀汤主治胸中瘀血内阻,气机郁滞所见瘀滞诸症,身痛逐瘀汤主治瘀血阻滞经络证见周身疼痛,经久不愈。在这些方证中多取其活血祛瘀,通行血脉之效。

牛膝小剂量见于玉女煎,玉女煎中牛膝用量为 1 钱半。玉女煎主治胃腑热盛,肾阴亏虚,见头痛牙痛,牙衄齿松,消渴,消谷善饥等。胃热阴虚证因火旺为主,兼有肾水不足,故主要以石膏、知母急则治标,清泻阳明火热,同时配伍小剂量牛膝于其中,取其性善下行以引热于下。

另外,牛膝普通剂量亦见于流传千古的丸剂中,如加味肾气丸、四妙丸、左归丸,其中牛膝用量分别为半两、8 两、3 两。加味肾气丸主治肾虚水肿证,四妙丸主治下焦湿热之痿证、痹证,左归丸主治肾阴亏虚证。因久病亏虚,或邪留日久,需以丸剂缓缓图之,此三方丸剂中牛膝配合诸药,引药下行,以发挥补肝肾强筋骨,兼以利水之功效。

2. 相对剂量

（1）滋阴补肾：在玉女煎（熟地 3 钱：牛膝 1 钱半）、加味肾气丸（熟地 5 钱：牛膝 1 钱半）、左归丸（熟地 1 两：牛膝 1 钱半）中所用地黄皆为熟地，其中玉女煎中熟地与牛膝比例分别为 2:1、10:3、20:3；加味肾气丸中熟地与牛膝剂量比为 1:1（熟地 1 两半：川牛膝 1 两半），左归丸中熟地与牛膝比例比为 8:3（熟地 8 两：川牛膝 3 两）。在独活寄生汤（生地 2 两：牛膝 2 两）、血府逐瘀汤（生地 3 钱：牛膝 3 钱）中所用地黄为生地，生地与牛膝比例均为 1:1。生地黄清热凉血，养阴生津，熟地黄滋补肾阴，益精填髓，牛膝与生地相伍，活血之时清热养阴，兼可补肾；牛膝与熟地配伍，则增强滋阴补肾之功。

（2）补血活血：在独活寄生汤（牛膝 2 两：当归 2 两）、血府逐瘀汤（牛膝 3 钱：当归 3 钱）、身痛逐瘀汤（牛膝 3 钱：当归 3 钱）中，牛膝和当归比例均为 1:1。牛膝活血祛瘀，当归补血活血，调经止痛，两药配伍使用，以求活血补血，祛瘀止痛，使瘀去而新生。

（3）补血活血，养阴柔肝：在独活寄生汤中，牛膝与白芍比例为 1:1（牛膝 2 两：白芍 2 两）；血府逐瘀汤中，牛膝与赤芍比例为 3:2（牛膝 3 钱：赤芍 2 钱）；镇肝熄风汤中，牛膝与白芍比例为 2:1（牛膝 1 两：白芍 5 钱）。赤芍清热凉血，化瘀止痛，白芍补血养阴，柔肝止痛。牛膝与赤芍相伍，增强活血祛瘀而兼清郁热，与白芍相伍，则活血祛瘀之时养阴柔肝，以增强止痛之效。

◎ 服饵

牛膝虽有怀、川之分，也都具有一定补肝肾、强筋骨的功效，然需注意的是，牛膝毕竟属活血化瘀之品，且性善下行，功专活血利下而补益肝肾较弱。《本草经疏》言"经闭未久，疑似有娠者勿用；上焦药中勿入；血崩不止者忌之"，故孕妇及月经过多者忌用，而"上焦药中勿入"，意为单见表证宜解表散邪，"治上焦如羽，非轻不举"，误用牛膝则有引邪深入之嫌，故治上焦病也不宜用牛膝。此外，因本品下行通利之性，诸多医籍均有记载其禁忌证，如《本草通玄》"梦失遗精者，在所当禁"，《得配本草》"中气不足，小便自利，俱禁用"，《本草正》"脏寒便滑，下元不固者当忌用之"等，故中气下陷，脾虚泄泻，精关不固，遗精滑泄者应慎用牛膝或酌情配伍他药，以免失治误治，耗伤脏腑气血。

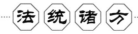

法 统 诸 方

◎ 消法

瘀血为有形之邪，《金匮要略·惊悸吐衄下血胸满瘀血病脉证治》言"是瘀血也，当下之"，就提到瘀血"当下"的治法。下，即为消为化。牛膝作为消法常用药，味苦甘（酸），性善下行，长于活血祛瘀，引血下行，利尿通淋，故归为"消"药。通过配伍，牛膝可以体现以下消法之用：

1. 活血化瘀法

因寒湿凝滞,热邪郁滞,肝郁气滞,痰食停滞,或跌扑损伤,气虚无力推动等原因,导致体内血脉运行不畅,或不循常道瘀阻他处,而为瘀血,同时瘀血可致疼痛,多痛如针刺而痛处固定,入夜尤甚。邪位尚浅可"宛陈则除之"(《灵枢·九针十二原》),若邪气较深,留于下部,则应"其下者,引而竭之"(《素问·阴阳应象大论》)。瘀去则新生,邪去正自安,故有形之瘀血当活血行气,化瘀消瘀。牛膝入血分,善活血行血,祛瘀止痛,通利下焦血分之功显著,故常用于脏腑之瘀血证。代表方为血府逐瘀汤、身痛逐瘀汤。

2. 活血利水法

《金匮要略·水气病脉证并治》曰"经为血,血不利则为水,名曰血分"及"经水前断,后病水,名曰血分,此病难治"。若三焦气化不利,阳气不足,则气血运行无力,经水不行,停为瘀血,瘀血阻滞水道,故作水肿。又如《血证论》"失血家往往水肿,瘀血化水,亦发水肿"所言。若此类瘀血兼见水肿者,徒利水而肿不去,血行则水自退。牛膝为通利之品,长于活血祛瘀,且其性善下行,开通下焦血分,通淋利水,瘀血、水饮俱可消除,故常用于瘀水互结证,以及水肿,小便不利的患者。代表方为牛膝汤、加味肾气丸。

3. 活血补肾法

年老体弱者,肝肾亏虚,筋骨不强,再感受风寒湿邪或风湿化热,邪气留于筋脉骨节,痹阻气血,则易发展成痹证,或感受邪气后,骨节肿痛,邪留日久,耗伤气血,累及肝肾。牛膝不仅能活血化瘀,祛瘀止痛,也有一定的补肝肾,强筋骨之效,故久痹患者用之能开气血之痹,解瘀滞之痛,补肝肾之亏,常用于肝肾不足,筋骨痿弱,起居须扶,足不任地之人。然牛膝以活血通经见长,而补益肝肾之功稍逊,故常与其他祛风湿、清湿热、补肝肾、止痹痛药相伍以增强疗效。此法代表方为独活寄生汤、续断丸、四妙丸等。

4. 引血降热法

《素问·六微旨大论》"非升降,则无以生长化收藏",阳气升降出入运动正常,人体才有正常的生理活动。《素问·生气通天论》载"阳气者,大怒则形气绝,而血菀于上,使人薄厥",若因外受风热,内伤七情等原因,致上部阳热亢盛,气血上逆,则可见各类上实证的疾病,如肝阳化风,血随气逆之类中风,或胃火上炎,肾阴亏虚者之牙痛牙衄等。牛膝性善下行,能降能泄,能引上郁之血,以降上炎之火,且兼有补下之功,故尤宜于上实下虚证者。代表方为镇肝熄风汤、玉女煎。

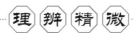

◎ 药理

1. 传统药理

"通""降""补"三字能较好地概括牛膝的药理作用。"通"指的是牛膝具有活血化瘀,祛瘀止痛,利尿通淋之功,常用于瘀血阻滞之闭经痛经,跌扑损伤等;而"降"指牛膝具有引血下行的特点,能降上炎之火,可用于各类火热上炎证;"补"即牛膝亦有一定的补肝肾,强筋骨,引诸药入肝肾的作用,肝肾不足者亦可酌情配伍使用。

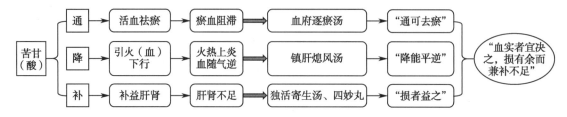

2. 现代药理

牛膝的药理作用主要包括如下:

(1)抗凝血作用:牛膝能降低全血黏度,并能延长凝血时间,扩张血管,改善微循环。

(2)抗炎消肿作用:牛膝多糖有较强的抗炎消肿作用,可促进炎症物质吸收。

(3)增强免疫作用:能提高NK细胞活性,增强机体免疫功能,并促进角蛋白质的合成。

(4)利尿作用:牛膝煎剂或醇提物有轻度利尿作用。

(5)抗生育、抗早孕和抗着床作用:牛膝能兴奋子宫平滑肌从而具有抗生育、抗早孕和抗着床作用。

(6)降血糖作用:牛膝所含甾酮类有降血糖的作用。

(7)镇痛作用:牛膝煎剂有镇痛作用。

(8)降压扩血管及抗动脉粥样硬化作用:牛膝醇提物、煎剂对心脏有抑制作用,还具有短效性降压、扩血管作用以及抗动脉粥样硬化的作用。

(9)抑制胃肠运动作用:怀牛膝对胃肠功能有轻度抑制作用,能减弱十二指肠收缩运动。

(10)抗病毒作用:牛膝对乙肝病毒和单纯性疱疹病毒有明显的抑制作用。

◎ 演义

牛膝以活血祛瘀,引血下行为长,兼有补益肝肾之效。瘀血阻滞取其活血化瘀,散瘀止痛;水饮蓄积,取其利尿通淋;火热上炎,取其引火下行;肝肾不足,取其补肝肾,强筋骨。

1. 瘀血证

牛膝为活血化瘀,祛瘀止痛之品,其性降泄通利,长于破血逐瘀,故临床所见瘀血证。如妇科之瘀血阻滞导致闭经,痛经,月经不调,产后腹痛等;伤科之跌扑损伤,筋骨肌肉疼痛;内科之头痛、胸痛、呃逆、不寐及其他诸多神经症。凡辨为瘀血实证者,均可用之。牛膝常与桃仁、红花、水蛭、当归等活血破血之品同用,以增强其他活血化瘀之效。代表方为血府逐瘀汤、身痛逐瘀汤。

2. 类风湿关节炎

类风湿关节炎为难治性自身免疫性疾病,临床以小关节疼痛,肿胀,晨僵为主要表现。中医认为类风湿关节炎属中医痹证，乃年老肝肾不足，风寒湿邪客于关节，痹阻气血所致，或邪气痹阻日久，亦可耗损气血，累及肝肾。牛膝虽长于活血祛瘀，通行筋脉关节痹阻之气血，然亦有补肝肾、强筋骨之功，治标之余亦能治本。现代药理学认为，牛膝多糖有较强的抗炎消肿作用，并增强炎症物质的吸收。临床常配伍独活、秦艽等祛风湿散寒止痛之品以增强疗效。

3. 骨质疏松症

骨质疏松为代谢性骨病，轻者可无症状。随病情进展患者可见腰背疼痛，乏力骨痛，跌倒时易骨折等，严重时可见骨骼变形。中医认为该病多因年老气血亏虚，肝肾不足，筋骨失养，治当补益肝肾，强健筋骨。牛膝味甘，入肝、肾经，能补肝肾强筋骨，且能活血通经，促进气血周流营养骨节。然牛膝虽有部分补益之功，下行走筋之力，然其性趋下而滑利，补肝肾作用有限，单用难以奏效，故精气亏虚者需配伍熟地、杜仲、续断、补骨脂等补肾强壮药方可收功。

4. 心脑血管疾病

中风初期，患者常有眩晕耳鸣，头目胀痛，轻则口眼㖞斜，言语謇涩，重则猝然昏仆，不省人事，二便失禁，或醒后半身不遂等症，多因肝肾阴虚，肝阳化风，风阳上扰，血随气逆所致。本病虽多虚实夹杂，然初期以标实为主，急则治其标，治当以镇肝息风，平肝潜阳为要。牛膝味苦能降能泄，其性善趋下，引火下行，能助诸治风药，增强平肝镇肝之效。除中风偏瘫外，高血压等心脑血管疾病，牛膝用之亦有良效。仝小林院士将怀牛膝作为治疗老年人脉压大之靶药，最大剂量可用至120g，且常用于"肾虚型"老年性高血压，并配伍杜仲，桑寄生等提高降压效果。代表方为镇肝熄风汤，天麻钩藤饮。

5. 淋证

湿热之邪重着黏滞，易侵犯下焦肾与膀胱，影响肾与膀胱气化功能，可致小便短赤，淋沥涩痛之淋证。其中热邪炽盛则为热淋，伴有出血则为血淋，伴有结石则为石淋。治疗当利尿通淋，清热利湿。牛膝性善下行，能祛瘀止痛，利尿通淋，瘀血结石阻滞尿道之淋证常可选用牛膝，以借其开通下焦，疏利通达之功。

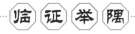

案1 治痹证（痛风）

患者男，19岁。职校学生，体形肥胖，BMI：31kg/m²。2015年08月20日门诊初诊，主诉为"反复关节疼痛8年，复发伴加重1天"。曾服多种西药消炎止痛降尿酸，开始能获良效，反复发作久则效果不理想，1天前病情加重。患者诉因病痛折磨，纳差不寐，辗转不舒，甚是痛苦。刻下症：右侧髋关节、左侧膝关节外侧疼痛难忍，皮温升高，伴左侧踝关节肿胀，双下肢活动受限，不能行走，双手掌指关节、双足趾关节多次出现大小不等的痛风石。舌红点,薄黄苔,舌下脉络迂曲,脉弦。实验室检查:C反应蛋白188.5mg/L,降钙素原0.12μmol/L,血沉41mm/1h,尿酸737μmol/L,肝功能异常。中医诊断:痹证——痛痹,风湿热痹。西医诊断:痛风(急性发作期),痛风性关节炎,痛风石形成。处方:黄芪240g,石斛120g,远志90g,川牛膝90g,金银花30g。日服1剂,一气服之,嘱温服后盖被发汗,汗后避风。1剂后,自诉夜间挥汗如雨。3剂后,自诉关节肿痛明显缓解,纳眠可。药后急性症状虽缓解,但诸药量大,考虑到患者体质情况,不可重阴重阳,故急性剧痛缓解后停服换方。复查:C反应蛋白152mg/L,降钙素原0.08μmol/L,血沉13mm/1h,尿酸450μmol/L,肝功能未见明显异常。此后未再急性发作,以他方温阳除痹为本加减。

(岳仁宋医案)

主要症状: 形体肥胖,关节肿胀疼痛,双下肢活动受限,不能行走,关节处有痛风石形成,纳差不寐,舌红点,薄黄苔,舌下脉络迂曲,脉弦。

病机归纳: 痰瘀痹阻,风寒湿相搏,痹阻筋脉关节,日久化热,湿热瘀结。

经典方证: 鲍相璈《验方新编》:"名鹤膝风……屈无力病在筋则伸,不能屈在骨则移动维艰,久则日肿日粗,大腿日细,痛而无脓,颜色不变,成败症矣,宜早治之。"可用四神煎:"生黄芪半斤,远志肉、牛膝各三两,石斛四两,用水十碗煎二碗,再入金银花一两,煎一碗,一气服之,服后觉两腿如火之热,即盖暖睡,汗出如雨,待汗散后缓缓去被忌风,一服病去大半,再服除根,不论久近皆效。"

方义分析: 此案患者主要症状集中于下肢大小关节,红肿热痛,且见有痛风石形成,属中医"历节病""痹证"范畴。因患者形体肥胖,痰湿凝聚,又感受风寒湿三气合而为病,且痹阻日久,郁而化热,痰气不行,瘀血阻滞,故兼具风、寒、湿、热、痰、瘀的证型特点。《素问·阴阳应象大论》言"气伤痛,形伤肿",结合舌脉,辨证当属"湿热瘀结"之证。故选用"四神煎"为主方,其中黄芪重用以鼓舞正气,直达病所,宣痹除滞,祛邪外出。牛膝强健筋骨,活血祛瘀。石斛养阴清热,远志调养心肾,防邪气内传,预安未受邪之地,又能消散痈肿,金银花清热解毒,消除瘀热之肿痛。嘱患者发作时服用,并覆衣被助正发汗,意在取邪正交争最剧之时,一鼓作气祛邪外出。诸药相伍,补而不滞,清而不寒,大汗而不虚,共奏扶正祛邪、清热解毒、活血通利关节之功,可谓妙方。

药证归纳:《素问·阴阳应象大论》云"气伤痛,形伤肿。故先痛而后肿者,气伤形也;先肿而后痛者,形伤气也"。痛风之"痛",为病至气分气机不通所致,亦或为病至气分正气耗损。痛风之"肿",为邪正斗争,邪衰大半,正气亦亏,久羁血分,亦或邪正势均力敌,交争中产生痰、浊、瘀等病理产物,损伤血络,血脉不通。气滞则血瘀,血瘀则形伤。临床多见于痛风石及慢性关节炎(慢性痛风石演变期)。此时行气活血,益气扶正方为首要目的。著名中医学家岳美中先生在《岳美中医话集(增订本)》中提到"膝关节红肿疼痛,步履维艰,投以《验方新编》四神煎恒效"。四神煎原文主治鹤膝风,而鹤膝风即一种非化脓性的膝关节疾病,属"痹证"范畴,表现为显著的水液停滞和继发性功能障碍。现代药理学研究发现，四神煎具有减轻滑膜水肿，抑制滑膜细胞分泌，增强细胞因子抗炎活性的作用，并能减轻局部炎症，改善关节肿胀等症状。方中牛膝有调节机体免疫功能、消炎镇痛等功效，且配伍黄芪、石斛、金银花、远志，诸药通过多环节、多靶点发挥作用，能共同参与免疫调节、抗炎镇痛。

案2　治高血压

　　患者，男，48岁，2017年10月23日初诊。主诉：血压升高15年，尿蛋白10年。患者15年前诊断为高血压，时测血压145/95mmHg，未服药。10年前发现尿蛋白(++++)，潜血(++++)，诊断为慢性肾小球肾炎，予中西医治疗后尿蛋白减少。2年前发现肾功能异常，未予重视，平素服用金水宝。2017年4月检查Cr：182.9μmol/L，未予治疗，10月复查Cr达198mmol/L。过敏史：磺胺类药物过敏。刻下症：腰部酸痛，足跟痛，畏寒，纳眠可，二便调。舌黯红、舌底静脉瘀滞、苔薄黄微腻，脉滑数。有高血压、糖尿病家族史。现用药：盐酸贝那普利片10mg，每日1次，口服；苯磺酸氨氯地平片2.5mg，每日1次，口服。血压：180/120mmHg，BMI：26.42kg/m²。辅助检查：BUN 9.9mmol/L，Cr 198μmol/L，UA 539μmol/L，ALT 25.4U/L，AST 17.1U/L，GGT 103.6U/L，TG 3.29mmol/L，CHO 6.36mmol/L，LDL-C 3.91mmol/L，HDL-C 1.02mmol/L。西医诊断：高血压3级(极高危)，慢性肾功能不全。中医诊断：腰痛。证属肝肾亏虚，膏浊中阻。治以补养肝肾，清胃化浊。处方：黄连9g，清半夏15g，瓜蒌30g，山楂30g，红曲6g，大黄9g(包)，水蛭粉3g(分冲)，黄芪15g，威灵仙30g，大枣9g，生姜15g，天麻30g，炒杜仲30g，牛膝90g。每日1剂，早晚分服，另服六味地黄丸每次2g，每日2次。

　　2017年12月12日二诊：初服上方时频繁矢气，大便每日三四次，质地偏稀，未予调整，坚持原方服用15剂后好转。服用50剂后，腰部酸痛、足跟痛、畏寒均有不同程度好转。由于患者肾功能不全，长期就诊，至2018年8月，其血压一直处于稳定状态，血肌酐、尿蛋白亦有下降趋势。

（仝小林医案）

主要症状：腰部酸痛，足跟痛，畏寒，舌黯红、舌底静脉瘀滞、苔薄黄微腻，脉滑数。

病机归纳：肝肾亏虚，膏浊中阻。

方义分析：本案中患者肝肾亏虚，痰浊中阻，肝阳上亢，肝风内动，虽在上未见头目胀痛、眩晕耳鸣等症，但血压180/120mmHg，为极高危，同时结合腰部酸痛、足跟痛、盗汗等症状及舌脉，可知其为"肾虚"型高血压。在血压升高的同时还伴有血脂、血尿酸、尿蛋白、血肌酐等升高，实验室指标结果提示肾功能不全，说明下元亏虚，痰浊壅盛，因此急需补益肝肾，化痰泄浊。治疗上重用牛膝、炒杜仲、天麻补肾平肝以降血压，以小陷胸汤为基础方，加山楂、红曲、威灵仙、槐花清利化浊以降血脂及尿酸，黄芪扶正，水蛭、大黄通络逐瘀，加六味地黄丸补肾而治足跟疼痛。

药证归纳：年老或久病，肝肾阴精亏虚，肾藏精而肝藏血，肝肾精血亏虚，则难以潜藏龙雷之火，故常有肝阳上亢之虞。轻则肝风内动，虚火升散，血随气逆，则妄动之气血鼓动脉管，血压升高；重则诱发中风，半身不遂，猝然昏仆，不省人事。而年老精血不足，无以濡养血脉，则脉管弹性减弱，进而增加外周阻力，亦可导致血压的升高。怀牛膝入肝、肾经，具有活血祛瘀，引血下行，补肝肾，强筋骨之功效，适用于治疗肝肾不足所致的腰膝酸痛，且具有增强免疫、降压、降糖等多种功效。仝小林院士视牛膝为治疗老年人脉压大之靶药，常用于治疗肾虚之高血压，中风等病，其最大剂量可至120g，常用剂量也为15～60g，远超过《中华人民共和国药典（2020年版）》规定剂量，且长期使用未见不良反应。

白术

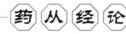药从经论

◎ 概述

白术为菊科植物白术的干燥根茎。味苦、甘，性温，归脾、胃经。具有健脾益气，燥湿利水，止汗，安胎等功效。

◎ 经论

《神农本草经》云："术，味苦，温。主风寒湿痹，死肌，痉，疸，止汗，除热，消食，作煎饵。久服轻身，延年，不饥。"

◎ 释经

白术味苦、甘，性温，为健脾燥湿之妙品。"风寒湿痹"，即风、寒、湿三邪所致之痹证。"死肌"，肌肉僵硬不适。"痉"，痉挛抽搐。"疸"，黄疸。"饵"，糕饼一类。

◎ 药证

主治：脾气虚证，气虚自汗证，胎动不安证。
体质特征：容易浮肿，眩晕，自觉身体困重，舌质多淡胖，或有齿痕。

◎ 炮制

目前临床沿用的白术炮制品包括炒白术、土炒白术、麸炒白术和焦白术。生白术长于健脾燥湿、益气通便。炒白术即将净白术片于锅内炒至表面黄色，并能嗅到香气时取出，长于健脾止泻、和胃、安胎。土炒白术即将白术片与灶心土细粉同炒，长于补脾止泻。麸炒白术即将白术片与麦麸同炒，长于健脾和胃。焦白术为将白术片置锅内用武火炒至表面焦褐色，白术炒焦后增强了收涩温中之能，常用于慢性虚寒久泻久痢。

◎ 用量

《中华人民共和国药典（2020年版）》规定白术用量为6～12g。临床实践发现，白术用

量在 30g 以下，主要取其甘温补益之功，常用于益气健脾。若生品用至 30g 以上则功在通利，多用于治疗功能性便秘。此外，基于白术有"利腰脐间血"（《名医别录》）和"利腰脐间气"（《傅青主女科》）之说，有报道称重用（30～100g）可治疗胸水、腹水。

◎ 阐微

苍术为菊科植物茅苍术或北苍术的干燥根茎，其主治与白术大致相同，但白术偏于补脾，苍术偏于运脾，若欲补运兼顾，也可两者并用。临床发现，苍术对消除腹胀肿满、关节肿痛、舌苔厚腻者，疗效要优于白术。如《简要济众方》之平胃散，即重用苍术为君，常用于治疗湿滞脾胃而症见脘腹胀满者。对于《金匮要略》中治疗"骨节疼烦，掣痛不得伸屈"的甘草附子汤，经方大家胡希恕先生则常用苍术易白术。在《本草崇原》中论述了白术与苍术"品虽有二，实则一也。《本经》未分苍、白，而仲祖《伤寒》方中，皆用白术，《金匮》方中，又用赤术……赤术，即是苍术"。

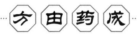

方 由 药 成

◎ 药对

白术配泽泻，利湿止眩；配枳实，健脾消痞；配茯苓，健脾利湿；配附子，祛寒除湿；配黄芩，安胎固胎；配干姜，温中健脾；配鸡内金，健脾开胃；配白芍，抑肝扶脾；配砂仁，醒脾渗湿；配苍术，补脾运脾；配车前子，渗湿止泻。

◎ 角药

白术配黄芪、防风，益气固表；配麻黄、甘草，解表除湿；配猪苓、茯苓，散饮利水；配茯苓、山药，健脾益肾；配枳壳、肉苁蓉，益气通便；配茯苓、桂枝，化饮降逆。

◎ 经方

1. 太阳蓄水证——五苓散

《伤寒论·辨太阳病脉证并治》"太阳病，发汗后，大汗出，胃中干，烦躁不得眠，欲得饮水者，少少与饮之，令胃气和则愈。若脉浮，小便不利，微热消渴者，五苓散主之"，"发汗已，脉浮数，烦渴者，五苓散主之"，"中风发热，六七日不解而烦，有表里证，渴欲饮水，水入则吐者，名曰水逆，五苓散主之"，"本以下之，故心下痞，与泻心汤，痞不解，其人渴而口燥烦，小便不利者，五苓散主之"。太阳蓄水证的成因是太阳病治疗不当，表邪循经入腑，干扰了膀胱的气化功能。以猪苓、泽泻、茯苓淡渗利水，白术助脾气转输，使水精得以四布，桂枝通阳化气，兼散表邪。

2. 支饮冒眩——泽泻汤

《金匮要略·痰饮咳嗽病脉证并治》"心下有支饮,其人苦冒眩,泽泻汤主之"。本条的病机为脾虚饮泛,蒙蔽清阳,治当以利饮补脾,以泽泻利水祛饮,白术健脾燥湿,筑堤以制水邪上泛。全方一补一泻,使脾运恢复,阳气自达,阴浊水饮下降,清阳上升而解。(参见泽泻篇)

3. 脾虚气滞,水饮结于气分——枳术汤

《金匮要略·水气病脉证并治》"心下坚,大如盘,边如旋盘,水饮所作,枳术汤主之"。本证为脾弱气滞,失于转输,水气痞结于胃脘部,故见心下坚大,边如旋盘。以白术健脾燥湿利水,枳实行气导滞消痞,消补兼施,使得脾气健运、饮消痞除。

4. 脾虚寒湿,胎动不安——白术散

《金匮要略·妇人妊娠病脉证并治》"妊娠养胎,白术散主之"。"养胎"即在妊娠期保护胎元。以方测证,白术散的常见症状应该包括脘腹冷痛,呕吐清涎,肢倦,不思饮食,便溏,舌质淡,苔白润,脉象缓滑。方中白术健脾燥湿并主安胎为君,川芎和肝舒气而主养胎为臣,蜀椒温中散寒为佐,牡蛎收敛固涩为使。诸药合用,共奏温中健脾、散寒安胎之功。

5. 中阳不足之霍乱——理中丸

《伤寒论·辨霍乱病脉证并治》"霍乱,头痛发热,身疼痛,热多欲饮水者,五苓散主之;寒多不用水者,理中丸主之"。既言霍乱,必有突然出现的剧烈吐利。"寒多不用水"指的是寒象明显而口不渴,乃中阳被伤,脾气下陷,升降失常而导致吐利并见。当以理中丸治之,方中白术健脾燥湿,干姜温中散寒,人参、炙甘草益气补脾。

6. 寒湿痹阻之肾着——甘姜苓术汤

《金匮要略·五脏风寒积聚病脉证并治》"肾着之病,其人身体重,腰中冷,如坐水中,形如水状,反不渴,小便自利,饮食如故,病属下焦,身劳汗出,衣(一作表)里冷湿,久久得之,腰以下冷痛,腹重如带五千钱,甘姜苓术汤主之"。本证乃寒湿之邪外袭,痹阻于腰部所致,由于寒湿阻滞导致阳气不能通达,气血运行不利,不通则痛,故见腰部冷痛,或沉重不舒。条文中的"如坐水中""形如水状""腹重如带五千钱"均为形容腰部既冷且重之词。方中以白术苦温燥湿,茯苓淡渗利湿,干姜辛温散寒,甘草调和诸药。

◎ 方证

含白术常用经方或类经方临床应用指征如下:

五苓散 以容易浮肿、甚者可见胸腹水、口渴而饮水不多、大便不成形、舌质淡胖或有齿痕为其辨证要点。

泽泻汤 以眩晕、视物旋转昏昏、舌体胖大、苔白腻或白滑为其辨证要点。

枳术汤 以心下肿大痞坚、小便不利、食欲不振为其辨证要点。

白术散 以胎动不安、脘腹冷感、舌质淡、苔白润为其辨证要点。

理中丸 以畏寒喜温、下利、食欲不振、涎唾多而清稀为其辨证要点。

甘姜苓术汤　以腰腹冷感、身体困重、口不渴、舌淡胖、苔白厚为其辨证要点。

四君子汤　以食少便溏、四肢倦怠、气短乏力、舌淡苔白、脉弱为其辨证要点。

七味白术散　以呕吐泄泻、口渴欲饮、纳差便溏、脉弱为其辨证要点。

◎ 量效

总结白术在经方中的药量效关系如下：

1. 绝对剂量

在《伤寒杂病论》所载汤剂中运用白术大剂量者为桂枝芍药知母汤、麻黄加术汤、越婢加术汤，其中桂枝芍药知母汤中白术用量为 5 两，麻黄加术汤和越婢加术汤中白术用量为 4 两。桂枝芍药知母汤主治风寒湿痹阻之"肢节疼痛"，麻黄加术汤主治寒湿在表之"身烦疼"，越婢加术汤主治表湿夹热之"一身面目黄肿"。可见大剂量白术可用于湿邪流注导致的疼痛和水肿。

中等剂量为茯苓饮、黄土汤、桂枝去桂加茯苓白术汤、茯苓泽泻汤、桂枝人参汤，白术用量均为 3 两。中等剂量的白术，仲景主要用于健脾利湿，针对中焦湿蕴之病机。

小剂量白术见于泽泻汤、枳术汤、白术附子汤、甘草附子汤、真武汤、茯苓桂枝白术甘草汤、甘姜苓术汤，用量均为 2 两。

2. 相对剂量

（1）利湿止眩：在泽泻汤中，泽泻与白术比例为 5∶2（泽泻 5 两∶白术 2 两），用于治疗支饮眩冒。临床实践发现，对于阴浊水饮上干清阳之位而出现眩晕者，该比例的泽泻与白术配伍有较好的利湿止眩效果，被广泛应用于梅尼埃病、耳石症、高血压等以眩晕为主要症状的疾病。

（2）健脾消痞：在枳术汤中，枳实与白术比例约为 1.5∶1（枳实 7 枚∶白术 2 两），用于脾虚气滞，水饮结于气分。本方为消补兼施之剂，枳实量大于白术，偏重于消，行气消痞之力较甚。后世医家对此方有所拓展，如宋代《全生指迷方》所载枳术汤和李东垣《内外伤辨惑论》所载枳术丸，枳实与白术的比例为 1∶2，白术用量倍于枳实，以补为主，健脾利湿之力较甚。临床上应根据患者病机的偏重灵活施量。

（3）祛寒除湿：甘草附子汤、附子汤和真武汤中附子与白术的配伍比例约为 1∶1.5，《近效方》术附汤、白术附子汤和黄土汤中附子与白术的配伍比例约为 1∶1。临证时，附子配白术多用于祛寒除湿，1∶1～1∶1.5 为两者的常用配比。

（4）健脾利湿：在五苓散、《外台》茯苓饮、桂枝去桂加茯苓白术汤和猪苓散中，白术与茯苓的比例均为 1∶1。除经方外，在四君子汤、异功散、参苓白术散、七味白术散等时方中，白术与茯苓也均以等量配伍应用。临床上，白术、茯苓药对等比配伍功能健脾利湿，常用于脾虚湿盛患者。

（5）温中健脾：在理中丸和桂枝人参汤中，白术与干姜的配伍比例为 1∶1（白术 3 两∶干姜 3 两）。其中理中丸主治中焦虚寒之霍乱，桂枝人参汤主治中焦虚寒而兼有表证者。

临床实践中，白术配伍等量辛热之干姜，常用于因中焦阳虚所致的各种脾胃系疾病。

◎ 服饵

白术性味甘温，甘能满中，故实证腹满者忌用。在《伤寒论》理中丸条文后有述"腹满者，去术，加附子一枚"，可见腹满者服白术可有壅滞之弊。对于阴虚燥热者，白术也不应单独应用，正如《本草思辨录》所言"然其性燥，用于有水湿之证，诚能使脾运而津生，若阴虚津枯，责效于白术，则白术谢不敏矣"。此外，奔豚证患者也当避免使用白术，仲景于理中丸条文后明确指出"若脐上筑者，肾气动也，去术，加桂四两"，陈嘉谟在《本草蒙筌》亦有论及"奔豚积忌煎，因常闭气"。

白术虽为健脾补虚之品，亦不能久服多服，王剑宾在《国药诠证》中如是解释："白术性味中和，燥而不烈，为用极广，效力显著，故为治湿所必用，但中病即止，不可多服，以湿混杂气血之中，与生俱来，至死乃已。苟不过甚，尚无大害，迨其势既张，病象已显，然后治之，并不为迟，病去而止，即可相安。如欲断绝根枝，用为常服，则气血俱燥，必生他变，欲求却病而反以促寿者，殊不乏人，皆由不明药效之故也。"

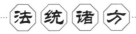

◎ 补法、消法

白术以益气健脾为其能，同时兼顾燥湿利水，能除中焦之湿，对于脾虚湿滞所引起的各种病证有着标本兼顾之效，被前人美誉为"补气健脾第一要药"。作为健运脾气的代表，通过恰当的配伍，可以进一步扩大白术的功效范围，总结如下：

1. 健脾消痞法

此法针对的病机是脾虚气滞食积证，患者常见胸脘痞满，不思饮食，食积不化，舌淡苔白，脉弱等。脾虚宜补，气滞宜行，食积宜消，若健脾而不消痞，则积滞难去，消痞而不健脾，即使积滞暂去，犹有再积之虞。唯有健脾与消痞双管齐下，方能标本兼顾。白术能助脾之运化，脾气得补，脾湿得燥，则运化自复。其通过配伍行气化滞之品，则能健脾消痞，行消补兼施之功，常用代表方如枳术汤、健脾丸、香砂枳术丸、枳实消痞丸。

2. 健脾化痰法

痰饮的形成与脾失健运关系密切，痰湿证患者多素体脾胃虚弱，复以过食肥甘、瓜果生冷，导致脾失健运，水液不能运化布散，聚而为痰，正如李中梓所谓"脾为生痰之源，治痰不理脾胃，非其治也"。白术具有健脾燥湿之功，通过合理配伍理气药，被广泛应用于各种痰湿内蕴引起的疾病。湿为阴邪，痰因气生，《济生方》指出"善治痰者，不治痰而治气，气顺则一身之津液亦随气而顺矣"，常配伍的行气药如枳壳、陈皮等，代表方为六君子汤、香砂六君子汤。

3. 温中补脾法

对于中焦虚寒之证，非温热则阴寒不除，非补益则虚损不复，根据"寒者热之"(《素问·至真要大论》)、"虚则补之"(《素问·三部九候论》)之理，当治以温中散寒、补益脾胃。白术归脾、胃经，能补益脾气，配伍温里助阳之品后，尤其契合中焦阳虚的病机，代表方为理中丸/汤。

4. 健脾利水法

脾气在水液的升降布散运动中发挥着枢转作用，使之能上行下达，畅通无阻，从而维持了水液代谢的平衡。若脾气运化水液的功能失常，则可导致水液在体内停聚而产生水湿痰饮等病理产物，甚至出现水肿，故《素问·至真要大论》有述"诸湿肿满，皆属于脾"。临床治疗此类病证，健脾利水是正法。白术是重要的健运脾气之品，常配伍其他利水消肿之品而用于治疗脾水，代表方为五苓散、四苓散、防己黄芪汤。

5. 健脾止泻法

泄泻病变主脏在脾，由于各种原因导致脾失健运，精微不升，水湿不运，混杂而下，则发为泄泻。慢性久泄多以脾虚为病机之关键，治疗当以健运脾气为要，佐以化湿利湿，白术为临床常用之品，代表方剂为参苓白术散。

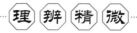

◎ 药理

1. 传统药理

"补脾"和"除湿"最能总括白术的药理作用。白术是健脾补气的要药，《本草通玄》如是载："白术，补脾胃之药，更无出其右者。"基于脾胃为后天之本，气血生化之源的理论，白术亦被拓展用于各种虚损病证。"除湿"指的是白术具有燥湿和利湿的功效，能祛除人体的病理性水湿。

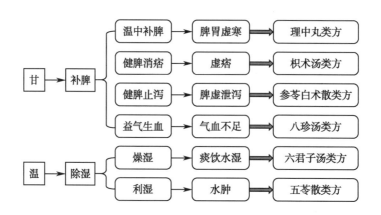

2. 现代药理

现代药理学研究表明，白术的挥发油、多糖、内酯类等活性成分具有诸多药理作用，现总结如下：

（1）抗炎作用：白术能够抑制介导炎症反应发生的细胞因子的生成。

（2）对胃肠功能有双向调节作用：白术挥发油组分和多糖组分能促进胃肠蠕动；而石油醚组分和醇洗脱液组分则起抑制作用。

（3）修复胃肠黏膜损伤作用：白术内酯Ⅰ具有治疗胃肠黏膜损伤相关疾病的潜力。

（4）抗抑郁作用：白术内酯Ⅰ在抑郁小鼠模型中发挥了抗抑郁样作用。

（5）抗肿瘤作用：白术内酯Ⅰ、Ⅱ、Ⅲ和白术多糖均能通过诱导细胞凋亡并抑制增殖的方式，起到抗肿瘤的作用。

（6）改善学习记忆能力作用：研究发现，白术可改善脑老化小鼠的学习记忆能力。

（7）调节血脂紊乱作用：研究表明，白术可调节体内 LCAT、ACAT 水平来增加脂质代谢转运有关。

（8）降血糖作用：相关研究提示，白术多糖能够有效降低 db/db 小鼠的血糖，降低血浆胰岛素水平，增加胰岛素敏感性指数。

（9）抗血小板聚集作用：研究发现，白术内酯Ⅱ对胶原诱导的小鼠和人血小板聚集能产生抑制作用，提示白术内酯Ⅱ是一种有效的抗血小板化合物。

（10）抑菌作用：白术挥发油对多种细菌具有较好的抑菌活性。体外实验发现其对鲍曼不动杆菌、金黄色葡萄球菌和草绿色链球菌的抑菌作用最强。

◎ 演义

白术统而言之以补脾除湿为其长。分而言之，脾虚气陷取其补脾益气；痰饮水湿取其健脾燥湿；脾虚水肿取其健脾利水。

1. 泄泻病

引起泄泻的原因复杂，但其基本病机脾虚湿盛，肠道功能失司。白术能同时兼顾脾虚和湿盛两方面，是治疗泄泻的常用药物。临床高频使用的方剂除了前文提及的参苓白术散外，还有藿香正气散、四君子汤、升阳益胃汤等。

2. 水肿病

脾失转输是水肿病的重要病机之一，《丹溪心法·水肿》开篇有述"水肿，因脾虚不能制水，水渍妄行，当以参术补脾，使脾气得实，则自健运，自能升降，运动其枢机，则水自行"。临床实践发现，加用健运脾气之品能够有效提高水肿患者治疗的效果，尤其是对于发病原因不明的特发性水肿患者。白术则是治疗脾虚水肿的要药，代表方剂为五苓散、防己黄芪汤。

3. 眩晕

由于过食肥甘或嗜酒无度等，损伤脾胃，以致健运失司，水湿内停，积聚生痰，痰饮水湿盘踞中焦,上蒙清窍,清阳不升,则发为眩晕。此类患者多伴有头重昏蒙,视物旋转,胸闷恶心,呕吐痰涎,食少多寐等症,治当健运脾气,祛湿化痰。代表方剂为泽泻汤、半夏白术天麻汤。

4. 汗证

白术尚能固表止汗,治疗表虚自汗,可单用研末服用。若是卫气亏虚,易感风邪者,则宜与补气、祛风之品配伍,如《丹溪心法》之玉屏风散。方中白术通过益气健脾,助黄芪培土生金,肺气足则肌表实,从而增强了全方的固表止汗之力。

5. 胎动不安、胎漏

白术既能益气,又能安胎,临床上随证配伍可用于各类胎动不安及胎漏。治脾虚胎儿失养者,可与补气养血之品配伍,如人参、阿胶;兼有内热者,可与清热安胎药黄芩配伍;兼肾虚不固者,可以补肾安胎之品如桑寄生、杜仲等配伍;兼见气滞胸腹胀满者,可配伍理气安胎之品如砂仁、紫苏叶等;见红者(即胎漏)可配伍苎麻根、生地炭。

6. 腰痛

白术是治疗腰痛特别是风寒湿腰痛的好药,单用即有效。如陈士铎于《石室秘录》中所载的伸腰散,单用白术两许,治疗腰痛不能俯仰。陈氏认为"腰痛乃水湿之气侵入于肾宫",而白术"最利腰脐","腰脐利,则水湿之气不留于肾宫。"

7. 带下病

由于脾虚失运,湿邪内生,流注下焦,可导致任脉不固、带脉失约,而发为带下病。脾虚湿盛型带下病多见带下量多色白,质稀薄,无臭味,常伴有神疲乏力,纳少便溏,面色微黄,少气懒言等症,治当健脾益气、升阳除湿,常以白术配合山药、人参、苍术、陈皮等同用,代表方为《傅青主女科》完带汤。

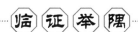

案1 治带下病

饶某,女,34岁,家庭妇女,2014年4月8日初诊。患者自诉急怒之后,3月27日来经,正常为5天,此次只有前3天有血,且色黑量大,伴小腹胀痛。经间期大便干燥,用力排便时伴随黑色块状物,量多质黏,大便一次,块状物颜色由黑色渐变为粉色,随后变为乳白色。情绪抑郁,口干口苦,喜冷饮,小便黄,大便干结,每日1次。舌红少津,脉沉而细数。方用利火汤合完带汤加减治疗。药用:大黄9g,白术、黄柏、苍术、陈皮、白芍、生晒参、茯苓各15g,山药、车前子各30g,栀子、蜜甘草、柴胡各10g,荆芥炭5g。6剂,水煎服。

2014年4月15日二诊:服上方6剂后,带下颜色有所改变,仍是大便时用力后排出黏稠块状物,由黄色到粉红到乳白,量有所减少,全身症状好转,舌红苔白腻,脉滑数。此带下病已由黑带转变为黄带。在原方基础上加补中益气汤,稍加调整,继续服用 6 剂。药物组成:白术、茯苓、黄柏、苍术、陈皮、生晒参、白芍各 15g,车前子、山药、蜜黄芪各 30g,蜜甘草、醋柴胡、栀子、升麻、当归各 10g。

2014 年 4 月 20 日三诊:带下白色,仍口苦,舌淡白苔厚腻。改方为完带汤合补中益气汤加减,6 剂。药物组成:炒白术、苍术、生晒参、醋柴胡、丹皮、茯苓、陈皮、芡实、白芍各 15g,车前子、山药、蜜黄芪各 30g,升麻、蜜甘草、当归、黄柏各 10g。

2014 年 4 月 27 日复诊自诉诸症好转,继服 4 剂而告愈。

(岳仁宋医案)

主要症状:黑带,情绪抑郁,大便干结。

病机归纳:肝经郁热,脾虚湿盛。

经典方证:《傅青主女科•带下》:"妇人有带下而色黑者,甚则如黑豆汁,其气亦腥,所谓黑带也……是火结于下而不炎于上也。治法惟以泻火为主,火热退而湿自除矣。方用利火汤","妇人有终年累月下流白物,如涕如唾,不能禁止,甚则臭秽者,所谓白带也……治法宜大补脾胃之气,稍佐以舒肝之品,使风木不闭塞于地中,则地气自升腾于天上,脾气健而湿气消,自无白带之患矣。方用完带汤。"

方义分析:患者经历了黑带、黄带、白带的转化,是体内火毒渐消的病理过程。初期黑带,是由于郁怒伤肝,肝郁气滞化火,肝火克脾,脾土不能运化水湿,湿热滞于带脉,此时来经,火随经下,煎熬命门而成。湿随火蒸,质变黏稠,不能自行流下,故在大便时用力而排出。而肝不藏血,亦渗于带脉之内,故黑带排尽出现赤带,且脾气受伤,运化无力,最后出现少许白带。方用利火汤合完带汤加减以泻火解毒除湿止带。用大黄、黄柏、栀子直折下焦火热;白术、人参、山药、陈皮一方面健脾利湿,另一方面防攻伐太过,损伤脾土;故以苍术、车前子燥湿利水,使湿有去路;柴胡解郁疏肝,提内闭之热毒由血分出气分;白芍养阴补血柔肝;少许荆芥炭用于止血;甘草调和诸药,使脾气健旺,肝气条达,热毒随湿而去。中期黄带,由于火毒未尽消,仍有余孽,与湿相合,乘下陷之脾气从阴道而出化为黄带。在原方基础上加用补中益气汤中的蜜黄芪、升麻、当归补气生血,补脾气以升阳举陷,生肝血以抑肝火;去大黄以减弱苦寒之性;因此期流血量减少去除荆芥炭;将柴胡改为醋柴胡,增强其收敛之性。后期白带,火毒全消,余肝郁脾弱之症状。加芡实以加强健脾燥湿之力;加丹皮泻血中伏火,黄柏减量,去栀子;此期带下虽已呈白色,但恐血中仍有余火,丹皮与黄柏相配,可降肾中邪火,清肾中燥热;加量醋柴胡,增强疏肝;此时患者大便已正常,将生白术改为炒白术,防滑泄之力太过。

药证归纳:妇人带下病的主要病机为湿邪伤及任带二脉,致使任脉不固、带脉失约,清•傅青主对此有"带下俱是湿证"之论。临床实践发现,白术可灵活配伍应用于各类型带下病患者。此外,白术亦是治疗诸多妇人疾证的好药。在《傅青主女科》100 余首方剂中,应用白术者达 60 多首,为全书所载药物之冠。因妇人以血为用,经、孕、产、乳皆赖其血，若脾胃虚弱，阴血生化无源，则经少经闭；脾气不足，统摄失司，则易漏下崩中；中气虚陷，胞宫下垂，则为阴挺；其他诸如妊娠恶阻、经行泄泻、子肿子满、胎萎不长、产后缺乳等症，莫不与脾胃虚弱相关。白术能健运脾胃，安定中州，以助气血生化之源，燥湿利水，能除带下肿满之因，中州平定，五脏安和，冲任督带各有所守，气充血足，诸症自易消除，故能成为妇人良药。

案2 治黄疸

黄某，男性，76岁。因"发现血糖升高10余年，黄疸伴体质量下降1周"于2012年4月11日入院。入院症见：巩膜及全身皮肤发黄，黄色晦黯，上腹胀痛，恶心，口干口苦，不思饮食，小便黄，大便干，舌质淡黯，苔白腻，脉沉紧。查体：全身皮肤、巩膜黄染；右上腹压痛、反跳痛，墨菲征（+）。生化检查：葡萄糖19.37mmol/L，丙氨酸氨基转移酶75U/L，门冬氨酸氨基转移酶43U/L，碱性磷酸酶333U/L，谷氨酰基转移酶769U/L，总胆红素125.8μmol/L，直接胆红素102.7μmol/L，间接胆红素23.1μmol/L。腹部CT：肝右后叶病灶考虑血管瘤，左右肝管及肝内胆管未见扩张。中医诊断：黄疸（阴黄）。予大黄附子汤合香砂六君子汤加减。方药：熟大黄、熟附片、白术、薏苡仁、茯苓、黄连、紫苏梗、陈皮各15g，党参30g，木香、砂仁、炮姜各10g，炙甘草6g，共3剂。同时予以胰岛素控制血糖。二诊黄疸减轻，小便颜色转清，但患者恶心明显，上方加吴茱萸、公丁香各5g，茵陈、荷叶、羌活鱼、隔山撬各15g。3剂后，患者全身发黄明显减轻，呕吐、上腹胀痛及口干口苦明显好转，纳食增加，复查总胆红素40.6μmol/L，直接胆红素34.5μmol/L，间接胆红素6.1μmol/L。刻下见：神疲乏力，舌红稍黯，苔薄白腻，改为补中益气汤合茵陈术附汤，方药：黄芪、党参各30g，升麻、醋炒柴胡各10g，当归、白术、陈皮、茵陈、熟大黄、熟附片、隔山撬、羌活鱼各15g，吴茱萸、公丁香各5g，炙甘草6g，共3剂。四诊黄疸消退大半，精神好转，小便清亮。继以原方服用6剂后黄疸完全消退，体质量增长3kg，复查胆红素正常，血糖稳定出院。

（岳仁宋医案）

主要症状：巩膜及全身皮肤发黄，恶心，纳差，舌质淡黯，苔白腻。

病机归纳：中阳不振，寒湿流滞，肝胆疏泄失常。

经典方证：《外科发挥·作呕》："香砂六君子汤，治一切脾胃不健，饮食少思，或作呕，或过服凉药，致伤脾胃。"《医学心悟·发黄》："阴黄之证，身冷，脉沉细，乃太阴经中寒湿，身如熏黄，不若阳黄之明如橘子色也……小便自利，茵陈术附汤主之。"

方义分析：本例患者属"阴黄"范畴，阴黄多因寒湿阻遏，脾阳不振所致，为虚实夹杂之证。本案初起以邪实为主，首当祛邪，兼以扶正，方选大黄附子汤合香砂六君子汤加减以温化寒湿、健脾益气。方中大黄附子汤温里散寒，和胃止痛，香砂六君子汤益气健脾。6剂后黄疸明显减轻，此时邪气大势已去，正虚为主，方选补中益气汤合茵陈术附汤加减以温中健脾、和胃化湿。补中益气汤补益脾气，助脾气健旺，水湿运行正常，茵陈术附汤温里散寒，祛湿退黄。

药证归纳： 黄疸形成的关键是湿邪为患，正如《金匮要略·黄疸病脉证并治》所言"黄家所得，从湿得之"。白术既能补益脾气，又可燥湿利水，是治疗湿邪为患之佳品，无论是阳黄还是阴黄，均可合理配伍应用。对于阳黄湿遏热伏者，可予茵陈五苓散加减；阴黄寒湿阻遏者，可予茵陈术附汤；阴黄脾虚湿滞者，可予补中益气汤、香砂六君子汤。对于黄疸后期病情迁延不愈，湿热留恋者，可予茵陈四苓散；肝脾不调者，予以归芍六君子汤。

茯苓

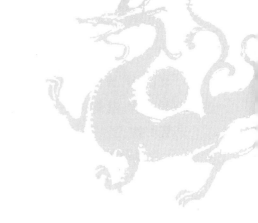

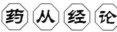

◎ 概述

茯苓为多孔菌科真菌茯苓的干燥菌核。味甘、淡，性平，归脾、肺、心、肾经。具有利水渗湿，健脾，宁心等功效。

◎ 经论

《神农本草经》云："茯苓，味甘平。主胸胁逆气。忧恚，惊邪恐悸，心下结痛，寒热烦满咳逆，口焦舌干，利小便。久服安魂养神，不饥延年。"

◎ 释经

茯苓气平，禀天秋降之金气，入手太阴肺经；味甘无毒，得地中正之土味，入足太阴脾经；气平味和，降中有升，阴也。胸者肺之分也，胁者肝之分也，肝主升而肺主降，肺金不足则气不降，肝木有余则气上逆，逆于肝肺之分，故在胸胁间也。茯苓入肺，气平则降，味甘可以缓肝，所以主之。脾为土，肺为金，脾肺上下相交，则五脏皆和，位一身之天地矣。若脾肺失中和之德，则忧恚惊邪恐悸，七情乖戾于胸，发不中节而为病；茯苓味甘和脾，气平和肺，脾肺和平，七情调矣，心下脾之分也，湿热在脾则结痛，湿热不除，则流入太阳而发寒热，郁于太阴而烦满，湿乘肺金而咳逆；茯苓甘平淡渗，所以能燥脾伐水清金，治以上诸症也。人身水道不通，则火无制，而口焦舌干矣；茯苓入肺，以通水道，下输膀胱，则火有去路，故止口舌干焦。水道通，所以又利小便也。肝者魂之居也，而随魂往来者神也。久服茯苓，则肺清肃，故肝木和平，而魂神安养也。不饥延年者，脾为后天之本，肺为元气之腑，脾健则不饥，气足则延年也。

◎ 药证

主治：脾胃虚弱证、水饮证。

体质特征：食少纳呆，胃部振水声，腹中漉漉有声，大便稀溏，水逆，小便不利，舌淡苔滑。

◎ 炮制

《中华人民共和国药典（2020年版）》记载茯苓的炮制方法为浸泡，洗净，润后稍蒸，及时削去外皮，切至成块或切厚片，晒干。

茯苓特色炮制方法：江西建昌帮有独特的茯苓炮制方法，至今药界还流传着"药不过樟树不灵（齐），药不过建昌不行"的谚语。建昌帮认为"认证须确，用方须良，制炒之工必不可少"。其炮制茯苓有专用的茯苓刀用于铲削茯苓皮、赤苓等，用伏润法调节鲜茯苓内外水分，吸出内部过多的水分，并保持表皮水分，使之坚实不碎，制成茯苓饮片贺茯苓（半圆片）。在整个茯苓的制过程中，建昌帮加入少量盐煮，传统认为有缩紧不散和增强润下利尿作用。

◎ 用量

《中华人民共和国药典（2020年版）》规定茯苓用量为10～15g。茯苓药性平和，大剂量使用时，未见不良反应报道，且为药食同源之品。因此，根据患者症状、病情缓急，可适当调整茯苓剂量，以提高疗效，且较安全。茯苓小剂量健脾渗湿、化痰止泻，治疗呼吸、消化系统疾病，用量多为10～30g；中剂量利水行气，宁心安神，用量多为10～90g；大剂量利水消肿，和胃止呕，如仝小林院士善用真武汤治疗难治性心力衰竭，其中常重用茯苓利水消肿减轻心脏负荷，常用剂量150～200g，临床收效良好而未见不良反应。

◎ 阐微

《神农本草经》将茯苓列为上品，《本草问答》云"茯苓乃松之精汁流注于根而生，是得天之阳以下返其宅者也……苓在土中，气自能上应于苗，得松之精则有木性，能疏土也。凝土之质，味淡色白，功主渗利，能行水也。其气不相连接，自上应于苗，故能化气上行而益气"，认为茯苓为松脂入地所生变，以质之渗行其水，而气之阳助其化，为化气行水之药，其味极淡，不补又不涩，纯于渗利。茯苓体重质坚，由无色不规则颗粒状团块及末端钝圆的分枝状团块组成，团块内含有菌丝，水很难浸入内部。有实验证实，茯苓若入煎剂，其切作块者，终日煎之不透，必须切薄片，或捣为末，方能煎透，就连2mm厚的茯苓薄片，煎30min，捞出后打碎，其内仍有干粒。因此，茯苓在加工炮制时，必须制成颗粒状，以扩大溶媒与药物的接触面积，使三菇类、多聚糖类等有效成分充分溶出，提高疗效。

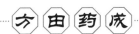

方 由 药 成

◎ 药对

茯苓配白术，健脾利湿，治疗脾虚湿盛；配桂枝，温阳化饮，治疗阳虚水停；配猪苓，利水渗湿；配陈皮，理气健脾，化痰祛湿；配半夏，降逆和胃，燥湿化痰；配麦冬，健脾助运，生津止渴；配泽泻，利水渗湿；配干姜，温肺化饮，治疗水饮内停；配白芍，利水养阴，治疗湿滞阴伤。

◎ 角药

茯苓配杏仁、甘草，宣肺化饮，治疗饮停胸肺；配半夏、生姜，蠲饮降逆，宁心镇悸，治疗痰饮呕逆；配猪苓、白术，健脾利水；配桂枝、白术，化气利水，治疗气化不行、水饮内停；配猪苓、泽泻，通泄三焦水湿；配人参、白术，益气健脾，祛湿除水；配附子、白芍，温阳利水，养血敛阴；配白术、白芍，健脾调肝、敛阴利水，治疗肝脾不调、湿滞阴伤。

◎ 经方

1. 水饮内停中焦——苓桂术甘汤

《金匮要略·痰饮咳嗽病脉证并治》"心下有痰饮，胸胁支满，目眩，苓桂术甘汤主之"，"夫短气，有微饮，当从小便去之，苓桂术甘汤主之，肾气丸亦主之"。心下，即胃之所在，饮停中州，阻碍气机，浊阴不降，弥漫胸胁则支撑胀满；清阳不升，浊阴上蒙清窍则头晕目眩；水饮内停，妨碍气机升降则短气，气化不行则小便不利。病机属脾胃阳虚、痰饮中阻。用苓桂术甘汤温阳化饮、健脾利水。

《伤寒论·辨太阳病脉证并治》"伤寒若吐、若下后，心下逆满，气上冲胸，起则头眩，脉沉紧，发汗则动经，身为振振摇者，茯苓桂枝白术甘草汤主之"。太阳伤寒，治当发汗解表，医反用吐下之法，损伤脾胃阳气，致脾胃运化失职，水饮内停，逆而冲上，故见心下逆满，气上冲胸。站立时头为高位，虚阳不能上达清窍，水饮反上蒙，故见头眩；脉沉主水，脉紧主寒，沉紧之脉为里有水寒之患。病机属脾虚水停，水气冲逆，用茯苓桂枝白术甘草汤温阳健脾、利水降冲。"身为振振摇者"，乃因本证属脾阳虚水气上冲，若再用汗法，则更伤阳气，经脉失却温养，加之寒饮浸渍，必致身体震颤摇动而不能自持，此时病证已由脾阳虚中焦水停证转为肾阳虚水气泛溢证，当属真武汤所主范畴，临床上有时二方合用治疗肌肉𥆧动，站立不稳等相关症状。

2. 太阳蓄水——五苓散

《伤寒论·辨太阳病脉证并治》"太阳病，发汗后，大汗出，胃中干，烦躁不得眠，欲得饮水者，少少与饮之，令胃气和则愈。若脉浮，小便不利，微热消渴者，五苓散主之"，"中风发热，六七日不解而烦，有表里证，渴欲饮水，水入则吐者，名曰水逆，五苓散主之"。前条阐明太阳病虽经汗后，仍见脉浮、微热，说明表邪仍在；小便不利、消渴非太阳病表现乃因太阳表邪不解，循经入腑，影响膀胱的气化功能，水蓄下焦所致。后一条所述见渴欲饮水，水入则吐乃膀胱蓄水之重症，水饮内停、津不上承，故见渴欲饮水，水饮上干胃腑，胃失和降，则见饮入即吐。治用五苓散温阳化气利水，兼以解表。

《金匮要略·痰饮咳嗽病脉证并治》"假令瘦人脐下有悸，吐涎沫而癫眩，此水也，五苓散主之"。水饮停聚下焦,动于下、逆于中、犯于上,故见脐下筑筑然跳动,吐涎沫及头目眩晕。用五苓散温阳化饮,降逆利水。(参见桂枝篇或白术篇)

3. 饮邪致呕兼眩悸——小半夏加茯苓汤

《金匮要略·痰饮咳嗽病脉证并治》"卒呕吐,心下痞,膈间有水,眩悸者,小半夏加茯苓汤主之"。膈间水停,偶触寒邪,膈间水饮随胃气上逆则见突然呕吐;水饮内停,饮阻气机则心下痞;水饮上泛,清阳不升则头目昏眩,水气凌心则见心悸,治疗用小半夏加茯苓汤蠲饮降逆、宁心镇悸。

4. 治胸痹轻证——茯苓杏仁甘草汤

《金匮要略·胸痹心痛短气病脉证治》"胸痹,胸中气塞,短气,茯苓杏仁甘草汤主之,橘枳姜汤亦主之"。胸痹原有胸痛、短气,本条冠以"胸痹",复言"短气",不言"胸痛",说明此证胸中未见明显疼痛,而以胸中气塞、短气为特点,乃因饮阻气机所致。饮邪盛者,用茯苓杏仁甘草汤宣肺化饮,气滞重者,用橘枳姜汤行气散结。

5. 皮水气虚阳郁——防己茯苓汤

《金匮要略·水气病脉证并治》"皮水为病,四肢肿,水气在皮肤中,四肢聂聂动者,防己茯苓汤主之"。水气为病,水液流滞于皮肤之中,四肢肿,肿甚则阳气郁滞也甚,水气阻遏,阳气欲伸,两相交争,则见四肢聂聂动。方中防己、黄芪相配,益气利水;桂枝、茯苓相合,通阳利水;黄芪、桂枝相协,温通表阳,振奋卫气。诸药合用,通阳化气,分消水湿,则皮水可除。(参见防己篇)

6. 阳虚饮动——茯苓桂枝甘草大枣汤

《金匮要略·奔豚气病脉证治》"发汗后,脐下悸者,欲作奔豚,茯苓桂枝甘草大枣汤主之"。病者下焦素有水饮内停,气化不利,加之发汗过多,心阳受伤,因而水饮内动,以致脐下筑筑动悸,有发生奔豚的趋势。治当以茯苓桂枝甘草大枣汤通阳降逆,培土制水。临床常用此方合桂枝加桂汤治疗绝经期出现的阵发性面部烘热汗出者。

7. 妇人脐下素有癥积——桂枝茯苓丸

《金匮要略·妇人妊娠病脉证并治》"妇人宿有癥病,经断未及三月,而得漏下不止,胎动在脐上者,为癥痼害。妊娠六月动者,前三月经水利时,胎也;下血者,后断三月,衃也。所以血不止者,其癥不去故也。当下其癥,桂枝茯苓丸主之"。妇人脐下素有癥积,血瘀气滞,所以经水异常,渐至经停。瘀血内阻,血不归经,则漏下不止,故用桂枝茯苓丸活血化瘀,缓消癥块。所谓"血不利则为水",故用茯苓健脾渗湿,消痰利水,以助癥块消散。(参见桂枝篇)

8. 饮郁化热——猪苓汤
详见猪苓篇。

9. 阳虚水泛——真武汤
详见附子篇。

◎ 方证

含茯苓常用经方临床应用指征如下：

苓桂术甘汤　以胸胁支满、起则头眩、目眩心悸、短气而咳、脉沉紧为其辨证要点。

五苓散　以小便不利、渴欲饮水、水入则吐、水肿、脐下动悸、吐涎沫而头眩为其辨证要点。

小半夏加茯苓汤　以呕吐、心下痞、眩悸为其辨证要点。

茯苓杏仁甘草汤　以胸中气塞、胀气、短气为其辨证要点。

防己茯苓汤　以水肿、四肢聂聂动、兼见气虚症状为其辨证要点。

茯苓桂枝甘草大枣汤　以汗出过后、脐下悸动、欲作奔豚、心下悸、腹挛急而冲逆较甚为其辨证要点。

酸枣仁汤　以虚烦不眠、咽干口燥、心悸不安、脉弦细为其辨证要点。

桂枝茯苓丸　以妊娠漏下不止、血色紫黑晦黯、经闭腹痛、腹痛拒按、产后恶露不尽而腹痛拒按为其辨证要点。

肾气丸　以消渴、小便多、饮一溲一、腰疼脚软、少腹拘急、小便不利、腰以下冷感、小便不通、脐下急迫、烦热不得卧为其辨证要点。

苓甘五味姜辛汤　以既有水饮而见咳嗽、胸满、口不渴为其辨证要点。

猪苓汤　以脉浮发热、渴欲饮水、小便不利、心烦不得眠为其辨证要点。

真武汤　以小便不利、四肢沉重疼痛、浮肿腰以下为其甚、畏寒肢冷、腹痛、下利、身瞤动为其辨证要点。

◎ 量效

1. 绝对剂量

仲景用茯苓大剂量可用至 6 两或半斤。6 两茯苓见于治疗皮水重证的防己茯苓汤。方中茯苓配伍桂枝温阳化水，使水气从小便而去，起到渗湿利水之效。茯苓戎盐汤治疗中焦脾虚、下焦湿重的小便不利证，所以重用半斤茯苓以渗湿利水，配伍白术健脾利水。茯苓泽泻汤为治疗胃中停饮重证，以致出现胃反呕吐之证，亦重用茯苓半斤以渗湿利水，导水下行。茯苓桂枝甘草大枣汤为治疗发汗后损伤心阳、肾寒之气欲上冲的奔豚证，其肾水有泛滥之势，故重用茯苓通利肾水以宁心安神。可见大剂量茯苓主要是以渗湿利水、导水下行为主，治疗中下焦的水湿重证和急证。

中剂量茯苓常可用至 3～4 两。茯苓杏仁甘草汤治疗饮邪犯肺的胸痹轻证，用茯苓以化痰消饮。小半夏加茯苓汤治疗饮停于胃的呕吐眩悸证，方中茯苓利水渗湿、引水下行。真武汤治疗阳虚水泛之证，故用茯苓利水渗湿，配伍白术以健脾制水。附子汤治疗少阴阳虚寒湿身痛证，方中茯苓配白术以健脾除湿。茯苓桂枝白术甘草汤治疗中焦虚弱、水气上冲证，用茯苓渗湿利水，配合白术以健脾利水。半夏厚朴汤为治疗痰阻气滞的梅核气,故用茯苓以消饮化痰。因此,仲景用中剂量茯苓主要借其健脾利湿、消痰和胃之功,多用于痰湿内盛,气机失调的病症。

小剂量茯苓仲景多用1~2两。如酸枣仁汤用茯苓2两,此方功能养血安神,清热除烦,用茯苓配伍甘草健脾宁心安神。用治少阳邪气弥漫,邪犯三焦的柴胡加龙骨牡蛎汤中,仲景用茯苓1两半,利水、安神,配伍桂枝,又能温阳化气以助利水。在治疗水热互结伤阴的猪苓汤中,阴虚有热,亦可见心烦不得眠,故仲景用茯苓1两,配伍阿胶,利水而不伤阴,兼能宁心安神。可见,仲景用小剂量茯苓时,多取其利水、宁心安神之功。此外,在桂枝茯苓丸中,茯苓与诸药各等分。薯蓣丸中茯苓用5分,五苓散中茯苓用3分,量皆极少,多用于丸散剂中,缓而图之。

2. 相对剂量

(1)茯苓与桂枝相配:茯苓治疗水饮内停病证常配伍桂枝,茯苓淡渗利水,桂枝温阳化气,二者配伍化气利水,有利饮邪排出。如饮停于胃的茯苓甘草汤中茯苓与桂枝比例为1:1(茯苓2两:桂枝2两),二者温阳化气利水;如果饮邪结聚则加大茯苓的用量,如木防己去石膏加茯苓芒硝汤中茯苓与桂枝比例为2:1(茯苓4两:桂枝2两),渗湿利水的同时温阳化气。如果饮邪内停兼有上冲之势,则同时增加茯苓和桂枝的用量以利水渗湿、温阳平冲,如脾虚水饮上冲的苓桂术甘汤中茯苓与桂枝比例为4:3(茯苓4两:桂枝3两),二者利水温阳平冲;下焦阳虚、水饮上冲的桂枝茯苓五味甘草汤中茯苓与桂枝比例为1:1(茯苓4两:桂枝4两),增强温阳平冲的作用。对于饮邪较重的病证,则加大茯苓的用量为主,如治疗皮水重证的防己茯苓汤中茯苓与桂枝比例为2:1(茯苓6两:桂枝3两),茯苓分消水饮,桂枝温阳化气;治疗饮停于胃引起的胃反呕吐证的茯苓泽泻汤中茯苓与桂枝比例为4:1(茯苓半斤:桂枝2两),茯苓导水下行,桂枝化气行水。可见茯苓和桂枝的配伍主要是根据水饮的轻重和有无冲逆之势来调整二者的用量比例。

(2)茯苓配伍白术:《金匮要略》苓桂术甘汤中茯苓与白术比例为4:3(茯苓4两:白术3两,);《伤寒论》茯苓桂枝白术甘草汤中茯苓与白术比例为2:1(茯苓4两:白术2两);五苓散中茯苓与白术比例为1:1(茯苓3分:白术3分);真武汤中茯苓与白术比例为3:2(茯苓3两:白术2两)。茯苓与白术为临床常用药对,著名健脾益气方四君子汤中,用人参、白术、茯苓、甘草等分配伍,茯苓与白术相配,守中有通。白术促进脾胃运化水湿,茯苓使水湿从小便而去,一健一渗,水湿则有出路,故脾可健,湿可除,诸恙悉除。白术、茯苓配伍既是治疗脾胃气虚的常用药对,又是治疗水湿内停的基本药对,二者常等量相配而用。

◎ 服饵

茯苓傍松根而生,古称茯菟,首载于《神农本草经》,列为上品,药食两用,具有利水渗湿,健脾宁心的功效,可用于水肿尿少、痰多眩悸、脾虚少食、便溏泄泻、心神不安、惊悸失眠。《吴氏中馈录》所记唐宋市食摊上,有一种用茯苓、糯米、白术磨粉,制成的茯苓糕,是食用茯苓最早的记载。北京风味特产"茯苓饼"的外皮，就是用茯苓做的。还有"茯苓包子""茯苓粥"等。因茯苓利水渗湿易于伤阴，且性向下行，故阴虚无湿热、虚寒患者以及气虚下陷者不宜。

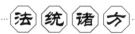

◎ 消法

消法作为中医八法之一，是通过消食导滞、行气活血、化痰利水、驱虫等方法，使气、血、痰、食、水、虫等有形之邪渐消缓散的一种方法。《素问•阴阳应象大论》中"中满者，泻之于内……其实者，散而泻之"以及《素问•至真要大论》中"坚者削之""客者除之""结者散之"等论述，都是指通过"消"与"散"的方法而祛除体内有形或有余之实邪。茯苓甘、淡，性平，为典型的淡渗利湿之品，另外，茯苓有较强的健脾功效，还可以健脾以化湿。

1. 淡渗利湿

淡渗利湿法，"淡"能渗湿，"淡渗"就是用甘淡的药物利水渗湿，使水湿从小便排泄而治疗泄泻的一种治法。茯苓甘、淡，性向下行，可引水湿之邪从小便而出。《金匮要略》言"治湿不利小便，非其治也"。故茯苓为治疗水湿内停常用药。代表方有五苓散、苓桂术甘汤。

2. 健脾化湿

脾主运化，脾气亏虚失于健运，水谷精微失于运化，致水湿内停，即所谓"脾虚生湿"。茯苓甘淡入脾，可健脾祛湿。脾运则湿气无以生，则体内水自消。代表方如参苓白术散。

◎ 通因通用法

通因通用，即以通治通，是用通利药治疗具有实性通泄症状的病症，适用于食积腹痛，泻下不畅及膀胱湿热所致尿急、尿频、尿痛病症之类。《伤寒论》名方五苓散主要用治膀胱气化不利所致"小便不利"之太阳蓄水证。蓄水证的病机为膀胱气化不利，气不化津，水停膀胱。故用茯苓、猪苓、泽泻、白术类利水渗湿药物配伍桂枝，以达到温阳化气利水的作用。现代研究证明，五苓散不仅可以用于小便不利，还可以用于治疗膀胱过度活动症。膀胱过度活动症是一种以尿急为特征的综合征，常伴有尿频和夜尿症状，伴或不伴有急迫性尿失禁，没有尿路感染或其他明确的病理改变。本病可归属于中医"小便频数""遗尿""尿失禁""小便不禁""淋证"等范畴。《素问•灵兰秘典论》"膀胱者，州都之官，津液藏焉，气化则能出矣"。清代唐容川在《中西汇通医经精义》中说："溺出膀胱，实则三焦主之，而膀胱所主者，则在于生津液。肾中之阳，蒸动膀胱之水，于是水中之气，上升为津液。气著于物，仍化为水，气出皮肤为汗，气出口鼻为涕为唾，游溢脏腑之外，则统名津液，实由肾阳蒸于下，膀胱之水，化而上行，故曰肾合膀胱，而膀胱为肾中津液之府也。"

这些论述均阐明了膀胱气化功能失调是小便失禁、频数的基本病因。《素问·至真要大论》有云"寒因寒用,热因热用,塞因塞用,通因通用,必伏其所主,而先其所因"。小便不利与小便频数的病因皆可归于膀胱气化不利,故而用五苓散。小便不利者化气利小便,小便利者化气约膀胱,双向调节尿量。用化气利水的五苓散治疗小便频数之证即"通因通用"的具体体现。

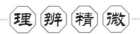

理 辨 精 微

◎ 药理

1. 传统药理

茯苓作用的发挥,全在于"利"字。"利"即利水渗湿,利湿健脾。如李中梓《雷公炮炙药性解》云:"茯苓色白,是西方肺金之象也。味淡,是太阳渗利之品也。微甘,是中央脾土之味也,故均入之。夫脾最恶湿,而小便利则湿自除,所以补脾。既能渗泄燥脾,似不能生津已,洁古何为称其止渴,良由色白属金,能培肺部,肺金得补,则自能生水。且《经》曰:膀胱者,州都之官,津液藏焉,气化则能出矣。诚以其上连于肺,得肺气以化之,津液从之出尔。"

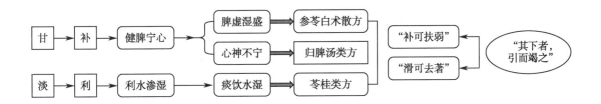

2. 现代药理

(1)利尿作用:研究发现,茯苓水煎剂对健康人有明显的利水效果;对心源性水肿患者的利水效果明显,日剂量100g时效果最好。研究表明,茯苓的利尿作用机制与茯苓素具有潜在的拮抗醛固酮受体活性有关。

(2)抗炎作用:茯苓能够对抗不同实验模型下的急慢性炎症,茯苓多糖小剂量下能抑制二甲苯所致的小鼠耳肿,同时对棉球所致大鼠皮下肉芽肿的形成有抑制作用,证明茯苓多糖具有抑制急、慢性炎症反应的作用。

(3)保肝作用:研究表明,茯苓醇能降低转氨酶活性、防止肝细胞坏死,保护四氯化碳致肝硬化模型大鼠肝损伤。茯苓多糖能够显著改善黄疸大鼠肝功能。

(4)调节胃肠功能作用:茯苓的水煎液能直接松弛家兔离体肠肌、减小肠肌收缩振幅;能防治大鼠实验性胃溃疡,抑制胃液分泌。

(5)镇静作用:腹腔注射茯苓水煎液对戊巴比妥的麻醉作用有明显的协同作用,能显著降低小鼠自发活动，对抗咖啡因致小鼠过度兴奋。茯苓总三萜能对抗电休克及戊四唑惊厥发作，具有镇静兴奋性神经元和抗惊厥等作用。

◎ 演义

1. 水肿

茯苓入肺、脾、肾经，功能利水渗湿。《素问·经脉别论》言"饮入于胃，游溢精气，上输于脾；脾气散精，上归于肺，通调水道，下输膀胱；水精四布，五经并行"。水肿的发生，与肺、脾、肾三脏息息相关。脾失运化、肺失通调、肾失气化与开阖均可导致水液运行输布失常而发为水肿。临床常配白术、猪苓、泽泻、防己等药物，代表方如五苓散、防己茯苓汤。

2. 胃肠疾病

现代药理研究证明，茯苓的水煎液能直接松弛家兔离体肠肌、减少小肠肌收缩振幅；能防治大鼠实验性胃溃疡，抑制胃液分泌。茯苓醇提液及其17种三萜类成分的镇吐作用显示，侧链上的C—24位含有末端双键基团的三萜具有极好的止吐作用。茯苓健脾除湿，为治疗胃肠疾病常用药，如治疗脾气虚证，配人参、白术、甘草，即四君子汤。治疗痰饮内停致呕吐，配半夏、生姜，如小半夏加茯苓汤。

3. 失眠

茯苓入心经，功能健脾宁心安神。现代药理研究亦发现，茯苓总三萜能对抗电休克及戊四唑惊厥发作，具有镇静兴奋性神经元和抗惊厥等作用。临床用治肝血不足，虚热内扰之虚烦不眠，配伍酸枣仁、知母、川芎、甘草，如《金匮要略》酸枣仁汤；治疗心脾气血两虚之失眠，配伍白术、黄芪、人参、酸枣仁等以益气补血、健脾养心，如《济生方》归脾汤。

4. 斑秃

斑秃是一种局限性斑片状脱发，常因心理创伤后长期抑郁和焦虑而发病，任何年龄均可发生。岳美中先生认为，斑秃乃发囊有水湿浸渍，如草木根处多水，故使凋零而然。茯苓得松之余气而成，甘淡而平，能守五脏真气，其性先升后降，能导湿浊下行，临床对于脂溢性脱发、斑秃等可用一味茯苓500～1 000g，研末，开水冲服进行治疗。

5. 遗精

茯苓功善固精止遗，《仁斋直指方》用"白茯苓末二钱，米汤调之"治疗心虚梦泄或白浊；《普济方》用"白茯苓二两，缩砂仁一两，为末，入盐二钱。精羊肉批片，掺药炙食，以酒送下"治虚滑遗精；《太平惠民和剂局方》威喜丸用"白茯苓四两，制蜡丸"治疗"丈夫元阳虚惫，精气不固，余沥常流，小便白浊，梦寐频泄"者。张藜莉等人基于数据挖掘技术的治疗遗精方剂组方规律分析显示，筛选的方剂中出现频数最高的单味药为茯苓（129次），占总处方数的34.9%。

临证举隅

案1 治斑秃

徐某，男性，21岁，于1974年7月6日初诊。患者系秃发症，头顶上如胡桃大圆圈，连结成片，渐成光秃，见者多说症证难愈。患者心情忧郁得很。切其脉濡，舌稍白，无其他痛苦。处一味茯苓饮：茯苓500~1 000g，研为细末，每服6g，白开水冲服，每日2次，坚持服一个时期，以发根生出为度。服药两月余，来复诊，发已丛生，基本痊愈。

（岳美中医案）

主要症状：斑秃如胡桃大圆圈，脉濡，苔稍白。

病机归纳：水泛巅顶，侵蚀发根，使发根腐而枯落。

方义分析：水湿上泛，发根失养，日久枯落，故见斑秃。茯苓能导上行之水湿下降，湿去则发生，虽不是直接生发，但亦合乎"先其所因，伏其所主"的治疗法则。

药证归纳：张顽石认为"茯苓得松之余气而成，甘淡而平，能守五脏真气，其性先升后降"。《素问•经脉别论》言"饮入于胃，游溢精气，上输于脾；脾气散精，上归于肺，通调水道，下输膀胱"。则可知淡渗之味性，必先上升而后降，膀胱气化，则小便利。茯苓导水下行，则发根毛囊干燥，阳气升发，则毛发充盛，故用一味茯苓治之即愈。

案2 治疗眩晕

郭某，女，48岁。患头晕1年多，每于饮食不适或者感受风寒时即发。头晕时目眩，耳鸣，脘闷，恶心，欲呕不得，食欲减退，不喜饮水，甚时不能起床。脉缓，舌淡，苔白。证属脾胃阳虚、水饮内停。治以苓桂术甘汤。2剂后，头晕及烦满、恶心皆有好转。后宗此方制成散剂，日服12g。服1月痊愈，以后未复发。

（赵明锐医案）

主要症状：头晕目眩，脘闷恶心，欲呕不得，不喜饮水，脉缓，舌淡，苔白。

病机归纳：脾胃阳虚，水气内停。

经典方证：《金匮要略•痰饮咳嗽病脉证并治》："心下有痰饮，胸胁支满，目眩，苓桂术甘汤主之。"

方义分析：本案患者脾胃阳虚，水液不化，内停中州，阻碍气机，浊阴不降，故见脘闷，欲呕；清阳不升，故见头晕目眩，耳鸣；脾胃亏损，运化失健，故食欲减退；饮为阴邪，水饮内阻，机体恶其有余，故不欲饮水。此案予苓桂术甘汤温阳化饮，健脾利水。方中茯苓淡渗利湿，化饮降浊，为治饮病之要药。桂枝辛温通阳，振奋阳气以消饮邪。两药合用，可温阳化饮。白术健脾燥湿,甘草和中益气,两药相伍,培土制水。

药证归纳: 苓桂术甘汤为治疗阳虚水饮内停之代表方。茯苓甘淡,甘能补中,淡能利窍,专能利水,然水为阴邪,得阳始化,故常配伍桂枝温阳化气利水。《伤寒论·辨太阳病脉证并治》"伤寒若吐、若下后,心下逆满,气上冲胸,起则头眩,脉沉紧,发汗则动经,身为振振摇者,茯苓桂枝白术甘草汤主之"。阳虚水饮内停中焦,除见头晕目眩,脘闷呕吐外,还可因饮邪弥漫胸胁而见胸膈支满,水饮逆而上冲,故见心下逆满。本方临床应用广泛,常用于慢性支气管炎、支气管哮喘、脑积水、内耳眩晕症、神经衰弱等属脾虚有痰饮和冠心病、风湿性心脏病、肺心病、心肌炎等水饮上泛者。

泽泻

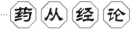

◎ 概述

泽泻为泽泻科草本植物泽泻的干燥块茎。味甘、淡，性寒，归肾、膀胱经。具有利水渗湿，泻热，化浊降脂的功效。

◎ 经论

《神农本草经》云："泽泻，味甘，寒。主风寒湿痹，乳难，消水，养五脏，益气力，肥健。久服耳目聪明，不饥，延年，轻身，面生光，能行水上。"

◎ 释经

泽泻味甘、淡，性寒，为淡渗利湿之品。"主风寒湿痹，乳难"，风寒湿邪侵袭，经脉痹阻导致肢节疼痛、麻木、屈伸不利，或难产之类，凡属水气之病，皆可主之。消水，即利水，消减多余水分，使水能循常道，归其位。"养五脏，益气力，肥健"，水气除则五脏安，五脏协调，阳气有司，故谓之。脾喜燥而恶湿，水气去则脾运健，纳水谷而化气血，生肌肉而壮筋骨，故肥健。"久服耳目聪明，不饥，延年轻身，面生光，能行水上"，意为经常服用，可涤除人体多余水湿，保证脏腑气化功能正常，则耳聪目明；脾胃强健，故能耐受饥饿，化生气血充足，则面部光泽红润，身体轻快灵活，仿佛能于水上行走。

◎ 药证

主治淋证，痰饮，肾虚火旺证。
体质特征：体形较胖，肌肉松弛，面色泛黄或黑，皮肤湿润，易汗出，舌质淡胖有齿痕。

◎ 炮制

古代医籍中，泽泻除了生用，炮制方法还包括焙制、煨制、炙制、酒制、盐水炒制、炒制、麸炒制等。

现代泽泻的炮制方式主要为生用、麸炒及盐水炒用。一般认为生品长于利水渗湿，且泻热力强。麸炒可去性存用,减缓寒性,渗湿和胃。盐水炒制可入肾,利水渗湿兼以补肾,长于引药下行,泻热存阴,通过利尿使肾中湿热水浊从小便而去。值得提出的是,现代药理研究认为,泽泻生品、酒炙品、麸炒品均有利尿作用,而盐炒者几乎无利尿作用。然而有新近研究发现,盐炙后,广西和四川产地的泽泻仍保持良好的利尿作用,而福建和江西产地的泽泻出现明显抗利尿的作用,提示造成是否具有利尿效果的主要原因是泽泻的产地不同而非炮制方法不同。不同产地的具体成分差异仍有待进一步研究。

◎ 用量

《中华人民共和国药典(2020年版)》规定泽泻用量为6～10g。据经方中记载,泽泻最小用量为1两,最大用量可达到半斤。现代用量多在15～60g。泽泻的功效强弱,与剂量呈正相关性,剂量越大,其利水渗湿、泻热之功越强。同时需注意的是,泽泻在《神农本草经》中虽被列为上品,然因其性寒,通利下焦,泻热功效显著,故肾阳亏虚、阳虚气弱而无实证者忌用,又因久利多虚,常人亦不可一味久服。

◎ 阐微

泽泻历代以福建、江西所产者为优,又名"建泽泻",四川、贵州、云南等地亦产,称"川泽泻"。建泽泻盐水炒制后,有明显抗利尿作用,川泽泻盐水炒制后,仍保持较强的利尿作用。此外,部分医家认为泽泻具有滋阴补肾之效,如《药性赋》中认为"泽泻利水通淋而补阴不足",其实在于本品专入下焦肾中,若肾阴不足,虚火亢盛,泽泻非专于滋阴,而专于泻火护阴,同时泽泻长于利水渗湿,且性寒通利。张景岳认为"补阴不利水,利水不补阴",通利过度,亦可伤阴,故泽泻更有伤阴之可能,而滋阴之功用有待进一步验证。因此,临床尚需注意泽泻之偏性、配伍法度、用量及用药观察等。

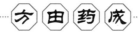

◎ 药对

泽泻配白术,治苦冒眩;配茯苓,利水渗湿;配猪苓,亦利水渗湿;配车前子,利尿通淋;配熟地,滋阴泻热;配大黄,通泄肾浊;配黄芪,补气利水;配黄柏,清火利湿。

◎ 角药

泽泻配猪苓、茯苓,可增强利水消肿;配白术、茯苓,可健脾燥湿,利水消肿;配车前子、牛膝,可利水消肿;配木通、车前子,可利尿通淋;配茯苓、丹皮,可清热泄浊。

◎ 经方

1. 支饮冒眩——泽泻汤

《金匮要略·痰饮咳嗽病脉证并治》"心下有支饮，其人苦冒眩，泽泻汤主之"。脾主运化水液，因中焦脾胃阳气不足，致使饮停心下胸膈胃脘处，即所谓支饮。浊阴不降，清阳不升，阳气不能上达头面，故见头晕目眩，视物昏旋，头身转侧则昏眩加重，恶心欲呕，头身困重乏力等证。本方重用泽泻以利水祛饮，白术苦温健脾燥湿，助脾制水，药仅两味，方简效宏，为治疗水饮、眩晕之良方。笔者常以此为基础方治疗内耳眩晕症效佳。

2. 太阳蓄水证——五苓散

五苓散重用泽泻，配伍茯苓、猪苓通利小便，以治其标，白术健脾燥湿，助脾运化水液，桂枝温助阳气，化气利水，兼可解表。合方内利蓄水，外解表邪，为表里双解之方。（参见桂枝篇或白术篇）

3. 水热互结证——猪苓汤

《伤寒论·辨阳明病脉证并治》"若脉浮发热，渴欲饮水，小便不利者，猪苓汤主之"。《伤寒论·辨少阴病脉证并治》"少阴病，下利六七日，小便不利，咳而呕渴，心烦不得眠者，猪苓汤主之"。伤寒阳明经热证本以辛寒清热为正治，若误下后损伤阴津，可致热邪不除，下焦水气不利，水热互结；此外，若少阴病阴虚有热，热伤津液，而下焦气化不利，水热互结，不经阳明病误治亦可形成本证，表现为小便不利，渴欲饮水，脉浮发热等。方中茯苓、猪苓、泽泻利水渗湿，且茯苓健脾，泽泻泻热，滑石清热利水，阿胶养阴润燥防止诸药过利伤阴。本方清热利湿为主，养阴为辅，利水而不伤阴，虚实兼顾，诸症可全，是治疗阴虚夹湿的良方。

4. 黄疸湿重于热——茵陈五苓散

《金匮要略·黄疸病脉证并治》"黄疸病，茵陈五苓散主之"。本条所主为黄疸病湿热熏蒸，且湿重热轻者，见以小便不利为主，除目身小便俱黄、黄色鲜明如橘色外，亦有肢体困倦、纳差腹胀等。此方为茵陈与五苓散合用，以茵陈清利湿热，利湿退黄，以五苓散通利小便，使湿热从小便尽去，则身黄可退。

5. 中阳不足，胃有停饮——茯苓泽泻汤

《金匮要略·呕吐哕下利病脉证治》"胃反，吐而渴欲饮水者，茯苓泽泻汤主之"。脾脏喜燥恶湿，主运化水液，胃腑以降为顺，以通为和，若中焦阳气不足，无以运化水液，致饮停胃中，则胃反呕吐，中焦气化不利，津液难以上承，故见口渴欲饮。方中茯苓、泽泻利水祛饮，桂枝温助阳气，白术健脾燥湿，生姜温胃止呕，甘草健脾，较于五苓散。该方侧重调治中焦停饮，以温胃降逆，止呕化饮。

6. 肾虚腰痛——八味肾气丸

《金匮要略·血痹虚劳病脉证并治》"虚劳腰痛，少腹拘急，小便不利者，八味肾气丸主之"。腰为肾之府，肾虚则腰部酸痛，劳累加重，且阳虚则寒，寒凝经脉，故少腹拘急，肾

虚无以气化,亦见小便不利,诸症俱为肾阳不足,气化不利,水湿内停,治当补肾助阳,兼以化气利水。方中熟地、山药、山茱萸补肾滋阴,兼顾肝脾,茯苓、泽泻、丹皮利水泄浊,兼清虚热,此即为"三补三泻";大剂滋阴基础上又以少量附子温补肾阳,桂枝温助阳气,以助"少火生气",使"阳得阴助则生化无穷"。此方阴阳俱补,温阳为要,补而不滞,为补肾虚之祖方。

7. 肝脾不调之妊娠腹痛——当归芍药散

《金匮要略·妇人妊娠病脉证并治》"妇人怀娠,腹中疗痛,当归芍药散主之"。肝藏血,主疏泄气机,在体为筋,脾主运化水湿,生化气血。妇人妊娠,气血聚集胞宫以养胎,若肝血不足,则肝气疏泄失常,肝血无以养筋,肝郁乘脾,脾虚不运水湿,则可见腹中绞痛,或隐痛绵绵未绝,以及面色萎黄、心悸肢麻,面浮微肿,小便不利,泄泻等。治当疏肝健脾,养血祛湿。方中芍药柔肝养筋,当归补肝养血,川芎行血止痛,此三味药治肝,彼三味药则治脾,其中泽泻利水渗湿,白术健脾燥湿,茯苓健脾利湿。诸药合用,调肝健脾,血水同治,亦可用于妇人月经不调见肝脾不和者。

8. 腰以下水肿——牡蛎泽泻散

《伤寒论·辨阴阳易瘥后劳复病脉证并治》"大病瘥后,从腰以下有水气者,牡蛎泽泻散主之"。大病瘥后,病中饮水过多,热邪虽解,水气不行,气机不利,湿热停滞聚集腰下,肌肉肿满。临证可见下肢肿满,或腹胀腹满,同时小便不利,标实为急。当以急逐水邪为法,方中泽泻、商陆根利水消肿,蜀漆、葶苈子逐饮开结,牡蛎、海藻软坚散结消痞,栝蒌根滋养津液,生津止渴,再以白饮和服,以养胃气避免攻伐太过。诸药合用,共奏清热涤饮,软坚散结之功。

◎ 方证

含泽泻常用经方及类经方临床应用指征如下:

泽泻汤 以头晕目眩、视物昏旋、转侧则昏眩加重、恶心泛泛、甚则呕吐、头身困重乏力、精神不爽、舌体胖大有齿痕、苔白滑或白腻、脉弦或滑或濡为其辨证要点。

五苓散 以小便不利、头痛微热、烦渴欲饮、恶心欲吐、甚则水入即吐、或脐下动悸、吐涎沫而头晕目眩、或短气而咳、或水肿、泄泻、苔白、脉浮为其辨证要点。

猪苓汤 以小便不利、发热、口渴欲饮、或心烦不寐、或兼咳嗽、呕恶、下利、或为血淋见小便涩痛、舌红苔白或微黄、脉细数为其辨证要点。

茯苓泽泻汤 以胃反呕吐、口渴多饮、愈渴愈吐、愈吐愈渴、肢体浮肿、大便溏薄、精神不振、头晕目眩、心悸舌淡红、苔薄润、脉缓滑为其辨证要点。

牡蛎泽泻散 以下肢腿肿、或伴腹大胀满、小便不利、脉沉实为其辨证要点。

春泽汤 以水肿泄泻、纳少便溏、神疲乏力、或水逆、小便不利、苔白润、脉弱为其辨证要点。

胃苓汤 以水肿、泄泻如水、腹胀纳呆、神疲乏力、恶心欲呕、舌淡苔白腻、脉濡或弦或滑为其辨证要点。

茵陈五苓散 以目黄、身黄、小便黄、黄色鲜明有如橘色、形寒发热、肢体困倦、腹满便溏、小便不利、苔腻不渴、脉浮缓或沉迟为其辨证要点。

升阳益胃汤 以周身乏力、身重喜卧、关节酸痛、畏寒怕冷、头眩耳鸣、情绪低落、口苦口干、饮食无味、食不消化、脘腹胀满、面色㿠白、小便频数、大便不调为其辨证要点。

龙胆泻肝汤 以头痛目赤、胁肋灼痛、口苦、耳聋、或阴肿、阴痒、阴汗、筋肉萎软、小便淋涩、带下黄臭、舌红苔黄或黄腻、脉弦数有力为其辨证要点。

◎ 量效

绝对剂量是指方药的使用剂量大小，而相对剂量指的是药物之间的比例关系。总结泽泻在经方中的药量效关系如下：

1. 绝对剂量

泽泻大剂量见于泽泻汤和茯苓泽泻汤。泽泻汤中泽泻用量为五两，为诸方中量最大者，主治中焦脾胃阳气不足，饮停心下致头晕目眩、视物昏旋、恶心欲呕的病证；茯苓泽泻汤中泽泻用量为4两，主治中焦阳气不足，饮停胃中，胃反呕吐、口渴欲饮病证。两方中，仲景借其量大，以增强利水化饮之力。

泽泻的中等剂量见于猪苓汤，所用剂量为1两，主治阳明经热误下后损伤阴津，水热互结，或本少阴病阴虚有热，热伤津液，不经误治的水热互结证。若五苓散用于汤剂，其泽泻用量为1两6铢，诸药中泽泻用量最大，主治太阳表证不得汗法，表邪不解，邪气内陷膀胱，膀胱气化不利，水液蓄积下焦的病证。猪苓汤证为水热互结，邪已化热，且伴有阴伤；五苓散证为膀胱蓄水，均无需大剂泽泻重利，因此泽泻取普通剂量，发挥导水下行，利水泻热之功即可。

此外，泽泻亦用于丸散剂中，如五苓散、茵陈五苓散、当归芍药散、肾气丸，用量分别为1两6铢、25/16铢、8两、3两（另牡蛎泽泻散中七味药各等分，其剂量不计）。以上剂量均非日服量，而是一次捣药方中泽泻的总量。制成散剂，以取其发散之义。制成丸剂，取慢病缓治。方中泽泻均取其利水渗湿之功。

2. 相对剂量

（1）燥湿利水：泽泻汤中泽泻与白术比例为5:2（泽泻5两:白术2两），茯苓泽泻汤中泽泻与白术比例为4:3（泽泻4两:白术3两），五苓散（泽泻1两6铢:白术18铢）与茵陈五苓散中泽泻与白术比例均为5:3，当归芍药散中泽泻与白术比例为2:1（泽泻8两:白术4两）。泽泻性寒，白术性温，泽泻利水渗湿，白术健脾燥湿，两药同用，一泻一补，能健脾燥湿，利湿泄浊，调节体内水液代谢，恢复脾肾功能，为仲景治疗水饮病之经典药对。

（2）利水渗湿：茯苓泽泻汤中泽泻与茯苓比例为1:2（泽泻4两:茯苓8两），猪苓汤中泽泻与茯苓比例为1:1（泽泻1两:白术1两），五苓散（泽泻1两6铢:茯苓18铢）与茵

陈五苓散中泽泻与茯苓比例均为5:3,当归芍药散中泽泻与茯苓比例为2:1(泽泻8两:
茯苓4两)。泽泻与茯苓配伍,一则利水泄浊,一则健脾利湿,调节脾肾功能,可增强利水
渗湿之功效。

在猪苓汤中泽泻与猪苓比例为1:1(泽泻1两:猪苓1两),在五苓散中泽泻与猪苓比
例为15:9(泽泻1两6铢:茯苓18铢)。泽泻与猪苓配伍,专入肾与膀胱,其利水泄浊之
功显著,利水较泽泻茯苓药对更胜一筹。

◎ 服饵

泽泻在《神农本草经》中列为上品,谓之久服延年,是临床常用药。然古代部分医籍
中就记载了其副作用。如《本草蒙筌》载"泽泻多服"致"目昏",因"小便利,肾气虚"。《本
草纲目》云"若久服则降令太过,清气不升,真阴潜耗,安得不目昏耶"。《本草经疏》则
言"人无湿无饮而阴虚,及肾气乏绝,阳衰精自流出,肾气不固精滑,目痛,虚寒作泄等
侯,法咸禁用"。现代临床中,有人认为泽泻"大剂量或长期应用,可致水电解质失衡以
及血尿,甚至发生酸中毒,并能引起恶心、呕吐、腹痛及肝功能损害"。当然,泽泻性寒滑
利,偏性较强,实为祛邪利气之品,而非有毒不堪服用之物。"有病则病当之,无病则体受
之",若辨证正确,应用可保无虞,且效如桴鼓。若不把控剂量和应用时间,滥用错用此
药,必然导致肾中真阴耗损,阳气亏虚,则变证风起。

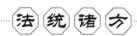

◎ 消法

《素问•阴阳应象大论》云"其下者,引而竭之",《金匮要略•水气病脉证并治》云"诸有
水者,腰以下肿,当利小便",均明确提出"利小便"这一重要治法。泽泻是"利小便"治法
的常用药物,长于利水渗湿,导热泄浊,故将其归于"消"药。通过配伍,泽泻可以体现如
下消法之用:

1. 利水祛湿法

人体水液代谢功能的平衡离不开肾脏,肾之气化作用统领体液的输布与排泄,其地
位举足轻重。若肾主水的功能失常,水液代谢障碍可致水肿,痰饮;气化失常,浊阴不降
可致小便不利,甚则癃闭,影响清阳上升则为眩晕、耳鸣等。邪在下者,当顺势祛之,泽泻
味甘、淡,甘淡则渗湿而长于利水渗湿,泄肾中浊邪,是利水渗湿法的代表药物,常用于水
肿、小便不利等下焦病证。本品亦可配伍茯苓、猪苓、滑石等以增强其利小便功效。代表
方为五苓散、泽泻汤、当归芍药散等。

2. 利湿清热法

肾在窍为前后二阴,肾与膀胱主司小便,若气化功能正常,则小便通畅,排泄有常。

若湿热之邪蕴结下焦，影响肾与膀胱气化功能，则可见小便不利或短赤，热涩疼痛，淋沥不尽，亦可见妇女白带黄臭、阴部湿痒等病证。泽泻不仅可利水渗湿，其性寒通利，兼能利尿通淋，清利湿热，故亦可用于下焦湿热证。本品亦可配伍滑石等清利之药，增其利尿通淋。代表方为猪苓汤、龙胆泻肝汤等。

3. 泻火降浊法

肾为五脏六腑之本，亦为水脏，若肾中真阴亏虚，易致相火妄动，虚火偏亢，并可进一步灼伤阴液，表现为骨蒸潮热、盗汗遗精、耳鸣消渴、小便淋沥、月经不调等。泽泻性寒，专入肾经，对于肾阴亏虚，虚火不甚者，具有一定降泄肾中虚火的作用。然肾中真阴不足，泻火仅为治标，滋阴方为顾本。故泽泻需配伍熟地之类滋养肾阴之品，除能降泄相火，亦有泄肾降浊，防熟地滋腻之功，熟地配泽泻则滋而不腻，泽泻配熟地则泄而不伤，此药对经典，可标本兼顾。若相火亢旺，虚火上炎，单用泽泻病重药轻，可配伍知母、黄柏等，以增强清热燥湿，收敛相火。代表方为六味地黄丸、肾气丸。

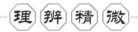

◎ 药理

1. 传统药理

"利"和"清"二字最能总括泽泻的药理作用。"利"是指泽泻具有利水渗湿，利尿消肿之用，常用于水肿、痰饮、泄泻，以及其他病证引起的小便不利等；"清"指的是泽泻还可清热通淋，降泄相火，可用于淋证、肾阴亏虚之证。

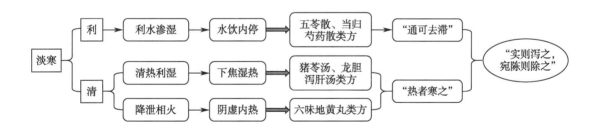

2. 现代药理

泽泻的药理作用主要包括如下：

（1）利尿及抗利尿的双向调节作用：泽泻水提物能促进钠、钾、氯等电解质的排出，并抑制肾小管的重吸收，从而增加尿量，且对肾炎患者的利尿作用更为显著。泽泻具有利尿及抗利尿的双向调节作用，小剂量泽泻醇提取物可增加尿量，大剂量可显著抑制尿量。

（2）降血脂作用：泽泻有明显的降血脂，降血清总胆固醇作用，能抗动脉粥样硬化，改善机体内脂代谢。

（3）保肝作用：泽泻能抗脂肪肝，如能保护四氯化碳中毒的小鼠肝脏细胞。

（4）降压作用：泽泻摩醇对各种实验动物有轻度降压作用，能减少心排出量和心率以及左心室压力，也能增加冠状动脉流量。

（5）抑制免疫、抗炎抑菌作用。

（6）轻度降血糖作用。

（7）抗血小板聚集及抗血栓形成作用。

◎ 演义

泽泻统而言之以利水渗湿，泻热降浊为长。分而言之，则为水液不行，取其利水渗湿，利尿消肿；湿热下注，取其清热利湿，利尿通淋；阴虚内热，取其清泻相火，降泄肾浊。

1. 水肿

泽泻能"洁净府"，其利尿消肿之功卓著，乃治疗水肿属实证或虚实夹杂证之佳品。

2. 泌尿系统疾病

若湿热蕴结下焦，肾与膀胱之气化失常，开阖不行，小便不利，可表现为尿频、尿急、淋沥不尽、排尿疼痛灼热甚则伴有出血为血淋、伴有结石为石淋。临床可涉及急、慢性肾炎，尿路感染，肾结石，尿血等泌尿系统疾病。泽泻性寒入肾，能通利水道，利水渗湿，清热泄浊，使湿热从小便去，邪去则正安，气化有常，则淋证可愈。

3. 眩晕

眩晕是以临床症状发作特点命名的病证，主要表现为头晕眼花或突然眼前发黑、双目欲闭、视物旋转、如坐舟车。肾主水而统领人体津液的输布排泄，脾主运化体内水湿，若肾中气化失司，脾失健运，则水湿停聚，浊阴不降，清阳不升，以致壅塞水道，水饮上泛，上干清阳，则易发眩晕。水饮上泛所致眩晕，亦可伴随恶心欲呕、头身沉重、精神不爽等，临床上多涉及梅尼埃病、前庭神经元炎、高血压、椎基底动脉供血不足、脑外伤后遗症等神经系统、心脑血管系统疾病。泽泻一味，味甘、淡故能淡渗利湿，其利水祛饮之功卓著，痰饮一去，浊阴得降，则清阳可升，眩晕可止。

4. 高脂血症

高脂血症即血脂水平过高的代谢性疾病，不加控制容易引发动脉粥样硬化、冠心病等心脑血管系统疾病。传统中医并无此"高脂血症"一名，然根据临证可将其归属于"痰湿""血瘀"范畴。血脂过高，即血中浊邪过多，肾脏气化不足，无以代谢。《本草汇言》云"泽泻利水，能宣通内脏之湿"。现代研究发现，泽泻具有明显降血脂、调节脂代谢、保护心脑血管的作用。泽泻为通利之品，能利水渗湿，降泄肾浊，故体内浊邪壅盛者，如西医之高脂血症等疾病，泽泻亦可酌情配伍。基于此，也常用该药为主治疗肥胖症。

临证举隅

案1 治眩晕病

朱某，男，50岁，湖北人。患头目冒眩，终日昏昏沉沉，如在云雾之中。两眼懒睁，双手发颤，不能握笔写字。迭经中西医治疗，病无起色，颇以为苦。视其舌肥大异常，苔呈白滑而根部略腻，切其脉弦软。治法：渗利饮邪，兼崇脾气。疏《金匮》泽泻汤：泽泻24g，白术12g。服第一煎，未见任何反应。患者乃语其家属：此方药仅两味，吾早已虑其无效，今果然矣。孰料第二煎服后，覆杯未久，顿觉周身与前胸后背漐漐汗出，以手拭汗有粘感，后自觉头清目爽，身感轻快，冒眩立减。又服2剂，继出微汗少许，久困之疾从此告愈。

（刘渡舟医案）

主要症状：头昏目眩，精神不振，懒于睁眼，两手发颤，舌肥大，苔白滑根部略腻，脉弦软。

病机归纳：心下有支饮，水饮上泛，阳气被遏。

经典方证：《金匮要略·痰饮咳嗽病脉证并治》："心下有支饮，其人苦冒眩，泽泻汤主之。"

方义分析：此案患者主要症状为"冒眩"。冒眩病因繁多，临床辨证当首辨脏腑，再辨虚实，并非但见眩晕即为肝风内动。结合临床辨证，头目昏沉，精神不振，懒于睁眼，可知清阳不升。正虚有饮，阳气阻滞不荣筋脉，故见手颤。舌脉体胖大，苔白滑腻，脉弦为饮，此属心下支饮停聚所致，当用泽泻汤以利水渗饮。泽泻重用以利水祛饮，导浊下行，再用白术健脾燥湿，助脾运化水湿，培土以制水饮上泛。此方药简效宏，治疗水饮其功卓著。

药证归纳：《素问·生气通天论》云"阳气者，精则养神，柔则养筋"。若水饮泛滥，上干清阳，水势颇急，阳气不布，则精神不振，筋脉失养。苓桂术甘汤虽亦能温化心下水饮，为"天下化饮第一方"。然饮邪较轻，阳气不足者宜之，而甘草甘缓碍湿，茯苓利水稍缓，对于水饮壅盛者又非所宜。此当急泄心下之饮，兼崇中州之土。泽泻汤为单刀直入之方，攻于水饮，专于利浊，且白术兼有健脾和胃之效，因此祛邪之时亦可护正，且泽泻性寒入肾，则水饮不蓄，白术苦温燥脾，则痰湿不生，全方务使饮去，则阳气不散而自达之。本案中所服之方未有发汗药，而患者服药后顿觉周身漐漐汗出，汗出较黏，可见饮邪一出，清阳得升，营卫调和，汗液得出，故泽泻汤虽为利水祛邪之品，亦有调和营卫之奇效。

案2 治便秘

李某，女，51岁。1982年6月19日初诊。自述大便困难，四五日1次，病程长达5余年，遍服中西药，疗效不显。平日依赖上清丸或番泻叶以求暂通。面色黄黯，舌淡胖，苔滑润。问得四肢无力,余无所苦,切诊六脉沉弦。诊断:便秘。辨为阳虚湿滞、津液不布。立补脾温肾、化气行水法治之。方用五苓散:桂枝 20g,白术 20g,猪苓 15g,茯苓 15g,泽泻 15。服上方 1 剂未尽,大便日解 2 次。连服 6 剂,便解畅利,每日 1 次。嘱其 3 日 1 剂,续服 6 剂,此症未再复发。

(陈潮祖医案)

主要症状:大便四五日 1 次,四肢无力,面色黄黯,舌淡胖,苔滑润,六脉沉弦。

病机归纳:阳虚湿滞,阳气被遏,津液不布。

经典方证:《金匮要略·消渴小便不利淋病脉证并治》:"脉浮,小便不利,微热消渴者,宜利小便发汗,五苓散主之。"

方义分析:五苓散主治太阳表邪不解,邪气循经内陷太阳腑膀胱,致膀胱气化不利,水液蓄积下焦,小便不利之病证。此案所治为大便秘结,以淡渗利湿之茯苓、猪苓、泽泻增强通利水湿之力,浊邪去则闭郁之阳气可复,再伍白术甘温健脾,运化水湿,桂枝温化阳气,气行则津行。如此阳气津液布散,腑道恢复其用,故便秘得愈。

药证归纳:仲景用到五苓散的条文共有 9 条,其中《伤寒论》6 条,《金匮要略》3 条,涉及消渴、烦渴、小便不利或呕吐等症,病证虽杂,但 9 条所治均从津液代谢的调治入手。世人皆以五苓散为畅行津液,通利小便之方,然通行糟粕,开塞大便者,孰知不可用乎?《素问·经脉别论》云"水精四布,五经并行",且大肠主津,小肠主液。若脾脏运化,肾脏气化失司,体内津液运行不畅,水饮停聚,不仅可影响小便的排泄,亦会阻碍肠道的传导。五苓散化气行水,其中有入肾利水之泽泻、猪苓,有甘淡渗湿之茯苓,健脾燥湿之白术,温阳化气之桂枝。诸药配伍,可令浊阴排出,清阳复位,气化流行,肠道津液得以正常布化,大便自然畅通。除了小便不利,小便过利之尿崩、便秘、泄泻等,但见水饮浊邪留而不去,阳气不散津液不布,欲利水祛邪者,五苓散其功卓著,皆可用之,可谓妙方。

猪苓

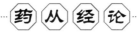

◎ 概述

猪苓系多孔菌科真菌猪苓的菌核。味甘、淡,性平,归肾、膀胱经。具有利水消肿,渗湿等功效。

◎ 经论

《神农本草经》云:"猪苓,味甘,平。主痎疟,解毒,蛊疰不祥,利水道。久服轻身,耐老。"

◎ 释经

猪苓,气平,具有利水渗湿的作用。《本草经解》载其"禀天秋凉之金气,入手太阴肺经。味甘无毒,得地中正之土味,入足太阴脾经。气味降多于升,阴也。其主痎疟者,盖主太阴呕吐之湿疟痹也"。"解毒""蛊疰不祥",蛊疰不祥,皆湿热之毒,因猪苓入脾肺化气,故湿行而疟止。又甘平渗利,所以主之。"利水道"即通利水道,肺主气,气平益肺,肺气化及州都,则水道利。"久服轻身耐老",猪苓味甘益脾,脾统血,血旺故耐老。气平益肺,肺主气,气和故身轻也。

◎ 药证

仲景在《伤寒论》中应用猪苓多以"水肿""小便不利""口渴"为临床应用的主要指征,此外"渴欲饮水""水入则吐""咳而呕渴""心烦不得眠""脉浮发热"亦为其用药要点。

◎ 炮制

猪苓采收后在产地净选去除杂质,洗净,浸泡,润透,切片,干燥。

◎ 用量

《中华人民共和国药典(2020年版)》规定猪苓用量为6～12g。大剂量可用至60g。

仲景于《伤寒杂病论》中使用猪苓用量为18铢～1两,约合今用之10～15g。

◎ 阐微

《药性论》云猪苓"臣,微热,解伤寒、温疫、大热,发汗,主肿胀满,腹急痛",指出猪苓在利水渗湿之外,尚有治疗外感热病的多种功用,可"截疟、解毒、发汗、开腠理",与《神农本草经》所论相合。但是金元以来,猪苓功用逐渐向利水渗湿倾斜和细化。《中华人民共和国药典(2020年版)》对猪苓的上述功效亦未收录,但是现存部分补虚强壮以及治疗热病、疟疾、疮毒等方剂中均有配伍猪苓使用者。在配伍恰当的情况下,猪苓可发挥或者帮助其他药物发挥上述功效。

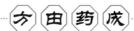

◎ 药对

猪苓配茯苓,加强利水渗湿之功;配木通,利尿通淋,治疗水肿、小便不利;配半夏,化痰利湿,治疗痰饮为患;配车前子,清热渗湿,利尿通淋,治疗湿热下注所致小便淋沥涩痛、癃闭等。

◎ 角药

猪苓常配伍茯苓、泽泻,利水渗湿止泻,治水湿内停所致病证,如《丹溪心法》之胃苓散治疗水湿泄泻,《明医指掌》之四苓散治疗脾虚湿盛所致之水肿、泄泻,《世补斋不谢方》之止带方治疗湿毒带下。

◎ 经方

滋阴利水法之先驱——猪苓汤

猪苓汤首见于《伤寒论》,被后世认为是仲景针对阴虚水热互结的病机而设立的,开创了后世滋阴利水治法的先河。仲景对于猪苓使用情况实际的描述实际上只有4条,其中2条描述猪苓汤的适应证,2条描述猪苓汤的使用条件。

(1)治阳明热证误下后阴伤水热互结证:《伤寒论·辨阳明病脉证并治》"若脉浮,发热,渴欲饮水,小便不利者,猪苓汤主之","阳明病,汗出多而渴者,不可与猪苓汤,以汗多胃中燥,猪苓汤复利其小便也"。由于下焦是水液代谢的重要场所,又是人体真阴化生之地,所以阳明热证误下后,热入下焦,邪热极易与水相结,伤损下焦阴液,加之误下也易伤阴,于是就形成了阴伤水热互结之证。治用猪苓汤清热利水育阴。

(2)治少阴阴虚有热、水热互结证:《伤寒论·辨少阴病脉证并治》"少阴病,下利六七日,咳而呕渴,心烦不得眠者,猪苓汤主之"。素体少阴阴虚阳盛,外邪从阳化热,热与水结，从而形成阴虚水热互结证。如果和"阳明病篇"的猪苓汤条合参，其另外一个成因则是阳明经热，误下伤阴，邪热和下焦水邪相结，于是也形成了阴虚水热互结证。

（3）治膀胱蓄水证：《金匮要略·脏腑经络先后病脉证》"夫诸病在脏，欲攻之，当随其所得而攻之，如渴者，与猪苓汤。余皆仿此"。《金匮要略·消渴小便不利淋病脉证并治》"脉浮发热，渴欲饮水，小便不利者，猪苓汤主之。"前条举例说明治疗杂病应当掌握随其所得的原则，强调审因论治。诸病在脏，是泛指一切在里的疾病。医者当随着里病的形成病因病机，审因论治。例如渴而小便不利，审其因若为热与水结而伤阴者，当与猪苓汤育阴利水，水去而热除，渴亦随之而解。他证亦可依此类推。见蓄血、结胸、食积可出现发热症状，可分别用桃仁承气汤下其瘀，小陷胸汤化其痰，大、小承气汤攻其积食，故曰"余皆仿此"。后条可与《伤寒论》第223条联系起来看，其病机大致相同。小便不利是渴欲饮水的原因，也是本条的主症。"渴欲饮水"是小便不利、水津不布所致。所谓"脉浮"，说明病从外感来，外感阳、热病邪，阳热伤阴，所以"发热"。患者"小便不利"，气不化津，所以"渴欲饮水"。"小便不利"，湿热互结于体内而伤阴，所以首先要清热利小便。

鉴别与禁忌证

《伤寒论·辨阳明病脉证并治》"阳明病，汗出多而渴者，不可与猪苓汤，以汗多胃中燥，猪苓汤复利其小便也"。中焦胃家燥热盛，见汗出多而渴，应清胃热和胃燥，禁用猪苓汤，以防利水伤津。下焦阴虚水热互结，见小便不利而渴，应清热利水育阴，当用猪苓汤。中焦胃热弥漫，津气两伤的多汗和口渴，需要和下焦阴虚水热互结的口渴相鉴别。热在中焦的证候，有口渴而没有小便不利、尿道涩痛；热在下焦，水热互结的证候，有口渴又有小便不利、尿道涩痛。

◎ 方证

猪苓汤 以水肿、小便不利、口渴、渴欲饮水、水入则吐、咳而呕渴、心烦不得眠、脉浮发热为其辨证要点。

五苓散 以小便不利、口渴欲饮、水入即吐、霍乱身热疼痛伴吐利、脐下动悸、口吐涎沫、癫晕目眩、脉浮或浮数为其辨证要点。

◎ 量效

仲景在《伤寒论》中用猪苓多则用至1两，如猪苓汤；少则用至18铢，如五苓散。猪苓1两利水渗湿，与茯苓相合治疗水肿，小便不利，口渴；如四苓散（《订补明医指掌》）用猪苓1.5两，猪苓甘淡渗泻，利尿消肿，与泽泻相配，治疗水肿、小便不利、大便溏泄；五苓散（《伤寒论》）用猪苓18铢利水渗湿，治疗膀胱化气不利；猪苓丸（《圣济总录》）用猪苓半两利水渗湿，配伍肉豆蔻、黄柏治疗肠胃寒湿，濡泻无度。

◎ 服饵

本品淡渗，无水湿者忌服，且不宜多用、久服。长期服用利水作用较强的猪苓，会损伤肾气，致肾气虚，精气不能上达，目失所养则目黯不明。

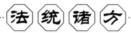

古人有"汗、吐、下、和、温、清、消、补"之八法，亦有"七方十剂"之法门。猪苓具有利水消肿，渗湿功效，应属"消法"范畴。

◎ 消法

1. 温阳化气利水渗湿

关于五苓散病因病机历代医家众说纷纭，以尤在泾为代表认为病机乃水热互结，其《伤寒贯珠集》中言"伤寒之邪……热能消水。与水即所以和胃。在膀胱者。水与热结。利水即所以去热"。而成无己则认为是"上焦燥也"，其《注解伤寒论》中言"微热消渴者，热未成实，上焦燥也，与五苓散，生津液，和表里"。但诸多医家则认为是"气化不行，水津输布不利"。如《医宗金鉴》曰"用五苓散者，以其能外解表热，内输水府，则气化津生，热渴止而小便利矣"。张令韶则明确提出"以脉浮在表，故微热；以脾不转输，故小便不利而消渴，宜五苓散布散其水气。散者，取四散之意也"一说。近代多数医家也推崇"气不化水"的病机观点。

2. 滋阴利水

猪苓汤的病机应为伤寒之邪传里化热，与水相搏，遂成水热互结，热伤阴津之证。水热互结，气化不利，热灼阴津，津不上承，故小便不利、发热、口渴欲饮。《素问·上古天真论》言"肾者主水，受五脏六腑之精而藏之"。唐容川在《血证论》云"肾者水脏，化生元气，……阴虚不能化水，则小便不利，阳虚不能化水，小便亦不利也，肾之病机，有如此者"。诸症皆由水热互结而起，故治宜利水清热为主，兼以养阴止血之法。

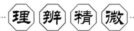

◎ 药理

1. 传统药理

猪苓作用的发挥，全在于"清利"二字。猪苓之证乃上焦有火，过抑肺金，清肃之令不能行于下焦，而火蓄膀胱，则水道不通。"清利"即清肃肺金之气，使火邪从小便而出，是引火邪之下出也。用猪苓以利水，实所以泻火，火泻而水独存，则津液通，所以猪苓乃利水生津之药也。

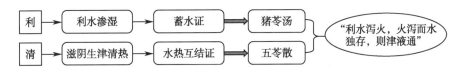

2. 现代药理

猪苓的现代药理作用大致有如下几点：

（1）利尿作用：猪苓正己烷、正丁醇提取物和分离的化合物具有利尿活性。

（2）调节免疫及抗肿瘤作用：猪苓多糖具有双向调节作用，可以抑制相关基因表达，抑制肿瘤生长。也可通过上调 T 淋巴细胞水平，增强对抗原的免疫应答水平，促进机体免疫功能，发挥抗肿瘤作用。

（3）保肝作用：猪苓多糖能够抑制肝细胞损伤，降低肝细胞中谷丙转氨酶、谷草转氨酶和丙二醛活性，提高肝细胞成活率，同时显著诱导 CYP3A mmRNA 表达，保护肝细胞。

（4）其他作用：相关研究表明，猪苓的多种有效成分，可以在保护肾脏、抗氧化、抑菌、抗辐射、抗突变等方面发挥作用。

◎ 演义

李时珍认为"猪苓淡渗，气升而又能降，故能开腠理，利小便，与茯苓同功，但入补药不如茯苓也"。自仲景灵活应用猪苓之后，诸医家亦多有继承与发展。治疗水湿内停病证时，仍然沿用仲景的配伍法度，用猪苓配伍茯苓、泽泻，如《丹溪心法》胃苓散，治疗水湿泄泻；《订补明医指掌》四苓散，治疗脾虚湿盛水肿、泄泻；《世补斋不谢方》止带方，治疗湿毒带下。用猪苓配伍茯苓，如治痰疟不分新久（《本草汇言》引《方脉家宝》）。用猪苓配伍木通，利尿通淋，如《普济方》猪苓汤，治疗妊娠小便不通；《太平圣惠方》猪苓散，治疗妊娠水肿、气急腹胀、小便不利。用猪苓配伍半夏，化痰利湿，如《丹溪心法》半夏丸，治疗形体肥实、痰湿下注、小便白浊；如《济生方》猪苓丸，治疗年壮气盛、梦遗白浊。用猪苓配伍车前子，利尿通淋，治疗湿热下注、小便淋沥涩痛、癃闭。

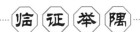

案1　治淋证（肾盂肾炎）

1985 年 8 月曾治一 42 岁孙姓男性患者。初诊：发热 38.7℃，头痛，腰酸痛，尿频尿急，尿量少，口渴欲饮，舌燥质红，脉细数。尿检：红细胞（+），白细胞（++），脓球（+++）及蛋白等。细询病史，曾患肾盂肾炎多年，疲劳则发作，久治不见除根。处方：猪苓 12g，茯苓 12g，滑石 12g，泽泻 9g，阿胶（先烊化）9g。5 剂。

服 2 剂后热退，头痛解。服完 5 剂，诸恙悉除。后又以六味地黄汤加味善后。

（何任医案）

主要症状：头痛发热，口渴欲饮，尿量少，舌燥质红，脉细数。

病机归纳：热与水结而伤阴。

经典方证：《金匮要略·消渴小便不利淋病脉证并治》："脉浮发热，渴欲饮水，小便不利者，猪苓汤主之。"

方义分析：猪苓汤方中猪苓甘平，以淡渗利湿见长，《神农本草经》谓其"利水道"，为君药；茯苓甘平，淡渗利水，泽泻甘淡利水，性寒又能泻膀胱之热，为臣药；滑石甘寒而滑，寒能清热，滑利水道，使水热俱从小便而解；阿胶甘平，滋阴润燥，且能防止诸药渗利伤阴之弊，为佐使药。五药合用，利水而不伤阴，滋阴而不敛邪，使水去而热解，阴复渴除，而成利水清热育阴之剂。但总以利水为主，清热育阴次之。

药证归纳：本病主症为头痛发热、口渴欲饮、尿量少、舌燥质红、脉细数，符合《金匮要略·消渴小便不利淋病脉证并治》中猪苓汤之要义。猪苓甘淡渗泄，利水作用较强，用于水湿停滞的各种水肿。仲景在《伤寒论》中应用猪苓多以"水肿、小便不利、口渴"为临床应用的主要指征。此外，"渴欲饮水，水入则吐""咳而呕渴，心烦不得眠""脉浮发热"等也是其辨证要点。

案2　治失音

碧某，女，1987 年 10 月 26 日就诊。因病失音四个多月，已到了不能言语的程度，而由其家人代诉病情。曾服用大量滋阴清热之品及西药，均未获效。患者音哑无声，咽喉憋塞，口渴欲饮，头目眩晕。问其大便尚调，唯排溺不利，色白而不黄。切其脉沉，视其舌则淡嫩，苔水而滑。治须温阳下气，上利咽喉，伐水消阴，下利小便。方用五苓散为最宜：茯苓 30g，猪苓 15g，泽泻 16g，白术 10g，桂枝 10g。服药 5 剂，咽喉憋闷大减，多年小便不解症状亦除。唯有鼻塞为甚，嗅觉不敏，于上方加麻黄 0.5g，续服 3 剂，病愈。从此未见复发。

（刘渡舟医案）

主要症状：失音，口渴欲饮，排溺不利，脉沉，舌淡嫩，苔水滑。

病机归纳：水气不化，津液不行，阳气不能温照，阴气上蔽咽喉。

经典方证：《伤寒论·辨太阳病脉证并治》："太阳病，发汗后，大汗出，胃中干，烦躁不得眠，欲得饮水者，少少与饮之，令胃气和则愈。若脉浮，小便不利，微热消渴者，五苓散主之。"

方义分析：此为误治后水气不化，津液不行，阳气不能温照煦，阴气上蔽咽喉之证。夫津液者，可滋润官窍，今水蓄而不化津，则有凝必有块，是以咽干、口渴欲饮、小便不利迭现。水为阴邪，头为诸阳之会，阴水上凌，则头目眩晕。舌脉之象，亦皆为阴凝不化之证。前医不识，见有咽干口渴，以为肺胃津液不足，妄投甘寒滋柔之品，反助阴伐阳，使水凝不去。须用五苓散温阳化气，上利咽喉，下通小便，待水化津布而病愈。

药证归纳：仲景在《伤寒论》中应用猪苓多以"水肿，小便不利，口渴"为临床应用的主要指征，提示猪苓主要治疗水液代谢障碍的疾病。水液代谢障碍包括生成、输布、排泄障碍。本证主要为水液的输布和排泄障碍，津液的输布功能的正常，有赖于气的推动和温煦，气化失司，水不下排，则小便不利；水停下焦，津不上承，则见渴欲饮水。

薏苡仁

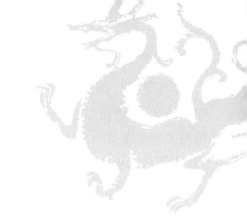

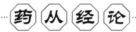

◎ 概述

薏苡仁为禾本科植物薏苡的干燥成熟种仁。味甘、淡，性凉，归脾、胃、肺经。具有利水渗湿，健脾止泻，除痹，清热排脓，解毒散结等功效。

◎ 经论

《神农本草经》云："薏苡仁，味甘，微寒。主筋急拘挛，不可屈伸，风湿痹，下气。久服轻身益气。"

◎ 释经

《黄帝内经》言湿热不攘，则大筋软短而拘挛。薏苡仁气微寒，清热利湿，所以主筋急拘挛不可屈伸也。久风，长久之风也，风淫则末疾，所以手足麻木而湿痹生焉。薏苡仁甘寒，其主之者，甘以行之，寒以清之也。微寒，禀秋金之燥气而益肺，肺气治则下行，故主下气。久服轻身益气者，湿行则脾健而身轻，金清则肺实而气益也。

◎ 药证

主治：湿热证。

体质特征：头面油亮，口中黏腻，脘闷呕恶，肢体重着，下肢水肿，大便稀溏，小便不利。

◎ 炮制

薏苡仁历代炮制工艺主要有：生用，炒熟，糯米炒，黄土（壁土）炒。因薏苡仁归脾、胃、肺经，盐炒收敛，增强止泻功效；糯米性温，具有补中益气、养胃的功效，而且对食欲不佳和腹胀腹泻有一定的缓解作用，与糯米炒具有增强健脾的功效，且有中和薏苡仁性凉的特性。脾胃五行属土，土炒薏苡仁具有归经入脾的作用，从而增强药效。

◎ 用量

《中华人民共和国药典（2020年版）》规定薏苡仁用量为9～30g。临床实践发现，薏苡仁用量、配伍、所治疾病有其一定的规律性，临床可根据具体疾病、证型、症状、体质等，针对性调整其用量、配伍或剂型。薏苡仁临床用量多为9～120g。取其化痰、排脓、消痈之功，治疗肺痈、急性支气管炎、盆腔包块、盆腔炎、子宫内膜炎以及大肠癌、银屑病、溃疡性结肠炎等，可灵活配伍苇茎、柴胡、黄芩、附子、白术等，用量多为30～100g；取其利水渗湿之功，治疗类风湿关节炎、下肢慢性丹毒、尿浊、痿证、食管癌、胃癌、直肠癌术后、过敏性紫癜、风疹、疱疹样皮炎、呕吐、结肠炎、慢性浅表性胃炎、肠上皮化生、热性痢疾以及血管性痴呆、细菌性心内膜炎合并败血症、扩张型心肌病心力衰竭、眩晕、水肿、闭经、肺间质纤维化、咳嗽、非典型肺炎等，可配伍杏仁、白术、苍术、黄柏、黄芪、麻黄、附子等，用量多为9～120g；取其健脾化湿止泻之功，治疗急性肝衰竭见腹痛便溏、顽固性慢性久泻，可配伍党参、白术、附子等，用量多为20～30g；取其清热解毒、淡渗利湿之功，治疗胰腺癌、丹毒，可配伍半夏、半枝莲、黄柏等，用量多为30～40g。

◎ 阐微

薏苡仁始载于《神农本草经》，乃药食两用之品，《神农本草经》和《本草纲目》皆以上品录之。薏苡仁作为食物的历史悠久，《周书·王会》记载"康民以秬芑，秬芑者其实如李，食之宜子"，描绘的是商周时期采食薏苡的情况。《食疗本草》言薏苡仁"性平，去干湿脚气"，古人食用薏苡仁有不同做法，"取子于甑中蒸使气馏，曝干捼之，得仁矣。亦可磨取之……炊饭作面食，主不饥，温气"（唐代陈藏器）、"煮食之甚美"（《膳夫经手录》）、"唯求薏苡供僧食，别著氍毹待客床"（《全唐诗》），甚至有用薏苡仁酿酒，如《五杂俎》记载"京师有薏酒，用薏苡实酿之，淡而有风致，然不足快酒人之吸也"。薏苡仁的药用价值亦非常高，《本草纲目》言"薏苡仁属土，阳明药也，故能健脾益胃。虚则补其母，故肺痿、肺痈用之。筋骨之病，以治阳明为本，故拘挛筋急风痹者用之"。《本草经疏》亦云"薏苡仁……性燥能除湿，味甘能入脾补脾，兼淡能渗泄，故主筋急拘挛不可屈伸及风湿痹，除筋骨邪气不仁，利肠胃，消水肿，令人能食"。正因为薏苡仁有如此功效，故《后汉书·马援传》记载"援在交阯，常饵薏苡实，用能轻身省欲，以胜瘴气"。临床中还可将大剂量生、炒薏苡仁联用，健脾养胃，利水消肿，用以治疗湿痹。

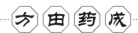

◎ 药对

薏苡仁配附子，温肾扶阳，散寒通络，用于阴寒痹阻胸中之胸痹心痛；配黄柏，清热祛风除湿,治疗湿热痹证;配茯苓,燥湿利水;配黄芪,益气通络止痛;配麻黄,宣化在表湿邪,治疗风湿在表;配芡实,一化一收,健脾祛湿化浊,治疗尿浊。

◎ 角药

薏苡仁配人参、白术,健脾化湿止泻,治疗脾虚湿盛之泄泻;配附子、败酱草,排脓解毒、散结消肿,治疗肠痈;配桃仁、冬瓜仁,清肺化痰,逐瘀排脓,治疗肺痈;配麻黄、杏仁,发汗解表、祛风除湿;配蚕沙、木瓜,除湿舒筋,治疗暑湿吐泻、转筋挛痛;配独活、防风,祛风除湿通痹,治疗风湿痹症;配白蔻仁、杏仁,清热除湿,治疗湿温初起或暑湿邪在气分。

◎ 经方

1. 风湿在表——麻黄杏仁薏苡甘草汤

《金匮要略·痉湿暍病脉证治》"病者一身尽疼,发热,日晡所剧者,名风湿……可与麻黄杏仁薏苡甘草汤"。本证的风湿病因为汗出当风,或久伤取冷所致。风湿在表故而一身疼痛,日晡所剧则是风湿有化热之象。以麻黄杏仁薏苡甘草汤解表祛湿,轻清宣泄。方中以麻黄辛散发汗祛风,杏仁苦降肃肺平喘,通调水道,薏苡仁甘微寒健脾渗湿,配麻杏以辛苦甘淡、发散渗湿同施,而风湿皆除,甘草甘缓和中,调和诸药。四药配伍,治从脾肺,为风湿在表之良方。

2. 肠痈脓已成——薏苡附子败酱散

《金匮要略·疮痈肠痈浸淫病脉证并治》"肠痈之为病,其身甲错,腹皮急,按之濡,如肿状,腹无积聚,身无热,脉数,此为腹内有痈脓,薏苡附子败酱散主之"。肠痈患者营血内耗,不能濡养肌肤,故其身粗糙如鳞甲交错;肠痈内结于肠,气血郁滞于腹,故腹皮拘急,但不属腹内积聚,故按之濡软;邪毒化脓,病在局部,故全身无热;热毒内结,耗伤气血,正不胜邪,故脉数而无力。以薏苡附子败酱散解毒排脓、散结消肿。薏苡仁于阳明太阴合病之薏苡附子败酱散方证中,主清热利湿、排脓、利小便。

3. 胸痹急性发作——薏苡附子散

《金匮要略·胸痹心痛短气病脉证治》"胸痹缓急者,薏苡附子散主之"。阴寒凝聚不散,阳气痹阻胸中,不通则痛,用薏苡附子散温阳通痹止痛。薏苡仁味甘,微寒,有利尿排脓、消炎止痛、解痹解痉等功用,与附子为伍,善治顽固湿痹,适用于寒湿痹痛、胸痹疼痛、时缓时急者。此方证中,薏苡仁主利湿解痉,除痹止痛。

◎ 方证

含薏苡仁经方或类经方临床应用指征如下:

麻黄杏仁薏苡甘草汤 以周身关节疼痛、发热下午3～5点加重、身重或肿为其辨证要点。

薏苡附子败酱散　以皮肤甲错或皮肤肿痒流黄水、腹皮急痛而按之濡软、脉数为其辨证要点。

薏苡附子散　以胸痹疼痛急性发作为其辨证要点。

薏苡仁汤　以关节疼痛重著、痛有定处、手足拘急沉重、肢体麻木不仁、舌苔白腻为其辨证要点。

千金苇茎汤　以咳嗽胸痛、咯吐腥臭脓痰、发热、烦满、胸部皮肤甲错为其辨证要点。

蚕矢汤　以发热、胸中满闷、肢体困重、腹痛吐泻、转筋、苔白腻或黄为其辨证要点。

参苓白术散　以饮食不化、胸脘痞闷、肠鸣泄泻、四肢乏力、形体消瘦、面色萎黄、舌淡苔白腻、脉虚缓为其辨证要点。

◎ 量效

通过分析仲景所用经方及后世类经方，可以总结如下方药量效关系：

1. 绝对剂量

麻黄杏仁薏苡甘草汤中，仲景原方用半两，本方解表祛湿，轻清宣泄，主治风湿在表，薏苡仁功在清化淡渗利湿；薏苡附子败酱散中，仲景原方用量为 10 分，此方解毒排脓、散结消肿，为治疗肠痈之常用方，方中薏苡仁排脓消肿，开壅利肠；薏苡附子散中，原方薏苡仁用到 15 两，用治胸痹心痛急性发。方中薏苡仁"主拘急痉挛"，起止痛之效。配伍杏仁、白蔻仁，如三仁汤（清·吴瑭《温病条辨》），薏苡仁（6 钱）健脾渗利下焦湿热，三药共为君药，宣上、畅中、渗下以达清利湿热、宣畅三焦气机之功，治疗湿温初起及暑温夹湿之湿重于热证。配伍苍术、黄柏、牛膝，如四妙丸（清·张秉成《成方便读》），薏苡仁渗湿、舒筋缓急，为佐药，合用清热利湿、舒筋壮骨，治疗湿热痿证、两足麻木、痿软、肿痛等。

2. 相对剂量

（1）配伍附子：薏苡附子败酱散中，薏苡仁与附子比例 5:1（薏苡仁 10 分:附子 2 分）；薏苡附子散中，薏苡仁与附子比例接近 1:1（薏苡仁 15 两，约合今日 234g，附子大者 10 枚，约合今日 200~300g）。现代医家用薏苡仁配伍附子治疗溃疡性结肠炎兼便有脓血，薏苡仁排脓，制附子走而不守、行郁滞而化痈脓，薏苡仁为 30g，制附子为 4g；治疗肾虚寒凝或寒湿凝滞型类风湿关节炎，两药配伍后温肾扶阳、散寒通络，薏苡仁为 15g 或 30g，附子 30g 或 15g，薏苡仁与附子比例为 1:2 或 2:1。

（2）配伍麻黄：麻黄杏仁薏苡甘草汤中，麻黄与薏苡仁比例 1:1（均为半两）。现代医家治疗湿邪困表型类风湿关节炎，配伍后宣化表湿邪，生麻黄 9g，炒薏苡仁 30~40g；治疗伤风或伤寒所致的类风湿关节炎，麻黄（去节）8g，薏苡仁 8g，比例为 1:1。

（3）配伍党参、白术：《太平惠民和剂局方》参苓白术散用薏苡仁配人参、白术，三者比例为 1:2:2（薏苡仁 1 斤:人参 2 斤:白术 2 斤），此方治疗脾虚湿盛之泄泻。现代医家治疗脾肾阳虚型顽固性慢性久泻，三药配伍健脾化湿止泻，常用配伍剂量为党参 20g，白术

15g，薏苡仁 20g。三药合黄芪治疗大肠癌，可健脾益气利湿，常用黄芪 30g，党参 30g，麸炒白术 10g，炒薏苡仁 30g。治疗慢性肠炎，党参、炒白术益气健脾，炒薏苡仁利水渗湿、健脾止泻，党参 50g，炒白术 50g，炒薏苡仁 30g。

（4）配伍黄柏：《成方便读》以薏苡仁配黄柏、苍术、牛膝治疗湿热痿证，薏苡仁与他药比例均为 1:1（各药均用 8 两）。今有医家治疗风湿热痹（类风湿关节炎），用薏苡仁 15g，黄柏 20g，取其清热祛风除湿之功。

◎ 服饵

薏苡仁性燥、寒，健脾利湿易伤阴，性向下行，性质滑利，故《本草经疏》曰"凡病人大便燥，小水短少，因寒转筋，脾虚无湿者忌之。妊娠禁用"。另外脾阴不足、肾水不足、气虚下陷者皆不宜。

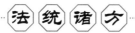

薏苡仁以淡渗利湿为其能，以消法多用。

◎ 消法

薏苡仁既可消水湿，又可消痈脓。对于水湿内停，祛湿之消法可分为淡渗利湿、清热燥湿、健脾化湿、解表祛湿、温化水湿等。如《伤寒论》用五苓散治疗蓄水一证，就属淡渗利湿；《金匮要略》所云"病痰饮者，当以温药和之"之法又属温化水湿一类。薏苡仁甘、淡，凉，功能利水渗湿，健脾止泻，其治疗水湿内停证又当属淡渗利湿、运脾化湿的范畴。

1. 淡渗利湿

淡渗利湿是用甘淡渗利之品引湿邪从小便而出的方法。薏苡仁甘淡，淡能渗能利。水液不归正化，停聚于体内，薏苡仁如沟渠之通导，使邪有出路，则湿气自消。如仲景麻黄杏仁薏苡甘草汤，水湿之邪停聚体表，既用麻黄发汗解表使水湿之邪从表而解，又用淡渗利湿之薏苡仁导湿邪从小便而出，两得其法，增强祛湿的效果。三仁汤则用薏苡仁配伍杏仁、白蔻仁，宣上、畅中、渗下，薏苡仁淡渗利湿，使湿热从下焦而去。

2. 健脾化湿

脾主运化，脾气亏虚失于健运，水谷精微失于运化，致水湿内停。薏苡仁健脾利湿，助脾运化，水湿得运兼邪有出路，对于脾虚水湿内停能起到标本兼治的效果。代表方参苓白术散。薏苡仁健脾渗湿，助茯苓、白术健脾助运，渗湿止泻。

3. 消痈排脓

热毒壅盛，热伤血络，热壅血瘀，血败肉腐，酿成痈脓，薏苡仁排脓消肿，开壅利肠，瘀毒脓腐从大便而出，则痈脓自消。代表方如薏苡附子败酱散、《千金》苇茎汤。

理 辨 精 微

◎ 药理

1. 传统药理

薏苡仁功效的发挥,全在于"清"和"利"二字,清即清热消痈排脓,利即利湿除痹、利湿健脾、利湿止泻。如《本草经疏》言"薏苡仁……性燥能除湿,味甘能入脾补脾,兼淡能渗泄,故主筋急拘挛不可屈伸及风湿痹,除筋骨邪气不仁,利肠胃,消水肿,令人能食"。

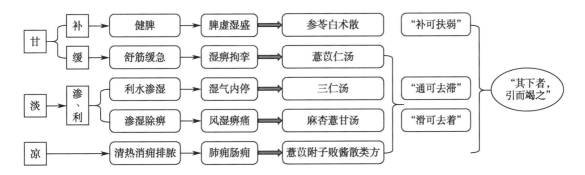

2. 现代药理

薏苡仁的现代药理作用大致有如下几点:

(1)抗肿瘤作用:薏苡仁煎剂、醇及丙酮提取物对癌细胞有明显的抑制作用。

(2)抗炎作用:薏苡仁水提液对溃疡性结肠炎大鼠损伤的肠黏膜有明显的修复作用,通过抑制肠道免疫反应,减少促炎因子和增加抑炎因子的表达,调节促炎因子与抗炎因子间的平衡。

(3)镇痛作用:薏苡仁组分具有镇痛作用,其中以薏苡仁挥发油效果最为显著。

(4)抗病原微生物作用:薏苡仁中的苉类化合物、α-单亚麻酯对 EB 病毒早期抗原激活作用有强烈的抑制作用。

(5)降血糖、调血脂作用:薏苡仁多糖可通过提高葡萄糖激酶活性,促进组织对葡萄糖的利用,改善胰岛素抵抗和脂、糖代谢紊乱。

(6)增强免疫作用:薏苡仁多糖能显著抑制免疫功能低下小鼠的脾脏指数和胸腺指数的缩小;增强巨噬细胞吞噬指数及淋巴细胞增殖反应;提高血清半数溶血值,纠正免疫功能紊乱所导致的原发性多汗及顽固性失眠。

(7)其他:薏苡仁中的甾醇类化合物还能诱发女子排卵。

◎ 演义

薏苡仁总以健脾利湿为其长。分而言之,脾虚泄泻以其健脾渗湿止泻;水肿、小便不利、脚气则取其利水渗湿之效；风湿痹证则取其渗湿除痹，缓和拘挛之性；肺痈肠痈则用之清肺肠之热，排脓消痈。如《本草纲目》言："薏苡仁属土，阳明药也，故能健脾益胃。虚则补其母，故肺痿、肺痈用之。筋骨之病，以治阳明为本，故拘挛筋急风痹者用之。土能胜水除湿，故泄痢水肿用之。"

1. 风湿、类风湿关节炎、痛风

风湿、类风湿关节炎、痛风总属中医痹证之范畴，《素问·痹论》言"风寒湿三气杂至，合而为痹，其风气胜者为行痹，寒气胜者为痛痹，湿气胜者为着痹"。薏苡仁利水渗湿除痹，善治疗湿气偏盛之着痹。如仲景麻黄杏仁薏苡甘草汤，用以治疗风湿在表之全身疼痛。《类证制裁》薏苡仁汤用薏苡仁配伍麻黄、肉桂、苍术等，临床广泛用于治疗风湿、类风湿关节炎、痛风等疾病。现代药理研究亦发现，薏苡仁蛋白和挥发油对大鼠类风湿关节炎具有显著效果，可以减轻大鼠足肿胀程度，减轻大鼠关节红肿的症状，降低大鼠血清中 TNF-α、IL-1、IL-6 的含量。

2. 水肿、蛋白尿

薏苡仁既能利水渗湿，又能健脾，利水不伤正、补脾不滋腻，凡水湿为犯均可用之，尤宜于脾虚湿滞者。常配伍茯苓、猪苓、白术、防己等药物用于治疗水肿、小便不利、脚气浮肿。现代药理研究亦表明，薏苡仁可改善肾小球滤过膜的通透性，可用于治疗蛋白尿。常以薏苡仁 30g、黄芪 30g、干玉米须 60g 水煎服，治疗肾小球肾炎及肾病综合征所致之蛋白尿疗效较佳。

3. 失眠

现代医家用薏苡仁配伍半夏，取半夏秫米汤之意，治疗神经衰弱所致失眠，有调和阴阳之效，并认为薏苡仁可调节自主神经。

4. 肿瘤病

现代药理研究证明，薏苡仁煎剂、醇及丙酮提取物对癌细胞有明显的抑制作用，对于鼻咽癌、喉癌、肺癌、胃癌、肝癌、膀胱癌、宫颈癌、绒癌均有一定疗效。其使用方法主要有：①生薏苡仁 30～50g 煮熟食用，每日 2 次，连食数月，能使患者食欲增加，临床症状得到改善；②制成康莱特注射液供癌症患者静脉、动脉输注用；③在辨证与辨病相结合的基础上，与其他抗肿瘤药组成复方应用。

5. 赘疣、扁平疣、寻常疣

薏苡仁可解毒散结。现代研究表明，薏苡仁提取物 α- 单亚麻酯具有抗病毒作用，能抑制 EBa 病毒早期抗原的激活。且薏苡仁对机体细胞免疫、体液免疫和非特异免疫功能均具有较好的增强作用，故薏苡仁在扁平疣的治疗中既能抗病毒又能调节免疫。临床遇到此类患者，常取薏苡仁 100g 合粳米适量煮汤食用，每天 1 次，连续服用，可取得较好疗效。

临证举隅

案1　治肺痈

　　张某，男性，40余岁，患肺痈，于1954年就诊。自诉吐脓血三个月后入某医院。住院两月无效而出院，来就中医治疗。诊其脉，右寸虚数；问其症状，口燥咽干，胸胁隐痛，有鳞甲，二便赤涩，咳腥臭脓血痰；验其痰，置水中则沉，以双箸挑之，断为两段。诊为肺痈无疑。鲜苇茎（取在土中直上之茎，去软皮及节）30g，瓜瓣（即甜瓜子）15g，桃仁（去皮带尖）9g，薏苡仁24g。水5盅，先煮苇茎去渣，取3盅，再入诸药，煮成2盅，分服。先服10剂。二诊，药后口燥咽干见轻，二便稍清畅，吐臭脓血如故。嘱再照原方服10剂。经过治疗，1个月后，胸部畅适，痰基本无臭味。嘱再服5～10剂，以巩固疗效。半年后追访，情况良好。

（岳美中医案）

　　主要症状：口燥咽干，胸胁隐痛，有鳞甲，二便赤涩，咳腥臭脓血痰。

　　病机归纳：肺热壅盛，热伤血络，灼津成痰，痰瘀互结，血败肉腐，化为痈脓。

　　经典方证：《金匮要略·肺痿肺痈咳嗽上气病脉证治》："《千金》苇茎汤：治咳有微热，烦满，胸中甲错，是为肺痈。"

　　方义分析：此患者口燥咽干、胸胁隐痛、二便赤涩、咳吐腥臭脓血痰，证属肺热壅盛，痰瘀互结而为痈脓，当用苇茎汤清肺化痰，逐瘀排脓。方中苇茎甘寒轻浮，善清肺热，其茎"中空，善于利窍，善治肺痈，吐脓血臭痰"；瓜瓣清热化痰，利湿排脓，能清上彻下，肃降肺气；薏苡仁甘淡微寒，上清肺热而排脓，下利肠胃而渗湿，佐桃仁活血祛瘀以助消痈，且能润燥滑肠而助通下，使痰瘀之邪从下而解。

　　药证归纳：《成方便读》指出"痈者，壅也，犹土地之壅而不通也。是以肺痈之证，皆由痰血火邪，互结肺中，久而成脓所致。桃仁、甜瓜子皆润降之品，一则行其瘀，一则化其浊；苇茎退热而清上，苡仁除湿而下行"。《万病回春》言"肺痈之候，口干喘满、咽燥而渴，甚则四肢浮肿、咳唾脓血，或腥臭浊味，胸中隐隐而微痛者，肺痈也"。其治肺痈方：以薏苡仁一味略炒为末，糯米饮调服；或入粥煮吃，亦可；或水煎服，当下脓血自安。除咳吐腥臭脓痰的典型症状外，此方还以"咳有微热，烦满，胸中甲错"为辨证要点。《金匮要略论注》认为"此治肺痈之阳剂也。盖咳而有微热，是邪在阳分也；烦满，则夹湿矣；至胸中甲错，是内之形体为病，故甲错独见于胸中，乃胸上之气血两病也。故以苇茎之轻浮而甘寒者，解阳分之气热；桃仁泻血分之结热；薏苡仁下肺中之湿；瓜瓣清结热而吐其败浊，所谓在上者，越之耳"。

案2　治风湿痹痛

白某，男，45岁，初诊日期1967年9月3日。症见：腰膝酸疼，右臂酸胀，背拘急一年多。经检查为"胸腰椎骨质增生"，中西药治疗未见明显疗效。近一月来身热身重，午后加重，双下肢轻度浮肿。舌苔白腻，脉弦滑细。辨证为太阳表实热夹湿，为麻杏薏甘汤方证，方药用麻黄3钱，杏仁2钱，薏苡仁6钱，炙甘草2钱。上药服3剂，身热身重减轻；又服3剂，身热已，腰膝酸疼减。又经检查确诊有"肾盂肾炎"，改服猪苓汤加防己、苍术等加减，治疗一月余。诸症皆消。

（胡希恕医案）

主要症状：腰膝酸疼，右臂酸胀，背拘急，身热身重，午后加重，双下肢轻度浮肿，舌苔白腻，脉弦滑细。

病机归纳：风湿郁于肌表，肺气失于宣降，水道通调失职。

经典方证：《金匮要略·痉湿暍病脉证治》："病者一身尽疼，发热，日晡所剧者，名风湿。此病伤于汗出当风，或久伤取冷所致也。可与麻黄杏仁薏苡甘草汤。"

方义分析：方中麻黄为君药，取其宣肺发汗，可使表湿之邪从汗而解。甘草用量倍于麻黄，在方中居臣药地位，一方面取其甘缓之性，以缓麻黄之峻，防其发散太过，恐大发其汗，则"风气去，湿气在"，而病不愈，意取"微微似欲汗出者，风湿俱去也"。另一方面取其甘平之性，和中益脾，培土以胜湿。薏苡仁为佐药，《神农本草经》言其性微寒，主风湿痹；《本草正》称其味甘淡，能去湿利水，以其性凉，故能清热。本方中取其甘淡微寒之性，利湿清热，与麻黄相伍，外散内利，使在表之风湿得散，在内之湿得利，复以杏仁佐之，取其宣利肺气，兴肺之治节，使气化湿亦化。诸药配合，有宣有降，有散有利，祛风渗湿，表里分消，是为风湿在表，微有化热之证设。

药证归纳：《素问·至真要大论》言"湿淫所胜，平以苦热，佐以酸辛，以苦燥之，以淡泄之"。薏苡仁，性燥能除湿，味甘能入脾补脾，兼淡能渗泄利水。《神农本草经》言其"主筋急，拘挛不可屈伸，久风湿痹，下气"。薏苡仁与麻黄相配，使在表之风湿得散，在内之湿得利。风湿久而不解则寒将化热，因其微寒之性，故能清热，尤宜于风湿久不解化热的风湿热痹。方证机制与此类似的方还有薏苡仁汤、桂枝附子汤。

防己

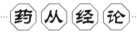
◎ 概述

防己为防己科植物粉防己的干燥根。味辛、苦,性平,归膀胱、肾及脾经。具有祛风除湿,止痛,利水等功效。

◎ 经论

《神农本草经》云:"防己,味辛,平。主风寒温疟,热气,诸痫,除邪,利大小便。"

◎ 释经

防己味辛、性平,辛可行可散,具有祛风散寒除湿的功效,对感受风寒而症见但热不寒之疟疾,可通过祛风散寒以治疗,故可治疗"风寒温疟";诸痫证多责之于肝,肝热风动,防己可疏风清热,治疗"热气""诸痫";防己辛平(寒),可除湿热之邪,故曰"除邪";防己利湿,使湿热之邪从膀胱及大肠而去,故可"利大小便"。

◎ 药证

主治:风湿证、水湿证。

◎ 炮制

防己有生用、酒浸、清炒及麸炒的区别。生防己辛散,具有较好的利水消肿作用;酒炙后偏于辛散温通,能缓解平清之性,增强其祛风散寒止痛之力,即古人谓"如下焦有湿热肿痛,并膀胱有火邪者,须用酒洗防己……"。防己炒用,味厚主入中焦,祛其寒性,增强其除湿作用。

◎ 用量

《中华人民共和国药典(2020年版)》规定防己用量为5～10g。目前临床上用于治疗湿热痹证、腰椎间盘突出症、慢性肾病,功效偏于祛风止痛时,用9～15g;用于顽固性水肿、膜性肾病的治疗，功效偏于利水消肿时，多用 15～20g；用于中风、急性期痛风、慢性肾小球肾炎等病的治疗，其功效亦是祛风止痛，且所治疼痛偏于急性发作期时，多用 20～30g；治疗肿满喘咳、皮水、支饮，且此时之水肿多为急性重症，防己用量为 30～46.9g。当然，临床用量还需要根据患者体质及病情轻重增减。

◎ 阐微

防己自古以来分为汉防己和木防己两大类，一般习惯所称的汉防己是防己科的粉防己，而不是马兜铃科的汉中防己；木防己则分为防己科木防己、马兜铃科广防己和汉中防己。现代中医认为汉防己偏于利湿走里，利小便以消肿；木防己偏于祛风而走外，用于祛风湿以止痛。但近年来研究发现，马兜铃科的广防己与汉中防己，因含能损害肾功能的马兜铃酸，不能过量服和久服，内服宜慎，尤其是肾病患者忌服。因此，临床使用时一定要注意防己的品系，马兜铃科的广防己和汉中防己尽量少用或不用。

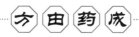

◎ 药对

防己配黄芪，益气利水消肿，用于表虚水湿泛溢之水肿病证；配石膏，清热祛风利湿，用于治疗风湿热证；配茯苓，增强防己渗利水湿的功效，二者相须，用于顽固性水肿属脾虚湿盛证者；配白术，健脾除湿，用于脾气亏虚、水湿浸淫之证；配土茯苓，增强其祛风湿利关节的作用，用于风湿关节肿痛之证；配红花，活血除湿，用于治疗湿瘀互结之证；配桂枝，温阳通脉，用于治疗阳不化气之皮水证；配薏苡仁，清热祛湿止痛，用于治疗湿热着痹之证；配威灵仙，增强祛风通络止痛之效，用于风寒湿证引起的关节沉重疼痛。

◎ 角药

防己配冬葵子、防风，祛风利水，用于治疗小便涩痛；配木瓜、牛膝，祛湿活络，用于治疗脚气水肿之证；配车前子、泽泻，增强祛湿利水作用，用于膀胱蓄水证；配葶苈子、大黄，发挥泻热逐水之效，用于水饮化热、积聚胃肠之水气证；配伍薏苡仁、滑石，清热利水除湿，用于湿热痹证；配肉桂、附子，温阳化湿止痛，用于寒湿痹痛。

◎ 经方

1. 水气病——防己茯苓汤 / 防己黄芪汤 / 木防己汤

（1）防己茯苓汤：《金匮要略·水气病脉证并治》"皮水为病，四肢肿，水气在皮肤中，四肢聂聂动者，防己茯苓汤主之"。脾主四肢，脾阳虚，水湿停蓄不化，水气泛溢于四肢，壅遏卫气，症见手足不温、四肢水肿而沉重、体倦、脉沉等症。予以桂枝、甘草温通心阳，防己、黄芪疏风与固表并施，茯苓健脾利水，诸药合用，共奏温阳健脾利水之效。此方中防己与黄芪相配，为相须合用，既可疏散外邪以去水气之壅塞，又可健脾益气而消肌肤之肿。

（2）防己黄芪汤：《金匮要略·水气病脉证并治》"风湿，脉浮身重、汗出恶风者，防己黄芪汤主之"。表虚卫阳不足，受风湿或风水之邪浸淫，当补虚与祛湿并用，取攘外安内之策。故予以防己祛风利水，黄芪益气补卫阳之虚，白术健脾化湿，甘草益气和中，祛邪中兼寓补虚，而补大于攻。方中用防己而不用防风，因防己祛风之中兼可利湿，而防风性专主风，正如《成方便读》云"防风防己二物，皆走表行散之药，但一主风而一主湿"，故方中不用防风之散风，而用防己以行湿。

（3）木防己汤：《金匮要略·痰饮咳嗽病脉证并治》"膈间支饮，其人喘满，心下痞坚，面色黧黑，其脉沉紧，得之数十日，医吐下之不愈，木防己汤主之"。支饮内停，肺胃受邪，在上因肺气不利而为喘满，在中因碍胃而致水饮不化以成痞坚。方以防己、桂枝一苦一辛，行水饮而散结气，消中焦之痞坚；"痞坚之处，必有伏阳，吐下之余，定无完气"，故以石膏清热，人参补虚，四药合用，共奏清热化饮，益气行气之效。

2. 水气兼二便不利——木防己去石膏加茯苓芒硝汤 / 己椒苈黄丸

（1）木防己去石膏加茯苓芒硝汤：《金匮要略·痰饮咳嗽病脉证并治》"虚者即愈，实者三日复发，复与不愈者，宜木防己汤去石膏加茯苓芒硝汤主之"。木防己汤证，服药后复发，为胃肠中有燥结，气暂去而又聚，予以去石膏之清降，加芒硝以软坚散结，正如《金匮要略心典》云"后方去石膏加芒硝者，以其既散复聚，则有坚定之物，留作包囊"。

（2）己椒苈黄丸：《金匮要略·痰饮咳嗽病脉证并治》"腹满，口舌干燥，此肠间有水气，己椒苈黄丸主之"。水停肠间，阻塞气机，以致腑气不通，故见腹满便结；水停肠间，上犯于肺，以致肺不能通调水道，津不上承，腑气不通，故见口干舌燥及二便不通。方以防己利水消肿，椒目行气消胀，两者合用，导水湿从小便而去；大黄苦寒，长于胃肠积滞，葶苈苦辛，能泻肺气之闭，两者合用，泻热逐饮攻邪，泻肠与通肺并施，肺与大肠同调，导水饮胃肠积滞从大便而去。四药相配，前后分消，如此则水饮去而胀满除。

3. 阴虚血热受风证——防己地黄汤

《金匮要略·中风历节病脉证并治》"防己地黄汤：治病如狂状，妄行，独语不休，无寒热，其脉浮"。思虑忧郁日久，以致肝阴肝血不足、心火炽盛，津液受灼而成痰，痰火扰动心神发为"如狂""妄行"及"独语"等症，予以滋阴降火、逐痰息风。方用地黄滋补真阴，凉血养血，防风祛风活络，防己清热利水以逐痰气，桂枝行血和营，并可"通其关窍"，甘草调补脾胃。诸药合用，发挥滋阴降火、祛风活血的作用。方中防己、防风、桂枝祛风活血以治其标，生地、甘草滋阴降火以治其本，另《千金方衍义》云防己可"逐痰气"，恰合其证。此中滋阴祛风之配伍，对后世之启迪颇大，尤为治疗神经精神疾病的效方。

◎ 方证

含防己经方及类经方临床应用指征如下：

防己茯苓汤 以四肢水肿而沉重、手足不温、体倦、四肢肌肉微微跳动、面目水肿、舌淡苔白滑、脉沉等为其辨证要点；

防己黄芪汤 以汗出恶风、小便不利、舌苔白、脉浮等为其辨证要点；

木防己汤 以支饮喘满、心下痞坚、面色黧黑、脉沉紧等为其辨证要点；

木防己去石膏加茯苓芒硝汤 以木防己汤证，兼见大便燥结者为其辨证要点；

防己地黄汤 以病如狂状、独语不休、无寒热、脉浮等为其辨证要点；

己椒苈黄丸 以水饮积聚脘腹、肠间沥沥有声、腹满便结、小便不利、口干舌燥、脉沉弦等为其辨证要点。

加减木防己汤 以肢体酸痛、重着、面赤、尿黄等为其辨证要点；

宣痹汤 以骨节烦疼、小便短赤、舌苔黄腻等为其辨证要点；

防己麻黄汤 以四肢拘挛、急强疼痛、口燥咽干、胸胁腰背心腹暴痛等为其辨证要点。

《妇人大全良方》防己汤 以妊娠通身浮肿、心腹胀满、喘促、小便不利等为其辨证要点。

◎ 量效

分析仲景所用经方，可以总结如下方药量效关系：

1. 绝对剂量

大剂量防己，如木防己汤、防己茯苓汤，原方中防己用量均为3两。饮停胸胁，犯肺侵胃，症见喘满而心下痞坚，木防己汤行水散结，用大剂量防己可转运胸中之水饮下行；皮水为水湿泛溢肌肤之证，症见四肢水肿，肌肉跳动，防己茯苓汤健脾温阳利水，用大剂量防己亦取其利水消肿之功。因此，仲景书中，防己大量应用，多用于水肿之急重证。

中等剂量防己，如木防己去石膏加茯苓芒硝汤，原方中防己用量为2两，本为木防己汤证，出现胃肠结燥而致症状反复，因胃肠燥结，为防止防己利水而伤胃津，故减防己用量，胃实而非胃热，故不用石膏，加用芒硝软坚润燥。此方防己仍为利水消肿，只是根据病情的寒热变化进行了用量的调整。

小剂量防己，用量为1分～1两，如防己地黄汤、防己黄芪汤等，防己地黄汤用于治疗阴虚血热之证，方中防己性疏散，于阴虚病证中用量宜小；防己黄芪汤用于治疗表虚风水之证，大剂量防己可加重表虚，故本方防己用量较少。

2. 相对剂量

（1）滋阴祛风：防己地黄汤中，由于地黄为地黄汁入药，因此防己与地黄没有确切的配伍比例，一般地黄量要大于黄芪。本方防己与滋阴凉血药地黄相配伍，发挥滋阴祛风的作用。

（2）利水除湿：仲景方中，防己与多种药物相配发挥除湿利水或祛风利水的功效。如防己茯苓汤中，防己配伍桂枝、茯苓、黄芪，其比例为1:1:2:1（防己3两:桂枝3两:茯苓6两:黄芪3两），偏于治疗水湿泛溢肌肤之皮水证；防己黄芪汤中，防己配伍黄芪、白术，其比例约为4:5:3（防己1两:黄芪1两1分:白术3分），偏于治疗表虚风水之证。

（3）利水逐饮：防己与他药相配，可以利水逐饮。己椒苈黄丸中，防己与椒目、葶苈子、大黄相配,比例为 1∶1∶1∶1(防己 1 两∶椒目 1 两∶葶苈子 1 两∶大黄 1 两),逐水与攻下并施,用于治疗水停胃肠之痰饮证。

(4)行水散结:防己与桂枝相配,行气散结。木防己汤中,木防己与桂枝配伍比例为3∶2(木防己 3 两∶桂枝 2 两),两者一辛一散,增强祛饮逐水之功,用于治疗心下坚满。

◎ 服饵

本品性偏苦寒,不宜大量使用,以免产生损伤胃气的弊端。古人对其认识有"臭恶拂人"一说,李中梓与叶天士皆持这种观点。李中梓《雷公炮炙药性解》一书,对防己的使用禁忌进行详细阐述,言"其不可用有四:若饮食劳倦,元气既亏,而以防己泄大便,则重亡其血,一也;发渴引饮,热在肺经气分,防己乃下焦血药,二也;外伤风寒,邪传肺部,以至小便黄赤不通,此上焦气分禁忌血药,三也;久病之后,津液不行,此上焦虚渴,宜补宜甘温,若用苦寒之剂,则速其危,四也"。从以上四个方面可以看出,防己苦寒入下焦血分,凡虚弱及上焦热证,均不宜用。

《本草害利》又对本药的禁忌进行了补充,如"然其性悍气猛,走窜决防,苦伤胃。凡胃虚阴虚,自汗盗汗,口苦舌干,肾虚小水不利,及胎前产后血虚,虽有下焦湿热,慎勿用之"。言胃虚阴虚及肾虚亦为防己用药禁忌,虽出现下焦湿热证,防己也不是最佳的选择。从这些描述中也可以看出,使用本品宜慎之。

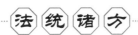

防己辛、苦,辛可行散水气,苦可清热利湿,可泻经络之湿气,可逐脏腑之水饮,故为消法中之重要代表。

◎ 消法

1. 安内攘外,祛风利水
表虚卫气不固,风水或风湿之邪侵袭,水湿郁于肌肤腠理,风性轻扬开泄,湿性黏腻重浊,人体卫外不固,风湿或风水内侵,而成风水之证。症见汗出恶风,身体沉重疼痛,身肿,脉浮。此时若用麻黄类方剂发汗解表,则表虚汗出更甚;若用桂枝汤类方剂解肌,则风湿之气难祛,其病机关键在于正虚邪入。攘外必先安内,当祛风益气并施,补虚利水兼用,最终达到利水消肿目的。代表方如防己黄芪汤。

2. 健脾除湿,利水消肿
脾胃犹如固水之堤坝,若脾胃虚弱,运化失司,水不得制,水湿之邪由机体之内,浸淫于机体之外,循脾经所主之肌肉四肢,而见肌肉跳动及四肢沉重、手足不温、脉沉等。其治疗当健脾除湿、利水消肿,代表方如防己茯苓汤。此种病证的治疗,当"实脾土"以固堤坝,不治水而水气自消。

◎ 下法

1. 分利三焦，逐饮化痰

肺、脾、肾与水液代谢密切相关，古有"肺为水之上源""脾为水之制""肾为水之主"一说。痰饮水饮停蓄于中焦，蕴结成实，症见腹满、口干舌燥、肠间沥沥有声，当以利水逐饮为治，代表方如己椒苈黄丸。其治疗不仅针对中焦脾胃，还兼顾上焦肺及下焦肾，用大黄攻中焦之实，葶苈子泻肺平喘，防己清利下焦湿热，椒目温中除湿。如此上下分消之法，对后世组方颇有启发，如疏凿饮子等方，亦是此法代表。

2. 气虚水热同调，散结消痞兼施

痞有气痞、热痞、寒痞及水痞之分，仲景论之颇详。若气、水、热、虚结于中焦心下，而成坚满之证，症见喘满、心下痞坚、面色黧黑及脉沉紧等，其治疗当寓补虚、清热、行气、利水于一炉，代表方如木防己汤，方中人参益气，石膏清热，防己利水，桂枝行气散结。临床水气热结之痞坚，为渐积缓聚而成，纯用寒药或温药很难取效，当气、虚、水、热同调，行气散结以消痞坚。他如半夏泻心汤、附子泻心汤、大黄黄连泻心汤等亦体现了本法。

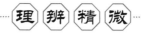

防己辛可祛风、行气，平（寒）则清散热邪，攻专清下焦之湿热。《本经逢原》对其进行全面的概括："防己辛寒纯阴，主下焦血分之病，性劣不纯，善走下行，长于除湿。以辛能走散，兼之气悍，故主风寒温疟，热气诸病，除邪，利大小便，此《本经》主治也。《别录》疗水肿膀胱热，通腠理，利九窍，皆除湿之功也。弘景曰：防己是疗风水要药。汉防己是根，入膀胱，去身半以下湿热；木防己是苗，走阳跷，治中风挛急，风痹湿热。"

◎ 药理

1. 传统药理

防己作用的发挥，全在于"利"与"散"。"利"言其祛湿利水之功，可"除邪，利大小便"；"散"言其宣散祛风，治疗"风寒温疟，热气，诸痫"等症。所治病证，与风湿、湿热邪气相关，如《景岳全书》言"味苦，性寒，阴也，降也。去湿热水肿，利大小便，解诸经热壅肿痛，湿热脚气，通九窍热闭，逐膀胱肝肾湿热，及热毒诸疮、湿热生虫等证"。

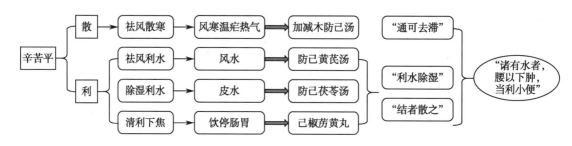

2. 现代药理

防己如粉防己的现代药理作用大致有以下几点：

（1）抗肿瘤作用：粉防己所含主要活性成分汉防己甲素对肿瘤细胞具有明显的抑制作用，可通过抑制肿瘤细胞血管再生、抑制肿瘤细胞增殖及细胞内信号传导等途径发挥抗癌作用。

（2）抗氧化作用：防己具有一定的抗氧化损伤作用，可抑制中性粒细胞产生自由基。其主要成分汉防己甲素可以通过抑制活性氧的增加、防己诺林碱通过抑制氧自由基的生成发挥抗氧化损伤作用。

（3）抗神经毒性作用：防己诺林碱可影响细胞钙离子内流，抑制谷氨酸盐释放，降低氰化钠诱导的神经元细胞死亡，进而发挥抗神经毒性作用。

（4）抗病原微生物作用：防己中的汉防己甲素可与β-内酰胺酶发生协同作用，诱导病菌细胞壁损伤，发挥较好的抗菌抗病毒作用。

（5）抗血小板聚集、抗血栓作用：汉防己甲素能够通过抑制内源性花生四烯酸的释放途径达到对抗血小板聚集的作用，又可通过促进纤维蛋白溶解并抑制凝血酶引起的血液凝固减少血栓的形成。另外，粉防己碱通过作用于凝血酶、胶原和二磷酸腺苷达到抑制血栓生成的作用。

（6）降压作用：汉防己甲素通过影响钙离子通道升高 6-ketoPGF1α 水平，从而阻滞心肌或血管平滑肌电压达到明显降低血压的作用。

（7）抗脂肪变性和抗肝纤维化作用：汉防己甲素可明显抑制模型动物体内血清Ⅲ型前胶原、肝胶原、肝内炎症因子、透明质酸和储脂细胞等，对由四氯化碳导致的大鼠肝纤维化有效进行治疗，发挥抗脂肪变性和抗肝纤维化的作用。

◎ 演义

防己尤善治疗风湿热痹，具有祛风除湿、清热止痛的效果。另外，可通过祛风与利湿两种途径消除在表及在里的水肿，临床可用于治疗风湿在表之风水水肿、痰饮内困之痰饮水肿及水湿浸淫之脚气浮肿等病证。

1. 水肿

防己辛平，以祛风除湿见长，痰饮为水湿停蓄而成，故本品即可散经络之湿又可祛脏腑之痰饮，临床与他药配伍，可用于风水、皮水、痰饮、脚气水肿等病证的治疗。若为风水，可与黄芪、甘草、白术、大枣、生姜配伍，益气固表以祛湿利水，如防己黄芪汤；若为水饮泛溢四肢之皮水，与茯苓、桂枝、黄芪配伍，重在健脾利水，导水湿从下焦而去，如防己茯苓汤；若为水湿蕴结日久而成腹胀水肿之证，则与大黄、葶苈子、椒目配伍，泻热逐饮，导水湿从大小便而去，如己椒苈黄丸。结合现代药理学研究及古籍记载，目前尚无直接的证据表明防己具有利水消肿功效，可能其利水消肿、抗心衰作用，是与其他药物配伍产生的。而其主要活性成分具有降压、抗心律失调和抗心肌缺血及再灌注损伤，是否可产生利水消肿作用,尚需进一步研究探索。

2. 风湿痹痛

防己具有祛风除湿的功效,因此可用于治疗风湿痹痛。若因风寒湿邪浸淫,可与麻黄、茯苓等配伍,用以温经散寒、通络止痛,如《圣济总录》之防己饮;若因风湿热邪侵扰,可与滑石、薏苡仁、栀子、蚕沙配伍,用以利湿清热、通络止痛,如《温病条辨》之宣痹汤。现代药理学研究发现,防己具有一定的抗炎抗病毒、抗自由基、抗神经毒性的作用,可能是其临床祛风止痛功效发挥的物质基础。

3. 高血压

防己具有祛风的作用,古籍中有防己治疗内伤中风类疾病的记载,如《圣济总录》防己麻黄汤,与麻黄、石膏、秦艽等药物配伍,即用于治疗"中风四肢拘挛"。现代药理学研究发现,防己具有一定利尿降压作用,但其具体作用机制尚不明确。

4. 肿瘤

现代实验研究发现,防己对肿瘤细胞具有较强的抑制作用,其抗肿瘤作用具有多靶点、多通路的特点。网络药理学研究发现,粉防己碱涉及抗肿瘤作用靶点有 86 个,其抗肿瘤作用有关的通路 134 条,主要涉及肿瘤通路、磷脂酰肌醇 3- 激酶 / 蛋白激酶 B(PI3K-Akt)信号通路和代谢通路等信号通路。

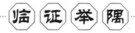

案 治肝硬化水肿

刘某,男,54 岁,1964 年 2 月 10 日初诊:慢性肝炎,肝硬化,仿茯苓导水法三剂(未记录)。2 月 18 日复诊:面肿消减,余无进退,小便赤少,时有恶心,肝区时痛。柴胡四钱,半夏三钱,黄芩三钱,白芍三钱,枳实三钱,桂枝三钱,桃仁三钱,茯苓三钱, 椒目三钱,葶苈子二钱,木防己三钱,大黄三钱,生姜三钱,大枣四枚,三剂。

2 月 21 日三诊:服药后诸症减轻,偶尔仍觉肝区痛,或微欲呕,口干不欲饮,食纳正常,大便稍软,小便色黄,睡眠尚佳,舌苔根黄,脉弦细。生黄芪五钱,桂枝三钱,茯苓四钱,木防己三钱,生姜三钱,大枣四枚,苍术三钱,炙甘草二钱,三剂。

2 月 26 日四诊:服药后,肝区未痛,已不欲呕,只是大便数,小便黄赤量少,腹微胀,上方加砂仁二钱、蔻仁二钱、橘皮三钱、泽泻三钱。三剂。

3 月 3 日五诊:药后面肿时有减轻,腹尚微胀,小便略增,但色仍黄,仍宗前意加减治之。生黄芪五钱,桂枝三钱,党参三钱,砂仁二钱,蔻仁二钱,橘皮五钱,苍术三钱,泽泻三钱,木防己三钱,茯苓三钱,生姜三钱,猪苓三钱,大枣四枚,六剂。

3 月 13 日六诊:面肿胀,下股沉重,仍不了了,为仿越婢汤法以治其水。麻黄三钱,生姜三钱,大枣四枚,生石膏一两半,苍术四钱,茯苓皮三钱,炙甘草二钱,三剂。

3月17日七诊：浮肿明显减退，但尚未已，仍宜原方消息之，三剂。

（胡希恕医案）

主要症状： 面部浮肿，小便赤少，时有恶心，肝区时痛。

病机归纳： 湿瘀互结，水饮停蓄于肝脾，泛溢于肌表。

方义分析：《金匮要略·水气病脉证并治》"诸有水者……腰以上肿，当发汗乃愈"。该案患者，因慢性肝炎、肝硬化，出现面部水肿，伴小便短赤、恶心及肝区疼痛等症状，胡老初以茯苓导水法，病无进退。二诊予以大柴胡合己椒苈黄丸及桂枝茯苓丸化裁治疗，症状有所减轻，但之后面部水肿仍有反复。六诊之时，症状未见进退，予以越婢加苓术汤加减治疗，后症状大减，病有转机，期间所用木防己汤类方剂，为利小便而设，此患者为腰以上肿，发汗利水法当为治疗的最佳方案，故予越婢加术汤宣通上焦，使水液从玄府毛窍而走，水肿明显减轻。

药证归纳： 防己可祛风、除湿、利水，用于治疗风湿水肿相关病证，如《本草新编》谓其"能入肾以逐湿，腰以下至足湿热、足痛脚气皆除，利大小二便，退膀胱积热，消痈散肿，除中风挛急，风寒湿疟热邪"。防己治疗水湿水肿之病，偏于下焦，腰以下至足部与风湿相关的疾病，可配伍防己治疗。而对于头面部水肿来说，防己虽然有祛风湿的作用，但从临床实践出发，本品并非最佳药物。若头面水肿属于气虚证，本品与黄芪配伍，借助黄芪的升托之力，亦可以治疗，但此种功效源自恰当的配伍，超出了防己本身的作用。

滑石

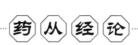

◎ 概述

滑石为硅酸盐类矿物滑石族滑石，主要成分为含水硅酸镁（$Mg_3(Si_4O_{10})(OH)_2$），研粉或水飞用。味甘、淡，性寒，归膀胱、肺、胃经。具有利尿通淋，清热解暑，外用祛湿敛疮等功效。

◎ 经论

《神农本草经》云："滑石，味甘，寒。主身热，泄澼，女子乳难，癃闭，利小便，荡胃中积聚寒热。益精气。久服轻身，耐饥，长年。"

◎ 释经

滑石列为《神农本草经》上品，性味甘淡气寒，淡渗利湿，寒以清热，性滑以利窍通淋，可清透湿热，导邪外出以散脏腑湿热蕴结之势。滑石入足太阳膀胱经、手太阴肺经，太阳主气化行一身之表，暑湿伤太阳，气化失职，水谷不分则身热泄利肠澼。其主女子乳难乃湿热困脾乳汁不通也，滑石甘寒除脾土湿热，脾湿行则脾血化乳，气血通畅也。膀胱热则病癃闭，滑石甘寒滑渗，甘以益气，寒以清暑，淡以利湿，利小便实大便，故主癃闭也。暑湿困脾，脾不为胃行其津液，故津液渣秽积聚于胃而生寒热垢腻。滑石淡寒透暑湿热，入膀胱利小便，则湿去热退脾运，胃中积聚可行矣。滑石在古代乃道家炼丹常用之品，甘益气，脾愈健，脾旺谷充，故能"益精气，久服轻身耐饥，长年"。

◎ 药证

主治：暑湿、湿温、淋证、湿热泄泻、湿疮、湿疹、痱子。
体质特征：体格壮实，苔厚腻，脉象滑数有力。

◎ 炮制

滑石本为矿物类药品，入药需提纯，故临床上常制成滑石粉后使药物极细和纯净，便于内服及外用,提高其生物利用度。滑石在古代的炮制法包括洗净、砸为小块,或研为细粉,或采用水飞法等。雷公云:"凡使有多般,勿误用之。有白滑石,绿滑石,乌滑石,冷滑石,黄滑石。其白滑石如方解石,色白,于石上画有白腻纹便是;绿滑石性寒有毒,不可入药中用;乌滑石,似黑色画石上,有青白腻纹,入用妙也;黄滑石似金,颗颗圆,画石上有青及黑色者,勿用,杀人;冷滑石青苍色,画石上作白腻纹亦勿用。若滑石色似水白青色,书石有腻纹者真。"从《雷公炮制药性解》的记载中可看出,滑石的选材十分重要,若选择不当,则会导致严重的副作用。而发展到现今,对滑石的研究进一步深入,常按照矿源将滑石划分为块滑石和软滑石(高纯度滑石)、绿泥石滑石、黑滑石、透闪石滑石(常含石棉)和混合型滑石(常含石棉),其中块滑石和软滑石为我国药用滑石粉的主要原料。当然宋代首次提出水飞,曰"水研如治,扬去粗者存细者,沥干更研无声乃止",对其粗细度也提出明确要求,并为元、明、清各代沿用。现代炮制工艺对滑石粉的炮制方法也以水飞法为主。

◎ 用量

《中华人民共和国药典(2020年版)》规定滑石用量为10~20g,先煎,外用适量。滑石在临床上广泛用于淋浊、癃闭、水肿、脚气、湿温、风温、痢疾、黄疸、皮肤病等多种疾病。一般治疗上焦病证如咳嗽、呕吐,患者湿热较轻、体虚时用量偏小;治疗下焦病证如癃闭、温病兼证、暑温兼证、湿热壅盛、体壮邪实者用量偏大。需要注意的是,脾胃虚弱、热病津伤、肾病滑精者慎用。

◎ 阐微

在《雷公炮制药性解》中记载滑石"白腻而无黄砂者佳",《本草崇原》云"初取柔软,久渐坚硬,白如凝脂,滑而且腻者佳",这是滑石在古籍记载中选材炮制要求。为促进有效成分的煎出,现代多使用滑石粉入药,经精选净制、粉碎,干燥后便制为滑石粉。滑石粉为白色或类白色,微细,手摸有滑腻感。滑石历经秦汉时期、魏晋南北朝、唐、宋金元、明清直至现代,由《神农本草经》时期记载的"甘寒"之性味,逐渐增加了"大寒、甘淡、性沉重、降、性滑、无毒"等描述,现代药典对其描述为"甘、淡、寒"。而归经古代记载中,最多的是滑石专入足太阳膀胱经,其余还涉及足阳明胃经、手太阳小肠经、足太阴脾经、手太阴肺经、足少阴肾经等。而现代则认为滑石入膀胱、肺、胃经。滑石在临床多用于利小便、泄湿热、止泄利,归属于清热药。滑石的功效总的来说即是甘寒趋下,清热利湿通窍,其他的功效多为该功效的间接作用。如在历代多有提到滑石止渴,治疗烦渴,《本草备要》中对于这种止渴的功效进行了详细阐述"滑石治渴,非实止渴,资其利窍,渗去湿热,则脾胃中和而渴自止耳。若无湿、小便利而渴者,内有燥热,宜滋润,或误服此,则愈亡其津液而渴转甚矣"。王好古甚至认为滑石是至燥之剂。对于滑石的"燥""解肌"功效的解读,《本草便读》云"有谓其燥者,亦湿去则燥之故,非滑石之性燥也""谓其能解肌者,亦里通而表解之意"。《雷公炮制药性解》认为其"甘,宜于中州,淡宜于利水,胃与膀胱之所由入也,利益虽多,终是走泄之剂,无甘草以和之,弗宜独用也"。故在应用滑石时,应当多注意其配伍和剂量的问题,以避免伤正。自仲景后,众多医家言滑石可发表散表,常配伍解表散热药以增其效。同时,滑石的通乳滑胎之功在如今产科技术高速发展的现代鲜有提及。在此论述供临床参考。

1. 发表散热

《本草从新》认为滑石"色白入肺",肺主皮毛司腠理;入足太阳膀胱经,太阳主表统营卫,《本草备要》言其"上开腠理而发表",其外开腠理、内调营卫而具发表之功。《本草纲目》曰滑石"上能利毛腠之窍……盖甘淡之味,先入于胃,渗走经络,游溢津气……肺主皮毛,为水之上源……故滑石上能发表"。《本草撮要》明确提出"滑石,功专发汗"。滑石发表乃淡味渗泄为利毛窍以解表,可利小便也,若小便自利,则不宜以此解之。《温病条辨》中三仁汤,滑石与蔻仁、厚朴等合用,主治湿温初起,症见"头痛恶寒,身重疼痛,脉弦细而濡,胸闷不饥,午后身热",又如《医学衷中参西录》之宣解汤,滑石与连翘、蝉蜕、杭芍合用,主治"感冒久在太阳……兼治湿温初得,憎寒壮热,舌苔灰色滑腻者"。从上可知,滑石发表当有其证机,见有湿热蕴结三焦时方可配伍解表散热药同用,用治感冒、暑湿、湿温等病证。

2. 通乳滑胎

滑石性通利,可通乳滑胎,古时限于产科技术有限,因其可滑胎催生而应用甚广。论起通乳,乳房属胃,滑石入胃经、清胃热,胃和而能化气生血以资乳,味甘淡,渗脾湿,脾湿除而能"为胃行其津液"于乳房,故有通乳之功。《神农本草经百种录》明确指出"滑石利水且能润窍,故有通乳之功"。《本草经解》云"其主女子乳难者,乳汁不通也,甘寒有益脾土,脾湿行则脾血化乳也"。《备急千金要方》载"滑石、栝蒌根、漏芦、石钟乳、白头翁、通草,右六味,治下筛,酒服方寸匕,日三服"。因滑石体滑流通利窍,兼有滑胎催生之效。《证类本草》曰其"主难产,服其末……临产倍服,令滑胎易生",如《明医指掌》之滑胎散,滑石与冬葵子、甘草配伍,治"坐草太早,努力太多,以致难产"。随着医药卫生水平的提高,今时已弃用。然其滑利流通、性寒质重或可致孕妇流产,故孕妇慎服,而胎动、胎弱、体虚之孕妇忌服。

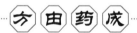

◎ 药对

《本草经疏》言滑石能荡胃中无形之热从下窍而出,认为滑石"滑以利诸窍,通壅滞,下垢腻。甘以和胃气,寒以散积热。甘寒滑利,以合其用,是为祛暑散热,利水除湿,消积滞,利下窍之要药",因此临床中滑石常与清热利湿通淋之品配伍。滑石配甘草,方成六一散，可清暑利湿，除烦止渴；配冬葵子，可清热利尿，渗利通泄；配黄柏，泻火解毒，清热燥湿；配蒲黄，方成蒲灰散，凉血消瘀，通利小便，用治血淋；配百合，方成百合滑石汤，滋阴润肺，清热利尿；配阿胶，同为滑剂，以利水道，养阴利尿；配黄芩，清中焦湿温。

据张锡纯经验，滑石配伍蝼蛄，性寒善清热，都能入膀胱经，清热利湿，通利水道，直达病所；此外，滑石配山药，滑石淡渗利水，山药滋阴涩性，谓其"上能清热，下能止泻"，常用于"寒温外感诸证，上焦燥热，下焦滑泻无度"之时。

◎ 角药

滑石甘淡寒，利窍除热渗湿，清三焦，凉六腑，化暑气，通水肿，理黄疸，止诸血，解烦渴，厚肠胃。如配血余炭、白鱼，方成滑石白鱼散，清热利湿，止血消瘀；配冬葵子、车前子，清热通淋；配伍甘草、青黛，方成碧玉散，清暑利湿，凉肝解毒；配甘草、薄荷，方成鸡苏散，清暑利湿，疏风散热；配百合、代赭石，方成滑石代赭石汤，滋阴清热，和胃降逆；配甘草、辰砂，方成益元散，清暑利湿，镇心安神；配杭芍、黄柏，清利湿热，利尿通闭。

◎ 经方

仲景在《伤寒论》《金匮要略》中用滑石均不外利小便、泄湿热两大功效。如猪苓汤治"脉浮发热，渴欲引水，小便不利"。蒲灰散治"小便不利，茎中痛，小腹刺痛"。又如"百合滑石散"治百合病发热者，使其湿热从小便排出，另有"滑石代赭石汤""滑石白鱼散""风引汤"均是用滑石利尿泻热。

1. 肺胃阴虚内热证——滑石代赭汤

《金匮要略·百合狐惑阴阳毒病脉证治》"百合病，下之后者，滑石代赭汤主之"。滑石代赭汤方主治百合病误下，肺胃阴虚内热证。百合病证本为肺热阴虚，加之误下，致使胃阴受损、胃气上逆而呕逆，肺经之余热下移至小肠而小便短涩。胡希恕认为"百合病下之后病不能去，只能伤其津液而溏泄不已，水谷不别，则小便更加艰涩，滑石代赭汤主之。百合加入滑石通利小便，使水走前阴，加入代赭石收敛，亦可止其溏泄"。方中百合清养肺胃之热，润燥安神；代赭石降逆和胃；滑石、泉水清热利尿泻热。诸药相伍，清养心肺，降逆利尿使邪热从小便解。

2. 内热郁久而发于外——百合滑石散

《金匮要略·百合狐惑阴阳毒病脉证治》"百合病，变发热者（一作发寒热），百合滑石散主之"。百合滑石散主治百合病及百合病变发热证。百合病虽本为阴虚内热之证，但热微不足甚于外"如寒无寒，如热无热"。但如内热郁久则可出现热盛而发于外之证，当治之以百合滑石散方，用"百合一两（炙），滑石三两。上为散，饮服方寸匕，日三服。当微利者，止服，热则除"。百合病若使用汗、吐、下法祛邪，则更伤阴津，当清利小便使热随小便出。故方中除仍用百合滋肺清热，顾护阴气，重用滑石，性甘寒能祛邪清热、质重能引热下行，使郁热从小便而解，则里热自除、而表热自退。两味合用，则阴复热退。

3. 膀胱湿热不解，陷血伤络——滑石白鱼散

《金匮要略·消渴小便不利淋病脉证并治》"小便不利，蒲灰散主之；滑石白鱼散、茯苓戎盐汤并主之"。本证为膀胱湿热不解，气分陷入血分，损伤血络，则致小便不利，可伴小腹拘急胀满，尿道涩痛，时有血尿等症。小便不利，湿热瘀结证，治宜清热利湿，止血消瘀，方用滑石白鱼散。方中滑石清热利湿滑窍；白鱼化瘀行血利尿，《神农本草经》云其"味咸，温。主治妇人疝瘕，小便不利"；乱发烧灰可止血消瘀治淋。三味药合用则湿热去除，瘀消血止，小便通利。

4. 膀胱湿热——蒲灰散

《金匮要略·消渴小便不利淋病脉证并治》"小便不利，蒲灰散主之；滑石白鱼散、茯苓戎盐汤并主之"。此证乃膀胱湿热证，气分湿热搏结于膀胱，难分难解，膀胱气化失司故见小便不利，可伴尿赤、尿道热涩痛或小腹拘急疼痛。方中蒲灰清热利湿，凉血消瘀；滑石既清泻气分湿热，亦可利小便以泻湿热。二药相配，共奏清瘀热利小便。

《金匮要略·水气病脉证并治》"厥而皮水者，蒲灰散主之"。此证乃湿热内蕴之皮水，症见四肢皮腠水肿、按之没指、手足厥冷，病机乃水气盛于外，湿热郁于内，阳气格阻不伸。水气外盛，则皮腠水肿、按之没指；阳气遏阻于内，不能通达四末温养四肢，则手足厥冷；湿热内郁，则小便黄赤短少、舌苔黄腻。当利小便以导湿热之邪外出，故治用滑石清热利尿消肿，蒲灰凉血消瘀。热清肿退，阳气通达，则手足厥冷自除。正如叶天士所言"通阳不在温，而在利小便"。黄元御认为《金匮》滑石白鱼散，治小便不利者，滑石渗湿而泻热也。蒲灰散，治皮水为病，四肢肿满者，滑石泄经络之水也。均言明滑石乃利小便、泄湿热之功效。

5. 阴虚内热——猪苓汤

《伤寒论·辨阳明病脉证并治》"若脉浮，发热，渴欲饮水，小便不利者，猪苓汤主之"。此证乃阴虚内热小便不利。阳明无形之热内陷膀胱导致阴虚水热互结可见"脉浮、发热、渴欲饮水"等津液受伤、阳明余热之象，小便不利是水气内停之征，故当用猪苓汤育阴清热利水。故用猪苓配滑石滋阴利尿，导热下行。（参见猪苓篇）

6. 肝阳化风——风引汤

《金匮要略·中风历节病脉证并治》"风引汤：除热瘫痫"。此证乃肝阳化风致瘛疭、瘫痪、癫痫。风引汤重镇潜阳，泻热息风。本方是用矿石类药组方的典范。徐大椿《兰台轨范》云"此乃脏腑之热，非草木之品所能散，故以金石重药清其里"。方中滑石咸寒清热以趋下，配伍石膏、寒水石清金伐木，以泻风化之火，配伍大黄苦寒清热泻下通腑，釜底抽薪。全方清肝热、息肝风、降逆气，并导内热从下而泻。

◎ 方证

含滑石常用经方临床应用指征如下：

滑石代赭石汤 以心神不安、饮食失调、口苦、脉微数、呕逆、小便赤热艰涩为其辨证要点。

　　百合滑石散　以心神不安、饮食失调、口苦、脉微数、发热、小便不利为其辨证要点。

　　滑石白鱼散　以小便不利、小腹拘急胀满痛引脐中、尿道涩痛、时有血尿为其辨证要点。

　　蒲灰散　以小便黄赤短少、手足厥冷、四肢皮腠水肿、按之没指为其辨证要点。

　　猪苓汤　以渴欲饮水、小便不利、舌红苔少乏津、脉浮数为其辨证要点。

　　黄芩滑石汤　以发热身痛、汗出热解、继而复热、渴不多饮、或竟不渴、舌苔淡黄而滑、脉缓为其辨证要点。

◎ 量效

绝对剂量

　　仲景用滑石共计 7 方。其中滑石用量最大者为 6 两，最小者为 2 分。滑石在经方中运用重在"利小便，泻湿热"，滑石用量的大小在于湿热蕴结、小便不利的轻重程度。其中风引汤中滑石用量 6 两，风引汤乃脏腑阳热内盛动风昏瘫之象。徐大椿认为"此乃脏腑之热，非草木之品所能散，故以金石重药清其里"，故当滑石重剂方能配伍他药发挥清金伐木，泻热利尿之功效。百合滑石散及滑石代赭石汤中滑石用量均为 3 两，两方均为百合病心肺阴虚内热甚，津伤甚之病机，滑石用量均较大，取其"性凉气和者量大效丰"，用以清肺胃余热、清热利尿。猪苓汤中滑石用量为 1 两，水热互结于内。滑石于方中茯苓、泽泻、阿胶等药物剂量相当，故可知滑石占比仍重以利小便、泻大热。而当归贝母苦参丸（加味）滑石用量半两乃血虚热郁膀胱小便不利，滑石小剂乃增强原方清透利尿之功能，蒲灰散及滑石白鱼散用量分别为 3 分、2 分，散剂剂量小以肝肾亏虚，病证日久为基础，缓以缓治。

◎ 服饵

　　滑石作为矿物类药物，常以粉末入药，故临床需包煎入药。有些遇热容易发生黏稠的药物或体积微小易浮于水面或矿物类打碎成粉末状的药物，为避免粘在锅底或使汤液过于混浊，须用布包好放入药中煎煮。针对阴虚内热之病证，不得过于分利，若小便较前略增多则停止服用，当注意猪苓汤禁例"阳明病，汗出多而渴者，不可与猪苓汤，以汗多胃中燥，猪苓汤复利其小便故也"。同时，滑石清利滑窍，脾胃虚弱，热病津伤，肾病滑精者慎用，而胎动、胎弱、体虚之孕妇忌服。

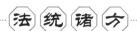

　　滑石甘寒，渗泄水湿，滑窍坠而开凝郁，清膀胱而通淋涩，主治暑湿烦渴、胃中积滞、便浊涩痛、小儿疹毒发渴诸症，取其滑以利窍通滞，甘以和胃气，寒以散积热。盖甘寒滑利以合其用，又以其沉重，能泄上气令下行，故上利毛腠，下通膀胱。因此，滑石以其通利甘寒之性作为利小便、泄湿热的要药，乃清法的重要体现，而滑石泄湿热与利小便互为因果。

◎ 清法

1. 利小便以通癃闭

湿热蕴结膀胱，膀胱气化不利，气机不通则成癃闭，滑石滑利通窍，性寒清热，入膀胱能清湿热而利小便而通癃闭。《伤寒标本心法类萃》之"六一散"治"癃闭""石淋"；《圣济总录》之"滑石散"治"热淋，小便赤涩疼痛"；《医学衷中参西录》之"宣解汤"治"感冒久在太阳，致热蓄膀胱，小便赤涩，或因小便秘而大便滑泻"者均出此意。故言滑石滑能利窍，以通水道，为至燥之剂。

2. 利小便以清湿热

滑石能清利三焦湿热，导邪从膀胱下窍而出。滑石上开腠理而发表，能除上中湿热，下走膀胱而利水能除中下湿热，热去则三焦宁而表里和，临床常与清热泻火解毒药合用。"滑石体重，泻火"（《本草从新》），其性寒清热、质重下泄，有清湿热泻火解毒之功，用治火毒、热毒、痰湿浊毒等引起的病证。如《医统》辰砂六一散，与朱砂、冰片等合用，治"痘疮热毒太盛，狂言引饮，红紫黑陷"。《外科正宗》解毒泻心汤与黄连、木通等相配，治"心经火旺，酷暑时生天疱，发及遍身"。又如《不居集》丹参滑石汤，与丹参、贝母等合用，主治"胃中痰火，下焦阴火，咳嗽吐红"。

3. 利小便以实大便

泄泻总由脾虚湿盛而成。滑石甘淡，可"渗泻水湿"（《长沙药解》），"滑利大小肠，分清水谷，水谷分，则泄澼愈矣（《神农本草经百种录》）"。可见其具渗湿止泻之功，利小便使得水谷自分，则泄泻得愈，用治湿热所致的泄泻、痢疾、霍乱等病证。如《汤液本草》云"滑石头能利窍，以通水道，为至燥之剂"，而《神农本草经》明言其"主泄澼"。临床常与清热燥湿健脾药配伍。如《伤寒论·辨少阴病脉证并治》"少阴病，下利六七日，咳而呕渴，心烦不得眠者，猪苓汤主之"。方中滑石助二苓、泽泻分清别浊，利小便实大便以治下利。《赤水玄珠》参苓滑石汤与人参、茯苓等同用，主治"泄而困倦，小便不利，脉数，有虚热"。

◎ 下法

1. 泻湿热以消积肿

滑石体滑下行，归胃、膀胱经，能"荡胃中积聚"（《神农本草经》），"行六腑积滞不阻"（《本草蒙荃》），可"通诸窍"（《本草易读》），包括下阴浊窍，可见其有行积导滞之功，用治胃肠蓄饮、痰热瘀及积滞垢浊内停等引起的病证。如《神农本草经百种录》言"滑石体最滑润……故通利肠胃，去积除水……凡积聚寒热由蓄饮垢腻成者，皆能除之"。临床常与清热利湿健脾药合用。如《本草衍义》载"若暴得吐逆不下食，以生细末二钱匕，温水服，仍急以热面半盏,押定"。《保命歌括》之五苓散去桂加滑石汤,主治"小便闭,小腹胀满有形"。又如《金匮要略》蒲灰散,滑石配蒲灰,清泻湿热利尿以通阳消四肢皮水之肿。

2. 泄湿热以清暑退黄

黄疸为湿热瘀滞所致,"然黄家所得,从湿得之""诸病黄家,但利其小便"(《金匮要略》),滑石甘淡、渗泄湿邪、性寒清热,而具有清热利湿退黄之功。如《长沙药解》云滑石"善治黄疸"。临床常与清热泻火、活血利湿药同用。如《医统》栀子滑石汤,与栀子、大黄、黄柏同用主治"黄疸,腹满,小便不利,面赤自汗"。暑性升散易夹湿,湿热蕴结三焦,胸闷口渴,小便不利,滑石可清暑利湿,透热下行,六一散,通治表里上下诸病,盖是此意。

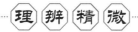

◎ 药理

1. 传统药理

滑石滑利窍,淡渗湿,寒泻热,甘益气,补脾胃,降心火,色白入肺,上开腠理而发表,下走膀胱而利水。

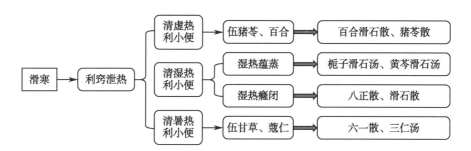

2. 现代药理

滑石主要有以下药理作用:

(1)减轻关节浮肿的作用:滑石作为治疗石淋的高频药物,利尿通淋,用于治疗热淋、石淋、尿热、涩痛等。现代研究表明,滑石有明显减轻关节浮肿的作用。

(2)抗炎止泻作用:药理研究表明,硅酸镁有吸附和吸敛作用,内服能抗炎止泻,保护发炎的胃肠黏膜而发挥止泻作用,还能阻止毒物在胃肠道中被吸收。

(3)止吐、止泻及抗病原微生物作用:滑石中含有硅酸镁,有吸附收敛作用,内服可有止吐、止泻之效,但在腹部、直肠、阴道等可引起肉芽肿。体外实验发现,滑石对伤寒杆菌及副伤寒甲杆菌有抑制作用,对脑膜炎球菌有轻度抑制作用。

◎ 演义

滑石统而言之以泄湿热利小便为其长。缪希雍认为滑以利诸窍,通壅滞,下垢腻,甘以和胃气，寒以散积热。甘寒滑利以合其用，是为祛暑散热，利水除湿，消积滞，利下窍之要药。令人利中者，湿热解，则胃气和，而津液自生，下窍通，则诸壅自泄也。

1. 泌尿系统疾病

滑石清热利湿，利尿通淋，配伍车前子等清热利尿，用于治疗热淋（例如急性尿道炎、膀胱炎等）、石淋（泌尿系结石），在泌尿系结石和急性尿路感染广泛应用。

2. 暑热病

滑石甘寒以清暑热，利暑湿，配甘草如六一散，可治疗夏季受暑，发高热，小便不畅，烦躁口渴，或有水泻，再加辰砂，即为益元散，可治疗小儿夏季感冒腹泻。

3. 水肿病

张锡纯经验：①治久痢不愈，肠中浸至腐烂，时时切疼，身体因病久虚弱者。天水涤肠汤，处方生山药（一两）、滑石（一两）、生杭芍（六钱）、潞党参（三钱）、白头翁（三钱）、粉甘草（二钱）；②治下焦蕴蓄实热，膀胱肿胀，尿道闭塞，小便滴沥不通。寒通汤：滑石、白芍药各一两，知母、黄柏各八钱。医家张锡纯擅长超大剂量应用滑石，常用量为1两。他认为滑石大剂量应用善于通络利窍，散解聚积，通利小便；而小剂量应用则可清利余热、暑湿。

4. 皮肤病

滑石淡渗利湿，外用可祛湿敛疮，配伍黄柏清热燥湿，解毒止痒。李锦生、孙绍仁经验：治疗阴囊湿疹。滑石、炉甘石各50g，轻粉、冰片各10g，上药混匀研细末过筛装瓶。同时将局部用温水洗净擦干，再用棉签或棉球蘸药粉扑于患处，每天2～3次，涂后用棉纱将患处包好，以防摩擦。

5. 高热病

方邦江运用滑石长于治疗外感高热，包括流行性型脑炎等疑难危重传染病之高热。所创表里双解之"三通疗法"，其中滑石与大黄、麻黄配伍，治疗耐药菌感染所致的高热，取其上能发表，下能利水而引热下行之功。流行性乙型脑炎多属于中医学"暑温"范畴。方教授常将滑石与羚羊角粉、寒水石、竹沥水、天竺黄、川贝母、僵蚕、地龙、生地黄等药配伍以凉血息风。

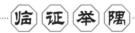

临 证 举 隅

案 治湿温病

魏某，男，59岁。1946年8月初诊。病员冒雨发病，身热起伏，目眩欲吐，二日后竟卧床不起。前医按少阳病论治，连用小柴胡汤3剂，汗出而热不解，且愈觉胸脘痞闷，不思饮食。医者遂以为里有积滞，再进大柴胡汤2剂，药后不唯发热未退，且汗多尿少，神识昏蒙，喉间痰鸣。其家人见病势危笃，一面准备后事，一面请吾前往急诊，以希万一。

石菖蒲 3g，白蔻仁 3g，郁金 9g，大腹皮 9g，黄芩 9g，滑石 9g，茯苓皮 9g，猪苓 9g，通草 3g。二诊：服上方 1 剂后，其家属来告，虽仍发热汗出，但神志稍清，喉间未闻痰鸣，且小便增多，思饮热水。乃令其按原方再服 1 剂。两日后病员家属又来相告，喜形于色，说病人发热已退，神志清楚，渐能进食，仅觉肢体困倦乏力，特来邀请再诊一次。见其脉静身凉，唯小便尚微黄，乃改用三加减正气散调脾胃，清余热而善其后。余询知其发病情况及治疗经过，诊得，知所患为。

（李斯炽医案）

主要症状：神识昏蒙，喉间痰鸣，脉象濡缓，舌苔黄而不燥。

病机归纳：湿热蕴结，湿蒙心包。

经典方证：《温病条辨》："脉缓身痛，舌淡黄而滑，渴不多饮，或竟不渴，汗出热解，继而复热，内不能运水谷之湿，外复感时令之湿，发表攻里，两不可施，误认伤寒，必转坏证，徒清热则湿不退，徒祛湿则热愈炽，黄芩滑石汤主之"，"黄芩三钱，滑石三钱，茯苓皮三钱，大腹皮二钱，白蔻仁一钱，通草一钱，猪苓三钱。"

方义分析：本案患者夏季发病，起病见"身热起伏，目眩欲吐"，乃感受暑湿之征。湿性缠绵暑热内蕴而见身热起伏，暑性升散携湿攻上而目眩欲吐，后出现"发热不退，汗多尿少，神识昏蒙"，非热入营血之征，因其苔黄而润，脉象濡缓，且身热起伏，不为汗解，可知其病湿热留连，仍在气分。叶天士《外感温热篇》说"温热虽久，在经不移"，即指此等湿温病而言，以湿性黏滞缠绵留连气分。患者神识昏蒙、喉间痰鸣等症，皆由湿热酿成浊痰，蒙蔽清窍所致。虽见神昏，亦不可作热入营血论治。治疗上当清气分湿热，化湿浊从小便而出，乃选用黄芩滑石汤，加郁金、石菖蒲清心开窍解昏聩。此方辛开苦泄，淡渗利湿，使气化则湿化，小便利而热自退矣。

药证归纳：黄芩滑石汤出自《温病条辨》，原方自注"倘以伤寒发表攻里之法施之，发表则诛伐无过之表，阳伤而成痉；攻里则脾胃之阳伤，而成洞泄寒中，故必转坏证也"。湿病程较长，缠绵起伏，唯有湿热混合，始终在七分留连，才可见身热起伏、汗出不解。吴鞠通认为湿热两伤，不可偏治，黄芩苦寒清热燥湿，滑石、茯苓皮、通草、猪苓清热利湿；白蔻仁、大腹皮化湿利水，兼以畅气，使气化则湿化。诸药合用，湿祛热清，诸症自解。

赤小豆

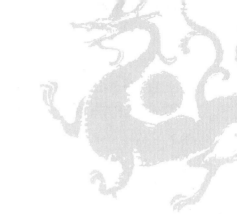

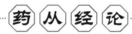药丛经论

◎ 概述

赤小豆为豆科植物赤小豆或赤豆的种子。味甘,性平,归心、小肠经。具有利水消肿,解毒,排脓,利湿退黄的功效。

◎ 经论

《神农本草经》云:"赤小豆,主下水,排痈肿脓血。"《名医别录》云:"赤小豆,味甘,酸,平,温,无毒。主治寒热、热中、消渴,止泄,利小便,吐逆,卒澼,下胀满。又,叶名藿,主治小便数,去烦热。"

◎ 释经

赤小豆味甘,性平。"主下水,排痈肿脓血",即通过下利水湿以消水肿,排痈肿,去脓血。"主治寒热、热中、消渴,止泄,利小便,吐逆,卒澼,下胀满",赤小豆可治疗外感寒热,亦主中焦有热所致之消渴。赤小豆乃红色,为南方心火之色也,故入心。《素问·至真要大论》言"诸痛痒疮,皆属于心"。而心与小肠互为表里,故能调节小肠泌别清浊职能,利小便以实大便,故能通小便,止泄泻。水饮一去,三焦功能恢复,故亦可治水肿之呕吐,痢疾,下肢肿满等证。"叶名藿,主治小便数,去烦热",其叶又称"藿",亦可清热利水,来治疗下焦湿热之小便频数,心烦内热。

◎ 药证

适于淋证,下焦湿热证,热痹证。

◎ 炮制

仲景于赤小豆当归散方赤小豆后注云"浸令芽出,曝干"。古代更多时候取赤小豆生品直接入汤剂或散剂,无复杂炮制方法。现为秋季果实成熟而未开裂时拔取全株,晒干,打下种子,收集并除去杂质,晒干。

◎ 用量

《中华人民共和国药典（2020 年版）》规定赤小豆用量为 9～30g，外用适量，可研末调敷。其安全剂量较大，针对较特殊病种用量可更大。如仲景在应用麻黄连翘赤小豆汤、赤小豆当归散时，赤小豆用量分别达到了一升以及三升。因此，在辨证合理的情况下，即使使用较大剂量赤小豆亦是安全的。一般而言，小剂量取其利水消肿，并兼有护胃之功；大剂量取其解毒，排痈疽脓毒之用。

◎ 阐微

赤小豆不仅可入汤药内服，用以清热利湿，利水消肿，解毒疗疮，同样可以外敷。《本草纲目》载赤小豆"治一切痈疽疮疥及赤肿，不拘善恶，但水调涂之，无不愈者。但其性粘，干则难揭，入苎根末即不粘，此法尤佳"。赤小豆单味，可配鸡蛋清或蜂蜜、酒、醋等，外敷治疗痈疽、小儿天火丹、疟腮、腮颊热肿、小儿重舌、舌出血、妇人乳汁不通、风瘙瘾疹等外科疾病，在古籍中多有记载。

赤小豆应注意与红豆（赤豆）、相思子相鉴别。赤小豆细长稍扁，体积较小，质地坚硬，难以煮烂，其"以紧小而赤黯色者入药，其稍大而鲜红淡色者，并不治病"。红豆，又名海红豆、赤豆、小豆，为豆科植物红豆树的种子，味甘，无毒，较圆，体积较大，质地较软，表面呈黯红棕色，煮烂后黏稠出沙。除此之外，豆科藤本植物——相思子的种子，半红半黑，和赤小豆同有"红豆"之称，二者名称时常混用，但相思子有毒，若误服可致中毒，严重时可丧命。

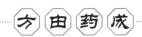

方 由 药 成

◎ 药对

赤小豆配当归，活血止血，排脓祛瘀；配薏苡仁，清热利湿，利水消肿；配赤茯苓，清利水湿；配麻黄，宣肺利水；配连翘，清热解毒；配白茅根，凉血通淋；配瓜蒂，可涌吐痰湿宿食；配鲤鱼，可利水退肿。

◎ 角药

临床中赤小豆常配伍麻黄、连翘，宣肺利水，解毒消肿；配连翘、生梓白皮，清热利湿。

◎ 经方

1. 表邪不解，湿热内蕴而发黄——麻黄连翘（轺）赤小豆汤

《伤寒论•辨阳明病脉证并治》"伤寒瘀热在里，身必黄，麻黄连轺赤小豆汤主之"。此

证表实而无汗,更兼湿热郁蒸在里,因而发黄身痒,小便不利,故以麻黄、杏仁作为药对以宣散在表之邪,又佐以连轺(亦作连翘,即《神农本草经》翘根)、赤小豆、生梓白皮清热利湿,更以生姜、大枣、甘草和中安胃,诸药共济,为表里兼治偏于散汗之方。

2. 湿热所致狐惑病及便血病——赤小豆当归散

《金匮要略·百合狐惑阴阳毒病脉证治》"病者脉数,无热微烦,默默但欲卧,汗出,初得之三四日,目赤如鸠眼;七八日,目四眦(一本此有黄字)黑。若能食者,脓已成也,赤小豆当归散主之"。狐惑一病本为湿热阻滞中焦,湿热虫毒侵蚀,上蚀咽喉,下蚀二阴的湿热病证,可以甘草泻心汤治疗。待狐惑酿脓,湿热邪毒郁结不解,痈脓将成或已成,即可出现眼目色赤或两眼内外眦色黯黑,以及"脉数""微烦""汗出"等热在血分的证候。

《金匮要略·惊悸吐衄下血胸满瘀血病脉证治》"下血,先血后便,此近血也,赤小豆当归散主之"。此条中下血乃便血,便血在先,大便其后,出血部位距离肛门较近,故称为近血,且多伴有肛周肿痛等症。近血多因湿热蕴毒结于大肠,灼伤肠中血络,热邪迫血妄行,血溢脉外所致。本方药仅两味,用大剂赤小豆清热利湿,解毒排脓,配以当归养血活血,祛瘀生新,并配以酸浆水,取其清凉解毒。全方药简而效宏,可使热去则血止,毒去则脓消。

3. 痰饮宿食停滞胸脘——瓜蒂散

《伤寒论·辨太阳病脉证并治》"病如桂枝证,头不痛,项不强,寸脉微浮,胸中痞硬,气上冲喉咽不得息者,此为胸中有寒也,当吐之,宜瓜蒂散"。《伤寒论·辨厥阴病脉证并治》"病人手足厥冷,脉乍紧者,邪结在胸中,心下满而烦,饥不能食者,病在胸中,当须吐之,宜瓜蒂散"。痰饮宿食停滞胸膈胃脘,导致气机阻滞,胸脘满闷,病情较急,邪实较甚,故以性升之瓜蒂催吐,荡除实邪,以味酸之赤小豆利水消肿,酸苦涌泄,协助瓜蒂涌吐,再以豆豉宣达胸脘气机,安中和胃。该方为治病八法中吐法代表方。

◎ 方证

含赤小豆常用经方临床应用指征如下:

麻黄连翘赤小豆汤　以发热、恶寒、无汗、身痒、身目发黄、黄色鲜明有如橘子色、心烦、小便不利而色黄、舌红苔黄腻、脉浮数为其辨证要点。

赤小豆当归散　以汗出、微烦、默默欲眠、目睛红赤或目内外眦黯黑、脉数抑或便血在先、大便在后、下血鲜红或有黏液、大便不畅、苔黄腻、脉数为其辨证要点。

瓜蒂散　以胸膈胃脘痞闷胀满、起上冲咽喉、呼吸急促、泛泛欲吐不能吐、或有发热、汗出而无头项强痛、或四肢厥冷、剑突下满闷、饥不能食、舌苔白滑腻、脉时紧为其辨证要点。

◎ 量效

总结赤小豆在经方中的药量效关系如下:

1. 绝对剂量

大剂量见于麻黄连翘赤小豆汤和赤小豆当归散,方中赤小豆用量分别达至1升和3升,仲景取大剂量的赤小豆来清利困阻之湿热,以解除湿热毒邪引起的诸如阳明湿热黄疸兼有表证、狐惑病,便血等各种病证。

小剂量见于瓜蒂散,因瓜蒂散属吐法之代表方,专于涌吐,因势利导,以祛实邪。因瓜蒂苦寒有毒,故用量轻,且必须中病即止以免伤正。此散中赤小豆及瓜蒂用时每服仅取1钱匕煎汤送服。其中,赤小豆主要取其酸苦涌泄利水之功,以协助瓜蒂涌吐。目前临床上瓜蒂散极少使用。

2. 相对剂量

麻黄连翘赤小豆汤中麻黄、连翘皆为2两,赤小豆为1升;在赤小豆当归散中,当归用量为3两(原无剂量,《千金》《外台》中为3两);而瓜蒂散中,赤小豆与瓜蒂比例为1:1。除了目前临床上极少使用的瓜蒂散,仲景经方中赤小豆剂量皆是数倍于其他药物,以取其清热利湿,解毒排脓之效,使整个方药清热解毒目的更强。

◎ 服饵

赤小豆应用虽较安全,但也应注意正确使用。《神农本草经》将其列为下品,而梁·陶弘景云其"性逐津液,久食令人枯燥"并列为"中品"。《食性本草》曰"久食瘦人"。《本草纲目》释之为"久服则降令太过,津血渗泄,所以令肌瘦身重也"。《本草新编》言"亦可暂用以利水,而不可久用以渗湿"。本品虽味甘性平,偏性不显,然其有利水解毒之功,故而身体消瘦,阴虚无湿者忌久服。

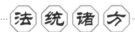

◎ 消法

《素问·阴阳应象大论》云"其下者,引而竭之",《金匮要略·水气病脉证并治》云"诸有水者,腰以下肿,当利小便",均明确提出"利小便"这一重要治法。赤小豆是"利小便"治法的常用药物,味甘性平,归心与小肠经,因其长于利水消肿,兼以清热排脓,故将其归于"消"药。通过配伍,赤小豆可以体现如下消法之用:

1. 清热利湿退黄

当热邪与湿邪互结于里,热得湿而愈炽,湿得热而愈横,如油入面,难分难解。湿热内蕴者,当一面清热,一面祛湿,若湿热一去,则诸症自解。当湿热内蕴而表邪不解,表里气机闭郁,亦可出现身黄、小便不利等,临床常见于急性黄疸型肝炎、急性肾小球肾炎以及荨麻疹等各类湿热证型的皮肤疾病。清热利湿退黄法,即以赤小豆配伍连翘、生梓白皮等,苦凉清热以利湿,麻黄、杏仁、生姜等辛温入肺,辛散表邪,开宣肺气,发汗以利湿,再合大枣、甘草等调和脾胃。该法宣通表里,清热利湿,兼退身黄,代表方为麻黄连翘赤小豆汤。

2. 解毒排脓

湿热熏蒸,郁结不化,热毒壅滞,甚至酿脓,则在上可为眼部红赤,积脓肿痛之"狐惑病",在下可为肛门肿痛,大便下血之"肠风下血"或"脏毒",在表可为肌肤红肿,瘙痒疼痛之"痤疮"等皮肤病。赤小豆味甘性平,归心与小肠经,"诸痛痒疮,皆属于心"(《素问·至真要大论》)。因此,赤小豆除了能利水消肿,亦可清热解毒排脓,大剂量赤小豆配合当归,取其解毒排脓,活血祛瘀,养络止血。赤小豆当归散,乃解毒排脓法之代表方,尤在泾称其为"排脓血除湿之良剂也"。

◎ 吐法

酸苦涌吐

历代不同医籍对赤小豆的性味记述也不尽相同,如《名医别录》载其"味甘,酸,平,温,无毒";《长沙药解》认为其"味甘"。当痰饮宿食等实邪停滞胸脘时,导致气机阻滞,胸脘满闷,需取吐法时,此时病情较急,邪实较甚,体质壮实,则可因势利导,瓜蒂苦寒,以之催吐,荡除实邪时,此处我们取其味酸。若以味酸之赤小豆配伍,酸苦涌泄,可协助瓜蒂涌吐,并以豆豉宣达胸脘气机,安中和胃。酸苦涌吐法,当中病即止,"吐而勿过",代表方为瓜蒂散。

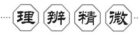

◎ 药理

1. 传统药理

"利""消"两字能高度概括赤小豆的药理作用。"利"指的是赤小豆具有清热利湿,利水退肿,利湿退黄之功;而"消"指的是赤小豆兼有解毒排脓,消肿止痛之效,不仅内服,外敷亦可消解痈疽、痄腮风瘙瘾疹等外科疾患。正如《神农本草经》中的高度概括:"主下水,排痈肿脓血。"

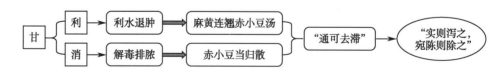

2. 现代药理

赤小豆药理作用包括以下几点:

(1)抑菌作用。

（2）明显的利尿作用。

（3）现代药理学研究表明，赤小豆具有抗氧化、增强免疫、降血糖、降血脂的作用，还具有类雌激素样作用。

◎ 演义

赤小豆以利下水湿为长，常用于这些病证。

1. 水肿病

风水初起，卫表闭郁，肺气失宣，水气泛滥，此时湿热毒邪蕴蒸其内，外感风邪闭阻其外，故当在外宣肺解表，开达表里气机，在里清热利湿，祛邪外出。赤小豆可"洁净府"，即利尿退肿之功显著，且兼能解毒，可使湿热毒邪从小便而出，为治疗实证水肿初起之要药。

2. 黄疸

黄疸病初起时，若湿热熏蒸肝胆，胆汁排泄不畅，外溢肌肤以致身目泛黄，同时还兼见外感风寒表邪未尽之证，此时属湿热发黄早期，治当清热利湿，解表散邪，以祛邪为要。赤小豆一味能清利湿热，兼以解毒泄浊，使湿热能从小便去。湿热一除，身黄自退，故赤小豆亦为湿热黄疸初起兼有外感之要药。

3. 皮肤病

渗液性皮肤病、湿疹、荨麻疹、痤疮、接触性皮炎、脓疱疮、白塞氏综合征等皮肤疾病，多因热毒浸淫，水湿泛溢所致，若湿热郁结，热毒壅盛，甚或酿脓，红肿热痛。"诸痛痒疮，皆属于心"，赤小豆专入心与小肠经，能泄心经之邪，清热利湿，解毒排脓。赤小豆虽长于利水，然其清热解毒之功稍逊，故该类湿热皮肤疾患，临床可配伍连翘、丹皮、土茯苓、黄柏等药增强清热解毒。此外，赤小豆不仅可入汤药内服，亦可外敷以解毒疗疮。赤小豆单味外敷，可治痈疽、小儿天火丹、疟腮、腮颊热肿、小儿重舌、舌出血、妇人乳汁不通、风瘙瘾疹等外科疾病。

4. 肛肠疾病

赤小豆不仅常用于湿热浸淫所致皮肤疾患，也用于湿热类的肛肠疾病。若湿热蕴结大肠，灼伤血络，迫血妄行，可出现肠风下血，表现为大便出血、下血鲜红或有黏液、大便不畅等。若湿热化毒，结于后阴，可出现脏毒（肛痈），除下血外亦可兼肛门灼热肿痛。此外，痔疾、肛裂等，若证属湿热，皆可应用，乃取其清热利湿，解毒排脓之功。本品色赤入血，利水解毒，配合当归引血入经，活血止血，槐花、黄柏、苦参等解下焦湿浊，标本兼治。

5. 淋证

湿热蕴结下焦，小便热淋涩痛，表现为尿频、尿急、排尿不尽感、小便涩痛等，可选赤小豆泻心经之热，导热下行，清热利尿，使湿热从小便去，则淋证自瘳。

临证举隅

案 治瘾疹（荨麻疹）

某生，周身泛起皮疹苦痒，用手搔痒则缕缕成痕而高出皮面。举凡疏风清热利湿之药尝之殆遍而不效。微恶风寒，小便短赤不利。切其脉浮弦，舌苔白而略腻。辨为湿热在表，阳气怫郁不伸之证。疏麻黄连轺赤小豆汤原方，服后令微汗，两剂而瘥。

（刘渡舟医案）

主要症状： 遍身皮疹，瘙痒难耐，脉浮弦，舌苔白略腻。

病机归纳： 湿热在表，肺气闭郁。

经典方证：《伤寒论·辨阳明病脉证并治》："伤寒瘀热在里，身必黄，麻黄连轺赤小豆汤主之。"

方义分析： 此案患者遍身皮疹，瘙痒难耐，即西医之荨麻疹，属中医"瘾疹"范畴。瘾疹是一种皮肤出现红色或苍白风团，时隐时现的瘙痒性外科疾病。由于患者微恶风寒，其脉浮弦，苔白微腻等表证，可知有风寒表邪闭阻，肺气不宣。苔微腻而小便不利，可知有湿邪闭阻微有化热。身未发黄，说明肝胆气机尚调，湿热浊毒不甚。此方以麻黄、杏仁、生姜辛温宣散，以"开鬼门"，不仅可以发汗散邪，也可开宣肺气，以利水湿；以连翘、赤小豆、生梓白皮（现多以桑白皮代替）"洁净府"，清热利湿，轻解郁热，再以甘草、大枣调和。诸药可共奏解表散邪，清热利湿，止痒之功。

药证归纳： 赤小豆一味放在方名之中，可见仲景治疗湿热发黄兼有表证是非常重视利水退肿药应用的。仅解表散邪，则内湿不去，郁热不解；仅清热解毒，湿邪不去，余邪难尽，则病邪缠绵复起。本案用赤小豆，取其利水退肿，兼可解毒消肿，在里之湿既去，表寒无所依，热毒无所附，以成表里宣通，内外共治。

木通

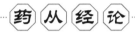

◎ 概述

木通在历代本草中药用历史变迁较为复杂，《中华人民共和国药典（2020年版）》木通为木通科植物木通、三叶木通、白木通的干燥藤茎。据考证，在唐代前历代本草中，木通科的木通为通草的基原，唐代及之后方才将基原为木通科木通称为木通。宋代木通主流基原为木通科木通及同属其他植物，明代木通主流来源为木通科木通至清代木通品种多为毛茛科植物，木通科木通逐渐退出木通用药的主流。近现代木通发生品种变迁，多用川木通和关木通，后禁用关木通，川木通另列，木通药材基原恢复为木通科植物。综上，唐以前医学著作如《神农本草经》《伤寒论》中的通草可归属于现今之木通，唐至清以前医学著作中的木通与现今的木通相同或相近，清代木通多为毛茛科植物，《中华人民共和国药典（1963年版）》木通为木通科植物木通干燥茎，《中华人民共和国药典（1977年版）》木通项下记载的是关木通，为马兜铃科植物东北马兜铃的干燥藤茎，2005年后则为现今的木通，因此就古代医学著作的主流和现今的权威版本而言，本条目下论述的木通以2005年以后的《中华人民共和国药典》为蓝本，唐以前《神农本草经》《伤寒论》等经典著作中的通草归属于该项，唐及之后医学著作的引用只收录考证为该药者。

木通味苦，性寒，归心、小肠、膀胱经。具有利尿通淋，清心除烦，通经下乳等功效。

◎ 经论

《神农本草经》云："通草，味辛，平。主去恶虫，除脾胃寒热，通利九窍，血脉，关节，令人不忘。"

◎ 释经

木通味辛，性平，藤蔓空通，其色黄白，取类比象，故能贯串经络，通利九窍，"木通取用在上之茎，则其性自上而下，自外而内，此根升梢降"，顺应脾胃之升降，"禀土金相生之气化"，《本经逢原》云木通"泻气分湿热"，通利湿热，故除脾胃之寒热。先升后降能泻上焦之热，曲曲引之下行自水道达出，湿热去则恶虫不生，上焦邪去故清窍不蒙，血脉通、关

517

窍利，则令人不忘。

◎ 药证

主治：水热互结证，经气闭阻证。

木通科木通临床适用于一切实邪所致的经脉不通、气化阻滞诸证。但因其药性平和，无寒热之偏，临床用治寒热偏盛之证时，常须配伍其他药物。

◎ 炮制

吴普曰"通草，一名丁翁，一名附支，神农黄帝辛，雷公苦，生石城山谷。叶青蔓延，止汗，自正月采"。《名医别录》言"一名丁翁，生石城及山阳，正月采枝，阴干"。《中华人民共和国药典（2020年版）》中规定木通的炮制方法为"除去杂质，用水浸泡，泡透后捞出，切片，干燥"。

◎ 用量

《中华人民共和国药典（2020年版）》规定木通用量为3～6g，可煎汤，或入丸散。现在临床常用的木通为马兜铃科之关木通与毛茛科的川木通，可见古代和现代所用的木通并不是同一种生药。这可能是古方今用致中毒原因所在。木通的毒性大小为关木通＞川木通＞白木通＞三叶木通。且需注意的是，内服马兜铃科之关木通中毒量常为30～60g，而毛茛科的川木通中毒量常为60～90g。

◎ 阐微

木通归心、小肠、膀胱经，可泄湿热从小便出，如《本草备要》中指出"古名通草，轻通行水，泻小肠火。甘淡轻虚。上通心包，降心火，清肺热（心火降，则肺热清矣），化津液（肺为水源，肺热清，则津液化，水道通），下通大、小肠、膀胱，导诸湿热由小便出（故导赤散用之）"。木通的"通"之性，可通其血脉，下乳行经，《得配本草》中言木通可"泄三焦之邪热，而归小肠……治水肿浮大，疗君火上炎，催生下乳"，《医学衷中参西录》则记载"其贯串经络之力，又能治周身拘挛，肢体痹疼，活血消肿，催生通乳，多用亦能发汗"，此发汗不为解表之意，以心液导之，透君火之邪外出之意。马兜铃科之关木通因含具有明确肾毒性的马兜铃酸，故请谨慎使用，尽量不用为宜。为了确保安全，笔者临证时，凡涉及木通之方，常用通草代之。

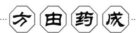

◎ 药对

木通配附子，泄心火护心阳；配淡竹叶，清热利水通淋；配蒲黄，凉血止血消瘀；配王不留行,通经下乳;配当归,既增强活血通脉作用,又增强温经散寒作用;配细辛,外散风寒,内化寒饮,上疏头风,下通肾气,并兼开窍止痛,协同鼓动内外阳气,加强解表通络之力。

◎ 角药

木通配生地、当归,滋阴泻热,使邪去而阴血不伤;配萆薢、蚕沙,清泻湿热,利尿通淋;配泽泻、车前子,清利湿热;配生地黄、淡竹叶,清心与养阴兼顾,利水导热下行,使热从小便而出,滋阴制水而不恋邪。

◎ 经方

1. 当归四逆汤

以木通为主要的最具代表性的经方是当归四逆汤。

(1)治厥阴病血虚寒厥:《伤寒论•辨厥阴病脉证并治》"手足厥寒,脉细欲绝者,当归四逆汤主之"。当归四逆汤证以风邪、寒邪为病因,以气血亏虚,寒凝于里为核心病机。病性以虚为本、为因,以实为标、为果;虚者血虚阳弱也,实者瘀血水饮阻滞也。《医宗金鉴》曰"此方取桂枝汤,君以当归者,厥阴主肝为血室也;佐细辛味极辛,能达三阴,外温经而内温藏;通草性极通,能利关节,内通窍而外通营;倍加大枣,即建中加饴用甘之法;减去生姜,恐辛过甚而迅散也"。

(2)治误下后阳虚血弱内寒,阳浮于外:《伤寒论•辨不可下病脉证并治》"下利脉大者,虚也,以强下之故也。设脉浮革,肠鸣者,属当归四逆汤"。血虚阳弱,脉道不充,故沉取无力。血虚阳弱于内,气无所恋而浮越于外则轻取劲急,因此,脉浮革相合说明血虚阳弱于内,阳气无所依恋而浮越于外。《伤寒论•辨脉法》中言"寸口脉浮大,而医反下之,此为大逆。浮则无血,大则为寒,寒气相搏,则为肠鸣",可知肠鸣为是阳虚生内寒的体现。阳气虚弱不能温煦胸腹,腹中气行郁滞则腹满;阳气与虚寒之气相击则肠鸣。

(3)治阳虚血瘀:《伤寒论》"少阴病,脉微而弱,身痛如掣者,此荣卫不和故也,当归四逆汤主之"。脉微主阳虚,脉弱主血虚。阳虚运血无力可致血瘀。瘀血阻滞躯干则身痛如掣。故"荣卫不和"当属气凝血滞。

2. 当归四逆加吴茱萸生姜汤

治血虚寒凝,寒饮内停,内有久寒:《伤寒论•辨厥阴病脉证并治》"若其人内有久寒者,宜当归四逆加吴茱萸生姜汤"。本条只言内有久寒者,未详其证,但由所加吴茱萸、生姜观之,当有厥阴寒凝的心腹剧痛、呕逆、头痛等证。出现手足厥寒、脉细、心腹剧痛、呕逆、头痛者使用本方。

◎ 方证

含木通常用方临床应用指征如下:

当归四逆汤 以脉细欲绝、手足厥寒、脉浮革、肠鸣、脉微弱、身痛如掣、麻木、肿胀等为其辨证要点。

当归四逆加吴茱萸生姜汤 以当归四逆汤证征象见疼痛或寒象加重、兼有心腹剧痛、呕逆、头痛等为其辨证要点。

八正散 以尿频、尿急、溺时涩痛、淋沥不畅、尿色浑赤、甚则癃闭不通、小腹急满、口燥咽干、舌苔黄腻、脉滑数等为其辨证要点。

导赤散 以小便赤涩淋痛、心胸热、合面睡、切牙、口糜舌疮、小儿夜啼、茎中作痛等为其辨证要点。

小蓟饮子 以尿血、小便短赤、淋沥涩痛、舌红、脉数为其辨证要点。

龙胆泻肝汤 以胁痛口苦、目赤耳肿、淋浊带下、阴肿阴痒为其辨证要点。

◎ 量效

通过分析仲景所用经方,可以总结如下方药量效关系:

1. 绝对剂量

当归四逆汤与当归四逆加吴茱萸生姜汤中,当归 3 两,木通 2 两,应注意此处木通并非现代常用之关木通与川木通。

导赤散中用木通三钱,唐代 1 钱约合 3.73g,故导赤散中木通绝对用量大致为 11.19g。

八正散各药配比 1:1(均为 1 斤),每服 2 钱,服用时间为食后、临睡服,故服木通的量为 1 天 8 钱。

小蓟饮子中木通用量为半两(宋代 1 两约 45g),故半两合计约 22.5g。

小儿鼻塞生息肉方是孙思邈小方之一,以木通、细辛各一两,捣末。取药如豆,著绵缠头,纳鼻中,日二。因其外用,用量较大,木通用 1 两。

2. 相对剂量

(1) 活血通脉,温经散寒:当归四逆汤中,当归与木通比例为 3:2(当归 3 两:木通 2 两),提示药对通利血脉,必须以补血为主,兼以通利,才能达到通利血脉之目的。

(2) 清泻心热,利水养阴:导赤散中,木通以清心火为务,生地黄与木通比例为 1:1(均为 3 钱),以使邪去而阴血不伤。

(3) 外散风寒,内化寒饮,开窍止痛:小儿鼻塞生息肉方中,木通与细辛比例为 1:1(均为 1 两),以纳鼻中,治疗寒凝经络导致的鼻息肉。

◎ 服饵

《得配本草》言"肾气虚,心气弱,汗不彻,口舌燥,孕妇,皆禁用。此药昔所不用,以其大泄心肾之气。素染虚证,或病久气血两亏者,用之元气衰脱,多无救药。节酒洗晒干,治痘后发痒"。木通以"通"为用,味辛耗气,可"泻气分湿热",故气虚气弱者慎用;在下以利尿通淋,肾气虚则恐下脱,在上以通泄心火,心气弱则恐心神被扰,孕妇不用恐胎元不固,因其利水之用,故阴液不足之人慎用。

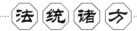

◎ 下法

下法主要体现于利尿通淋,通经下乳等功效中。适用于经络、气机等实性阻滞的患者。因其动水利水,故阴液不足之人当慎用。

◎ 清法

木通科木通因其药性平和,无寒热之偏,临床用治寒热偏盛之证时,常须配伍见效。而毛茛科川木通和马兜铃科关木通性味偏苦寒,前者用于湿热瘀血所致的经脉不通、气化阻滞诸证为佳;后者目前已被临床禁用。

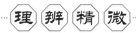

◎ 药理

1. 传统药理

总结来说木通功效无外乎"通",木通可通泻心火,利尿通淋,活血通脉,通经下乳。其通而行滞之性体现在其形、味、效等各个方面。李中梓言"木通功用虽多,不出宣通气血四字"。陈藏器言"通可去滞,木通、防己之属也"。刘完素云"留而不行,必通以行之……以木通、防己之属攻其内"。

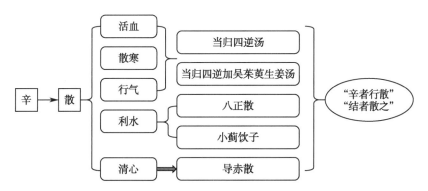

2. 现代药理

木通主要包括以下药理作用:

(1)利尿作用:现代药理实验证实,三叶木通(木通科木通)利尿作用最强,关木通利尿作用最差,甚至可使尿量减少。木通浸剂口服有利尿作用。

(2)抗菌作用:三叶木通的抗菌作用亦强于关木通,且目前未见其具有肾毒性报道,这与本草对木通有利尿通淋无毒之记载相吻合。关木通单次口服 10g 即可引起中毒。

（3）木通皂苷有中枢抑制、解热及较弱的镇痛作用。

（4）木通皂苷元对大鼠有抗炎作用。

◎ 演义

1. 淋证

木通配伍小蓟、淡竹叶等清热利尿通淋，又配伍蒲黄、藕节等凉血止血消瘀。另外木通配伍生地以滋阴清热。诸药相配治疗血淋、尿血等。另外《本草撮要》指出木通"得琥珀、茯苓泻火利水"。《医醇剩义》中记载琥珀导赤汤，木通配伍琥珀、淡竹叶、灯芯等，清热利水通淋，治疗小便淋沥涩痛。

2. 妇科病

《本草纲目》中"杨仁斋《直指方》言：人遍身胸腹隐热，疼痛拘急，足冷，皆是伏热伤血，血属于心，宜木通以通心窍，则经络流行也"。《本草备要》言"血属于心，宜木通以通心窍，则经络流行也……火不亢于内，气顺血行，故经调有准，乳汁循常"。《圣济总录》中木通汤治产后乳汁不下。《本草经疏》中治妇人经闭及月事不调用木通、牛膝、生地黄、延胡索同煎服。

3. 口舌生疮

《诸病源候论·口舌疮候》中云"心气通于舌……脾气通于口，腑脏热盛，热乘心脾，气冲于口与舌，故令口舌生疮也"，唐·王焘在《外台秘要》中亦云"心脾中热，常患口疮"，均明确指出口疮的病位在于心，并明确指出口疮的病因在于心脾热盛，治当清心泻脾，木通以去君火之邪，通心火从小便而去，在中可兼利湿热，恰合病机。

4. 心烦不眠

对于心火亢盛所引起的不寐证，木通之清心火，虽未达安眠之作用，但使心火戢敛，心神不扰。

5. 风疹湿疹

《滇南本草》中木通"气味甘、苦，性平。主治一切风痒……一切疮疥，煎汤浴之最良。捣叶，散疮毒之肿痛"。在外科中木通多治疗风疹湿疹，如《外科正宗》卷四消风散，可治疗杨梅疮、风毒、花柳病；又如《景岳全书》之败毒散。

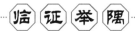

案1 治血厥（雷诺氏病）

钱某，男，38 岁，1961 年 12 月 20 日就诊。自诉 1960 年冬发病，就诊时面部青紫斑斑，鼻尖、耳轮几乎呈青黑色，两手青紫及腕际，指尖更甚，有麻冷感，拇指亦紫，体温

35℃,脉象细微。遇火烤则转红。束臂试验阴性。血小板计数正常。诊断为早期雷诺氏病。处方:桂枝 9g,当归 9g,赤芍 6g,北细辛 2.4g,木通 6g,吴茱萸 6g,艾叶 4.5g,桃仁9g,红花 3g,炙草 2.4g,红枣 5 枚,生姜 3 片。服 30 余剂而愈。至 1963 年未复发。

(岳美中医案)

主要症状: 肢端青紫,麻冷感,脉细微,鼻尖、耳轮青黑色。

病机归纳: 寒伤厥阴,血脉凝滞,营卫失运,真阳、气血不能温养四末。

经典方证:《伤寒论·辨厥阴病脉证并治》:"手足厥寒,脉细欲绝者,当归四逆汤主之","若其人内有久寒者,宜当归四逆加吴茱萸生姜汤。"

方义分析:《素问·五脏生成篇》指出"故人卧血归于肝……卧出而风吹之,血凝于肤者为痹,凝于脉者为泣,凝于足者为厥",故用当归四逆汤温经散寒,养血通脉。补血活血,以当归为君;益气化血,以枣、草为使,又以桂、芍破结通脉,以细辛、木通祛寒蠲饮。又因其面部青紫斑斑、鼻尖耳轮几乎呈青黑色、两手青紫及腕际、遇火烤则转红,可见其寒较甚。另予以吴茱萸、生姜、艾叶加强其温阳散寒之用。其寒较重,凝脉更盛,故加桃红以活血通脉。

药证归纳: 唐以前医学著作如《神农本草经》《伤寒论》中的通草可归属于现今之木通。此案中以木通与当归之配比为 2:3,与原方一致。李中梓言"木通,功用虽多,不出宣通气血四字",其适用于一切实邪所致的经脉不通、气化阻滞诸证,"寒伤厥阴,血脉凝滞",临床中可见面部、鼻尖、耳轮、指端肤色青紫,感觉麻冷之象。

案2 治阳痿

吕某,男,29 岁,1980 年 8 月 20 日就诊。患者婚后三年玉茎举而不坚,不能同房。诉述房后冷浴为因。虽屡医选药,用甲基睾丸素及肾气丸等甚多,然疗效不显,现健忘头晕,少寐多梦,体乏纳减,大便质稀,舌质淡,苔白腻,脉沉细,此非肾阳虚衰、命火不足之证,乃属血虚寒凝,宗筋失养所致,治拟养血散寒、助阳通脉。方用当归四逆汤加减:当归 30g,桂枝 15g,白芍 15g,大枣 15g,细辛 6g,木通 10g,甘草 10g,露蜂房 10g,黄酒引水煎服,日 1 剂,分 3 次服。5 剂后,阴茎微微勃起,他证大减,继用 5 剂,即能交合,再服 5剂以资巩固,半年后随访其妻已身孕。

(史学茂医案)

主要症状: 阳痿,舌质淡,脉沉细。

病机归纳: 血虚寒凝,宗筋失养。

经典方证:《伤寒论·辨厥阴病脉证并治》:"手足厥寒,脉细欲绝者,当归四逆汤主之。"

方义分析:《证治概要》言"阴茎以筋为体,宗筋亦赖气煦血濡,而后自强劲有力"。阴茎正常勃起,以血液充实为基础,气血畅通,阴阳调和,宗筋经络得以充盛,则阳事易兴;

若气血运行瘀阻,经脉不畅,阳气难以达于阴茎,阴茎失于气血濡养,则势遂不举。《伤寒溯源集》云"肢为诸阳之本,邪入阴经,致手足厥而寒冷,则真阳衰弱可知"。其在解释脉微细欲绝的原因时提及,"《素问·脉要精微论》云:'脉者,血之府也'。盖气非血不附,血非气不行,阳气既已虚衰,阴血自不能充贯"。肝主筋,足厥阴经抵少腹,过阴器。寒中厥阴,肝寒不温,筋脉失养,宗筋弛缓而发阳痿。前服肾气丸等品,入气分有余而入血分不足,温经有余而益血不足。用当归四逆汤养血和营,温阳驱寒,主入厥阴,故见殊功。因其房后冷浴后阳痿,乃寒入厥阴之象。此患者健忘头晕,少寐多梦,体乏纳减,大便质稀,舌质淡,其虚较甚,故当归量大,补血活血为主,兼以通脉,故调整当归桂芍配比为 2:1:1,当归与木通配比为 3:1,结合络病的病理特点,在选用当归四逆汤的基础上可适当加用虫类药,加以露蜂房通络益肾温阳,升固奇经。

药证归纳: 阳痿的病位在宗筋,宗筋由肝所主。此案中用木通以通宗筋之滞,行通经活脉的作用。木通对于实邪所致的经脉不通、气化阻滞诸证尤为适用,但通过药物配伍、调整药物配比同样也适用于虚实夹杂证。

蜀漆

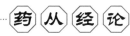

◎ 概述

蜀漆为虎耳草科落叶小灌木植物常山的嫩枝叶。主产于四川、贵州等地。味苦、辛，性寒，有毒，归肺、肝、心经。具有涌吐痰涎，截疟等功效。

◎ 经论

《神农本草经》云："蜀漆，味辛，平。主疟及咳逆寒热，腹中癥坚、痞结、积聚，邪气、蛊毒、鬼注。"

◎ 释经

蜀漆味苦、辛，性寒，可引吐除饮，为截疟要药，可用治寒热疟疾。"腹中癥坚、痞结、积聚"，辛者擅行散，苦者功燥湿，辛开苦泄，结聚滞留者均可除之。"邪气、蛊毒，鬼注"，其性猛烈，升达，辛始散，苦渐燥，可宣发一切积滞之郁邪。

◎ 药证

主治：癥瘕疟疾，胸中痰饮积聚。
体质特征：体质强健，脉象滑实有力者。正气亏虚及久病体虚者慎用；孕产妇忌用。

◎ 炮制

《伤寒论》中记载蜀漆的炮制方法为"洗去腥"，《本经疏证》云"凡药物非鳞介飞走，未有云气腥者，惟仲景用蜀漆必注曰洗去腥，则可见其气之恶劣，异于他草木矣"。《本草纲目》亦云蜀漆"生用则上行必吐"，可知生蜀漆之味确非常人所能接受。清代医案中使用蜀漆时涉及名称有"炒黑蜀漆""炒蜀漆""蜀漆炭"，三者均为火炒的炮制方法，只是炒的程度的不同，而未延续仲景之"洗去腥"法，但炒法亦具有矫臭矫味的作用，同时能够增加药物的溶解度，起到增效的目的。因此，综合来看，无论是洗去腥还是火炒，其目的均在于纠正蜀漆的不良气味以便患者服用。

◎ 用量

《中华人民共和国药典（2020年版）》规定常山用量为5～9g，书中未收录蜀漆，《中华本草》中规定蜀漆用量为3～6g，可内服或研末服。因蜀漆有刺激胃肠道引起呕吐之副作用且气味恶劣，故临床使用较少，目前未见大剂量使用者。

◎ 阐微

蜀漆与常山均来源于虎耳草科常山，前者为嫩枝叶，后者为干燥根，二者功能主治相近，正如《本草衍义》中所言之"蜀漆，常山苗也。治疟、多吐人，其他亦未见所长"，《得配本草》则云"蜀漆，其气升散，其性飞腾，能开阴伏之气，能劫蓄结之痰。破血行水，消痞截疟……甘草拌蒸。生用性升，炒炭稍缓"。据现代研究，蜀漆抗疟作用较常山为强。因此类药物毒性较大，二者目前临床中均较少应用。

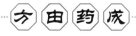

◎ 药对

蜀漆配龙骨，通阳化痰，除疟安神，用于阳虚阴伏之牝疟；配牡蛎，镇惊安神，补益心阳，用于心阳浮越所致惊狂；配甘草，祛痰和中，用于痰饮停聚、胸膈壅塞之不欲饮食、欲吐不能者；配鳖甲，滋阴潜阳并兼截疟，用于疟久不愈而成疟母；配青蒿，祛痰截疟，适用于各种疟疾；配草果，燥湿温中，用于寒湿中阻之脘腹冷痛、呕吐泄泻；配槟榔，行气杀虫，用于肠道寄生虫、食积气滞、下痢后重、水肿脚气。

除上述临床常用配伍使用之外，另有《本草经集注》言"栝蒌为之使"，《得配本草》言"桔梗为之使"，可作参考。

◎ 角药

蜀漆配龙骨、牡蛎，祛除痰饮，重镇安神，用于痰饮上逆心阳浮越之证；配槟榔、草果，燥湿行气，散寒截疟，用于瘴疟、寒湿偏盛之疟疾；配麻黄、牡蛎，发越阳气，补益心阳，宜于牝疟独热之症。

◎ 经方

1. 心阳虚惊狂——桂枝去芍药加蜀漆牡蛎龙骨救逆汤（又名桂枝救逆汤）

《伤寒论·辨太阳病脉证并治》"伤寒脉浮，医以火迫劫之，亡阳，必惊狂，卧起不安者，桂枝去芍药加蜀漆牡蛎龙骨救逆汤主之"。《金匮要略·惊悸吐衄下血胸满瘀血病脉证治》"火邪者，桂枝去芍药加蜀漆牡蛎龙骨救逆汤主之"。本是太阳病，当因势利导，祛邪外出，反而用了温针等方法强迫其发汗，汗出过多，损伤心阳，心神不定，加之心阳一伤，下焦痰浊阴邪上逆，蒙蔽心窍，因而出现或惊或狂、卧起不安等神志不安的症状，治当温阳祛痰，重镇安神，方用桂枝去芍药加蜀漆牡蛎龙骨救逆汤。其中桂枝、甘草辛甘化阳，温补心阳，所以去芍药者，以其酸苦微寒，既不利于扶心阳，也不利于祛痰浊；龙骨、牡蛎二味功专重镇安神；蜀漆一味祛上犯之痰，并用生姜、大枣调和中焦。

2. 腰以下水气——牡蛎泽泻散

详见牡蛎篇或泽泻篇。

3. 牝疟——蜀漆散

《金匮要略·疟病脉证并治》"疟多寒者，名曰牝疟，蜀漆散主之"。本证因素体阳虚，内有痰饮，阳气为阴邪所遏，疟邪伏于阴分，以致阳气难以外达，故寒多热少，治当祛痰截疟，方用蜀漆散。蜀漆即常山之苗，有除痰截疟之功，《得配本草》称"其气升散，其性飞腾，能开阴伏之气，能劫蓄结之痰，破血行水，消痞截疟"，是为方中主药，因其气味恶劣，故仲景说须"洗去腥"；龙骨、云母可助阳扶正，又能安神治疟。

4. 牝疟——牡蛎汤

《金匮要略·疟病脉证并治》附《外台秘要》方"牡蛎汤：治牝疟"。此方同蜀漆散意，但有麻黄宜于表实无汗或有水气者为妥，故此条中所谓之牝疟为内有水饮而见惊悸等精神症状的一类疟疾。方中以祛痰截疟之蜀漆配伍发越阳气、补益心阳之麻黄及牡蛎，故可治牝疟。

◎ 方证

含蜀漆常用经方临床应用指征如下：

桂枝去芍药加蜀漆牡蛎龙骨救逆汤　以惊狂、起卧不安、恶寒、头项强痛、脉浮为其辨证要点。

牡蛎泽泻散　以大病瘥后出现腰以下水肿为其辨证要点。

蜀漆散　此为牝疟专用方，以素体阳虚痰盛之人见发病时寒战较甚、无热或微热、面色淡白、每日定时发作、脉沉而迟为其辨证要点。

牡蛎汤　牝疟寒证用方，以表证明显、无汗发热为其辨证要点。

◎ 量效

古籍中蜀漆内服可入丸、散剂，也可入汤剂，入散剂时未明确具体剂量，更强调与他药之间的相对剂量，故在此通过分析古籍中所载蜀漆用量，总结如下量效关系：

1. 绝对剂量

大剂量为桂枝去芍药加蜀漆牡蛎龙骨救逆汤（又名桂枝救逆汤）、牡蛎汤、《外台秘要》之蜀漆汤，其中《外台秘要》之蜀漆汤原方蜀漆用量为2两，桂枝救逆汤及牡蛎汤中蜀漆的用量均为3两。《外台秘要》之蜀漆汤用以治疗久疟，方中蜀漆、常山并用，引吐郁结之邪，配合诸多清热滋阴、除湿散结之品，以达扶正祛邪之功。桂枝救逆汤为仲景针对心阳受损痰浊蒙窍所设，以桂枝汤为基础方，去除酸收益阴之芍药，加入 3 两蜀漆，量同桂枝、生姜，意在借其辛散之力以"吐腐瘀而疗狂"；牡蛎汤为《外台秘要》中用以治疗牝疟之方，邪气郁于胸中须当吐越而出，重用蜀漆，配合大剂量麻黄、牡蛎，意在驱寒散结、温通阳气。

小剂量为蜀漆汤（《备急千金要方》）、蜀漆丸。蜀漆汤（《备急千金要方》）中蜀漆用量为 1 两，用以治疗妇人产后虚热，此时为气阴两伤之体夹有邪气作祟，故在大剂量益气滋阴药物的基础上加入小剂量蜀漆，意在祛邪外出，从而达到匡扶正气的目的；蜀漆丸原方中蜀漆用量为 5 分，此丸剂用以治疗瘴疟、劳疟及久疟，药物与《外台秘要》之蜀漆汤相同，因成丸剂故减各药剂量为汤剂之六分之一，以达缓效图之的目的。

2. 相对剂量

（1）涤痰安神：桂枝去芍药加蜀漆牡蛎龙骨救逆汤中，蜀漆与龙骨比例为 3 : 4（蜀漆 3 两 : 龙骨 4 两）；蜀漆散中，蜀漆与龙骨比例为 1 : 1（二者等分）。蜀漆味辛、苦，性温，归心包经、肝经，具有祛痰、截疟、消癥瘕积聚的功效；龙骨则味甘、涩，性微寒，归肝、心经，具有平肝潜阳、镇惊安神、收敛固涩的功效；二药相使，蜀漆苦辛以温化痰饮，龙骨甘涩以镇惊安神，起到通阳涤痰、除疟安神之效。尤在泾在《金匮要略心典》中写道："蜀漆能吐疟痰。痰去则阳伸而寒愈。取云母、龙骨者，以蜀漆上越之猛，恐并动心中之神与气也。"

（2）化痰潜阳：桂枝去芍药加蜀漆牡蛎龙骨救逆汤中，蜀漆与牡蛎比例为 3 : 5（蜀漆 3 两 : 牡蛎 5 两）；牡蛎泽泻散中，蜀漆与牡蛎比例为 1 : 1（二者等分）。蜀漆祛痰截疟、消癥瘕积聚，牡蛎平肝潜阳、软坚散结、收敛固涩，二药相使，可达化痰潜阳、镇惊安神之效。

◎ 服饵

蜀漆入汤剂宜先煎，旨在降低其毒性及副作用。蜀漆的毒副作用主要表现为呕吐，李时珍在《本草纲目》中有云"常山、蜀漆，生用则上行必吐"。现代药理研究结果也表明，生蜀漆引起呕吐的原因主要是其中所含的常山碱能够刺激胃肠道的迷走神经及交感神经末梢，引起反射性的恶心呕吐、腹痛腹泻，同时常山碱和异常山碱也存在较大的细胞毒性。而蜀漆通过延长煎煮时间可以破坏部分常山碱和异常山碱，抑制其对胃肠神经的刺激和细胞毒性，从而减少毒副作用。

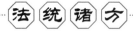

蜀漆可引吐除饮，具有祛痰、截疟、消癥瘕积聚，体现了八法之消法及吐法，具体如下：

◎ 消法

蜀漆之功在除痰、消癥瘕积聚，宜于痰饮内停、癥瘕积聚之证，如利水消肿、祛满除湿之牡蛎泽泻散及祛痰截疟之蜀漆散等，均体现其消法之用。

◎ 吐法

吐法为中医八法之一,是引导病邪或毒物从口而出的治法,亦为攻邪之法,适宜病邪在胸膈以上者,临床又需依据病情轻重、体质强弱选择不同的催吐方法及配伍不同药物,使用时以吐为度,得吐即止。此法作用较为峻猛,对于体质虚弱者、孕产妇等正气不足者均需慎用,同时也需注意顾护胃气。因此,由于蜀漆可引起呕吐,兼之有祛痰之功,尤宜于痰饮留滞于上部者,如心阳虚衰痰浊上犯之桂枝去芍药加蜀漆牡蛎龙骨救逆汤。现代药理研究结果也证实,蜀漆所含之常山碱能够通过刺激胃肠道迷走神经和交感神经而引起呕吐。

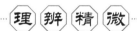

◎ 药理

1. 传统药理

蜀漆乃常山之苗,多用于治疟,不用根而用苗者,取其性多升发、能透阳气于上之义,其功效核心在于"祛痰"。

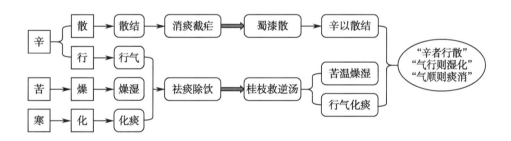

2. 现代药理

蜀漆的现代药理作用大致如下:

(1)催吐作用:蜀漆可通过刺激迷走神经和交感神经引起胃肠道反射而引发呕吐反应。

(2)抗疟作用:蜀漆所含生物碱部分具有抗疟活性,常山总生物碱和常山浸膏均对氯喹耐药疟原虫有效。

(3)解热作用:动物实验证实,口服常山煎剂或醇提取液均有明显的解热作用,以黄常山碱丙为主,其解热作用可与安替比林、阿司匹林相当。

(4)降压作用:黄常山碱甲、乙、丙可通过作用于心脏,使心脏抑制内脏血管扩张,从而具有降压作用。

(5)抗阿米巴原虫作用:盐酸黄常山碱乙无论体外或体内实验均显示强大的抗阿米巴原虫作用。

（6）抗肿瘤作用：常山碱的衍生物常山酮对肝癌、肉瘤、脑癌、膀胱癌、乳腺癌及前列腺癌等诸多癌症模型有显著的抑制作用。

（7）其他作用：常山生物碱对肠道平滑肌运动有一定的影响。

◎ 演义

蜀漆以祛痰为功效核心，可截疟、消癥瘕积聚，通过与他药配伍，可适用于疟疾、痰饮病等。

1. 疟疾

蜀漆作为常山之嫩枝叶，二者均长于截疟，历代古籍中记载可用于治疗多种疟疾，正如《本草撮要》言其"得知母、贝母、草果治诸疟，得丹砂能劫痰疟，得槟榔、草果治瘴疟，得甘草治肺疟，得豆豉、乌梅、竹叶治肾疟，得小麦、淡竹叶治温疟，得黄连治久疟，得云母、龙骨治牝疟独寒，得麻黄、甘草、牡蛎治牝疟独热"。现代药理研究结果也证实了蜀漆所含生物碱对于疟原虫有明显抑制作用。

2. 痰饮病

蜀漆辛开苦泄，善开痰结，性善上行，可引吐胸中痰饮，宜于痰饮停聚于胸膈之上，症见不欲饮食、胸部满闷甚至癫狂等。《得配本草》称蜀漆"其气升散，其性飞腾，能开阴伏之气，能劫蓄结之痰。破血行水，消痞截疟"。通过涌吐使邪从口而出是蜀漆祛痰除饮的主要途径。

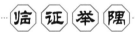

案 治痰饮蒙窍之神志病

董某，男，28岁。因精神受到刺激而犯病。心中烦躁不安，或胆怯惊怕，或悲伤欲哭，睡眠不佳，伴有幻听、幻视、幻觉"三幻症"，胸中烦闷难忍。舌苔白厚而腻，脉弦滑。辨为肝气郁滞，痰浊内阻而上扰心宫。桂枝6g，生姜9g，蜀漆4g（以常山代替），龙骨12g，牡蛎12g，黄连9g，竹茹10g，郁金9g，菖蒲9g，胆星10g，大黄9g。分析：患者舌苔白厚而腻，脉弦滑，胸闷烦躁，神志错乱，辨证痰浊内阻，心神浮越，故使用桂枝去芍药加蜀漆牡蛎龙骨救逆汤温通心阳、涤痰散邪、潜摄纳心神。结果：服药后大便通畅并呕吐痰浊，心胸顿觉舒畅，病证大为减轻。

（刘渡舟医案）

主要症状：心中烦躁不安，或胆怯惊怕，或悲伤欲哭，睡眠不佳，伴有幻听、幻视、幻觉"三幻症"，胸中烦闷难忍。舌苔白厚而腻，脉弦滑。

病机归纳：肝气郁滞，痰浊内阻而上扰心宫。

经典方证:《伤寒论·辨太阳病脉证并治》:"伤寒脉浮,医以火迫劫之,亡阳,必惊狂,卧起不安者,桂枝去芍药加蜀漆牡蛎龙骨救逆汤主之。"《金匮要略·惊悸吐衄下血胸满瘀血病脉证治》:"火邪者,桂枝去芍药加蜀漆牡蛎龙骨救逆汤主之。"

方义分析:患者舌苔白厚而腻,脉弦滑,胸闷烦躁,神志错乱,辨证为痰浊内阻,心神浮越,故使用桂枝去芍药加蜀漆牡蛎龙骨救逆汤以达温通心阳、涤痰散邪、潜摄纳心神之功。方中以桂枝温通心阳之虚,生姜补中焦营卫之源,蜀漆(代以常山)涤痰散邪,通畅神明之路,去酸收之芍药以防阻滞气机,加龙骨、牡蛎镇潜摄纳心神,另配伍清热化痰、开窍凝神之药,共奏补益心阳、镇惊安神、涤痰开窍之功。

药证归纳:蜀漆可引吐除饮,《伤寒溯源集》言"蜀漆乃常山幼苗,味辛有毒,有劫痰截疟之功……痰气弥漫而惊狂不安也。故亦以蜀漆劫截之药,邀而夺之,破其痰饮",上部之痰饮停聚宜吐之,蜀漆正宜。

蛇床子

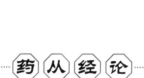
◎ 概述

蛇床子为伞形科植物蛇床的成熟果实。味辛、苦，性温，归肾经。外用具有燥湿杀虫止痒，内服具有温肾壮阳，祛寒燥湿等功效。

◎ 经论

《神农本草经》云："蛇床子，味苦，平。主妇人阴中肿痛，男子阴痿湿痒，除痹气，利关节，癫痫，恶疮。久服轻身。"

◎ 释经

蛇床子，苗高二尺，青碎丛生，喜生阴地，芬芳清烈，性温祛寒，苦泄祛湿，而不受阴湿之气，入人身之中，故能归于下焦湿气所归之处。入少阴，"禀火气而下济阴寒"，清湿毒，故妇人服可除"阴中肿痛"，男子服可消"阴痿湿痒"；入下肢肌肉关节，通其经脉，可"除痹气，利关节"；"心气虚而寒邪盛"，故发癫痫。蛇床子禀芳香燥烈之气，味苦入心，通心窍，可去寒痰。"诸痛痒疮，皆属于心"（《素问•至真要大论》），故可消恶疮。久服护阳气、祛湿邪，故"久服轻身"。

◎ 药证

主治：寒湿证，肾阳不足证，瘙痒症。

体质特征：适用于素体阳气不足之人，或阴湿寒邪内停滞于下者；命门火热，内有火热之邪，阴虚体质者切不可服。

◎ 炮制

近代以后，蛇床子以生品净选后入药。《中药大辞典》《中华本草》载："除去杂质，筛去灰屑。"

炒制：五代时期《日华子本草》记载："蛇床，凡合药服食即挼去皮壳取仁，微炒杀毒即不辣,作汤洗病则生使。"

酒炙:《雷公炮制药性解》:"酒浸一宿,地黄汁拌蒸,焙干用。"

酥炙:生品与酥品混合,小火拌炒至酥油吸尽,香气渐浓即可,取出摊凉。

实验研究发现,蛇床子在不同的炮炙工艺下,蛇床子素含量不同,经过炒制、酒炙、酥炙后蛇床子素会有不同程度的下降,或许与"改变其燥性"有关,也许是降低毒性的一个方面。

◎ 用量

《中华人民共和国药典(2020年版)》规定蛇床子外用适量,多煎汤熏洗或研末调服,内服用量3~10g。

◎ 阐微

《本草经集注》言蛇床子"味苦、辛、甘,平,无毒……令妇人子脏热,男子阴强。久服轻身,好颜色,令人有子"。蛇床子主入下焦,可暖宫散寒,壮阳起痿,祛寒燥湿,"阴阳合",故可令有子。蛇床子消恶疮这一功效在后世得到了发挥,认为其可燥湿杀虫止痒,《外科正宗》之蛇床子散主治即为"脓窠疮生于手足遍身,根硬作胀,痒痛非常"。有医家阐发认为其亦能温中,如陶弘景云其"温中下气",《雷公炮制药性解》言"蛇床理风湿,宜入太阴,补虚痿,宜入少阴",而李时珍更强调其温肾壮阳之功,曰"蛇床子,《神农》列之上品,不独助男子,且有益妇人,乃世人舍此而求补药于远域,且近时但用为疮药,惜哉"。

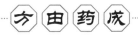

◎ 药对

蛇床子配女贞子,滋阴益阳,有阴阳同补之功;配白矾,增强其收湿杀虫止痒之力,治疗阴部湿痒;配杜仲,增强燥湿除痹,通利关节,壮肾强腰之效;配黄连,清热燥湿,泻火解毒;配地肤子,寒温并用,既可清热利湿,又可祛风燥湿,消肿止痛;配石楠叶,可温肾壮阳,现代研究认为,此配伍可促进排卵,针对脾肾阳虚型不孕伴性冷淡者,食后可增强性欲;配苦参,可燥湿止痒,共煎汤外洗以治疗阴囊湿疹。

◎ 角药

蛇床子配菟丝子、五味子,即为《千金方》三子丸,三药相合,互相制约,温而不热,敛而不腻,壮阳而不伤精,暖宫而不伤血,可使肝肾得调,子嗣降府;配地肤子、苍耳子,燥湿祛风止痒,对湿热内蕴,外不通达,内不疏泄的湿疹、皮肤瘙痒均有效;配吴茱萸、麝香,共纳阴中,可治疗妇人阴中寒。

◎ 经方

治下元虚冷，寒湿凝结导致的妇人阴寒——蛇床子散

以蛇床子为代表的经方是蛇床子散，以蛇床子一味。《金匮要略·妇人杂病脉证并治》"蛇床子散方，温阴中坐药"。温阴之方，散阴中之寒。温阳化气之力不足，故寒湿稽留，临床上可表现为"白带量多清稀"等。用法为"末之，以白粉少许，和令相得，如枣大，绵裹内之，自然温"。即以蛇床子温以去寒，白粉燥而去湿，又因其寒湿在阴，故纳药阴中可愈。《巢氏病源》言"张仲景所说三十六病，皆由子脏冷热劳损而挟带下，起于阴内"。故可治疗因寒湿滞留阴内所引起"腰中重坠""外阴瘙痒""外阴肿痛、溃烂""带下量多""外阴白斑""阴虱"或"宫寒腹痛""宫寒不孕"等一系列妇科疾病。

◎ 方证

蛇床子散　以腰中重坠、阴痒阴痛、阴部漫肿、阴部潮湿、带下量多色白或清稀、小腹冷痛、舌苔白，以根部为盛、尺脉沉、迟、涩等为其辨证要点。

◎ 量效

通过分析仲景所用蛇床子，存在以下方药量效关系：

1. 绝对剂量

外用熏洗涂搽多采用复方，剂量为 6～30g。蛇床子散（《景岳全书》）中用蛇床子 3钱，以麻油调搽，治疗"一切风癣疥癞瘙痒，脓水淋漓"。蛇床子汤（《医宗金鉴》）中使用蛇床子 15g，"水五碗，煎数滚，倾入盆内，先熏，候温浸洗"。以"清热燥湿，祛风止痒。治疗肾囊风，初起干燥痒极，喜浴热汤，甚起疙瘩，形如赤粟，麻痒，搔破浸淫脂水，皮热痛如火燎者"。蛇床子汤（《外科正宗》）中蛇床子、苦参、当归尾、威灵仙各 5钱，"以水五碗，煎数滚入盆内，先熏，待温浸洗二次愈"。如蛇床子散（《外科正宗》）中蛇床子用 1两，"上为细末，麻油调搽，湿烂者干掺之"。《刘涓子鬼遗方》蛇床子膏中用蛇床子 2两，以猪油调和涂之。而内用相对剂量较小，为 3～15g 左右，量大仍可用至 30g。

2. 相对剂量

蛇床子配伍菟丝子、五味子，为三子丸，原方无剂量，现取三者等量，若遗精滑泄、久泄不止，则适量加大五味子用量；若小便频数、腰膝酸痛、带下清白、胎元不固，适量加大菟丝子用量；若带下清白、阴痒阴痛、阴部漫肿可加大蛇床子用量。蛇床子配伍苦参，于《刘涓子鬼遗方》《景岳全书》《医宗金鉴》《外科发挥》《外科正宗》中用量配比均为 1∶1。

◎ 服饵

阴虚火旺或下焦有湿热者不宜服。如《本草新编》记载"内外俱可施治，而外治尤良。若欲修合丸散，用之于参、芪、归、地、山茱之中，实有利益，然又宜乎阴寒无火之人，倘阴

虚火动者，服之非宜也"。《神农本草经疏》曰"蛇床子性温燥，肾家有火，及下部有热者，勿服"。《本草求真》曰"凡命门火炽及下部有热者，切忌。恶丹皮、贝母、巴豆。去皮壳，取仁微炒"。《本草纲目》云"恶牡丹、贝母、巴豆。伏硫黄"。

在历代的本草中，蛇床子内服的用量较少，个别病证提出"最宜久服"。用药途径多样，归纳起来主要有煎汤熏洗、研末调敷、内服等，此外还可以见到热熨、塞阴、烧烟吸之等方法。如《本草蒙筌》云"入药取仁炒用，浴汤带壳生煎，治妇人阴户肿疼……祛手足瘫顽；大风身痒难当，作汤洗愈；产后阴脱不起，绢袋熨收；妇人无娠，最宜久服"。《本草纲目》言"阳事不起：蛇床子、五味子、菟丝子等分，为末，蜜丸梧子大，每服三十丸，温酒下，日三服"。由上可见蛇床子的用量用法内容相当丰富，因病而变，从而保证了临床疗效。

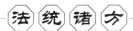

◎ 温法

蛇床子以燥湿杀虫止痒，内服温肾壮阳，祛寒燥湿为其能，为温法之重要代表。

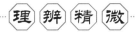

◎ 药理

1. 传统药理

蛇床子作用的发挥，全在于"温"字。蛇床子生于阴湿之地，同气相求入下焦阴分。而其不受湿地之气，芳香燥烈。以温肾助阳、温化寒湿为务。温肾助阳，妇人可暖宫去湿，治阴中寒；男子可壮阳起痿，治遗精滑泄。外用可燥湿杀虫止痒，湿浊易生虫，蛇床子温燥可去湿，湿去而虫死。

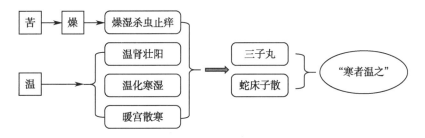

2. 现代药理

蛇床子的现代药理作用大致有如下几点：

（1）修复皮肤屏障作用：蛇床子素可以抑制特应性皮炎中的皮肤屏障破坏以治疗慢性瘙痒。

（2）抗炎作用：蛇床子素可以通过抗炎作用具有改善佐剂性关节炎。

（3）催眠作用：实验表明，蛇床子具有显著催眠作用，且明显促进其空间认知和空间参考记忆。

（4）抗细胞增殖、抗肿瘤作用：研究表明，蛇床子素可诱导外阴鳞癌 SW962 细胞凋亡，抑制细胞增殖。

（5）抑菌作用：抗真菌、细菌。蛇床子醇提取物对大肠杆菌有抑制作用。

（6）改善认知作用：研究表明。蛇床子素改善 APP/PS1 小鼠的认知功能，可能与减少海马组织 Aβ 的含量有关。其对神经元内谷氨酸有不同程度的调节作用。

（7）其他：蛇床子素活性单体的抗病毒、祛痰平喘、抗心律失常、性激素样作用、局部麻醉、抗诱变、延缓衰老的作用逐渐被人们认识。

◎ 演义

1. 生殖系统疾病

蛇床子入少阴肾而通二阴，故可治疗生殖系统疾病。有研究表明，硝酸咪康唑栓联合蛇床子汤阴道冲洗可有效减少霉菌性阴道炎患者的复发，缓解患者的阴道瘙痒症状。左艳芬等人对阴道炎患者进行蛇床子散加减熏洗法干预后，效果明显。蛇床子素能提高精子氧化损伤时的细胞膜稳定性、保护细胞完整性、提高精子活力。

2. 皮肤病

蛇床子外用燥湿杀虫止痒，单用可治疗由寒、湿、虫导致的一系列皮肤疾病，复方亦可通过配伍治疗湿热为患的皮肤疾病。味苦入心，通心气，"诸痛痒疮，皆属于心"，故可治疗疮疡，心神不宁、心因性的瘙痒等。现代研究表明，蛇床子素对组胺 H1、H4 受体激动剂 HTMT 和 VUF8430 诱导的瘙痒都具有明显的抑制作用。

3. 癫痫

早在《神农本草经》中就记载蛇床子可治"癫痫"。"心气虚而寒邪盛"（《本草崇原》）被认为是癫痫的病机之一。蛇床味苦性温，能助心气，可治疗此疾。

4. 不寐

蛇床子主入少阴，壮肾阳，通心气，可治疗多种原因导致的不寐。现代研究表明，蛇床子催眠作用与调节失眠大鼠不同脑区兴奋性和抑制性氨基酸类神经递质有关。蛇床子以调节海马最为显著，并且可调控对氯苯丙氨酸失眠大鼠海马生物钟基因。

5. 骨质疏松、关节炎

骨质疏松、关节炎等疾病为老年人的常见疾病，归于肾气渐亏。年老体弱，女子七七，男子八八，肾气衰，天癸竭，故有肾精不充无以养五脏，五脏不得充五体，阳气渐弱，而寒湿易扰。蛇床子性温入少阴，可温肾壮阳，性燥可去湿，而骨为肾之体，肾强则骨健。现代研究表明，蛇床子提取物能通过调节细胞因子的方式来调节成骨细胞的功能和骨胶原组织的合成，并对破骨细胞的形成、分化有抑制作用。蛇床子素具有改善佐剂性关节炎的作用,这可能与其具有抗炎作用相关。

6. 肿瘤

阳化气,阴成形。阳气不足,阴邪不化,阻滞日久,结而不散,故可成岩。蛇床子芳香可通,温热可化。是谓"离照当空,而阴霾自散"之意。

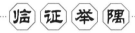

案1　治阴痒

　　昔年余治一妇人历节风,愈后,自言阴痒不可忍,自用明矾水洗之,洗时稍定,少顷,痒如故。余以此方(蛇床子散方)授之,二日而瘥。盖以蛇床子之燥湿,含铅粉之杀虫,湿去虫死,其痒乃止。但余实变法用之,使之煎汤坐盆中洗之,然后扑以铅粉。此可知仲师立方之旨,在燥湿杀虫,而不在祛寒矣!

（曹颖甫医案）

主要症状:阴痒不可忍。

病机归纳:寒则生湿,湿邪久稽,郁而生虫。

经典方证:《金匮要略·妇人杂病脉证并治》:"蛇床子散方,温阴中坐药。"

方义分析:妇人阴痒难忍,实为寒湿下注阴中,久久不去,湿邪生虫,窜动所致。仲景本方"以白粉少许",以白粉燥性,且借以和合。而曹师用铅粉替之,使湿去虫死,故痒止。

药证归纳:曹师强调蛇床子燥湿杀虫之用,若病程日久,湿邪久稽生虫,其阴痒难忍,以铅粉易白粉,配伍蛇床子散用。故药证归纳为"阴痒""生虫""局部用药"。

案2　治交感阴痛

　　一宠妾,年三十余,凡交感则觉阴中阴痛,甚则出血,按其脉两尺沉迟而涩,用补血散寒之剂不愈,因思药与病对,服而不效,恐未适至其所也。偶检《千金方》,用蛇床子散,绵裹纳其中,两次遂愈。

（吕元膺医案）

主要症状:交感阴痛,尺脉沉迟而涩。

病机归纳:下元虚冷,寒湿凝于阴。

经典方证:《金匮要略·妇人杂病脉证并治》:"妇人阴寒,温阴中坐药,蛇床子散主之。"

方义分析:患者房劳过度则肾虚,凡交感即感阴痛,《傅青主女科》云其病因为"此等之病,成于经水正来之时贪欢交合,精冲血管也","倘经水正旺,彼欲涌出而精射之,则欲出之血反退而缩入……交感之际,淫气触动其旧日之精,则两相感召,旧精欲出,而血亦随之而出"。旧精于体内，久而成浊；脉查两尺沉迟而涩，病属阴寒，故纳蛇床子散散寒祛湿暖宫，用后即愈。

药证归纳：本案用蛇床子，"温阴中坐药"。一为局部寒湿附着，不涉脏腑。乃由于"精冲血管"，旧精成浊，阻滞脉络，阳气不通，故阴寒聚湿，交合则精血聚于下，与邪搏结故痛；旧精感召，破血而出，故出血，乃局部病变，故局部用药；二为蛇床子可温阳散寒燥湿，患者其脉两尺沉迟而涩，属寒象。药证可归纳为"交感痛""交感出血""两尺沉迟而涩"。

瞿麦

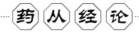

◎ **概述**

瞿麦为石竹科植物瞿麦和石竹的干燥地上部分。味苦,性寒,归心、小肠经。具有利尿通淋,破血通经的功效。

◎ **经论**

《神农本草经》云:"瞿麦,味苦、寒。主关格诸癃结,小便不通,出刺,决痈肿,明目去翳,破胎堕子,下闭血。"

◎ **释经**

瞿者,如道路通衢,有四通八达之意。麦者,肝之谷,有东方发生之意。苦者,火之味。寒者,水之性。气味苦寒,乃水生木而木生火也。苦能破血,阴寒而降,能通利下窍而行小便,主治关格诸癃结,小便不通者,厥阴肝木主疏泄,少阳三焦主决渎也。出刺决痈肿者,津液随三焦出,气以温肌肉,则肌肉之刺可出,又寒能散热,而肌肉之痈肿可决也。苦寒除湿热,明目去翳者,肝开窍于目,肝气和而目明也。破胎堕子者,少阴属肾,肾气泄,则破胎堕子。下血闭者,厥阴主肝,肝气通,则月事时行而下血闭。

◎ **药证**

主治:湿热淋证,经血瘀阻证。

◎ **炮制**

我国现行瞿麦的药用部位和采收期是遵《中华人民共和国药典(2020年版)》"干燥的地上部分,夏、秋二季花果期采割"执行,是全草入药,用于治疗小便不利、经闭等证。

◎ **用量**

《中华人民共和国药典(2020年版)》规定瞿麦用量为9~15g。瞿麦本为治淋药,主要以利尿通淋、破血通经为其功能主治。临床使用中亦主要取其利尿通淋之功,针对各种淋证如石淋、血淋、热淋等见小便不通涩痛者,据情况而用之,无量效之别。

◎ 阐微

瞿麦,苦寒,降心火、利小肠,逐膀胱邪热,实为治淋要药。若产后淋漓,宜与蒲黄同用;五淋大抵皆属湿热。热淋,宜八正及山栀滑石之类;血淋,宜小蓟牛膝;肾虚淋,宜补肾,不可独泻;老人气虚者,宜参、术兼木通、山栀;亦有痰滞中焦作淋者,宜行痰兼通利药,不可发汗,汗之必便血。瞿麦尚可破血利窍,决痈消肿,明目去翳,通经堕胎。但因其性利善下,故虚者忌服。

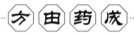

◎ 药对

瞿麦配萹蓄,清利下焦湿热;配栀子,清热凉血通淋;配石韦,利石通淋;配滑石,相须为用,增强清热利尿作用;配海金沙,通淋消石;配甘草,清热解毒,治下焦湿热的小便淋沥热痛、血尿;配丹参,祛瘀通经;配茯苓,相使为用,渗泄利水,增强利尿之功,治下焦阳虚之小便不利、水气内停之证;配连翘,苦寒沉降,通经利窍。

◎ 角药

瞿麦配桃仁、红花,破血通经;配白茅根、小蓟,共奏清热凉血之功;配赤芍、益母草,祛瘀活血,治血瘀经闭诸证;配瓜蒌仁、鸡子黄,利湿通便,治疗便秘;配栀子、葱白,清热通淋,治热结血淋。

◎ 经方

1. 阳虚水停夹热——栝蒌瞿麦丸

《金匮要略·消渴小便不利淋病脉证并治》"小便不利者,有水气,其人若渴,栝蒌瞿麦丸主之"。本证属上燥下寒水停证,关系肺、脾、肾三脏,以肾脏病变为本。其内在病理是水气,根本原因是"阳弱气冷"。故以栝蒌瞿麦丸温阳利水,润燥生津。瞿麦本淋药,而栝蒌瞿麦丸之小便不利,与淋证有别,何以用瞿麦?小便不利而有水气,其为下焦阳虚。阳虚于下而热浮于上,所以又渴。薯蓣、附子能温肾补虚而不能止渴导水,故辅以瓜蒌根之生津,茯苓之化气。然小便不利而用薯附,岂无封蛰之虞。瓜、苓又和缓有余而勇健不足。然则排决之任,自当属之瞿麦。因此,瞿麦于栝蒌瞿麦丸中主利小便。

2. 疟母——鳖甲煎丸

《金匮要略·疟病脉证并治》"病疟,以月一日发,当以十五日愈,设不差,当月尽解。

如其不差,当云何?师曰:此结为癥瘕,名曰疟母,急治之,宜鳖甲煎丸"。此乃疟母的证治。各种疟病经久不愈,正气渐虚,痰凝血聚,则疟邪假血依痰,结聚为癥瘕,结于胁下,形成疟母。疟母之证,势已危重,不可怠忽,需宜急治以鳖甲煎丸祛痰破血消癥,并辅以益气补血。而瞿麦于鳖甲煎丸中,主利水通经、渗利疏通,善行血梗而达木郁,木达而疏泄之令畅,故长于利水。

◎ 方证

含瞿麦常用经方临床应用指征如下:

栝蒌瞿麦丸　以小便不利、口渴、腹中冷、腹满、脉沉为其辨证要点。

鳖甲煎丸　以癥瘕结于胁下、推之不移、腹中痛、肌肉瘦削、女子月经闭止为其辨证要点。

◎ 量效

绝对剂量

瞿麦在仲景所用经方中大剂量为栝蒌瞿麦丸,原方剂量为1两。此方针对上燥下寒水停证,方中瞿麦较其他药物用量最少,意在利小便以达化水饮之功。

小剂量为鳖甲煎丸,原方剂量2分。该方针对各种疟病经久不愈,正气渐虚,痰凝血聚之疟母之证,药用25味,是为大方,而小剂量瞿麦、石韦主要取其利水祛湿通经之效。

◎ 服饵

瞿麦,其味苦、寒,归心、小肠经,仲景用药及处方中并无特殊论之。临床运用入煎剂。《本草经集注》言"蘘草、牡丹为之使。恶桑螵蛸"。《神农本草经疏》谓"凡肾气虚,小肠无大热者忌之;胎前产后一切虚人,患小水不利,法并禁用;水肿蛊胀,脾虚者不得施"。《神农本草经》云其"破胎堕子,下闭血",故妊娠、产后小水不利及脾虚水肿禁用,其性专泄气也。

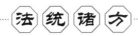

瞿麦以苦寒通利下窍,可利小便,通经破经,当属消法范畴。

◎ 消法

《素问·至真要大论》云"坚者削之""结者散之"。凡是由气、血、痰、食、水、虫等有形实邪壅滞而成的病证诸如食积、虫积、癥瘕、痞块、瘰疬、痰核以及痈疽初起等均可用消法来治疗。

1. 利水通淋

《神农本草经》言其"味苦,寒。主治关格诸癃结,小便不通"。可见瞿麦利小便,为君主之用。另《药性论》云"臣,味甘,主五淋"。《本草汇言》言之"入手少阴、太阳经"。由此可看出,瞿麦苦寒达膀胱分消,功专利水,下降小肠之闭结,治淋有力。治疗热淋、石淋、血淋可配伍萹蓄、滑石、栀子、石韦等。现代医学研究,瞿麦有利尿作用,常用于泌尿生殖系统疾病,如前列腺炎、膀胱炎、尿路感染、泌尿系结石等。代表方如栝蒌瞿麦丸、八正散。

2. 消瘀通经

《神农本草经》云"瞿麦……破胎堕子,下闭血"。明·张介宾《本草正》言"瞿麦,性滑利……利血脉……兼血药则能通经破血下胎"。而全国中医药规划教材《中药学》总结为"瞿麦,破血通经,对于血热瘀阻之经闭或月经不调尤宜"。故瞿麦有消瘀通经之功效,可用于治疗闭经、月经不调。现代医学研究,其有兴奋子宫的作用,可用于催生、月经病。代表方如是石竹花汤、南天竺散。

3. 消疮肿

《神农本草经》云"瞿麦……决痈肿,明目去翳",《本草正》谓"其降阴火,兼凉药亦消眼目肿痛";《日华子诸家本草》言"其叶主痔漏,并泻血……眼目肿痛,捣敷,治浸淫疮,并妇人阴疮"。由此可见,瞿麦可消疮痈,治疗目赤肿痛、痈肿疮毒。现代研究,其有抑菌作用。

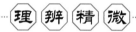

◎ 药理

1. 传统药理

瞿麦作用的发挥,其苦寒沉降通利下窍,全在于"消利"二字。消即消瘀通经,消疮肿;利即利尿通淋。

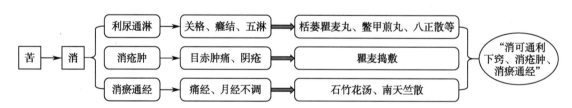

2. 现代药理

瞿麦的现代药理作用大致有如下几点:

(1)免疫作用。

(2)抑菌作用。

(3)杀虫作用。

(4)利尿作用。

(5)抗脂质过氧化。

（6）兴奋子宫。

（7）溶血作用。

（8）其他作用：能抑制心肌、扩张血管、降压及兴奋肠管、止痛和抗肝病毒等。

◎ 演义

瞿麦以利尿通淋为其长，兼消眼目肿痛、通经破血下胎。凡下焦湿热疼痛诸病，皆可用之。

1. 泌尿生殖系统疾病

瞿麦以利尿通淋为其长，《本草备要》谓其"降心火，利小肠，逐膀胱邪热，为治淋要药"。淋证是以小便频数、淋沥涩痛、小腹拘急引痛为主症的疾病。根据病因不同，又分为热淋、血淋、膏淋、石淋、劳淋、气淋。而瞿麦味苦寒，归心、小肠经，故多用于热淋、石淋。现代研究其有明显利尿作用，多用于尿路感染，急、慢性膀胱炎。代表方如栝蒌瞿麦丸、八正散、石苇散。对镜下血尿在辨证的基础上加用此药有一定效果。

2. 糖尿病肾病

《金匮要略·消渴小便不利淋病脉证并治》"小便不利者，有水气，其人若渴，栝蒌瞿麦丸主之"。其中取瞿麦利小便之功，而现代研究证实，栝蒌瞿麦丸可减少尿蛋白排泄，降低血肌酐、尿素氮水平。由此可见，瞿麦与天花粉、山药、茯苓等配伍，对糖尿病肾病有抑制作用。

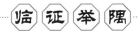

临证举隅

案 治淋证

李某，女，45岁。尿路感染反复发作已15年，近半月余小便频急涩痛，伴腰痛，尿时坠胀感，头昏神疲，纳呆，畏寒怕冷，睡眠欠佳，心烦口渴，诊时面色萎黄，眼睑及下肢轻度浮肿，肾区叩击痛阳性，舌质淡红，苔白腻，脉细弱。尿常规检查：白细胞（+++），红细胞（+），蛋白（+）。证属劳淋，乃脾肾阳虚，兼夹湿热，治宜温补清利并施，取栝蒌瞿麦丸加味，药用栝蒌根15g，茯苓15g，山药15g，瞿麦15g，制附片6g，鱼腥草30g，百合10g，乌药10g，党参15g，升麻6g。水煎服。6剂后，尿频尿痛好转，其他症状也有改善，尿常规检查：蛋白消失，白细胞（+）。上方去升麻继服12剂，临床症状基本消失，尿常规检查正常。后以院内制剂尿感康（栝蒌瞿麦丸加减方）巩固疗效。

（于俊生医案）

主要症状：小便不利，口干，怕冷，脉细弱。

病机归纳：脾肾阳虚，兼夹湿热。

经典方证:《金匮要略·消渴小便不利淋病脉证并治》:"小便不利者,有水气,其人若渴,栝蒌瞿麦丸主之。"

方义分析:此案患者,久病不愈,慢性迁延,症见"小便频急涩痛""畏寒怕冷""心烦口渴""脉沉细",病属劳淋,治用栝蒌瞿麦丸以健脾温肾化气、清热利湿通淋。口渴心烦者,酌加百合以清心除烦;其气虚明显,纳呆,少腹下坠者,酌加党参、升麻以益气升阳。

药证归纳:瞿麦有利尿通淋之功,《神农本草经》云其"主治关格诸癃结,小便不通",其苦破寒降,能通利下窍而行小便。《景岳全书》谓之"味苦,微寒,降也,性滑利。能通小便,降阴火,除五淋,利血脉。兼凉药亦消眼目肿痛,兼血药则能通经破血下胎,凡下焦湿热疼痛诸病,皆可用之"。故瞿麦可治疗各类淋证以及血热瘀阻导致的月经不调。

本案用栝蒌瞿麦丸,取其清热利湿通淋之功。栝蒌根清热生津润燥,合以炮附子温肾化气,瞿麦利水清热通淋,山药健脾养阴,茯苓淡渗利湿。诸药合用,润燥以滋上源,温肾以助气化,并能清热利湿通淋。结合条文,栝蒌瞿麦丸以小便不利、口干舌燥、腹冷、脉沉作为方证切入点。

甘遂

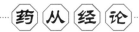

◎ 概述

甘遂为大戟科多年生草本植物甘遂的块根。味辛、苦,性寒,有毒,归肺、肾、大肠经。具有泻水逐饮,消肿散结的功效。

◎ 经论

《神农本草经》云:"甘遂,味苦,寒。主治大腹疝瘕,腹满,面目浮肿,留饮宿食,破癥坚积聚,利水谷道。"

◎ 释经

甘遂味苦,性寒,为泻水之峻药。《神农本草经》言其治疗大腹,实为满腹水邪;而疝瘕、腹满、面目浮肿、留饮、宿食诸病正是因为皆从水湿所生,故以甘遂利水道、谷道,水去则饮消湿除。

◎ 药证

水热结胸证:胸膈疼痛,按之石硬,胁肋牵拉痛,烦躁,心中懊侬,小便不利,舌红苔腻,脉弦或数。

水饮停聚证:或肋间饱满,咳唾引痛,胸闷息促,或欲自利,利反快,但利后心下续坚满。

痰涎壅盛证:头痛不可举,神意昏倦多睡,饮食无味,痰唾稠黏,夜间喉中如锯声,多流唾涎,手脚重,脚冷痹。

◎ 炮制

从古至今,关于甘遂的炮制多达 20 余种,现代炮制方法仅采用生用和醋制。前者将原材料除去杂质,洗净,晒干,大小个分开,筛去灰屑,即生甘遂。此入药效力峻烈,临床多入丸、散用,可用于痈疽疮毒、胸腹积水、二便不通;后者取净甘遂,加用米醋拌匀,闷透，置炒药锅内以文火加热，炒至微干，取出晾干，甘遂每 100kg 用米醋 30kg 制备，即醋甘遂。用此法制备后甘遂毒性较生用减弱，并具有缓和泻下之力，可用于痰饮积聚、气逆喘咳、二便不利。

◎ 用量

《中华人民共和国药典（2020 年版）》规定甘遂用量为 0.5～1.5g，因其药效成分不溶于水而溶于乙醇，但乙醇提取后的残渣无泻下作用，故一般不入煎剂，宜炮制后入丸散用，宜从小剂量开始，视病况酌情增加。

◎ 阐微

甘遂苦寒有毒，能泻隧道水湿，直达水气所结之处，以攻决为用，为下水之圣药。《神农本草经》中取其苦寒迅利，疏通十二经，治疗大腹疝瘕积聚；仲景在《伤寒杂病论》中以其泄土气而行隧道，治疗结胸、留饮、悬饮、水血互结血室等病。甘遂在临床中配伍使用时有一定禁忌，在最早具体记录"十八反"的陶弘景《本草经集注》中认为甘草反甘遂。但从古到今的临床实践中，都有破禁的复方记载和使用，《金匮要略》（甘遂半夏汤）和《雷公炮炙论》（以甘草汁炙甘遂）均有报道。现代药理研究对于两者配伍的毒性作用也存在分歧，这可能与物种差异、甘遂剂量有关。根据现有文献，尚没有两者配伍出现严重毒性反应的报道，临床中也没有绝对禁忌，但仍需根据患者具体情况谨慎度之。

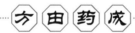

◎ 药对

甘遂配牵牛子，泻下逐水；配五灵脂，行气止痛；配朱砂，祛痰、镇静、安神，治疗癫痫、发狂；配半夏，溶痰逐饮；配白芥子，祛痰逐饮。

◎ 角药

甘遂配大戟、芫花，泻水逐饮；配大黄、芒硝，泻热逐水，软坚散结。

◎ 经方及类经方

1. 水热结胸之结胸证——大陷胸汤

《伤寒论·辨太阳病脉证并治》"太阳病，脉浮而动数，浮则为风，数则为热，动则为痛，数则为虚。头痛，发热，微盗汗出，而反恶寒者，表未解也。医反下之，动数变迟，膈内拒痛，胃中空虚，客气动膈，短气躁烦，心中懊恼，阳气内陷，心下因鞕，则为结胸。大陷胸汤主之。若不结胸，但头汗出，余处无汗，剂颈而还，小便不利，身必发黄"。本条首论太阳表证，脉浮而动数，从脉上看，虽然属于太阳病，但有传经的趋势。医不辨证，误反下之，邪热内陷，与水饮之邪结聚胸膈，水热互结，气机郁闭，见膈内拒痛、心下硬满；邪气痹阻，肺气不利，见短气；热扰心神，见烦躁、心中懊憹。阳气内陷，而见诸症，即为结胸，大陷胸汤主之。方中甘遂为主药，攻逐水饮，力猛效速，配伍大黄、芒硝荡涤邪热，软坚散结，为驱逐水饮之峻剂。若胸中无水饮停聚，则邪陷不成结胸而发湿热郁蒸之发黄变证。

《伤寒论•辨太阳病脉证并治》"伤寒六七日，结胸热实，脉沉而紧，心下痛，按之石鞕者，大陷胸汤主之"。此条承接上条详细论述大结胸证的证候及治疗。"伤寒六七日"，病在表而反下之，热入因作结胸。见"脉沉而紧"，沉为在里，紧为里实，表热盛实内陷于膈，"心下痛，按之石鞕"，正是水热内结之征。

《伤寒论•辨太阳病脉证并治》"伤寒十余日，热结在里，复往来寒热者，与大柴胡汤。但结胸，无大热者，此为水结在胸胁也，但头微汗出者，大陷胸汤主之"。此条与大柴胡汤证相鉴别，复往来寒热，为正邪纷争，少阳表里证也，以大柴胡汤治之；而水结于胸中，虽无大热，仍以大陷胸汤主之。

《伤寒论•辨太阳病脉证并治》"太阳病，重发汗而复下之，不大便五六日，舌上燥而渴，日晡所小有潮热。从心下至少腹鞕满而痛，不可近者，大陷胸汤主之"。此条言汗下亡津，而成燥结胸膈之结胸证，津液亡于上，故舌上燥而渴，津液亡于下，故不大便，时值五六日，恰阳明主气之期，似阳明之燥证，但阳明致病不至"从心下至少腹鞕满而痛，不可近者"，虽兼见阳明，但此危候恐承气汤难以奏效，故仍以大陷胸汤主之。

2. 水热邪结偏上结胸证——大陷胸丸

《伤寒论•辨太阳病脉证并治》"病发于阳，而反下之，热入因作结胸；病发于阴，而反下之，因作痞也。所以成结胸者，以下之太早故也。结胸者，项亦强，如柔痉状，下之则和，宜大陷胸丸"。此条系结胸偏于上，邪热与痰水结聚上焦，阻遏经络，津液失布，筋肉失养，项背强直。阳气内陷，居于高位，热气蒸腾津液为汗而出，"有汗为柔，无汗为刚"，故似柔痉状。

大陷胸丸以大陷胸汤为基础，大黄苦寒，泻热破结，荡涤胃肠积滞，推陈致新；芒硝咸寒之物，软坚散结，合甘遂相须相成，泻水热凝结外出；邪聚高位，从胸部、胸膈上至项背，故加用葶苈子、杏仁开胸膈、利肺气。

3. 水饮停滞胸胁之悬饮证——十枣汤

《伤寒论•辨太阳病脉证并治》"太阳中风，下利，呕逆，表解者，乃可攻之。其人漐漐汗出，发作有时，头痛，心下痞鞕满，引胁下痛，干呕，短气，汗出不恶寒者，此表解里未和也，十枣汤主之"。此条结合《金匮要略•痰饮咳嗽病脉证并治》中"悬饮"来看，太阳中风，出现胁下有水，见下利呕逆，乃水饮，当攻下。需与结胸证相鉴别。十枣汤证"心下痞鞕满"可"引胁下痛"，不仅仅是局限于心下，而是根于胁下。水饮聚集胁下窠巢，三焦不利，营卫不和，导致水气泛滥，此水非攻不可，但正虚又不可不顾，甘遂合芫花、大戟峻下利水，加用 10 枚大枣，补气充津液，甘而缓之，使祛邪不伤正，扶正不留邪。

4. 留饮欲去证——甘遂半夏汤

《金匮要略·痰饮咳嗽病脉证并治》"病者脉伏，其人欲自利，利反快，虽利，心下续坚满，此为留饮欲去故也，甘遂半夏汤主之"。水饮停聚，阳气不通，病者脉伏，推之至骨始得，饮邪伏而深藏。此时病者自欲下利，利后虽心下坚满未解，但利后反快，此为饮留心下欲去未尽之证治。饮留成实，正气不虚，宜因势利导，攻邪下除，选方甘遂半夏汤。甘遂攻逐水饮，驱水从二便出，配以半夏散结除痰；芍药合甘草酸甘化阴，避免祛邪太过中伤人体阴液，与蜜同煎，一则安中，一则缓甘遂毒烈之性。在后世"十八反"禁忌中，明确提出甘遂不可与甘草同用，仲景此处取相反相成之意，藉以此加强驱逐留饮之力。

5. 水血并结血室证——大黄甘遂汤

《金匮要略·妇人杂病脉证并治》"妇人少腹满如敦状，小便微难而不渴，生后者，此为水与血俱结在血室也，大黄甘遂汤主之"。有形之邪结聚下焦，故"妇人少腹满如敦状"。若小便自利，则膀胱气化正常，邪热与血结为蓄血证；若小便不利，则水与热结，为膀胱蓄水证。此条症见小便微难，非自利亦非不利，即膀胱气化稍有障碍，有部分蓄水证的表现；且反不渴，昭示并非全是蓄水证，也兼夹了部分蓄血证，故仲景自释为"此为水与血俱结在血室也"。治疗宜破血逐水，泻热养阴，方用大黄甘遂汤。方中大黄泻热破瘀，甘遂泻下逐水，辅以阿胶滋养营血，全方以攻邪为要，中病即止。

6. 痰涎壅盛证——控涎丹

控涎丹出于宋代陈无择《三因极一病证方论》，主治痰涎伏于心膈，"或令人头痛不可举，或神意昏倦多睡，或饮食无味，痰唾稠黏，夜间喉中如锯声，多流唾涎，手脚重，腿冷痹，气脉不通"。此方乃《伤寒论》十枣汤易芫花为白芥子，一则开散结痰，变逐水饮之峻剂而为祛痰涎之方，一则缓甘遂、大戟苦寒之性。三药合用，因势利导，引三焦痰涎出于水道，峻药缓投，徐徐发挥药效，深入窠囊，搜逐脏腑、经络、皮里膜外之痰涎。临床中常用于治疗癫痫、狂证、不寐等。

◎ 方证

含甘遂常用经方或类经方临床应用指征如下：

大陷胸汤　以心下痛、按之石硬、短气、躁烦、心中懊憹、脉沉而紧为其辨证要点。

十枣汤　以心下痞硬满、引胁下痛、呕逆、下利为其辨证要点。

甘遂半夏汤　以欲自利、利反快、但利后心下续坚满、脉伏为其辨证要点。

大黄甘遂汤　以妇人产后少腹满如敦状、小便微难、不渴为其辨证要点。

控涎丹　以胸背、手脚、颈项、腰胯突发疼痛、走易不定、头痛不可举、神志昏倦、嗜睡为其辨证要点。

◎ 量效

通过分析仲景所用经方，总结如下方药量效关系：

1. 绝对剂量

（1）大剂量——大黄甘遂汤：大黄甘遂汤证治妇人产后水血俱结胞宫，属有形之邪聚集之实证、急证，故用药不嫌其峻。甘遂在此方中用量为 2 两，以攻其蓄水，破其结滞。凡药生用则气悍，久煎则气缓，此处甘遂入煎剂用，则效力不似生用峻烈。因病在产后，故强调"顿服后，其血当下"，攻需急攻，中病即止。

（2）中剂量——甘遂半夏汤：留饮欲去而未尽，势必以峻剂攻下逐饮，病乃可愈，治以甘遂半夏汤下逐积饮。此方以甘遂为君药，遂，通水之道也，乃驱逐脏腑经遂水饮最得力者，引水邪从二便而去，仲景用之大者 3 枚入汤剂煎煮。

（3）次小剂量——大陷胸丸、大陷胸汤：结胸之证，因于误下而内陷，邪热与里饮相合，予以大陷胸汤，由胸膈直达胃肠，未有一药制约，皆为最猛之剂。本方虽用硝黄，但关键还是在甘遂一味，虽剂量仅为 1 钱匕，约为 0.5g，但能使下陷之阳邪，上格之水饮，皆从膈间分解；此时大黄荡涤胃肠，芒硝软坚散结，下导之力，祛邪外出。然不用甘遂，则仅为承气之意，非达陷胸汤所能治者。

大陷胸丸中"上四味，捣筛二味，内杏仁、芒硝，合研如脂，和散，取如弹丸一枚，别捣甘遂末一钱匕，白蜜二合，水二升，煮取一升，温顿服之，一宿乃下，如不下，更服，取下为效，禁如药法"。除甘遂外的四味药物取弹丸大小，捣甘遂 1 钱匕，用量极小，又合甘缓之白蜜，延滞其泻下之力，病位在上，缓缓图之，一宿乃下，药虽峻，用则缓。

（4）小剂量——十枣汤：十枣汤中将甘遂、芫花、大戟三药等分捣为散，强人服 1 钱匕，羸人服 0.5 钱，相较于结胸证用量更少，主要在于此三药效力皆迅猛，故用药更慎，若下之需缓则用半钱匕，得快利后，需以粥糜养之以固护中州，顾护正气才是此方的核心。

2. 相对剂量

甘遂半夏汤治疗留饮欲去，甘遂、甘草同用，与后世十八反"藻戟遂芫俱战草"的认识相悖。动物研究发现，甘遂的用量若小于甘草用量，甘遂越少，毒性作用越大。此方中甘遂用量为大者 3 枚，甘草如指大 1 枚，虽甘遂量大于甘草，但仍需谨慎用之。后世医家对此也提出了相应的解决方案，《备急千金要方》言"右四味，以蜜半升，纳二药汁，合得一升半，煎取八合，顿服之"。即甘遂与半夏同煮，芍药与甘草同煮，将二汁合并加蜜顿服。

大陷胸汤、大陷胸丸皆为治疗结胸病之峻剂。而饮停胁下，非十枣汤不可利，三方均使用甘遂，治证偏于中上部位，所谓非轻不举，剂量虽小且以散剂入药，但效力仍峻烈，故用量极小。如大陷胸汤中大黄 6 两，芒硝 1 升，而甘遂仅为 1 钱匕，但并不影响其泻下逐水的力量。临床使用宜从 0.5～1g 起始，逐渐加量，与大黄甘遂汤及甘遂半夏汤量大入煎不同。

◎ 服饵

甘遂有效成分不溶于水，多以散剂入药。如十枣汤用十粒枣煎汤送服甘遂等散剂。然其作用峻猛，且有明显的毒副作用，稍过则易伤正，得快利，止后服，体虚者及孕妇禁用。"十八反"中言甘遂不可与甘草合用,现代研究证实,当甘草剂量明显大于甘遂时,毒性急剧增加,故临床联用需特别谨慎。

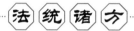

◎ 下法

泻水逐饮法

甘遂味苦能降泻,根药主下沉,如田中水渠。肺、脾、肾、三焦、膀胱诸经与水液调节皆相关,甘遂功专行水,《药性论》言其"能泻十二种水疾",确如《珍珠囊》所言"乃泄水之圣药",常用于治疗水肿胀满,痰饮停聚,如《伤寒论》中大陷胸汤、十枣汤、甘遂半夏汤、大黄甘遂汤等。除此之外,甘遂亦可用于风痰癫痫、痰饮积聚、二便不通等证。水、饮、痰、湿同出一源,分化为不同形态及特性,溯本归源,治疗也具有相通性。水之所停,凝结为痰,《本草纲目》认为"肾主水,凝则为痰饮,溢则为肿胀。甘遂能泄肾经湿气,治痰之本也",诸邪皆从水湿而生,以甘遂泻水消饮除湿,是为拔其致病之本。

◎ 消法

消肿散结法

甘遂消肿散结的作用多体现在局部外用上,主疮痈肿痛。甘遂禀天地阴寒之气以生,故其味苦,味苦则降泄;气寒而有毒,《本草经疏》称其为"阴草",寒则能泻火,有毒则可攻毒。此药消肿散结,即所谓"以毒攻毒",消除痈疡之毒,《本草从新》就记载"有治水肿及肿毒者,以甘遂末敷肿处",《本草纲目》亦言:"麻木疼痛,万灵膏:用甘遂二两,蓖麻子仁四两,樟脑一两,捣作饼贴之。"

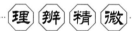

◎ 药理

1. 传统药理

甘遂以泄土气而行隧道,水道利则水气散,谷道利则宿积除,水谷道利,诸邪循道而出。内服之以泻水逐饮,外用之以消肿散结。《本草乘雅半偈》言:"味大苦,而名甘遂者,左氏所谓请受而甘心快意焉。以甘于遂其力用也。其为方也,为大为急;其为剂也,为通为泄。甘属中土,惟其能遂土欲也。故为癥坚积聚疝瘕,及留饮宿食,致无能利水谷道,外溢而成大腹满胀,及面目浮肿者,皆通之泄之,所以从其欲也。但气味苦寒,偏于以热为因,寒则非所宜矣。"

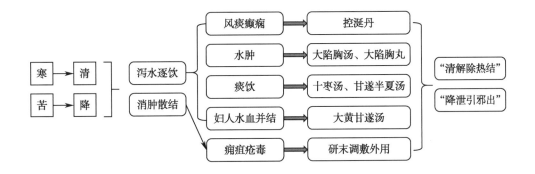

2. 现代药理

甘遂的现代药理作用大致有如下几点：

（1）抗肿瘤作用：甘遂中的二萜类化合物和三萜类化合物都具有抗肿瘤的作用。

（2）抗病毒作用：甘遂提取物对肺炎、肝炎以及流感病毒等具有显著的抑制作用，可能与其能刺激淋巴细胞的增殖，进而增强机体杀伤病毒感染细胞的能力而实现。

（3）抗生育、引产作用：甘遂注射液中四环三萜类化合物之一的大戟二烯醇具有抗生育、引产的作用。

（4）杀虫作用：甘遂的乙醚、乙醇提取物对致倦库蚊、白纹伊蚊幼虫等具有杀伤作用。

（5）抗氧化作用：甘遂提取物中半乳糖苷和葡萄糖苷衍生物可以增强超氧化物歧化酶和谷胱甘肽过氧化酶的活性，减少过氧化物和羟基乙基的产生，抑制脂质过氧化。

（6）泻下作用：甘遂能够刺激肠道，促进肠蠕动。

（7）黏膜刺激作用：甘遂对皮肤、黏膜有较强的刺激作用。

◎ 演义

甘遂常用于以下诸证：

1. 消化道急症

大陷胸汤、大陷胸丸均出自《伤寒论》，皆以甘遂为主药，治疗邪热与水饮结聚心下，辨证要点为心下硬满疼痛、按之石硬，大便秘结，苔黄腻或黄厚而燥，脉沉紧或沉滑有力。现今临床多用此方治疗急性肠梗阻、急性胰腺炎、急性胆囊炎、化脓性阑尾炎、粘连性肠梗阻、结核性腹膜炎等急腹症。此类疾病多由外邪内陷，与膈间水气相合，中焦土气不得周旋，水湿盛则易聚而成痰，与饮食积滞再次阻遏中土之气，壅塞横阻，终致痰饮、积滞停于胸膈而发病。此时予泻热逐水之峻剂大陷胸汤，力大效洪，《伤寒寻源》谓本方"关键全在甘遂一味，使下陷阳明之邪，上格之水邪，从膈间分解，而硝、黄始得成其下夺之功"，故为方中君药。大黄配甘遂，大黄直走下行，斩关夺门，与攻逐水饮之甘遂同用，更助其攻逐之力，而能速去胸腹留饮痰瘀，止胸胁胀满疼痛。在临床中，热邪入里化热郁结，气机不畅，血脉易滞成瘀，故当合用活血化瘀之品。该类疾病不仅可通过内服诸方，也可分别使用相应中药水煎取汁灌肠，起效迅速。

2. 痈疽疮毒

内服与外用甘遂在疗效主治上稍有差异，外用甘遂研末具有消肿散结的作用，且其味苦性寒，清解热毒之力颇强，故临床多用于治疗痈肿疮毒。

3. 肝硬化腹水

腹水是肝硬化最常见的并发症之一，大量腹腔积液严重影响患者的生存质量及预后，增加继发性感染、肾衰竭等并发症的风险。中医认为肝硬化腹水病属本虚标实，正虚或因肝、脾、肾三脏亏虚，或因阴阳衰微，标实为气、血、毒、瘀互结，病机复杂。若有形之水邪客居腹部，中焦斡旋受阻，土气不和则隧道不利则生鼓胀，宜甘遂治之，泄土气，行隧道，利积水，畅气机。临床中可与芫花、大戟协同泻下，配伍大枣，代表方为十枣汤。

4. 小便不通

水与血均为有形物质，属于体内阴液的一部分，二者相互滋生，相互濡养，"血不利则为水"，即《金匮要略·妇人杂病脉证并治》中所提及的妇人产后水与血结，二者互结于体，停蓄不行，必然影响水液的代谢而出现小便微难。《汤液本草》言"甘遂可以通水，而其气直透达所结处"。甘遂下水，破水血结聚，水道利则水气散，小便不通得解。

5. 癫痫

癫痫是一种以脑神经元异常放电引起反复痫性发作为特征的神经系统常见疾病，多表现为突然意识丧失，不省人事，强直抽搐，口吐涎沫，两目上视，口中怪叫，移时苏醒，一如常人。《医学衷中参西录》认为癫痫发病主要责之于顽痰。盖因水结于内，经隧水湿泛溢而致，可以甘遂攻决痰饮，使其从便而泻，取其上病治下之旨，使痰迷癫痫得解。

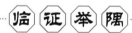

案1 治水热互结之结胸证

沈家湾陈姓孩年十四，独生子也。其母爱逾掌珠，一日忽得病，邀余出诊。脉洪大，大热，口干，自汗，右足不得伸屈。病属阳明，然口虽渴，终日不欲饮水，胸部如塞，按之似痛，不胀不硬，又类悬饮内痛。大便五日未通。上湿下燥，于此可见。且太阳之湿内入胸膈，与阳明内热同病。不攻其湿痰，燥热焉除？于是遂书大陷胸汤与之。制甘遂一钱五分，大黄三钱，芒硝二钱。服后大便畅通，燥屎与痰涎先后俱下，今已安适矣。其余诸恙，均各霍然。

（曹颖甫医案）

主要症状：终日不欲饮水，胸部如塞，按之似痛，不胀不硬，大便五日未通。

病机归纳：水热互结之结胸证。

经典方证：《伤寒论·辨太阳病脉证并治》："伤寒六七日，结胸热实，脉沉而紧，心下痛，按之石鞕者，大陷胸汤主之。"

方义分析：结胸证宜荡涤逐水，急则大陷胸汤，缓则用丸。方中大黄泻火解毒，活血行瘀，推陈致新，得芒硝相助，为通利壅滞之良药，但其通为谷道为主，故以甘遂一味峻烈之品，开水道而使得水热分离，从二便出于体。

药证归纳：心下急痛拒按为结胸的主症，病位在胸膈，病性属热，苔黄而腻，水热壅堵之象，仲景言多因表证误下所致，但并不局限于此，此病亦可内发。急证宜于急攻，若投循常利水除湿之药则缓不济其急，故选用犹如田间隧道之甘遂，以开结逐水，使壅滞得以疏通，心下疼痛始能缓解。正如曹颖甫言其"治胸膈有湿痰，肠胃有热结之证，上下双解，辄收奇效"。

甘遂味苦，气大寒，有毒，用其效佳，为通为泻，为大为急，然而亦不可轻用，需审慎度之。《本草新编》中提示用之需明鉴虚实真假："甘遂止能利真湿之病，不能利假湿之病。水自下而侵上者，湿之真者也，水自上而侵下者，湿之假者也。真湿可用甘遂，以开其水道，假湿不可用甘遂，以决其上泄。真湿为水邪之实，假湿乃元气之虚，虚症而用实治之法，不犯虚虚之戒乎，故一决而旋亡也，可不慎哉。"

案2 治留饮

张女小菊，14岁。前以伤食胀满作痛，服平胃散加山楂、神曲、谷麦芽之类得愈。未期月，胃又胀痛而呕，有上下走痛感觉，但便后可稍减，再服前方则不验，辗转半年未愈。夏月不远百里来治，且曰："胃脘痛，绵绵无休止，间作阵痛，痛则苦不堪言，手不可近。服破血行气药不惟不减，且致不欲食，是可治否？"问曰："痛处有鸣声否？"则曰："有之。"此病既非气血凝滞，亦非食停中焦，而为痰积作痛，即《金匮》之留饮证也。

盖其痰饮停于胃而不及于胸胁，则非十枣汤所宜，若从其胃胀痛利反快而言，又当以甘遂半夏汤主之。……服后痛转剧，顷而下利数行，痛胀遂减，再剂全瘳。

（赵守真医案）

主要症状：胃脘痛，绵绵无休止，间作阵痛。

病机归纳：中焦不运，三焦壅痞，气脉凝涩，致水饮不消，留聚于胃。

经典方证：《金匮要略·痰饮咳嗽病脉证并治》："病者脉伏，其人欲自利，利反快，虽利，心下续坚满，此为留饮欲去故也，甘遂半夏汤主之。"

方义分析：医家自解"是方半夏温胃散痰，甘遂逐水。又恐甘遂药力过峻，佐白蜜、甘草之甘以缓其势，复用芍药之苦以安中。虽甘遂、甘草相反，而实则相激以相成，盖欲其一战而逐尽留饮也"。

药证归纳：留饮，言其痰饮停于胃而不及胸胁，非十枣汤所宜，从其利反快之象，考虑以甘遂半夏汤治疗留饮欲去未尽。方中以攻逐胸膈心下留饮之苦寒甘遂驱水，留者行之，结者散之，使其从胃肠而去；辅以半夏祛痰散结，逐弥漫于肠胃之间的留饮；缓以甘草、白蜜之甘，收以芍药之酸，制约甘遂过于行水之力。虽甘草、甘遂相反，但使自相攻击，以成疏瀹决排之功。但临床使用仍需时时注意，此方为峻猛攻下之剂，一切虚证皆不可用，即便实证用之仍需警惕，中病即止，不可过剂，以免耗伤正气，变生他证。

厚朴

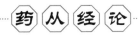

◎ 概述

厚朴为木兰科植物厚朴或凹叶厚朴的干燥干皮、根皮及枝皮。味苦、辛,性温,归脾、胃、肺、大肠经。具有燥湿消痰,下气除满等功效。

◎ 经论

《神农本草经》云:"厚朴,味苦,温。主中风,伤寒,头痛,寒热,惊悸,气血痹,死肌,去三虫。"

◎ 释经

《本草经解》云:"厚朴气温,禀天春升之木气,入足厥阴肝经;味苦无毒,得地南方之火味,入手少阴心经。气味升多于降,阳也。《难经》云,伤寒有五,中风、伤寒、湿温、热病、温病是也,中风伤寒者,中风证也,风气通肝,肝脉与督脉会于顶巅,风为阳邪而伤上,所以头痛。……厚朴入肝温散也。寒热惊悸者,病寒热而惊悸也,心虚则悸,肝虚则惊,厚朴气温可以达肝,味苦可以清心也。肝藏血,心主血,血凝泣则成痹;苦可以泄,温可以行,故主血痹。死肌者,亦血泣而皮毛不仁麻木也;苦泄温行,故亦主之。三虫湿所化也,味苦燥湿,可以杀虫,所以去虫也。"

◎ 药证

主治:痰湿证,气滞证。
体质特征:常见脘闷呕恶,腹胀纳呆,嗽痰色白。

◎ 炮制

宋《本草衍义》有"厚朴不以姜制辣人喉舌"之说,因此厚朴多姜制后入药。《中华人民共和国药典(2020年版)》厚朴来源项下初加工为"4～6月剥取,根皮和枝皮直接阴干;干皮置沸水中微煮后,堆置阴湿处,'发汗'至内表面变紫褐色或棕褐色时,蒸软,取出,卷成筒状，干燥"。饮片项下厚朴的炮制方法为"刮去粗皮，洗净，润透，切丝，干燥"；姜厚朴的炮制方法为"取厚朴丝，照姜汁炙法炒干"。

姜厚朴：取厚朴，加 10% 的姜汁拌匀，闷润，待姜汁被吸尽后，置炒制容器内，用文火加热，炒干，取出晾凉，备用。现代研究表明，厚朴经生姜汁炮制后能缓和药性、增加宽中和胃、消除对咽喉的刺激性作用。

◎ 用量

《中华人民共和国药典（2020 年版）》规定厚朴用量为 3～10g。根据文献来看，厚朴每日单剂用量范围非常宽，最小剂量为 3g，最大剂量为 100g。因大剂量厚朴可能会引起呕吐，因此可用少量频服的方法来减少呕吐发生率，而不必减量。

张炳厚自拟解肝煎以及清肝利胆汤，治疗肝胃不合之胃痛，均配伍陈皮，陈皮、厚朴理气消胀，其中川厚朴用量为 10～15g。

除此之外，针对不同脏腑、病位，可配伍不同顺气之品，如病在肺者，配伍杏仁，降气止咳平喘，此时厚朴用量常为 10g，如全小林院士在治疗哮喘、支气管炎等肺气不降之病证，尤其肺气郁闭时，常用厚朴配伍橘红，增强行气之功，常用厚朴 15g。病在胃肠者，配伍木香，行气消胀，厚朴用 15g；配伍麻子仁，治疗热结阴虚、胃肠津亏之便秘，厚朴用 10g；配伍枳实，降气除满导滞；配伍黄芪，治疗脾胃气虚、清阳不升之便秘，以黄芪益气固表升清阳，厚朴降气除满下行，厚朴均用 15g；治疗气滞腹胀及糖尿病腹满便秘时，常用厚朴与枳实、大黄配伍，破气消积，荡涤积滞；若腹满伴有脾虚者，配伍党参健脾益气；在治疗不完全性肠梗阻时，常以承气汤类方配伍丁香、郁金，行气通腑、活血化瘀，厚朴可用 15～45g。

◎ 阐微

《医学衷中参西录》记载"厚朴，治胃气上逆，恶心呕哕，胃气郁结胀满疼痛，为温中下气之要药……兼入血分，甄权谓其破宿血，古方治月闭亦有单用之者。诸家多谓其误服能脱元气，独叶香岩谓'多用则破气，少用则通阳'，诚为确当之论"。厚朴入血分及通阳功效目前尚存疑论，叶香岩谓厚朴多用则破气，气行则血行，从而破血通经，《药性论》亦曰"厚朴……去结水，破宿血"，故《子母秘录》中以厚朴单用或配伍桃仁、红花治疗月水不通。至于厚朴通阳，张元素谓"寒胀之病，于大热药中兼用厚朴，为'结者散之'之神药，诚不误也"。治疗湿邪内阻，叶天士常以半夏、厚朴、生姜通阳化湿，张锡纯治则提出"愚治冲气上逆，并挟痰涎上逆之证，皆重用龙骨、牡蛎、半夏、赭石诸药以降之、镇之、敛之，而必少用厚朴以宣通之，则冲气、痰涎下降，而中气仍然升降自若无滞碍"。

方 由 药 成

◎ 药对

厚朴配大黄，行滞通便，治积滞便秘；配黄连，行气燥湿，平调寒热；配枳实，破气消积，消痰除满，治疗积滞满闷；配半夏，降逆化痰；配广藿香，燥湿化湿，醒脾和胃；配苍术，燥湿运脾、行气和胃，治湿滞脾胃；配苦杏仁，降气化痰平喘，治疗咳嗽喘逆；配瓜蒌，理气畅中，化痰开郁。

◎ 角药

厚朴配大黄、枳实，下气宽中，消积导滞，如厚朴三物汤；配生姜、半夏，辛开苦降，宣通气机，治疗痰气郁结；配麻黄、杏仁，宣畅气机，降气平喘，治疗气逆喘咳；配紫苏子、半夏，燥湿化痰，下气平喘，治疗痰食咳嗽。

◎ 经方

1. 便秘——承气汤类方（大承气汤、小承气汤、调胃承气汤、麻子仁丸）

详见大黄篇。

2. 里实胀重于积——厚朴三物汤

《金匮要略·腹满寒疝宿食病脉证治》"痛而闭者，厚朴三物汤主之"。"痛而闭"，即腹痛胀满而大便秘结，其病机是实热内积，气滞不行，且气滞重于实积。原方用厚朴8两，大黄4两，枳实5枚；重用厚朴行气除满，大黄、枳实通腑去积泻热。诸药合用，行气除满，通便泻热。

3. 支饮腹满——厚朴大黄汤

《金匮要略·痰饮咳嗽病脉证并治》"支饮胸满者，厚朴大黄汤主之"。本方证的病机为饮热郁肺，腑气不通。《医宗金鉴》认为"腹满"当作"胸满"。因肺合大肠，饮热郁肺，肺气不宣，致大肠气机阻滞。治疗用厚朴大黄汤理气逐饮，荡涤实邪，方中重用厚朴1尺，行气通腑。

4. 脾气虚痰湿阻滞腹胀——厚朴生姜半夏甘草人参汤

《伤寒论·辨太阳病脉证并治》"发汗后，腹胀满者，厚朴生姜半夏甘草人参汤主之"。发汗不当，既可损阳又可伤津，每因体质阴阳差异而所伤不同。今发汗后即见腹胀满，当属素体脾阳虚弱之人，复因汗后脾阳复损所致。脾虚运化无力，痰湿内生，脾气壅滞，故见腹部胀满。重用厚朴8两苦温，下气除湿，消胀除满；半夏、生姜降逆和胃、辛散化浊；朴、姜、夏同用，辛开苦降，宣散气机。少用人参、甘草补益脾胃，以助运化。诸药合用，温运健脾，消胀除满。笔者多次发现，使用此方必按原文用量比例方能取得颇佳疗效。

5. 腹满里实兼表——厚朴七物汤

《金匮要略·腹满寒疝宿食病脉证治》"病腹满，发热十日，脉浮而数，饮食如故，厚朴七物汤主之"。本方由桂枝汤去芍药合厚朴三物汤组成。病腹满，发热十日，说明腹满出现在发热之后。病十日，脉不浮紧而浮数，腹部又见胀满，可见病情不完全在表，已趋向于里，并且里证重于表证。饮食如故，表明病变重点不在胃，而在肠。证系太阳表证未解兼见阳明腑实。故用厚朴七物汤双解表里。方中桂枝汤解表而和营卫；厚朴三物汤行气除满以祛里实。去酸敛之芍药，是因其证但满不痛，并避免敛邪。

6. 寒饮夹热咳喘而病邪偏表——厚朴麻黄汤

《金匮要略·肺痿肺痈咳嗽上气病脉证治》"咳而脉浮者，厚朴麻黄汤主之"。"浮"，既指脉象，也是对病位病机的概括。脉浮一般主表证，而病邪在上，其脉亦浮，意在邪盛于上而近于表。《千金要方》认为厚朴麻黄汤是"治咳而火逆上气，胸满，喉中不利如水鸡声，其脉浮者方"。厚朴麻黄汤散饮除热，止咳平喘。方中厚朴、杏仁止咳降气以治标；麻黄、石膏发越水气，兼清里热；半夏、干姜、细辛温化寒饮；五味子收敛肺气；小麦养心护胃安中。笔者常用此方治疗变异型哮喘或久咳难治伴有汗出者效佳。

7. 梅核气——半夏厚朴汤

《金匮要略·妇人杂病脉证并治》"妇人咽中如有炙脔，半夏厚朴汤主之"。"炙脔"即烤肉块。妇人自觉咽中有物梗阻，咯之不出，咽之不下，但饮食吞咽一般无碍，还可伴有胸闷叹息等症。本病多由情志不畅，气郁生痰，痰气交阻，上逆于咽喉之间而成。方中半夏、厚朴、生姜辛以散结，苦以降逆；辅以茯苓，利饮化痰；佐以苏叶芳香宣气解郁。诸药合用，解郁化痰，顺气降逆。

8. 胸痹气结在胸而病性偏实者——枳实薤白桂枝汤

《金匮要略·胸痹心痛短气病脉证治》"胸痹心中痞，留气结在胸，胸满，胁下逆抢心，枳实薤白桂枝汤主之；人参汤亦主之"。治疗胸痹气结在胸而病性偏实者，由于阴寒痰浊上乘，凝聚胸间，患者当感心胸满闷，膨膨然气不得出。方中瓜蒌、枳实化痰清热；厚朴、薤白温中化饮而治胸痹；见胁下逆抢心而加桂枝、枳实，重在降冲气。

9. 太阳中风兼肺气不利——桂枝加厚朴杏子汤

详见桂枝篇。

◎ 方证

含厚朴经方临床应用指征如下：

大承气汤　以腹满硬痛或绕脐疼痛、不大便、潮热、不恶寒、反恶热、面目俱赤、烦躁谵语、手足濈然汗出、舌苔黄燥或焦裂起刺、脉沉实有力为其辨证要点。

厚朴三物汤　以大便不通、脐腹痞满胀痛较甚、舌红苔黄燥为其辨证要点。

厚朴大黄汤　以胸腹胀满、气喘气急、大便秘结为其辨证要点。

厚朴生姜半夏甘草人参汤　以腹胀满、午后为其甚、食入则剧、食消则减、腹部喜温不喜按、舌淡苔白腻为其辨证要点。

厚朴七物汤 以发热恶寒或寒热错杂、腹满而痛、饮食如故、脉浮而数为其辨证要点。

厚朴麻黄汤 以咳嗽气急、胸满、烦躁、脉浮、汗出为其辨证要点。

半夏厚朴汤 以咽中如有物梗阻、咳之不出、咽之不下、情绪异常、胸闷、喜叹息、舌苔白润或白滑、脉弦缓或弦滑为其辨证要点。

◎ 量效

1. 绝对剂量

（1）二两厚朴——降气通泄：在《伤寒杂病论》中厚朴用 2 两的方剂有桂枝加厚朴杏子汤和小承气汤。桂枝加厚朴杏子汤出自《伤寒论·辨太阳病脉证并治》"喘家，作桂枝汤，加厚朴杏子佳"及"太阳病，下之微喘者，表未解故也，桂枝加厚朴杏子汤主之"。此症系太阳病下之后，在表之邪气稍稍入里，肺气上逆所致，当降肺气以平喘，以厚朴 2 两与之。《尚书大传·五行传》"地二生火，天七成之"。即"二"为火的生数，火克金，肺气得降则喘自平。仲景用 2 两厚朴降肺气，也助杏仁平喘。小承气汤由大黄 4 两、厚朴 2 两、枳实 3 枚组成。《伤寒论》"若腹大满不通者，可与小承气汤微和胃气，勿令至大泄下"。《金匮要略·呕吐哕下利病脉证治》"下利谵语者，有燥屎也，小承气汤主之"。小承气汤重在通便，"微和胃气，勿令至大泄下"。此方中药物的用量不宜过大，仲景选用 2 两厚朴与枳实为伍，降气助大黄通便。当患者出现因外邪侵袭致肺气不利而喘时，可与厚朴降气助杏仁平喘；或者当患者出现胃气不和、腹满、大便不通且症状较轻时，可与厚朴配枳实助大黄通便，此量厚朴主要功效为降气。

（2）三两厚朴——燥湿祛痰：在《伤寒杂病论》中，厚朴用 3 两的方剂仅有半夏厚朴汤一方。半夏厚朴汤出自《金匮要略·妇人杂病脉证并治》"妇人咽中如有炙脔，半夏厚朴汤主之"。"炙脔"，常用以比喻堵塞咽喉中的痰涎，吐之不出，吞之不下，也称"梅核气"，治宜行气散结，降逆化痰。《尚书大传·五行传》提到"天三生木，地八成之"，"三"为木的生数，木生火，《素问·五运行大论》提到"火以温之""风以动之""燥以干之"，湿祛而痰自消。故 3 两厚朴的功效重在燥湿。

（3）四两厚朴——消胀除满：在《伤寒杂病论》中，厚朴用 4 两的方剂有栀子厚朴汤和枳实薤白桂枝汤。栀子厚朴汤出自《伤寒论》"伤寒下后，心烦腹满，卧起不安者，栀子厚朴汤主之"。该方由栀子（擘）14 个、厚朴 4 两、枳实 4 枚组成，治疗热扰胸膈兼腹满之证。旨在用 4 两厚朴助枳实除胀满，并用栀子除烦。《尚书大传·五行传》"地四生金，天九成之"。"四"为金的生数，肺主气司呼吸，气畅则满自消。《金匮要略·胸痹心痛短气病脉证治》"胸痹心中痞，留气结在胸，胸满，胁下逆抢心，枳实薤白桂枝汤主之"。该方由枳实 4 枚、厚朴 4 两、薤白半升、桂枝 1 两、瓜蒌 1 枚组成。此证因胸阳不振，痰浊中阻，气结于胸而成，治当通阳散结，祛痰下气。同栀子厚朴汤一样，用 4 两厚朴治胸中气结之胀满。当患者出现胸满气滞的症状时，仲景均选择了厚朴，且均与枳实为伍，故用 4 两厚朴为上焦（胸部）消胀除满。

（4）五两厚朴——降气燥湿：在《伤寒杂病论》中，厚朴用5两的方剂仅有厚朴麻黄汤。该方出自《金匮要略·肺痿肺痈咳嗽上气病脉证并治》"咳而脉浮者，厚朴麻黄汤主之"。方由厚朴5两、麻黄4两、石膏鸡子大、杏仁半斤、半夏半升、干姜2两、细辛2两、小麦1升、五味子半升组成。此症以咳嗽喘逆明显，风寒水饮兼肺胃热，当是哮喘重症。哮喘专主于痰，治宜清肺化痰。仲景选用了5两厚朴，《尚书大传·五行传》"天五生土，地十成之"，即"五"为土的生数。土生金，5两厚朴助清肃肺气；土克水，水聚成痰，水去则痰自消，故厚朴还有助于燥湿。

（5）八两厚朴——诸功皆俱：厚朴用量半斤（8两）包括厚朴生姜半夏甘草人参汤、大承气汤、厚朴三物汤和厚朴七物汤4方。《伤寒论》"发汗后，腹胀满者，厚朴生姜半夏甘草人参汤主之"。方由厚朴半斤、半夏半升、甘草2两、人参1两、生姜半斤组成。此证病机为脾虚腹胀，治宜补脾除胀。《尚书大传·五行传》"天三生木，地八成之"。"八"为木的成数，木气上升、发散，故8两厚朴有除胀的功效。木的成数代表满，断出此时症状之重，配人参以成数治虚胀重症。木克土，木也能守土，8两厚朴还能守羼弱之中气。《伤寒论·辨阳明病脉证并治》"阳明病，脉迟，虽汗出不恶寒者，其身必重，短气，腹满而喘，有潮热者，此外欲解，可攻里也，手足濈然汗出者，此大便已鞭也，大承气汤主之"。与厚朴三物汤、厚朴七物汤一样均用8两厚朴，作用于中焦腹部，消除腹满。4两和8两均有除三焦满的功效，只是作用部位不同，体现"治上焦如羽，非轻不举；治下焦如权，非重不沉"。

（6）一尺厚朴——除满峻剂：在《伤寒杂病论》中，厚朴用量一尺的方剂有麻子仁丸和厚朴大黄汤。麻子仁丸由麻子仁2升、芍药半斤、枳实半斤、大黄1斤、厚朴1尺、杏仁1升组成。方中麻子仁、芍药、杏仁滋脾阴，大黄、枳实、厚朴泻热去实，消积导滞。此方厚朴用量为1尺，《尚书大传·五行传》"天一生水，地六成之"，"一"为水的生数，对比前方用量已是极量。厚朴本属辛散之药，极量之时，物极而反，配以水的生数，反助于通便；水生木，木气升发，亦能行气消满。厚朴大黄汤也是如此。当存在大便秘结症状的时候，仲景选用1尺厚朴，与大黄、枳实为伍，显示出仲景运用1尺厚朴行气消满导滞。

2. 相对剂量

（1）配伍杏仁：在治疗寒饮郁肺夹热的厚朴麻黄汤，厚朴用4两，杏仁半升；治疗肺气不足，寒饮郁肺，桂枝加厚朴杏子汤用厚朴2两，杏仁50枚；治疗大便秘结，小便频数之脾约证，厚朴1尺，杏仁1升。

（2）配伍半夏：半夏、厚朴药对出自《金匮要略》记载的半夏厚朴汤，在该复方中两药相须相使，达到药效叠加目的。在半夏厚朴汤中半夏1升，厚朴3两。据药理学研究表明，此剂量比厚朴酚及绿原酸溶出率高。厚朴酚具有抗炎、抗抑郁、抗溃疡、脑缺血再灌注损伤保护、抗肿瘤等作用，绿原酸具有抗炎、抗氧化、免疫调节、心血管保护、抗肿瘤及抗病毒等作用。两个溶出量同时增多的药理作用确有增加抗炎、抗肿瘤效应。

（3）配伍远志：远志味苦、辛，性温，主归心肾经，具有宁心安神、化痰开窍的功效，为临床常用药，但本草文献中记载其有"令人闷""戟人咽喉""腹胀"等不良反应，且临床及实验研究发现，服用远志常伴有胃肠道等不适。而厚朴能显著缓解远志胃动力障碍副作用，并保存了远志安神益智、镇咳化痰的功效，达到了"减副存效"的目的。研究结果表明，远志厚朴1∶2配伍灌胃给予大鼠后，其在大鼠胃、肠液及血浆中的指标成分含量均高于单味厚朴组，尤其胃液中各时间点厚朴酚的含量远远高于同等量的单味厚朴组。

◎ 服饵

厚朴辛苦温燥，易耗气伤津，故气虚津亏者及孕妇当慎用。《本草经集注》言"干姜为之使。恶泽泻、寒水石、硝石"。《本草经疏》载"凡呕吐不因寒痰冷积，而由于胃虚火气炎上；腹痛因于血虚脾阴不足，而非停滞所致；泄泻因于火热暴注，而非积寒伤冷；腹满因于中气不足、气不归元，而非气实壅滞；中风由于阴虚火炎、猝致僵仆，而非西北真中寒邪；伤寒发热头疼，而无痞塞胀满之候；小儿吐泻乳食，将成慢惊；大人气虚血槁，见发膈证；老人脾虚不能运化，偶有停积；妊妇恶阻，水谷不入；娠妇胎升眩晕；娠妇伤食停冷；娠妇腹痛泻痢；娠妇伤寒伤风；产后血虚腹痛；产后中满作喘；产后泄泻反胃，以上诸证，法所咸忌"。《药性论》"忌豆，食之者动气"。《品汇精要》"妊娠不可服"。当然厚朴药性平和，在《神农本草经》中属中品，少有不良反应。厚朴口服毒性较小，因厚朴所含毒性成分主要是木兰箭毒碱，其具有神经-肌肉接头阻断作用，能引起类似麦酚生的中枢性肌松弛作用，但其在胃肠内较难吸收，吸收后即由肾脏排泄，在血中浓度较低，因此口服煎剂并不能出现降压和肌松弛作用。查阅文献发现，大剂量应用厚朴可能会引起呕吐，可用少量频服的方法来减少发生率，而不必减量。

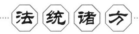

法 统 诸 方

厚朴苦燥温散，既能燥湿消痰，又能下气除满，可用于治疗湿滞伤中，食积气滞以及痰饮阻肺之咳喘。为消法之重要代表。

◎ 消法

厚朴所发挥之消法，有燥湿消痰，消积导滞，消胀除满等。

1. 燥湿消痰

厚朴味苦而性温，苦而能燥，燥则胜湿，温而能化，化痰祛饮，如《金匮要略》言"病痰饮者，当以温药和之"。痰为湿之渐，湿气去则痰无以生，而痰自消。如配伍紫苏子、陈皮、半夏、苍术等药，治疗痰饮阻肺，肺气不降，咳喘胸闷者，如苏子降气汤。

2. 消积导滞

《长沙药解》言厚朴"降冲逆而止嗽……最消胀满"。厚朴可下气宽中，消积导滞，治疗积滞便秘,常与大黄、枳实同用,如《金匮要略》厚朴三物汤;若配伍大黄、芒硝、枳实,以达峻下热结,消积导滞之效,常用于热结便秘者,如《伤寒论》大承气汤。

3. 消胀除满

《本草纲目》引王好古语"主肺气胀满,膨而咳喘"。《医学衷中参西录》载厚朴"味苦辛,性温。治胃气上逆,恶心呕哕,胃气郁结胀满疼痛,为温中下气之要药"。厚朴苦燥辛散,既能燥湿,又能下气除胀满,为消除胀满之要药。治疗湿阻中焦,脘腹痞满,呕吐泄泻,常与苍术、陈皮等同用,如《简要济众方》平胃散。

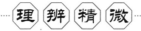

◎ 药理

1. 传统药理

《本草经读》"厚朴,气味厚而主降,降则温而专于散,苦而专于泄,故所主皆为实症。中风有便溺阻隔症,伤寒有下之微喘症,有发汗后腹胀满症,大便鞕症,头痛有浊气上冲症,俱宜主以厚朴也"。厚朴功效的发挥,全在于"下"和"燥",厚朴味苦质重,苦降下气消积除胀满,又可下气消痰平喘;其苦燥辛散,又可燥湿,故既可除无形之湿满,又可消有形之实满。

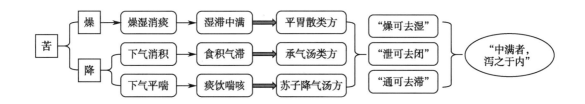

2. 现代药理

厚朴现代药理作用包括:

(1)治疗消化性溃疡、保肝作用:研究显示,厚朴酚具有显著抑制胃酸分泌和抗溃疡作用。厚朴具有较好的保肝作用,其机制可能与增强肝组织抗氧化能力或减少自由基的产生有关。

(2)抗腹泻作用:研究表明,厚朴的提取物对实验动物腹泻有显著的抑制作用。

(3)改善胃肠运动作用:现代研究发现,厚朴的提取物具有改善实验动物脓毒症所致胃肠运动障碍、促进小肠推进率、降低溃疡率和增加血清胃泌素含量等作用。

(4)对神经系统的作用:厚朴对神经系统的作用显著,包括抗癫痫、抗抑郁、抗痴呆、抗脑缺血等作用。

(5)降血压作用:厚朴被证实能明显降低自发性实验动物高血压的作用。

◎ 演义

1. 食积气滞, 腹胀便秘

厚朴可下气宽中, 消积导滞, 《药性论》言其"主疗积年冷气, 腹内雷鸣, 虚吼, 宿食不消, 除痰饮, 去结水, 破宿血, 消化水谷, 止痛。大温胃气, 呕吐酸水"。著名中医学家李文瑞临床重用厚朴, 一般用量3~10g, 重用25~50g, 最大用至80g。厚朴具有理气除胀、增强肠蠕动之功, 与兴奋肠管的现代药理作用相符。用于腹胀较甚者, 重剂方可获效。如厚朴三物汤、枳术丸、厚朴七物汤等均重用厚朴。临床主要用于帕金森病、腹部手术后、胃肠功能紊乱等。

2. 咳喘病

《伤寒论·辨太阳病脉证并治》言"喘家作, 桂枝汤加厚朴、杏子佳", 《金匮要略》"咳而脉浮者, 厚朴麻黄汤主之"。王好古言其"主肺气胀满, 膨而咳喘"; 《医学衷中参西录》亦谓其"为温中下气之要药"。咳喘病皆由肺气上逆而成, 厚朴下气消痰平喘, 《中药八百种详解》曰其"治痰饮阻肺, 肺气不降的咳喘, 此也属燥湿化痰、下气降逆之功"。临床常配伍苏子、陈皮、半夏等药物, 代表方如苏子降气汤。厚朴还可以用于误用参芪而致的喘胀, 如《本草经疏》曰"脾胃状实之人, 偶感风寒, 气实人误服参、芪致成喘胀, 诚为要药"。

3. 脾虚不摄之尿浊

《药性论》曰厚朴"主心腹满, 病人虚而尿白"。小便白浊虽为下焦之病, 但脾胃为后天之本, 脾主运化水湿, 且脾主升清, 胃能降浊, 脾胃功能失常, 则清浊不分, 脾胃健则清浊自分。正如《本草经疏》云"至于淋露, 虽属下焦为病, 然多因胃家湿热下流; 三虫亦肠胃湿热所生"。厚朴能温中降气, 化痰进食, 从而健脾益胃, 且其性苦温, 能燥湿杀虫。孙兆云"补肾不如补脾。脾胃气壮, 则能饮食。饮食既进, 则益营卫, 养精血, 滋骨髓", 其厚朴煎丸正取此意。

4. 泄泻痢疾

《本草正》云厚朴"温降, 散滞, 除寒湿泻痢"。《名医别录》曰"厚朴, 主温中, 益气, 消痰, 下气, 治霍乱及腹痛, 胀满, 胃中冷逆, 胸中呕逆不止, 泄痢, 淋露, 除惊, 去留热, 止烦满, 厚肠胃"。王好古言厚朴"与泻痢药同用, 则厚肠胃。大抵其性味苦温, 用苦则泄, 用温则补也"。《陈士铎医学全书》云厚朴"同槟榔、枳实, 则痢疾之秽物可去"。厚朴苦泄、辛散、温化寒湿, 被运用在治疗各种泄痢, 如《霍乱论》则用厚朴治疗湿热蕴伏而成的霍乱, 配以清热燥湿的黄连, 祛湿化浊的石菖蒲等, 即连朴饮。《鲍氏小儿方》中谓"中满洞泻, 厚朴、干姜等分为末, 蜜丸梧子大"。《梅师集验方》用厚朴配黄连"治水谷痢久不瘥"。治胃虚泄泻, 老人脏泄, 伍以温里的乌头、干姜等, 即《苏沈良方》健脾散。

临 证 举 隅

案1 治疗脘腹胀满

尹某，男性，患腹胀证，自述心下胀满，按之不痛，日夜有不适感，是属虚胀证。投以厚朴生姜半夏甘草人参汤。厚朴12g、生姜9g、半夏9g、炙甘草6g、党参4.5g，经复诊1次，未易方而愈。

（岳美中医案）

主要症状：心下胀满，按之不痛，日夜不适感。

病机归纳：脾胃虚弱，运化无力，水谷之气壅塞不畅通。

经典方证：《伤寒论·辨太阳病脉证并治》："发汗后，腹胀满者，厚朴生姜半夏甘草人参汤主之。"

方义分析：此案患者素体脾胃虚弱，运化不利，痰湿壅滞胃中，故心下胀满，证属虚，故按之不痛。"胀非苦不泻"，厚朴味苦性温，通泻脾胃之气分，下气除湿，消胀除满，用作主药；"满非辛不散"，半夏辛温和胃，生姜辛通滞气，用作辅药；人参鼓舞胃气，主治心下虚痞胀满，佐以甘草滋胃生津，通补兼具。

药证归纳：腹胀一症，有实有虚，实者腹坚硬，拒按而痛，舌苔黄厚或滑腻，是食积或夹秽滞，宜小陷胸汤，或消导、攻下剂。虚者腹虽胀而按之柔软，且喜按压，按之不通，舌无苔或稍有薄白苔，是胃功能衰弱，致使食物有所残留，分解产气，壅塞于胃中而作胀。此案腹虽胀满但按之不痛，属于虚实夹杂证，其虚为脾胃虚弱，实为痰湿不运或气机阻滞，故投以厚朴生姜半夏甘草人参汤。其中厚朴，是为气药也，一则温能益气，能散湿满；一则苦能下气，能泄脘腹实满。此外，朱震亨认为"厚朴能治腹胀，因其味辛以提其气"，理虽不同，然效一致，是为宽中化滞，平胃气之要药。

案2 治慢性咽炎

黄某，女，62岁，2018年12月20日初诊。现病史：咽部异物感，嗳气则舒，畏寒肢冷，时有头痛，颈项不适，舌淡红苔薄白，脉沉弦。患者有反流性食管炎病史。诊断：慢性咽炎。治拟降逆化痰、舒筋解肌之法。方用半夏厚朴汤合葛根汤加减：姜半夏9g，厚朴10g，茯苓15g，紫苏梗10g，葛根30g，桂枝9g，炒白芍9g，炙甘草6g，麻黄5g，川芎10g，蜈蚣1g，旋覆花9g包煎。14剂。2019年1月8日二诊时患者咽部不适感减轻，头痛明显缓解，上方加仙灵脾10g、代赭石30g，继予14剂。2019年1月22日三诊时患者咽部异物感明显缓解，头痛已除，唯口干口苦，改方为半夏厚朴汤合左金丸加减。

（夏永良医案）

主要症状：咽部异物感，嗳气则舒，畏寒肢冷，头痛，颈项不适，舌淡红苔薄白，脉沉弦。

病机归纳：痰气交阻，上逆咽喉，兼有风寒邪气痹阻太阳经络。

经典方证：《金匮要略·妇人杂病脉证并治》："妇人咽中如有炙脔，半夏厚朴汤主之。"

方义分析：本例患者有反流性食管炎病史，胃液反流刺激咽喉，损伤咽部黏膜而致慢性咽炎。患者脾胃功能受损，气机升降失常，胃气上逆犯咽，气机阻滞，痰气搏结于咽喉，则见咽部异物感，嗳气则舒；气滞血凝，营卫失和，脉络瘀阻，筋肉失于濡养，故见头痛时作，颈项不适，畏寒肢冷；舌淡红、苔薄白、脉沉弦亦为痰饮内停气机不畅之征。故用半夏厚朴汤行气散结、降逆化痰，葛根汤调和营卫，舒筋解肌，加川芎活血行气，蜈蚣通络止痛，旋覆花降气消痰。二诊患者症状缓解，方证对应，守原方加代赭石添重镇降逆之功效，加仙灵脾补肾纳气，进一步调达体内上逆之气。三诊患者头痛好转，葛根汤证已除，见口干口苦，故去葛根汤，改用左金丸清肝泻热。

药证归纳：慢性咽炎是一种咽部的慢性炎症性疾病，主要病变部位为黏膜及黏膜下淋巴组织，患者咽部易出现异物感、痒感、烧灼感等不适症状，为临床常见病之一，可由多种因素引发，临床表现与梅核气描述症状十分相符。本病多由情志不畅，气郁生痰，痰气交阻，上逆于咽喉而成。多见于更年期妇女常伴精神异常，胸闷、叹息等症者。《千金要方》描述其"咽中帖帖，如有炙肉脔，吐之不出，咽之不下"。西医将梅核气称为"癔球症"，并将其特征描述为咽部异物感、咽喉神经症或咽球综合征，指咽喉部有明显的团块附着或胀满感，吞咽食物时这一感觉并不明显。咽喉为肺之"门户"，为"阴阳升降之路也"，若人之气机升降失常，气机阻滞，津停气郁则致痰气阻滞，咽喉不利。半夏厚朴汤行气化痰，宣利肺气而利咽喉，为临床治疗梅核气最常用的方剂之一。该病属中医"郁证"的范畴，现代药理研究表明，厚朴对神经系统的作用显著，包括抗癫痫、抗抑郁、抗痴呆、抗脑缺血等作用。

瓜蒌

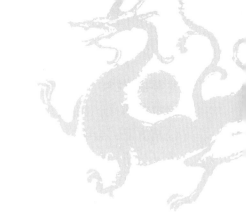

◎ 概述

瓜蒌为葫芦科多年生草质藤本植物瓜蒌或双边瓜蒌的成熟果实。瓜蒌主产于山东、河南、河北；双边瓜蒌主产于四川。味甘、微苦，性寒，归肺、胃、大肠经。具有清热化痰，宽胸散结，润燥滑肠等功效。

◎ 经论

《神农本草经》云："栝楼根，味苦，寒。主治消渴，身热烦满，大热，补虚，安中，续绝伤。"

◎ 释经

瓜蒌的药用部位包括根和果实，其中瓜蒌根又称为天花粉，《神农本草经》气味主治合根实而概言之。瓜蒌味苦微寒，体质濡润，津液不足以苦坚之，化生津液；胸中郁热，苦以泄之，以去大热；故言其"主消渴，身热烦满，大热"。《神农本草经》中言瓜蒌可"补虚，安中""续绝伤"，并非指瓜蒌可以补益中气，意在其得地水之精气，水精上升清胃祛热，水火上下交济，火去则中气安，津液复则血气和，阴络通而绝伤续。瓜蒌根主治肺热燥咳、热病烦渴、疮痈肿毒，瓜蒌实主治热痰、燥痰咳嗽，胸膈以及肠燥便秘，本节主论瓜蒌实。

◎ 药证

痰热壅盛证：咳嗽，气息粗促，喉中有痰声，痰黏厚或稠黄，舌质红，舌苔黄厚腻。
气机阻滞证：喘息咳唾，胸背痛，短气，胸满，胁下逆抢心。
肠燥津亏证：大便干结，数日一行，腹胀。

◎ 炮制

瓜蒌的现代炮制方法主要分为生用、蜜制两种。一则取原药材，除去杂质及果柄，洗净，压扁，切丝或切块，干燥后筛去碎屑，即生瓜蒌；一则取炼蜜，加适量开水稀释，淋入净瓜蒌丝或块内拌匀，闷透，置炒制容器内，文火加热，炒至不粘手为度，取出晾凉，即为蜜瓜蒌。瓜蒌丝或块每100kg用炼蜜15kg，此为近代发展起来的炮制方法。临床运用上，常用生瓜蒌，其清热涤痰、宽胸散结效力较强，亦能润肠通便，可用于治疗肺热咳喘、结胸、痞满、痈疽等症；瓜蒌蜜制后则可增强其润肺止咳作用，兼有便秘者尤为适宜。

瓜蒌一药，在古代使用时多用其整个果实，仲景用之皆以枚计，至后世根据其功效侧重分为：瓜蒌仁、瓜蒌壳、全瓜蒌。瓜蒌果实的果皮为瓜蒌壳，专主清肺化痰、利气宽胸；瓜蒌的种子为瓜蒌仁，偏主润燥止咳，润肠通便；壳、仁同用为全瓜蒌。

◎ 用量

《中华人民共和国药典（2020年版）》规定瓜蒌用量为9～15g。目前临床中，瓜蒌壳常用量为3～12g，瓜蒌仁常用量则为10～15g。需要注意的是，临床中使用瓜蒌时需要针对不同疾病，选择最适宜的药用部位，准确把握方药量效，如治疗冠心病、心绞痛等心血管疾病时，多使用全瓜蒌，常用量为15～30g，以行豁痰下气，利气宽胸之功；治疗消化系统及呼吸系统疾病时，多使用瓜蒌壳，常用量为10～15g；如兼有便秘、小便不利等二便改变，则常易为瓜蒌仁。

◎ 阐微

《医学衷中参西录》提出瓜蒌"若但用其皮，最能清肺、敛肺、宁嗽、定喘；若但用其瓤，最善滋阴、润燥、滑痰、生津；若但用其仁，其开胸降胃之力较大，且善通小便"。全瓜蒌除去壳及仁以外，还有瓤，但瓜瓤难以干燥，容易霉变，所以现在用药中无瓜蒌瓤，而不论是瓜蒌壳还是瓜蒌仁均有清热化痰的功效，相较于浙贝母，其清热力更强，适合肺热较重者，其中瓜蒌壳偏于治疗热痰，瓜蒌仁偏于治疗燥痰。延仲景所用之意，临床中多使用栝蒌薤白类方治疗冠心病、心绞痛等心血管疾病，使用小陷胸汤等治疗肺部及胃肠道满闷结聚之证。除此之外，在乳腺相关疾病的治疗上，瓜蒌也占有一席之地。

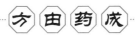

◎ 药对

瓜蒌配薤白，开胸散结，通阳利气；配贝母，清化热痰，润肺止咳；配穿山甲，消痈散结，善治乳痈；配代赭石，导气下行，祛痰止血，善治吐衄；配青黛，善消痰积。

◎ 角药

瓜蒌配薤白、半夏，通阳散结，祛痰宽胸；配黄连、半夏，清热化痰，宽胸散结；配蒲公英、乳香，消痈散结止痛，用于痈疽初起未成脓者；配天花粉、贝母，增强润肺止咳之效；配郁李仁、火麻仁，润燥滑肠，善治肠燥便秘。

◎ 经方及类经方

1. 热实结胸之轻证——小陷胸汤

《伤寒论·辨太阳病脉证并治》"小结胸病，正在心下，按之则痛，脉浮滑者，小陷胸汤主之"。小结胸病是相对于大结胸病而言，与大结胸病"从心下至少腹，鞭满而痛，不可近者"相比，部位正在心下胃脘部，病位局限，症状及邪热聚集程度更轻，故称为小结胸病。仲景治疗结胸病有大、小陷胸汤二方，理虽同但选用药物各异。大结胸病为水热互结，证重势急，用大黄、芒硝、甘遂组方之大陷胸汤泻热逐水破结。小结胸病则用药和缓，选方小陷胸汤，其中黄连苦寒，清泻热结，半夏辛温，祛痰去饮，两药合用，辛开苦降，再加用瓜蒌清热化痰，宽胸散结，分消痰热，理气开滞，相辅相成。该方对痰热内蕴的肥胖、糖尿病等代谢性疾病均有良好作用。

2. 胸痹胸阳不振，痰浊上壅证——瓜蒌薤白白酒汤

瓜蒌于栝蒌薤白白酒汤中，祛痰理气，开胸散结，合薤白共解上焦阳郁，中焦水饮。（参见薤白篇）

3. 胸痹痰饮壅盛证——瓜蒌薤白半夏汤

瓜蒌于栝蒌薤白半夏汤中的功效与栝蒌薤白半夏汤相同，主治痰饮壅塞，气机郁闭之胸痹证。（参见薤白篇）

4. 胸痹气机郁滞证——枳实薤白桂枝汤

栝蒌薤白白酒汤、栝蒌薤白半夏汤、枳实薤白桂枝汤三方中均使用了瓜蒌，取其清热化痰、宽胸散结之效，为治疗胸痹心痛之良药。（参见薤白篇）

5. 燥痰咳嗽——贝母栝蒌散

临床常用之贝母栝蒌散出自《医学心悟》，治疗燥痰咳嗽之证。《成方便读》"燥痰者，由于火灼肺金，津液被灼为痰"。盖肺为娇脏，喜清肃而不耐寒热，肺受火刑，灼津为痰，燥伤津液，故见咳嗽痰稠、难以咳出，以贝母、瓜蒌散润其燥，清其热，化其痰。方中贝母润肺清热，化痰止咳；瓜蒌清热润肺，理气化痰；天花粉润燥生津；橘红理气化痰；茯苓淡渗健脾；桔梗宣利肺气，全方润燥与理气合用，使气顺痰消，肺金宣降有权。值得注意的是，贝母栝蒌散只是咳痰难出，未见阴虚内热之象，非以治疗阴虚燥痰之证。方中皆为清润化痰之品，以防助湿生痰，碍气生满。《医学心悟》另有一贝母瓜蒌散，较本方少天花粉、茯苓、桔梗，多胆南星、黄芩、黄连、黑山栀、甘草，治疗痰火壅肺的类中风证，其虽亦卒然昏倒、喉中痰鸣，但无㖞斜偏废之候。

6. 痰热壅肺证——清金化痰汤

清金化痰汤出自明·叶文龄所著的《医学统旨》，由 11 味药物组成，方中黄芩为君药，川贝母、瓜蒌仁、桑白皮、橘红为臣药，桔梗、麦冬、知母、茯苓为佐药，甘草为使药，全方

共行清热润肺,化痰止咳之功。其中瓜蒌仁,性味甘苦寒,清肺化痰,润而不燥,《本草纲目》载其可"润肺燥,降火,治咳嗽,涤痰结"。现代临床多用于治疗痰浊不化、蕴而化热所致的肺系疾病如慢性阻塞性肺疾病急性加重期、社区获得性肺炎、急性支气管炎、慢性支气管炎、支气管扩张症等,疗效显著。

7. 乳痈——神效栝蒌散

神效栝蒌散出自《妇人良方》,由瓜蒌、甘草、当归、乳香、没药组成,《妇人大全良方》载"妇人乳痈方甚多,独此一方神效无比,万不失一"。该方主治乳痈及一切痈疽初起,肿痛即消,脓成即溃,脓出即愈。方中瓜蒌理气化痰、散结消痈;当归补血活血;乳香、没药活血行气止痛;生甘草清热解毒,调和诸药,诸药共奏理气活血、化瘀止痛之功。

◎ 方证

含瓜蒌常用经方或类经方临床应用指征如下:

小陷胸汤　以心下痞满、即胃脘部、按之则痛、恶心呕吐、大便秘结、脉浮滑为其辨证要点。

栝蒌薤白白酒汤　以喘息咳唾、胸背痛、短气、寸口脉沉而迟、关上小紧数为其辨证要点。

栝蒌薤白半夏汤　以栝蒌薤白白酒汤证征象的基础上兼有咳喘不得卧、心痛彻背为其辨证要点。

枳实薤白桂枝汤　以胸满而痛、喘息咳唾、胁下逆抢心、短气、舌苔白腻、脉沉弦或紧为其辨证要点。

贝母栝蒌散　以咳嗽痰黄、咳痰不爽、咽干口燥为其辨证要点。

清金化痰汤　以咳嗽、气息粗促、喉中有痰声、痰黏厚或稠黄、舌苔黄腻、脉滑数为其辨证要点。

清气化痰丸　以咳嗽、痰黄黏稠、气急呕恶、胸膈痞满、小便黄赤为其辨证要点。

柴枳半夏汤　以寒热往来、身热起伏、少汗、咳嗽少、气急、胸胁刺痛、脉弦数为其辨证要点。

安神定志丸　以心悸不宁、善惊喜怒、不寐多梦而易惊醒、脉细数或细弦为其辨证要点。

神效栝蒌散　以乳肿、乳痛、欲成痈毒之势为其辨证要点。

◎ 量效

通过分析仲景所用经方,可以总结如下方药量效关系:

1. 绝对剂量

仲景使用瓜蒌均为"栝蒌实大者一枚",瓜蒌实1枚大者约70g。瓜蒌实甘寒滑利,与瓜蒌根相比,润降之功显著,凡上焦郁热,垢腻痰火皆可用之。小陷胸汤为治疗小结胸病的首选方，疼痛正在心下，其脉应其象而浮滑，为秽浊之物占据清阳之位。瓜蒌既可助黄连清热化痰，又可助半夏化痰开结，同时具有润肠滑利的作用，使痰热下行从大便而出，故用量较大。

栝蒌薤白白酒汤、栝蒌薤白半夏汤和枳实薤白桂枝汤三方均为仲景治疗胸痹心痛的良方，《本草纲目》言"张仲景治胸痹痛引心背，咳唾喘息，及结胸满痛，皆用栝蒌实。乃取其甘寒不犯胃气，能降上焦之火，使痰气下降也"。瓜蒌苦寒之性，大剂量使用可清热逐痰，合其利气宽胸之功，共解由胸中痰气阻滞导致的胸阳痹阻证。

2. 相对剂量

小陷胸汤中瓜蒌实使用为1大枚，占据主导作用，加强了清热豁痰之力，并能驱使痰热下注，随大便下泄而出。此外，临床中实际运用发现，小陷胸汤中黄连与半夏约为1∶3时具有较好的清热化痰功效。

栝蒌薤白白酒汤、枳实薤白桂枝汤两方使用瓜蒌与薤白比例约为3∶5，栝蒌薤白半夏汤中瓜蒌与薤白的比例为3∶2。临床中，若薤白剂量超过瓜蒌，更注重通阳散结；若瓜蒌剂量超过薤白，则豁痰下气之力更佳。

◎ 服饵

仲景言瓜蒌先煎，取其先煎味厚之意，导痰气下降而不伤胃。

"本草明言十八反，半蒌贝蔹及攻乌"，临床中瓜蒌的使用，无论是瓜蒌壳、瓜蒌仁还是瓜蒌根都不宜与乌头类药物同用，如川乌、草乌、附子。瓜蒌味苦，有润降之力，性寒，恐大量使用冷滑大肠，故脾虚无火、呕吐自利、大便不实者，慎用此药。

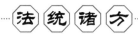

◎ 消法

1. 清热化痰法

《本草衍义补遗》中提到"栝蒌实……胸有痰者，以肺受逼，失降下之令，今得甘缓润下之助，则痰自降，宜其为治嗽之要药也"。本品一则甘寒质润，善清肺热；一则其性苦降，导气下行，可平上逆之肺气，用于痰热阻肺，见咳嗽痰黄、剧烈干咳等症。《医学考》中清气化痰汤、《医学心悟》中贝母栝蒌散中皆用之清热化痰，前方主痰热内结，咳嗽痰黄，稠厚黏腻，宜用瓜蒌壳；后者治疗肺有燥痰，咯痰不利，宜选用瓜蒌仁。

2. 宽胸散结法

瓜蒌具有痰去热除，结开痛止之力，是治疗胸脘痞痛之良药。《本草衍义补遗》言瓜蒌具有甘润之性，仲景治疗胸痹痛引心背及结胸满痛，皆使用瓜蒌实，其甘寒不伤胃气，又可苦降上焦之火，使痰气随之下行。然由于瓜蒌实性柔，虽能导痰浊下行，但非济之以刚,下行力不足以使得痰浊尽除体外,故小陷胸汤中有连、夏;瓜蒌薤白类方中有薤白、半夏、枳实等药物补其所短。

瓜蒌合黄连、半夏组方之小陷胸汤,泻心涤痰,以治水热互结,凝结成痰,留滞膈上之小结胸病。柯韵伯言此方"用黄连除心下之痞实,半夏消心下之痰结,寒温并用,温热之结自平,栝蒌实色赤形圆,中含津液,法象于心,用以为君,助黄连之苦,且以滋半夏之燥,洵为除烦涤痰、开结宽胸之剂"。组方中含有瓜蒌、薤白药对的瓜蒌薤白类方,主治寒湿痰浊凝滞、胸阳不振之胸痹证,瓜蒌与薤白、半夏、白酒、枳实等药同用,涤痰泄浊,通阳宣痹。

除此之外,瓜蒌尚能清热散结消痈,常配伍清热解毒药物治疗痈证初起。

◎ 下法

滑肠通便法

瓜蒌实色赤形圆,开胸降胃之力著,中含津液,上可清肺胃之热而化痰散结,下可润大肠之燥而滑肠通便。瓜蒌仁相较于瓜蒌壳,含有较丰富的脂肪油,润肠通便的功效更佳,常配伍火麻仁、郁李仁、生地黄等治疗肠燥便秘。

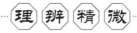

◎ 药理

1. 传统药理

《神农本草经》仅言其苦降之性,后世《本草衍义补遗》对其性味加以补充:"栝蒌实……《本草》言治胸痹,以味甘性润,甘能补肺,润能降气。胸有痰者,以肺受逼,失降下之令,今得甘缓润下之助,则痰自降,宜其为治嗽之要药也。"《本草纲目》亦言:"张仲景治胸痹痛引心背,咳唾喘息,及结胸满痛,皆用栝楼实,乃取其甘寒不犯胃气,能降上焦之火,使痰气下降也。"经过临床实践证实,瓜蒌功效的发挥,确在于其甘寒与苦降的特性。本品甘寒质润,微苦降泄,清解热邪、导痰浊下行为其所长,又能上清肺胃之热,通胸膈之痹塞,利气宽胸散结,亦可下润肠道燥热,涤痰垢黏腻外出。

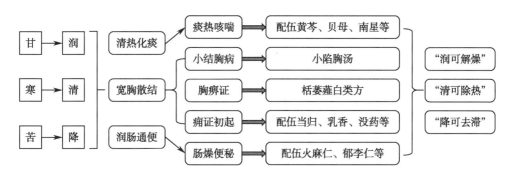

2. 现代药理

瓜蒌的现代药理作用大致有如下几点：

（1）改善心绞痛作用：瓜蒌皮注射液具有改善心绞痛症状的功效，且不良反应轻微。

（2）降血脂及抗动脉粥样硬化作用：瓜蒌皮提取物能够降低血脂水平，并可降低泡沫细胞数量，抑制血管平滑肌细胞的增殖，进而发挥抗动脉粥样硬化的作用。

（3）祛痰作用：瓜蒌所含氨基酸有祛痰作用，其中天门冬氨基酸能促进细胞免疫，减轻炎症程度，从而使呼吸道分泌物减少；半胱氨酸可以分解痰液黏蛋白，使痰液黏稠度降低，从而易于咳出。

（4）抗肿瘤作用：瓜蒌皮比瓜蒌仁抗癌作用效果更好，种壳及脂肪油抗癌无效。

（5）抗血小板聚集、抗血栓作用：瓜蒌可减少再灌注损伤性出血，缩小心肌梗死范围。

（6）降血糖作用：瓜蒌可以抑制 α- 葡萄糖苷酶活性，其中乙酸乙酯提取物的抑制活性最强，甚至略高于阿卡波糖的功效。

（7）胃黏膜保护作用：瓜蒌醇提取物可以减少胃酸分泌和胃酸的浓度。

（8）抗菌作用：瓜蒌煎剂体外对大肠杆菌、金黄色葡萄球菌、痢疾杆菌、伤寒杆菌、副伤寒杆菌等细菌均有抑制作用。

（9）泻下作用：瓜蒌仁中所含脂肪油高，因此致泻作用最强。

◎ 演义

瓜蒌常用于以下疾病的治疗：

1. 消化系统疾病

瓜蒌实入肺、胃、大肠经，《药性切用》中说："瓜蒌实古名栝蒌。甘苦性寒，入肺、胃而消痰解热，荡涤胸中垢腻。壳：主宽胸除热。仁：润燥豁痰，为治咳之专药。"小陷胸汤中瓜蒌配半夏，润燥相宜，半夏配黄连，辛开苦降，泻心下之火，清中焦之热，共奏利气散结，清热化痰之功效，使中焦邪去而不壅滞。其中瓜蒌仁质润多油，甘寒滑润，有润便化痰之效，善于消痰垢而导积滞，润滑肠中的作用更显著。若遇大便秘结，可使用瓜蒌仁，与郁李仁、火麻仁等药同用。同时药理研究表明，小陷胸汤在消化系统方面主要发挥抗炎、抗菌、止呕、保肝利胆的功效，在临床治疗急、慢性胃炎，胆囊炎，反流性食管炎，胃十二指肠溃疡等上腹部满闷触痛伴便秘者效果显著。

2. 呼吸系统疾病

《张氏医通》言"凡咳嗽面赤，胸腹胁常热，惟手足乍有凉时，其脉洪者，热痰在膈上也"，宜小陷胸汤。方中半夏、黄连实为降心热之品，加用瓜蒌肃降肺热以使肺气收而心气降，为治嗽之要药。黄连清热，半夏导饮，瓜蒌润燥下行，痰浊自降，攻虽不竣，亦能开胸膈气结，涤胸膈痰热。可用于治疗感冒、胸膜炎、急性支气管炎、慢性支气管炎、肺炎、支气管扩张等呼吸系统疾病出现的剧烈干咳或痰多黏稠不易咯出，多与麻黄杏仁石膏甘草汤或三拗汤同用。需要注意的是瓜蒌各部位用药虽气味相同，但治疗各有偏宜，瓜蒌壳清于肺部。呼吸系统疾病用药取清热化痰之用可选取瓜蒌壳,若为剧烈干咳,则可选用具有润肺功效的瓜蒌仁。

3. 冠状动脉粥样硬化性心脏病

冠状动脉粥样硬化性心脏病是当今社会威胁人类健康的重要疾病之一,也是心源性猝死的重要病因。中医并无冠心病一说,多归属于"胸痹"范畴。胸痹主证"喘息咳唾,胸背痛,短气",胸阳不振,阴邪上乘,气机阻遏,发为胸痹,即仲景所言"阳微阴弦"。仲景设专篇论述"胸痹心痛",创制了栝蒌薤白白酒汤类方,瓜蒌、薤白为治疗该病的经典药对,除阴寒之凝结,散痰浊之壅塞,行胸阳之郁闭。临床中胸痹的产生还与湿、毒、瘀等病理产物交相呼应,应根据实际情况,配伍相应祛湿、解毒、散瘀的药物,如半夏、川芎、丹参,才能更好地发挥经方的疗效。

4. 乳痈

瓜蒌还具有清热散结,解毒消肿的功效,可以治疗乳痈初起,常与蒲公英、乳香等合用,肿痛即消,脓成即溃,脓出即愈。《妇人良方》神效栝蒌散、《妇科治疗学》通乳散结汤中均使用了全瓜蒌,同时也可用于乳腺增生症、乳腺癌等乳腺科疾病。

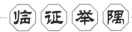

案1 治小结胸证

胃脘作痛,按之则痛甚,其疼痛之处向外鼓起一包,大如鸡卵,濡软不硬。患者恐为癌变,急到医院作 X 线钡餐透视,因需排队等候,心急如火,乃请中医治疗。切其脉弦滑有力,舌苔白中带滑。问其饮食、二便,皆为正常。刘老辨为痰热内凝,脉络瘀滞之证。为疏小陷胸汤。糖瓜蒌30g,黄连9g,半夏10g。此方共服3剂,大便解下许多黄色黏液,胃脘之痛立止,鼓起之包遂消,病愈。

（刘渡舟医案）

主要症状: 胃脘作痛,按之则痛甚,其疼痛之处向外鼓起一包,大如鸡卵,濡软不硬,脉弦滑有力,舌苔白中带滑。

病机归纳: 痰热互结之结胸证。

经典方证:《伤寒论·辨太阳病脉证并治》:"小结胸病,正在心下,按之则痛,脉浮滑者,小陷胸汤主之。"

方义分析: 本案患者症见"胃脘作痛,按之则痛甚,其疼痛之处向外鼓起一包,大如鸡卵",与伤寒结胸证相符,选用小陷胸汤。瓜蒌甘寒滑润,清热涤痰,宽胸利肠,并能一定程度上疏通血脉;黄连苦寒,清泻心胃之热;半夏辛温,涤痰滑饮散结。三药配伍,辛开苦降,润燥相得,使痰热分消,顺肠下行,而去心下胃脘部结滞。

药证归纳：小陷胸汤为仲景治疗小结胸病的良方，瓜蒌在本方中起主要作用，故其用量宜大。虽瓜蒌使用量大，但不恐伤胃气，其因为何？瓜蒌，属清热化痰药，但本品并非苦寒之药，其性甘寒微苦。吴鞠通在《温病条辨》中不止一次提到在温病中禁用苦寒，"举世皆以苦能降火，寒能泻热，坦然用之而无疑，不知苦先入心，其化以燥"，所谓苦能燥湿，但又易伤脾阳，阻碍水湿运化。而甘寒药物如瓜蒌，其甘能补阴，寒能清热，除热的同时可滋润，微苦之性降泄，导痰气下降而不伤胃，此也是本品可治疗燥咳以及肠燥便秘的原因。

若兼见少阳证胸胁苦满者，可与小柴胡汤合方，《重订通俗伤寒论》中柴胡陷胸汤即为此意，去人参、甘草、大枣扶正之品，加瓜蒌、黄连、枳实、苦桔梗，共奏和解少阳、清热涤痰、宽胸散结之效，治疗邪陷少阳，痰热结胸证。

案2 治胸痹

黄某，男，59岁。2019年5月7日因"反复胸闷痛3余年，复发10余天"于门诊就诊。有糖尿病10余年，高血压10余年，高脂血症3余年，既往因反复胸闷痛于四川某医院完善冠状动脉造影，未行支架植入术。平素规律服用阿托伐他汀钙20mg调脂稳斑、诺和锐30早10U、晚12U控制血糖、非洛地平缓释片控制血压。刻下：心前区闷痛不适，活动后可诱发，休息后可自行缓解，无肩背放射痛，无冷汗出，咳嗽痰多，无心悸气短，双下肢无水肿，纳眠差，小便尚可，大便秘结，质干难解。舌胖大有齿痕，苔白腻，舌下络脉迂曲，脉弦滑。结合舌脉，辨证为胸痹（痰瘀互阻证），方药组成：瓜蒌30g，薤白15g，半夏15g，枳实10g，桂枝10g，厚朴10g，丹参15g，茯神30g，远志20g，炙甘草10g，上药4剂。

2018年5月14日二诊：患者述胸部闷痛缓解明显，胃纳尚可，故处方不变，续服7剂，2周后于门诊再次复诊，患者述诸症皆安。

（岳仁宋医案）

主要症状：心前区闷痛不适，活动后可诱发，休息后可自行缓解，咳嗽痰多，大便秘结，质干难解。舌胖大有齿痕，苔白腻，舌下络脉迂曲，脉弦滑。

病机归纳：痰浊痹阻，胸阳不振。

经典方证：《金匮要略·胸痹心痛短气病脉证治》："胸痹心中痞，留气结在胸，胸满，胁下逆抢心，枳实薤白桂枝汤主之；人参汤亦主之。"

方义分析：此案患者为中老年男性，反复胸闷痛3余年，此次见心前区闷痛不适、咳嗽痰多、大便秘结、质干难解，结合舌脉，以枳实薤白桂枝汤通阳气，开痞结，祛痰饮，使胸胃之阳得复；加用丹参活血化瘀，半夏祛痰散结，茯神、远志、炙甘草稳心安神。

药证归纳：胸痹（真心痛）其病机为胸阳不振，阴寒、痰浊留踞胸廓，或心气不足，鼓动无力，使气血痹阻，心失所养。从现代医学研究角度来看，心系疾病多累及大血管以及微血管，存在不同程度的心肌缺血。即中医认为血络受损，"血不利则为水"，血脉壅塞，水津结聚不散而成痰浊,血液流行缓慢渐成瘀血堆积,缓则间歇性出现心前区疼痛、胸部满闷不适等症,有危及生命之险。甘寒之瓜蒌和辛温之薤白为治疗痰瘀互结胸痹的经典药对。瓜蒌甘寒质润,功专清肺化痰,宽胸散结,荡涤胸中垢腻;薤白辛温宣畅,力主通阳散结,理气导滞,开泄胸中痹阻。胸痹病为临床急重症,治疗时应预判患者的基本情况,首重阳气,阳来则生,阳去则死。

半夏

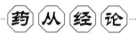

◎ 概述

半夏为天南星科植物半夏的干燥块茎。夏、秋二季采挖，洗净，除去外皮及须根，晒干。味辛，性温。有毒，归脾、胃、肺经。具有燥湿化痰，降逆止呕，消痞散结，外用消肿止痛等功效。

◎ 经论

《神农本草经》云："半夏，味辛，平。主伤寒寒热，心下坚，下气，喉咽肿痛，头眩，胸胀，咳逆，肠鸣，止汗。"

◎ 释经

《本草经解》云："半夏气平。禀天秋燥之金气，入手太阴肺经，味辛有毒。得地西方酷烈之金味，入足阳明胃经、手阳明大肠经。气平味升，阳也。主伤寒寒热心下坚者，心下脾肺之区，太阴经行之地也。病伤寒寒热而心下坚硬，湿痰在太阴也。半夏辛平，消痰去湿，所以主之。胸者肺之部也，胀者气逆也，半夏辛平，辛则能开，平则能降，所以主之也。咳逆头眩者，痰在肺则气不下降，气逆而头晕眩也。东垣曰："太阴头痛，必有痰也"。半夏辛平消痰，所以主之。咽喉太阴经行之地，火结则肿痛，其主之者，辛能散结，平可下气，气下则火降也。肠鸣者，大肠受湿，则肠中切痛，而鸣濯濯也，辛平燥湿，故主肠鸣。下气者，半夏入肺，肺平则气下也。阳明之气本下行，上逆则汗自出矣，平能降气，所以止汗也。"

◎ 药证

主要证型：痰湿证，气逆证，痞结证。

仲景在《伤寒论》中用半夏主治呕而不渴者，兼治咽痛、失音、咽喉异物感、咳喘、心下悸等证。治"胃反呕吐者""火逆上气，咽喉不利""呕……不渴""卒呕吐，心下痞，膈间有水，眩悸者""咽中伤，生疮，不能语言，声不出者""少阴病，咽中痛""心下悸者"。

◎ 炮制

半夏的炮制品有生半夏、法半夏、姜半夏、清半夏、京半夏5种。

生半夏：拣去杂质，筛去灰屑。

法半夏：取净半夏，用凉水浸漂，避免日晒，根据其产地质量及其颗粒大小，斟酌调整浸泡日数。泡至10日后，如起白沫时，每半夏100斤加白矾2斤，泡1日后再进行换水，至口尝稍有麻辣感为度，取出略晾。另取甘草碾成粗块，加水煎汤，用甘草汤泡石灰块，再加水混合，除去石灰渣，倒入半夏缸中浸泡，每日搅拌，使其颜色均匀，至黄色已浸透，内无白心为度。捞出，阴干。（每半夏100斤，用白矾2斤，甘草16斤，石灰块20斤）

姜半夏：取拣净的半夏，照上述法半夏项下的方法浸泡至口尝稍有麻辣感后，另取生姜切片煎汤，加白矾与半夏共煮透，取出，晾至六成干，闷润后切片，晾干。（每半夏100斤，用生姜25斤，白矾12斤8两，夏季用14斤8两）

清半夏：取拣净的半夏，照上述法半夏项下的方法浸泡至口尝稍有麻辣感后，加白矾与水共煮透，取出，晾至六成干，闷润后切片，晾干。（每半夏100斤，用白矾12斤8两，夏季用14斤8两）。

京半夏：是生半夏用芒硝6%、姜粉2%、麻黄5%、桂枝1.5%、小茴香3%、南坪细辛1%、石灰15%、甘草25%、皂角6%、白矾6%为辅料经过炮制而得。

半夏生品有毒，现临床少用。法半夏偏于祛寒痰，同时具有调和脾胃的作用，用于痰多咳嗽，痰饮眩悸，亦多用于成方制剂中。姜半夏增强了降逆止呕的作用，临床上一般用于胃中寒饮或胃寒所致的呕吐、反胃、胃脘痞满等。清半夏功偏化痰，临床应用以燥湿化痰为主。京半夏燥湿化痰、降逆止呕的同时有消痞散结之功。

◎ 用量

《中华人民共和国药典（2020年版）》规定法半夏用量为3～9g。《伤寒论》中半夏的用量有"二合半""半升""一升""二升"的描述。吴鞠通有用半夏"二两"的临床记录，上述用量换算成现代剂量均远高于《药典》规定的最大用量。可见，临床应用半夏的实际用量可根据病情需要进行选择，可以使用较大剂量。

◎ 阐微

《药鉴》载"半夏气微寒，味辛苦，而辛厚于苦，气味俱轻，有小毒，阳中之阴也，降也。""主治湿痰，不能治热痰，医概用之，误矣。""火痰黑、老痰胶，须加芩、连、栝蒌、海粉。寒痰清、湿痰白，要入姜、附、苍术、陈皮。风痰卒中昏迷，加皂荚、天南星。痰核延生肿突，入竹沥、白芥子。凡诸血证妊妇，及少阳伤寒而渴，并诸渴症，皆不可用半夏。""痰者，因嗽而动脾之湿也。半夏能泄痰之标，不能泄痰之本。本者，肾也。嗽无形、痰有形，无形则润，有形则燥，所以为流湿就燥也。""脾主湿主痰，脾淫于湿则困，而失运化之职，诸液浸淫,统血不荣,凡诸津液悬敛,皆凝滞壅遏,随气上升,而成咳唾之痰,日久郁注而成诸病之痰。故半夏性热味辛,所以燥湿也。"射干为使,恶皂荚,畏雄黄、生姜、干姜、秦皮、龟甲,反乌头、乌喙。

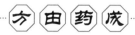

◎ 药对

首先,半夏与甘草是减毒配伍,因半夏为有毒之品,历代医家都重视通过配伍来制约其毒性,《景岳全书·本草正》认为甘草"味至甘,得中和之性,有调补之功,故毒药得之解其毒,刚药得之和其性",与辛燥之半夏配伍,既可缓其峻烈之性,又能解其毒,因此仲景在《伤寒论》中常于半夏方中配伍甘草,如半夏泻心汤、大半夏汤等。甘草除了具有调和诸药的作用外,更重要的是可以制半夏之毒,防半夏耗散气血阴液。

其次,半夏与生姜相配也是减毒增效的典范。仲景在《伤寒杂病论》中创制了许多含有半夏的名方,如小半夏汤、生姜泻心汤、半夏厚朴汤等,配伍精当,备受后人推崇。方中半夏、生姜均入脾胃经,性味皆辛温,协同为用,以助蠲饮、降逆止呕之功。《绛雪园古方选注》谓之"三者皆小制之方,从脾胃二经,分痰饮立治法。盖胃之支脉有饮,则胃逆为呕而不渴,主之以半夏辛温泄饮,生姜辛散行阳,独治阳明,微分表里"。可见,仲景已经认识到生姜既可以解半夏之毒,又能增强半夏的辛散温行之性。半夏厚朴汤中半夏配伍厚朴,二药均是辛温味苦之性,共奏化痰散结,降逆下气之功。

除此之外,半夏配陈皮,既能增强燥湿化痰之力,又体现了气顺痰消之意,如《太平惠民和剂局方》所载之二陈汤;半夏配竹茹,一温一凉,化痰和胃,止呕除烦,如温胆汤。另外,魏晋南北朝时期之《本草经集注》提出"射干为之使",唐代《药性论》则言"柴胡为之使"。而宋代《本草图经》总结了仲景用半夏方的主治病证,称"治反胃呕吐,大半夏汤……亦治膈间支饮。又主呕哕,谷不得下,眩悸,半夏加茯苓汤……又主心下悸,半夏麻黄丸……其余主寒厥,赤风,四逆,呕吐。附子粳米汤,及伤寒方"。可见,半夏同人参治反胃;同茯苓治湿痰;与麻黄通阳化饮;与附子祛寒饮。

◎ 角药

半夏配厚朴、生姜,主治腹满而呕或咽喉异物感,方如厚朴生姜半夏甘草人参汤、半夏厚朴汤等;配麦门冬、人参,主治咳逆呕恶而虚羸少气者,方如竹叶石膏汤、麦门冬汤等。

◎ 经方

1. 少阴病咽痛——半夏散及汤

《伤寒论·辨少阴病脉证并治》"少阴病,咽中痛,半夏散及汤主之"。少阴表证较太阳表证津液虚明显，更易传里和半表半里而出现咽痛，半夏辛温，有治咽喉肿痛作用，并合小量桂枝甘草解少阴之表，故本方当属少阴太阴合病证。值得注意的是，桂枝甘草汤比桂枝汤发汗已轻，半夏散及汤桂枝甘草等量发汗更轻，并加半夏辛温，故主治少阴之表和太阴之里。半夏于少阴太阴合病半夏散及汤方证中，主降逆化痰，治咽喉肿痛。

2. 心下停饮、心下悸者——半夏麻黄丸

《金匮要略·惊悸吐衄下血胸满瘀血病脉证治》"心下悸者，半夏麻黄丸主之"。方中半夏降水饮，麻黄散水气，合之治胃中有水气、心下悸或有浮肿者。炼蜜为丸服量甚轻，亦久病缓治之法也。适应于表实见心下悸者。心下悸者以茯苓、桂枝适应证多较见，但临床如见表实证明显有心下停饮出现的心下悸，可选用本方。半夏于太阳太阴合病半夏麻黄丸方证中，主降水饮，治心下悸。

3. 治太阳太阴合病——葛根加半夏汤

《伤寒论·辨太阳病脉证并治》"太阳与阳明合病，不下利，但呕者，葛根加半夏汤主之"。呕与下利皆属于里证，若太阳病不伴有下利，而但呕者，也称太阳阳明合病。表里同病，不下利，仅仅是呕吐，就用葛根汤加半夏止呕，这里的呕吐也是欲从表解。要注意的是，以药测证，半夏性辛温，祛里寒饮，故治属太阴。此宜参读《伤寒论》吴茱萸汤方证。半夏于太阳太阴合病葛根加半夏汤方证中，主下气、降逆止呕。

4. 太阳太阴阳明合病水逆——射干麻黄汤

《金匮要略·肺痿肺痈咳嗽上气病脉证治》"咳而上气，喉中水鸡声，射干麻黄汤主之"。麻黄、生姜发汗解太阳之表，半夏、细辛、大枣降逆逐饮，故与小青龙汤相类亦是外邪内饮的治剂。射干、紫菀、款冬花、五味子均主咳逆上气，而射干尤长于清痰泻火，以利咽喉。故与小青龙汤所主大致同，而侧重于上气痰鸣者。对咳逆痰多，咽中不利者多有良效。半夏在太阳太阴阳明合病的射干麻黄汤方证中，主降逆逐饮。

5. 太阳太阴合病外邪里饮——小青龙汤

详见麻黄篇。

6. 太阳太阴阳明合病外邪里饮化热——越婢加半夏汤

详见麻黄篇。

7. 阳明病痰饮——甘遂半夏汤

《金匮要略·痰饮咳嗽病脉证并治》"病者脉伏，其人欲自利，利反快，虽利，心下续坚满，此为留饮欲去故也，甘遂半夏汤主之"。甘遂、半夏下水逐饮，芍药缓急，甘遂与甘草同用，正是缓甘遂的峻猛，解甘遂的毒性。半夏在阳明病甘遂半夏汤方证中，主下水逐饮。（参见甘遂篇）

8. 太阴太阳合病胃中有水饮而呕逆不渴——小半夏汤

《金匮要略·呕吐哕下利病脉证治》"诸呕吐，谷不得下者，小半夏汤主之"。《金匮要略·痰饮咳嗽病脉证并治》"呕家本渴，渴者为欲解，今反不渴，心下有支饮故也，小半夏汤主之"。《金匮要略·黄疸病脉证并治》"黄疸病，小便色不变，欲自利，腹满而喘，不可

除热。热除必哕,哕者,小半夏汤主之"。半夏下气逐饮,生姜温中降逆,并有发汗解表作用,故治太阴太阳合病胃中有水饮而呕逆不渴者。本方为治呕吐的主剂,乃医家所周知,不过本方所治应以胃有水饮为主,呕而不渴,饮食不得下咽,胃有饮邪停滞。又本方虽能治哕,但亦限于水饮冲逆之证,否则非其所主也。胡希恕老先生认为:眉棱骨痛不可忍,世所谓痰厥者,其实亦饮气逆迫所使然,故用本方亦验。眉棱骨痛亦属太阳之证。由此可知,本方是治太阳太阴合病证者。半夏在太阳太阴合病小半夏汤方证中,主下气逐饮。

9. 太阳太阴合病胸中水饮剧烈——生姜半夏汤

《金匮要略·呕吐哕下利病脉证治》"病人胸中似喘不喘,似呕不呕,似哕不哕,彻心中愦愦然无奈者,生姜半夏汤主之"。此于小半夏汤增大生姜用量,故治小半夏汤证而饮剧甚者。当小半夏汤证因痰饮盛呕逆甚时重用生姜,再立方名,也是强调方证对应的重要。半夏在太阳太阴合病的生姜半夏汤方证中,主下气逐饮。

10. 太阳病水饮头眩心悸——小半夏加茯苓汤

《金匮要略·痰饮咳嗽病脉证并治》"卒呕吐,心下痞,膈间有水,眩悸者,小半夏加茯苓汤主之","先渴后呕,为水停心下,此属饮家,小半夏加茯苓汤主之"。主治小半夏汤证而有头眩心悸者。本方治渴呕,有似五苓散,不过五苓散证渴甚,而呕急。本方证则渴轻,而呕缓。半夏在太阴病的小半夏加茯苓汤方证中,主下气逐饮,以治头眩、心下满。

11. 太阴病胃中寒有微饮而呕吐涎沫——半夏干姜散

《金匮要略·呕吐哕下利病脉证治》"干呕,吐逆,吐涎沫,半夏干姜散主之"。此于小半夏汤以干姜易生姜,半夏下气止呕,干姜温散寒饮,煎之以浆水为调中益气之意,以治胃中寒有微饮而呕吐涎沫者。本方虽亦治呕逆,但更偏于治寒。其适应证为干呕,吐涎沫而属胃虚寒者。半夏在太阴病的半夏干姜散方证中,主祛寒饮、下气止呕。

12. 太阴病胃虚之心痞呕吐——大半夏汤

《金匮要略·呕吐哕下利病脉证治》"胃反呕吐者,大半夏汤主之"。半夏下气逐饮,人参补中益气,复用白蜜助人参以安中。同时又解半夏之毒,故此治胃虚有饮、宿食不化而呕吐者。

13. 妊娠呕吐不止——干姜人参半夏丸

《金匮要略·妇人妊娠病脉证并治》"妊娠呕吐不止,干姜人参半夏丸主之"。此合小半夏汤、半夏干姜散为一方,逐饮止呕之力强,复加人参则更含有理中汤意,故治呕吐而心下痞硬者。丸药效缓。但施于妇人妊娠恶阻,反较稳妥。后世方家多谓半夏害胎,干姜为热药,妊娠尤当禁用。胡希恕先生常以本方治此证屡验,并无一失。但本方并不只限于妊娠恶阻,凡有此证即使男性亦宜用之。半夏在太阴病干姜半夏人参丸方证中,主下气、逐饮、止呕。

14. 太阴病腹胀满中气虚——厚朴生姜半夏甘草人参汤

详见厚朴篇。

15. 太阳太阴合病胸满气结——半夏厚朴汤

《金匮要略·妇人杂病脉证并治》"妇人咽中如有炙脔，半夏厚朴汤主之"。此小半夏加茯苓汤更加厚朴、苏叶消胀行气之品，故治小半夏加茯苓汤证而满闷气结者。苏叶与生姜同用，有发汗解表作用，故治咽中如有炙脔，与半夏散及汤方证相类，亦属外邪里饮证。半夏在太阳太阴合病半夏厚朴汤方证中，主下气化痰，咽喉不利。（参见厚朴篇）

16. 太阴病胃虚极心下痞、噫气呕逆——旋覆代赭汤

《伤寒论·辨太阳病脉证并治》"伤寒发汗、若吐、若下，解后，心下痞鞕，噫气不除者，旋覆代赭汤主之"。旋覆花温中健胃而下结气，代赭石镇虚逆，半夏、生姜降饮逆，人参、甘草、大枣安中养正，故此治胃虚有饮而有诸呕逆证者。胃虚极，客气结于心下，大便不通，气逆不降者，不限于噫气一症，呕哕、噫膈诸症本方亦有良效。但心下不痞硬者，用之则不验。半夏在太阴病旋覆代赭汤方证中，主下气逐饮，治心下痞。

17. 太阴阳明合病痰饮阻滞咽喉咽痛——苦酒汤

《伤寒论·辨少阴病脉证并治》"少阴病，咽中伤、生疮、不能语言、声不出者。苦酒汤主之"。本条开头冠以少阴病，但并非是真正的少阴病，而是说正气本虚，在表很快传半表半里和里，并出现咽中伤、生疮，以致不能语言、声不出，其实是痰饮阻滞咽喉造成的。因非少阳证的咽痛，故不能以柴胡、黄芩清热，非寒凉之品可治。《神农本草经》谓"半夏，味辛平，主……喉咽肿痛"，伍用苦酒煎药，既取其酸敛之性收阴中热淫之气，而敛疮消痈肿。苦酒味苦，配合半夏，成辛开苦降。以半夏辛温散邪，苦酒酸敛、鸡子去黄清之。同时采用含咽的服药方法以提高疗效。说明苦酒一方面能酸敛伤口，另外还具有清热作用。半夏在太阴阳明合病苦酒汤方证中，主治咽喉肿痛。

18. 少阳阳明合病下利又见呕吐——黄芩加半夏生姜汤

详见黄芩篇。

19. 上热下寒之痞证——半夏泻心汤

《伤寒论·辨太阳病脉证并治》"伤寒五六日，呕而发热者，柴胡汤证具，而以他药下之，柴胡证仍在者，复与柴胡汤，此虽已下之，不为逆，必蒸蒸而振，却发热汗出而解。若心下满而鞕痛者，此为结胸也，大陷胸汤主之；但满而不痛者，此为痞，柴胡不中与之，宜半夏泻心汤"。《金匮要略·呕吐哕下利病脉证治》"呕而肠鸣，心下痞者，半夏泻心汤主之"。半夏、干姜温阳建中，逐饮止呕，黄芩、黄连解热而止利。饮留邪聚均由于胃气不振，故补之以人参和之以草、枣，此治邪在半表半里阴证的上热下寒，见呕而肠鸣、心下痞硬、或下利者。半夏在此方中，主逐饮止呕。

◎ 方证

半夏散及汤 以少阴病、咽中痛为其辨证要点。

半夏麻黄丸 以咳嗽、咳痰、心下悸或喘为其辨证要点。

葛根加半夏汤 以无汗、恶风、颈项僵痛、不下利但呕为其辨证要点。

射干麻黄汤 以咳而上气、喉中水鸡声为其辨证要点。

甘遂半夏汤 以脉伏、其人欲自利，利反快，虽利心下续坚满为其辨证要点。

小陷胸汤 以心下按之则痛、脉浮滑为其辨证要点。

小半夏汤 以呕吐、食不下、喘逆为其辨证要点。

生姜半夏汤 以胸中似喘不喘，似呕不呕，似哕不哕，彻心中愦愦然无奈者为其辨证要点。

小半夏加茯苓汤 以卒呕吐、心下痞、膈间有水、眩悸、先渴后呕为其辨证要点。

半夏干姜散 以干呕吐逆、吐涎沫为其辨证要点。

大半夏汤 以胃反呕吐者为其辨证要点。

干姜人参半夏丸 以妊娠呕吐不止为其辨证要点。

厚朴生姜半夏甘草人参汤 以腹胀满、食少、乏力为其辨证要点。

半夏厚朴汤 以妇人咽中如有炙脔为其辨证要点。

旋覆代赭汤 以心下痞硬、噫气不除为其辨证要点。

苦酒汤 以少阴病、咽中伤、生疮、不能语言、声不出为其辨证要点。

黄芩加半夏生姜汤 以口苦、咽干、干呕而利为其辨证要点。

奔豚汤 以奔豚气上冲胸、腹痛、往来寒热为其辨证要点。

半夏泻心汤 以呕而发热、心下但满而不痛者、或呕而肠鸣、心下痞者为其辨证要点。

◎ 量效

半夏自《黄帝内经》始用，而《伤寒论》中半夏的用量则随着呕吐程度加重而增大。如仅"微呕"，用半夏"二合半"；出现"喜呕"症状，则用"半升"；"呕家"则用"一升"；甚则"胃反"时，更需"二升"。清·吴鞠通有"半夏一两降逆，二两安眠"的论述，说明随着剂量的增加，其主治病证也发生变化。目前我们在临床上遵《内经》之旨，用于水湿内蕴、心虚胆怯引起的失眠常用法半夏60～100g，镇静催眠效佳，但需配用小米或高粱米及生姜方能取效，且解半夏之毒。当然，治疗失眠亦可用等量的薏苡仁与法半夏相配。不过，虽然疗效确切，但药物毒性通常与剂量成正相关，尤其是生半夏内服时需格外小心。过量使用是中毒死亡的原因之一。临床应用当谨慎。

◎ 服饵

生半夏刺激咽喉可导致失音，入汤剂煎煮后上述刺激性作用消失。近代张锡纯《医学衷中参西录》中薯蓣半夏粥是"先将半夏用微温之水淘洗数次，不使分毫有矾味，用做饭小锅煎取清汤约两杯半"，再"调入山药细末"煮粥。体现出增加煎煮时可使半夏毒性减低。

历代医家除了重视半夏煎煮时间的长短之外，还选用多种溶媒，如白蜜、酒、醋、竹沥、米汤、乳汁等，进行煎煮。如《金匮要略》中大半夏汤方后的煎煮方法为"以水一斗二升，和蜜扬之二百四十遍,煮取二升半"。用白蜜既可以助人参补虚之力,又能解半夏之毒。

可见,煎煮方法对半夏的减毒增效有着密切关系。前面提到的用法半夏大剂量催眠均要求先煎半小时以上。

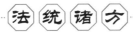

◎ 消法

半夏具有燥湿化痰、降逆止呕、消痞散结的功效;外用可消肿止痛,应属"消法"范畴。具体体现在:

1. 行气消胀,降逆和胃

半夏为止呕要药。常配伍生姜同用,如《伤寒论·辨太阳病脉证并治》"发汗后,腹胀满者,厚朴生姜半夏甘草人参汤主之"。此证以气滞为主,腹胀较甚,但因其为发汗后所致,故推论其腹满必具有胀满时减,复如故以及喜温喜按的特点,为虚胀虚满无疑。方中半夏和胃降逆,而兼化湿开结,配合厚朴、生姜三药同用,发挥疏通气机,宽中除满之用。

2. 消痰化饮

半夏性温而燥,为燥湿化痰、温化寒痰之要药,尤其善于治疗脏腑之湿痰。如《金匮要略·痰饮咳嗽病脉证并治》"咳满即止,而更复渴,冲气复发者,以细辛、干姜为热药也。服之当遂渴,而渴反止者,为支饮也。支饮者,法当冒,冒者必呕,呕者复内半夏,以去其水"。半夏逐饮止呕,降逆治咳,加入苓甘五味姜辛汤中,以治饮多而咳而胸满、吐稀白痰、头晕呕逆者。

3. 辛开散结、消痞

半夏辛开散结,常配伍其他药物治疗心下痞,结胸,梅核气等。如消除疟母的鳖甲煎丸等,即是此法最佳方剂。

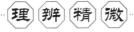

◎ 药理

1. 传统药理

半夏味辛气平,辛则开结,平则降逆,为治呕吐胸满之要药。呕吐胸满者,少阳证也。推之治心痞、腹胀、咳、咽喉不利,皆开结降逆之功。性温,燥湿化痰,主治湿痰、寒痰。热痰、黄痰不得用之。

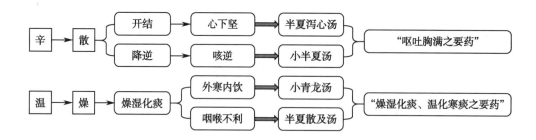

2. 现代药理

半夏的现代药理作用大致有如下几点：

（1）止咳平喘作用：其机制初步认为系生物碱抑制咳嗽中枢所致。

（2）抗炎作用：多项实验表明，半夏生物碱能抑制 TL-8、细胞间黏附分子的表达。

（3）抗衰老作用：半夏多糖具有一定的体外抗氧化活性，对自由基 O_2^- 和 DPPH 均有清除作用，实现抗衰老。

（4）镇静作用：实验发现，与半夏炮制品相比较，生半夏镇静效果最佳，其炮制品的镇静效果与剂量相关。

（5）止吐作用：半夏生物碱是其止吐的主要有效成分，对于防止化疗药引起的恶心呕吐有一定的作用。

（6）抗肿瘤作用：有研究表明，半夏总生物碱能抑制胃癌细胞的增殖，推测其作用机制可能与细胞 DNA 的损伤有关。

（7）半夏的主要刺激性成分为草酸钙结晶。草酸钙含量多少依次为生半夏＝法半夏＞姜半夏＞清半夏。生半夏和法半夏中草酸钙的含量相当，而姜半夏和清半夏中草酸钙的含量明显降低。

◎ 演义

1. 气虚证

《金匮要略·血痹虚劳病脉证并治》"虚劳里急，诸不足，黄芪建中汤主之。（于小建中汤内加黄芪一两半，余依上法。气短胸满者加生姜，腹满者去枣，加茯苓一两半，及疗肺虚损不足，补气加半夏三两）"。在此方中，仲景特别提出了以半夏补气。

关于半夏补气之论，历代医家多有论述：清·李彣认为"疗肺虚补气，加半夏运枢机以行补剂也"。陈仁寿认为"气不顺，加半夏去逆，即所以补正也"。也有学者认为是后世培土生金法的先河。如李东垣曾从上下、升降两个方面提出"肺之脾胃虚"这个概念，并指出其病变实质为"土不生金"，故其治疗在于补脾胃而升清阳，创升阳益胃汤。此方在补中益气汤的基础上加了一系列入肺、脾、胃经的药物，其中就有半夏。又如"麦门冬汤"，《血证论》言其"佐半夏以利气"。

但是查阅历代本草，半夏均无"补气、益气"之类功效。因此有人提出《金匮要略》"补气加半夏"实为引文歧义而引起的误读，半夏并不具有补气的功效。这提示我们临床用药时，还应辨证求因、审因论治，根据药物的性味归经综合配伍考虑。

2. 半夏附子配伍

最早详细记录"十八反"的是陶弘景《本草经集注》载 19 种药物甘草反大戟、甘遂、芫花、海藻，藜芦反细辛、芍药、人参、丹参、沙参、玄参、苦参，乌头反半夏、瓜蒌、贝母、白蔹、白及，为目前公认的十八反药对的来源。

然而附子、半夏相配伍，历代也有医家运用。如最早在《金匮要略·腹满寒疝宿食病脉证治》有言"腹中寒气，雷鸣切痛，胸胁逆满，呕吐，附子粳米汤主之"。在小青龙汤、竹叶汤方后加减中均出现附子与半夏配伍。其后，历代医家多有运用，如《千金方》半夏汤、附子五积散、大五饮丸、大茯苓汤、姜椒汤；《太平惠民和剂局方》半夏散方、骨碎补丸、十四味建中汤；《伤寒六书》回阳救急汤；《证治准绳》控涎丸；《张氏医通》附子散等；《外台秘要》神丹丸；《丹溪心法》浆水散、生附汤；《河间六书》大百劳丸、小半夏汤等，均是附子、半夏同用。从目前我们临床来看，凡湿痰、寒痰胶结难消者均二药相配使用，安全且疗效确切，当然需先煎。

综上所述，只要辨证准确，病情需要，就不必拘泥于"乌头反半夏"之说。当然，历代本草均示半夏与附子皆属于"有毒"之药，应用时必须小心谨慎，中病即止，不能长期大量服用。

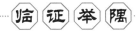

案1　治咽痛

郑某，女，家庭妇女。身体素弱，有痰嗽宿疾，因娶媳期届，心力俱劳，引起恶寒发热、头痛等症，咽喉痛尤剧，卧床不起，吞咽困难，脉象两寸浮缓，咽部肤色不变。诊断：三阴中少阴主枢，少阴之脉循于咽喉，枢机失常，邪气怫逆不能外达而发生咽痛。治疗：《伤寒论》半夏汤原方，义取桂枝以解肌，甘草以清火，半夏以散结降逆，表里兼治方法。并嘱徐徐咽下。服 2 剂，寒热、痰嗽、咽痛等顿消，因以扶正而煎。

（游建熙医案）

主要症状：恶寒发热、头痛，咽痛，脉象两寸浮缓。

病机归纳：少阴邪气怫逆不能外达，循经上扰而发生咽痛。

经典方证：《伤寒论·辨少阴病脉证并治》："少阴病，咽中痛，半夏散及汤主之。"

方义分析：三阴中少阴主枢，少阴之脉循于咽喉，枢机失常，邪气怫逆不能外达而发生咽痛。唐容川注为"此言外感风寒，客于会厌，干少阴经而咽痛。此证予见多矣。喉间兼发红色，并有痰涎，声音嘶破，咽喉颇痛"（《伤寒论浅注补正辨少阴病脉证并治》）。本方由半夏、桂枝、甘草组成，桂枝辛温以散风寒，半夏辛燥以涤痰散结。若无风寒，则不用桂枝；若无痰阻，则勿须用半夏，是知此证之咽痛乃风寒客于少阴之经并兼痰浊阻络所致。寒邪痰湿客于咽喉，其咽痛一般较甚，同时当伴见恶寒、痰涎多、咳吐不利、气逆欲呕、舌苔白等。治用半夏汤及散，祛风散寒，涤痰散结。

药证归纳：手少阴之脉夹咽；足少阴之脉循喉咙，夹舌本，故少阴病常有咽痛证候。有虚热而致咽痛者，见下利咽痛、胸满心烦等，宜猪肤汤滋阴润燥、扶脾止利。有客热咽痛者，一般热邪较轻，红肿不甚，可用甘草汤清热解毒利咽；不瘥者，与桔梗汤，兼以宣肺散结。有热兼痰浊阻闭咽痛者，伴见咽中生疮；或不能语言，声不出，可用苦酒汤清热涤痰，敛疮止痛。有客寒咽痛者，除咽痛外，一般伴见恶寒、痰多、气逆欲吐、舌苔白等，半夏散（或汤）祛风散寒，涤痰开结。

案2 治胃咳

王某，27岁。脉沉，短气，咳甚，呕吐饮食，便溏泄，乃寒湿幽痹渍阳明胃，营卫不和，胸痹如闭，无非阳不旋运，夜阴用事，浊泛呕吐矣。庸医治痰顺气：治肺论咳，不思《内经》胃咳之状，咳逆而呕耶。小半夏汤加姜汁。

（叶天士医案）

主要症状：脉沉，短气，咳甚，呕吐饮食，便溏泄。

病机归纳：水饮停于心下，阻其胃之上口，胃失和降，气逆于上。

经典方证：《金匮要略·痰饮咳嗽病脉证并治》："呕家本渴，渴者为欲解，今反不渴，心下有支饮故也，小半夏汤主之。"

方义分析：患者见短气咳嗽，呕吐饮食，脉沉，此为胃咳，《素问·咳论》云"胃咳之状，咳而呕"。投小半夏汤化痰止咳，降逆和胃，加姜汁者，取其温散寒饮也。仲景云"咳逆倚息，短气不得卧……谓之支饮"；又云"呕家……反不渴，心下有支饮故也，小半夏汤主之"。说明小半夏汤善治短气咳逆又有呕吐的病证。这种病证，《素问》称之为"胃咳"，即仲景所谓"支饮"是也。

药证归纳：仲景多次论及小半夏汤之用，其中"诸呕吐，谷不得下者，小半夏汤主之"，即此案见证也。其又言"哕者，小半夏汤主之"。哕，呃逆是也，亦由胃虚气逆，逆则痰壅，小半夏汤以其善祛痰降逆而和胃气，恰合此证。生半夏为此方君药，具有化痰蠲饮，降逆止呕之效，是为消痰降逆主将，但在《神农本草经》中乃无一字及于痰饮，《本草经读》认为"此物之长，全在于'开宣滑降'四字"，其所以能荡涤痰浊、降达逆气，盖因辛能开泄、多涎滑下之作用。生半夏辛温有毒，古无制药之法，凡方有半夏者，必合生姜用之，正取其克制之义。生姜助君药祛痰降逆，又能监制其毒烈之性，为臣佐药。二味相配，有较强的降逆止呕、止哕作用。本方为止呕之祖方，仲景方中具有止呕作用的半夏泻心汤、小柴胡汤、黄芩加半夏生姜汤，后世的温胆汤，均用了半夏、生姜药对。正如《医宗金鉴》"半夏、生姜温能和胃气，辛能散逆气，为呕家圣药"。但本方毕竟偏于温燥，故对呕吐不渴，苔白腻，属于寒饮者，更为适宜。

竹茹

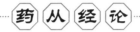

◎ 概述

竹茹为禾本科多年生常绿乔木或灌木植物青秆竹、大头典竹或淡竹的茎秆的干燥中间层。主产于长江流域及南方各省。味甘,性微寒,归肺、胃、心经。具有清热化痰,除烦止呕的功效。

◎ 经论

《名医别录》云:"竹茹,主治呕哕,温气寒热,吐血,崩中,溢筋。"

◎ 释经

冬日阴精不藏,感天燥热之气,至春发为病温,火性炎上,故多呕;其病在太阳,故发寒热。竹茹,其气微寒,禀天初冬寒水之气,得地中正之土味,气味降多于升,故可主呕哕,温气寒热。脾主统血,血热则妄行,可见吐血、崩中、血溢筋急。竹茹甘寒清热,亦可治之。

◎ 药证

痰热壅肺证:肺热咳嗽,咳嗽黄稠,气喘息粗,发热,口渴,小便短赤,大便干结,舌红苔黄腻,脉滑数。

痰火扰神证:烦躁神昏,失眠多梦,胸闷气粗,头昏头痛,惊悸不安,舌红苔黄腻,脉滑数。

胃热炽盛证:胃脘灼痛,消谷善饥,口气臭秽,牙龈肿痛,渴喜冷饮,大便秘结,小便短黄,舌红苔黄,脉滑数。

◎ 炮制

竹茹的古代炮制方法中,在宋代有"炒令焦"(《太平圣惠方》)和"微炒"(《圣济总录·胆实》)的记载,清代医书中亦有使用醋浸(《医宗金鉴》)和姜汁炒(《本草害利》)的炮制法。目前沿用的竹茹炮制方法主要有生用和姜汁炒制两种。生用取原药材,除去杂质和硬皮,切段或揉成小团；姜制则加姜汁拌匀，待姜汁吸收后，置于炒制容器内文火加热，如烙饼法将两面烙至微黄色，晾凉而成。

竹茹生品长于清热、化痰、除烦，多用于肺热咳嗽、心烦失眠；姜制后，其降逆止呕之力提升，多用于恶心呕吐、妊娠恶阻。

◎ 用量

《中华人民共和国药典（2020 年版）》规定竹茹用量为 5～10g。竹茹性寒，但非大寒伤阳之品，临床中可根据患者热邪轻重、上逆缓急等辨证用药。祛痰一般生用，止呕则多用姜汁炒制。

◎ 阐微

竹茹甘可安中，寒可清热，临床上生竹茹多用于清热化痰，而姜竹茹多用于止呕。竹茹一药，与健脾理气消食药合用可治疗消化系统疾病，与化痰止咳平喘药合用可治疗呼吸系统疾病，与清热药合用可治疗发热性疾病，与益气养胎药合用可治疗妊娠恶阻。

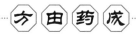

◎ 药对

竹茹配橘皮，降逆止呕；配瓜蒌，清热化痰；配半夏，降逆化痰。

◎ 角药

竹茹配紫苏叶、砂仁，安胎止呕，治妊娠恶阻、呕吐时作；配黄连、陈皮，清胃降逆止呕；配枳实、半夏，清胆和胃，安神助眠；配桑白皮、黄芩，清肺化痰。

◎ 经方及类经方

1. 气虚夹热之呃逆证——橘皮竹茹汤

《金匮要略·呕吐哕下利病脉证治》"哕逆者，橘皮竹茹汤主之"。本条以呃逆为主症，以方测证，当为久病体弱或大吐下后，胃气虚弱，虚热动膈，膈气横逆，发生气虚夹热之呃逆。所用橘皮竹茹汤可清热补虚、降逆和胃，橘皮、生姜理气和胃、降逆止呕，人参、甘草、大枣补益胃虚，竹茹一味清热安中。

2. 妇人产后虚热烦呕证——竹皮大丸

《金匮要略·妇人产后病脉证治》"妇人乳中虚，烦乱呕逆，安中益气，竹皮大丸主之"。本条论述妇人产后虚热烦呕证。"妇人乳中虚"即新产妇人正气亏虚，由生虚热，心血不足，上扰心神，则心中烦乱；热邪犯胃，胃气失和，则呕逆不止，故以竹皮大丸安中益气、清热降逆。笔者认为乳中虚非仅产后，围绝经期亦是乳中虚，故借此治疗围绝经期患者的烦躁不安效佳。

3. 少阳胆热证——蒿芩清胆汤

蒿芩清胆汤源于清·俞根初的《重订通俗伤寒论》，书中言"足少阳胆经与手少阳三焦合为一经，其气化一寄于胆中以化水谷，一发于三焦以行腠理。若受湿遏热郁，则三焦之气机不畅，胆中之相火乃炽，故以蒿、芩、竹茹为君，以清泻胆火。胆火炽，必犯胃而液郁为痰，故臣以枳壳、二陈和胃化痰。又佐以碧玉，引相火下泄"。此证病机主要反映在三焦，胆热痰阻，湿遏热郁少阳，三焦气机不畅，胆中之相火乃炽，以致少阳枢机不利。蒿芩清胆汤全方用之，可清胆热，利湿浊，化中焦之湿并兼祛痰。该方保留了小柴胡汤的黄芩、半夏、甘草，青蒿和黄芩相配伍共为君药，既可清解湿热，又能祛邪外出；陈皮、半夏理气化痰、降逆止呕；枳壳下气宽中、除痞消痰；赤茯苓、碧玉散清利湿热，使湿邪从小便而去；而竹茹尤善清胆胃之热，又可化痰止呕。纵观全方，热清湿化痰除，胆胃和合，诸症得除。

4. 胆经痰热诸症——温胆汤

温胆汤的出处较多，据《中医方剂大辞典》记载，共有13首，出自11部方书。温胆汤始于南北朝名医姚僧垣的《集验方》，而现代临床常用的温胆汤实际出自南宋陈无择的《三因极一病证方论》。温胆汤最早治疗胆虚寒证，为足少阳经证，后《三因极一病证方论》卷九之温胆汤减生姜量，增茯苓、甘草而让处方温性下降，增强安神定志健脾之效，从而治疗"大病后，虚烦不得眠"及"心胆虚怯，触事易惊，或梦寐不祥，或异象惑，遂致心惊胆慑，气郁生涎，涎与气搏，变生诸证，或短气悸乏，或复自汗，或四肢浮肿，饮食无味，心虚烦闷，坐卧不安"。书中记载有三个同名的温胆汤，其中卷九《虚烦证治》以及卷十《惊悸证治》所载温胆汤一致，也即是现今常用的。温胆汤倾向于治疗痰饮引起的不寐、惊悸怔忡、虚烦呕吐、癫疝、遗精、肉𥆙筋惕等病症，相较二陈汤偏于治疗气实脉盛者，尤其适用于凌晨丑时（1～3点）易醒者。

◎ 方证

含竹茹常用经方或类经方临床应用指征如下：

竹皮大丸　以烦乱、呕逆、发热、口渴、脉虚数为其辨证要点。

橘皮竹茹汤　以呃逆、呕吐、心烦少气、舌嫩红、苔薄黄、脉虚数为其辨证要点。

蒿芩清胆汤　以寒热如疟、寒轻热重、口苦、吐酸苦水、胸胁胀痛、舌红苔白腻、脉濡数为其辨证要点。

羚角钩藤汤　以头晕胀痛、耳鸣心悸、手足躁扰、苔黄腻、脉弦滑而数、瘛疭、狂乱痉厥为其辨证要点。

温胆汤　以恶心吞酸、口渴喜冷、口臭心烦、脘闷痰多、舌质红、苔黄、脉滑数为其辨证要点。

涤痰汤 以肢体强痉、舌强不语、静卧不烦、四肢不温、苔白腻、脉沉滑缓为其辨证要点。

◎ **量效**

通过分析仲景所用经方，可以总结如下方药量效关系：

1. 绝对剂量

橘皮竹茹汤是《金匮要略》中治疗呃逆、呕吐的著名方剂，据考证，东汉时 1 升约合今 200ml，原方中竹茹为 2 升，约合 62g。《药典》规定最大剂量为 10g，仲景在此方中可谓使用了大剂量。竹茹并非大寒之品，取其清热安中止呕之力。

竹茹在《金匮要略·妇人产后病脉证治》中使用，以竹皮大丸治疗新产妇人虚热烦呕。此为丸剂，故剂量相对较小，使用 2 分，诸药末之，枣肉合丸弹子大，每次饮入 1 丸，日 3 服夜 2 服。其效一则清胃热，使热气不得上冲扰心，二则止呕降逆。

《三因极一病证方论》的温胆汤中竹茹用量为 2 两，《张氏医通》言"胆之不温，由于胃热不清，停蓄痰涎，沃于清净之府，所以阳气不能条畅而失温和之性。故用二陈之辛温以温胆涤涎，涎聚则脾郁，故加枳实、竹茹以化胃热也"。胆为清净之腑，痰火侵扰，胆热丛生，此处非因胆寒而温之，而是使其温而不热，用竹茹即清热和胃而化痰。

蒿芩清胆汤为小柴胡汤、温胆汤、碧玉散三方化裁而成。方中淡竹茹 3 钱，用之甘寒之性以行清热化痰之功，使用剂量与现今临床使用剂量相一致。

2. 相对剂量

橘皮竹茹汤治疗气虚夹热之证，以方测证，其热实非大热，而为微热。方中橘皮与竹茹比例为 1∶1（均为 2 升）。竹茹虽为甘寒之品，但药力温和不峻，仅是微寒而已，橘皮与其用量相当，二者温凉相匀，且方中还有温性的生姜。全方温热之性偏重，若疾病热象突出时，需酌加清热之品。

竹皮大丸中竹茹与石膏用量均为 2 分，桂枝、甘草分别为 1 分、7 分，白薇 1 分。该方以竹茹、石膏降胃热、清火气，止呕除烦；桂枝、甘草补益中气虚弱，下气止逆；白薇少量清退虚热，若虚热重者，可加量用之。

温胆汤中，以陈皮、半夏、生姜之辛温，导痰止呕；竹茹开胃土之郁，清肺金之燥；枳实微寒，降气导滞。方中陈皮 3 两，半夏、枳实、竹茹均为 2 两，从剂量上看，全方温散和寒降同施，不寒不燥而使胆腑清净。

◎ **服饵**

竹茹药食同用，作食物，可入粥糜，亦可制成药酒；作药物，多为复方使用。此药虽为微寒之品，但大量久服，亦有耗伤脾阳的可能。此外，胃寒呕吐及感寒夹食作呕者忌用。

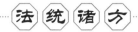

◎ 清法

竹茹在具体疾病的治疗方法各不相同,以清化为其能,具体体现在:

1. 清肺化痰

竹茹味甘,性微寒,清热化痰,常与半夏配伍运用。脾为生痰之源,脾胃燥湿不济,阴阳不和,可致中焦失运,进而水津输布失常,痰湿内生;肺为贮痰之器,痰浊上扰肺部,气机宣降失常,发为咳喘。半夏温燥,化痰湿之力强,竹茹甘寒清润,可清热育阴,二药为对,一寒一热,性味平调,燥中有润,若随症加减,则寒痰、燥痰、热痰皆能清肃。现代研究同样证实,竹茹主要化学成分具有明显的镇咳、祛痰作用。

2. 清心除烦

竹茹专凉心经,味甘又可安中,烦乱不生,具有清退虚热、清心除烦之功,可治烦躁、不眠等症。在温胆汤中,半夏为君,竹茹为臣,止呕除烦,全方利胆和胃、清热涤痰,常用于治疗虚烦不眠、头昏头痛、惊悸不安等。现代研究也证实,温胆汤具有镇静催眠的作用。

3. 清胃止呕

竹茹和胃清胆,化痰止呕,《金匮要略》录"橘皮竹茹汤"主治胃虚有热之呃逆,后世诸多医家在此方基础上加减应用。如孙思邈沿用仲景治法思路,加减成为竹茹汤、竹茹生米汤,扩展治疗妇人吐血、汗血、下血。橘皮竹茹汤中,内虚用甘以安中,烦乱用淡以清胃,以竹茹清热生津、化痰止哕,每可获不俗疗效。

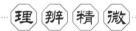

◎ 药理

1. 传统药理

《药品化义》言竹茹"轻可去实……凉能去热……苦能降下,专清热痰,为宁神开郁佳品"。由此可见,竹茹一药,味甘而淡,质润安中,气寒而滑,清心、肺、胃之火,但并非大寒之品,且滑能利窍,对证用之,无郁遏客邪之虑。

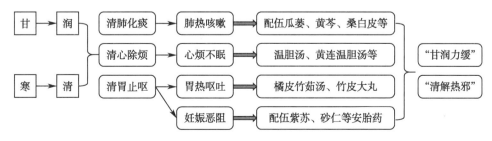

2. 现代药理

竹茹的现代药理作用大致有如下几点：

（1）调节肠道菌群作用：竹茹多糖能够在体外显著调节人体肠道菌群，并促进人体肠道菌群代谢产生有益于机体健康的乙酸、丙酸、丁酸。

（2）抗菌作用：竹茹对白色葡萄球菌、枯草杆菌、大肠杆菌及伤寒杆菌等均有较强的抑制作用。

（3）抗氧化作用：竹茹黄酮和竹茹内酯可作为延缓皮肤衰老的活性成分应用。

（4）降血脂作用：竹茹的甲醇提取物可降低血浆甘油三酯、总胆固醇水平。

（5）抗炎作用：竹茹提取物可有效缓解卵白蛋白所致的小鼠呼吸道炎症，对哮喘病可能存在潜在治疗作用。

（6）增强免疫作用：竹茹多糖对免疫低下小鼠和正常小鼠均有显著的免疫促进作用。

◎ 演义

竹茹可用于以下病证的治疗：

1. 胃热呃逆、呕吐

呃逆、呕吐皆为胃气上逆所致，早在《金匮要略》中即有记载治疗的方药，如橘皮竹茹汤治疗呃逆。异病同治，呕吐亦可以该方治之。陈灵石在《金匮方歌括》中言"金匮以呃为哕，凡呃逆证皆是寒热错乱，二气相搏使然"。橘皮竹茹汤恰为主治胃中气虚兼寒热相搏，其中竹茹甘寒可清胃膈虚热，为治疗胃热呃逆、呕吐之要药。

2. 妊娠恶阻

妊娠恶阻是指妊娠早期，出现严重厌食、头晕、恶心呕吐，甚至食入即吐者，以气味刺激呕吐、饭后呕吐或晨起呕吐多见，吐后一般可再食，也有病例吐后无法进食，饮水后也出现呕吐情况，严重者有黄绿苦水吐出。中医认为其基本病机在于胃失和降、冲气上逆。孕妇呕吐剧烈，妨碍正常进食，导致阴津匮乏，冲气上逆而出，仲景使用竹皮大丸、橘皮竹茹汤治疗呃逆，病机与此类似，临床用之治疗妊娠恶阻，疗效颇佳。

3. 失眠

中医对失眠有多种认识。《中藏经》首次提出了"胆热则多眠，胆寒则无眠"的独到见解。此言"胆寒"，非阳气不足内生之寒，而是指胆之正常生理功能受损，胆失常候。后《三因极一病证方论》中以此立论，创立了温胆汤，为治疗失眠的经典方剂。其中竹茹，入心、胃二经，清胃热、凉心经，清心除烦。《本草思辨录》认为竹茹性状"竹青而中空，与胆为清净之府，无出无入相似"，其性味"甘而微寒，又与胆喜温和相宜"，亦可入胆经以除烦。

4. 肺热咳嗽

竹茹甘润微寒，微寒可清肺热郁闭，甘润不伤肺津，为清肺金之燥的良药。凡因邪热客肺，肺金失养之咳嗽皆可用之，临床中常与黄芩、桑白皮、瓜蒌等药同用，可用于治疗支气管肺炎、哮喘急性发作、肺脓肿等疾病。

临 证 举 隅

案1 治经断前后诸证

王某,女,50 岁。1994 年 8 月 29 日初诊。近半年来感觉周身不适,心中烦乱,遇事情绪易激动,常常多愁善感,悲恸欲哭。胸闷心悸气短,呕恶不食,头面烘热而燥,口干喜饮,失眠失梦,颜面潮红,但头汗出。月经周期不定,时有时无。某医院诊断为"更年期综合征",服"更年康"及"维生素"等药物,未见效果。舌苔薄白,脉来滑大,按之则软。刘老辨为妇女 50 岁乳中虚,阳明气阴不足,虚热内扰之证,治宜养阴益气,清热除烦,为疏《金匮要略》"竹皮大丸"加减。白薇 10g,生石膏 30g,玉竹 20g,丹皮 10g,竹茹 30g,炙甘草 10g,桂枝 6g,大枣 5 枚。服药 5 剂,自觉周身轻松,烦乱呕逆之症减轻,又续服 7 剂,其病已去大半,情绪安宁,睡眠转佳,病有向愈之势。守方化裁,共服 20 余剂而病瘳。

(刘渡舟医案)

主要症状: 常常多愁善感,悲恸欲哭,胸闷心悸气短,呕恶不食,头面烘热而燥,口干喜饮,失眠失梦,颜面潮红,但头汗出。

病机归纳: 阳明气阴不足,虚热内扰。

经典方证:《金匮要略·妇人产后病脉证治》:"妇人乳中虚,烦乱呕逆,安中益气,竹皮大丸主之。"

方义分析: 此案为妇人经断前后,中虚内热所致。虚热内生,热扰心神,见"周身不适,心中烦乱,遇事情绪易激动,常常多愁善感,悲恸欲哭,失眠失梦";中焦气机不畅,见"胸闷心悸气短";热邪犯胃,胃气失和,见"呕恶不食";热气上冲,见"头面烘热而燥,口干喜饮,颜面潮红,但头汗出"。治用竹皮大丸清热降逆,安中益气。方中竹茹为君药,清胃热,降胃气,配伍生石膏加强清解胃热之力;致病之本在于中气虚弱,心气亦不足,故以桂枝、甘草益心气,亦补脾胃之气而和胃安中;白薇清在上之虚热;丹皮助养阴清解上浮虚热;大枣、玉竹用之则滋中州之阴液。全方寒温并用,益气补阴,诸症得除。

药证归纳: 在《金匮要略》中竹皮大丸治疗"妇人乳中虚",明确提出治则为"安中益气"。该学术思想在后世运用颇广。此证为中州不足,脾胃气虚,方中甘草用至 7 分,远远多于他药。甘草可保胃气,正合中气虚弱之病机,而诸药以"枣肉和丸",大枣亦为补脾胃、和胃气之要药,突出"安中益气"之法。竹茹为竹表面翠绿的部分,与之相近的还有天竺黄及竹沥。三者皆为清热化痰药,其中竹茹的作用最弱,其次天竺黄,最强的为竹沥。竹茹主要用于治疗肺部痰热,天竺黄、竹沥更偏向于治疗心、肝经热证,如高热惊厥、神昏。除此之外,三药中只有竹茹具有清胃止呕的功效,常常用于胃热引起的恶心呕吐。

案2 治失眠

肖某,男,40岁,教师,1999年4月2日初诊。患者受精神刺激后失眠10余年,长期服用中西药治疗,效果不佳。诊见:失眠,不能入睡,伴头晕,胸闷,记忆力差,四肢疲乏,纳食一般,舌淡红、苔黄稍浊,脉弦滑。各项理化检查无异常发现,血压正常,既往有"精神分裂症"病史。辨证属痰湿阻滞,兼肝气郁结,治以理气化痰解郁为主,方用温胆汤加味。处方:竹茹、法半夏、胆南星、素馨花各10g,枳壳、橘红、甘草各6g,茯苓、白术各15g,杜仲12g。14剂,每天1剂,水煎服。

4月16日二诊:服上方后,睡眠好转,头晕、胸闷亦减轻,舌淡红、苔薄白,脉弦滑。痰湿见化,虚象渐出,仍守上方加合欢花、酸枣仁各10g,并在上方基础上加减调治月余,患者睡眠明显改善。

(邓铁涛医案)

主要症状:失眠,伴头晕,胸闷,记忆力差,四肢疲乏,舌淡红、苔黄稍浊,脉弦滑。

病机归纳:痰湿阻滞,兼肝气郁结。

经典方证:《三因极一病证方论》:"温胆汤治大病后,虚烦不得眠,此胆寒故也。此药主之。又治惊悸。"

方义分析:此案患者失眠乃因情志刺激而发,辨证属痰湿阻滞,兼肝气郁结,方用温胆汤加味。方中竹茹清心除烦,合法半夏、胆南星清热化痰;素馨花行气止痛,清热散结;枳壳、橘红行气化痰,散结开郁;茯苓、白术补气运脾,以绝痰源;患者既往发病日久,以一味杜仲微补肾精。

药证归纳:失眠的病因病机复杂,有七情所伤,有饮食停滞,亦有体弱劳倦,病位上以心、肝、胆、胃为主,病机总因阴阳调和失职。此病案即为七情所伤,据其症状及舌脉,不难发现其为虚实夹杂之证,但总以实邪为主,故以温胆汤加减理气化痰解郁。方中竹茹、半夏相配,竹茹性寒,半夏之温可制,半夏辛燥,竹茹甘润可防,为清热化痰,降逆止呕之经典药对。《药品化义》又言"竹茹,轻可去实……凉能去热……苦能降下,专清热痰,为宁神开郁佳品",其入胃经,专清胃腑之热,是为虚烦烦渴、胃虚呕逆之要药。

旋覆花

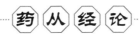
◎ 概述

旋覆花为菊科植物旋覆花或欧亚旋覆花的头状花序。其味苦、辛、咸，性微温，归肺、胃经。具有降气行水化痰，降逆止呕，健胃消胀的功效。其地上部分茎叶称为金沸草，性味归经功效与旋覆花类似。

◎ 经论

《神农本草经》云："旋覆花，味咸，温。主结气，胁下满，惊悸，除水，去五脏间寒热，补中下气。"

◎ 释经

旋覆花味咸，性温，主结气胁下满，惊悸，除中上二焦结闭之疾。除水，咸能润下。去五脏间寒热，五脏留结不通所生之寒热。补中下气，开气下达，皆咸降之功。夫太阳之气，从胸胁以出入，故主治胸中结气，胁下胀满。太阳为诸阳主气，气化则水行，故除水；水气凌心则惊悸，能下水而治惊悸。五脏如五运之在地，天气旋覆于地中，则五脏之寒热自去矣。去五脏间寒热，故能补中。治结气、胁满、惊悸、除水，故能下气也。

◎ 药证

主治：痰气互结证。
体质特征：易患胁痛、噫气或素有痰饮，脉滑。

◎ 炮制

旋覆花有生旋覆花、炙旋覆花2种炮制品。
生旋覆花：用手轻轻抖松，拣去叶柄，筛去灰尘，在操作时应戴口罩，以免花飞入喉内作痒。
炙旋覆花：旋覆花生品宜除去梗、叶及杂质，其质轻而上扬，虽有"诸花皆升，旋覆独降"之说,若不经过炮制,可能实现不了其向下之用。故旋覆花常经过炮制后再入药,借助辅料及炮炙过程本身的作用,其消痰行水、降气止呕的向下作用方为显著,正所谓"生升熟降"之理。《中药大辞典》《中华人民共和国药典(2020年版)》旋覆花炮制项下,均收载了蜜炙品(蜜炙旋覆花,需照蜜炙法炒至不粘手);因蜂蜜性味甘平,有甘缓益脾、润肺止咳的功效,所以旋覆花经蜜炙后,一能增强润肺祛痰、止咳平喘的功效,用于痰涎壅肺、咳喘痰多等;二能增加补中益气的作用,可用于治疗因脾胃气虚、痰湿上逆所致的呕吐噫气、心下痞满。这与《神农本草经》中关于旋覆花补中下气的记载是一致的。

◎ 用量

《中华人民共和国药典(2020年版)》规定旋覆花用量为3~9g。一般而言,旋覆花小剂量长于温中化饮散结,大剂量则通肝络,行气降逆。

◎ 阐微

旋覆花,气温、味咸,有小毒。禀天春和之木气,入足厥阴肝经;得地北方阴惨之水味,入足少阴肾经,气味降多于升,阴也,温能散积、咸能软坚,故主结气胁下满也。水气乘心则惊悸,咸温下水。所以并主惊悸也,去五脏间寒热者,五脏藏阴者也。痰蓄五脏,咸温可以消痰,所以去寒热也。补中者,中为脾胃,水行痰消,则中宫脾胃受补也。下气者,咸性润下也。因有小毒,所以服之必烦也。

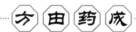

◎ 药对

旋覆花配代赭石,有升有降,有宣有化,既能调理气机,又能化痰消壅;配沉香,可通肝络利水道;配大黄,可降肺气,攻积导滞;配香附,可通肝行气止痛,治气血不和之胸胁痛。

◎ 角药

旋覆花配砂仁、丹参,可涤痰散结,和血通脉,调和脾胃;配麻黄、半夏,治外感风寒,内蕴痰湿,咳嗽痰多;配桑白皮、槟榔,泻肺化痰,利水行气;配紫苏子、半夏,宣肺散寒,止咳平喘,用于寒痰咳喘;配桑白皮、瓜蒌,清热化痰,治属热痰者;配海浮石、海蛤壳,化痰软坚,治顽痰胶结所致胸中满闷者。

◎ 经方

1. 肝络失和,气血郁滞——旋覆花汤

《金匮要略·五脏风寒积聚病脉证并治》"肝着,其人常欲蹈其胸上,先未苦时,但欲饮

热，旋覆花汤主之"。本病乃肝受其邪，疏泄失常，气机郁滞，日久不解，血随气凝，留着不行，脉络瘀滞，而致胸胁痞闷，甚则作痛。患者常欲按揉其胸部，气机暂通，则胸胁稍舒，气血郁凝，得热饮则行，故可缓解一时。法宜下气散结，活血通络，以旋覆花汤治之。方中以旋覆花搜肝开郁，散结软坚，新绛活血行瘀，葱开郁宣络，共奏疏肝理气，活血散结之功。俾气行郁，瘀消络通，肝着自却。

《金匮要略·妇人杂病脉证并治》"寸口脉弦而大，弦则为减，大则为芤，减则为寒，芤则为虚，寒虚相搏，此名曰革，妇人则半产漏下，旋覆花汤主之"。妇女病以治肝为主，虚不可补，解其郁聚，即所以补；寒不可温，行其血气，即所以温。旋覆花行血脉之瘀，葱白通经气之滞，新绛止崩除漏，使结开则漏止，其血自止，不必补也。

前者系胸胁肝络气血郁滞、着而不行，其病在血，故治以旋覆花汤下气散结、活血通络；后者系半产漏下后妇人阴血亏损，致阳气衰微与虚阳外浮，故治以旋覆花汤助气血之生化，行气血之瘀滞，以待生机自复。由此可见，旋覆花汤中取旋覆花善通肝络而行气，宣郁活血散结之功。

2. 胃虚痰阻气逆——旋覆代赭汤

《伤寒论·辨太阳病脉证并治》"伤寒发汗，若吐若下，解后，心下痞鞕，噫气不除者，旋覆代赭汤主之"。此方治胃虚有饮而有心下痞、噫气呕逆者，方中旋覆花，主降逆化痰、益气和胃。

◎ 方证

含旋覆花常用经方临床应用指征如下：

旋覆花汤　以恶寒、身痛、胸闷、胸胁痛、身疼为其辨证要点。

旋覆代赭汤　以噫气呕吐、胃脘痞硬为其主要辨证要点。

◎ 量效

绝对剂量

通过分析仲景所用经方中旋覆花的剂量，主要以绝对剂量为主，总结如下：

旋覆花汤、旋覆代赭汤中旋覆花的剂量均为 3 两。旋覆花汤为治疗"肝着"之剂，证属气血瘀滞，方中旋覆花剂量最大，意在通肝络而行气，宣郁而活血散结。旋覆代赭汤治心下痞，痰阻气逆证，取旋覆花疏解肝之郁气，降胃之逆气，消痰散结除噫气之功。由此可见，根据旋覆花的剂量和在方剂中的占比，大剂量主要通肝络而行气活血，中剂量取温中化饮散结之功。

◎ 服饵

旋覆花具金黄色或白色绒毛，食后对咽喉有刺激作用。传统认为，为了防止旋覆花细毛进入气管引起呛咳应当包煎。《神农本草经》与《本草纲目》虽无包煎记载，但《本草从新》言"旋覆花有细毛,恐射肺令人嗽",所以入煎剂,需用绢包好。古代医者还有提倡煎后"绢滤"者,与前者无理论分歧,只是方法的不同。包煎和煎后过滤,都是为了防止旋覆花绒毛被食入。煎后过滤较之包煎虽然可以节约纱布,但对患者来说可行性差。而且包煎旋覆花可使轻浮的旋覆花沉入药液中,防止沸腾时溢出煎具外,有利于药效成分的溶出。因此,医院煎药室可用过滤法,但家庭煎药仍以布包煎为佳。

曾有报道 2 例旋覆花引起的接触性过敏性皮炎,1 例服后致暴泻,若出现不良反应当立即停用。

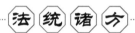

◎ 消法

旋覆花以苦辛降气行水化痰,降逆止呕,可消痰饮、散痞满、除噫气,当属消法范畴。正如《本草汇言》言"旋覆花,消痰逐水,利气下行之药也。主心肺结气,胁下虚满,胸中结痰,痞坚噫气,或心脾伏饮,膀胱留饮,宿水等症。大抵此剂,味咸以软坚散痞硬。性利以下气行痰水,实消伐之药也"。

1. 消痰水,散结气

《神农本草经》言其"味咸,温……除水,去五脏间寒热",《名医别录》谓之"甘,微温。消胸上痰结,唾中胶漆,心胁痰水,膀胱留饮"。从以上可看出,旋覆花可主内在脏腑之水饮结气,散结除水气,如胁下满、惊悸、胸上痰结、心胁痰水、膀胱留饮等;亦主外在之风寒湿气,包括因风寒湿痹阻脉所致的风气湿痹。即有消痰饮、散水气之功。现代研究发现该药有镇咳、祛痰的作用,可用于急性气管炎、慢性气管炎、肺部感染等。

2. 除痞噫

旋覆花苦降辛开,《神农本草经》言其"主结气,胁下满……补中下气",《药性论》亦云其"开胃,止呕逆不下食物"。说明旋覆花善于降逆止呕,除痞噫之气,如治痰浊中阻,胃气上逆而噫气呕吐,胃脘痞硬者。常配伍代赭石、半夏、生姜等,如旋覆代赭汤。现代研究可用于慢性胃炎、肝炎等。

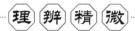

◎ 药理

1. 传统药理

旋覆花作用的发挥,全在于"降"与"消"二字。降即降气化痰、降逆止呕、降气除噫;消即消痞满、消痰水。故"降""消"二字,可恰当概括旋覆花功效。《本草衍义》言"旋覆花,行痰水,去头目风,亦走散之药也"。《本草纲目》亦云"所治诸病,其功只在行水下气通血脉尔"。

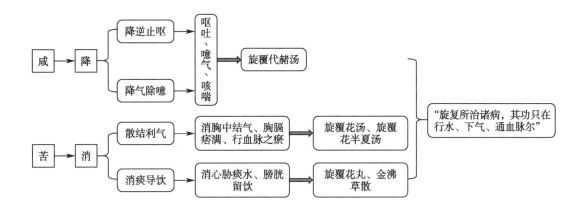

2. 现代药理

旋覆花的现代药理作用大致有如下几点:

(1)镇咳、祛痰作用:旋覆花黄酮类对组胺引起的豚鼠支气管痉挛性哮喘有明显的保护作用。

(2)抗氧化作用。

(3)抗肿瘤作用:旋覆花的提取物天人菊内酯有抗癌作用。

(4)抗增生作用。

(5)抗病原微生物作用:欧亚旋覆花内酯对阴道滴虫和溶组织内阿米巴均有强大的杀原虫作用。旋覆花煎剂对金黄色葡萄球菌、炭疽杆菌和福氏痢疾杆菌Ⅱa株有明显的抑制作用。

(6)保肝作用:旋覆花对免疫性肝损伤有保护作用。

(7)通便作用。

◎ 演义

旋覆花以苦辛降逆行水为其长。降逆止呕取其苦降,行水化痰取其辛散。

1. 脾胃病

旋覆花归胃经,《药性论》"主肋胁气,下寒热水肿,主治膀胱宿水,去逐大腹,开胃,止呕逆不下食"。仲景之旋覆代赭汤主胃虚痰气逆证。现代药理研究发现,旋覆花有明显抗炎作用,同时旋覆花对慢性胃炎、胃溃疡、胆汁反流性胃炎等胃病有很好的治疗作用。临床常以旋覆花、代赭石药对降逆止呕,代表方如旋覆代赭汤、宣中降逆汤等。

2. 咳嗽

旋覆花归肺经,《名医别录》记载其"消胸上痰结,唾如胶漆,心胁痰水,膀胱留饮,风气湿痹。以治风寒喘嗽,寒饮渍肺,最是正法"。《中药学》亦言"旋覆花功能消痰行水,降气止呕,用于痰涎壅肺,咳喘痰多"。现代研究表明,旋覆花所含的生物碱有抑制呼吸、降低血压和松弛平滑肌的药理作用,这也印证了旋覆花可治疗咳嗽、喘证等疾病。如以旋覆花为主的金沸草散治疗外感咳嗽,效果良好。

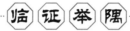

案1 治妊娠恶阻

　　妊娠恶阻患者,女,32岁,1994年6月5日初诊,确诊妊娠2个月。妊娠反应严重,频发呕吐,一日十余次,多为黏涎清水,食不下咽,消瘦乏力,经西医、中医治疗,效果不显。因患者体弱,家人欲劝其终止妊娠,经人介绍就诊于梁老。查面色苍白,脉沉弦而滑,舌苔薄白,证属气机郁滞,胃失和降。方用旋覆花15g,党参30g,清半夏15g,枳壳10g,砂仁3g,吴茱萸12g,川黄连6g,代赭石60g(先煎20min),竹茹10g,甘草6g,大枣8枚,生姜3片,5剂,水煎服,每日1剂。二诊:服药后呕吐大减,食欲增加,上腹部觉有硬物堵塞疼痛,原方去砂仁、吴茱萸,加厚朴10g、陈皮10g、延胡索8g。上方服10剂后,诸症悉除。妊娠足月后顺产一女,无异常。

(梁世绍医案)

　　主要症状:呕吐清水、食不下咽、消瘦乏力,脉沉滑,舌苔薄白。

　　病机归纳:气机郁滞,胃失和降。

　　经典方证:《伤寒论·辨太阳病脉证并治》:"伤寒发汗、若吐若下,解后,心下痞鞕,噫气不除者,旋覆代赭汤主之。"

　　方义分析:此案患者,妊娠呕吐、不能食。投以旋覆代赭汤调其升降之机,除用参、枣、草和中益气,旋覆花、代赭石降逆消痰外,又活用了辛开苦降之法,用吴茱萸辛开、黄连苦降。诸药合用,益气和胃止呕。升降合宜,其症自除。方中之半夏历来有"动胎"之说,诸医恐其伤胎,多不敢用于妊娠之早中期。梁老认为,有是证当用是药,有故而无陨,用之得效。

　　药证归纳:本案用旋覆代赭汤,取旋覆花降逆止呕之义。旋覆代赭汤常用于调理脾胃之升降气机,叶天士"脾宜升则健,胃宜降则和"。脾主升,胃主降,脾气升则清阳上升,胃气降则浊阴下降,一升一降为人体气机升降之关键枢纽。此方抓住人体气机升降的要点,以党参、甘草、大枣和中以助脾升,旋覆花、代赭石、半夏降逆和胃以助胃降,升降相因,气机运化自然舒展得宜。

　　方中君药旋覆花,归胃经,《药性论》谓之"主治膀胱宿水,去逐大腹,开胃,止呕逆,不下食"。此说明旋覆花有开胃止呕健脾之功,又因其苦、辛之味,故能治疗呃逆、噫气、胸胁痛等。

案2 治胁肋脘痛

沈某，21岁，初起形寒寒热，渐及胁肋脘痛，进食痛加，大便燥结，久病已入血络，兼之神怯瘦损，辛香刚燥，决不可用。白旋覆花，新绛，青葱管，桃仁，归须，柏子仁。

（叶天士医案）

主要症状：胁肋脘痛，大便干结，形瘦。

病机归纳：肝经气血郁滞，着而不行。

经典方证：《金匮要略·五脏风寒积聚病脉证并治》："肝着，其人常欲蹈其胸上，先未苦时，但欲饮热，旋覆花汤主之。"

方义分析：此案患者胁肋脘痛，久病入络，以旋覆花汤下气散结，活血通络。方中旋覆花咸温，下气散结，新绛活血，葱管通阳，待结散阳通，气血以合，肝着自愈。且该案中叶氏在旋覆花汤上加桃仁、归须、柏子仁，此为辛润通络法。盖味辛行气散结，化瘀通络，体润补肝润燥，养血和血，以辛为主，以润为辅，则化瘀通络不伤肝血。

药证归纳：仲景旋覆花汤的主要用途有二：一是通络，借以活血；二是理气，重在升降。针对肝着之病，治以温阳行气散结。《本草汇言》云旋覆花可"消痰逐水，利气下行之药也"。气降，则痞闷可除。此方首以旋覆花通肝络而行气，再以新绛活血化瘀，助以葱茎温通阳气而散结。三药相伍共奏调畅气机，活血通络之功，是故血络畅行，阳气通利，则瘀血去，新血生，络脉和。归须，辛甘而性温，善走动而体润，《日华子诸家本草》载其"治一切风，一切血，补一切劳，破恶血，养新血及主癥癖"，李东垣谓其能"温中润燥止痛"；柏子仁味甘而性平，体润有脂，《本草纲目》载其"性平而不寒不燥，味甘而补，辛而能润，其气清香，能透心肾，益脾胃，盖仙家上品药也，宜乎滋养之剂用之"；桃仁味苦甘而平，体润多脂，《汤液本草》云其"苦以泄滞血，甘以生新血"，《药品化义》谓其"味苦能泻血热，体润能滋肠燥"，三药相伍，养血行血更奏润燥通络止痛之功。故叶天士多用旋覆花汤加桃仁、当归、柏子仁等治疗肝郁胁痛结聚、肝气夹痰饮喘咳、气血瘀滞阳郁忿怒、营卫不调怯冷等，而现代也多用来治疗胸痹、噎膈、咳嗽等。

桔梗

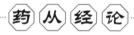

◎ **概述**

桔梗为桔梗科植物桔梗的干燥根。味苦、辛,性平,归肺、胃经。具有宣肺,祛痰,利咽,排脓等功效。

◎ **经论**

《神农本草经》云:"桔梗,味辛,微温。主胸胁痛如刀刺,腹满,肠鸣幽幽,惊恐悸气。"

◎ **释经**

桔梗,味苦、辛,性平,归肺经。用途有三:一为活血止痛"主胸胁痛如刀刺"。胸者肺之分也,胁者胆之分也,胆气不升,肺气不降,则滞于胸胁,痛如刀刺矣,辛以散之,温以达之,其能开利胸中郁气,治瘀血刺痛。二为行气止泻,主"腹满,肠鸣幽幽"。太阴肺经通调上下,相传之职若不能肃降,则饱腹满矣。肺与大肠相表里,大肠者燥金之腑,大肠湿热,则腹鸣幽幽,因辛以益肺,通调水道,因其有如风药上行之功,逆流挽舟,载药载气上行,也能升提清气,善治湿浊气机下堕之病,湿热行则肠鸣溏泻自止。三为宁心安神,主"惊恐悸气"。胆为中正之官,胆气伤,则不能担当而惊恐悸矣。其辛温调达,遂其生发之性,复其果敢之职,提拔气机,治疗"恐则气下"。所谓惊恐悸自止,降者升之之理也。

◎ **药证**

主要证型:咳嗽痰多,咽喉肿痛,音哑失音,肺痈吐脓。

◎ **炮制**

桔梗的炮制品有生桔梗、炙桔梗、炒桔梗 3 种。炮制时,以桔梗总皂苷的含量为评价指标,以蜜炙桔梗最优。桔梗的炮制主要是通过提高桔梗总皂苷的含量来达到增强其宣肺化痰的作用。

生桔梗:《实用中药炮制》记载桔梗炮制方法为"拣去杂质,冬春用热水抢洗,夏秋季用冷水抢洗,伏天洗桔梗,加明矾少许,捞入筛内加盖湿布,次日取出,切成2厘厚(按中国市制计量约0.67mm)横片,晒干或烘干"。由于不同产区桔梗的特征不同,导致其片型也较为多样,例如为安徽当地独创的桔梗双飞片,内蒙产桔梗切斜片以及市面最为常见的横切片,不同片型厚度有1~4mm之异。生桔梗味苦辛,性平,以宣肺祛痰力专,多用于外感咳嗽、咽喉肿痛。

炒桔梗:采用麸炒,即将桔梗饮片与麦麸皮拌炒。麸炒性味甘平,具有和中作用。"麦麸皮制抑酷性勿伤上膈",故常用麦麸皮制,以缓和药性作用强烈的药物。味苦微辛,以理肺祛痰力胜,多用于寒饮或湿痰咳嗽。

炙桔梗分为有蜜炙(将桔梗饮片与炼蜜拌炒,可增强桔梗润肺祛痰之功效)、酒炙(将桔梗饮片先拌酒后炒或先炒后拌酒,可杀酶保存皂苷并利于有效成分的溶出)、醋炙(将桔梗饮片先拌醋后炒或先炒后拌醋,可使桔梗皂苷转化为次级苷或皂苷元,增强桔梗通行功能)、姜汁炙(将桔梗饮片先拌姜汁后炒或先炒后拌姜汁,可增强桔梗开肺运脾、清火消痰、宽胸平气的功效)。

◎ 用量

《中华人民共和国药典(2020年版)》规定桔梗用量为3~10g。小剂量可宣肺利咽,大剂量以祛痰排脓。临床运用桔梗虽安全范围较广,正常剂量下(3~10g)未见明显毒副作用,但应注意其配伍禁忌(如桔梗配伍远志致吐)以及其不适用人群(凡气机上逆、呕吐、呛咳、眩晕、阴虚火旺、咳血等不宜用,胃及十二指肠溃疡者慎服)。临床也有记载,部分患者服用含有桔梗的汤剂时,刺激胃黏膜,释放过敏原而致过敏反应,且用量过大易出现恶心呕吐等消化道不适,并有溶血作用。故临床使用时应结合患者的实际病情酌情调整用药剂量,防止副作用的发生。

◎ 阐微

《神农本草经》将桔梗列为下品。《药性解》另载桔梗使用部位和禁忌为"节皮为使,畏白及,反龙胆、龙眼"。金元时期本草著作把桔梗作为"舟楫之剂",曰"桔梗清肺气,利咽喉,其色白,故为肺部引经。与甘草同行,为舟楫之剂,如大黄苦泄峻下之药,欲引至胸中至高之分成功,须用辛甘之剂升之。譬如铁石入江,非舟楫不载,所以诸药有此一味,不能下沉也",强调了桔梗行气和载药上行的功效。《汤液本草》言"桔梗,气微温,味辛、苦,阳中之阳。味厚,气轻,阳中之阴也,……入足少阴经,入手太阴肺经药,……治寒呕,若咽中痛,桔梗能散之也"。《本草发挥》也补充了桔梗的应用范围,曰其能"开提气血,气药中宜兼用之"。李杲在《珍珠囊补遗药性赋》对于桔梗功效总结道为"桔梗……其用有四:止咽痛,兼除鼻塞;利膈气,仍治肺痈;一为诸药之舟楫,一为肺部之引经"。后世方剂学所解血府逐瘀汤、参苓白术散所用桔梗在方中为舟楫之剂欠妥,因《神农本草经》已明示桔梗本主胸胁痛如刀刺,肠鸣幽幽,故在二方中是体现桔梗的原本作用而非舟楫之剂。同时,在治疗咳喘等症时一定是有痰而用,干咳、呛咳者慎之。

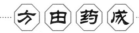

◎ 药对

桔梗配鱼腥草,清热排脓,治疗肺痈见发热咳嗽、咳吐腐臭脓痰者;配枳壳,升降气机,通肺利膈,治胸满不痛;配甘草,一宣一清,利咽解毒,治口舌生疮,咽喉肿痛;配杏仁,一升一降,升降调和,清上安下,治痢疾初起;配桑叶,宣疏并行,可宣肺祛邪,治风热咳嗽,痰多不爽;配贝母,祛痰止咳散结,增强祛痰之效;配槟榔,通畅上下气机,退五脏虚热;配桂枝,宣通温化,通利三焦;配荆芥,辛散疏风,祛痰利咽,主治风寒咳嗽;配升麻,清风热解热毒,治疗咽痛;配紫苏梗,一上一下,开胸顺气,消胀除满。

◎ 角药

桔梗配白术、大枣,培补中气,以疗虚疾;配当归、川芎,行气活血止痛;配白前、紫菀,使宣肺止咳之功倍增;配杏仁、紫苏,轻宣凉燥,宣肺理气宽胸,主治外感凉燥之咳嗽;配诃子、甘草,宣肺利咽,开音止咳,主音嘶、音哑之症;配黄芪、甘草,托毒生肌,主疮疡成脓不溃或久不收口者。

◎ 经方

1. 桔梗汤

(1)治少阴咽痛:《伤寒论·辨少阴病脉证并治》"少阴病二三日,咽痛者,可与甘草汤;不差,与桔梗汤"。少阴邪热客于咽喉,二三日时,可予甘草汤,甘草泻热而缓急迫。但若咽痛不愈,需在甘草汤中加入1两桔梗组成桔梗汤。此时桔梗降少阴相火而开结滞,从而使少阴邪热可去,肺气可宣,咽痛可愈。

(2)治肺痈:《金匮要略·肺痿肺痈咳嗽上气病脉证治》"咳而胸满,振寒脉数,咽干不渴,时出浊唾腥臭,久久吐脓如米粥者,为肺痈,桔梗汤主之"。桔梗宣肺气,甘草扶正气,其配伍以达周流全身之气,辛开苦降,排脓外出而不伤正气。在此方中,桔梗行瘀而排脓。

2. 寒实结胸——桔梗白散

《伤寒论·辨太阳病脉证并治》"寒实结胸,无热证者,与三物小陷胸汤,白散亦可服"。这里的寒实结胸,即指寒饮聚结成实的结胸证,若确审其无热证者,宜与白散温下其寒饮。桔梗白散主治痰饮凝结的寒食结胸,而其中桔梗主祛痰排脓。

《金匮要略·肺痿肺痈咳嗽上气病脉证治》"《外台秘要》桔梗白散:治咳而胸满,振寒,脉数,咽干不渴,时出浊唾腥臭,久久吐脓如米粥者,为肺痈"。咳而胸满即因咳而致胸满之意。振寒脉数为有痈脓之候，多咳唾故咽干。但无热故不渴。时吐浊痰腥臭，以至吐脓如米粥。故宜本方祛其痰和脓。值得注意的是，此条文与桔梗汤条为文同，当以证有虚实，此以实宜攻，彼以虚则不可攻。临证须细辨，桔梗主排脓血，除胸胁滞气，疗咽痛。

3. 痈疡——排脓散

《金匮要略·疮痈肠痈浸淫病脉证并治》"枳实十六枚，芍药六分，桔梗二分。上三味，杵为散，取鸡子黄一枚，以药散与鸡子黄相等，揉和令相得，饮和服之，日一服"。本条有方无证，但结合药物分析，本方可用于痈脓之变者。《金匮要略心典》对排脓散的方解为"枳实苦寒，除热破滞为君，得芍药则通血，得桔梗则利气，而尤赖鸡子黄之甘润，以为排脓化毒之本也"。由此可知桔梗确实长于排脓。

4. 痈疡——排脓汤

《金匮要略·疮痈肠痈浸淫病脉证并治》"甘草二两、桔梗三两、生姜一两、大枣十枚。上四味，以水三升，煮取一升，温服五合，日再服"。排脓汤即在桔梗汤基础上加大桔梗的用量，并加用生姜、大枣而成，以扶正祛邪，祛邪而不伤正。《绛雪园古方选注》言"排，斥也。脓，血肉所化也。前方枳实、赤芍佐以桔梗，直从大肠泄气破血，斥逐其脓"。方中生甘草清热解毒；桔梗排脓消痈；生姜、大枣调和营卫，营卫通畅则可促使脓液消散排出。此方偏重清热解毒排脓，而此处的桔梗主排脓血，除胸胁滞气。

5. 虚劳诸不足——薯蓣丸

《金匮要略·血痹虚劳病脉证并治》"虚劳诸不足，风气百疾，薯蓣丸主之"。对于虚劳不足、气血两虚、外兼风邪的各种虚劳亏损而易感外邪或兼有外邪之证，当益气和荣，祛风除邪。在此桔梗与桂枝、杏仁引邪出表。（参见山药篇）

6. 风癫——侯氏黑散

《金匮要略·中风历节病脉证并治》"侯氏黑散：治大风，四肢烦重，心中恶寒不足者"。《外台秘要》治风癫。侯氏黑散玄机主要在于补脾胃、祛风邪、化痰通络，而桔梗在此方中，主利咽宽胸，解半表半里邪热。

7. 产后中风——竹叶汤

《金匮要略·妇人产后病脉证治》"产后中风，发热，面正赤，喘而头痛，竹叶汤主之"。桔梗与桂枝配伍以疏风解肌，主要取其归肺经及宣肺之效。

8. 五脏虚热——四时加减柴胡饮子

《金匮要略·杂疗方》"退五脏虚热，四时加减柴胡饮子方"。虽未载具体病位和主症，但根据其提示病机为"五脏虚热"，其中大腹槟榔入胃、大肠经，与桔梗相伍，肺与大肠相表里，表里上下气机通畅，则五脏虚热有排除之路径。此处取桔梗宣发肺气之功。

◎ **方证**

含桔梗经方临床应用指征如下：

桔梗汤 以咽痛、咳吐脓痰或胸痛者为其辨证要点。

桔梗白散 以胸满、胸痛、咽痛、咳唾脓浊而属寒实证者为其辨证要点。

排脓散 以金疮、疮痈将成未成为其辨证要点。

排脓汤 以疮痈、脓肿初溃、咳吐脓血腥臭、咯血、恶寒身热、烦渴喜饮、舌质微红、苔白薄或黄薄、脉数或滑数为其辨证要点。

薯蓣丸 以虚劳诸不足、风气百疾为其辨证要点。

侯氏黑散 以四肢烦重、心中恶寒不足为其辨证要点。

通脉四逆汤加桔梗汤 以四逆汤证虚寒更甚者、咽痛为其辨证要点。

竹叶汤 以面正赤、喘而头痛、发热为其辨证要点。

四时加减柴胡饮子 以五脏虚热为其辨证要点。

◎ 量效

通过分析仲景所用经方，桔梗量效关系如下：

1. 绝对剂量

大剂量为排脓汤，桔梗用量为 3 两。排脓汤主要为清热解毒、排脓消痈之剂。"排脓汤一方，尤为缓治，盖上部胸喉之间有欲成疮痈之机，即当急服也"。故急者当用排脓汤。该方在桔梗汤基础上加大桔梗用量，取其排脓血、除胸胁滞气的功效。

中剂量为桔梗汤、通脉四逆加桔梗汤、竹叶汤，桔梗用量为 1 两。以上三方主症均有"咽痛"，可见中剂量桔梗有宣肺利咽止痛之功。

小剂量为排脓散、薯蓣丸、四时加减柴胡饮子，桔梗用量分别为 2 分、5 分、7 分，此处"分"为衡重剂量。三方有丸有散有汤剂，皆出现了以个数计量的药物。而以上三方证均有脾肺气虚等正虚之机，运用桔梗主要取其载药上行，与他药配伍，将补益的药气引入肺，达扶正之功。可见小剂量桔梗如"舟楫之剂"，入肺经，载药上行。

2. 相对剂量

（1）开宣肺气，载药上行：桔梗白散、三物白散均为散剂，组方药物的桔梗用量均为 3 分，制方时只需注明药物间的比例关系，以散剂的服用量控制药量。二方取桔梗开提肺气，"既可开肺散结祛痰，又可载药上行"。

（2）祛痰利咽，利膈气：侯氏黑散亦为散剂，组方药物的桔梗用量为 8 分，取桔梗祛痰利咽、利膈气，与防风、菊花、细辛、桂枝等共奏辛温散风、疏经通络的作用。

◎ 服饵

在经方中，桔梗的用法分为 3 种，包括入散剂（如侯氏黑散、排脓散），入丸剂（如薯蓣丸）及入汤剂（如桔梗汤、排脓汤、竹叶汤、通脉四逆汤加桔梗方）等。

古人曰"散者，散也，去急病用之"，故经方中桔梗用散剂时，主要治疗急症、重症，如侯氏黑散治疗心中恶寒不足，排脓散治疗痈脓等。

丸剂是将药物研磨成细粉并辅以佐料制备成球形或类球形的一种剂型，其可使药物吸收缓慢，药力持久，多用于慢性疾病，如薯蓣丸治疗虚劳不足，风气百病。

汤剂是指将中药加水煎煮取汁的一种剂型。"病于人者，上则汤剂，次则矿艾，愈矣"，充分反映了汤剂吸收快、作用强的优点，如治疗咽痛、肺痈的桔梗汤，治疗产后中风发热的竹叶汤。桔梗在现代主要用于肺系疾病，如咳嗽、咯痰不爽、胸闷、咽痛等患者主观比较难受的症状，故一般入汤剂，以速去病根，消除不适。桔梗入煎剂，煎煮时间明显短于其他类方剂，是因药物煎煮时间较短气轻味薄，其性趋上，能使药物更好的作用于咽部。此外，《本草经集注》中提及桔梗有小毒，粥可解之，且服用期间勿食猪肉等内容。如侯氏黑散明确指出忌食鱼、肉、大蒜，桔梗白散若服药不利，则服热粥以助泻下。

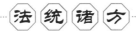

法 统 诸 方

◎ 消法

桔梗以苦辛宣肺祛痰排脓为其能，当属消法范畴。

1. 消痈排脓

痰液为水饮停聚，日久为痰，为痈脓，桔梗宣发肺气之力强，肺气宣降，气机运转，水饮流动，则可促进痰液排出。《伤寒杂病论》多次提到桔梗用于治疗肺痈及其他痈脓，如《金匮要略》中提到"咳而胸满……为肺痈，桔梗汤主之"。其中《金匮要略》中所载桔梗汤与《伤寒论》所载方药相同，在桔梗汤中，桔梗行瘀而排脓。现代有医者认为桔梗可用于肺痈各期，说明桔梗确为消痈排脓之佳品，为肺痈之要药。代表方剂为桔梗汤、排脓散、排脓汤等。

2. 祛痰宽胸散结

桔梗辛散苦泄，性平和，专走肺经，为肺经气分之要药，善开郁肺气、祛痰宽胸而治疗咳嗽痰多，无论外感内伤、属寒属热均可应用，亦治胸胁刺痛。桔梗并非理气药，因其善于开郁肺气、祛痰宽胸，故在气滞血瘀、痰阻所致的胸痹中经常应用。《神农本草经》"主胸胁痛如刀刺"，基于此，《医林改错》血府逐瘀汤为治疗胸中血瘀之专方，以桔梗配伍枳壳一升一降，宽胸行气，"气行则血行"，气机通畅有利于瘀血的祛除，与方中诸活血化瘀药起到协同作用。代表方如侯氏黑散、《医林改错》的血府逐瘀汤等。但值得注意的是，治疗咳嗽时，桔梗仅用于咳嗽痰多者，干咳无痰者忌用。

3. 利咽开音

桔梗味辛而苦，辛能宣发，苦能肃降，是配伍治疗肺系疾病的要药。《伤寒论·辨少阴病脉证并治》"少阴病二三日，咽痛者，可与甘草汤，不差，可与桔梗汤"。开桔梗治疗咽痛之先河。少阴邪热客于咽喉，二三日时，可予甘草汤，甘草泻热而缓急迫。但若咽痛不愈，需在甘草汤中加入 1 两桔梗组成桔梗汤，此时桔梗降少阴相火而开结滞，从而使少阴邪热可去，肺气可宣，咽痛可愈。代表方剂有桔梗汤、通脉四逆汤加桔梗汤、桔梗白散等。

理 辨 精 微

◎ 药理

1. 传统药理

桔梗祛痰作用从现代医学来看,主要是刺激气管黏膜促进分泌物分泌以稀释痰液从而促进痰液排出。从中医方面来看,痰液为水饮停聚,日久为痰,为痈脓,桔梗宣发肺气之力强,肺气宣降,气机运转,水饮流动,则可促进痰液排出。

桔梗作用的发挥,全在于"宣"与"消"二字。宣即宣肺宽胸,宣开肺气,宣肺祛痰;消,即消痈排脓,消瘀排脓。故"宣""消"二字,可恰当概括桔梗的功效。

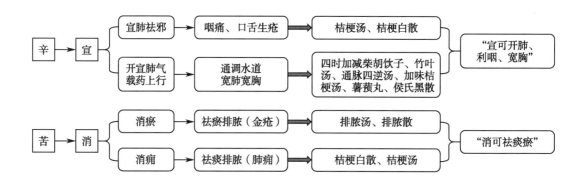

2. 现代药理

桔梗的现代药理作用大致有如下几点:

(1)增溶作用:桔梗含有桔梗皂苷表面活性物质,能增强细胞膜的通透性能,对其他药物的难溶性成分起增溶作用。故桔梗有引经作用。

(2)抗炎、镇咳作用:桔梗有效成分可增加呼吸道黏蛋白的释放,且桔梗总皂苷能通过上调肺表面活性蛋白 A 的表达,改善肺部炎症,进而发挥肺部的修复作用。由此可见,桔梗有抗炎、镇咳作用。

(3)降血糖、调血脂和保肝作用。

(4)调节免疫作用:桔梗多糖有调节免疫应答作用。

(5)镇痛和保护心肌细胞作用。

(6)抗肿瘤作用。

(7)抗肥胖和抗疲劳作用。

◎ 演义

桔梗以宣利为其长。胸闷咳嗽宜宣;咽喉肿痛宜宣;肺痈、痈疮宜消。

1. 咳嗽

桔梗辛开苦泄，功能宣肺祛痰。如外感咳嗽，常配合解表药同用。属于外感风寒者，可与荆芥、防风、紫苏叶、杏仁等配伍；外感风热，可与前胡、牛蒡子、菊花、桑叶等配伍应用。桔梗辛散苦泄，上行开发，能宣通肃降肺气、化痰止咳，故常用于外感咳嗽，无论风寒、风热、凉燥，如治风寒的《医学心悟》之止嗽散，治风热的《温病条辨》之桑菊饮，治凉燥的《温病条辨》之杏苏散，皆有桔梗在内。且现代研究表明，桔梗有镇咳作用，有增强抗炎和免疫作用，故临床上多用于治疗咳嗽，如急性上呼吸道感染、慢性咽炎、慢性支气管炎、感冒、肺气肿、支气管哮喘等疾病导致的咳嗽痰多等。干咳无痰者不宜。

2. 咽痛

桔梗宣肺利咽祛痰，治咽喉痛肿，可与板蓝根、牛蒡子、马勃、白僵蚕、甘草等同用。如咽喉肿痛、声音嘶哑，可与牛蒡子、甘草、山豆根、射干等同用；配伍诃子、甘草，宣肺利咽、开音止咳，主音嘶、音哑之症；配升麻，清风热解热毒，疗咽痛。现代研究表明，桔梗所含桔梗皂苷刺激咽喉部位，反射性地增加支气管黏膜分泌亢进从而促进痰液排出。临床上多用于治疗急慢性咽炎、急性扁桃体炎。

3. 肺痈

桔梗性散上行，能利肺气以排壅肺之脓痰，为治疗肺痈之要药，可与生薏苡仁、冬瓜子、桃仁、鲜芦根、鱼腥草等配伍；配鱼腥草、冬瓜仁等以加强清肺排脓之力；配甘草，治疗肺痈咳嗽胸痛、咳痰腥臭。临床上多用于治疗肺脓肿、各种痈疮疔肿等。

4. 乳癌

《神农本草经》云"桔梗主胸胁痛如刀刺"，说明桔梗可治疗胸胁刺痛。在历代医籍有关乳癌病的记载中，桔梗作为治疗药物或方剂组成药物应用频繁，如清肝解郁汤、香贝养荣汤、益气养荣汤、六味流气饮、蠲毒流气饮等均含有桔梗。结合桔梗的传统功效和现代药理学研究，认为桔梗主要发挥引经作用，提高整方疗效，同时其自身也具有抗癌活性和免疫增强作用。因此，桔梗可能是乳癌病治疗潜在有效药物。

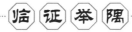

临 证 举 隅

案1 **治喉痈**

忆昔年曾治一重喉痈，病已1周，用大剂桔梗汤（甘草60g、桔梗30g），一服破脓，再服数剂而愈。

（余子修医案）

主要症状：少阴咽痛。
病机归纳：风热毒气上攻咽喉，咽痛喉痹，蕴酿为痈。

经典方证：《伤寒论·辨少阴病脉证并治》："少阴病二三日，咽痛者，可与甘草汤；不差，与桔梗汤。"

方义分析：此案患者，喉痈确诊，余氏以桔梗汤治喉痈，其中甘草用量倍于桔梗，意在病久脓成，毒溃正伤之时，非峻剂所可攻击，重用甘草又可长血肉而益金母，获效迅捷。

药证归纳：桔梗祛痰利咽，可治咽痛。《灵枢·经脉》提到"肾足少阴之脉……其直者，从肾上贯膈，循喉咙"。《伤寒论·辨少阴病脉证并治》言"少阴病二三日，咽痛者……与桔梗汤"。少阴邪热客于咽喉，二三日时，可予甘草汤，甘草泻热而缓急迫。但若咽痛不愈，需在甘草汤中加入1两桔梗组成桔梗汤，此时桔梗降少阴相火而开结滞，从而使少阴邪热可去，咽痛可愈。故桔梗临床可疗咽喉肿痛及失音。

本案用桔梗汤，取桔梗利咽排脓之效，配甘草，一宣一清，利咽解毒，治咽喉肿痛、口舌生疮；以大剂甘草清热解毒，桔梗利咽排脓，故咽痛可愈。结合条文，桔梗汤的主症为咽痛、咳吐脓痰等。

案2　治大便脓血

加贺侯之臣某，便脓血已5年，来浪华从医治3年。一门人虽与桂枝加术附汤及七宝丸，无效。遂请先生诊之，腹满挛急，少腹鞕而底有硬物，重按之则痛。乃与排脓散，受剂而去。未几来谢曰：宿疴尽除矣。

（吉益南涯医案）

主要症状：腹满、腹痛拒按、便血。

病机归纳：热毒蕴结，气滞血痹，久蕴成脓。

经典方证：排脓散和排脓汤出于《金匮要略·疮痈肠痈浸淫病脉证并治》篇"病金疮，王不留行散主之"条下，虽未具主症，但均系治疗金疮化脓之疾的方剂。

方义分析：此案患者，便脓血经年，以其具有腹满挛急、少腹鞕、底有硬物、重按则痛之腹证，实则为内痈化脓，应由大便而出，故用排脓散。在此，取桔梗排脓之力，方中配伍枳实破滞气、芍药除血痹，治内痈，使脓血从大便排出，以缓陈疾。

药证归纳：桔梗归肺经，有祛痰排脓之功，为排脓之要药，而肺与大肠相表里，黄元御论其"散结滞而消肿硬，化凝郁而排脓血，疗咽痛如神，治肺痈至妙，善下冲逆，最开壅塞"。痰、涕等分泌物以及浊尿、血便等均可理解为"脓"。因此，桔梗不仅疗咽痛、肺痈、咳嗽，还可治肠痈、便血等。

排脓散主痈脓，汤本求真《皇汉医学》云"东洞翁本方定义曰：治疮家胸腹拘满，或吐黏痰，或便脓血，又有疮痈而胸腹拘满者主之"。仲景原方中以鸡子黄调和药散，而现今多用煎剂，则可不用卵黄。现代多用本方治疗各种化脓性炎症，以患者局部红肿、坚硬、疼痛、排脓困难为特征。

葶苈子

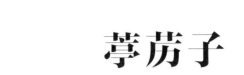

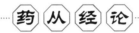

◎ 概述

葶苈子为十字花科植物播娘蒿或独行菜的干燥成熟种子。夏季果实成熟时采割植株，晒干，搓出种子，除去杂质。前者习称南葶苈子，后者习称北葶苈子。味辛、苦，性寒，归肺、膀胱经。具有下气行水，祛痰定喘等功效。

◎ 经论

《神农本草经》云："葶苈，味辛，寒。主癥瘕积聚，结气，饮食寒热，破坚逐邪。通利水道。"

◎ 释经

葶苈子，味辛、苦，性寒，归肺、膀胱经，具有利水及消癥作用。"破坚"主要是指散痰浊瘀血结聚而成的癥块（癥瘕积聚、气结、饮食寒热）。"通利水道"，肺为水之上源，葶苈滑润而香，归肺经，专泻肺气，故能通调水道，凡积聚寒热从水气来者，葶苈主之。

◎ 药证

体质特征：体格壮实，易患喘咳、多痰饮，脉象滑而有力者。

◎ 炮制

葶苈子有生葶苈子和炒葶苈子2种炮制品。

生葶苈子：拣净杂质，筛去灰屑。近代《中药炮制学》总结为生品力速而猛，降泄肺气作用较强，长于利水消肿、降泻肺气，宜于实证，多用于胸水积滞和全身水肿。

炒葶苈子：取净葶苈子置锅内，用文火炒至微鼓起，并有香气为度，取出，放凉。这里的炒法需炒至有爆声。炮制品微鼓起，表面棕黄色，有气，不带黏性，以提高其吸收程度，延长在体内留置时间，延长药效的发挥。经炒制后苦寒之性缓和，免伤肺气，可用于实中夹虚的患者，多用于咳嗽喘逆，腹水胀满。

◎ 用量

《中华人民共和国药典（2020 年版）》规定葶苈子用量为 3～10g，结合《伤寒论》的用量及现代剂量考证，最大可用至 70g 以行泻肺行水，泻热破结，峻逐水饮之功，如用于结胸者、项亦强、如柔痉状之水热互结于胸膈之大结胸证。本品小剂量下气逐水祛痰，大剂量破坚散结，消癥瘕积聚。

◎ 阐微

陶弘景认为葶苈子"味辛、苦、大寒。下膀胱水伏留热气，皮间邪水上出，面目浮肿，暴中风热痱痒，利小腹，久服令人虚"，其中药性从《神农本草经》之"寒"变成"大寒"，并指出"久服令人虚"，以示本品药性峻猛。故《神农本草经》列为下品。寇宗奭在《本草衍义》中明确"葶苈有甜、苦二种，其形则一也。经既言味辛苦，即甜者不复更入药也"，李时珍则认为其"甘苦二种，正如牵牛，黑白二色，急缓不同；又如壶卢，甘苦二味，良毒亦异。大抵甜者下泄之性缓，虽泻肺而不伤胃；苦者下泄之性急，既泄肺而易伤胃，故以大枣辅之"。也正是为此，在《中华人民共和国药典（2010 年版）》将十字花科植物独行菜和播娘蒿的种子列为正品葶苈子。

葶苈子除苦、甜之别，还有南、北之分，十字花科植物播娘蒿的干燥成熟种子为南葶苈子，味微辛、苦，略带黏性；而独行菜种子则称为北葶苈子，无臭，味微辛辣，黏性较强。现代研究显示，南葶苈子成分测定集中在总部位、芥子碱硫氰酸盐以及黄酮类，多达 85 种化学成分，且目前对播娘蒿化学成分的研究多于独行菜，故临床中使用入药的以南葶苈子为主。

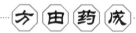

◎ 药对

葶苈子配大枣，和缓其苦寒之性，以补助泻；配紫苏子，泻饮降逆平喘；配防己，开上源、利下窍，行水消肿；配桑白皮，泻肺平喘；配杏仁，荡涤热邪；配滑石，清湿热利小便；配人参，强心利水；配代赭石，降逆化痰平喘；配麻黄，寒热互制，宣降得宜，利肺平喘；配桃仁，泻水逐饮；配黄芪，益气利水。

◎ 角药

葶苈子配大黄、芒硝，泻热破结，峻逐水饮；配泽泻、槟榔，泻肺强心，导滞行水；配桔梗、鱼腥草，清热消肿，祛痰排脓；配黄芪、附子，温阳益气化饮。

◎ 经方

以葶苈子为主药的最具代表性的经方是葶苈大枣泻肺汤。

1. 肺痈——葶苈大枣泻肺汤

《金匮要略·肺痿肺痈咳嗽上气病脉证治》"肺痈，喘不得卧，葶苈大枣泻肺汤主之"。《金匮要略·痰饮咳嗽病脉证并治》"支饮不得息，葶苈大枣泻肺汤主之"。此由邪实气闭引起，治用葶苈大枣泻肺汤泻肺开闭，清热下水消痰。仅苈、枣两味，主药为葶苈，其味辛苦、性寒，辛则善行，苦能降泄，寒可除热，故有"破坚逐邪，通利水道"（《神农本草经》），"下气平喘、消痰"（《名医别录》），泻肺除热、排痰散结、清泻脓浊、除壅利水的功效；而大枣甘缓补中，以防葶苈子峻烈太过，以补助泻，安中护正，使邪去而正不伤，二药合用治疗邪实壅滞之肺痈与支饮不得息。

2. 大结胸证——大陷胸丸

《伤寒论·辨太阳病脉证并治》"病发于阳，而反下之，热入因作结胸；病发于阴，而反下之，因作痞也。所以成结胸者，以下之太早故也。结胸者，项亦强，如柔痉状。下之则和，宜大陷胸丸"。结胸为湿与热互结于心下而致的疾病，表现为心下或全腹硬满疼痛，或者不按自痛不可近，或者按而始痛。治疗不仅应去心下之湿热，还应清心胸之湿热，方能使病痊愈。方中大黄、芒硝、甘遂为大陷胸汤，去心下之硬满；又纳开胸下气之杏仁和下胸中痰水的葶苈子，逐在上之水湿，则上下之湿热并去。因为在上之湿热如用过猛之药下之，恐不能净，故易汤为丸，使药力缓缓发作，使在上之湿热缓缓而去，不留后患矣。（参见甘遂篇）

3. 水热内蕴——己椒苈黄丸

《金匮要略·痰饮咳嗽病脉证并治》"腹满，口舌干燥，此肠间有水气，己椒苈黄丸主之"。此方苦寒攻邪，以利水渗湿为主，泻下通便为辅，分消水饮。方中防己苦寒善下行，既能利水消肿，又能清热。椒目苦寒降泄，以行水气。葶苈子苦泄辛散，专开宣肺气，通调水道，善治肺气壅闭，水饮停聚之水肿胀满。大黄涤荡肠胃之积滞而泻下通便，推陈出新。四药合用，泻热逐水、通利二便，共主热结肠道、水饮内停、积聚肠间之证。后世有人分析其病理机制为脾、肺功能障碍，不能运化津液和宣通水道。饮邪积于肠间则腹满，津不上承则口舌干燥。程云来谓"防己、椒目导饮于前，清者得从小便而出；大黄、葶苈推饮于后，浊者得从大便而下也。此前后分消，则腹满减而水饮行，脾气转而津液生矣。若渴则甚于口舌干燥，加芒硝佐诸药以下腹满而救脾"。

4. 腰以下水气——牡蛎泽泻散

详见牡蛎篇或泽泻篇。

5. 疟母——鳖甲煎丸

《金匮要略·疟病脉证并治》"病疟，以月一日发，当以十五日愈，设不差，当月尽解。如其不差，当云何？师曰：此结为癥瘕，名曰疟母，急治之，宜鳖甲煎丸"。疟疾日久不愈，以致疟邪久踞少阳,正气日衰,气血运行不畅,寒热痰湿之邪与气血相搏,结成痞块,推之不移,表现为腹中疼痛、肌肉瘦削、饮食减少、时有寒热、女子经闭等,治当急治。鳖甲攻坚祛瘀,尚有如桃核承气汤等祛瘀逐水、攻坚行气之品,共奏行气活血,祛瘀化痰,软坚散结之功。而此方中的葶苈子主消癥瘕积聚。

◎ 方证

含葶苈子的经方临床应用指征如下:

葶苈大枣泻肺汤 以喘息、不得卧、咳喘、吐黄脓痰偏实热证者为其辨证要点。

大陷胸丸 以结胸在上见心下或全腹硬满疼痛、或者不按自痛不可近、或按而始痛、项强为其辨证要点。

己椒苈黄丸 以口舌干燥、腹满肠鸣、二便涩滞为其辨证要点。

牡蛎泽泻散 以小便不利、浮肿、口渴为其辨证要点。

鳖甲煎丸 以癥瘕结于胁下、推之不移、腹中痛、肌肉瘦削、女子月经闭止为其辨证要点。

◎ 量效

通过分析仲景所用葶苈子,总结如下量效关系:

1. 绝对剂量

大剂量为葶苈大枣泻肺汤、大陷胸丸,为半升,方中重用葶苈子,以破坚逐邪,通利水道治咳嗽气喘及结胸在上者。大陷胸丸主治大结胸邪偏于高位者,能仰不能俯,邪偏于上者,治宜缓。

小剂量为鳖甲煎丸,为1分,取其消癥瘕积聚之功。

2. 相对剂量

(1)下气逐水:牡蛎泽泻散中,葶苈子与其他药物各等分,比例为1:1,共奏逐水利尿之功。

(2)祛痰逐水:己椒苈黄丸中,葶苈子与其他药物各等分,比例为1:1;共奏祛痰逐水之功。

◎ 服饵

葶苈子苦、寒,主要功效为泻水逐饮、破坚消积、平喘消肿,因偏性较强,"至苦极寒,有泻无补,暂用尚能损真,久服令人虚",即不宜久服,宜中病即止。

《本草纲目》言"苦者,下泄之性急,既泄肺而易伤胃,故以大枣辅之"。《本草求真》强调"苦者性急,既泻肺而复伤胃,故必用以大枣补土以制水,但水去则止,不可过剂"。仲景在运用葶苈大枣泻肺汤时,提出了"先以水三升,煮枣取二升,去枣,纳葶苈煮取一升,顿服"。由此可见,使用葶苈子时应与枣汤同服,以补土制水,防止克伐胃气。

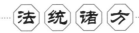

◎ 消法

葶苈子因苦寒消坚逐水，属消法范畴。

1. 消痞化积

积聚痞块多由气滞、血瘀、痰浊相搏结，日久成积成聚。"坚者削之""结者散之"。《医学心悟》言"夫积聚、癥瘕之症……当其邪气初客，所积未坚，则先消之而后和之。及其所积日久……当祛湿热之邪，削之、软之……"。《石室秘录》曰"邪聚于一处，而分解之也"。《金匮要略•疟病脉证并治》提出"此结为癥瘕，名曰疟母，急治之，宜鳖甲煎丸"。其中葶苈子合鳖甲、大黄、芒硝等以软坚消痞。

2. 消痰逐水

痰、水均为脏腑气化功能失常，水液代谢异常，以致水津停滞而成痰浊、水饮。痰、水相互搏结停于脏腑、经络，成为结聚积滞之邪。《医学心悟》言"腹有块，按之而软者，痰也；先足肿，后及腹者，水也……务在明辨证候，按法而消之也"。治当消痰逐水以消散积聚凝结而祛邪，代表方如大陷胸丸、己椒苈黄丸、葶苈大枣泻肺汤、牡蛎泽泻散等。

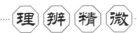

◎ 药理

1. 传统药理

葶苈子作用的发挥，主要在于"泻""消"二字。泻即泻肺利水，下气逐水；消即消积聚、消痰水。故"泻""消"二字，可恰当概括葶苈子功效。

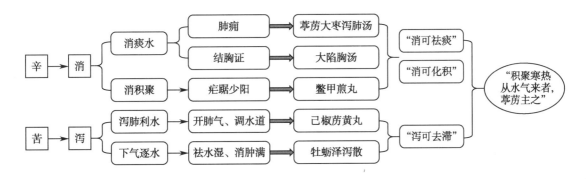

2. 现代药理

葶苈子现代药理作用大致有如下几点：

（1）强心、增加血流，改善心血管作用：葶苈子可抑制心肌肥大。葶苈子水提取物具有强心和增加冠状动脉流量作用，增强血排出量；还可降低肺动脉高压。

（2）抗肿瘤作用：葶苈子有极强的细胞毒活性，使致癌物不能生物转化，从而起抗癌作用。

（3）止咳作用：独行菜种子总黄酮提取物具有拮抗 PAF 的作用，具有止咳作用。

（4）利尿作用。

（5）调血脂作用。

（6）对中枢神经系统的作用：如增加学习记忆能力的改善，促进记忆；拮抗眼睑下垂、体温下降等。

（7）抗氧化、抗衰老作用。

（8）广谱抗菌作用。

◎ 演义

葶苈子以其祛痰逐水、泻肺平喘之功为长，与不同药物配伍针对不同的疾病。

1. 咳喘

葶苈子归属肺经、膀胱经，《开宝本草》"疗肺壅上气咳嗽、定喘促，除胸中痰饮"。其苦寒清热，专泻肺中水饮及痰火而平喘咳，适用于痰涎壅盛、喘息不得平卧。《药性论》言其"利小便，抽肺气上喘息急，止嗽"。明确该药有止嗽止喘的功效，为应用于咳喘提供了依据。现代药理研究显示，葶苈子有止咳的作用。配苏子，泻饮降逆平喘；配桑白皮，泻肺平喘；配杏仁，荡涤热邪；配代赭石，降逆化痰平喘；配麻黄，寒热互制，宣降得宜，利肺平喘；与肉桂相伍以温化痰饮，涤痰定喘。临床常常运用治疗哮喘、肺炎、胸腔积液、胸膜炎等疾病。

2. 心力衰竭

葶苈子破坚攻邪，通利水道。仲景首创葶苈大枣泻肺汤及己椒苈黄丸，治疗"支饮不得息"，临床多用于治疗各种类型的心力衰竭。现代药理研究发现，葶苈子含有强心苷类，且其提取物均有强心作用，能使心肌收缩力增强，心率减慢，对衰弱的心脏可增加排出量，降低静脉压，尚有利尿作用。对于心肾阳虚较甚，怯冷、四肢不温、足肿、舌淡胖、苔白，脉沉细而结代者，常加用附片、淫羊藿、鹿角片、炙甘草等以温肾助阳；肾阳亏虚，饮邪凌心射肺，出现咳嗽、喘息、胸闷、痰液清稀者，则用葶苈子配伍附片、肉桂、桂枝、泽泻温肾行水。

3. 水肿

葶苈子虽为肺经专药，然有水气弥漫中、下焦者亦可应用，故仲景提出了"水走肠间，沥沥有声，己椒苈黄丸主之"，"大病瘥后，腰以下有水气者，牡蛎泽泻散主之"。其能开闭泄气，治疗水气互结，利水消肿。而古籍亦早有记载：《神农本草经》载其"主癥瘕积聚结气，饮食寒热，破坚"，李杲谓"葶苈子大降气，与辛酸同用以导肿气……"，临床可用于肝硬化腹水、肾病综合征等疾病。

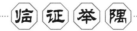

案1 治咳逆痰喘

罗某,男,47岁,1978年1月25日初诊,患慢性支气管炎多年,今日咳逆痰多,气喘促,胸闷胁胀,面部浮肿,大便较干,小便短少,脉滑苔白,舌质红,先宜泻肺化痰平喘。炒葶苈子9g,大枣7枚,姜半夏9g,生甘草6g,化橘红4.5g,冬瓜子、冬瓜皮各9g,礞石滚痰丸6g(包煎)。3剂。复诊:1月28日,药后气喘已平,咳痰亦减,大便量多而黏臭,小便较长,面浮渐消,脉长苔薄,宜理气化痰为续。

(何任医案)

主要症状:咳逆痰多、气喘促、胸闷胁胀、面目浮肿、舌红、脉滑。

病机归纳:痰热壅肺致咳喘胸满。

经典方证:《金匮要略·肺痿肺痈咳嗽上气病脉证治》:"肺痈胸满胀,一身面目浮肿,鼻塞清涕出,不闻香臭酸辛,咳逆上气,喘鸣迫塞,葶苈大枣泻肺汤主之。"

方义分析:此案患者,主症见咳逆痰多、气喘促、胸闷胁胀、面目浮肿,结合大便干、小便少、脉滑舌红,辨为痰热壅肺证。以葶苈大枣泻肺汤泻肺行水,下气平喘,又因大便偏干,复加礞石滚痰丸降火逐痰;以其脉滑苔白,又用半夏、橘红、冬瓜子、冬瓜皮祛湿化痰。服用3剂,大便量多而黏臭,痰水有下行之路,果然喘平咳缓。

药证归纳:葶苈子,味辛、苦,气大寒,阴中之阴,《药性赋》言"其用有四:除周身之浮肿,逐膀胱之留热,定肺气之喘促,疗积饮之痰厥"。肺属金,膀胱属水,肺气壅塞则膀胱与焉,譬之上窍闭则下窍不通,下窍不通则水湿泛溢,为通身水气,为喘逆,为痰气结聚,种种之病生矣。辛能散,苦能泄,大寒沉降,能泄肺闭,气行而水自行,故可下行逐水;亦能泄大便,为其体轻性沉降,引领肺气下走大肠,下气平喘。

葶苈大枣泻肺汤为治疗痰水壅肺之证,此时肺气被迫已甚,需要峻药顿服,以逐其邪。方中葶苈子泻肺行水,下气平喘,为君药;佐以大枣固护中土,并能缓和葶苈子峻烈之性,使泻肺平喘而不伤正。故葶苈大枣泻肺汤的主症为:咳逆痰多、气喘促、胸闷胁胀、面目浮肿、舌红、脉滑等。

案2 治痰饮(肺心病)

患者蔡某,女,65岁,因患肺心病住院。周身高度浮肿,喘咳,不得平卧,腹胀,口干舌燥,二便不利。心电图报告:可见肺型P波。X线胸部摄片:右心室段明显延长膨隆,两肺广泛性索条状模糊阴影。西医根据病史及检查所见,诊断为:老年性慢性支气管炎,阻塞性肺气肿,慢性肺源性心脏病,心力衰竭Ⅱ级。综观前症,参以脉尚有力,舌紫苔腻,证属阳气阻遏,津液不能上承之故。遂取温下逐水,前后分消之剂——己椒苈黄丸意治之。用药:防己、葶苈子各30g,椒目15g,大黄、麻黄各10g,补骨脂15g,煎服。药后5天,咳喘轻减,二便通畅,水肿见消,病情缓解。

(赵锡武医案)

主要症状:浮肿、喘咳、腹胀、口干舌燥、脉有力。

病机归纳:水饮停肺,肺气不通,肺失宣降。

经典方证:《金匮要略•痰饮咳嗽病脉证并治》:"腹满,口舌干燥,此肠间有水气,己椒苈黄丸主之。"

方义分析:此案患者以浮肿、喘咳、腹胀、口干舌燥为主症,且脉尚有力,符合己椒苈黄汤证,故用其攻逐水饮。恐其力尚不逮,加麻黄宣肺利水;因患者年过花甲,再加一味补骨脂温肾纳气。全方攻中有补,发中有收,治实防虚,比较周全。方中葶苈子用到30g,当是甜葶苈,以其虽泻而不伤中,若用苦葶苈,恐伤胃气。

药证归纳:本案用葶苈子,一则取其祛饮逐水之功,二是泻肺平喘之效。《神农本草经百种录》言其"味辛,寒。主癥瘕、积聚、结气,(水饮所结之疾。)饮食寒热,破坚逐邪,(亦皆水气之疾。)通利水道。(肺气降则水道自通)"。又葶苈滑润而香,专泻肺气,肺为水源,故能泻肺,即能泻水。凡积聚寒热从水气来者,此药主之。故葶苈子可用于治疗痰饮、喘咳之证,现代多用于治疗肺心病、慢性阻塞性肺疾病、慢性心力衰竭等疾病。

本案中使用己椒苈黄汤,取其分消水饮,导邪下行之功。水饮停肺,阻遏阳气,津不上承,故可见口干舌燥;饮邪内结,故见腹满。葶苈子与防己配伍,开上源、利下窍,行水消肿;葶苈子和大黄又可泄可去闭,泻肺与大肠也;椒目苦寒泄降,以行水气,《新修本草》谓其"治水,腹胀满,利小便"。四药合用,使水饮从二便分消,水去津生,则腹满自消,口燥自逆。

陈皮

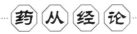

◎ 概述

陈皮为芸香科植物橘及其栽培变种茶枝柑、大红袍、温州蜜柑、福橘的干燥成熟果皮。味辛、苦，性温，归脾、肺经。具有理气健脾，燥湿化痰等功效。

◎ 经论

《神农本草经》云："橘柚，味辛，温。主胸中瘕热逆气，利水谷。久服去臭，下气通神。一名橘皮。"

◎ 释经

陈皮气温，味苦辛，无毒，得地南西火金之味，可入手太阴肺经。胸者肺之府，肺主气，司宣肃，肺气滞，则邪聚易成瘕聚，致肺气不降而郁热生。陈皮辛能散，苦能泄，辛散以破瘕，苦泄以除热，肺气以调，诸邪得平，则肺气降而逆者止。饮食入胃，温辛疏散，水谷自下也。肺主降，苦辛下泄，则肺金行下降之令，故下焦臭浊之气无由上升。心为君主，神明出焉；苦清心，能燥能泄，辛能散，温可和，所以通神也。

◎ 药证

主治：痰湿证，气滞证。

体质特征：常见嗽痰色白，脘腹痞满，胸胁胀闷。

◎ 炮制

陈皮古代炮制方法众多，宋代有焙制（《圣惠方》）、醋炒（《博济》），去白炒黄、麸炒（《局方》），去白炒香熟（《总微》），米醋熬（《三因》），黑豆煮（《传信》），炒令紫黑色、炙、盐水浸焙干（《朱氏》）等炮制方法。元代有制炭（《世医》）、醋煮（《瑞竹》）的方法。明代有去白麸炒、醋炙、巴豆炒（《普济方》），酒浸去白焙、米泔水浸（《奇效》），炒焦（《医学》），微熬、盐水洗（《纲目》），青盐五味子甘草山萸肉乌梅肉法制（《禁方》），盐煮去白（《准绳》），米炒

（《正宗》），去白盐水炒、面炒（《济阴》）等法。清代有姜汁炒、童便浸晒、炒（《备要》），焙（《奥旨》），土炒（《全生集》），香附炒（《时方》），台党甘草川贝母青盐法制（《增广》），蜜水炒（《时病》）等炮制方法。

现代炮制品主要为陈皮、炒陈皮。陈皮：取原药材，除去杂质，喷淋清水，润透，切丝，阴干。例如《中华人民共和国药典（2020 年版）》描述炮制方法为"除去杂质，喷淋水，润透，切丝，干燥"。炒陈皮：取净陈皮丝，置炒制容器内，用文火加热，炒至颜色加深，有香气逸出时，取出晾凉。或用麸炒法炒至内皮黄色有香气为度。

关于是否除去陈皮中的白膜：《雷公炮制论》言"凡修事，须去白膜一重，细锉，用鲤鱼皮裹一宿，至明，出，用。其橘皮，年深者最妙"。古人炮制陈皮时，须将白色内层果皮刮除干净，并且规定陈皮不可浸水，只能以手持住，在沸水中蘸三次，润湿内层果皮后刮除。古人认为留白则理脾健胃，去白则消痰止咳。用浆水洗去其燥性，更宜药用。

◎ 用量

《中华人民共和国药典（2020 年版）》规定陈皮用量为 3～10g。如配伍大量补益药时可少佐陈皮行气消滞，使补而不滞，常用剂量为 3～6g；其发挥行气健脾、燥湿化痰功效时，用量多为 9～15g；发挥降逆止呕、化湿和胃作用时，用量多为 20g。

◎ 阐微

陶弘景云："凡狼毒、枳实、橘皮、半夏、麻黄、吴茱萸皆须陈久者良。"清代《本经逢原》载橘皮"苦、辛，温，无毒。产粤东新会，陈久者良"。陈皮素有"陈久者良"之说，临床也多以陈者佳。实验证明，陈皮放置的时间越长，陈皮苷的含量明显增加，与自古认为"陈皮以陈为佳，越陈则治病理气的功效越好"的观点相吻合。另外，《本草纲目》言陈皮"治百病，总是取其理气燥湿之功。同补药则补，同泻药则泻，同升药则升，同降药则降"。陈皮辛香而行，善疏理气机、调畅中焦而使之升降有序，如配伍黄芪、升麻、柴胡等药可发挥补中益气、升阳举陷之功，代表方如李东垣之补中益气汤；其又辛散苦降，如《名医别录》言之"主下气，止呕咳"，可治疗呕吐、呃逆，常配伍人参、生姜、竹茹、大枣等药，共同发挥降逆止呃的功效，代表方如《金匮要略》之橘皮竹茹汤。

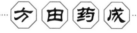

◎ 药对

陈皮配半夏，理气调中、燥湿化痰；配杏仁，燥湿健脾、降气化痰；配白术，燥湿运脾；配青皮，疏肝健脾；配黄芪，燥湿祛痰，健脾益肺；配茯苓，理气化痰，健脾利湿；配竹茹，理气化痰，降逆止呕。

◎ 角药

陈皮配半夏、茯苓，理气健脾，燥湿化痰；配木香、枳实，行气导滞；配苍术、厚朴，燥湿运脾，行气和胃；配神曲、山楂，行气消食导滞；配枳实、生姜，行气散结宣痹；配人参、竹茹，益气健脾，降逆止呕；配半夏、竹茹，降逆化痰，清胆和胃；配藿香、紫苏叶，行气化湿；配生姜、甘草，温中散寒止呕。

◎ 经方

1. 胸痹轻证——橘枳姜汤

《金匮要略·胸痹心痛短气病脉证治》"胸痹，胸中气塞，短气，茯苓杏仁甘草汤主之，橘枳姜汤亦主之"。胸痹原有胸痹、短气症，而本条冠以"胸痹"，复言"短气"，不言"胸痛"，但言"气塞"，可知此证胸中不痛，而以胸中气塞、短气为特点。气塞、短气由饮阻气滞而成，若气滞较重者，则用橘枳姜汤行气散结。

2. 血虚内寒，痛甚而呕——当归生姜羊肉汤

《金匮要略·腹满寒疝宿食病脉证治》"寒疝腹中痛，及胁痛里急者，当归生姜羊肉汤主之"。寒疝多因腹中寒甚而发，多以绕脐剧痛为特点。本条寒疝腹中痛引及胁肋，并伴筋脉拘急，是因肝脉失去气血的温煦和濡养，其痛多轻缓，且喜温喜按，故用当归生姜羊肉汤养血散寒。方中当归养血、生姜散寒，再选血肉有情之品羊肉补虚生血，方后注明痛甚且呕者加橘皮2两、白术1两，二药以健脾行气、和胃止呕。（参见当归篇）

3. 胃寒气逆——橘皮汤

《金匮要略·呕吐哕下利病脉证治》"干呕，哕，若手足厥者，橘皮汤主之"。本条论述胃寒气逆而干呕、哕的证治。寒气滞于胸膈，胸阳不能伸展，寒气上逆则作呕；寒气闭阻于胃，中阳被郁，阳气不能达于四末，则手足厥冷。则用橘皮汤散寒降逆，通阳和胃。方中橘皮理气和胃，生姜散寒降逆止呕，二味合用，使寒气阳通，胃气和降，则干呕、哕与厥冷自愈，故方后云"下咽即愈"。

4. 胃虚有热呃逆——橘皮竹茹汤

《金匮要略·呕吐哕下利病脉证治》"哕逆者，橘皮竹茹汤主之"。本条论述胃虚有热之呃逆。呃逆乃因胃中虚热，气逆上冲所致，故可伴有虚烦不安、少气、口干、手足心热、脉虚数等症。故用橘皮竹茹汤补虚清热，和胃降逆。方中橘皮理气和胃、和胃止呕；生姜降逆开胃；竹茹清热安中，止呃逆；人参、甘草、大枣补虚和中。

◎ 方证

橘枳姜汤 以胸中气塞、短气、心胸憋闷为其辨证要点。

当归生姜羊肉汤 以脐腹冷痛连及两胁、筋脉拘急、呕吐、面色苍白、唇甲色淡、脉沉细为其辨证要点。

橘皮汤 以胃中持续时间短的轻度冷感、呕哕、手足厥冷、呃声沉缓、得热则减、得寒则剧为其辨证要点。

橘皮竹茹汤 以呃逆或干呕、虚烦少气、口干、舌红嫩、脉虚数为其辨证要点。

◎ 量效

1. 绝对剂量

大剂量如橘皮竹茹汤、橘枳姜汤。橘皮竹茹汤原方由橘皮 2 升、竹茹 2 升、大枣 30 枚、生姜半斤、甘草 5 两、人参 1 两组成,用治胃虚有热之呃逆。方中陈皮理气健脾、和中止呕;橘枳姜汤原方由陈皮 1 斤、枳实 3 两、生姜半斤组成,用治胸痹饮阻气滞而气滞较重者,方中橘皮健脾行气散结。

中剂量如橘皮汤,橘皮汤原方由橘皮 4 两、生姜半斤组成,用治胃寒气逆所致之干呕、哕,方中橘皮理气和胃止呕。

小剂量如当归生姜羊肉汤,其方后言若痛甚且呕者加白术 1 两、橘皮 2 两以健脾行气、和胃止呕,且橘皮可兼顾当归、羊肉滋腻之壅滞。如《本草备要》"凡补药涩药,必佐陈皮以利气"。

陈皮量效无明显规律,临床常根据寒热虚实,如寒湿、寒痰,量可大,湿热、痰热量可减少,病实为主者量可大,正虚突出者量可小,以行气除实者量宜大。总之,不以疾病种类为纲论量之大小,而应以病之虚实寒热和作用侧重论大小。如陈皮理气燥湿化痰,治疗呼吸系统疾病(慢性阻塞性肺疾病、支气管扩张症、老年哮喘、咳嗽)、心血管疾病(如冠心病、心绞痛、心力衰竭等)、消化系统疾病(如呃逆、胃痛、痢疾、肠易激综合征等)、晚期胃癌、代谢综合征、糖尿病、失眠以及艾滋病、梅核气、顽固性失眠、中风及中风后遗症,用量为 6~15g。吴启尧善用重剂陈皮治疗乳腺增生,其自拟陈皮汤:陈皮 80g、夏枯草 30g、王不留行 30g,丝瓜络 30g,随证加减,治疗乳腺增生效果满意。

2. 相对剂量

橘皮与生姜相配:橘皮竹茹汤中橘皮与生姜比例约为 3∶4(橘皮 2 升∶生姜半斤),共同发挥和胃降逆的功效;橘枳姜汤中橘皮与生姜比例为 2∶1(橘皮 1 斤∶生姜半斤),二者相配,理气宽胸,温通心阳;在治疗胃寒呕吐且哕的橘皮汤原方中橘皮与生姜比例为 1∶2(橘皮 4 两∶生姜半斤),二者开胃理气降逆;当归生姜羊肉汤中橘皮与生姜比例为 2∶5(橘皮 2 两∶生姜 5 两),二者相配以理气降逆、温通阳气。橘皮量多重在理气除水气,生姜量多重在散寒邪,通阳气。

◎ 服饵

陈皮最早以橘柚之名载于《神农本草经》,被列为上品,为药食两用之品。传统习惯上,陈皮红皮与内层白皮作用不同,有"补脾胃不去白,若理胸中肺气须去白""去白者理肺气,留白者和胃气"之说。《本草新编》《本草经解》均言陈皮"无毒",但在临床应用过程中,由于个体差异会存在服用后过敏的情况。如服陈皮后喷嚏不止、流涕溢泪、胸闷不适;或腹胀肠鸣、腹痛、腹泻、大便溏薄、眼睑轻度水肿;或皮肤奇痒、出现粟粒状红色丘疹。陈皮辛散温燥,可伤津耗气,气虚津少者不宜多服;实热所致的痰热喘咳,阴虚燥咳及吐血证不宜使用。临床应用当注意配伍禁忌,如《本草经疏》"中气虚、气不归元者,忌与耗气药同用;胃虚有火呕吐,不宜与温热香燥药同用;阴虚咳嗽生痰,不宜与半夏、天南星等同用;疟非寒甚者,亦勿施"。

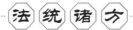

◎ 消法

陈皮消法的发挥,主要为行气消滞、燥湿化痰。

1. 行气消滞

陈皮味辛苦性温,既善行气和中,又能燥湿健脾,且作用温和,为治疗脾胃气滞之要药。治理脾胃气滞之脘腹胀满或疼痛,轻者可单用,重者常配伍木香、枳壳、紫苏梗等药,如宽中丸;治疗食积气滞,脘腹胀痛,可配山楂、神曲等药,如《丹溪心法》保和丸。

2. 燥湿化痰

《金匮要略》言"病痰饮者,当以温药和之"。陈皮苦温,苦能燥,温能化,为治痰湿水饮之要药。治疗湿痰咳嗽,可与半夏、茯苓等同用,如《太平惠民和剂局方》二陈汤;治疗脾虚失运而致痰湿犯肺者,可配伍人参、白术、茯苓等药,如《医学正传》六君子汤。

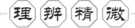

◎ 药理

1. 传统药理

陈皮作用的发挥,全在于"温"和"燥"二字。"温"即辛温散行、温化寒痰,"燥"即燥湿化痰、燥湿健脾。

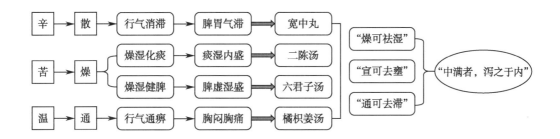

2. 现代药理

陈皮具有如下药理作用：

（1）抗氧化作用：体外实验研究发现，陈皮渣提取物对抑制动物油的氧化、清除羟自由基等方面都具有较强作用。体内实验研究发现，陈皮水提取液不仅能抑制动物脑、心、肝组织的脂质过氧化反应，还可增强 SOD 酶相对活性。

（2）降脂作用：动物实验研究发现，陈皮具有降低肝细胞脂质作用，可显著降低胆汁中胆固醇比例以及胆固醇饱和指数。

（3）抗炎作用：陈皮中主要成分川陈皮素具有拮抗人体滑膜纤维细胞和嗜酸性粒细胞作用，不仅能够破坏细菌结构，且能抑制蛋白质合成，导致细菌细胞固缩和死亡。

（4）保肝作用：陈皮苷对肝脏疾病具有积极的预防及保护作用，可缓解肝损伤、肝纤维化、脂肪肝、肝衰竭等疾病的临床症状。

（5）抗肿瘤作用：陈皮内的黄酮类成分具有显著的抗肿瘤作用。

（6）对呼吸系统疾病的作用：陈皮挥发油可平喘、镇咳和抗变应性炎症。

◎ 演义

1. 消化系统疾病

陈皮辛香走窜，温通苦燥，入脾、胃经，有行气、除胀、燥湿之功，为治疗脾胃气滞、湿阻之脘腹胀满、食少吐泻之佳品。《长沙药解》言其"降浊阴而止呕哕，行滞气而泻郁满"。如治疗寒湿阻滞脾胃，与苍术、厚朴等药同用，代表方《和剂局方》平胃散；治疗食积气滞，脘腹胀满，则配伍山楂、神曲等药，代表方《丹溪心法》保和丸。《本草纲目》云其"疗呕哕反胃嘈杂，时吐清水"，其又可治疗呕吐、呃逆，如《金匮要略》橘皮汤、橘皮竹茹汤。现代研究亦证明，陈皮能提高多潘立酮与铝碳酸镁联合治疗功能性消化不良患者的胃痛隐隐、胃部饱胀不适等单个症状的疗效。

2. 肺系病症

陈皮苦辛，入手太阴肺经，《长沙药解》言其"善开胸膈，最扫痰涎"。陈皮既能燥湿化痰，又能温化寒痰，且其辛行苦泄而能宣肺止咳，可用治多种肺系疾病。如治疗咳嗽痰多，色白易咯，胸膈痞闷，可配伍半夏、茯苓、生姜等药，代表方如二陈汤。

3. 声音嘶哑

陈皮辛香走窜，理气健脾，燥湿化痰；诃子酸涩收敛，敛肺利咽。诃子以敛为主，陈皮以散为要，两药配伍，一散一敛，相互制约，相互为用，敛肺理气清音甚妙。用治咽喉不爽、声音嘶哑等症收效良好。

4. 胸痹

陈皮辛行温通，入肺走胸，能行气通痹止痛。治疗胸痹胸中短气，配伍枳实、生姜，如《金匮要略》橘枳姜汤。邓铁涛教授治疗胸痹属于阳虚者，善用温胆汤治疗，方中半夏与陈皮相伍理气化痰以通痹，对于阴阳两虚者，则用温胆汤合生脉散。

临 证 举 隅

案1 治胸痹

患者男，67岁，于2017年3月9日初诊。就诊时无明显诱因出现胸部憋闷，时有压榨样疼痛，心慌，气短，全身乏力，遇劳累加重10年余，休息后缓解或消失，曾住院给予常规治疗。近10日上述症状明显加重，左下腹部自觉有冷气，大便稀，每日1～2次。心电图示：窦性心律，Ⅱ、Ⅲ、AVF、V4～V6导联ST段下移0.05～0.10mV。甘油三酯3.0mmol/L，血糖、肝肾功能检查正常。舌质紫黯，舌苔浊腻，脉诊：右寸沉弱关滑内弦尺沉紧，左寸沉关滑夹弦尺沉，予方药：枳实30g，陈皮100g，柴胡15g，黄芩10g，附子30g，细辛10g，熟大黄10g，生姜50g，白芍30g。7剂。7日后，患者复诊，胸憋、心悸、气短等不适明显好转，复查心电图：窦性心律V4～V6导联ST段下移<0.05mV。嘱继续服药治疗。

(赵杰医案)

主要症状：胸部憋闷，时有压榨样疼痛，心慌，气短，全身乏力，左下腹部自觉有冷气，大便稀，舌质紫黯，舌苔浊腻，右寸沉弱关滑内弦尺沉紧，左寸沉关滑夹弦尺沉。

病机归纳：痰凝气滞，痹阻心胸，兼太阴湿浊、少阴虚寒。

经典方证：《金匮要略·胸痹心痛短气病脉证治》："胸痹，胸中气塞，短气，茯苓杏仁甘草汤主之，橘枳姜汤亦主之。"

方义分析：患者心胸憋闷，予枳实、陈皮行肺胃之气，消痰湿；生姜散寒止呕；熟大黄清肠胃热，利肠道浊气；左关滑内弦，给予白芍柔肝养血，柴胡疏肝清热，黄芩清热祛湿；下腹冷感，大便稀，双尺沉，予附子、细辛温下焦散寒。

药证归纳：本案患者属胸痹气滞痰凝证，用橘枳姜汤加减，通过调理脾胃功能来达到行气通痹、化痰散结的功用，减轻胸痹症状。方中陈皮理气健脾，燥湿化痰，枳实行气化痰以消痞，破气除满而止痛，加上生姜温中散寒除水气。根据现代研究，橘枳姜汤可通过增强迷走神经、副交感神经的兴奋性，拮抗交感神经的兴奋性，缓解由于交感神经过度兴奋引起的冠状动脉痉挛，改善冠状动脉供血，同时又能改善胃肠道的功能，防止过多的代谢产物进入循环系统造成冠状动脉发生炎症反应，从而改善心肌的供血供氧。方中，橘皮后世认为其性温，燥湿祛饮，不欲重用，但仲景此处用至一斤。一斤即十六两，一两相当于今三钱，分温再服，每服二两四钱，用量极大。临床此药非重用不可见其疗效。去其气塞，一般可用八钱至一两。枳实伍橘皮以行气消胀满，生姜既祛水，又可止呕逆，方中亦重用此药。此方主治为胸满短气，而不兼胸痛，故不用栝蒌、薤白之类。

案2 治糖尿病胃轻瘫

患者女，57岁。糖尿病史16年余，近10年一直用胰岛素（诺和锐30）治疗，血糖控制尚可。糖尿病视网膜病变、糖尿病性周围神经病史6年余，糖尿病性肾病（3期）4年余。既往高血压病史6年，未规律服药；期前收缩病史多年。患者近半年时有恶心、纳差，伴腹胀、嗳气，无明显呕吐，曾住院治疗，症状可缓解，但仍有反复发作。1周前因饮食不节，上述症状再次发作，为系统治疗收入住院。平时纳可，夜眠差，小便泡沫，大便稍干。入院后予胰岛素稳定血糖，口服莫沙比利促进胃肠蠕动，六味安消胶囊以和胃健脾、导滞消食。配合弥可保足三里穴位注射，鼠神经生长因子肌内注射。中药橘皮竹茹汤加味以健脾和胃、理气通腑。附方如下：橘皮10g，竹茹10g，生姜5g，炙甘草6g，人参10g，苏叶10g，厚朴10g，麦冬10g，枳实10g，大黄6g（后下），炒麦芽15g。水煎服日1剂。患者服药1周后症状缓解，上方减大黄，继续服药。半月后改为香砂六君子汤以健脾理气、健胃消食服药半月，上述症状未再发作。

（马丽娟医案）

主要症状：消渴病，时有恶心、纳差，伴腹胀、嗳气，夜眠差，小便泡沫，大便稍干。

病机归纳：胃气阴两伤，胃失和降，胃气上逆。

经典方证：《金匮要略·呕吐哕下利病脉证治》："哕逆者，橘皮竹茹汤主之。"

方义分析：患者先天禀赋不足，阴虚内热，久病耗伤气阴，胃阴损伤，胃失和降，胃气上逆，发而为病。方中橘皮行气和胃以止呃，竹茹清热安胃以止呕，生姜和胃止呕。素体胃虚，用人参以益气补中，炙甘草益气和胃，助人参补益脾胃。患者大便偏干，加枳实、大黄以通腑，苏叶以宽胸理气，厚朴以理气通腑，麦冬以养胃阴，炒麦芽以健胃消食。

药证归纳：橘皮竹茹汤出自仲景《金匮要略》，用治胃虚有热之呃逆、干呕等胃气上逆见症，常伴虚烦少气，口干，舌红嫩，脉虚数等胃虚有热之征。气逆宜降，胃虚宜补，胃热宜清，法当降逆止呕，益气清热。陈修园《金匮方歌括》概括其"以呃为哕，凡呃逆证，皆是寒热错乱，二气相搏使然。故方中用生姜、竹茹，一寒一热以祛之；人参、橘皮，一开一合以分之；甘草、大枣奠安中土，使中土有权，而哕逆自平矣"。临床应用可随证加减，如胃热兼气阴两虚，加麦冬、茯苓、半夏、枇杷叶；胃热呕吐，气不虚者，去人参、甘草、大枣，加柿蒂。

枳实

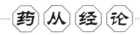

◎ 概述

枳实为芸香科常绿小乔木植物酸橙及其栽培变种或甜橙的干燥幼果。味苦、辛,性微寒,归脾、胃、大肠经。具有破气消积,化痰痞等功效。

◎ 经论

《神农本草经》云:"枳实,味苦,寒。主大风在皮肤中,如麻豆苦痒,除寒热结,止痢,长肌肉,利五脏,益气,轻身。"

◎ 释经

枳实味苦气辛性温,风邪留于皮肤肌表而生疗风,"麻豆苦痒"即"麻疹天花、苦痒"指皮肤瘙痒,难以忍受。皮肤瘙痒属风热结于肌肤,枳实苦泄辛散,治风所虚,风邪既散,则皮肤瘙痒即愈。有形之邪如痰饮、瘀血等与寒热邪气相互搏结而致(伴见)气滞。枳实乃破气消积第一要药,可行气滞除痰结,故能"除寒热结"。枳实行气,"调气则后重自除,行血则便脓自愈",故止利。脾主四肢肌肉,枳实非益气健脾之品,但配伍参、术等益气健脾药,可防诸药腻滞碍脾,从而增强诸药健脾之功,故"长肌肉,益气轻身"。"利五脏"乃枳实通行诸脏,配伍他药广泛用于多种气滞血瘀所致病证。

枳实为理气药。理气药以温热药为主,因寒性收引,不利于行气除痞。这也是枳实(包含枳壳)的药物基元由寒性的枸橘转变为温性的酸橙的原因之一。

◎ 药证

主治:痰湿证,气结证。
体质特征:胸膈脘腹痞满,心烦,积食,大便不利,脉沉滑。

◎ 炮制

枳实有枳实与麸炒枳实之别,元代《汤液本草》云"苦寒炙用,破水积以泄里除气"。

明代《本草纲目》言"以蜜炙用,则破水积以泄气,除内热"。清《女科要旨》"枳实烧黑,得火化而善攻停积"。现代《中药炮制学》指出生枳实长于破气化痰,但破气作用强烈,有损伤正气之虑,麸炒枳实缓和其峻烈之性,免伤正气,以散积消痞力胜。

仲景用枳实注明炮制者9方,其中"炙"者5方;"先煮"者1方;"水浸,炙令黄"者1方;"破,水浸,炙干"者1方;"烧令黑,勿太过"者1方。破气除积以攻下者生用,如大承气汤;行气消痞者炙用,如小承气汤、橘枳生姜汤;入血分者炒黑用,如枳实芍药散。简而言之,枳实生用行气力强,炙用可除其苦燥之性,烧黑入血行气。

◎ 用量

《中华人民共和国药典(2020年版)》规定枳实用量为3～10g,大剂量可用至60g。

◎ 阐微

1. 枳实、枳壳之辨

枳实首见于《神农本草经》,《伤寒杂病论》所载药物主要源于《神农本草经》。《名医别录》言"枳实……九月、十月采,阴干",说明当时所用枳实为成熟果实,非幼果,据诸多文献考证说明《神农本草经》《伤寒杂病论》中枳实乃枳壳。枳实独用于临床,始于唐宋,唐代《药性论》载"枳实……解伤寒结胸,入陷胸汤用。主上气咳喘,肾内伤冷,阴痿而有气,加而用之。枳壳……治遍身风疹,肌中如麻豆恶痒,主肠风痔疾……"。枳实、枳壳虽然同基原,但因采收时间不同而临床性效有差异,枳实于5～6月采集之自落幼果,枳壳于7月采集之将熟果实。枳实性烈,偏于破气除痞,消积导滞通便;枳壳性缓,偏于行血开胸,宽中除满。气滞者用枳壳,气坚者用枳实,其主破气是也。即《金匮要略》的橘枳生姜汤以枳壳换枳实,行滞的力量较缓。黄煌在《经方使用手册》中指出:应用大承气汤推荐同时使用枳实、枳壳。枳实行气力强,故用量少于枳壳。应用排脓散时推荐使用枳实;应用枳实芍药散、大柴胡汤、四逆散、栀子厚朴汤时推荐使用枳壳。

2. 枳实行三焦之气

《素问·阴阳应象大论》提到"其下者,引而竭之"。柯琴《伤寒附翼》卷下曰"攻积之剂必用行气之药以主之",故配伍枳实、厚朴行气以助大黄攻下。《药品化义》言及"枳实……专泄胃实……开导坚结……故主中脘以治血分,疗脐腹间实满,消痰癖,祛停水,逐宿食,破结胸,通便闭,非此不能也……。皆取其辛散苦泻之力也"。《长沙药解》则论曰"枳实酸苦迅利,破结开瘀,泻痞消满,除停痰留饮,化宿谷坚癥,涤荡郁陈,功力峻猛,一切腐败壅阻之物,非此不消"。由此可见,枳实秉阴冽敛降之气,味苦酸,能行三焦之气结,可散结于小肠之寒热邪,其治"寒热结"之功全在"枳实利气,利气之悬于中者也",顺其性以泄降从而达"除坚满"之目的。

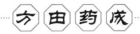

◎ 药对

枳实配厚朴,行气除满,治疗宿食积滞、实热内壅所致胸腹胀满之实证;配枳壳,相须协同,增强行气破结之力,用于治疗三焦气机壅实之证,尤其是对胸部憋闷感明显时二者配合使用常取得佳效;配陈皮,行气和中,消积化痰,用于治疗痰食阻中之脘腹痞满之证;配槟榔,行气导滞利水,治疗食积气滞、泻利后重之证,又可治疗水肿、脚气肿痛等;配竹茹,可降气除痰,和胃开郁,用于治疗痰热中阻之证;配瓜蒌,清上焦积热,宽胸散结,用于痰热结胸之证;配柴胡,升降相因,条畅气机,用于肝脾郁滞之证;配白术,健脾行气化痰,消补兼施,用于脾虚饮停之证;配芍药,行气活血,刚柔相济,用于气血阻滞之痛证;配桂枝,散寒通滞止痛,治疗胸阳不振,寒邪内侵的胸痹心痛;配生姜,辛散温通,行气通滞,治疗水饮食滞于胸脘所致的胸痹、气逆呕吐诸症,"开胃以通心";配黄连,清心胃之热,破气消积,清消并用,用于治疗心胃积热之证。

◎ 角药

枳实配大黄、厚朴,通腑泻热,行气除满,治疗胃热腑实之证;配栀子、厚朴,清热除烦,宽中消满,用于治疗邪热扰胸、腹中气滞之证;配桂枝、生姜,温阳化饮,下气降逆,用于治疗寒饮停心胸之证;配橘皮、生姜,行气散结,化饮利水,用于治疗饮阻气滞之胸痹轻证;配瓜蒌、薤白,通阳散结,降逆除满,宽中理气,用于治疗阴寒痰浊内盛之胸痹重证。

◎ 经方及类经方

1. 承气汤类方(三承气汤、厚朴大黄汤、厚朴三物汤、厚朴七物汤、麻子仁丸)
详见大黄篇。

2. 胸痹专方
(1)治阴寒痰浊之胸痹——枳实薤白桂枝汤:《金匮要略·胸痹心痛短气病脉证治》"胸痹心中痞,留气结在胸,胸满,胁下逆抢心,枳实薤白桂枝汤主之;人参汤亦主之"。胸痹之证,当分本虚标实,轻重缓急。此条乃论述胸痹以实邪为主,见阴寒痰浊上乘心胸,脉沉阴弦,当以枳实行气散痰结,薤白通阳散结,桂枝温通阳气以散寒。(参见薤白篇)

(2)治饮阻气滞胸痹轻证——橘枳姜汤:《金匮要略·胸痹心痛短气病脉证治》"胸痹,胸中气塞,短气,茯苓杏仁甘草汤主之,橘枳姜汤亦主之"。本条论述胸痹不见胸痛而见"胸中气塞、短气",可知胸痹乃饮阻气滞所致,饮邪偏盛则宣肺化饮,方用茯苓杏仁甘草汤。气滞偏重,宜行气散结,方用橘枳姜汤。橘皮理气,枳实泄满,生姜温胃行水。本汤证除胸痹气塞短气外,亦可见呕吐。(参见陈皮篇)

（3）治寒饮上逆心痛——桂枝生姜枳实汤：《金匮要略·胸痹心痛短气病脉证治》"心中痞，诸逆，心悬痛，桂枝生姜枳实汤主之"。《医宗金鉴》云"心悬而空痛，如空中悬物，动摇而痛也"。诸逆，乃阴寒痰饮等病邪向上冲逆，阻痹心胸，故以桂枝通阳气温散寒邪，生姜枳实行气以降逆气，气行则水行，从而阴寒得散，痰饮得化，心悬痛得消。

3. 脾虚气滞饮停——枳术汤

《金匮要略·水气病脉证并治》"心下坚，大如盘，边如旋盘，水饮所作，枳术汤主之"。以方测证，此证乃脾虚气滞，脾失健运，水湿不化痞结于心下，除可见"心下坚，边如旋盘"之外当有上腹胀闷疼痛等症。枳实行气、破结而消胀满，伍以逐饮利尿的白术，故治有水饮、心下坚满而小便不利者。本方临床上可用于内脏迟缓无力如胃下垂、消化不良等，加人参、茯苓、陈皮、生姜，即是《外台》茯苓饮，后世在枳术汤中加荷叶以升胃气。

4. 脾虚水停——《外台》茯苓饮

《外台》茯苓饮治心胸中有停痰宿水，自吐出水后，心胸间虚，气满不能食，消痰气，令能食。本方可"消痰食，令能食"，发挥益气健脾，行气蠲饮之功。

5. 气血瘀滞腹痛——枳实芍药散

《金匮要略·妇人产后病脉证治》"产后腹痛，烦满不得卧，枳实芍药散主之"。产后腹痛多由于血阻气滞所致，烦满不得卧，更是热郁气壅之象，当清热行气化滞止痛，故治以枳实芍药散。此以枳实行气破滞伍以除血痹、治腹挛痛的芍药，故可治血阻气滞而腹满痛者。下之以麦粥，乃安中养正之意，故亦主痈脓。唐容川云"并主痈脓者，脓乃血所化，此能行血中之滞故也"。

6. 阳郁厥逆——四逆散

《伤寒论·辨少阴病脉证并治》"少阴病，四逆，其人或咳，或悸，或小便不利，或腹中痛，或泄利下重者，四逆散主之"。本条论述"四逆"之主症，当见病机乃阳气内郁，气机不畅即可用之。

7. 中风腹满——《千金》三黄汤加减方

《金匮要略·中风历节病脉证并治》"治中风，手足拘急，百节疼痛，烦热心乱，恶寒，经日不欲饮食。腹满加枳实一枚"。此处枳实作为加减方，中风后，气血失调，胃肠气机阻滞致腹满，本虚标实之证，当泻实故予枳实行气除满。

◎ 方证

含枳实常用经方或类经方临床应用指征如下：

小承气汤　以大便硬、潮热或发热微烦、腹大满、脉滑而疾为其辨证要点。

大承气汤　以痞满燥实坚或热结旁流、喘冒不得卧、目中不了了、循衣摸床、脉沉实有力为其辨证要点。

厚朴三物汤　以脐腹痞满胀痛、便秘、脉数为其辨证要点。

厚朴七物汤　以腹胀满、发热脉浮、饮食如故为其辨证要点。

厚朴大黄汤 以胸腹胀满、气急、便秘为其辨证要点。

麻子仁丸 以大便硬、小便数、腹无所苦为其辨证要点。

《千金》三黄汤 以手足拘急、烦热心乱、恶寒、腹满为其辨证要点。

大柴胡汤 以按之心下满痛、往来寒热、胸胁苦满、默默不欲饮食、心烦喜呕、苔黄、脉弦有力为其辨证要点。

枳实薤白桂枝汤 以胸满、心下痞、胁下逆抢心、脉阴弦为其辨证要点。

桂枝生姜枳实汤 以心悬痛、脉弦为其辨证要点。

枳术汤 以心下坚、边如旋盘、腹胀痛为其辨证要点。

橘枳姜汤 以胸中气塞不痛、短气为其辨证要点。

《外台》茯苓饮 以腹胀满、不能食为其辨证要点。

枳实芍药散 以腹痛、烦满不得卧为其辨证要点。

四逆散 以四肢厥逆或腹痛、泄利下重、咳嗽、心下悸、小便不利为其辨证要点。

栀子厚朴汤 以心烦、卧起不安、腹满为其辨证要点。

枳实栀子汤 以心中懊憹、胸膈痞满、食少纳呆、苔薄黄略腻、脉滑数为其辨证要点。

◎ 量效

1. 绝对剂量

经方中枳实的计量单位有"枚，两，斤，分"4种。《中华人民共和国药典（2020年版）》规定以5～6月份采收的芸香科植物酸橙及其栽培变种或甜橙的干燥幼果为枳实，以7月份采收的芸香科植物酸橙及其栽培变种的干燥未成熟果实为枳壳。两者的个体重量经实测枳实为2.386g，枳壳为14.570 9g，依汉代1两约为15.6g折算，现代1枚枳壳重量约为汉1两。枳实1枚大者约2g、小者约1.5g。

大剂量枳实运用在于溃坚散结，如燥屎、积脓、痰结，如排脓散中用枳实"17枚"，作为散剂用量颇大，临床用于血败肉腐积脓；再如枳术汤用枳实"7枚"以破痰饮水结。

中剂量枳实运用在于破气消积，如"5枚、4枚、3枚、3两、2两"。5枚者有大承气汤、厚朴七物汤、厚朴三物汤、桂枝生姜枳实汤、栀子大黄汤。4枚者有大柴胡汤、厚朴大黄汤、栀子厚朴汤、枳实薤白桂枝汤。橘枳姜汤用枳实"3两"，《外台》茯苓饮用枳实"2两"。赵志恒等观仲师用枳实，凡治大实大满之结毒，痛势剧烈者，用量偏重，如治大燥实大满痛的大承气汤，痛而闭的厚朴三物汤，治心悬痛的桂枝生姜枳实汤等，均用5枚；治一般腹满则用量偏轻，如小承气汤、枳实栀子豉汤，只用3枚。

小剂量枳实运用在于行气除满，以"分"称之者，如四逆散用量"10分"、枳实芍药散"等分"为末。可见枳实的用量与治疗病证关系密切，配伍有别，治证各异，其具体用量也不同。

2. 相对剂量

（1）行气除满：小承气汤、厚朴大黄汤、厚朴三物汤3方的药物组成相同，皆为枳实、厚朴、大黄。但因药量不同，主治病机亦有侧重。三方中以厚朴三物汤枳实 5 枚，量最大，并重用厚朴 8 两，重在行胃肠气滞，主治"痛而闭"，故行气通闭力量强。次之乃厚朴大黄汤枳实 4 枚，并重用大黄 6 两，重在行气利水以散饮开胸，主治"支饮胸满"。小剂量乃小承气汤中枳实 3 枚，大黄减至 4 两，重在泻胃家实热，主治"腹大满不通、胃中燥，大便必鞕，鞕则谵语"。

枳实配厚朴，治疗阳明热结重证及热结气闭证，如大承气汤、厚朴三物汤，枳实 5 枚，厚朴半斤；治疗阳明热结轻证，如小承气汤，枳实大个 3 枚，厚朴 2 两；治阳明热结支饮证，如厚朴大黄汤，枳实 4 枚，厚朴 1 尺。

（2）化痰散痞：枳实配厚朴可化痰散痞，治疗气郁热扰胸膈或气郁痰阻胸痹证，如栀子厚朴汤、枳实薤白桂枝汤均为枳实 4 枚，厚朴 4 两，可行气宽胸化痰散痞。枳实配生姜，可行气利水，如橘枳姜汤，方中比例为 3∶8（枳实 3 两∶生姜 8 两）。

◎ 服饵

煎服法中，枳实在汤剂中明确标有先煎、后下之别。先煎者，如大承气汤的"以水一斗，先煮二物，取五升，去滓，内大黄，更煮取二升，去滓，内芒硝，更上微火一两沸"。后下者，如枳实栀子豉汤中先"以清浆水七升，空煮取四升"，再"内枳实、栀子，煮取二升，下豉，更煮五六沸"，取其开胃调中之用。散剂中排脓散、枳实芍药散、四逆散等方，分别以鸡子黄、麦粥、白饮和服，皆取其质润黏稠，便于散剂之服用。同时厚朴三物汤中提到"以利为度"，要求腑气得通，中病即止，防止下利伤脾胃。枳实的先煮后下取决于气满的程度，临床当详辨之。枳实专主破气，行一身之气。凡气弱脾虚，以致停食痞满，法当补中益气，即食自化、痞自散。若用枳壳、枳实，是抱薪救火矣。胀满因于实邪者可用，若因土虚不能制水、肺虚不能行气而误用之。

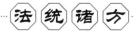

法统诸方

◎ 消法

古籍有载云"气味升降与枳壳同。其用有五：主心下痞一，化胸胁痰二，消宿食三，散败血四，破坚积五"。凡治心下痞及宿食不消，并用枳实、黄连，两药合用则气行则痞胀消，气下则痰喘止，气通则痛刺止，气利则后重除。枳实乃理气药，破气消积第一要药，以行气通滞散结为其能，为理气法之重要代表，有下气除胀消痞，下气化痰宽胸，下气活血利水。《素问·至真要大论》"结者散之，留者攻之，逸者行之"。行气药物治疗以气滞不通为症候达到散其结聚，攻其停留，行其惰逸之功。气滞是指运行于少阳三焦的卫气运行受阻，出现以胀、痛为特征的病理改变，导致气滞的原因有寒凝气滞，痰饮气滞，热结气滞，瘀血气滞，食积气滞。

1. 行气以除满导滞

外邪内传阳明之腑，入里化热，热盛伤津，燥屎乃成，实热与燥屎内结胃肠，腑气不通则成热结气滞可见"痞满燥实坚"之证。热结气滞于胃肠，需行气导滞，通腑泻热。枳实可行气除满，配伍大黄、厚朴行气除胀，泻热通腑。如承气汤中枳、朴、黄联用主治燥屎与实热互结于胃肠，既可轻下热结，亦可峻下热结。厚朴三物汤主治腹部胀满疼痛、大便不通；厚朴大黄汤主治饮结胸膈兼阳明腑实之支饮胸满者；因枳实能泄满、厚朴能消胀、大黄能通腑，凡阳明见胀满之证可考虑用枳实、厚朴、大黄。

枳实配橘皮以橘枳姜汤治"胸中气塞，短气"，病机属气滞偏盛兼水饮停聚而胃气不降，当治以理气和胃、开胸除痞，橘皮理肺脾之气，燥湿化痰，理气和胃；枳实理脾胃之气，能破气化痰，散结消痞。二药同用，疏利中焦气机，使脾升胃降，清升浊降，可用于食积气滞、湿阻气滞等中焦气机不畅之证；或脾胃不和之消化不良、脘腹胀满等症。

2. 行气以化痰散结

气行则水行，气滞则水停，水停则成痰饮结，水停则气不利。痰结心肺，阻遏胸阳，心胸气机不利，则气滞痰结成胸痹，"病痰饮者，当以温药和之"，故痰饮气滞当通阳散结，祛痰下气。《金匮要略心典》认为"心中痞气，气痹而成痞也；胁下逆抢心，气逆不降，将为中之害也。是宜急通其痞结之气，否则，速复其不振之阳"。枳实薤白桂枝汤中枳实下气除满消痰痞助瓜蒌、薤白通阳散结化痰以复胸阳。桂枝生姜枳实汤中枳实配伍桂枝、生姜下气除满温通心阳。朱丹溪认为，枳实"能冲墙倒壁，滑窍破痰之药也"。可见枳实其行气散结力猛，能够消实痞、破坚积、除胸胁痰癖。

气滞则水停，停于心下则见"心下坚大如盘，边如旋盘，水饮所作"之心下痞。其病机关键在脾弱气滞，失于输转，致水气痞结于胃部，故心下坚，如盘如杯。《金匮要略》枳术汤，枳实量大于白术，以攻饮邪破气散结为主，配以白术健脾利水使心下坚满得消。后世东垣有枳术丸，化裁于《金匮要略》枳术汤，取其为丸者，缓也。白术用量重于枳实一倍，意在以补正虚为主，白术得枳实则无滋补之虑，枳实得白术则无伤中之忧。

3. 行气以活血化瘀

气滞可致血瘀，血瘀可加重气滞，枳实能兼入血分，既可行气除满，又可行血中瘀滞，气机通畅，瘀血得消。可见于枳实芍药散、排脓散。枳实芍药散用于产后气血郁滞成实，气机痹阻不通所致的腹痛证。烦满腹痛虽是气滞，若见于产后，则其滞不在气分而在血分，故用枳实芍药散破气散结，和血止痛。枳实配桔梗，"并主壅脓"，是因脓乃血化，两者此能行血中之滞故也。

4. 行气以散郁宽中

外邪入里化热留扰胸膈，或余热未清留于胸膈，郁热在里则生气滞，气滞日久必加重郁热，枳实行气宽中可配伍以达散郁清心除烦之效。如枳实栀子豉汤、栀子厚朴汤、栀子大黄汤，其主治证皆为郁热在里，气机不畅，用枳实行气助郁散，郁散则热孤，热孤则邪热除。再者如四逆散之病机乃阳气内郁，气机不畅，亦用枳实配伍柴胡疏肝解郁条畅气机。

理 辨 精 微

◎ 药理

1. 传统药理

枳实具有破气消积,化痰散痞之功效,《药品化义》云:"枳实专泄胃实,开导坚结,故主中脘以治血分,疗脐腹间实满,消痰癖、祛停水、逐宿食、破结胸,通便闭,非此不能也。"

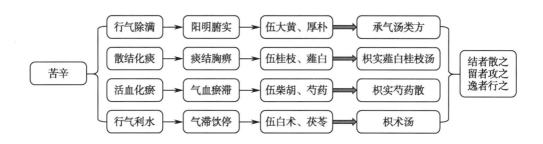

2. 现代药理

枳实的主要成分有挥发油、黄酮苷类以及生物碱类。其现代药理作用大致有如下几点:

(1)对胃肠平滑肌呈现双向作用:研究表明,枳实对胃肠平滑肌呈现双向作用,低剂量可以兴奋胃肠道的平滑肌,使其收缩加强,加快蠕动,高剂量又可以降低胃肠平滑肌的张力,减缓蠕动。

(2)抗溃疡作用:枳实的热水提取物对乙醇和阿司匹林引起的大鼠溃疡模型有抑制作用,同时枳实的挥发油能够显著减少胃液分泌量及降低胃蛋白酶活性,具有预防大鼠幽门结扎性溃疡的形成,表明枳实具有抗溃疡的作用。

(3)兴奋子宫作用:枳实的水煎液、配剂以及流浸膏对家兔子宫,即离体或在体、未孕或已孕,均表现出兴奋,能增强子宫的收缩,增加子宫的张力,加快收缩频率,甚至有可能出现强直性收缩。

(4)镇痛作用:枳实的挥发油表现出一定的镇痛作用。

(5)兴奋作用。

(6)升压作用:枳实的注射液通过静脉注射可使麻醉犬的血压明显升高。

(7)镇咳、祛痰、抑菌作用:枳实的挥发油中柠檬烯含量较高,具有良好的镇咳、祛痰、抑菌的作用。

(8)保肝、降血糖作用。

(9)抗血栓、降血脂作用。

◎ 演义

1. 胃肠病

积实归脾、胃经，行气除满，消积导滞。配伍大黄、厚朴可增强行气通腑，泻热除实之功。积实对胃肠道的蠕动功能均有双向调节作用，临床可用于十二指肠壅积症、急性肠炎、不完全性肠梗阻，随症加减。配伍茯苓、白术治疗功能性消化不良、浅表性胃炎、胃下垂，有抗溃疡作用。

2. 肝胆病

积实行气除满，可行三焦之气滞，条畅肝胆之气机。现代药理学表明，其有利胆、溶石、保肝之效果，配伍柴胡、芍药以疏利气血之瘀滞，临床广泛用于急性胆囊炎，急性胰腺炎等病。

3. 心肺病

积实可行气宽胸，配伍桂枝、薤白、瓜蒌以通阳散结，化痰开胸，临床上多用于治疗冠心病、胸膜炎。配伍桔梗可升降相因以宣肺降逆止咳，临床上可用于治疗哮喘、慢性支气管炎、肺气肿等病。现代药理学表明，积实具有扩张支气管、升压强心的效果。

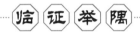

临 证 举 隅

案1 治水饮痞（浅表性胃炎、胃下垂）

谢某，男，48岁，农民。1990年10月初诊。近年来，脘腹胀满，食后为甚，自觉心窝下按之有坚实感，时有肠鸣，大便或艰或稀。苔白，脉细涩，当地医院X线钡餐检查诊为慢性浅表性胃炎，胃下垂。诊毕，治宜行气消痞，健脾化饮。积术汤主之：积实15g，土炒白术20g。服药7剂，症状减轻。28剂后，病已十去其九。再予原方加补中益气丸30g（包煎），继服半月而收全功。

（何任医案）

主要症状：脘腹胀满，心下按之有坚实感，时有肠鸣，大便或艰或稀，苔白，脉细涩。

病机归纳：脾胃虚弱，水饮痞结。

经典方证：《金匮要略·水气病脉证并治》："心下坚，大如盘，边如旋盘，水饮所作，积术汤主之。"

方义分析：本案患者以"脘腹胀满，心下坚实"为主症，肠鸣及大便或艰或稀乃水气不调之象，此为胃气虚弱，升降乏力，运化失司，遂致水饮痞结于心下所致，符合积术汤之主症"心下痞满而坚"。主治气滞水停之证，以积实行气消痞除满，白术健脾利水。仲景用本方积实用量倍于白术，意在以消为主，寓补于消之中。而此案中积实量弱于白术，当取以补为主,寓消于补之义。

药证归纳:脾胃居中焦,为后天之本,其用以升降调和为顺,升降相因方为正常。气行则水行,气滞则水停,若水气痞结胃脘,则心下坚满不舒,升降失调。枳实入脾、胃经,通行一身之气,恰可行肠胃之气,行气以除满消痞,且降中有升,白术可健胃祛湿。此方药味虽少但效佳,水饮停聚之证可在此基础上加味用之。

案2 治胃脘痛

宋某,男,42岁,军人,1991年11月23日初诊。患者系外地人,初到本地,主诉3天来胃痛,腹胀,胸满,恶心呕吐,大便溏不爽,不欲食。曾服胃友、胃复安,肌注解痉止痛药,效不佳,要求服中药治疗。症见形体较胖,面色赤,表情痛苦,上腹部压痛明显,舌质淡,苔白润,左脉弦紧,右脉滑数有力。处方:枳实10g,姜川朴12g,薤白15g,桂枝9g,瓜蒌实12g(捣)。经用1剂后,胃疼减,呕吐止,3剂诸症消除,纳食转佳。

(晏士慧医案)

主要症状:胃痛,腹胀胸满,恶心呕吐,大便溏不爽,不欲食,面赤,舌质淡,苔白润,左脉弦紧,右脉滑数有力。

病机归纳:痰饮阻胃。

经典方证:《金匮要略·胸痹心痛短气病脉证治》:"胸痹心中痞,留气结在胸,胸满,胁下逆抢心,枳实薤白桂枝汤主之;人参汤亦主之。"

方义分析:本案患者形体较胖,素为痰湿之体,饮食不当,损伤脾胃,痰湿中阻,气机不通。治宜涤痰降逆,通阳化气。枳实薤白桂枝汤切勿看作是单纯治疗心绞痛的良方,认为仅可治疗痰饮痹阻之胸痹,只要谨守病机,辨证明确,用其治痰饮痹阻的胃脘痛,亦会有很好的效果。

药证归纳:《金匮要略心典》认为"心中痞气,气痹而成痞也;胁下逆抢心,气逆不降,将为中之害也。是宜急通其痞结之气,否则,速复其不振之阳"。枳实薤白桂枝汤中枳实下气消痞除满,气行则水行,水行则痰饮不聚,同时枳实行气可助栝蒌薤白通阳散结化痰以复阳气。

贝 母

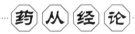
◎ 概述

贝母为百合科贝母属多年生草本植物的干燥鳞茎。因其产地不同，有川贝母、浙贝母等不同。

贝母味辛，性平，归肺、心经，具有清肺开郁、化痰活血、通利水湿等功效。（川贝母味苦、甘，性微寒，归肺、心经，具有清热润肺，化痰止咳，散结消痈的功效。浙贝母味苦，性寒，归肺、心经，具有清热化痰，解毒散结消痈的功效）。

◎ 经论

《神农本草经》云："贝母，味辛，平。主伤寒，烦热，淋沥，邪气，疝瘕，喉痹，乳难，金创风痉。"

◎ 释经

贝母味辛，性平。伤寒有五，曰风寒湿热温，风与热合，故有烦热。贝母气平而清，味辛可散，故可治疗"伤寒""烦热"。贝母味辛润肺，肺为水之上源，具有通调水道的作用，故可治疗"淋沥""邪气"。肺气不通，水道不行，湿邪内困，血脉气血不利，可成疝瘕之证，因贝母可辛散化气，故主之。贝母具有清热化痰散结的作用，故可治疗"喉痹""乳难"。因热袭乳络，郁结不畅者，亦可用贝母治疗。贝母可清热，辛散能活血，故可用于治疗"金疮"。风痉因风湿侵袭关节肌肉，致使血不养筋，筋不得养而拘急，贝母可散风湿而润血，故有祛"风痉"一说。

◎ 药证

清肺开郁：治疗肺热、气结诸证。临床可用于治疗肺热、气结引起的咳嗽、痰喘、咽喉不利，及热毒内结引起的瘰疬疮疡肿毒，尤偏于治疗乳痈、肺痈等。川贝母偏于清润，浙贝母偏于清肃。

化痰活血：治疗痰证、瘀血及痰瘀互结之证。临床可用于痰热、阴虚咳嗽，及痰瘀互结引起的瘰疬、瘿肿、痈证等。

通利水湿：《神农本草经》之贝母，与现行川贝母、浙贝母不同，据考可能为今之"假贝母"，具有治疗淋沥诸证的功效，有待进一步考证。

◎ 炮制

川贝母有生用与制用之分。川贝母生用，清肺化痰，用于治疗燥痰咳嗽、痰火失眠及失音喉痹等。川贝母制用，炮制方法有米炒制、炒制、面炒制、蒸制及药汁制等法。制贝母清热之力稍逊，主要功效在于散结消肿，用于治疗瘰疬及阴虚咳嗽等证。现代川贝母多生用，除去杂质，清洁药材，捣碎，利于有效成分煎出，研末冲服。

浙贝母有生用、炒制品、酒炙品、炭制品及姜汁炙品。生用清热化痰之效佳，制用偏于解毒散结消痈。

◎ 用量

《中华人民共和国药典（2020 年版）》规定川贝母用量为 3～10g，研末冲服剂量为 1～2g，大剂量可用至 30g。川贝母清热润肺时常用量为 3～15g，用于治疗肺系疾病证属肺热肺燥者；化痰止咳时常用量为 5～12g，用于治疗发热、咳嗽及哮喘等疾病；散结消痈时常用量为 4.5～30g，用于治疗瘰疬、肺痈、痈疽等。

《中华人民共和国药典（2020 年版）》规定浙贝母用量为 5～10g。大剂量可用至 30～90g。浙贝母发挥清热化痰作用时常用量为 3.7～12g，用于治疗表证、呼吸系统疾病及耳鼻喉科疾病；解毒散结通络时常用量为 10～30g，用于治疗脾胃病、癌性疼痛、慢性阻塞性肺疾病及痹证；消痈时常用量为 6～30g，用于治疗冠心病、皮肤病、妇科及内分泌系统疾病。

◎ 阐微

《雷公炮制药性解》提出贝母"其中有独颗团，不作两片，无皴者，号曰丹龙精，不入药用。若误服，令人血脉永不收……"。"丹龙精"形似贝母，而实为有较大毒副作用的伪药。据王惠民考证，此"丹龙精"为"光慈菇"，为百合科植物老鸦瓣的干燥鳞茎。光慈菇具有清热解毒、散结消肿的作用，但含有秋水仙碱等生物碱成分，易发生恶心、呕吐、腹泻、虚脱及呼吸麻痹等不良反应。

现今使用的贝母，大致可分为浙贝母、川贝母、平贝母、伊贝母及土贝母五种。据考证，魏晋以前的贝母多为假贝母，本草著作中的贝母多指假贝母。浙贝母的使用最早可追溯至南北朝时期，川贝母则首载于《本草正义》，明代后期，浙贝母和川贝母开始代替假贝母，成为使用数据最多的药物。因此，魏晋以前本草著作中的贝母，与今日之贝母不同，其功效差异尚进一步地考证。

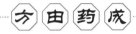

◎ 药对

贝母配瓜蒌,清热化痰,润肺止咳,用于燥痰涩结、痰液咳吐不利之证;配沙参,养阴清肺,生津润燥,用于阴虚肺热之证;配知母,清肺润燥,用于肺燥咳嗽之证;配桔梗,宣肺化痰,用于胸闷气结之咳痰不爽之证;配枇杷叶,增强清肺化痰之功,用于肺热之痰喘咳嗽;配杏仁,宣肺、泻热、平喘,用于痰浊壅肺之咳嗽气喘等证;配青皮,开郁散结,用于乳痈肿痛之证;配款冬花,增强清热化痰、止咳平喘的功效,用于痰气郁结咳嗽之证。

◎ 角药

贝母配麦冬、阿胶,滋阴润肺止血,用于治疗肺燥或阴虚咳嗽伴有出血证;配沙参、麦冬,增强润肺之力,用于阴虚津伤引起的咳嗽等证;配玄参、牡蛎,增强化痰软坚的作用,用于瘰病瘰病的治疗;配鱼腥草、蒲公英,清肺解毒,排脓消肿,用于治疗高热、咳吐脓血腥臭黄痰的肺痈之证;配连翘、杏仁,宣肺平喘、清热消痰,用于治疗风热痰盛之急喉风证;配知母、杏仁,清热宣肺、降逆平喘,用于治疗肺热喘证。

◎ 经方

1. 肺热郁结及下焦湿热所致小便难——当归贝母苦参丸

《金匮要略·妇人妊娠病脉证并治》"妊娠小便难,饮食如故,当归贝母苦参丸主之"。此条文颇有争议,如尤在泾等人认为,当归贝母苦参丸治疗"妊娠小便难",方中以当归补血,苦参清热利湿,贝母清肺散郁,通调水道。有认为本方治疗"妊娠大便难"者,如秦伯未《金匮要略简释》言"小便难而饮食照常的用当归、贝母和苦参来治,很难理解,古今注家多望文生训,理论脱离实际……孕妇患习惯性便闭,有时因便闭而呈轻微燥咳,用当归四份,贝母、苦参各三份,研粉白蜜为丸,服后大便润下,且能保持一天一次的正常性,其燥咳亦止"。郭贞卿等认为,本方不独用于妊娠大小便难,只要有肺气郁和下焦湿热并存,均可选用此方加减治疗。吴谦《医宗金鉴》则认为,该方"方证不合,必有脱简,不释"。

笔者结合前期本草考证,认为仲景时代贝母当为"假贝母",其如《神农本草经》所言,当有清肺以治疗淋证的功效,而后世所用,以浙贝母居多,其所治病证范围应包括妊娠大便难。故凡因肺热郁结及下焦湿热引起的大、小便难,若方证相应,均可用本方治疗。

2. 寒实结胸——桔梗白散

《伤寒论·辨太阳病脉证并治》"寒实结胸,无热证者,与三物小陷胸汤,白散亦可服"。注家以"三物小陷胸汤治寒不治热",认为此处三物小陷胸汤为"三物小白散"误。太阳病误用冷水淋洗，邪气为寒气困阻，水寒伤肺，以致寒气结于胸中。方中巴豆泻冷积、祛痰结、逐水饮，桔梗开宣肺气，加贝母可清肺利水、化痰解郁。《金匮要略·肺痿肺痈咳嗽上气病脉证治》"《外台》桔梗白散：治咳而胸满、振寒、脉数、咽干不渴、时出浊唾腥臭、久久吐脓如米粥者，为肺痈"。寒湿肺痈，症见咳嗽、咳吐腥臭之痰，为寒湿困阻于肺，浊毒内侵，损伤血络，以致血败肉腐，而成肺痈之证。方中巴豆导寒湿从大便而去，桔梗开肺气之郁，配伍贝母化痰散结排脓。

◎ 方证

含贝母经方及类经方，临床应用指征如下：

当归贝母苦参丸　以大小便艰涩、舌红苔黄、脉滑数等为其辨证要点。

桔梗白散　以胸满、胸痛、咽痛、咳唾脓浊而属实寒证等为其辨证要点。

百合固金汤　以咳嗽气喘、咽喉燥痛、舌红少苔、脉细数等为其辨证要点。

消瘰丸　以痰核、瘰疬伴口干咽燥、舌红、脉弦滑等为其辨证要点。

贝母瓜蒌散　以咳嗽呛急、咳痰难出、咽喉干燥、苔白而干等为其辨证要点。

仙方活命饮　以局部红肿灼痛、甚则伴身热凛寒、脉数有力等为其辨证要点。

养阴清肺汤　以喉间起白如腐、不易拭去、咽喉肿痛、鼻干唇燥、脉数无力等为其辨证要点。

人参蛤蚧散　以肺肾不足、肺热喘咳、咯血唾脓等为其辨证要点。

甘露消毒丹　以身热肢酸、口渴尿赤、咽痛身黄、舌苔白腻或微黄等为其辨证要点。

◎ 量效

分析仲景所用经方，可以总结如下量效关系：

1. 绝对剂量

当归贝母苦参丸中，贝母研末入药，其用量为四两。方中贝母多指魏晋以前的"假贝母"，而非今日的浙贝母或川贝母，其主要发挥清解肺郁及祛除下焦湿热的功效（清热化痰），具有通利大、小便的作用。桔梗白散（三物小白散）中，贝母入散剂，用量为三分。方中贝母，一则开郁清热利咽，二则化痰散结排脓。

2. 相对剂量

（1）化痰散结：桔梗白散（三物小白散）中，桔梗、贝母及巴豆比例为3:3:1。巴豆性温峻烈，有"斩关夺将"之功，故用量最小，可泻下冷积，使寒痰水饮从大便而去；加桔梗、贝母性寒，与性温巴豆相配，使寒凉尽去，且引药入肺，促使肺中痰饮从大便而去。

（2）清肺开郁：当归贝母苦参丸中，当归、贝母及苦参比例为1:1:1，《神农本草经》谓贝母可治疗"淋沥邪气"。贝母具有清肺开郁作用，郁结开则热邪散，热邪散则水气行；苦参专于清热，利窍逐水，可助贝母入膀胱以除热结；当归补血润燥。三者同用，集清热、开郁、利水为一体，故可治疗大、小便难之证。

◎ 服饵

贝母性辛、平，川贝、浙贝苦寒，故凡脾胃虚寒及寒痰、湿痰者慎服，如《本草害利》言"凡风寒湿滞诸痰并禁用贝母"。《得配本草》言"寒痰停饮，恶心冷泻，二者禁用"。《本草经集注》言"厚朴、白薇为之使，恶桃花，畏秦艽、矾石、莽草，反乌头"。故与乌头相反，为配伍禁忌。

现代药理学研究发现，贝母与乌头相反，并不是绝对的。翁氏等研究认为，附子与浙贝母配伍药效学实验的研究，支持"乌头反贝母"。然而，也有报道川乌与川贝母配伍后乌头碱的量并没有明显地增加。董氏等利用 HPLC 和电喷雾质谱研究显示，乌头类中药及其炮制品与浙贝母、川贝母配伍后药液中双酯型生物碱的量发生了较大的变化，其中与浙贝母配伍后能够抑制双酯型生物碱的水解，而在川贝母配伍中则得到了相反的结果，因此得出乌头类中药与浙贝母配伍相反，与川贝母配伍不相反。当然，其具体配伍作用，仍需要进一步研究。

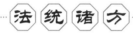

法 统 诸 方

贝母主要体现了以下治法：

◎ 清法

清肺开郁

清热开郁之品，多具辛散之性，具有透热外出的功效。贝母辛平，辛可开郁，兼本品可平清肺气，恢复肺通调水道的作用，用于治疗大、小便闭（有别于川贝、浙贝）。经方用药中，贝母此性与知母作用具有一定相似之处，但性味不似知母苦寒。至于当归贝母苦参丸之"小便难"，《金匮玉函经二注》言"小便难者，膀胱热郁，气结成燥，病在下焦，不在中焦，所以饮食如故"。《金匮要略心典》言"小便难而饮食如故，则病不由中焦出，而又无腹满身重等证，则更非水气不行，知其血虚热郁，而津液涩少也"。《金匮玉函经二注》认为"小便难"由于"热郁兼下焦湿热"。其实此病机为肺郁血虚、兼下焦湿热，出现大、小便难，而饮食如常，以当归贝母苦参丸清热润燥利湿。方中贝母，即是《神农本草经》治疗"淋沥邪气"的应用。

◎ 消法

化痰散结

贝母化痰散结。寒痰结于胸中，胸腹胀满疼痛，手足不可近，形寒兼脉沉紧，为阴寒实证无疑。可用三物小白散引药入肺，化痰之中，兼有攻下之意。肺痈重症，证属寒湿，症见咳嗽、咳吐浊唾腥臭痰液，兼心下硬痛、拒按，脉沉迟或沉紧，可用桔梗白散温肺祛痰,下饮除湿。方中贝母引药入肺,可化肺之痰饮,但不能引痰饮下行,配以巴豆,可化痰散结、温肺攻下,标本同治。

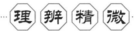

贝母辛平,陈修园《神农本草经读》言"其主伤寒烦热者,取西方之金气以除酷暑,《伤寒论》以白虎汤命名,亦此义也。其主淋沥邪气者,肺之治节行于膀胱,则邪热之气除,而淋沥愈矣。疝瘕为肝木受病,此则金平木也。喉痹为肺窍内闭,此能宣通肺气也。乳少为阳明之汁不通,金疮为阳明之经脉受伤,风痉为阳明之宗筋不利,贝母清润而除热,所以统治之。今人以之治痰嗽,大失经旨,且李士材谓'贝母主燥痰,半夏主湿痰,二物如水炭之反',皆臆说也"。

川贝母,苦、微寒,具有清肺化痰、散结消痈及止血功效,如《本草害利》言其"消痰润肺,涤热清心,故能解郁结,咳嗽,上气,吐血,咯血,肺痈,肺痿,喉痹"等。

浙贝母与川贝母功效相近,所不同在于浙贝母苦寒,川贝母苦、甘、微寒,前者偏于清热消痈,后者偏于润燥化痰。

◎ 药理

1. 传统药理

贝母作用的发挥,全在于"清"与"散"。"清"言其清肺化痰,可治疗肺热痰喘之证;"散"言其开郁利水、化痰散结、活血疗伤,可治疗疝瘕、喉痹、乳难、淋沥邪气,兼可疗金创及风痉等。所治病证,与热、郁相关,如《长沙药解》云"清金泻热,消郁破凝"。

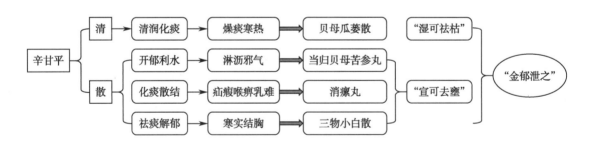

2. 现代药理

贝母的现代药理作用大致有如下几点:

(1)中枢性抑制咳嗽作用:动物实验表明,贝母的总生物碱部分对小鼠氨水引咳均有显著的镇咳作用,除梭砂贝母和伊贝母外,有9种贝母的乙醇提取物亦有显著的镇咳作用。另外,贝母抑制咳嗽中枢,而对呼吸中枢不具有抑制作用,显示出治疗呼吸系统疾病的独特优势。

(2)祛痰作用:贝母祛痰,可通过增加气管腺体组织分泌,使痰液黏度下降,并松弛平滑肌,发挥排痰作用。另外,一些贝母如皖贝可使动物损伤的支气管黏膜上皮修复,减少炎性渗出。

(3)平喘作用:贝母可通过松弛平滑肌,减轻气管及支气管痉挛,改善通气,进而发挥较强的平喘作用。贝母醇提物能明显提高小鼠常压耐缺氧能力。

(4)抗病原微生物作用:川贝母醇提物对金黄色葡萄球菌、大肠埃希菌有明显抑制作用。通过对几种贝母单体生物碱研究发现,贝母碱对卡他球菌、金黄色葡萄球菌、大肠埃希菌、克雷伯肺炎杆菌有抑制作用;去氢贝母碱和鄂贝定碱对卡他球菌、金黄色葡萄球菌有抗菌活性;且鄂贝定碱对上述菌的抗菌活性最高。

(5)抗溃疡作用:贝母总碱具有一定抗溃疡作用,可用于胃溃疡及十二指肠溃疡的治疗。

(6)抗血小板聚集作用:实验研究发现,平贝母腺苷可通过影响血小板活化因子发挥抗血小板聚集的作用。

(7)抗肿瘤作用:贝母其抗肿瘤成分为鄂贝定碱、浙贝甲素和浙贝乙素。

◎ 演义

1. 感冒咳嗽

贝母辛,平,辛则能散,具有宣肺化痰止咳的作用。外感风热或风燥,或寒邪化热,肺气不宣,津液运行不畅,聚而成痰成饮,其治疗当宣降肺气,兼以化痰。临床上,感冒或燥性咳嗽症状,多加用浙贝母或川贝母,以清痰热、润肺燥,发挥清热化痰止咳的作用。现代药理学研究认为,贝母可增加气管腺体组织分泌,舒张支气管平滑肌,这与贝母润肺化痰颇为相似。且贝母对多种细菌具有抑制作用,抑制炎性因子分泌。动物实验发现,其具有镇咳的作用,是其治疗感冒咳嗽的药理基础。

2. 瘿病疮痈

贝母具有化痰散结的作用,瘿病及痈疮等类疾病,若是因热郁痰结所致者,可用贝母(多用浙贝母)治疗。临床上,瘿病由气郁痰结血瘀所致,贝母即可开郁行气,又可化痰散结,故与牡蛎、夏枯草、海藻、昆布等常用于瘿病的治疗。疮痈等类疾病,若因痰结为患,其治疗亦多以贝母化痰散结。如逍遥蒌贝散可用于治疗乳腺结节;以金银花、天花粉、贝母、乳香、没药为主要成分的仙方活命饮,具有清热消肿止痛的作用,可用于痈病初气,热象较重之时。现代药理学尚未进一步揭示单味贝母对甲状腺结节及疮痈的疗效。

3. 喉痹

贝母清热化痰、润燥消痈,热证燥证引起的喉痹,可以用贝母治疗。临床上,浙贝母配伍桔梗、生甘草治疗痰热郁结引起的咽部疼痛,配伍桑白皮可用于治疗咽痛失音。龚志贤常以浙贝母配伍射干、牛蒡子,治疗急性咽炎。现代药理学发现其抑菌及舒张平滑肌作用,可能是其治疗喉痹的药理作用基础。

4. 肺癌

贝母可以配合靶向药物,用于肺癌的治疗。王氏以浙贝母、海藻、甘草、夏枯草相配伍,发挥化痰散结的作用,为治疗肺癌的常用药对。朱良春常以浙贝母配伍瓜蒌、紫菀,治疗原发性支气管肺癌。现代药理学亦发现,贝母的多种提取物具有抗肿瘤成分,但这仅仅是初步的探索,尚需进一步深入的研究。

5. 肺痈

贝母主入肺经,浙贝母苦寒,清热消痈作用较强,可用于肺痈的治疗。临床上,浙贝母常配伍薏苡仁、法半夏、鱼腥草等,取贝母散结消痈的功效。这与现代药理研究中,浙贝母抑菌作用及减少炎症因子的释放有关,但其具体机制,尚需进一步研究。

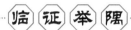

案1 治寒实结胸

郑某,七十余岁。素嗜酒,并有慢性气管炎,咳嗽痰多,其中痰湿恒盛。时在初春某日,大吃酒肉饭后,即入床眠睡。翌日不起,至晚出现昏糊,询知瞠目不知答。因其不发热、不气急,第二天始邀余诊。两手脉滑大有力,满口痰涎粘连,舌苔厚腻浊垢,呼之不应,问之不答,两目呆瞪直视,瞳孔反应正常,按压其胸腹部,则患者皱眉,大便不行,小便自遗,因作寒实结胸论治。用桔梗白散五分,嘱服三回。以温开水调和,缓缓灌服。二次药后,呕吐黏腻胶痰,旋即发出长叹息呻吟声。三次药后,腹中鸣响,得泻下两次,患者始觉胸痛、发热、口渴欲索饮。继以小陷胸汤两剂而愈。

(叶橘泉医案)

主要症状:昏仆直视,满口痰涎粘连,舌苔厚腻浊垢,两手脉滑大有力。

病机归纳:寒痰结于胸中,凌心犯肺,蒙蔽清窍。

经典方证:《伤寒论·辨太阳病脉证并治》:"寒实结胸,无热证者,与三物小陷胸汤,白散亦可服。"

方义分析:患者素喜酒食,有慢性支气管炎病史,痰邪伏肺,待时而动。春季气多升发,大饮之后,酒气升散,痰邪蒙蔽清窍,即见神志昏糊,颇有中风之嫌。第二日诊视,症见胸腹满痛、大便不行、痰涎满口、舌苔厚腻浊垢、脉滑大有力。阳气不降,故见阳滑郁格,胃气停积,不能顺降,故大而有力。酒则助湿,肉则不消,停而瘀积,胃气上逆,肺气不降,津液凝瘀,故满口痰涎,停于胸膈之上,结塞壅满,心中坚痞,故为结胸。肺气不降,故小便自遗。辨为寒实结胸,其治疗当开郁散结、温下寒痰。故予以辛烈巴豆,攻寒逐水,斩关夺将;臣以贝母,开胸散结、引药入肺化痰;使以桔梗,开宣肺气,助化痰开窍。用白饮和服,恐峻药伤正,以护胃气也。吐泻之后,又以小陷胸汤,降逆而涤饮,清金而去垢。

药证归纳：贝母辛平，辛散开郁、化痰散结，不仅可用于治疗痰闭结胸之证，还可用于痰郁化火引起的喉痹症，肺气郁闭引起的淋证等。《本草新编》云"贝母味苦……消热痰最利，止久嗽宜用，心中逆气多愁郁者可解，并治伤寒结胸之症"。《本草纲目》言"贝母能散心胸郁结之气……今用治心中气不快、多愁郁者，殊有功"。今日对贝母药性的认识并无"味辛"一说，而其开郁之功，亦较少提及，这可能与古今药物的变化及传承过程中出现遗漏有关。

另外，寒痰之症，若用贝母，必配以温热之药方可，若无温热药相配，贝母反增病症之寒。正如《本草新编》云："世人不知贝母与半夏，性各不同，惧半夏之毒，每改用贝母，不知贝母消热痰，而不能消寒痰。"

案2　治瘿病

官某，女，63岁，达州人，平素喜食腌制之品。因"发现声音嘶哑2月余"于2016年6月19日就诊。2个月前突发声音嘶哑，耳鼻喉镜检查示：左声带固定。颈部超声：甲状腺左侧叶内见多个结节样回声（大小约49mm×51mm×38mm），使气管受压后移。甲状腺穿刺活检示瘤样增生，甲功未见明显异常。经多方评估手术风险大，可能导致永久性失音。遂至我处门诊，寻求中医治疗。刻下症：无法正常发音表达病情，其子代述。颈部、面部紧绷不适感，情绪不佳，纳眠尚可，二便可，舌红，苔薄微黄，脉弦。治疗选用普济消毒饮加减：牛蒡子、黄芩、甘草、桔梗、马勃、连翘、玄参、陈皮、薄荷、僵蚕各15g，夏枯草、牡蛎、葛根、板蓝根各30g，黄连10g，浙贝母20g。4剂，两日1剂，自加鸡蛋壳、生姜。

二诊：声音嘶哑无明显改善，颈部梗塞感稍好转，纳可，眠差，情绪不佳，二便可。舌淡红，苔薄微腻，脉弦。予升降散合半夏厚朴汤合消瘰丸加减，牡蛎50g，莪术、海藻、王不留行各30g，浙贝母20g，蝉蜕、法半夏、厚朴、紫苏叶、茯苓、玄参、木蝴蝶各15g，僵蚕、姜黄、土鳖虫各10g，熟大黄5g，自加鸡蛋壳及生姜，外敷香木活血散。

三诊：患者家属叙述患者声音嘶哑有好转，可稍表达诉求，时有呛咳，颈部紧绷感较前减轻，二便可，舌淡红，苔薄微腻，脉弦。处方：在上方基础上去木蝴蝶，加昆布30g。

四诊：患者来诊，精神佳，情绪喜悦，自述声音嘶哑改善，发音与从前对比恢复大半，颈部不适感消失，现时有呛咳，说话偶有中断，呼吸欠畅，咽部有少痰。二便可，舌淡苔薄白，脉弦。处方：在上方基础上变僵蚕20g，浙贝母25g。

五诊：2016年9月11日。声音已完全恢复正常，语音清晰，呼吸顺畅，咽部有痰。大便可。舌淡红，苔薄白，脉弦。处方：在上方基础上变法半夏20g，松萝15g。次日，患者告知复查结果：甲功未见异常，彩超示结节缩小（大小约25mm×11mm×23mm）。

（岳仁宋医案）

主要症状：声音嘶哑，咽部梗阻感。

病机归纳：痰气瘀搏结，阻塞气道。

方义分析：该案患者为甲状腺结节压迫气道及喉返神经之症，结合舌脉，当属于中医火郁兼痰血搏结之证。故其治疗当清热开郁、化痰活血。《赤水玄珠》曰："夫郁者，结滞而不通畅之谓。当升而不得升，当降而不得降，当变化而不得变化，所以为郁。气血冲和，百病不生，一有怫郁，诸病生焉。"本病多得之于气郁化火，故以清少阳之热，开少阳之郁为先，初诊之时，予以普济消毒饮开郁泻热，酌加消瘰丸以散结化痰；二诊之时，患者病情恢复较缓，考虑郁结痰瘀较重，予以增强开郁泻热、化痰软坚之力，方用升降散、半夏厚朴汤、消瘰丸合方，并加用莪术、土鳖虫破血行瘀之品，并配以香木活血散外敷；三诊时，患者声音嘶哑较前好转，效不更方，稍加昆布增强散结之力；四诊患者咽部梗阻感改善，但仍觉呼吸欠畅，咽部有少痰，故重用浙贝母化痰散结，僵蚕祛风散结。五诊时患者声音已基本恢复正常，影像学显示甲状腺结节较前明显缩小。

药证归纳：贝母可化痰散结，与咸平之牡蛎、苦寒之玄参相配，组成消瘰丸，常用于瘰病痈肿的治疗。《本草纲目》记载，贝母末酒服，可治疗乳痈；贝母、姜厚朴相配，可化痰降气、止咳解郁、消食除胀。及至《本草纲目拾遗》，言及土贝母可治痰核、肿毒及瘰病等证。故本品可通过清热化痰，以达到消除痰核痈肿的目的。

本品化痰散结作用，与半夏颇为相似，但贝母偏于清热，可通过清热化痰以达到消散痰热郁结，半夏偏于温燥，可通过燥湿温化寒湿以除结聚。

桑白皮

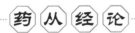

◎ 概述

桑白皮为桑科植物桑的根皮。味甘、辛,性寒,归肺、脾经。具有泻肺平喘,利水消肿等功效。

◎ 经论

《神农本草经》云:"桑根白皮,味甘,寒。主伤中,五劳,六极,羸瘦,崩中,脉绝,补虚,益气。"

◎ 释经

桑白皮味甘,性寒。"主伤中",中州脾土,阴中之至阴,热则中伤,桑白皮味甘归中央而利脾土,性寒去热可治脾胃所伤。"五劳,六极,羸瘦",五劳者,志劳,思劳、烦劳、忧劳、恚劳;六极者,气极、血极、筋极、骨极、肌极、精极。"五劳者,五脏劳伤真气也;六极者,六腑之气虚极也",脏腑俱虚,所以肌肉瘦削羸瘦,桑白皮入脾补其不足,寒可清热固脾阴,而劳极愈。"崩中,脉绝",崩为漏血不止,气血伤耗,血气衰则脉不充。脾主统血,桑白皮入脾,脾气充、脾阴固,崩中可止;入肺,肺朝百脉,肺气阴得复,故百脉复。又有医家认为"缘桑之苗、叶、干、皮、根,纹理一缕,如人身之经脉联络,析分有条,若营血统络于心。故崩中脉绝,营血妄行之证,用桑根白皮可止也"。"补虚,益气",因壮火食气,桑白皮性寒清火,味甘入脾,故可益气补虚。

◎ 药证

主治:肺热咳喘,水肿。嗽痰色黄,胸满闷乱喘促,面赤浮肿。

◎ 炮制

现行临床常用的桑白皮炮制品以蜜炙为主。
桑白皮刮净粗皮,洗净,稍润,切丝,干燥。

蜜炙桑白皮则取桑皮丝，加炼熟蜂蜜与开水少许，拌匀，稍闷，置锅内用文火炒至变为黄色、不粘手为度，取出，放凉。

桑白皮生用，疏散清热，泻肺行水之力较强，用于水肿尿少，肺热痰多的喘咳；蜜炙桑白皮寒性缓和，偏润肺止咳，用于肺虚喘咳。

◎ 用量

《中华人民共和国药典（2020年版）》规定桑白皮用量为6～12g。大剂量可用至30g。《中华本草》中提出桑白皮内服煎汤可用9～15g，或入散剂，外用则适量，捣之涂或煎水洗。

◎ 阐微

桑白皮入肺、脾二经，有泻肺平喘，利水消肿之功。《本草纲目》记载"桑白皮长于利小水，乃实则泻其子也，故肺中有水气及肺火有余者宜之"，《医学发明》中则云"肺中有水，则生痰而作嗽，除水气正所以泻火邪，实则泻其子也。火退气宁，则补益在其中矣"，《十剂》有言"燥可去湿，桑白皮，赤小豆之属是也"。湿者燥之，燥为去湿而言，而非燥热之意。桑白皮性寒，故"肺虚火衰、水涸风寒而嗽者""肺虚而小便利者"，均忌用。桑白皮可治"伤中，脉绝"，其疗金疮效果亦佳，仲景有王不留行散，《本经逢原》云其"可以缝金疮，缝后以热鸡血涂之，桑皮之功用尽矣"。

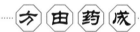

◎ 药对

桑白皮配地骨皮是临床中常用经典药对，桑白皮性寒而善降，长于清肺气，地骨皮甘寒，善清肺中伏火而能守，走血分，二者相伍，一气一血，不刚不燥，增强清肺热、散瘀血、泻肺气、去痰嗽、平喘逆的力量，尤适用于小儿稚阴体质，也是糖尿病肺热津伤证常用药对。配橘皮，脾肺并重，生化有权，则脾气健运，痰无以生，肺气宣和，邪不可干，清热化痰及止咳平喘力量增强；配阿胶，能治血嗽，阿胶补血，但忌敛肺，得桑白皮可泻，二者配伍，相互制约，气血并调；配桑叶，一宣一降，清热泻火，肃肺平喘止咳之力增强。配黄芩，黄芩气薄，偏于清上中焦火热；桑白皮专入肺经气分，降肺之气逆，泻肺中实火，二药相配，清肺之力增强。配葶苈子，恢复膀胱气化，使水气从小便出，解肺之壅塞，共奏开上启下之功，使水肿消而咳喘止；配麻黄，麻黄性温味辛，二药配伍宣降相宜，寒热并用，相须相制，共奏宣肺化痰，止咳平喘之功；配白术，白术健脾益气，使脾气散精上归于肺，桑白皮归肺经，通调水道，下输膀胱，使水精四布；配茯苓，清肺热，利小便；配糯米，清热暖中，兼止嗽血。

◎ 角药

桑白皮配地骨皮、薄荷，泻肺清热，育阴退热，兼治不定之表邪、外感余邪未尽及寒热不定，还可治疗小儿低热，肺热咳嗽；配王不留行、接骨木，止血逐痛，接筋续骨，三者即为王不留行散之主药，用于治金疮、折伤。

◎ 经方及类经方

1. 肺热咳嗽——桑白皮散

《政和本草》卷十三引《经验方》载"（桑白皮散，方名据《杂病源流犀烛》补）治肺经有热，咳嗽极甚，或吐血鲜红者"。方用一味桑白皮，直清肺热。治疗因肺热壅盛导致的肺气上逆咳嗽或肺热伤络的吐血等症。

2. 金疮伤——王不留行散

《金匮要略·疮痈肠痈浸淫病脉症并治》"病金疮，王不留行散主之。王不留行十分（八月八日采），蒴藋细叶十分（七月七日采），桑东南根白皮十分（三月三日采），甘草十八分，川椒三分（除目及闭口者，去汗），黄芩二分，干姜二分，芍药、厚朴各二分。右九味，桑根皮以上三味烧灰存性，勿令灰过，各别杵筛，合治之为散，服方寸匕。小疮即粉之，大疮但服之，产后亦可服。如风寒，桑东根勿取之。三物皆阴干百日。"

八月八日采王不留行，七月七日采蒴藋细叶，三月三日采桑东南根白皮。关于药物采集时间，据查考，秦代统一中国后推行的是颛顼历，以十岁为岁首，九月为岁终，闰在岁末。而汉武帝太初元年（前104）气象差异大，故改订新历，史称太初历，以十一月为岁首。至汉昭帝始元二年（前85），根据气候又恢复了颛顼历，并加以改进，以十月为岁首，九月为岁终，后九月为闰月。仲景生长于此时，因此方中药物收集时间提前三个月符合现今的阴历，同时也符合当今的采摘时间：四五月麦熟时采集王不留行，四月嫩叶翠绿采蒴藋细叶，秋末叶落时至次春发芽前采挖桑白皮。

《金匮要略·疮痈肠痈浸淫病脉证并治》"问曰：寸口脉浮微而涩，然当亡血，若汗出，设不汗者云何？答曰：若身有疮，被刀斧所伤，亡血故也。病金疮，王不留行散主之"。金疮，为金刃所伤而成疮者，经脉斩绝，营卫沮驰；治则应使经脉复行、营卫相贯，王不留行散，可行气血、和阴阳。杵之为散，"散之所至者深，汤之所至者浅"。意在逐散败血，消痈溃脓。桑根白皮性寒，《神农本草经》曰可治绝脉，《名医别录》谓其可以缝金疮，同王不留行等三味药烧灰存性者，灰能入血分止血，故可治疗金疮血流不止。"如风寒，桑东根勿取之"，桑白皮性寒，故受风寒之人不可服。

◎ 方证

含桑白皮常用经方或类经方临床应用指征如下：

桑白皮散 以咳嗽、咳黄痰、口渴面赤、咳吐鲜血等为其辨证要点。

王不留行散　以金疮伤史、失血史、瘀血、痈肿、疮疡、寸口脉浮微而涩为其辨证要点。

泻白散　以闷乱喘促、面赤浮肿、唇红颊赤、发渴引饮、白珠红赤如血、舌白而坚敛苍老、脉数为其辨证要点。

桑白皮汤　以咳喘气短、胸闷痰多、食欲不振、咯吐脓血为其辨证要点。

五皮饮　以水肿、皮水为其辨证要点。

◎ 量效

通过分析含桑白皮的经方或类经方，可以总结如下量效关系。

1. 绝对剂量

宣肺平喘，清泻肺热，泻白散中桑白皮用量为 1 两；疗治疮伤，王不留行散中，桑白皮用量为 10 分。故桑白皮常用剂量为 15～40g。

2. 相对剂量

（1）疗疮治伤：王不留行散中，王不留行∶蒴藋细叶∶桑东南根白皮比例为 1∶1∶1（王不留行、蒴藋细叶、桑东南根白皮皆为 10 分）。

（2）宣肺泻热：泻白散中，桑白皮与地骨皮比例为 1∶1（桑白皮与地骨皮均为 1 两）；桑白皮汤中，桑白皮∶黄芩为 1∶1，改善肺热咳喘患者症状。

（3）宣肺平喘：五虎汤中，麻黄∶桑白皮比例为 3∶1（麻黄 3 钱∶桑白皮 1 钱），配麻黄，麻黄性温味辛，去节蜜炙更易发挥宣肺降气平喘作用。

（4）利水消肿：五皮饮研究中发现，桑白皮、白术配伍组中，1∶1 组对 24h 尿蛋白、血清白蛋白、血清甘油三酯和血清总胆固醇的改善最为明显，同时具有明显的利尿作用，为最佳配伍比例。

◎ 服饵

《得配本草》曰"忌铁"，忌用铁器切制及熬制，"肺虚火衰、水涸风寒而嗽者""肺虚而小便利者"忌用。桑白皮蜜炙亦可用于虚人，但虚象应当不明显，受寒之人切不可服。

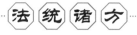

桑白皮以泻肺平喘、利水消肿、疗疮治伤为其能，为消、清法之重要代表。

◎ 消法

利尿消肿

泻降肺气，通调水道而利水肿，可治全身水肿、小便不利，尤宜于水肿实证，常与其他利水消肿药配伍，与茯苓皮、大腹皮、生姜皮、陈皮同用，如五皮散。另外，"血不利则为水"，桑白皮入脾、肺，脾统血，肺朝百脉，主宗气，亦可促血行，故可治"伤中、绝脉"，亦可外敷而治皮肉外伤及疮疡,为王不留行散之主药。

◎ 清法

清泻肺热

本品性寒,长于清泻肺火兼泻肺中水气而定嗽平喘。凡肺中火热或水气为患,均可用之,多用于肺热痰多喘咳。《雷公炮炙药性解》论其所治为"肺气有余"。气有余便是火,泻肺火之有余,故可止喘嗽。关于桑白皮是否泻肺之滞气,罗谦甫曰:"桑白皮泻肺,是泻肺中火邪,非泻肺气也,火去则气得安矣。"故肺虚寒不运而致咳喘,切不可用。另外"火与元气,势不两立,气寒清火,味甘益气,气充火退,虚得补而气受益矣"。肺为水之上源,水被火扰,气被火食,故显水之不足。火被清,故水渐复,气得留,其补之意在此。

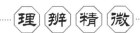

◎ 药理

1. 传统药理

桑白皮作用的发挥,全在于"消"与"清"二字。消即消肿利水、消瘀止血通脉,清即清泻肺热。故"消"与"清"二字,可恰当概括桑白皮功效。

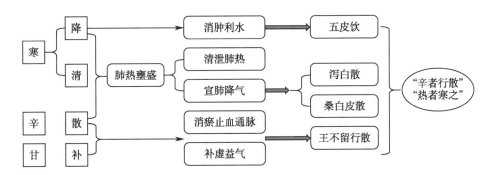

2. 现代药理

桑白皮的现代药理作用大致有如下几点:

(1)降压作用:桑白皮降压机制可能是抑制了血管运动中枢。

(2)利尿、镇静、镇痛、抗惊厥作用。

(3)解热、抗炎、抗菌作用:对金黄色葡萄球菌、伤寒杆菌和福氏痢疾杆菌及某些真菌有抑制作用。

(4)导泻作用。

(5)对胃肠道及子宫平滑肌有兴奋作用。

(6)对心脏的影响:桑白皮提取物对离体蛙心有抑制作用;而正丁醇提取物可使离体

大鼠心房收缩频率及收缩力明显增加,随后轻度抑制。

(7)抗肿瘤、扩张血管作用。

(8)对花生四烯酸代谢有抑制作用。

(9)降糖作用。

◎ 演义

1. 咳喘

桑白皮归属肺、脾经,宋•钱乙《小儿药证直诀》泻白散广为流传。现代药理研究也发现,桑白皮丙酮提取物有显著镇咳作用。桑白皮可能通过其所含的黄酮类物质降低支气管中嗜酸性粒细胞呈递特异性抗原的能力,从而减轻嗜酸性粒细胞释放的有害物质所致的肺部损伤,即通过抗炎发挥一定的平喘作用。对于有虚象者,则可改用蜜炙。

2. 水肿

桑白皮通调水道,上能消肺中痰水,下能利尿消肿,故多为实证水肿初起之药。如五皮散中,桑白皮助肺气宣肃,以使水道通调,水肿消除。

3. 皮肤病

桑白皮入脾、肺,脾主肌肉,肺合皮毛,风疹、湿疮、游风、痒疹及顽癣等出现的皮肤瘙痒,多因热邪壅阻于皮肤肌肉之间,营卫郁滞,气液不得宣通所致。钟以泽教授以桑白皮、地骨皮和牡丹皮为主配制的"三皮止痒汤(胶囊)"和"三皮消痤汤",用于治疗皮肤疾病(包括痤疮)效果明显。现代药理研究也证明其有抗过敏、抗炎等作用。

4. 金疮伤

从《神农本草经》的"伤中、绝脉"以及仲景之王不留行散均已表明了桑白皮治疗金疮伤的作用。

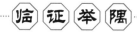

临 证 举 隅

案1 伤口久不愈

钟某,女,53岁。1997年3月17日初诊。主诉:半年前因颈椎增生而行手术,有一小伤口至今未愈合,多次局部用药及内服药,但效果都不理想。刻诊:伤口处有渗出物,时流黄水,伤口颜色呈黯红,局部时有疼痛,舌苔无变化,脉细。处方以王不留行散加味:王不留行30g,蒴藋细叶30g,桑东南根白皮30g,甘草6g,川椒9g,黄芩6g,干姜6g,厚朴6g,芍药6g,当归12g,牡丹皮12g,黄芪18g,皂角刺10g。5剂每日1剂,水煎2次,分3次服。伤口转变为嫩红色,渗出物消失,局部轻痒。守方续服16剂愈。

(王付医案)

主要症状：伤口不愈，色黯红，脉细。

病机归纳：金疮瘀毒，腐灼血脉。

经典方证：《金匮要略·疮痈肠痈浸淫病脉证并治》："问曰：寸口脉浮微而涩，然当亡血，若汗出，设不汗者云何？答曰：若身有疮，被刀斧所伤，亡血故也。病金疮，王不留行散主之。"

方义分析：尤在泾言"金疮、金刃所伤而成疮者，经脉斩绝，营卫沮弛；治之者，必使经脉复行，营卫相贯而后已，王不留行散，则行气血和阴阳之良剂也"。伤口久不愈合，为其发病机制不外有二，一为虚，二为瘀。正气因失其固摄而不能敛疮，阳气虚而失其温煦，瘀血阻滞日久，故见伤口颜色黯红。

药证归纳：王不留行散中，王不留行当为君药，走血分止血定痛，除风散痹，于血分最宜，臣以蒴藋细叶与王不留行共清火毒，祛恶气，蒴藋谓治折伤，续筋骨，桑白皮治绝脉，缝金疮，三者为金疮之要药。芍药、黄芩清血分之热，川椒、干姜助阳行血化瘀，厚朴行中带破，助气行血。另外，由于此患者伤口处有渗出物，时流黄水，伤口颜色黯红，故加入当归、黄芪托脓活血，牡丹皮凉血化瘀，皂角刺通经祛瘀，透达肌肤毛窍。诸药合用，使气血调和，病症得愈。

案2 治慢性盆腔炎

姚某，女，35岁，1998年5月28日初诊。少腹疼痛1年余。患者时常少腹疼痛，屡用中成药和西药，用药期间有效，停药后复发，近日疼痛更甚，故转中医治疗。诊见：少腹疼痛拒按，痛处固定不移，手足心热，入夜尤甚，经期延后，夹有血块，色黯、量少，舌黯淡、苔薄，脉沉。诊为慢性盆腔炎。证属胞中瘀血，治宜活血化瘀、理气通阳。方以王不留行散加味。处方：王不留行、蒴藋细叶、桑东南根白皮各30g，甘草6g，川椒9g，黄芩6g，干姜6g，厚朴6g，芍药6g，当归12g，牡丹皮12g。6剂，每日1剂，水煎2次，兑匀，分3次服。二诊：疼痛基本消除，又服上方6剂。嘱其次月行经前1周左右诊治，每月服用12剂，连续用药3月，病症得以解除。随访1年，腹痛未复发。

（王付医案）

主要症状：少腹疼痛，痛处不移，经期延后，有血块，脉沉。

病机归纳：瘀滞胞中。

经典方证：《金匮要略·疮痈肠痈浸淫病脉证并治》："问曰：寸口脉浮微而涩，然当亡血，若汗出，设不汗者云何？答曰：若身有疮，被刀斧所伤，亡血故也。病金疮，王不留行散主之。"

方义分析：与上案相同，此例患者血瘀之象较明显，"少腹疼痛拒按、痛处固定、经期延后、夹有血块、色暗量少"，又有正虚之象"手足心热、入夜尤甚、脉沉"，处方仍以王不留行散加减。王不留行、蒴藋细叶、桑东南根白皮共行逐散败血，当归、牡丹皮活血化瘀，芍药柔肝养血以治胞宫,少佐黄芩以去阴虚热象,川椒、干姜通阳行血,厚朴下气并导药下行。

药证归纳:慢性盆腔炎以少腹痛、腰酸、带下多为主症,属中医学少腹痛范畴。本病是妇科常见病,多为急性期未彻底治疗而迁延至慢性。由于病变长期积滞盆腔器官及周围结缔组织,使其充血、水肿、纤维粘连、瘢痕形成,盆腔器官受到牵拉、压迫,阻滞局部血液循环,迁延反复发作导致腹部疼痛。王教授认为,久病多虚、多瘀,且寒易伤气,寒易致瘀,气虚无力推动血液运行,血行不畅,血滞为瘀。辨证紧扣腹痛、痛处不移、经量少、色黯等主症,以王不留行散活血化瘀,达到通则不痛的效果。王教授还根据仲景"产后亦可服"之训,不仅应用王不留行散治疗慢性盆腔炎,尚治疗其他妇科疾病,只要符合血瘀病机,均可应用本方加减治疗。

桃仁

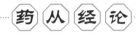

◎ 概述

桃仁为蔷薇科植物桃或山桃的干燥成熟种子。桃全国各地均产,山桃主产于辽宁、河北、河南等地。味苦、甘,性平,有小毒,归心、肝、肺、大肠经。具有活血化瘀,润肠通便,止咳平喘的功效。

◎ 经论

《神农本草经》云:"桃仁,味苦,平。主瘀血,血闭瘕邪,杀小虫。"

◎ 释经

瘀血血闭,或妇人月水不通,或跌扑损伤,及癥瘕积聚,皆从足厥阴受病,以其为藏血之脏也。《本草经疏》认为"桃核仁……苦能泄滞,辛能散结,甘温通行而缓肝,故主如上等证也"。桃为五木之精,镇辟不详,辟邪恶气,故除邪气。小虫者,厥阴风胜则生虫,肝气疏通则虫自亡。

◎ 药证

瘀血阻滞证:经闭、痛经;产后腹痛;跌打损伤、瘀肿疼痛;舌质紫黯或有瘀点,脉涩。
肠燥津亏证:大便干结,或伴肛裂。
肺气上逆证:咳嗽气喘。

◎ 炮制

待果实成熟后采收桃或山桃,除去果肉和核壳,取出种子,晒干即为桃仁。目前常用的桃仁炮制品分为三种:生桃仁、燀桃仁、炒桃仁。李时珍《本草纲目》中根据临床不同需求对其进行区分,即"桃仁行血宜连皮尖生用,润燥活血,宜汤浸去皮尖炒黄用"。生用桃仁即取原药材,除去杂质及残留的硬壳,筛去灰屑。燀桃仁则取桃仁置于沸水中,加热煮至种皮微膨起即捞出,在凉水中稍泡,捞起后搓开种皮与种仁,干燥,簸去种皮而得。若将焯桃仁置于炒制容器中，以文火炒制黄色后，晾凉即为炒桃仁。三者用时皆需捣碎。

桃仁一药，为峻烈之品，用药需慎。桃仁生品以活血祛瘀力强，焯后去皮，除去非药用部分，有效物质易于煎出，其功用与生品基本一致，可治疗蓄血发狂之精神疾患，急性化脓性阑尾炎、胆囊炎、跌扑损伤、经闭、癥瘕痞块等妇科疾病。炒桃仁偏于润燥和血，适用于肠燥便秘以及咳嗽气喘等症，力虽不及，但合理配伍，亦可发挥不俗的疗效。

◎ 用量

《中华人民共和国药典（2020年版）》规定桃仁用量为5～10g。

◎ 阐微

桃仁入药始载于《神农本草经》，言其"味苦，平"，列为下品，后世医家对桃仁性味的记载多延用此。直至明清时期，部分著作提出桃仁"性平"（《本草纲目》）、"性寒"（《万病回春》）等不同观点。综合历代本草文献及现代临床应用来看，桃仁可能具有一定偏性，但并不显著，仍宜归于平性药。

桃仁的毒性也值得关注，古籍多载其无毒，仅在《炮制全书》中有言"双仁有毒不用"。但现代研究证实，桃仁确实存在一定毒性。桃仁中的有效成分苦杏仁苷是造成桃仁毒副作用的主要成分，其本身无毒，但经过桃仁本身或肠道菌群中的苦杏仁酶分解后产生的氢氰酸为剧毒，以口服毒性最大，其他途径给药基本无毒。

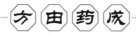

◎ 药对

桃仁配红花，活血化瘀；配当归，润肠通便；配杏仁，止咳平喘；配牡丹皮，凉血活血。

◎ 角药

桃仁配红花、当归，活血调经，治疗瘀血经闭、痛经；配炮姜、川芎，化瘀生新，温经止痛；配三棱、莪术，活血消癥；配苇茎、冬瓜仁，清热解毒，消痈排脓；配大黄、芒硝，泻热逐瘀；配虻虫、水蛭，磨化干血，活血通络。

◎ 经方及类经方

1. 蓄血轻证——桃核承气汤

《伤寒论·辨太阳病脉证并治》"太阳病不解，热结膀胱，其人如狂，血自下，下者愈。其外不解者，尚未可攻，当先解其外。外解已，但少腹急结者，乃可攻之，宜桃核承气汤"。太阳病不解，热结膀胱，热邪与瘀滞相互搏结，而致下焦蓄血，发为诸症。表邪不解，与血搏结下焦，而见少腹急结；瘀热上扰心神，但神乱尚轻，其人如狂。治疗上以桃核承气汤活血化瘀、通下泻热。此方中以调胃承气汤荡涤瘀热，下行而出，桃仁化瘀止血，桂枝温通血脉。（参见大黄篇）

2. 蓄血重证——抵当汤

《伤寒论》在太阳病篇、阳明病篇中有数条抵当汤治疗蓄血证的论述。如《伤寒论•辨太阳病脉证并治》"太阳病六七日，表证仍在，脉微而沉，反不结胸，其人发狂者，以热在下焦，少腹当鞕满。小便自利者，下血乃愈。所以然者，以太阳随经，瘀热在里故也，抵当汤主之"。表证仍在，其脉当浮，今脉反微而沉，乃邪气内陷，但非结胸，而是结于血分，蓄于下焦。此方证治较桃核承气汤更重，非如狂而是发狂，非见急结而是鞕满，脉微亦非虚证，乃因瘀热深结，脉伏难寻，加虫类药方能奏效。抵当汤中以水蛭、虻虫、桃仁逐久滞恶血，大黄荡涤热邪、导热下行。

3. 蓄血重证——抵当丸

《伤寒论•辨太阳病脉证并治》"伤寒有热，少腹满，应小便不利，今反利者，为有血也，当下之，不可余药，宜抵当丸"。抵当丸同样治疗蓄血重证，但其剂型为丸剂，为病势较缓的变通治法，仅见少腹鞕满，尚未发狂，故以抵当丸峻药缓攻，徐徐图之。

4. 疟母不消——鳖甲煎丸

《金匮要略•疟病脉证并治》"病疟，以月一日发，当以十五日愈，设不差，当月尽解。如其不差，当云何？师曰：此结为癥瘕，名曰疟母，急治之，宜鳖甲煎丸"。古人认为五日为一候，三候为一气，十五日为一节气，天气又以十五日为一更，而人应天气，故言"病疟以月一日发，当以十五日愈，设不差，当月尽解"。若仍不解，疟疾迁延日久，反复发作，正气益虚，痰瘀结聚而成痞块，居于胁下而成疟母，治以鳖甲煎丸。鳖甲煎丸中鳖甲软坚散结；䗪虫破血攻瘀；大黄、桃仁、牡丹皮活血散瘀，推陈致新；乌扇、凌霄花、赤硝、鼠妇虫、蜂巢、蜣螂攻毒化瘀、杀虫止疟；半夏、葶苈子、石韦、瞿麦祛痰利湿；柴胡、黄芩、干姜、厚朴寒热并调、理气祛风；桂枝、芍药调和营卫；人参、阿胶益气养血。

5. 虚劳干血证——大黄䗪虫丸

《金匮要略•血痹虚劳病脉证并治》"五劳虚极羸瘦，腹满不能饮食，食伤、忧伤、饮伤、房室伤、饥伤、劳伤、经络营卫气伤，内有干血，肌肤甲错，两目黯黑。缓中补虚，大黄䗪虫丸主之"。五劳极虚羸瘦，正气不足推动血行，久而成瘀，谓之"干血"。瘀血内停，新血不生，濡养不及，故形体羸瘦；体表失养，故肌肤甲错；目睛不荣，则两目黯黑；气机阻滞，脾胃运化失常，故腹满不能饮食。治宜缓中补虚之大黄䗪虫丸，方中大剂虫药合桃仁、干漆活血化瘀，芍药、地黄养阴益血，甘草、白蜜缓急补中，再加以杏仁理气，黄芩清热。（参见大黄篇）

6. 肠痈之脓未成证——大黄牡丹汤

《金匮要略•疮痈肠痈浸淫病脉证并治》"肠痈者，少腹肿痞，按之即痛，如淋，小便自调，时时发热，自汗出，复恶寒。其脉迟紧者，脓未成，可下之，当有血。脉洪数者，脓已成，不可下也。大黄牡丹汤主之"。肠痈初成或脓未成患者，热毒壅滞瘀结，营血内聚，故见少腹肿痞；按之即痛如淋，此乃实证之象，而小便自调，即非淋病；正邪交争，营卫失和，故恶寒发热，自汗出；郁热壅滞肠道，脉见迟紧，乃脓未成之时，可下之，以大黄牡丹汤。方中大黄、芒硝荡涤实热，宣通壅滞；丹皮、桃仁活血化瘀；瓜子仁排脓消痈。迟则生变，若痈脓已成，则不可用此方下之。（参见大黄篇）

7. 妇人癥病——桂枝茯苓丸

《金匮要略·妇人妊娠病脉证并治》"妇人宿有癥病，经断未及三月，而得漏下不止，胎动在脐上者，为癥痼害。妊娠六月动者，前三月经水利时，胎也。下血者，后断三月衃也。所以血不止者，其癥不去故也，当下其癥，桂枝茯苓丸主之"。妇人宿有癥病，而见胎动脐上，非胎孕，而是癥痼为害，其别在于癥痼不会按月增大，又复见经血漏下。治疗上予桂枝茯苓丸，以桂枝、芍药温通血脉，丹皮、桃仁活血化瘀，茯苓渗湿利水。

8. 瘀血内结——下瘀血汤

《金匮要略·妇人产后病脉证治》"师曰：产妇腹痛，法当以枳实芍药散，假令不愈者，此为腹中有干血着脐下，宜下瘀血汤主之；亦主经水不利"。妇人产后脐下小腹或少腹疼痛拒按、恶露量少或不下、色黯有块，以枳实芍药散治之无效，乃因腹中有干血，宜下瘀血汤主之。下瘀血汤中仅三味药物组成，大黄、桃仁、䗪虫均为破血化瘀之猛药，用蜜为丸以缓其性，用酒煎之以引入血分，以重剂起沉疴。

9. 痰瘀互结之肺痈——苇茎汤

苇茎汤出自《古今验录方》，录自《外台秘要》，孙思邈《备急千金要方》亦载有此方，但无方名，宋代林亿等校定《金匮要略》时，将此方收入"肺痿肺痈咳嗽上气病脉证治第七"篇作为附方，冠名《千金》苇茎汤。《金匮要略论注》言"此治肺痈之阳剂也。盖咳而有微热，是邪在阳分也；烦满，则挟湿矣；至胸中甲错，是内之形体为病，故甲错独见于胸中，乃胸上之气血两病也。故以苇茎之轻浮而甘寒者，解阳分之气热；桃仁泻血分之结热；薏仁下肺中之湿；瓜瓣清结热而吐其败浊，所谓在上者越之耳"。痈者，壅也，肺痈之证，乃由痰血火邪互结肺中，久而成脓。桃仁不仅有活血化瘀的功效，亦可润肠通便，与冬瓜仁痰瘀并治，使痰瘀从大便而解；再以苇茎、苡仁清热排脓，共成治疗肺痈之要剂。

10. 便秘——润肠丸

桃仁含有大量脂肪油，能润滑肠黏膜而具有润肠通便作用。古代文献中对于润肠丸的记载颇多，药物组成也各有差异，其中《奇效良方》《脾胃论》《丹溪心法》《校注妇人良方》组方中均使用了桃仁，也进一步证实了桃仁具有润肠通便的作用。

11. 跌扑损伤之瘀血证——复元活血汤

复元活血汤出自《医学发明》，治疗由跌扑损伤，瘀血阻滞胁下所致的胁肋瘀肿、疼痛等症。张秉正言其名为"复元活血汤"乃因此组方使得"去者去，生者生，痛自舒而元自复矣"。全方祛瘀与扶正兼顾，桃仁在该方中与红花同用，活血化瘀，且方中桃仁以酒制，借酒之行散增强活血通络之力。

◎ 方证

含桃仁经方及类经方临床应用指征如下：

桃核承气汤　以少腹急结、如狂、常伴有发热、脉数为其辨证要点。

抵当汤　以少腹硬满、发狂、小便自利、合并脉微而沉为其辨证要点。

抵当丸　以少腹硬满而不发狂为其辨证要点。

鳖甲煎丸　以胁下痞硬有块为其辨证要点。

大黄䗪虫丸　以极虚羸瘦、腹满不能饮、肌肤甲错、两目黯黑为其辨证要点。

大黄牡丹汤　以少腹肿痞、按之即痛如淋、小便自调、时时发热、自汗出、复恶寒、脉迟紧为其辨证要点。

桂枝茯苓丸　以胎动在脐上但不随月份而增大、伴经血漏下不止为其辨证要点。

下瘀血汤　以产后脐下小腹、少腹部位疼痛拒按，恶露或经血色黯有块、量少或不下为其辨证要点。

润肠丸　以大便干结、面色无华、头晕目眩、心悸气短、口唇色淡、舌淡苔白、脉细为其辨证要点。

苇茎汤　以壮热振寒、汗出烦躁、咳嗽气急、胸满作痛、咳吐黄绿色腥臭痰为其辨证要点。

桃红四物汤　以经期提前、血多有块、色紫稠黏、腹痛、舌淡有瘀斑瘀点、脉细涩为其辨证要点。

复元活血汤　以胁肋瘀肿、痛不可忍为其辨证要点。

生化汤　以产后恶露不行、小腹冷痛为其辨证要点。

◎ 量效

通过分析仲景所用经方，可以总结如下量效关系：

1. 绝对剂量

《伤寒论》和《金匮要略》中含有桃仁的方剂有桃核承气汤、抵当丸、抵当汤、桂枝茯苓丸、下瘀血汤、大黄䗪虫丸、大黄牡丹汤和鳖甲煎丸，皆用其活血化瘀之功。如《本经逢原》言"桃仁入手、足厥阴血分，为血瘀血闭之专药"。其中桃核承气汤、大黄牡丹汤中桃仁的用量为50枚；抵当汤、下瘀血汤中桃仁的用量20枚；抵当丸25枚；鳖甲煎丸中用至2分；另外大黄䗪虫丸中虽用至1升，但诸药合丸后仅取小豆大小，而桂枝茯苓丸诸药等分，未述具体用量。后世所用苇茎汤中桃仁亦用至50枚，一方面取其活血化瘀之功，另一方面则是桃仁的润燥滑肠之性，使得浊邪有道可出。因此，桃仁在经方运用中的最大剂量为50枚，且均在汤剂中使用，因其有小毒，量不可过大，尤其是丸散剂中。桃仁含有苦杏仁苷，容易水解生成氢氰酸，过量则可能导致呼吸抑制，在汤剂中会被破坏，但丸散入剂则仍有此作用。

2. 相对剂量

"药有单行之功,方有合群之妙",《伤寒论》中有 3 首方剂使用桃仁,《金匮要略》则有 7 首使用。在大黄牡丹汤和桂枝茯苓丸中,桃仁和丹皮同用,大黄牡丹汤中以丹皮 1 两,桃仁 50 枚,桂枝茯苓丸中桃仁则与丹皮等分。丹皮祛瘀有推陈致新的作用,配以桃仁,同入血分,可破血行滞。在桃核承气汤、抵当丸、抵当汤、下瘀血汤、大黄牡丹汤和大黄蟅虫丸中,桃仁均与大黄同用,大黄的用量远重于桃仁,二药配伍,刚柔相济,荡涤瘀血下行而出,共奏逐血瘀、破癥瘕之功,常用于治疗瘀热互结的各种病证。

肺痈在临床上常见咳吐腥臭脓血痰、胸中隐痛,舌红苔黄腻,脉滑数。治当清肺化痰,逐瘀排脓,苇茎汤中桃仁活血祛瘀,与冬瓜仁配合,可泄痰瘀从大便而解,瘀去则痈消。原方载冬瓜仁用 0.5 升,桃仁用 50 枚,临床中可根据痰瘀壅滞的轻重适当调整用量比例或加用其他祛痰化瘀之品。

◎ 服饵

桃仁药食同用,作食物,可入粥糜,用于止咳平喘。但本品走而不守,且有小毒,过用及用之不当时,恐破血妄行,无瘀血之证则不用。孕妇、便溏、出血证者忌服。此药虽为微寒之品,大量久服,仍有伤脾胃阳气的可能,临床用之需避免。此外,胃寒呕吐及感寒夹食作呕者忌用。

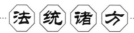

◎ 消法

1. 活血化瘀

桃仁味甘、苦,入心、肝二经血分,苦则能泄降导下以破瘀,甘则调和气血以生新,然破瘀之力远胜于生新,具有推陈致新之力,为活血化瘀常用之药。用于经闭、痛经、瘀血腹痛,常与红花、丹皮、赤芍等同用,如《医宗金鉴》桃红四物汤;用于产后瘀阻,常与当归、川芎、炮姜同用,如生化汤;用于蓄血发狂,少腹硬满,常与大黄、水蛭等同用,如《伤寒论》抵当汤、抵当丸;用于痈肿时,肺痈常用《备急千金要方》苇茎汤,肠痈常予《金匮要略》大黄牡丹汤。

2. 润燥滑肠

《汤液本草》言桃仁"治大便血结、血秘、血燥,通润大便"。桃仁取自桃或山桃的种仁,富含丰富的脂肪油。脂肪油可以分解为脂肪酸,促进肠道蠕动。桃仁也可以保湿,增加肠道水分,但因脂肪油水溶性较差,一般作丸剂。桃仁润肠之性偏弱,常与他药合用,如《脾胃论》中润肠丸中桃仁与麻子仁、当归同用,治疗大便秘涩,或干燥不通,全不思食,以其润燥和血疏风,自然通利。

3. 止咳平喘

在肺痈的治疗中,古人亦常用桃仁,这可能与桃仁具有一定止咳平喘的功效相关。桃仁味苦,能降肺气,其效与杏仁类似。杏仁偏于气分,长于降气消痰,桃仁偏于血分,止咳平喘作用较弱,但可配伍使用,如《圣济总录·上气》双仁丸,即与杏仁同用。

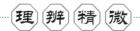

理 辨 精 微

◎ 药理

1. 传统药理

《药鉴》言桃仁"入手厥阴胞络及足厥阴肝经药也。润大肠血燥难便,去小腹血凝成块。多用逐瘀血而止痛,少用生新血而通经。盖多则苦胜,破滞气也。少则甘夺,生新血也"。桃仁为破血除瘀之要药,同时亦有止咳平喘、润肠通便之力。

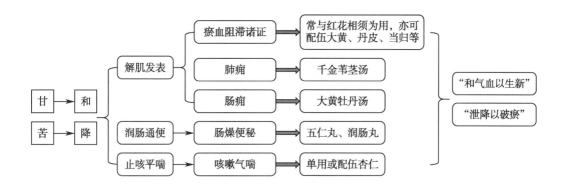

2. 现代药理

桃仁的现代药理作用大致有如下几点:

(1)抗凝和抗血栓形成作用:桃仁的醇提取物有抗凝血作用和微弱的溶血作用,对改善血液流变性有一定作用;而桃仁的乙酸乙酯提取物则能明显延长凝血时间和血栓形成时间。

(2)抗炎作用:桃仁的水提物具有一定的抗炎作用,桃仁蛋白对炎症引起的血管通透性亢进具有抑制作用。

(3)提高免疫力和抗肿瘤作用:桃仁总蛋白可恢复机体正常免疫状态,同时可抑制肿瘤细胞增殖,诱导肿瘤细胞凋亡而发挥抗肿瘤作用。

(4)润肠通便作用:桃仁含有大量脂肪油,能润滑肠黏膜而具有润肠通便的作用。

(5)镇咳作用:桃仁有效成分苦杏仁苷在酸或酶的作用下可水解产生氢氰酸,而氢氰酸对呼吸中枢具有镇静作用。

◎ 演义

桃仁通过配伍可以治疗以下病证。

1. 瘀血诸证

桃仁专入心、肝经,为入血分主药。夫血者,有形者,阴也,周流于身。一有凝滞,或见妇人月水不通,或癥瘕内生,或跌扑损伤,或心下宿血坚痛,或下焦蓄血、其人如狂,以上诸症,皆可用桃仁治之。桃仁苦以泄血滞,甘以生新血,其效为植物药中力勇者,为治疗瘀血诸证之要药。值得注意的是,桃仁苦重甘微,用之不慎,则易损伤真阴。

2. 急性阑尾炎

急性阑尾炎属于中医"肠痈"范畴,仲景在《金匮要略》中总结了肠痈的治疗经验,肠痈者"少腹肿痞,按之即痛如淋,小便自调,时时发热,自汗出,复恶寒,其脉沉紧者,脓未成者,可下之"。脓未成时,治以大黄牡丹汤。根据肠痈之病机,将其分为瘀滞、成脓、脓肿、破溃、迁延复发五型,而六腑以通为用,治疗主要是通腑泻热。结合临床,大黄牡丹汤一方加减皆可治之,大黄合芒硝清热解毒、活血通积,桃仁合丹皮透脓散瘀、活血行滞,冬瓜仁可排脓散结、清热利尿,皆以通为用。同理,其他消化系统急腹症亦可用此方治疗。

3. 咳喘

桃仁具有止咳平喘的作用,对于呼吸系统疾病所致之久咳,兼有瘀血闭阻、久治不愈者,可加入桃仁。桃仁的镇咳作用主要是苦杏仁苷水解后产生氢氰酸,少量应用即可镇咳,一般10~12g。大量内服可能麻痹延髓呼吸中枢,引起中毒,故不宜多用。

4. 便秘

便秘是一种常见的消化道疾病,肠管器质性病变、全身系统性疾病以及药物等因素均可导致便秘。临床上以排便次数减少、大便过硬、排便不畅或便后有未排空感为主要表现。中医认为便秘可分为热积秘、寒积秘、气滞秘、气虚秘、血虚秘、阴虚秘和阳虚秘。桃仁具有润燥滑肠的作用,其性平,适当配伍则诸证可用,如桃仁常与当归、熟地黄同用,治疗血虚便秘;与肉苁蓉、肉桂同用,治疗阳虚便秘。

5. 肺脓肿

肺脓肿属于中医"肺痈"范畴,首载于《金匮要略》,由热毒瘀结于肺,肉败血腐而成,治疗上化瘀排脓贯穿始终。痈者,壅也,肺痈之证,总由痰血火毒等有形之邪结聚胸中,久而成脓。《千金》苇茎汤出自《备急千金要方》卷十七,是中医治疗肺痈的代表方剂,清代张秉成在《成方便读》中言此方"桃仁、甜瓜子,皆润降之品,一则行其瘀,一则化其浊;苇茎退热而清上;苡仁除湿而下行。方虽平淡,其散结通瘀、化痰除热之力,实无所遗,以病在上焦,不欲以重浊之药重伤其下也"。

临证举隅

案1 治蓄血证

刘某，男，83岁。1993年11月1日初诊。有冠心病及心房纤颤病史。两月前不慎跌倒，CT检查诊断为脑梗死，伴脑积水，脑萎缩。刻下行路蹒跚，步履维艰，跌扑频频。患者性情急躁，夜寐不安，少腹胀满，小便频数量少，大便干燥，数日一行。舌质紫黯，边有瘀斑，脉大而结，按之不衰。辨为瘀热与血相结之桃核承气汤证。桃仁14g，桂枝10g，炙甘草6g，芒硝3g（后下），大黄3g。3剂，饭前空腹服。

二诊：服药后泻下如猪肝色粪便，少腹胀满顿消，纳食增加，夜寐安然。舌仍有瘀斑，脉有结象，又见手足不温而凉，此为血瘀气滞不相顺接所致，转方用四逆散加桃仁、红花、丹参以理气解郁，活血化瘀。服5剂，手足转温，舌脉如常，跌扑未发。

（刘渡舟医案）

主要症状：行路蹒跚，步履维艰，跌扑频频，性情急躁，夜寐不安，少腹胀满，小便频数量少，大便干燥，数日一行，舌质紫黯，边有瘀斑，脉大而结，按之不衰。

病机归纳：瘀热与血相结之蓄血证。

经典方证：《伤寒论·辨太阳病脉证并治》："太阳病不解，热结膀胱，其人如狂，血自下，下者愈。其外不解者，尚未可攻，当先解其外。外解已，但少腹急结者，乃可攻之，宜桃核承气汤。"

方义分析："如狂，少腹急结"是蓄血证的主症。此案患者"性情急躁，夜寐不安，少腹胀满"恰与此证相符。结合舌脉，此患者年事已高，下焦阴血已亏，脑梗死的病史更是加剧了瘀血内阻的可能。阴虚血燥化热，与血搏结于下焦，而见诸症。热与血初结，不见神乱，或血可自下，热随血泄，病可自愈；若不自下，当以桃核承气汤泻热破瘀。桃核承气汤以调胃承气汤为基础，加入桃仁、桂枝，桃仁有破瘀之功，大黄有下瘀之效，再合芒硝泻软坚，开下行之路，逐瘀热外出；反佐桂枝温通血脉，增强行血散血之力，炙甘草缓经止急，共行泻热逐瘀之法。

药证归纳：在《伤寒论》中以桃核承气汤治疗"热结膀胱，其人如狂"，此处言结于膀胱，并非水蓄之意。古人言其大概位置，当以下焦立意，乃热结肝经血分。《杂病广要》记载《医史》有言"是故血隧热壅，须用硝黄；气隧寒壅，须用桂附。阴阳之用不同者，无形有形之异也"。此方以大黄、芒硝泻血分瘀热，加一味质重性沉之桃仁，合桃仁润肠通便之力，三药共行泻下逐瘀之功。

案2 治慢性胸膜炎

刘某，男，61岁，右侧胸部疼痛，持续顿痛，夜间加剧，不甚剧烈，无压榨濒死感，胸部CT：右侧胸膜增厚，右侧胸腔少量积液，无外伤史，纳眠可，二便调，舌质黯红、苔薄白，脉弦紧。辨证胸中血瘀证，拟以活血逐瘀、行气止痛，方选膈下逐瘀汤加减。药用：红花、桃仁、当归、赤芍、川芎、丹参、乌药、延胡索、香附、枳壳、五灵脂、郁金、生甘草。4剂。二诊：胸痛缓解，继服上方7剂。三诊：胸痛消失，上方加炙黄芪继服，3月后复查胸部CT：未见明显异常。

（陈绍宏医案）

主要症状：右侧胸部疼痛，持续顿痛，夜间加剧，不甚剧烈，舌质黯红，苔薄白，脉弦紧。

病机归纳：胸中血瘀证。

方义分析：此案患者症见"右侧胸部疼痛，持续顿痛，夜间加剧"，舌质黯红、苔薄白，脉弦紧，乃因气机郁结，瘀血阻滞所致。故投以膈下逐瘀汤活血逐瘀、行气止痛，方中红花、桃仁、当归、赤芍、川芎、丹参活血化瘀、消积止痛；五灵脂、香附、乌药、延胡索、郁金行气散结止痛；再以枳壳合桃仁，一走气分一走血分，两药合用可通腑泻下、调和气血；再以甘草，一则调和诸药，攻中有制，二则缓急止痛。诸药合用共奏活血化瘀、行气止痛之功。

药证归纳：膈下逐瘀汤为王清任五逐瘀汤之一，全方以活血化瘀药与行气药物居多。桃仁作为其活血化瘀药物中的代表，与红花配伍成为临床中活血化瘀的经典药对，二者均有活血化瘀之力，且擅入心、肝二经，红花质轻，走外达上，通经达络，长于祛在经在上之瘀血；桃仁质重而降，偏入里善走下焦，长于破脏腑瘀血。行气药中香附芳香走窜，开郁宽中，为"气病之总司"；川芎为血中之气药，延胡索可行血中气滞，气中血滞，专治一身上下诸痛。全方纯攻无补，此正《素问·至真要大论》所谓"坚者削之，留者攻之"，将或已成形的积聚邪气，或未成形而结聚郁塞不行之类的病症，当以攻逐之法，立祛之。

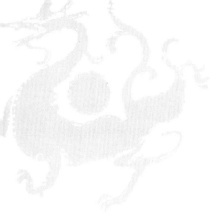

艾叶

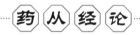

◎ 概述

艾叶为菊科多年生灌木状草本植物艾的干燥叶。全国大部分地区均产，其中以湖北蕲州产者为佳，称为蕲艾。艾叶始载于陶弘景《名医别录》。味辛、苦，性温，归肝、脾、肾经。具有温经止血，散寒调经，安胎等功效。

◎ 经论

《名医别录》云："艾叶，味苦，微温，无毒。主灸百病，可作煎，止下痢，吐血，下部蜃疮，妇人漏血，利阴气，生肌肉，辟风寒，使人有子。"

◎ 释经

艾叶味辛、苦，性温，为临床中妇产科止血、安胎之要药。艾叶可制成艾条、艾绒以行艾灸，达到温经通络、理气行血之功，故谓之"主灸百病"。痢疾治疗首重气血，正如金代刘完素《素问病机气宜保命集·泻痢论》所谓之"行血则便脓自愈，调气则后重自除"，由于本品辛温行散，可调和气血，故"止下痢"。本品温经止血，可治"吐血""妇人漏血"。其辛温有除湿之能，苦燥有杀虫之功，故能用于"下部蜃疮"并"生肌肉"。寒易伤阳气，阳损则阴必受累，本品辛温散寒，故能"利阴气""辟风寒"。性温可暖胞宫，兼之有理气行血之功，故有安胎之效，谓之"使人有子"。

◎ 药证

主治：少腹冷痛，经寒不调，宫冷不孕及各种血证如吐血、衄血、崩漏、月经过多等。外用可用于皮肤瘙痒症。

体质特征：形体瘦弱或久病体虚，见畏寒肢冷，喜温喜按，面色偏白等。

◎ 炮制

临床中艾叶常见的炮制品包括鲜艾叶、艾绒、炒艾叶、醋艾叶、酒艾叶、艾叶炭等，其中鲜艾叶系采集鲜品去梗洗净入药者，鲜者性较平和，少温燥，晒干之艾叶则性温芳香，可暖血温经、行气止痛；艾绒系晒干之净艾叶碾碎，拣去硬茎及叶柄，筛去灰屑，取白者再捣碎，至柔烂如绵成绒入药者，亦称熟艾，功用与艾叶相仿，药力较优，因柔软如绵，性温气香走窜，多用于烧灸，可温煦气血、舒筋活络；炒艾叶系生艾叶或艾绒置热锅内，炒至微焦入药者，炒制后，性偏温热，温经散寒之力增强；醋艾叶乃生艾叶置热锅内，喷入适量米醋，炒至微黄入药者，醋制后加强了调经止血作用，缓和其燥性；酒艾叶则为生艾叶置热锅内，喷入适量黄酒，炒至微黄入药者，酒制后祛风止痒作用加强；艾叶炭系艾叶置锅内用武火炒至七成变色，用醋喷洒，灭净火星，取出晾干入药者，简称艾炭、醋艾炭，擅入血分，既可温经散寒，又可收敛止血，常用于妇女崩漏、月经过多等出血性病证。

◎ **用量**

《中华人民共和国药典（2020 年版）》规定艾叶用量为 3～9g，外用适量，可煎水熏洗，或炒热温熨，或捣绒作炷，或艾条熏灸。

◎ **阐微**

艾叶的生熟制品，药性不同。明·李时珍《本草纲目》云"凡用艾叶，须用陈久者，治令细软，谓之熟艾。若生艾，灸火则伤人肌脉。故孟子云：七年之病，求三年之艾"。由此可以看出，生艾可服不可灸，熟艾可服又可灸，熟艾较之生艾性良。因此，艾叶入药可入丸、散剂，或鲜品捣汁服，止血宜炒炭用，以加强止血作用。

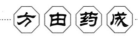

◎ **药对**

艾叶配阿胶，养血止血，散寒暖宫，用于下焦虚寒所致的月经过多、崩漏、胎漏；配香附，二者相须为用，调补冲任，温中暖宫，调经止痛，用于下焦虚寒气滞所致的月经不调、痛经，或少腹冷痛、宫冷不孕、胎动不安；配苍术，散寒除湿，用于寒湿下注所致的带下清稀淋漓不尽；配侧柏叶，凉血止血，用于血热所致之崩漏、吐血等。

除上述之外，《本草纲目》云"苦酒、香附为之使"，可供参考。

◎ **角药**

艾叶配生地黄、侧柏叶，凉血止血，凉而不寒，止血而不留瘀；配阿胶、当归，养血止血，调经止痛。

◎ 经方

1. 营血虚寒——芎归胶艾汤（又名胶艾汤）

《金匮要略·妇人妊娠病脉证并治》"师曰：妇人有漏下者，有半产后因续下血都不绝者，有妊娠下血者，假令妊娠腹中痛，为胞阻，胶艾汤主之"。本条论述了妇人三种漏下的辨证论治。妇人下血包括：一为经水淋漓不断的漏下，二为半产后继续下血不止的漏下，三为妊娠胞阻下血的漏下。胞阻是由于冲任二脉虚寒，经血不能内守，血液下漏，不能入胞以养胞胎，影响胞胎正常发育，故腹中作痛。妊娠下血兼腹中痛，称为胞阻之证，而漏下和半产后下血不止的病机，也是冲任虚寒，经血不能内守所致。此三种漏下虽然不同，但都可以用胶艾汤补血固经，调其冲任而愈。方中阿胶养血止血；艾叶温经暖胞；当归、川芎、地黄、白芍补血养肝，敛阴益荣，以养胞胎；甘草调和诸药，缓中解急，共奏温暖胞宫，调补冲任之效。

2. 中气虚寒，气不摄血——柏叶汤

《金匮要略·惊悸吐衄下血胸满瘀血病脉证治》"吐血不止者，柏叶汤主之"。本条是论述吐血不止的证治，是中气虚寒，气不摄血，血不归经而致。"吐血不止"是指吐血时多时少，时吐时停，持久不止，顽固不愈。治宜柏叶汤温经止血，方中柏叶止血，其性清肃而降，以制血之上逆；干姜、艾叶温中，暖气以摄血；马通汁育阴止血，能引血下行，且监干姜、艾叶之燥。上述四药共奏温中摄血止呕之效。

◎ 方证

含艾叶常用方临床应用指征如下：

芎归胶艾汤 以妇人见下血、腹中痛为其辨证要点。

柏叶汤 以吐血不止为其辨证要点。

艾附暖宫丸 以妇人经水不调、临行作痛、不能孕育为其辨证要点。

四生丸 以吐血、衄血夹有热象为其辨证要点。

艾叶汤 以妇人阴中肿痛不可近为其辨证要点。

保婴艾叶汤 以小儿冷痢肚痛为其辨证要点。

胶艾榴皮汤 以妊娠妇人注下不止为其辨证要点。

芎归补中汤 以妇人半产漏下兼见语声低微、疲倦乏力、面色苍白为其辨证要点。

固源汤 以妇人血崩日久不止为其辨证要点。

安经汤 以妇人月经先期为其辨证要点。

卷柏阿胶散 以吐血、咯血为其辨证要点。

◎ 量效

通过分析以艾叶为主方剂，可以总结如下量效关系：

1. 绝对剂量

艾叶入丸剂、散剂、膏剂中时经估算每次服用艾叶绝对剂量约 1～2g，如阿艾丸、火龙散、桑寄生散、理血膏等；用于外洗时绝对剂量较大，如《外台秘要》艾叶汤，艾叶用量为 5 两。以下重点讲述内服汤剂中艾叶使用之绝对剂量。

大剂量为《金匮要略》芎归胶艾汤、《普济方》保婴艾叶汤，艾叶用量均为 3 两。其中芎归胶艾汤用于妊娠胞阻，用艾叶以温经暖胞；保婴艾叶汤则用于小儿冷痢肚痛，取艾叶温中散寒之效。

中等剂量为《备急千金要方》艾叶汤、《张氏医通》胶艾榴皮汤，上方中艾叶用量均为 2 两。二者均用于妊娠妇人，取艾叶暖胞安胎、调经止血之效。

小剂量为《圣济总录》艾叶汤、《校注妇人良方》芎归补中汤、《医学入门》八物胶艾汤、《简明医彀》固源汤、《医学正传》安经汤、《金匮要略》柏叶汤，上方中艾叶用量为 3 把，均用于出血性疾患，无论寒热，均可用艾叶与他药配伍，取其止血之功。

2. 相对剂量

（1）养血止血：《金匮要略》芎归胶艾汤、《张氏医通》胶艾榴皮汤、《校注妇人良方》芎归补中汤、《医学正传》安经汤、《传家秘宝》卷柏阿胶散中，艾叶与阿胶比例为 1：1（艾叶 2 两：阿胶 2 两）；《备急千金要方》艾叶汤中，艾叶与阿胶比例为 2：3（艾叶 2 两：阿胶 3 两）；《圣济总录》艾叶汤中，艾叶与阿胶比例为 1：2（艾叶半两：阿胶 1 两）；《医学入门》八物胶艾汤中，艾叶与阿胶比例为 2：5（艾叶 8 分：阿胶 2 钱）。

（2）凉血止血：《金匮要略》柏叶汤中，艾叶与侧柏叶比例不明确（艾叶 3 把：侧柏叶 3 两）；《妇人大全良方》四生丸中，艾叶与侧柏叶比例为 1：1（二者等分）。

（3）活血止血：《金匮要略》芎归胶艾汤、《校注妇人良方》芎归补中汤中，艾叶与川芎比例为 3：2（艾叶 3 两：川芎 2 两）；《医学入门》八物胶艾汤中，艾叶与川芎比例为 8：15（艾叶 8 分：川芎 1 钱 5 分）；《简明医彀》固源汤中，艾叶与川芎比例为 1：2（艾叶 5 分：川芎 1 钱）；《医学正传》安经汤中，艾叶与川芎比例为 1：1（艾叶半钱：川芎半钱）。

◎ 服饵

艾叶作用较为平和，无明显毒副作用，入汤剂、丸剂、散剂、膏剂中均未见明显特殊。

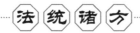
法 统 诸 方

艾叶生温熟热，以温通为其能，具有温经止血、散寒止痛、温通经络等功效，为温法之重要代表。

◎ 温法

1. 温经止血

艾叶性温，能够温经止血，临床常用于虚寒出血证，尤宜于妇女崩漏下血。用治崩漏下血时常炒炭用以加强其温经止血之功，并可配伍阿胶、生地黄、当归等，如胶艾汤。

2. 温经散寒

本品辛散温通，有温经散寒止痛之功，用于虚寒性腹痛时多配伍干姜、肉桂等。现代多用熟艾叶入布袋置于脐部，或将艾绒制成艾条、艾炷，点燃以行温灸之用，起到温煦气血、散寒止痛的作用。

3. 暖宫安胎

艾叶能调经止痛、止血安胎，用于虚寒性的月经不调、痛经、宫冷不孕等，常配伍香附、当归等，如艾附暖宫丸；用治下焦虚寒，冲任不固之胎动不安、胎漏下血，常与川续断、桑寄生等同用。

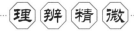

◎ 药理

1. 传统药理

艾叶为临床中妇产科止血止痛要药，效用核心在于"温"之一字，制艾做灸可温煦气血、散寒止痛，与他药配伍可温经止血、调经安胎，止血时炒炭最佳。

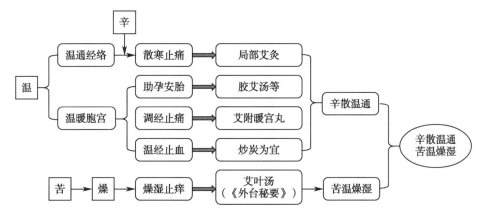

2. 现代药理

目前已知艾叶的现代药理作用大致有如下几点：

（1）止血作用：艾叶能降低毛细血管通透性，抗纤维蛋白溶解，从而发挥止血作用。对生艾叶、焦艾叶、艾叶炭、醋炒艾叶炭以及焖煅艾叶炭的凝血作用进行研究，比较小鼠给药前后凝血时间，结果表明生艾叶、焦艾叶无显著性差异；艾叶炭、醋艾炭具有显著性差异,焖煅艾叶炭则具有极显著性差异,表明艾叶制炭后可加强止血作用,焖煅艾叶炭止血作用较强。

(2)抗过敏作用:艾叶油具有抗过敏作用,对呼吸道过敏反应有保护作用。

(3)镇咳祛痰作用:实验表明,艾叶油能抑制化学物质引起的豚鼠咳嗽,镇咳机制主要是抑制延髓咳嗽中枢。

(4)抗病原微生物作用:艾叶水煎液、艾叶烟熏和挥发油均对多种细菌、病毒和真菌有杀灭或抑制作用。

(5)护肝利胆作用:艾叶有一定的护肝作用,能促进肝功能的恢复,临床上用艾叶注射液治疗慢性肝炎,有恢复肝功能、降低转氨酶的作用,并可增加患者食欲,改善自觉症状。艾叶亦有利胆作用。

(6)除此之外,艾叶还具有中枢镇静、抗氧化、抗肿瘤等作用。

◎ 演义

艾叶辛温,可温经止血、散寒调经,常用于以下病症的治疗。

1. 出血性疾病

艾叶入肝、脾经,肝藏血、脾统血,具有温经止血之功,故可用治虚寒性出血病证,尤善治疗崩漏之证。治疗虚寒性出血时可单用水煎服,或与阿胶、当归、干地黄等同用,如《金匮要略》之胶艾汤。若是用于血热妄行所致吐血、衄血,常与生地黄、生荷叶、生柏叶等凉血止血药同用,如《妇人大全良方》之四生丸。兼之艾叶温可去寒、苦可燥湿,更入脾、肾经,故能温阳行血、止痢止血,对于虚寒冷痢、下痢脓血黏冻、日久不愈者尤为适宜。若生用配入大队凉血止血药中,也可用于血热出血。从现代药理研究结果来看,艾叶治疗出血性疾病的本质在于其能降低毛细血管通透性,抗纤维蛋白溶解,从而发挥止血作用,其中又以艾叶炭效果为佳。

2. 痛证

艾叶苦燥辛散,生温熟热,能暖气血而温经脉,逐寒湿而止冷痛,常用治腹中虚寒性疼痛诸证。这一功效可能与其具有中枢镇静作用相关。

3. 妇产科疾病

艾叶辛温气香,入三阴经而直走下焦,《本草正义》云"凡妇人血气寒滞者,最宜用之"。因其能温经脉而止血,散寒凝而止痛,暖胞宫而助孕,故可用于下焦虚寒或寒客胞宫所致的月经不调、痛经、宫冷不孕及胎漏下血、胎动不安等证;又因其苦可燥湿、温可祛寒,还常用于虚寒型或寒湿型的带下证。

4. 皮肤病

艾叶苦燥杀虫、辛温除湿,局部水煎外洗,有祛风除湿止痒之功,可治皮肤湿疹瘙痒、湿疹、阴疮疥癣等症。现代药理研究结果也表明,艾叶对于多种细菌、病毒和真菌有杀灭或抑制作用。

5. 局部艾灸

艾叶通行十二经，可调经开郁、理气行血、温通经络、散寒壮阳，制成艾条、艾炷行穴位烧灸或用于局部热敷，能使热气内注、温运气血、透达经络，多用治虚寒病证及气血凝滞诸证。艾灸目前应用广泛，接受度极高，《本草正义》记载"古人灸法，本无一症不可治。艾之大用，唯此为多"。现代药理研究结果则表明，艾灸确有改善微循环、保护胃黏膜、增强体液免疫及细胞免疫功能、促进抗体生成、提高抗体效价等作用。

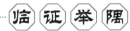

案1　治妊娠胎漏

范某之妻，年二十八岁，四川省会理县人。身孕六月，某日因家务不慎，忽而跌仆，遂漏下渐如崩状，腰及少腹坠痛难忍，卧床不起。因其夫公务未归，无资以疗，延至六七日，仍漏欲堕。余往诊之，气血大伤，胎恐难保，唯幸孕脉尚在，以大补气血，扶阳益气引血归经为治，纵虽胎堕，可保产母无损矣。拟方四逆当归补血汤加味治之。处方：附片100g，北口芪60g，当归身24g，阿胶12g（烊化兑入），炙艾叶6g，炙甘草10g，大枣5枚（烧黑存性）。服1剂，漏止其半，再剂则全止，3剂霍然，胎亦保住，至足月而举一子，母子均安。

（吴佩衡医案）

主要症状：妊娠胎漏，腰及少腹坠痛。

病机归纳：跌仆伤胎，漏下日久，气血大伤。

方义分析：此案中以四逆当归补血汤为主方，方中附子补坎中一阳，助少火而生气，阳气上升，胎气始固。黄芪、大枣补中土之气，脾气健运，则能统摄血液以归其经，入当归、阿胶以资既伤之血。艾叶、附片相伍，能温暖下元以止腰腹之疼痛。大枣烧黑取其温经止血之效，且烧黑变苦，得甘草之甘以济之，苦甘化阴，阴血得生。阳气温升，阴血能补，则胎不堕矣。

药证归纳：四逆当归补血汤能大补气血，扶阳益气，所治多为气血大伤，急当大补气血之证，正所谓"有形之血不能速生，无形之气所当急固"。方中以大剂量黄芪佐以甘草、大枣大补元气，同样超大剂量附子扶阳益气，再以艾叶配伍阿胶、当归以养血止血固本，在妇产科出血、痛证、胎动不安等均宜用之。艾叶于此案中，意在取其温经止血、调经安胎之功，故在临床妇科、产科中出血性疾病使用较多。

案2　治疗鼻衄

刘某，男，42岁。素有高血压史，经常头痛失眠。一日忽鼻衄频频量多，色鲜红，急送往某医院五官科治疗，血暂止。回家后又流血不已，延余诊治。症见：头胀目眩，舌紫苔略黄燥,脉弦。此系肝阳上亢,迫血妄行所致,宜滋阴凉血止血,急以自拟方生地侧柏叶汤加童便:生地30g、侧柏叶9g、炙艾叶6g、麦冬9g、杭芍9g、藕节5个、炮姜炭9g、炙甘草6g,加童便为引服1剂,衄血减少,再剂全止。

（刘渡舟医案）

主要症状:鼻衄频频量多,色鲜红,头胀目眩,舌紫苔略黄燥,脉弦。

病机归纳:肝阳上亢,迫血妄行。

方义分析:本案中患者素有高血压病史,突发鼻衄,衄血色鲜红、头胀目眩,询其常有头痛失眠,察其舌脉,为阴不制阳,肝阳亢盛于上,迫血妄行所致,遂急投此方。方中杭芍、麦冬养血敛阴,平抑上亢之肝阳,生地黄、侧柏叶凉血止血,炙艾叶、藕节、炮姜炭均取其止血之效,炙甘草调和诸药,并兼顾护脾胃,共奏滋阴凉血止血之功。

药证归纳:艾叶入肝、脾经,肝藏血、脾统血,尤擅治疗出血性疾病。从现代药理研究结果来看,艾叶可降低毛细血管通透性,抗纤维蛋白溶解,其炮制品中又以艾叶炭效果为佳。因此,艾叶通过适当配伍,对于虚寒性出血及血热出血均有较好止血效果。

牡丹皮

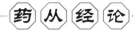

◎ 概述

牡丹皮为毛茛科多年生落叶小灌木植物牡丹的干燥根皮。味苦、辛,性微寒,归心、肝、肾经。具有清热凉血,活血化瘀等功效。

◎ 经论

《神农本草经》云:"牡丹,味苦辛,寒。主寒热,中风,瘈疭,痉,惊痫,邪气,除癥坚,瘀血留舍肠胃,安五脏,疗痈疮。"

◎ 释经

牡丹皮味苦、辛,性微寒。肝为风木之脏,易化热动风,丹皮清肝泻热,故可主"中风,瘈疭,痉,惊痫,邪气";辛则能散,凡因热壅血结,气血凝滞者可散结通经,故可"除癥坚""安五脏",主"瘀血留舍肠胃";苦寒入血,具有清热凉血之用,故可治疗血壅热聚之"痈";瘟疫之病,波及气血,可见寒热并作,故言"主寒热"。

◎ 药证

温病热入营血,或血热妄行,及阴虚内热,或血瘀内热,或邪气内伏阴分引起的诸症。

◎ 炮制

临床多以"拣去杂质,除去木心,洗净,润透,晾干"的生丹皮为主。酒制牡丹皮可增强其活血效果;丹皮炒炭,去其寒凉之性,发挥止血效果。现代研究认为,在抗炎及镇痛方面,酒制丹皮效果较好,丹皮炭效果较差;在护肝作用方面,"去心""炒制""酒制"效果优于炒炭;在止血及促进凝血方面,丹皮炭效果可能优于其他类型炮制品。而"去心""炒制"并无明显的疗效差异。

◎ 用量

《中华人民共和国药典（2020年版）》规定牡丹皮用量为6～12g。临床上根据不同的病证剂量可适当增加。

◎ 阐微

古籍记载牡丹皮性寒，而李中梓在《雷公炮制药性解》却言其"味辛苦，性微温"，并进一步阐释"丹皮主用，无非辛温之功，禹锡等言其治冷，当矣。本草曰性寒，不亦误耶"。李氏从牡丹皮可行血治疗血瘀诸症出发，辩解丹皮性温一说。而仲景以大黄牡丹汤治疗肠痈，且后世温病学家多于清解营血方剂，如青蒿鳖甲汤、犀角地黄汤中加入牡丹皮，取其清热凉血之效，故丹皮性温一说似乎不妥。临床上，凡行血活血之药，并非一定为"辛、温"之味，如茜草苦寒，在凉血之中，亦可活血，也可以用于治疗跌打损伤及瘀滞性疼痛引起的血瘀等。需要注意的是，牡丹皮因其性寒，不宜大剂量久用，凡血虚有寒及孕妇皆当慎之。

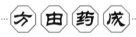

◎ 药对

牡丹皮配栀子，清热凉血，化瘀通滞，用于治疗血热之吐血、衄血、月经先期、崩漏等；配赤芍，化瘀凉血，具有凉血而不留瘀的特点，用于治疗血热血瘀及温病热入营血诸症；配丹参，清心凉血，化瘀止血，用于治疗温毒发斑、风疹衄血等；配大黄，破血消痈，用于治疗热毒肠痈等；配紫草，凉血祛瘀，用于治疗温毒斑疹等；配桂枝，温阳活血，化瘀通经，用于治疗血脉瘀阻的胸痛、瘀血腹痛等；配金银花，活血解毒，用于治疗疮痈肿毒等；配黄柏，可清泻相火，除水中之热，用于治疗阴虚火旺之证。

◎ 角药

牡丹皮配当归、熟地黄，滋阴补血，用于治疗阴虚血少之月经量少之证；配生地黄、黄芩，滋阴泻热，凉血除蒸，用于治疗阴虚火旺之鼻衄、咯血及斑疹等营分热证；配莪术、桃仁，活血行血，用于瘀血阻滞、经脉不通等证；配肉桂、炮姜，温阳行血，用于寒凝血瘀之证；配知母、白芍，滋阴润燥、凉血和营，用于治疗阴虚肺燥等证；配川芎、白芍，凉血活血，用于治疗热壅血瘀之证；配牛膝、红花，活血化瘀，引血下行，用于治疗腰腿部跌打损伤偏于热证者。

◎ 经方

1. 血瘀经闭——桂枝茯苓丸

《金匮要略·妇人妊娠病脉证并治》"妇人素有癥病，经断未及三月，而得漏下不止，胎动在脐上者,为癥痼害。妊娠六月动者,前三月经水利者,胎也。下血者,后断三月衃也。所以血不止者,其癥不去故也,当下其癥,桂枝茯苓丸主之"。此方为化瘀消癥之缓剂,方中桃仁、丹皮活血化瘀,配以白芍养血和血,可使瘀血祛而新血生;桂枝活血通经,可助桃仁活血、白芍和血;茯苓渗利水湿,合桂枝有水湿利而气血和之妙用。临床凡妇人月经不调、胎动不安及内伤杂病中属于瘀血轻证者,可以本方加减化裁用之。若瘀血重者,可考虑抵当汤等方随证加减。(参见桂枝篇)

2. 崩漏下血——温经汤

《金匮要略·妇人杂病脉证并治》"妇人年五十,所病下利数十日不止,暮即发热,少腹里急,腹满,手掌烦热,唇口干燥,何也? 师曰:此病属带下。何以故? 曾经半产,瘀血在少腹不去,何以知之? 其证唇口干燥,故知之。当以温经汤主之"。本方证以虚、寒、瘀为辨证要点,用于治疗冲任虚寒、瘀血阻滞引起的月经漏下不止伴黑色血块,或月经不调,或见少腹里急、腹满、傍晚发热、五心烦热、口干唇燥,或妇人宫冷不孕等。"五心烦热,口干唇燥"为瘀血郁结之热。方中丹皮性微寒,虽然与温经散寒药相配,但具有散瘀清退郁热的作用。故此方中丹皮以散瘀开郁、清退虚热为功。

3. 肾阳不足——肾气丸

《金匮要略·妇人杂病脉证并治》"妇人病,饮食如故,烦热不得卧,而反倚息者,何也? 师曰:此名转胞,不得溺也。以胞系了戾,故致此病,但利小便则愈,宜肾气丸主之"。肾气丸于大队滋阴药中,加入桂枝、附子,意在少火生气、阴中求阳,诚如王冰曰"益火之源,以消阴翳"。此方用丹皮,历代医家多认为丹皮可入血分而行血之瘀滞,配合茯苓、泽泻,以防止熟地、山药、山茱萸滋腻太过。结合仲景桂枝茯苓丸、温经汤等方配伍技巧及丹皮临床应用,笔者认为此处丹皮清肝肾相火以退寒热、散胞脉之瘀以通达阴经。此处清相火之热、化胞脉之瘀的作用是丹参、赤芍等不可替代的。

4. 肠痈——大黄牡丹汤

《金匮要略·疮痈肠痈浸淫病脉证并治》"肠痈者,少腹肿痞,按之即痛,如淋,小便自调,时时发热,自汗出,复恶寒。其脉迟紧者,脓未成,可下之,当有血。脉洪数者,脓已成,不可下也。大黄牡丹汤主之"。肠痈初起,湿热瘀滞,里气不通,热毒壅盛,气血凝聚在大肠。凡痈初期宜清,故予大黄牡丹汤清热消痈、化瘀止痛。方中以大黄苦寒攻下、破瘀逐热,配以丹皮凉血化瘀;芒硝咸寒,可散热结以消肿;桃仁活血逐瘀,冬瓜仁清热利湿,使湿热从小便而去。此处丹皮主要发挥清热凉血、活血散瘀的功用,观其作用,依然在于下焦之瘀血结聚,故推测此药用于肚脐以下、耻骨联合以上等部位的瘀血甚佳。(参见大黄篇)

◎ 方证

含丹皮经方及类经方临床应用指征如下:

桂枝茯苓丸 以少妇癥块、腹痛拒按、血色紫黑晦黯等为其辨证要点。

温经汤 以小腹冷痛、月经不调、月经晦黯夹有血块、时有烦热、舌质黯红、脉细涩等为其辨证要点。

肾气丸 以小便频数、腰痛脚软、阳痿早泄、下肢发凉、舌淡胖、脉沉细等为其辨证要点。

大黄牡丹汤 以右下腹疼痛拒按、右足屈而不伸、舌苔黄腻、脉滑数等为其辨证要点。

犀角地黄汤 以出血、斑色紫黑、神昏谵语、身热舌绛等为其辨证要点。

丹栀逍遥散 以心烦心悸、月经不调、大便时干时稀、自汗盗汗、脉弦略数等为其辨证要点。

清胃散 以牙痛牙宣、口舌干燥、发热汗出、唇口腮颊肿痛、口臭、脉滑数等为其辨证要点。

清瘟败毒饮 以身体壮热、大渴引饮、干呕狂躁、头痛剧烈、神昏谵语、舌绛、脉数等为其辨证要点。

青蒿鳖甲汤 以夜热早凉、热退无汗、舌红少苔、脉细数等为其辨证要点。

养阴清肺汤 以喉间起白如腐不易拭去、咽喉肿痛、鼻干唇燥、脉数无力等为其辨证要点。

十灰散 以血热妄行、血色鲜红、口干咽燥、舌红或绛、脉弦数等为其辨证要点。

◎ 量效

分析仲景所用经方，可以总结如下量效关系：

1. 绝对剂量

大剂量多用于丸剂，如金匮肾气丸、六味地黄丸等，原方剂量为 3 两（实际单次量或日服量小）。"丸者，缓也"，可用于补益类方剂。临床上，丹皮大剂量运用，可清热凉血，消炎止痛，如用于治疗高血压、过敏性鼻炎、局部斑疹、宫颈糜烂等，均源于丹皮清热凉血作用。

中等剂量如温经汤、大黄牡丹汤等，原方剂量为 1～2 两。这种剂量范围，丹皮可清肝透热、化瘀通经，多用于治疗妇科杂病及痈肿疮疡等类疾病。

小剂量如丹栀逍遥散等，其用量约为 6～9g。其用量较小，有两方面原因：一是因本方为散剂，节省药材；二是因丹皮在本方主要发挥疏肝透热作用，少量质轻气浮，多用于肝郁化热，邪热波及血分的病证。

2. 相对剂量

（1）清热凉血：清热凉血为丹皮的主要功效之一。在经典名方大黄牡丹汤中，丹皮就发挥了清热凉血的作用。大黄与丹皮的配伍比例为 4∶1（大黄 4 两∶丹皮 1 两），方中大黄苦寒攻下、清热逐瘀，丹皮清热凉血、活血散瘀，两者相伍，清热之中有凉血散瘀之功，可散积聚之毒。后世温病凉血名方犀角地黄汤，以清热凉血之犀角、生地，配伍泻热散瘀之赤芍、丹皮，四者比例为 3∶10∶3∶3（犀角 3 钱∶地黄 1 两∶赤芍 3 钱∶丹皮 3 钱），寓有"凉血散血"之意,可祛瘀生新;另有青蒿鳖甲汤,用于治疗营分伏热,以丹皮泻血中伏热,偏重于凉血散热,青蒿、鳖甲、丹皮的比例为2:5:3(青蒿2钱:鳖甲5钱:丹皮3钱)。

(2)活血散瘀:丹皮味辛,辛则能散,入血分,有活血散瘀的功效。桂枝茯苓丸,即桃仁、芍药、茯苓、丹皮、桂枝相配伍,配伍比例为1:1:1:1:1,具有活血化瘀、缓消癥块的功效,用于治疗瘀阻胞宫所致妊娠胎动不安及漏下不止之证。丹皮、芍药味苦而微寒,两者相配,既可活血散瘀,又可凉血。温经汤中,吴茱萸、桂枝、当归、川芎、丹皮等配伍比例1:1:1:1:1,具有温经散寒、养血祛瘀的作用。

(3)凉营止血:丹皮凉营止血,可用于温热病,热入营血所致的高热、身发斑疹、吐血、衄血、尿血、神昏谵语、舌绛等。名方十灰散,以诸凉血药等份去性存用,研末为散,用于治疗血热妄行之出血证。方中配伍丹皮,凉血中有止血之功,止血中兼有散瘀通脉之用。

(4)疏肝清热:丹皮可入肝经,临床以丹皮清肝泻热的用法亦较多见。如逍遥散治疗肝郁脾虚证。若加丹皮、栀子,名为丹栀逍遥散,用于治疗肝郁化热兼有脾胃虚弱之证。方中丹皮入肝经,栀子凉心肾,以丹皮配伍柴胡,清泻肝经之郁热。柴胡配伍丹皮,为清泻肝经郁热的经典组合,在妇科郁热病证的治疗中较为多见,如《傅青主女科》治疗郁结血崩的"平肝开郁止血汤",方以白芍平肝,以柴胡开郁,以丹皮泻热,诚为精妙之组合!

◎ 服饵

丹皮集辛、苦于一体,辛则能散,可活气血;苦则能清,可凉血止血。此种药性,似乎存在一定矛盾,但却是对其功效的恰当概括。如张石顽曰"牡丹虽凉,不碍发散也。窃尝丹皮辛膻异常,能通行血分,非性凉之药"。又王孟英言"丹皮虽凉血,而气香走泄,能发汗,惟血热有瘀血者宜之。又善动呕,胃弱者勿用"。丹皮虽性寒,但寒中兼有辛散之性,而其辛散之性,似乎并不阻碍其寒凉功效的发挥,故这种看似矛盾的性味,是对其复杂功效的全面概括。另《读医随笔》认为"丹皮之寒,不敌其辛"。笔者认为,丹皮具有凉散之性,热证用之,可散邪泻热,瘀证用之可活血散瘀,血证用之可凉血止血。唯独寒证不宜单用,凡血虚有寒及脾胃虚弱者,皆当慎之!

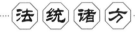

丹皮辛寒,辛则可行,寒者清热,为清法和消法的重要代表。

◎ 清法

根据《金匮要略》对肠痈病之大黄牡丹汤、消渴病之肾气丸的组方思路,以丹皮清热凉血、清退虚热等,故丹皮之清法应当包括清热凉血法、清退虚热法等。

1. 清热凉血法

脉为血之府,血得热则行,得寒则凝。血为热迫,不循常道,溢于脉外,则见血热妄行之吐血、衄血、咯血等。临床上,因邪热充斥、气血两燔引起的烦躁、剧烈头痛、口渴喜冷饮、发斑、吐衄等症状,为温热病热入营血,当清营凉血,可用凉血之品丹皮配伍清热凉血药治疗。湿热郁蒸于肠,气血运行受阻,凝聚成毒,热结不散,当以泻热破结、散结消肿,可用大黄牡丹汤;温病邪热内盛,充斥营血,当以清热解毒凉血,方用犀角地黄汤;邪热内传入营,伏于阴分,扰乱神明,症见身热夜甚,谵语时作,口干口渴,斑疹隐隐,当清营养阴、透热转气,方用青蒿鳖甲汤。以上诸方,均配丹皮以清热凉血。

2. 清退虚热法

温热病后期,阴液亏虚,热伏阴分,阴虚则内热,无以制阳,阳气亢旺,以致出现虚热证候。症见夜热早凉、骨蒸潮热、面赤盗汗、舌红少苔等,当以养阴退热为法。阴分伏热,阳气入阴,两阳相加,阴不制阳,当以养阴透热,予以青蒿鳖甲汤。方用鳖甲入阴,青蒿清透,生地滋阴,知母滋阴降火,丹皮泻热。

◎ 消法

丹皮有散瘀的效果,可散结消肿,是为消法的代表药物,其具体治法为散瘀消肿法。

散瘀消肿法

肠痈初起,湿热瘀滞,热毒壅盛,气血凝聚在大肠,予以大黄牡丹汤清热消痈、化瘀止痛。妇人血瘀经闭,以桂枝茯苓丸化瘀消癥。

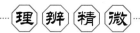

丹皮活血行气、凉血散瘀,为血中之气药。如《本草汇言》对其功效的概括较为全面,谓为"盖其气香,香可以调气而行血;其味苦,苦可以下气而止血;其性凉,凉可以和血而生血;其味又辛,辛可以推陈血,而致新血也。故甄权方治女人血因热而将枯,腰脊疼痛,夜热烦渴,用四物重加牡丹皮最验。又古方用此以治相火攻冲,阴虚发热"。因此,清热凉血、散瘀泻热是对丹皮主要功效的概括。

◎ 药理

1. 传统药理

丹皮作用的发挥,全在于"清"与"散"。"清"言其清热凉血、清透虚热,可治疗营血分热证、阴分伏热;"散"言其散瘀消肿,可治疗热壅血瘀所致的痈肿、结块。所治病证,与热瘀血肿相关,如《长沙药解》言"牡丹皮辛凉疏利,善化凝血而破宿癥,泻郁热而清风燥……其诸主治,通经脉,下胞胎,清血热,凉骨蒸,止吐衄,断淋沥,安扑损,续折伤……"。

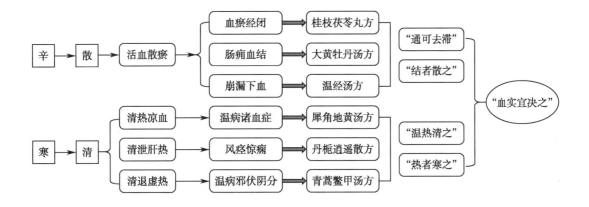

2. 现代药理

丹皮的现代药理作用大致有如下几点：

（1）抗菌作用：丹皮可对痢疾杆菌、枯草杆菌、大肠杆菌、伤寒杆菌、变形杆菌、绿脓杆菌、葡萄球菌、溶血性链球菌、肺炎球菌、霍乱弧菌及流感病毒具有一定抑制作用。

（2）抗炎作用。

（3）对中枢神经系统的影响：①丹皮酚可通过不依赖于受体，影响脑内单胺递质及 DA 系统与 5-HT 系统功能产生镇痛作用；②腹腔注射丹皮酚可使小鼠自发活动减少；③丹皮酚可呈剂量依赖性的降低小鼠正常体温。

（4）对心血管系统的影响：①丹皮对心脏有保护作用；②抗动脉粥样硬化；③丹皮酚有抗心律失常作用；④丹皮酚具有一定降血压作用。

（5）对血液系统的影响：丹皮可抑制血小板聚集、稳定红细胞及抑制纤维蛋白溶解酶活性，能有效地抑制体内血栓形成，故具有活血化瘀的作用。

（6）对免疫系统的影响：丹皮可激活免疫系统，增强巨噬细胞的吞噬能力；抑制变态反应。

（7）对血糖的影响：药理试验证实，丹皮多糖具有显著的降血糖作用。

（8）抗肿瘤作用：牡丹皮可通过促进白细胞介素 2 和肿瘤坏死因子 α 的生成而发挥抗肿瘤作用。

（9）另外：丹皮还具有抑制子宫收缩、抑制脂肪分解及抑制酪氨酸酶生成等作用。

◎ 演义

1. 痈肿疮疡

丹皮具有凉血散瘀的作用，凡痈肿疮疡属热壅血瘀者，可随证用之。如《本草经疏》言"牡丹皮……味苦而微辛，其气寒而无毒……辛以散结聚，苦寒除血热"。仲景大黄牡丹汤，以丹皮清热凉血、散结消肿。鳖甲煎丸，用于胁下癥块，以丹皮化瘀散结，以消其癥。后世运用丹皮凉血散瘀的方剂较为多见，如养阴清肺汤，热毒蕴结于咽喉，以丹皮凉血散结、消肿利咽。临床上，凡热壅血瘀的痈肿疮疡，皆可以丹皮配伍消痈散结的药物治疗。现代药理学研究，丹皮可抗菌、抗炎、抑制变态反应，且能有效地抑制体内血栓形成，是其凉血散瘀作用发挥的药理学基础。

2. 诸出血证

丹皮性寒，主入营血，故具有清热凉血之功，而其止血作用的发挥，正是通过清热凉血来实现的。温热病中，因热入营血而致血妄行，常出现吐血、衄血等症状，丹皮可通过配伍生地、犀角等药物，清营血分之热，从而达到热清血止的目的。丹皮炒炭，可增强其止血效果，兼具止血不留瘀的特点。如十灰散中，以丹皮炒炭，配伍其他炭类药物，发挥凉血止血的效果。现代药理研究，丹皮可抑制血小板聚集，是其止血作用发挥的药理学基础。

3. 发热

丹皮可退虚热，且清泻相火的作用较为明显。《本草求真》云"世人专以黄柏治相火，而不知丹皮之功更胜。盖黄柏苦寒而燥……苦燥之性徒存，而补阴之功绝少，丹皮能泻阴中之火，使火退而阴生"。丹皮可清相火，清泻阴分伏热，用于多种发热性疾病的治疗。温病后期，邪热潜伏于阴分，以丹皮配伍青蒿、鳖甲之滋阴透散之品，使阴分伏邪外透。若因相火妄动，不能归位，浮而热发，以丹皮清泻肝胆，治疗肝郁内热之证。丹皮可对抗多种细菌感染，又可激活机体免疫，在治疗难治性发热等方面，具有一定的作用。

4. 妇科月经不调、痛经、闭经、漏下

丹皮味辛，性寒，可清肝泻热。瘀血因肝热郁结而成热，症见面赤口干，胸胁胀痛，胸闷烦躁，时有潮热，月经先期伴乳房胀痛，可用丹皮泻热化瘀，方如丹栀逍遥散等；冲任虚寒，瘀血阻滞胞宫，症见经血漏下不止，血色黯有块，或月经提前或者延后，或经停不至，反见"手足烦热""唇口干燥"等，为血瘀化热，予以丹皮稍开其气、活其血，方如温经汤等。现代药理学研究发现其止血抗炎作用，是其治疗月经不调的依据。

5. 皮疹

丹皮常用于治疗各种斑疹类疾病，此种皮疹或因于热，或因于瘀。温病热入营血，出现斑疹吐衄，丹皮可清热凉血，故可疗斑疹，如犀角地黄汤类方；热壅血瘀，邪热透散不畅，可见皮肤皮疹，丹皮可开郁泻热化瘀，常配伍当归、赤芍等药。现代药理学研究认为，丹皮主要成分丹皮酚具有针对炎症因子 TNF-α、IL-β、IL-10 的抗过敏作用，是其治疗皮肤病的可能机制之一。

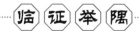

案1 治痔疮便血

蒲某，男，34 岁，1964 年 3 月 9 日初诊。素患慢性肝炎，背痛已近愈，大便干燥甚，因而痔疮又发作，肛门疼痛，服西药缓下剂，大便带血，肝区则隐痛，夜不能向右侧卧睡已

三四个月,食纳尚佳,小便黄,睡眠多梦,舌苔薄腻,脉细弦。柴胡四钱,白芍四钱,半夏三钱,黄芩三钱,枳实三钱,桃仁三钱,丹皮三钱,冬瓜子三钱,大黄二钱,芒硝二钱^(分冲),生姜三钱,大枣四枚,炙甘草二钱。

3月12日复诊:药后大便排出如水泡胖大海样黏物,胁痛减轻,痔疮疼痛已,再与上方去芒硝以消息之,三剂。

(胡希恕医案)

主要症状:大便干燥,肛门疼痛,大便带血,肝区隐痛。

病机归纳:下焦湿热,热迫血络,兼少阳郁热。

方义分析:患者湿热蕴结于下焦,热胜于湿,大肠少津,故见大便干燥;热迫血络,血败肉腐,故见肛门疼痛、大便带血。一般医生会辨证为下焦湿热证,予以清热利湿止血之品,方如槐花散加地榆、丹皮等味。胡老审证详细,观察到患者肝区隐痛,夜不能右侧卧睡,考虑兼有少阳郁热或少阳经气不利,故予以大柴胡汤合大黄牡丹汤合方治疗,以大柴胡汤开少阳郁热,以大黄牡丹汤清泻下焦湿瘀互结,配伍合理,辨证精妙!故服药后三天,大便排出如水泡胖大海样黏物,污浊排出,故病去大半;又因胁部疼痛未能痊愈,但热结已除,故去芒硝,继续治疗。

药证归纳:丹皮性凉入血,故可凉血;又因其味辛,故可行血。是故凉血之中兼有散瘀之功,可祛血热、活血瘀、生新血。其功用诚如《本草纲目》言其"和血,生血,凉血。治血中伏火,除烦热"。针对其活血散瘀之功效,《本经疏证》谓"牡丹入心,通血脉中壅滞与桂枝颇同,特桂枝气温,故所通者血脉中寒滞,牡丹气寒,故所通者血脉中热结"。丹皮在大黄牡丹汤中,以其味辛,故可散瘀,以其性寒,故可凉血消肿。后世以丹皮配伍赤芍,增强其散瘀作用,可治疗瘀血之证;以丹皮配伍当归,增强其活血生新的作用,可治疗血虚血瘀之证;以丹皮配伍乳香、没药等味,可增强其消肿止痛功效。

案2 治痤疮

谭某,女,25岁,2014年2月24日初诊。病史:近2年来面部反复出现痤疮,经前为甚,曾以中西药治疗,无明显好转。就诊时见:皮疹以下颌部及两额为甚,下颌部密集成片,色红,质硬,按之不痛,未见脓头,胸背部亦见。月经延后,量少,色淡,大便时干时稀,舌质红,苔中后部黄厚腻,脉滑。中医诊断为粉刺,证属脾虚夹湿,痰热蕴结。治以健脾化痰,清热散结。方用异功散加味:党参15g,生白术15g,茯苓15g,陈皮15g,桑白皮15g,黄芩15g,牡丹皮15g,连翘15g,浙贝母15g,薏苡仁15g,白芥子15g,白花蛇舌草20g,鸡血藤30g,炙甘草6g。

6剂,日1剂,水煎服,每次100ml。外用姜黄消痤搽剂、克林霉素磷酸酯凝胶涂于面部。嘱患者清淡饮食,忌辛辣刺激食物。

二诊:药后患者颜面部痤疮明显缓解,大部分消退,色淡红,未见新发,大便稀溏。舌质淡,苔白腻。原方基础上去生白术,加炒白术、猫爪草15g。6剂,日1剂,水煎服,每次100ml。

三诊:药后痤疮基本消退,未见新发,颜面部留有色素沉着,原方继续化裁,减黄芩、白花蛇舌草用量,加重党参用量。

(岳仁宋医案)

主要症状:痤疮反复发作,伴月经延后,量少,苔腻脉滑。

病机归纳:脾虚夹湿,痰热蕴结。

方义分析:痤疮多认为是湿热或热毒之证,临床常见寒凉误投,损伤脾胃,转化为脾虚夹湿之证。《素问·生气通天论》言"劳汗当风,寒薄为皶,郁乃痤",表虚寒湿搏结,也是痤疮的一大病因。笔者总结临床误诊误治经验,针对反复发作的难治性痤疮,认为其标在皮毛,其本在肌腠,多从脾虚夹湿立论,方用异功散加减。此案患者,痤疮反复发作,多方治疗,效果不佳,症见皮疹色红质硬,伴月经延后,量少,色淡,为阴证无疑。脾胃为气血生化之源,面部气血赖此充养,脾胃虚弱,湿痰内阻,痰瘀搏结于头面,故见痤疮。予以健脾化湿,开郁散结消肿之味,方用异功散加丹皮、黄芩清热凉血散瘀,加连翘、白芥子、白花蛇舌草、浙贝母散结消肿,加鸡血藤养血,寄补于消,健脾除湿、散结消肿。恰中病机,故三诊后痤疮基本消退。

药证归纳:丹皮治疗皮疹,若配伍精当,寒热皆宜。寒证用之,与温热药桂枝、桃仁配伍,可增强其辛散之力,以减其寒凉之性,发挥消瘀散结的作用;热证用之,与寒凉药如龙胆草、黄芩配伍,可增强其寒凉之性,以减其辛散之性,发挥凉血清热的作用。丹皮散结消痈的功效,是其清热凉血功效的拓展。热邪煎熬气血,血败肉腐,丹皮可通过清热凉血,发挥散结消肿的目的。

另外,丹皮可清泻相火。肾气丸与六味地黄丸之用丹皮,即取其清泻相火的功效,而非活血散瘀通络。丹皮,亦可清泻肝火,肝郁化火之证,以丹皮配伍栀子、柴胡,即可清肝泻火。至于其止血作用,是因其可清热凉血,血得寒而凝的缘故。

丹皮因其既辛又苦,临床寒热之性似乎不易把握,但总体而言,丹皮辛大于苦,即发散之力大于清热之力。如张石顽曰"牡丹皮虽凉,不碍发散也",王孟英言"丹皮虽凉血,而气香走泄",《读医随笔》有"丹皮之苦,不敌其辛"的记载。若临床配伍得当,辛与苦可各得其用,反不为之掣肘。

水蛭

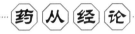

◎ 概述

水蛭为环节动物水蛭科蚂蝗、水蛭及柳叶蚂蝗的全体。全国大部分地区均有出产。味咸、苦,性平,有小毒,归肝经。具有破血通经,逐瘀消癥等功效。

◎ 经论

《神农本草经》云:"水蛭,味咸,平。主逐恶血、瘀血、月闭,破血瘕积聚,无子,利水道。"

◎ 释经

水蛭味咸、苦,性平,是破瘀血消痰水而不伤阴之良药。"主逐恶血、瘀血、月闭,破血瘕积聚",水蛭味咸而入血,味苦可泄结,其破血逐瘀之效峻猛,诸败血积滞之疾皆能除之。"无子",恶血留于胞宫则难孕,任脉不通则生育无门,血通则辟而成娠。"利水道",水入于经而不行故为恶为瘀,血蓄膀胱则水道不通,血散则膀胱复其气化之职,水道不求其利而自利也。

◎ 药证

主治:血瘀所致经闭、癥瘕积聚、中风偏瘫、跌扑损伤等。
体质特征:体质尚可,无明显出血征象。孕妇及月经过多者忌用。

◎ 炮制

古人认为,由于水蛭体内可能存留虫卵或附有幼虫,如果未经杀灭,有重新生长而损害人体的风险,故《金匮玉函经》中有"熬去子杵碎"之水火共制法,然此处并未明确炮制目的,后世医家认为这是为了增强疗效,亦是为了降低水蛭入腹为害的风险。受此影响,后世水蛭之用,多需经过加热炮制这一步骤。

水蛭乃是雌雄同体、异体受精,交配约 1 个月后,产卵于湿润土壤中,进而孵化出幼蛭。水蛭腹中之"子"不会变为水蛭。晒干的水蛭，细胞死亡，也无入腹再生的道理，这为生品的运用提供了依据。也有实验测定结果表明，生水蛭中水蛭素含量明显高于滑石粉炒制水蛭，其水浸出物含量、醇浸出物含量和水蛭素均高于炮制品，但主要药理作用为平喘、舒张支气管、降压等的成分次黄嘌呤经炮制后含量增加。综上所述，临床中到底使用破血逐瘀效力更峻猛的生品，还是用药性趋缓的炮制品，尚需分辨。

◎ 用量

《中华人民共和国药典（2020年版）》规定水蛭用量为1～3g。水蛭用量在汉代用量较大，《伤寒论》之抵当汤用水蛭30个，以水蛭每个3.6g算，其用量高达108g。至宋代，其用量降低，严用和著《重订严氏济生方》中用水蛭约15g。现代则集中于0.3～10g小剂量段。临床实践中发现，水蛭1～3g小剂量使用多取其逐瘀通经之功，加量用至3～6g使用则取其破血之力，至于肝硬化重症乃至肝癌，往往用至9g，重用取其破血逐瘀之功。

◎ 阐微

水蛭因其逐瘀破血之峻烈，在《神农本草经》中被列为下品，恐其伤血。然《本草新编》充分肯定水蛭之功用，言"或问蓄血之症，何故必用水蛭？盖血蓄之症，与气结之症不同，虽同是热症，而气结则热结于膀胱，血蓄则热结于肠胃。气结之病，可用气药散之于无形。血蓄之症，非用血物不能散之于有形也。水蛭正有形之物，以散其有形之血耳。何必过惧哉。或问水蛭即水田内之蚂蟥，食人血，最可恶之物也。仲景夫子偏用之治伤寒瘀血，不识有何药可以代之乎？曰：血瘀蓄而不散，舍水蛭实无他药之可代。水蛭不可得，必多用虻虫代之。然而虻虫终不及水蛭之神。今世畏之而不敢用，谁知此物并不害人耶"。

《名医别录》记载水蛭"五月、六月采，曝干"。根据《中华人民共和国药典（2020年版）》规定，醇溶性浸出物和抗凝血酶活性为水蛭饮片测定的主要活性成分。实验室研究发现，醇溶性浸出物含量以2月份（9月龄）最高，11月份（6月龄）其次；抗凝血酶活性含量以11月份（6月龄）采集的最高，3月份（10月龄）其次；如果仅从这两个指标上来看，初步可以筛选出11月份（6月龄）、2月份（9月龄）、3月份（10月龄）采集的水蛭活性成分含量较高。

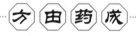

方 由 药 成

◎ 药对

水蛭配虻虫，逐恶血，散癥结，治血结上下皆病者，正如张隐庵、张令韶云之"虻虫水蛭，一飞一潜。在上之热，随经而入，飞者抵之；在下之血，为热所瘀，潜者当之"；配茂术,气血并治,使气血行,瘀血去,通则痛止;配三七,养血活血,散瘀止痛。

◎ 角药

水蛭配虻虫、土鳖虫,加强化瘀通络之功;配僵蚕、地龙,三者分别源自天、地、水之中,对于各种顽痰瘀阻有很好的治疗作用。

◎ 经方

1. 抵当汤

水蛭最具代表性的经方是抵当汤。清·庆恕在《医学摘粹》中对抵当汤证简练地概括为"病入阳明却喜忘,久经蓄血腹中藏,便虽黑硬行偏易,消谷善饥治并详"。仲景使用抵当汤有如下情况:

(1)治下焦蓄血证:《伤寒论·辨太阳病脉证并治》"太阳病六七日,表证仍在,脉微而沉,反不结胸,其人发狂者,以热在下焦,少腹当鞕满,小便自利者,下血乃愈。所以然者,以太阳随经,瘀热在里故也。抵当汤主之","太阳病,身黄,脉沉结,少腹鞕,小便不利者,为无血也。小便自利,其人如狂者,血证谛也,抵当汤主之"。吴谦在《医宗金鉴》中注曰"太阳病六、七日,表证仍在者,脉当浮大。若脉微而沉,则是外有太阳之表而内见少阴之脉,乃麻黄细辛附子汤证也。或邪入里,则为结胸、脏结之证。今既无太阳、少阴兼病之证,而又不作结胸、脏结之病,但其人发狂,是知太阳随经瘀热,不结于上焦之卫分,而结于下焦之荣分也。故少腹当鞕满,而小便自利者,而血蓄于下焦也。下血乃愈者,言不自下者,须当下之,非抵当汤不足以逐血下瘀,乃至当不易之法也"。由上可见其病机为血热结于下焦,瘀重于热,少腹硬满,宜用抵当汤破血逐瘀。

(2)治阳明蓄血证:《伤寒论·辨阳明病脉证并治》"阳明证,其人喜忘者,必有蓄血。所以然者,本有久瘀血,故令喜忘;屎虽鞕,大便反易,其色必黑者,宜抵当汤下之"。阳明有热,故见便硬;久瘀之血与热上并于心,故喜忘。治宜下其蓄血,方用抵当汤。

(3)治里热下之不解,热与血结:《伤寒论·辨阳明病脉证并治》"病人无表里证,发热七八日,虽脉浮数者,可下之。假令已下,脉数不解,合热则消谷喜饥,至六七日,不大便者,有瘀血,宜抵当汤"。此处病机较为复杂,患者表里证不显,无表证之恶寒,无里证之满痛,但仍发热脉浮数,此说明热在里,下之不解,与血相搏,故消谷善饥,当去其瘀,宜抵当汤。

除上述三证外,抵当汤还可用于治疗难治性经闭,如《金匮要略·妇人杂病脉证并治》"妇人经水不利下,抵当汤主之"。临床中当其他通经药方之力难以祛其顽瘀时,也可用抵当汤。

基于其病机特点,笔者临床中选用抵当汤治疗糖尿病认知功能障碍(早期),对改善近期记忆具有明显疗效。

抵当丸与抵当汤:《伤寒论·辨太阳病脉证并治》"伤寒有热,少腹满,应小便不利,今反利者，为有血也，当下之，不可余药，宜抵当丸"。与抵当汤方同证而较轻，故用药轻，以丸剂，缓服之。

2. 虚劳内生干血——大黄䗪虫丸

《金匮要略·血痹虚劳病脉证并治》"五劳虚极羸瘦，腹满不能饮食，食伤、忧伤、饮伤、房室伤、饥伤、劳伤、经络营卫气伤，内有干血，肌肤甲错，两目黯黑。缓中补虚，大黄䗪虫丸主之"。五劳七伤言其病为诸虚百损，是谓虚劳，是形成干血的原因。干血病本为虚，但干血既形成之后，则为有形之邪，属实证，故而干血一证，非同一般瘀血，为本虚标实、虚中夹实之证。大黄䗪虫丸方用大黄、桃仁通闭破瘀；干漆、虻虫、水蛭、蛴螬、䗪虫化久瘀，通经隧，是为主；干地黄、芍药、甘草、杏仁润养津血，使血脉得充，气血运行有序，是为辅；佐黄芩助大黄以清除瘀热，加酒服以增强其通经之力，以助药性。（参见大黄篇）

◎ 方证

含水蛭常用经方临床应用指征如下：

抵当汤 以少腹硬满、小便自利、发狂或喜忘、消谷善饥为其辨证要点。

大黄䗪虫丸 以体质虚羸、内生干血、肌肤甲错、两目黯黑为其辨证要点。

◎ 量效

通过分析水蛭所在方剂，可以总结如下量效关系：

1. 绝对剂量

抵当汤原方中水蛭用量较大，原方载"水蛭（熬）虻虫（去翅、足，熬）各30个"，按测量结果1个水蛭约3.6g算，30个水蛭约108g，但该方煎服法为"煮取三升，去滓，温服一升"，故煎服时水蛭的每日常用量约为36g。

丸散剂中则用量各有差异。抵当丸中用20个水蛭，合约72g。大黄䗪虫丸原方记载所用"水蛭百枚"，合约360g。《严氏济生方》夺命散用"水蛭半两"，合约20g。

2. 相对剂量

水蛭组方多在活血剂中，于方剂中多取其破血逐瘀之功，用量均较大，因其为虫类药，多以个数计算，故而其计量方式难以与他药比对，相对剂量无法述及。

◎ 服饵

水蛭入煎剂需在煮前去头足，余无特殊煎服法，因其难溶于水，现代多打为粉末使用。

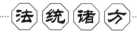

水蛭味咸苦而入血分，入肝经，有较强的破血通经、逐瘀消癥之功，作为药效峻猛的破血逐瘀之药，其功用属消法范畴。

◎ 消法

消即消散之意。消法则指通过消食导滞、行气活血、化痰利水等方法使有形之邪逐渐消散的方法。《素问·至真要大论》中所云之"结者散之""坚者削之"即指消法而言。病邪聚而不散，日益牢坚，需用消法。水蛭具克伐之性，可散结聚、通经脉、利水道、消痈肿，对于瘀血阻滞、癥瘕积聚、疟母蓄血等均有良好的疗效，配合他药使用效更佳，如抵当汤、大黄䗪虫丸等正是其消法的具体体现。

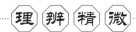

◎ 药理

1. 传统药理

水蛭善逐恶血、瘀血，且不易伤血，正如徐大椿在《神农本草经百种录》中所言："凡人身瘀血，方阻尚有生气者易治，阻之久，则无生气而难治。盖血既离经，与正气全不相属，投之轻药，则拒而不纳，药过峻，反能伤未败之血，故治之极难。水蛭最喜食人之血，而性又迟缓善入，迟缓则生血不伤，善入则坚积易破，借其力以攻积久之滞，自有利而无害也。"

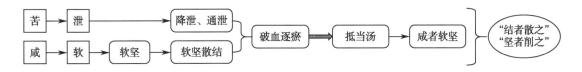

2. 现代药理

水蛭的现代药理作用大致有如下几点：

（1）抗凝、抗血栓作用：水蛭中某些活性成分及分泌物中所含之肝素样成分，可在血液凝固初始阶段快速与凝血酶结合，阻止凝血酶对纤维蛋白聚合从而起到抗凝血作用，也能抑制凝血酶同血小板结合起到抑制血小板聚集的作用。除此之外，水蛭所含活性成分可抑制游离和凝血块上的凝血酶从而影响血栓形成。实验表明，其活性成分还可抑制胶原蛋白肾上腺素诱导小鼠体内血栓和大鼠动静脉旁路血栓形成，提高细胞膜和血小板膜流动性。

（2）抗肿瘤作用：水蛭能抑制凝血酶，抑制纤维蛋白形成，防止肿瘤细胞与纤维蛋白或血小板凝集，充分发挥 NK 细胞或其他效应细胞作用；诱导肿瘤细胞凋亡，提高细胞免疫功能，抑制肿瘤生长，延长存活时间。

（3）降血脂作用：水蛭可降低血胆固醇及低密度脂蛋白。

（4）水蛭可保护脑缺血再灌注免疫损伤；对局部的实验性血肿也有促进吸收作用。

（5）水蛭有对实验动物终止妊娠的作用。

◎ 演义

水蛭功擅破血逐瘀,药性峻猛,可用于以下病症:

1. 月经病

女子以血为本,以肝为先天,气血的调和对月事极其重要,若血蓄胞宫,旧血不去新血不生,则可能出现经闭、痛经等疾病。水蛭功长破血逐瘀通经故宜于治疗上述疾病,多与虻虫、桃仁等配伍以下血逐瘀。

2. 外伤病

跌打损伤致血络受损,血溢于脉道之外,停滞于一处,蓄而不行,则血肉无以荣养,经久不愈,是谓瘀血证。水蛭研末,以热酒调下,可逐瘀通经,使痛止而肉愈。

3. 眼病

以蜂蜜稍敛水蛭之峻烈,外用滴眼,可除云翳。文献显示,此法临床中用于治疗急性结膜炎及单纯角膜瘢翳收效尚可。

4. 糖尿病及其并发症

鉴于仲景创抵当汤有治消谷善饥之用,结合糖尿病的临床表现及病机特点,临床中常选择水蛭用于治疗糖尿病及其并发症,尤其是在糖尿病肾病、糖尿病认知功能障碍治疗过程中为必用之药。

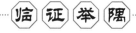

案1 治少腹胀痛

某年,余诊一红十会某姓男子,少腹胀痛,小便清长,且目不识物。论证确为蓄血,而心窃疑之。乃姑投以桃核承气汤,服后片时,即下黑粪,而病证如故。再投二剂,加重其量,病又依然,心更惊奇。因思此证若非蓄血,服下药三剂,亦宜变成坏病。若果属是证,何以不见少差,此必药轻病重之故也。时门人章次公在侧,曰:与抵当丸何如?余曰:考其证,非轻剂可瘳,乃决以抵当汤下之。服后,黑粪夹宿血齐下。更进一剂,病者即能伏榻静卧,腹胀平,痛亦安。知药已中病,仍以前方减轻其量,计虻虫二钱,水蛭钱半,桃仁五钱,川军五钱。后复减至虻虫水蛭各四分,桃仁、川军各钱半。由章次公调理而愈。后更询诸病者,盖尝因劳力负重,致血凝而结成蓄血证也。

(曹颖甫医案)

主要症状: 少腹胀痛,小便清长,目不识物。

病机归纳: 下焦蓄血,气机壅塞不通,浊阴不降,清阳不升。

经典方证: 《伤寒论·辨太阳病脉证并治》:"太阳病,身黄,脉沉结,少腹鞕,小便不利者，为无血也。小便自利，其人如狂者，血证谛也，抵当汤主之。"

方义分析：此案患者，症见少腹胀痛，可知下焦结实，其小便清长，故知结于血，目不识物，乃下焦气机壅塞不通，浊阴不降，清阳不升，故可明其证。先用桃核承气汤，虽见下黑便，其症无缓解，加药量亦然，下药三剂未见变为坏病，故知其破血之力不足，药轻病重，换破血逐瘀效力峻猛之抵当汤，乃破其结聚，其病自瘥。

药证归纳：水蛭破血逐瘀之力强，可竟寻常活血药难毕之功，诚如《本经逢原》言"咸走血，苦胜血，水蛭之咸苦以除蓄血，乃肝经血分药，故能通肝经聚血，攻一切恶血聚积"。因其咸苦，故能破除蓄血；因蓄血去则脉道通，气机得调，使腹胀平而痛亦安。

本案用抵当汤，即取水蛭破血通经之义。抵当汤为治疗下焦蓄血之瘀重于热的代表方。方中水蛭、虻虫相伍为用，药力峻猛，直入血络而破血逐瘀，桃仁活血化瘀，大黄泻热导瘀，共奏破血逐瘀泻热之效。结合条文，抵当汤的主症为脉微而沉，其人发狂，少腹硬满，小便自利等。

案2 治瘀血目障

刘某，女，31岁。产后受风引起目疼，以致视力逐渐下降已二年余。病变先从右眼开始，视力从1.2降至0.1。经眼底检查发现眼底水肿，黄斑区呈棕黑色变化，被诊断为"中心性视网膜炎"。经过治疗，有限视力恢复到1.0，但左眼视力又从1.5下降至0.1，用中成药石斛夜光丸后，视力有所上升，左眼达0.8，有限至1.2。但患者常觉后背疼痛，右侧少腹亦疼，每临月经两腿发胀，腰腹剧痛。而且精神紧张，惊怖不安，少寐善忘，舌质黯绛，舌边有瘀斑，脉弦滑。根据上述脉证，辨为下焦蓄血，气滞血瘀，瘀浊上扰，乃用逐瘀活血之法治疗：大黄9g，桃仁15g，虻虫6g，水蛭6g，丹皮9g，白芍9g。服药后约六七小时，出现后脑部跳动性疼痛，同时小腹疼痛难忍随即大便泻下颇多，小便赤如血汁，而后诸痛迅速减轻，顿觉周身轻松，头目清晰。此后转用血府逐瘀汤加决明子、茺蔚子，又服6剂后，视力恢复如常人，经眼科检查，黄斑区棕黑色病变已基本消失。

（刘渡舟医案）

主要症状：视力下降，少腹疼痛，痛经，少寐善忘，脉弦滑，舌质黯绛。

病机归纳：下焦蓄血，气滞血瘀，瘀浊上扰。

经典方证：《伤寒论·辨阳明病脉证并治》："阳明证，其人喜忘者，必有蓄血。所以然者，本有久瘀血，故令喜忘；屎虽鞕，大便反易，其色必黑者，宜抵当汤下之。"

方义分析：此案患者产后受风，视力渐降，且经期腰腹剧痛难忍，精神紧张，少寐善忘，极其痛苦。求治于刘渡舟老先生，治以抵当汤，下血而愈。盖其愈病之理在于辨证抓住了两点：一是少腹疼痛，经期加剧，此瘀血之特征；二是精神紧张，惊怖不安，此情志之异常。故辨为下焦蓄血。血蓄于下，新血不生，肝血不能养目，故视力下降；血瘀则气不行，故腰腹痛，经期加剧；血海受扰，故少寐善忘。用抵当汤使瘀去新生，目得血养，而视力恢复。

药证归纳：本案用水蛭，虽患者未见少腹硬满，且主诉为视力降低，其病似在上，然虑其疼痛、善忘少寐诸症，统其舌脉之瘀像，可知其为下焦蓄血，因而用水蛭破其血瘀，下血乃愈。其统方仍以抵当汤为框架，另加牡丹皮凉血活血，以安血海，恐其下血太过，又以芍药敛阴平肝。

本案妇人痛经明显，而水蛭为治痛经良药，如《妇人良方》地黄通经丸载"治月经不行，或产后恶露，脐腹作痛：熟地黄四两，虻虫（去头、翅炒）、水蛭（糯米同炒黄，去糯米）、桃仁（去皮、尖）各五十枚。上为末，蜜丸，桐子大。每服五七丸，空心温酒下"。

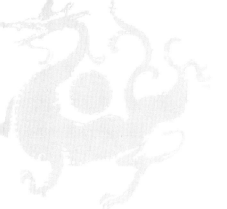

川芎

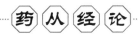

◎ 概述

川芎为伞科植物川芎的根茎。味辛,性温,归肝、胆、心包经。具有活血行气,祛风止痛等功效。

◎ 经论

《神农本草经》云:"芎䓖,味辛,温。主中风入脑头痛,寒痹,筋挛缓急,金创,妇人血闭无子。"

◎ 释经

川芎,辛温,乃血中气药也。肝苦急,以辛补之,故血虚者宜。辛以散之,故气郁者宜。寒以温之,故寒闭者宜。"中风入脑头痛,寒痹,筋挛",正为寒气凝滞之故也。"金创,妇人血闭",正为伤血、血滞象也。"无子"指不能生育。

◎ 药证

主治:寒湿证,血瘀证。

◎ 炮制

川芎有生用与制用之分。生用气厚味薄,为阴中之阳,辛香走窜,活血止痛力强,可用于血瘀气滞之痛证(如月经不调、痛经、闭经、头痛)的治疗。制用有熬、微炒、醋炒、粟米泔浸、煅制、蒸煮、蜜制、酒浸等法,酒制川芎,其上行之力增强,故能专达头目,多用于偏头痛、血瘀头痛等治疗。

现代研究认为,酒制川芎总生物碱含量高,若以川芎嗪计算,生川芎片为 0.152 3%,而酒制川芎片为 0.202 6%,证明酒制明显提高了活性成分的含量。

◎ 用量

《中华人民共和国药典(2020 年版)》规定川芎用量为 3～10g。一般来说,外感头痛,川芎用量宜轻，如秦伯未治头痛，芎、芍仅用 3g；用治偏头痛、三叉神经痛等，川芎一般用量在 15～30g 之间，如《辨证录》之散偏汤，其中川芎用量为一两；用于治疗妇科诸病，川芎用量一般在 30～90g，如《金匮要略》之当归芍药散，川芎用至半斤。

◎ 阐微

古籍记载川芎辛温升散，若辨证不当，有散气、助火、动血等弊端，故凡阴虚阳亢之头痛、阴虚火旺及月经量多等，皆当慎用。李中梓在《雷公炮制药性解》谓"久服令人暴亡……以其气升阳，其味辛散，善提清气，……若久用，则虚逆且耗，故有此患，凡气升痰喘火剧中满等证，不宜用之"。秦伯未在《谦斋医学讲稿》中讲到"川芎辛温香窜，用不得当，反多流弊，非痛时胀闷兼有头皮麻木感觉者不宜用，尤其是血虚肝阳易升的患者不可用，用后往往引起眩晕"。现代药理研究认为，挥发油如藁本内酯是川芎升散作用的物质基础。故临床运用时，应辨证施量。

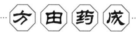

方 由 药 成

◎ 药对

川芎为头痛要药。配柴胡，可通少阳经血络；配苍术，可引经入太阴；配石膏，可清热疏风，清阳明经热；配细辛，可入少阴经；配吴茱萸，引经入厥阴；配天麻，可平抑肝阳，活血行气；配当归，可补血活血；配地龙，可通络活血；配附子，可温阳活血；配升麻，升阳活血；配僵蚕，化痰散瘀；配黄芪，补气活血止痛；配赤芍，增强活血之功。

◎ 角药

川芎配当归、赤芍，活血补血，祛瘀生新；配天麻、白芷，天麻得川芎、白芷则祛风止痛之功力胜，而天麻镇潜之性可制川芎、白芷辛温走窜，且川芎、白芷辛散可助天麻走肌表巅顶；配白芷、石膏，疏散阳明风热，治疗阳明头痛；配细辛、白芷，散寒祛风止痛力强，可治疗头痛如破、游走不定者。

◎ 经方

1. 妊娠养胎——当归散／白术散

《金匮要略·妇人妊娠病脉证并治》"妇人妊娠，宜常服当归散主之"。女子以肝为先天，以脾为后天，妇人妊娠，重在调养肝脾。方中当归、白芍补肝养血，配以川芎活血，意在养血活血。用白术健脾，是为了健运脾胃促进水谷转化为血气。产前多热，故用黄芩清热安胎。临床常用本方"少量常服"保胎，可用于治疗习惯性流产。

《金匮要略·妇人妊娠病脉证并治》"妊娠养胎，白术散主之"。白术散具有补冲任、调气血的作用。其功效正如《太平惠民和剂局方》言"白术散调补冲任，扶养胎气，治妊娠宿有风冷，胎萎不长，或失于将理，动伤胎气，多致损坠，怀孕常服壮气益血，保护胎藏"。此方白术健脾，川芎和血，蜀椒散寒除湿，牡蛎燥湿安胎，可用于治疗宫寒胎萎、寒湿型妊娠腹痛等病。

2. 妊娠腹中疞痛——当归芍药散

《金匮要略•妇人妊娠病脉证并治》"妇人怀娠，腹中疞痛，当归芍药散主之"，"妇人腹中诸疾痛，当归芍药散主之"。妇人经期或妊娠，腹中拘急疼痛，绵绵不休，此因肝脾两虚，脾土为木邪所克，阴乘阳位，水气困土，脾郁不伸所致，其治疗当健脾利水、养血调肝。方中当归、芍药、川芎养血活血，白术、茯苓泽泻健脾利水，肝脾同调，气血水同治。

3. 妇人半产漏下——胶艾汤

《金匮要略•妇人妊娠病脉证并治》"妇人有漏下者，有半产后因续下血都不绝者，有妊娠下血者，假令妊娠腹中痛，为胞阻，胶艾汤主之"。冲任与气血关系密切，冲任损伤，易造成妇人月经紊乱。妇人或因久病体虚，或因妊娠恶阻，或因产后伤及冲任，以致月经过多，下血不止。胶艾汤，亦名芎归胶艾汤，方以阿胶滋阴止血，艾叶温经；当归、白芍、地黄、川芎以补血和血，甘草健中，甘草白芍配伍又可止痛缓急，共奏养血止血、温经安胎之效。此方以养血补血、散寒止血作用见长，方中川芎有补血活血的作用，用于漏下等病的治疗，看似不妥。然方中配伍阿胶、生地，其剂量大于川芎。川芎虽有活血之性，在大队补血止血药中，化弊为利，可防止补药壅遏。

4. 血虚血瘀——温经汤

《金匮要略•妇人杂病脉证并治》"妇人年五十，所病下利数十日不止，暮即发热，少腹里急，腹满，手掌烦热，唇口干燥，何也？师曰：此病属带下。何以故？曾经半产，瘀血在少腹不去，何以知之？其证唇口干燥，故知之。当以温经汤主之"。本方以当归、川芎行活血补虚，两者活血而不伤血，可用于治疗带下崩中、月事不调等证属血虚血瘀者。

5. 大风四肢烦重——侯氏黑散

《金匮要略•中风历节病脉证并治》侯氏黑散"治大风，四肢烦重，心中恶寒不足者"。大风为可直中肌肉脏腑之风。风邪直中，其性清扬开泄，易伤人阳气，脾阳被伤，可见四肢烦重；心阳受损，则见心中恶寒不足。此种病证，其人多存在阳虚及脾胃虚弱的基础病证，风邪易乘虚而入。侯氏黑散为"中风门第一方"，融祛风、散寒、清热、补虚、化痰、活血为一体，是唐宋以前，以外风立论下治疗中风病证的经典方剂。

6. 虚劳风气病——薯蓣丸

《金匮要略•血痹虚劳病脉证并治》云："虚劳诸不足，风气百疾，薯蓣丸主之。"虚劳之人，气血不足，卫外不固，本方以八珍汤为基础，用川芎有补气血之效，可治疗素体羸弱、头晕神疲、失眠健忘、心悸气短等症。

◎ 方证

含川芎经方及类经方临床应用指征如下：

当归散 以妊娠血虚有热、胎动不安、月经先期腹痛、产后体虚等为其辨证要点。

白术散 以妊娠胎萎不长、心腹时痛、胸胁不舒等为其辨证要点。

当归芍药散 以腹痛绵绵、月经量少、性情急躁、纳呆食少、舌淡苔白腻、脉弦细等为其辨证要点。

温经汤 以腹痛、月经不调、口唇干燥、血色黯淡或有血块、舌质黯淡、脉涩等为其辨证要点。

芎归胶艾汤 以月经过多、漏下不止、胎动不安、腰酸乏力、面色无华、血色淡红质清、舌淡脉细等为其辨证要点。

侯氏黑散 以中风、恶寒发热、麻木不仁、手足不遂、言语謇涩、脉浮弦而滑等为其辨证要点。

川芎茶调散 以外感风邪头痛、偏头痛、巅顶痛、恶寒发热、目眩鼻塞、舌苔薄白、脉浮等为其辨证要点。

芎芷石膏汤 以头痛而胀、发热恶风、面红目赤、口渴喜饮、便秘、舌红苔黄、脉浮数等为其辨证要点。

芎归汤(《外科正宗》) 以产后乳房下垂、痛不可忍、产后恶露、下血过多、眩晕、妊娠胎动等为其辨证要点。

四物汤 以妇人月经不调、月经量少或闭经、心悸失眠、头晕目眩、面色无华、舌淡、脉弦细等为其辨证要点。

◎ 量效

分析仲景所用经方，可以总结如下量效关系：

1. 绝对剂量

大剂量如当归散、当归芍药散等，原方川芎剂量为半斤。两方均为散剂，"散者，散也，去急病用之"。临床上，亦有大剂量川芎煎服治疗急性痛症，如剧烈头痛、三叉神经痛等的治疗。故大剂量川芎，可用于急症及重症的治疗。

中等剂量如当归散、温经汤、芎归胶艾汤等，原方川芎剂量为 2 两。这种剂量范围，活血行气的力量增强，且不至于耗气动血，多用于治疗妇科杂病，如月经不调、胎动不安等治疗。

小剂量如白术散、侯氏黑散等。白术散方中白术 4 分、川芎 4 分、蜀椒 3 分（去汗）、牡蛎 2 分，方用白术健脾固冲，配少量川芎和血，调冲任以养气血。侯氏黑散中，川芎的用量为 3 分，方用芎、归养血活血，配合健脾药以补其虚，有"驱风补虚"之誉。

2. 相对剂量

（1）温经活血：温经汤中，川芎与桂枝比例为 1:1（川芎 2 两:桂枝 2 两），具有温经散寒活血之用，可用于虚、寒、瘀所致的月经量少、闭经等。后世独活寄生汤、蠲痹汤等亦可见此种配伍，均有温经散寒活血的功效。

（2）养血活血：当归散（川芎1斤：当归1斤）及温经汤（川芎2两：当归2两）中，川芎与当归比例均为1:1，两者相配，可在补血的同时增强活血的作用。当归芍药散中，当归与川芎比例亦为1:1（川芎3两：当归3两），用于妊娠腹痛的治疗。后世四物汤，仍以当归、川芎相配，其意义效法仲景，取活血补血之意。临床运用，可根据病情调整川芎与当归的比例。

（3）补气活血：白术散中，川芎与白术比例为1:1（川芎3分：白术3分）。如陈修园《金匮方歌括》所云"胎由土载术之功，养血相资妙有芎"，白术健脾化湿补气，可固冲任，两者相伍，补血中之气、调气中之血，使气血补而不滞，组方精妙。

（4）活血祛风：侯氏黑散中，川芎与菊花、防风等祛风药配伍，其中川芎、菊花、防风比例为3:40:10（川芎3分：菊花40分：防风10分），兼加当归等活血药物，以补血活血之能，发挥祛风之效，取"治风先治血，血行风自灭"之意，开活血祛风之先河。

◎ 服饵

川芎辛温走散，具有较好的行气活血作用，用于治疗多种气血失调病症，但正因其走散，可出现耗散真气的副作用。黄元御《长沙药解》谓"芎䓖辛烈升发，善达肝郁，行结滞而破瘀涩，止疼痛而收疏泄"。临床见阴虚火旺、舌红口干者不宜应用，妇人杂病出血过多，又因本品容易动血，故不用。

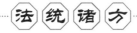

川芎辛温宣散，可上行头目、下调经水、中开郁结，以活血行气见长，为行气活血之重要代表。

◎ 消法

《金匮要略》妇人杂病、妇人妊娠病多用川芎以温经活血、养血活血、补气活血，中风历节病篇，用川芎活血祛风，故川芎通过合理配伍可以实现温经活血、养血活血、补气活血、活血祛风等法。

1. 温经活血

机体阴寒偏胜，或阳气亏虚，寒邪凝滞经络，气血不能畅达，四肢不得濡养，或见月经后期，或见闭经，或宫冷不孕，或寒郁成瘀等。散寒即所以祛瘀，活血即可以补虚。此种证型，以川芎辛温通经，配合吴茱萸、当归、桂枝等温经活血类药物，组成温经活血之法。

2. 养血活血

肝为木，主调畅气机；脾为土，主运化水湿。肝脾不调，血虚水盛，阴乘阳位，血虚水停、气血壅滞，可发为腹痛，或发为水肿，或为小便不利。此当养血柔肝可缓肝急、健脾活血可除湿利水，肝脾同调，切忌破血攻伐，代表方如当归芍药散等。

3. 补气活血

脾气虚，健运失司，气血生化乏源。气为血帅，血为气母，两者相互依存而生。妇科病症中，脾气虚则冲任不固，影响妇人经、带、胎、产等。仲景在治疗妇人病症中，重视气血关系创补气活血之法，代表方如白术散。后世之固冲汤、安冲调经汤亦在此法基础上创立。

4. 活血祛风

《灵枢·百病始生》言"不得虚，邪不能独伤人""两虚相得，乃客其形"。气血亏虚，风淫经络，四肢受病，故见四肢烦重、心中恶寒不足。此证气血亏虚为本，风邪外袭为标。若徒祛风，则虚不得补，不能触及病之根本，于病无益。当以补其血气，活其经络，鼓舞正气，待人体正气充沛，气血运行复苏，则不祛风而风邪自去，此亦为"治风先治血"之理，代表方如仲景侯氏黑散，后世消风散亦是此理。

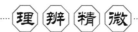

川芎辛而走窜，温而通经，《本草汇言》对其功效的概括谓之"芎䓖，上行头目，下调经水，中开郁结，血中气药也。尝为当归所使。非第治血有功，而治气亦神验也。凡散寒湿，去风气，明目疾，解头风，除胁痛，养胎前，益产后，又癥瘕结聚，血闭不行，痛痒疮疡；痈疽寒热，脚弱痿痹，肿痛却步，并能治之……若产科、眼科、疮肿科，此为要药"。

◎ 药理

1. 传统药理

川芎作用的发挥，全在于"温"与"散"。"温"言其温经散寒，可治疗寒痹、妇人血闭无子；"散"言其引经上行、宣散祛风、散瘀活血，可治疗中风头痛、金创、筋脉拘急。所治病证，与气血劳损相关，如《日华子本草》云其"治一切风，一切气，一切劳损，一切血，补五脏，壮筋骨，调众脉……"。

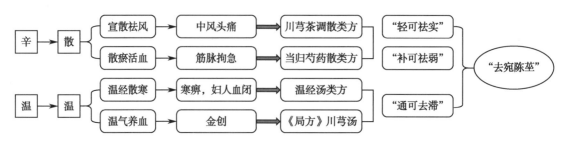

2. 现代药理

川芎的现代药理作用大致有如下几点：

（1）对心脑血管的作用：川芎嗪可改善微循环、降低血管阻力，可用于心脑血管疾病的治疗。

（2）抗血小板聚集、抗血栓作用：川芎嗪与阿魏酸可抗氧化、清除氧自由基、扩血管、抗血小板聚集及预防血栓形成等。

（3）抑制钙离子内流作用：川芎嗪是一种新型钙离子拮抗剂，其参与平滑肌功能，对血管平滑肌钙离子内流有明显的抑制作用。

（4）保护肝脏、肾脏作用：川芎可抗组织纤维化，保护肝脏，还可扩张肾动脉，增加肾血流量及肾小球滤过率，改善肾脏功能。

（5）抗肿瘤作用：川芎嗪具有抗癌活性，可抑制血管内皮细胞的增殖与增长，诱导血管内皮细胞及癌症细胞凋亡。

（6）抗维生素 E 缺乏作用。

（7）对子宫平滑肌的双向作用：川芎所含阿魏酸的中性成分小剂量促进、大剂量抑制子宫平滑肌。

（8）其他：川芎还具有抑制多种杆菌、抗组胺、利胆等作用。

◎ 演义

1. 头痛

川芎归肝、胆、心包经，具有较强的祛风止痛效果，《医学启源》谓"头痛须用川芎，如不愈，各加引经药，太阳蔓荆，阳明白芷，少阳柴胡，太阴苍术，少阴细辛，厥阴吴茱萸，顶巅痛，用藁本，去川芎"。本品辛温升散，可用于治疗头痛，古代名方如川芎茶调散、川芎散、九味羌活汤等。现代药理学研究表明，川芎主要活性成分川芎嗪可扩张脑血管，透过血脑屏障，降低血管阻力，还可以抑制血小板聚集及 5-HT、缓激肽等物质的释放，抑制血管平滑肌收缩，阻止血管发生痉挛。

2. 妊娠期腹痛

川芎具有较好的行气止痛效果，临床可用于治疗妊娠期腹痛、胎动不安等多种病症，如仲景之当归芍药散。现代药理学研究认为，川芎所含挥发油对延脑的血管运动中枢、呼吸中枢，延髓反射具有兴奋作用，具有镇静与镇痛作用。对当归芍药散研究认为，本方可改善胎漏胎动不安的临床症状，升高血清 P、β-HCG 的水平，降低血清 CA125，提高保胎成功率。

3. 高血压

川芎所含川芎嗪具有扩张股动脉、冠状动脉、肠系膜动脉的作用，可降低血管阻力，改善微循环，具有一定降压作用。此种功效，仍与川芎"祛风活血"作用相关，可用于治疗高血压等。

4. 妇科月经不调、痛经、闭经、难产

川芎辛香走窜，温经通脉，即能活血散瘀，又能行气开郁止痛，可治疗妇科月经不调、

痛经、闭经、难产等多种疾病。配伍当归，增强活血效果；配伍吴茱萸、桂枝，增强温经通脉作用；配伍桃仁、红花，则增强活血化瘀之力；配伍白术，体现益气活血。现代药理研究认为，川芎所含阿魏酸对子宫平滑肌具有双向调节作用，小剂量促进收缩，大剂量抑制收缩。

5. 冠心病心绞痛

川芎活血通络，可缓急止痛，用于治疗"筋挛"。近年来，川芎用于冠心病及脑缺血的防治研究较多。瘀血阻滞心络或脑络，气血运行不畅，川芎可改善微循环，抑制血小板聚积，增加冠状动脉及脑动脉血流量，起到缓解血管痉挛、治疗血瘀的作用。

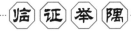

案1　治寒痹

陆某，男，68岁。1964年7月9日初诊：1962年5月左侧肢麻，逐渐移转右侧，近日则下肢痿痹不能行动，并逐渐向上移，腰亦不能支持，坐立均感疼痛，口干欲饮，小便黄赤，四肢常冷，舌微有白苔，脉沉细。予以生地六钱，白芍四钱，当归三钱，川芎三钱，苍术三钱，茯苓三钱，泽泻三钱，桂枝三钱，川附子三钱，炙甘草二钱。三剂。

7月12日复诊：药后显有减轻，下肢已稍能行动，眠食亦均有好转，仍予前方，生地黄增至七钱，消息其治。三剂。

7月16日三诊：扶物自能行动，颇有好转，唯感咽痛，似有痰难咳之象，腰仍痛。柴胡四钱，黄芩三钱，天花粉五钱，生牡蛎六钱，川芎三钱，苍术三钱，茯苓三钱，杜仲三钱，泽泻三钱，炙甘草二钱，桑寄生三钱。三剂。

（胡希恕医案）

主要症状： 下肢痿痹不能行动，逐渐上移，坐立均感疼痛。

病机归纳： 寒邪由脉传于脏腑，痹阻气机。

方义分析： 血主左而气主右，病先于左而及于右，始为血痹，害及气机，因致营卫俱有不和，病始于经脉，终传于脏腑，腰骨不支，二便失调，已显侵及肾脏。方中用生地滋阴补肾，大补真水，配桂枝、川附子意在温肾通督，共同恢复肾脏作强之伎；当归、白芍、川芎补血活血，加苍术、茯苓、泽泻仿当归芍药散意，旨在活血利水。甘草既可调和诸药，又合芍药酸甘化阴。诸药配伍，以补肾通督活血为长，可用于治疗肾虚血瘀之寒痹证。

药证归纳： 川芎辛温，以活血行气见长，可用于治疗寒凝血络之寒痹。《本草经解》云川芎"气温，禀天春和之木气，入厥阴肝经……寒伤血，血涩则麻木而痹，血不养筋，筋急而挛……川芎入肝而辛温，则血活而筋舒，痹者愈而挛者痊也"。川芎入厥阴经，能引厥阴之气上行，治疗头目风气诸疾。肝主筋，寒气入肝，筋脉拘急。川芎辛温，能温化肝经之寒阻,治疗寒气入肝引起的多种痛症。

温肝散寒之法治疗妇科及内科杂病时,多配伍川芎。盖因川芎能温肝经、散肝寒、行肝气、养肝血。故临床肝寒类疾病引起的痛症,皆可加入川芎,增强临床疗效。

案2 治偏头痛

罗某,女,22岁。2016年6月26日就诊,刻下症:偏侧头痛,欲吐,偶汗出,末次月经:6月1日,面部色斑,头痛在月经期间加重,白带不多。舌淡红苔薄白,脉滑数。予以柴胡15g,法半夏15g,黄芩15g,党参15g,大枣10g,川芎15g,细辛6g,白芷15g,甘草10g,羌活15g,蔓荆子30g,藁本20g,吴茱萸15g,砂仁10g,黄柏15g,4剂。煎服法:水煎服,每日3次。服药后,随访半年,患者偏头痛未发。

(岳仁宋医案)

主要症状:头痛,欲吐,汗出。

病机归纳:寒邪侵犯厥阴,少阳枢机不利。

经典方证:《伤寒论·辨厥阴病脉证并治》:"干呕,吐涎沫,头痛者,吴茱萸汤主之。"

方义分析:病在厥阴少阳,故予以吴茱萸汤合小柴胡汤加减,温厥阴之寒,枢少阳之气。偏头痛为临床较为顽固的病症,因其疼痛在头部的偏侧,合并恶心、呕吐,属于少阳经分野,故从少阳论治。《素问·奇病论》言"人又病头痛数岁不已……新犯大寒,内至骨髓,髓者以脑为主,脑逆故令头痛",《素问·五脏生成》云"头痛巅疾,下虚上实",言其病位在头部,病机为寒邪侵袭、下虚上实。本案患者,初病头痛,伴呕吐,无恶寒发热,知病不在太阳。巅顶为厥阴经所过,偏侧头痛伴有呕吐症状,少阳经气机不利,故予以小柴胡汤和解少阳,加用吴茱萸汤化裁温厥阴之寒,巅顶之上,唯风药可及,予以藁本、川芎引经入厥阴以祛风活血,细辛散脏腑陈寒,羌活、白芷散寒胜湿止痛,加蔓荆子疏风清利头目。

药证归纳:川芎辛温香窜,走而不守,尤能上行头目,为治疗头痛要药,古语有"头痛必须用川芎"之训。《本草衍义》谓之"头面风不可缺也,然须以他药佐之"。故临床治疗不同外感头痛,在川芎的基础上加用各经的引经药物;治疗内伤头痛,在川芎的基础上,瘀血者加用桃红四物汤,痰湿者加用苍术、半夏、天麻等,肝火旺盛者加用黄芩、夏枯草,久病及络者,加用全蝎、蜈蚣及露蜂房等药。

另外,川芎配伍补气药如黄芪,可引血上行,升发清阳之气,治疗眩晕、耳鸣、健忘等症;川芎配伍补血药当归,可补血而不瘀滞,活血而不攻伐,用于治疗月经病、久病新血不生的血虚血瘀证等;川芎配伍苍术,亦为经典组合,朱丹溪谓"气血冲和,万病不生,一有怫郁,诸病生也",苍术芳香燥湿,川芎活血行气,两者配合则湿化郁开、气行血畅。

然需注意,诸多本草著作记载,川芎治疗慢性病症,不可久服,久服则"暴亡",谓其气味俱升,久服耗气。这是古人在临床实践中积累的经验,现代药理学尚未能揭示其具体机制,临床应用宜规避之。

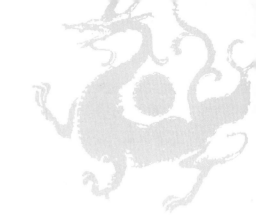

小麦

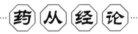

◎ 概述

小麦为禾本科一年生草本植物小麦的成熟颖果。各地均产。味甘,性凉,归心经。具有养心除烦,益胃养正等功效。

◎ 经论

《名医别录》谓:"小麦,味甘,微寒,无毒。主除热,止燥渴、咽干,利小便,养肝气,止漏血唾血。"

◎ 释经

小麦气微寒,禀天冬寒之水气,入足少阴肾经;得地中正之土味,入足太阴脾经。味甘质润,润则阴生,可除热;小麦气寒,壮水清火,以止因水不制火而致燥渴、咽干;气寒益肾,退膀胱热邪而小便利;肾水足则可养肝气;味甘益脾,气寒清热,止血热妄动,所以能止漏血唾血。

◎ 药证

心肝血虚,心神失养证:心神不安,烦躁失眠,妇女脏躁,悲伤欲哭。
胃气不和证:脘腹疼痛,呕吐清水,纳少,面色萎黄,神疲乏力。

◎ 炮制

小麦药食同用,取原药材,除去杂质,筛去灰屑,洗净,捞出,干燥,即可直接使用或磨成粉。有言可以麦仁代替小麦,但小麦去麸皮,则性温,不能消热止烦,可见其清热除烦之功效皆在皮中,则不可以仁代之。

◎ 用量

小麦药食同用,《中华人民共和国药典(2020年版)》未对其用量有详细记载。临床中小剂量使用小麦效果常不显，起始用量多为30g，后可根据实际情况酌情加量使用。

◎ 阐微

小麦为药食同用之品，但药用时常与浮小麦混用，两者虽均为禾本科植物小麦的种子，但小麦饱满质重，气味降多于升；浮小麦则干瘪质轻，气味升多于降。小麦味甘、凉，归心经，具有养心除烦、益胃养正的功效；浮小麦性味甘而微涩，入心经，味涩收敛能止虚汗，味甘则略养心肺之气，性凉可益阴清热，为养心敛液、固表止汗之佳品。

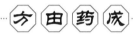

◎ 药对

小麦常与甘草配伍，以缓急和中。

◎ 角药

小麦配大枣、甘草，养心安神，和中缓急；配酸枣仁、当归，补肝养血安神；配生地黄、百合，养阴安神。

◎ 经方

1. 脏躁——甘麦大枣汤

《金匮要略·妇人杂病脉证并治》"妇人脏躁，喜悲伤欲哭，象如神灵所作，数欠伸，甘麦大枣汤主之"。此条虽言妇人脏躁，但男女皆可发病，因此脏非言"胞宫"，而是指人体五脏。情志不舒或思虑过度，致使肝失疏泄，五志化火，耗伤阴液，燥热乘之，扰乱神志。喜伤心，悲伤肺，"象如神灵"则因肝藏魂功能失常；《素问·宣明五气》载"肾为欠"，阳气不伸，则数欠伸，提示肾伤；疲倦乏力、不思饮食亦可推断脾运受到影响。此证治以甘麦大枣汤，三味药以疗心脾为著，盖因"肝苦急，急食甘以缓之"，且脾为后天之本、津血化生之源，心主血脉、藏人之神。甘草、大枣甘平性缓，补中气而益津血；小麦养心安神，三者均为味甘之药，可缓肝之急。

2. 寒饮夹热之咳喘——厚朴麻黄汤

《金匮要略·肺痿肺痈咳嗽上气病脉证治》"咳而脉浮者，厚朴麻黄汤主之"。本条论述外寒内饮化热之咳喘证治。"咳而脉浮"，咳为咳逆上气，脉浮为外感之征，除此征象外，《千金要方》补充其为"治咳逆上气，胸满，喉中不利如水鸡声，其脉浮者"。外寒触发内饮，郁而化热，上迫胸肺，肺气不降致大逆上气而咳，胸阳不宣而见胸满，饮邪阻碍则如闻水鸡声，故以厚朴麻黄汤散饮除热，止咳平喘。此方为小青龙加石膏汤的变方，其脉浮不仅仅是表证，而是饮邪夹热上行，鼓动病势浮越，故以厚朴、杏仁、小麦易桂枝、芍药、

甘草,杏仁合厚朴利气祛饮、止咳降逆;并以小麦养胃和中,同五味子敛安正气。(参见厚朴篇)

3. 脾虚寒湿,胎动不安——白术散

《金匮要略·妇人妊娠病脉证并治》"妊娠养胎,白术散主之"。本条论述脾虚寒湿,寒气上逆,胎动不安之证。其方后提及服用白术汤后,"若呕,以醋浆水服之复不解者,小麦汁服之",醋浆味酸,和胃止呕,仍呕吐不止,则换用甘平之小麦汁和胃止呕。

◎ 方证

含小麦常用经方临床应用指征如下:

甘麦大枣汤 以喜悲伤欲哭、象如神灵所作、数欠伸、苦笑无常、喜怒不定、心烦失眠、不欲饮食为其辨证要点。

厚朴麻黄汤 以咳而上气、胸闷气喘、脉浮、喉中水鸡声、汗出为其辨证要点。

白术散 妊娠养胎妇女见呕吐不止、脘腹疼痛、呕吐清水、舌苔白腻等为其辨证要点。

◎ 量效

通过分析仲景所用经方,总结如下量效关系:

1. 绝对剂量

甘麦大枣汤、厚朴麻黄汤中小麦用量均为 1 升,白术汤中亦以小麦熬汁服用。根据仲景一升约为现今 200ml,用现代量具量筒量取河南南阳产的小麦 200ml,称取重量约为155g。经过临床实践发现,小麦用量过小疗效欠佳。在甘麦大枣汤中重用 1 升小麦,一则源其为心之谷,《灵枢·五味》有言"心病者,宜食麦",一则小麦可"养心,益肾,和血,健脾"(《本草再新》),亦可"养肝气"(《名医别录》),五脏皆兼顾,以其甘润平补之性以调其肝、养其心,缓缓图之为法。

2. 相对剂量

甘麦大枣汤仅由三味药组成,其中甘草 3 两、大枣 10 枚、小麦 1 升,甘草与大枣与小麦相比,用量极小,由此也可见小麦为治疗脏躁的核心药物。小麦药食同用,用药安全,大剂量小麦养护心气,润燥除烦,以缓脏躁诸症。

◎ 服饵

《本草纲目》言小麦"陈者煎汤饮,止虚汗;烧存性,油调,涂诸疮汤火伤灼",小麦面"敷痈肿损伤,散血止痛。生食,利大肠,水调服,止鼻衄吐血"。现代运用中,小麦内服可煎汤,亦可煮粥;小麦面冷水调服或炒黄温水调服;外用或将小麦炒黑研末调敷,或小麦面干撒或炒黄调敷。

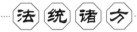

◎ 补法

1. 养心除烦

小麦属补益之品，味甘，入心经，长于补益心脾、养血安神。《本草经解》认为小麦"气微寒，禀天冬寒之水气，入足少阴肾经"，微寒壮水，以除妄动之虚热，敛心气而安神。在临床中，小麦多用于长期情志不舒、日久思虑所致的心肝血虚，心神失养之各种神志疾病，如仲景甘麦大枣汤治疗脏躁。

2. 益胃养正

《本草拾遗》言"小麦面，补虚，实人肤体，厚肠胃，强气力"。仲景在使用厚朴麻黄汤治疗咳喘时用之一味养正，和中缓急。治疗妊娠养胎，服用白术散后呕吐不止者，以小麦汁养胃和中，缓急止呕。

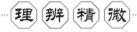

◎ 药理

1. 传统药理

历代医籍中对于小麦的功效记载不尽相同，《名医别录》言其可"除热，止燥渴，咽干，利小便，养肝气，止漏血唾血"，《本草再新》认为其"养心，益肾，和血，健脾"。除此之外，《医林纂要》言其"除烦，止血，利小便，润肺燥"。小麦药食两用，目前临床中内服常用之治疗精神类疾病。

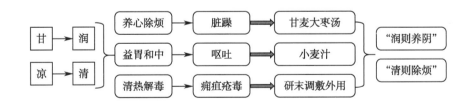

2. 现代药理

小麦的现代药理作用大致有如下几点：

（1）降血糖、血脂作用：小麦麸皮中膳食纤维可抑制葡萄糖的吸收，抑制胆固醇的吸收，从而调节血糖、血脂。

（2）对心血管系统作用：麦麸中含有较多阿魏酸，具有抗炎、抗血栓形成、抗动脉粥样硬化、消除机体内自由基、镇痛的作用，在临床上主要用于治疗心血管疾病、脉管炎、血小板减少等疾病。

（3）补充人体重要矿物质：麦麸含有多种矿物质，参与人体各种功能的作用。其中钙有助于人体的正常发育，是构成骨骼和牙齿的重要成分；铁可防止缺铁性贫血的发生；镁能够扩张血管、降血压以及抑制神经兴奋。

（4）抗病原微生物作用：小麦中所含的酚酸和黄酮类化合物具有广泛的抗菌、抗病毒活性。

（5）抗肿瘤作用：小麦黄酮类化合物可以诱导多种抗氧化酶系统的活性，抑制致癌物的活化；小麦膳食纤维亦能束缚致癌物质或其前体，阻碍致癌物质作用于肠壁细胞，从而达到抗肿瘤的作用。

◎ 演义

小麦主要用于以下病证：

1. 精神类疾病

精神类疾病是指在各种生物学、社会环境、心理学因素影响下，大脑功能失调，引起认知、情感、意志、行为等精神活动出现不同程度上的障碍为显著特征的一类疾病，其中部分症状与中医"脏躁"相似，以甘麦大枣汤治疗。甘麦大枣汤最早见于《金匮要略》，由甘草、大枣、小麦组成。小麦为手少阴心经药，《金匮要略·五脏风寒积聚病脉证并治》云"邪哭使魂魄不安者，血气少也；血气少者属于心，心气虚者，其人则畏，合目欲眠，梦远行而精神离散，魂魄妄行。阴气衰者为癫，阳气衰者为狂"。以大剂量小麦养心液、安心神、疏肝郁，合甘草、大枣滋养脾精而润燥缓急，共奏养心安神、和中缓急的功效。

2. 痈疽疮毒

小麦外用可以治疗痈疽疮毒等症。麦之凉，全在皮，故有将麦麸加醋适量调成糊状，将药粉外敷痈疽、疮疖、丹毒等患处，能散血止痛；亦可用陈年麦粉，久炒成黄黑色，加陈醋调成糊，熬如黑漆，摊纸剪孔贴患处，疼痛渐消。

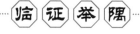

案1 治脏躁

1936年于山东荷泽县医院诊治一男子，年约30余，中等身材，黄白面色，因患精神病，曾两次去济南精神病院治疗无效而来求诊。查其具有典型的悲伤欲哭，喜笑无常，不时欠伸，状似"巫婆拟神灵"的脏躁证，遂投以甘麦大枣汤：甘草9g，怀小麦9g，大枣6枚。药尽7剂而愈，追踪3年未发。

（岳美中医案）

主要症状：悲伤欲哭，喜笑无常，不时欠伸。

病机归纳：营阴暗耗，心神失养之脏躁证。

经典方证：《金匮要略·妇人杂病脉证并治》："妇人脏躁，喜悲伤欲哭，象如神灵所作，数欠伸，甘麦大枣汤主之。"

方义分析：脏躁多因情志不畅或思虑过度，郁而化火，营阴暗耗，伤及心脾。一般表现为喜悲伤欲哭，情绪不宁，疲倦乏力。此案具有以上典型症状，方证相应，予以甘麦大枣汤，尽剂而用。甘麦大枣汤重以小麦养心安神，和中缓急，辅以甘草、大枣甘平性缓，补中气、益津血。三者皆为甘药，而甘者缓之，亦能缓肝之急，调畅气机。

药证归纳：脏躁病机为情志抑郁，五志化火，阴精不足。"喜悲伤欲哭"是该病的特征性症状，虽多见于女子，但男子并非不发。厥阴风木之气，最耗精血；风动则伤肺津，五脏之志，在肺为悲；阳气将降，则频作欠伸。故以甘草培土，大枣滋肝息风，小麦润肺除燥。而"心病者，宜食麦""麦乃肝之谷"，小麦长于养心液、安心神、疏肝郁，尤适于该病。临床中用于精神类疾病，效果颇佳。方后仲景言此方"亦补脾气"，其因在大枣、甘草、小麦三药皆为甘味，甘缓则补中，可补养心脾之气，脾气足则精微得以布散，灌注四旁，脏阴得养，水壮清火，郁火自熄，心有所主，则诸症立消。

案2 治咳喘

朱小祥病患咳嗽，恶寒头疼，胸闷气急，口燥烦渴，尿短色黄，脉浮而小弱。据证分析，其由邪侵肌表，寒袭肺经，肺与皮毛相表里，故恶寒而咳；浊痰上泛，冲激于肺，以致气机不利，失于宣化，故胸满气促；燥渴者，则为内有郁热，津液不布，因之饮水自救；又痰积中焦，水不运化，上下隔阻，三焦决渎无权，故小便黄短；脉浮则属外邪未解，小弱则因营血亏损，显示脏气之不足，如此寒热错杂内外合邪之候，宜合治不宜分治，要不出疏表利肺降浊升清之大法，因处以《金匮》厚朴麻黄汤。……药服3剂，喘满得平，外邪解，烦渴止。再2剂，诸恙如失。

（赵守真医案）

主要症状：咳嗽，恶寒头疼，胸闷气急，口燥烦渴，尿短色黄，脉浮而小弱。

病机归纳：寒邪束表，热郁于肺，肺气上逆。

经典方证：《金匮要略·肺痿肺痈咳嗽上气病脉证治》："咳而脉浮者，厚朴麻黄汤主之。"

方义分析：此案据证分析，是为寒热错杂、内外合邪之证。外寒侵肺，故恶寒而咳；浊痰上泛，气机不利，故胸满气促；津液不布，故口燥烦渴，尿短色黄；脉浮提示外邪未解，小弱则因正气有缺，故处以内外并治，寒热同调之厚朴麻黄汤。医家自解为"其方麻、石合用，不惟功擅辛凉解表，而且祛痰力巨；朴、杏宽中定喘，辅麻、石以成功；姜、辛、味温肺敛气，功具开阖；半夏降逆散气，调理中焦之湿痰；尤妙在小麦一味补正，斡旋其间，相辅相需，以促成健运升降诸作用。但不可因麻黄之辛，石膏之凉，干姜之温，小麦之补而混淆杂乱目之"。

药证归纳：厚朴麻黄汤乃小青龙加石膏汤化裁而成，恐饮邪留恋故去甘缓阴凝之芍药、甘草；因表证不显故除助汗解表之桂枝；加用杏仁、厚朴宣降肺气，止咳降逆；姜、辛、味三药为温化痰饮之经典药对，辅以半夏化痰止咳。此证以邪实为主，故在以祛邪为主的大队药物中，仅在五味子收敛肺气的基础上，以一味甘平之小麦安胃和中，顾护心气，协石膏清热养心除烦，又可反佐石膏以清浮热。全方合用，共散在表之寒邪，降上逆之痰热，宣郁闭之阳气。

附：浮小麦

◎ 概述

浮小麦为禾本科一年生草本植物小麦未成熟的干燥轻浮瘪瘦的果实。味甘、微涩，性凉，归心经。具有固表止汗，益气，除热等功效。

◎ 经论

《本草纲目》云："浮小麦，益气除热，止自汗盗汗，骨蒸虚热，妇人劳热。"

◎ 量效

浮小麦常用剂量为 15～30g。

◎ 药对

浮小麦配黄芪，黄芪甘温，入中益气，入表固卫，浮小麦甘凉以入心经，质轻而浮以固表，两药相辅相助，标本兼顾，善于益气固表，敛液止汗。配酸枣仁，酸枣仁甘酸性平，养心血、宁心神、敛心液、止虚汗，浮小麦甘凉微涩，养心、除热、固表、止汗，两药合用，养心敛汗之力更强。配麻黄根，麻黄根入肺经，实表止汗，浮小麦入心经，养心止汗，两药合用，收敛止汗力增强，且兼有益气、养心、除热之功。

◎ 角药

浮小麦配黄芪、煅牡蛎，是仝小林院士根据多年临床经验，从诸多固涩收敛药中选出而成的三味小方，临床中随证加减，其中黄芪擅长补脾肺之气，为实卫固表之要药。浮小麦专敛虚汗，不论自汗、盗汗均可应用，而牡蛎煅制后，其收敛固涩之力增强，因此止汗常选用煅牡蛎。

◎ 功效

1. 固表止汗

《素问·阴阳别论》言"阳加于阴谓之汗"。其中"阳"为体内阳气,"阴"则是体内津液。所谓"阳加于阴谓之汗"是指汗来源于津液的化生,而受阳气蒸发从腠理外泄于肌表则为汗液。在汗液的分泌和排泄中,卫气对腠理的开阖调控起到重要作用,自汗、盗汗以腠理不固、津液外泄为共同病变。浮小麦源自食物,甘凉微涩,擅敛虚汗,为固卫表、止虚汗之佳品,无论自汗、盗汗皆可使用。《卫生宝鉴》独圣散即单用本品炒焦研末治疗虚汗;《太平惠民和剂局方》则配伍牡蛎、麻黄根及黄芪,以其"治诸虚不足,及新病暴虚,津液不固,体常自汗,夜卧即甚,久而不止,羸瘠枯瘦,心忪惊惕,短气烦倦"。

2. 益气除热

浮小麦甘凉而微涩,汗为心液,麦为心谷,浮者无肉,味甘则养心肺之气,性凉则可凉心而益阴除热。临床中常配麦冬、生地黄等滋阴清热之品以除阴虚所致之骨蒸劳热等。

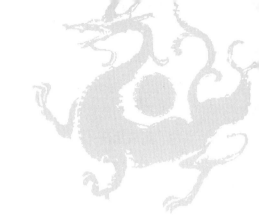

代赭石

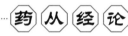

◎ 概述

代赭石为三方晶系赤铁矿的矿石，主含三氧化二铁（Fe_2O_3）。味苦，性寒，归肝、心经。具有平肝潜阳，重镇降逆，凉血止血等功效。

◎ 经论

《神农本草经》云："代赭，味苦，寒。主鬼疰，贼风，蛊毒，杀精物恶鬼，腹中毒邪气，女子赤沃漏下。"

◎ 释经

赭石味苦，寒，其色青赤，禀水石之精，而得木火之化，为重镇之矿物药，入肝、心经。"主鬼疰，贼风"，鬼疰是神志异常之类的疾病，代赭石色赤属火，得少阳火热之气，味苦，苦气通于心；性寒属水，水气通于肾，正如《本草经解》所云"肾为坎水，代赭石气寒益肾，则肾水中一阳上升；心为离火，代赭石味苦益心，则心火中一阴下降"。升降得调，水升火降，心肾相交；而其质重镇，可使阴阳归位，阴阳互藏其宅，而天地位矣，故鬼疰自消。贼风乃四时不正之气，代赭石石性镇重，色青属木，木得厥阴风木之气，故可治贼风。"蛊毒，杀精物恶鬼，腹中毒邪气"。蛊，在甲骨文字形中为"皿中有虫之象"，蛊毒是有毒之虫对人体造成的损害。寒可清热，苦可泄邪，加之其重镇降逆，定惊安神，祛邪除秽，又主蛊毒，及腹中邪毒也。"女子赤沃漏下"。赭石，一名血师，入肝、心经，心主血，肝藏血，血热则赤沃漏下；苦寒清心，重镇平肝，凉血止血，所以主女子赤沃漏下也。

◎ 药证

主治：肝阳上亢证，胃气上逆证，肺气上逆之气逆喘息证，血热出血证。
体质特征：常感头晕头眩，嗳气呃逆，咳嗽喘促等。

◎ 炮制

《中药大辞典》记载代赭石炮制方法为"除去杂质，砸碎，过筛"。《中华人民共和国药典（2020 年版）》为"除去杂质，洗净，干燥，用时捣碎"。

煅代赭石则是取刷净的代赭石，砸碎，入坩埚内，在无烟的炉火上煅红透，取出，立即倾入醋盆中淬酥，捣碎，再煅淬一次，取出，晒干，碾成粗末。

◎ 用量

《中华人民共和国药典（2020 年版）》规定赭石用量为 9～30g，需先煎。有研究发现，代赭石用量为 9～18g 时有降胃气、止呕、止噫之功，适用于胃气虚弱所致的呕吐、呕逆、呃气等。用量为 24～30g 时多用于治疗实证气喘及肝阳上亢所致头晕、目眩等。

◎ 阐微

《伤寒药性赋》谓"代赭甘寒，能镇水逆"，《长沙药解》言代赭石能"驱浊下冲，降摄肺胃之逆气，降哕噫而泄郁烦，止反胃呕吐，疗惊悸哮喘"，《汤液本草》记载"代赭入手少阴足厥阴经，怯则气浮，重所以镇之"。代赭之重以镇虚逆，故仲景配旋覆花等治"伤寒吐下后，心下痞鞕，噫气不除者"。《本草经集注》则在性味上增补了"甘"味，主治上增加了"带下百病，产难，胞衣不出，堕胎，养血气，除五脏血脉中热、血痹、血瘀，大人小儿惊气入腹及阴痿不起"，表明其有利产下胎之用。张介宾在《景岳全书》概括得尤其精辟"血分药也，能下气降痰清火，除胸腹邪毒，杀鬼物精气，止反胃吐血衄血，血痹血痢，血中邪热，大人小儿惊痫，狂热入脏，肠风痔漏，脱精遗尿，及妇人赤白带下，难产胞衣不出，月经不止，俱可为散调服。亦治金疮，生肌长肉"。

代赭石入血分而清血热，可治疗血热出血之吐血呕血，《本草备要》言其"重，镇虚逆，养阴血。苦寒，养血气，平血热"，《本草求真》谓之"凡因血分属热，崩带泻痢，胎动产难，噎膈痞硬，惊痫金疮等症，治之即能有效"，因其体能镇怯，甘能和血，寒能胜热，专入心、肝二经血分而"凉血解热，镇怯祛毒"，如《医学衷中参西录》载其"能生血兼能凉血，其质重坠，又善镇逆气，降痰涎，止呕吐，通燥结"。

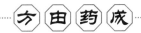

◎ 药对

代赭石配牛膝，滋阴潜阳，镇肝息风；配旋覆花，降气止呕；配滑石，涩大便利小便，能使邪气自下而去；配磁石，纳气平喘；配白芍，平抑肝阳；配升麻，疏通经络郁火；配人参，治疗吐血衄血诸症，正所谓"拟治吐血方中，凡用参者，必重用代赭石辅之，使其力下达也"；配党参，降气平喘，益气治嗽；配黄芪，补中气，平肝逆；配生麦芽，平肝降逆；配莱菔子，平调寒热，调畅气机，消胀除呃。

◎ 角药

代赭石配龙骨、牡蛎，潜阳摄阴，镇肝息风；配丁香、柿蒂，降逆止呃；配牡蛎、皂角，"治喘息，诸方治不效者"；配陈皮、半夏，"治反胃吐食，日久不止，大肠结燥"；配麻黄、吴茱萸，治疗伤寒头痛；配赤石脂、杏仁，疗"身热脉乱汗出，目睛不明，微似欲惊"之小儿变蒸；配朱砂、人参，治疗"一切惊病"；配朱砂、禹余粮，治疗"心气劳伤，夜间少睡"；配轻粉、白矾，"治风痫发作，项强直视，不省人事"，证属"肝经有热"，"病发者，宜服此药"；配白茅根、小蓟，治疗吐血出血；配生地黄、山药，但凡吐、咳之"上血证"，三者合用共奏治血、治肝、降胃气之功；《华佗神方》中载赭石配伍桂心、细辛，用以治疗伤寒中风；《小品方》载赭石配半夏、白蔹，"治胞衣不出，并儿横倒死腹中"。

◎ 经方

1. 胃虚气逆痰浊内阻——旋覆代赭汤

《伤寒论•辨太阳病脉证并治》"伤寒，发汗，若吐，若下，解后，心下痞鞭，噫气不除者，旋覆代赭石汤主之"。本证病机包括"中虚"和"痰逆"两个方面，正如尤怡云"胃气弱而未和，痰气动而上逆也。旋覆花咸温，行水下气；代赭石味苦质重，能坠痰降气……合而用之，所以和胃气而止虚逆也"（《伤寒贯珠集》）。旋覆花主行水消痰下气，代赭石降逆镇肝，两者同伍，消痰下气止逆，为本方主药。同时，加以半夏配生姜，更助二者散饮和胃降逆，四药共主"痰逆"这一病机。人参、大枣、甘草补中益气，是治疗中焦气虚的主药，是仲景培土的常用药组，共同补养中土。

2. 百合病经误下后更伤津液——滑石代赭汤

《金匮要略•百合狐惑阴阳毒病脉证治》"百合病下之后者，滑石代赭汤主之"。经用下法后，有形实邪已去，无形之热未尽，且阴液已伤，形成阴伤兼余热上扰之病机，仲景治以滑石代赭汤。百合养阴液，润心肺，安神定魄，配以滑石、代赭石引上扰之余热自下而去。如此阴液复，余热去，则诸症自愈。魏念庭云"至下之后，不用知母，而以滑石代赭石汤主之者，以重坠之品随下药之势，使邪气自下泄也。用代赭石之涩，涩大便也；用滑石之滑，利小便也；知母清肺，治气化之源，滑石利水，治气化之流也。又以赭石杜塞歧路，不使正气旁泄也"（《金匮要略方论本义》）。

◎ 方证

含代赭石经方临床应用指征如下：

旋覆代赭汤 以心下痞硬、嗳气、呃逆、纳差等为其辨证要点。

滑石代赭汤 以口苦、小便赤、脉微数、感觉失调、情志异常、尿时头痛、头晕、洒洒然恶寒、小便难、大便利、口渴、烦热等为其辨证要点。

◎ 量效

通过分析仲景所用经方,可以总结如下量效关系:

1. 绝对剂量

在旋覆代赭汤中代赭石用量为1两,而其他药物用量多大于代赭石,可见其本意在少量应用代赭石,而非重用。究其原因,是患者汗吐下之后,阳气已损,胃气已虚,代赭石虽有较好的降逆降噫之功,但又虑其性寒伤阳,质重伤胃,故用少量代赭石;同时加用人参、甘草、大枣益气补虚和胃,防止代赭石伤胃。如苏氏等在应用旋覆代赭汤治疗噫气不除及眩晕呕吐病证时,代赭石的用量较小,均为4g。

在滑石代赭汤中,代赭石用弹丸大1枚,约30g。以其苦寒质重,降逆而引热下行,从小便而出。《名医别录》云代赭石除五脏血脉中热。《本经疏证》认为"百脉一宗,悉致其病"之百合病,用除五脏血脉中热之代赭正合病机。

古代医家亦有主张大剂量应用代赭石者,如张锡纯《医学衷中参西录》对旋覆代赭汤的评价为"赭石……最善平肝、降胃、镇冲,在此方中当得健将,而只用一两,折为今之三钱,三分之则一剂中只有一钱,如此轻用必不能见效。是以愚用此方时,轻用则六钱,重用则一两"。当病情危急,常规草木之剂量罔效,则主张投用较大剂量,中病即止,当病情减轻时减量。如张锡纯治疗气逆、痰火等危急实证,常用剂量为1两,甚则4两;而对于失眠、虚喘慢性虚证用量则偏小,一般为2钱至4钱。

考赭石乃质重性沉之品,用量过大则易药过病所,直抵下焦以镇逆肝气。故在治疗肝气上冲所致呃逆、呕吐诸症时,赭石可大剂量应用,而在治疗胃阳虚寒、饮聚气逆证时,旋覆代赭汤中赭石用量宜轻不宜重。

2. 相对剂量

(1)降逆止呃:旋覆代赭汤中,代赭石与旋覆花比例为1:3(代赭石1两:旋覆花3两);代赭石与生姜的比例为1:5(代赭石1两:生姜5两);在中虚气逆,或中虚饮逆的患者中,代赭石用量较小。

(2)引热下出:在滑石代赭汤中,滑石、代赭石剂量都较大,用滑石3两、代赭石如弹丸大1枚。

(3)镇气摄脱:《医学衷中参西录》中载参赭镇气汤,其中代赭石、龙骨、牡蛎比例为1:1:1(均为6钱),共同潜阳摄阴,而代赭石、人参比例为3:2(代赭石6钱:人参4钱),是以凡阳亡阴竭,虚阳将脱之重证,无论寒热,均遣以赭石配伍人参导药下行,直达病所。

◎ 服饵

应该注意生赭石、煅赭石的作用不同、应用不同、使用剂量亦不同。"生研服之不伤肠胃,且生服则养气纯全,大能养血……必煅之以煤火,则铁氧分离……且更淬之以醋,转成开破之性，多用之即可令人泄泻"。

代赭石性寒质重，而为利产之良药，如大顺汤中，以党参补气，当归生血，配伍微凉之代赭石既能补助气血又能引导壅滞之气血下行，以成催生开交骨之功也，不足月之孕妇当慎服。《本草蒙筌》云"孕妇忌服"。

《本草经集注》中载代赭石"畏天雄"。《日华子本草》中谓代赭石"畏附子"。下部虚寒者不宜用代赭石；阳虚阴痿者忌代赭石（《本草经疏》）。质重，气液不足者易从下脱，故气不足、津液燥者亦慎用。

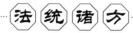

代赭石主要有"下""清"两个特点。

◎ 下法

下指药势向下之性，代赭石性寒而质重，药势趋下，如旋覆代赭汤"心下痞硬、噫气不除"之气逆，亦有滑石代赭汤中配代赭石引上扰之余热由下而出。亦可治疗癫狂之证，引痰瘀下行，制肝木之恣，使其气不逆而上也。张锡纯认为其"善镇逆气，降痰涎，止呕吐，通燥结"。其性降，可安神，《圣济经》"怯则气浮，重则所以镇之。怯者亦惊也"。其下胎利产之性，历代医家亦有阐述，代赭石可用于受孕初期之妊娠恶阻，然对于有形之胎已成之证，医家多不敢放胆重用。如大顺汤中，代赭石能导壅滞之气血下行，以成催生开交骨之功。剂量大时可有泻下作用。

◎ 清法

代赭石入心、肝二经，性寒，色赤，入血分，有清心肝血分热之用。"苦寒，养血气，平血热，入肝与心包，专治二经血分之病"。其所主"五脏血脉中热，血痹，血瘀，贼风，及女子赤沃漏下，带下百病，皆肝、心二经血热所致"。进一步明确赭石具有凉血、解毒功效，主治肝、心二经血热所致的血痹、血瘀等症。又因其"苦寒泄有余之火，所以能起阴痿也"。表明赭石具有泻热功效，可主治火气太盛之阴痿。

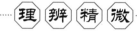

◎ 药理

1. 传统药理

赭石作用的发挥，全在于"下"与"清"二字。下即药质重坠、药势趋下之意，清即清心肝之血分热。故"下"与"清"二字，可恰当概括代赭石功效。

另外，生用与煅用的不同亦应引起重视，张锡纯认为代赭石生用与煅用，药性与功效多有不同。其以为生用，则铁氧未分，铁为生血之原料，氧为血运之物，肠胃者，属土，土主运化，而血之化来自水谷精微，兹者土运化之产物也，故铁氧未分之赭石服之，则能"大能养血"，故而不伤胃肠。而煅用之赭石，因失其养血之功，且又得火性而成开破之性，故用之则令人泄泻。

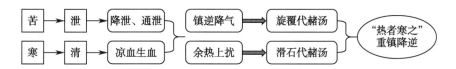

2. 现代药理

刘淑花等测定了生、煅赭石中微量元素 Fe、Zn、Cu、Mn、Co、Ni 及宏量元素 Ca 的含量证实了赭石的镇静、抗炎、抗惊厥、止血等药理作用。赭石内服后有收敛作用，保护胃肠黏膜，吸收入血后能促进血细胞的新生。

现代研究证实，赭石含有的 Fe_2O_3 及铝、镁等元素可改善胆汁反流和修复胃黏膜屏障功能。

◎ 演义

赭石通过恰当的配伍可以用于以下病证。

1. 气逆证

张锡纯指出"降胃之药，实以赭石为最效"，"且性甚和平，虽降逆气而不伤正气"，故可治呃逆、嗳气等胃气上逆等症，同时亦可以降肺气、镇心气、平肝气。《医方考》释旋覆代赭汤中"用代赭石，固所以镇心，而亦所以平肝也，亦是究理之论"，可知在降逆方面，赭石既可降胃逆以止呕，也可降肺气以平喘，亦可镇心平肝，治疗气逆之证。如《医学衷中参西录》的镇逆汤以和降胃气、清肝泻火；参赭镇气汤主治阴阳两虚，喘逆迫促，有将脱之势。亦治肾虚不摄，冲气上干，所致胃气不降而作满闷。

同时也以降气之用治疗吐血、衄血。但凡吐、咳之"上血证"，张氏必重用赭石、生地黄、山药。张氏认为血证多以血热为论，而血热之因或情志不畅肝郁化火，或劳心、劳力致气阴耗伤，或久病不愈，气血亏虚等，故血热多以虚热为主，治疗重在滋阴养血。又因肝藏血，故"上血证"除治血外，更重治肝，再有咳血、吐血之"上血证"与胃气上逆相关，故治疗贵在降气。

2. 难产

《本经逢原》中指出取代赭重镇以治"难产……惊风入腹"。观张锡纯方书所载利产之方，投之必效者，乃方中重用赭石也。如大顺汤治"产难，不可早服，必胎衣破后，小儿头至产门者，然后服之"。

3. 月经病

代赭石入肝经，女子本以肝为先天，主藏血、疏泄，与天癸之运行密切相关。肝经血分热盛会导致女子月经先期、色红量多乃至崩漏。代赭石性寒而入血分，故可治疗血热亢盛所引起的"女子赤沃漏下"等月经不调。

4. 不寐

代赭石质重，入心经可安心神。其性寒，可治疗心神不定，心肝火盛之不寐。心主神明，张锡纯对于失眠、虚喘等慢性虚证用量则偏小，一般为2～4钱。

5. 高血压

代赭石可治疗阴虚阳亢之高血压。治疗上，高血压的阴虚阳亢证，虚者应予以滋阴为主，实者当予以潜阳为要。而据临床观察，顽固性高血压患者多为虚实夹杂，本虚标实，甚者以标实为主。笔者在临床上，善取代赭石重镇降逆、平肝潜阳之功配伍用药，起到显著的降压作用。代赭石每用30g以上，量少则效减。《素问•调经论》云"血之与气，并走于上，则为大厥"。《医学衷中参西录》认为，此症多由"肝火暴动与气血相并，上冲脑部"而发生，用药"唯佐以代赭石则下达之力速。上逆之气血即随之而下"。

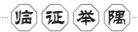

案1 治呕吐

治一人膈气，粒食不入，始吐清水，次吐绿水，次吐黑水，次吐臭水，呼吸将绝。一昼夜，先服理中汤六剂，不令其绝，来早转方，一剂而安。《金匮要略》云：噫气不除者，旋覆代赭汤主之。吾于此病分别用之者有二道：一者以黑水为胃底之水，此水且出，则胃中之津久已不存，不敢于半夏以燥其胃也。一者以将绝之气，止存一丝，以代赭石坠之，恐其立断，必先以理中分理阴阳，使气易于降下，然后以代赭得以建奇奏绩，乃用旋覆花一味煎汤调代赭末二匙与之，才入口即觉气转入丹田矣。困倦之极，服补药二十剂，将息，二月而愈。

（喻嘉言医案）

主要症状： 呃逆，呕吐。

病机归纳： 胃气上逆，中气受损，胃津受损。

经典方证：《伤寒论•辨太阳病脉证并治》："伤寒，发汗，若吐，若下，解后，心下痞鞕，噫气不除者，旋覆代赭石汤主之。"

方义分析： 此人膈气，食不入，吐多，日久，病甚。中焦虚损，脾胃升降失常，胃气上逆，吐水日久，故以旋覆代赭汤主之，以旋覆花、代赭石共为君药，下气消痰，降逆止噫。而去其补土之药，恐其呕多虚不受补而吐益甚，作者云黑水为胃底之水，此水且出，则胃中之津久已不存，不敢于半夏以燥其胃也，也不以生姜之温散而耗其津，故行于中保其胃气。呼吸将绝，急则治其表，独以旋覆、代赭降逆为务，一则存其液，二则保其气。

药证归纳：代赭石有重镇之功，《本经逢原》即有言"赭石之重，以镇逆气"，取其重坠之性，驱浊下冲，降摄胃之逆气，除呃逆而止呕吐。此证因汗吐下伤其胃气，则胃气不能下行，转而上逆。若胃气得降，则胃津可存，生气得保，故寄以赭石降胃下浊，旋覆花导饮下行，"才入口即觉气转入丹田矣"，是为药到病除。但赭石以其沉降而乏生发之功，对于阳虚及下部虚寒者，应忌之。

案2　治衄血

张某，男，56岁，干部，鼻时而出血3日，前医治疗无效而就诊。自述有高血压8年。查其鼻血色鲜红，缓缓下流。刻见头重脚轻、耳鸣，烦躁易怒，面红难寐，大便时有秘结，舌红苔黄，脉弦硬。此为肝经火热上炎，迫血妄行，损伤脉络而致出血。法当平肝降火，凉血止血。处方如下：旋覆花（布包煎）30g，代赭石（先煎）10g，川牛膝3g，生地20g，大黄10g，白茅根20g，白芍15g，藕节10g，肉桂1.5g，炙甘草6g。服药1剂后鼻血即止，诸症见轻，再服3剂以巩固疗效。

（丁象宸医案）

主要症状：衄血，烦躁易怒，头重脚轻，面红难寐，脉弦。

病机归纳：肝经血分热盛，肝气上逆。

经典方证：《医学衷中参西录》："治吐衄之证，当以降胃为主，而降胃之药，实以赭石为最效。"

方义分析：肝经火热上冲清窍，故可见患者头重脚轻、头晕耳鸣，灼伤络脉可见衄血，热扰心神可见不寐，故而以旋覆花、代赭石下逆气，平肝阳，辅以滋阴凉血止血之品，并佐以引血归元之药，即可见效。本案用代赭石，以降肝气，合旋覆花、大黄以通大便，合牛膝而引血下行，合生地、白茅根以凉血，合肉桂、白芍而柔肝潜阳。

药证归纳：《医学衷中参西录》"治吐衄之证，当以降胃为主，而降胃之药，实以赭石为最效"，有因热者，可加用瓜蒌仁、白芍，热毒重者，佐以滑石；有因凉者，可加用干姜、白芍；若兼虚者，可少佐人参；种种病因不同，应随证制宜。

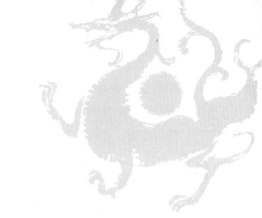

龙骨

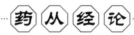药从经论

◎ 概述

龙骨为古代哺乳动物象类、犀类、三趾马、牛类、鹿类等的骨骼化石。主要分为白龙骨（土龙骨）、五花龙骨两类。味涩、甘，性平，归心、肝、肾、大肠经。具有镇心安神，平肝潜阳，收敛固涩等功效。

◎ 经论

《神农本草经》云："龙骨，味甘，平。主心腹鬼疰，精物，老魅，咳逆，泄痢脓血，女子漏下，癥瘕坚结，小儿热气惊痫。"

◎ 释经

龙骨味甘性平，禀天秋收之金气，位一身之天地，而一切"心腹鬼疰，精物老魅"不能犯之矣。咳逆者，肝火炎上而乘肺也，龙骨平肝潜阳以止咳逆。泄痢脓血清气下陷也，女子漏下肝血不藏也，龙骨收敛固涩。龙骨味甘可以缓肝火，气温可以达清气，甘平可以藏肝血。小儿热气惊痫，心火盛，肝风内动而惊痫，惊者平之，龙骨气平，镇心安神，平肝潜阳，故可平之。

◎ 药证

主治：心悸失眠、头晕目眩、癫狂惊厥、遗精早泄、崩漏、自汗盗汗等症。
体质特征：体型偏瘦，烦躁易怒，易惊易失眠易疲劳，脉大而无力。

◎ 炮制

龙骨主要为中生代、新生代哺乳类动物，如东方剑齿象、三趾马、高氏羚羊和犀类、牛类、鹿类等的骨骼化石，属于矿物类中药的钙化合物类，含多种氨基酸和无机元素。各类化石在使用中无区别。

龙骨有生用和煅用两种。《本草纲目》云"近世方法，但煅赤为粉，亦有生用者"。龙骨生用取原药材，去净杂质，打碎，以潜阳镇惊，安神为主；煅龙骨取净龙骨加热，煅至红透，取出放凉，捣碎或碾成粉末，煅后增强收敛涩精，生肌敛疮的功能。

◎ 用量

《中华人民共和国药典（2020 年版）》未论及该药，《中药大辞典》中记载龙骨"内服：煎汤，10～15g，打碎先煎；或入丸、散。外用：研末撒；或调敷。安神、平肝宜生用，收涩、敛疮宜煅用"。研究表明，龙骨临床用量多在 6～120g 之间，其中用于镇惊安神，如治疗心悸、失眠、癫痫、焦虑症等精神系统疾病，用量在 6～30g；用于平肝潜阳，如治疗更年期综合征、甲状腺功能亢进症等内分泌系统疾病，用量 30g 多见；用于收湿敛疮生肌，治疗湿疮痒疹、疮疡久溃不敛、顽固性瘙痒性皮肤病等，用量在 15～30g；用于收敛固涩，治疗遗精、滑精等男科疾病及崩漏、带下等妇科疾病和遗尿、多汗、痔疮等正虚滑脱之证，用量在 12～120g。

◎ 阐微

一些学者认为龙骨为化石，不可再生，资源紧缺，想要用其他药物代替龙骨在方剂中使用，比如用煅猪骨、煅牛骨或牡蛎、磁石等，生龙骨、煅龙骨中含有的 Pb、Cd、Ba、Ti 明显比各煅动物骨骼高，而煅猪骨和煅牛骨中仅 Zn、P 这两种元素比煅龙骨含量高，其他元素均比煅龙骨低，人工煅龙骨（煅猪骨、煅牛骨）和煅龙骨所含 Na、K、Mg、P、Fe、Al、Cu、Ni、Mn、V、Zr、Se 等元素在量上都存在或多或少的差异。且龙骨与猪骨、牛骨、牡蛎、磁石等在性味、归经、功效、主治方面均不相同，且目前临床应用龙骨的疗效确切。因此经方中的龙骨，部分学者认为不宜随意替换。

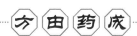

◎ 药对

龙骨配牡蛎，育阴潜阳，收敛固涩；配珍珠母，镇心安神，平肝潜阳；配韭菜子，补肾助阳，收敛固精；配五味子，缩尿止遗；配远志，安神定志；配白矾，外用燥湿敛疮。

◎ 角药

龙骨配麻黄根、五倍子，收敛止汗；配石菖蒲、朱砂，镇惊安神；配赤石脂、龟甲，涩肠止泻；配蒲黄、乌贼骨，收敛止血。

◎ 经方

仲景经方中含有龙骨（除去重复方）的方剂共计 7 方，占全方数目的比例较小，其中从配伍来看，龙骨单用有 2 方，即天雄散和蜀漆散，其余 5 方均为龙骨和牡蛎搭配使用。龙骨配合牡蛎，多为重镇降逆，除烦镇惊，治肝阳化风、热极生风、痰热风动。当然，煅龙骨有收敛固摄，防止气血津液外耗的作用。

1. 少阳热郁，三焦邪漫，正气不足——柴胡加龙骨牡蛎汤

《伤寒论·辨太阳病脉证并治》"伤寒八九日，下之，胸满烦惊，小便不利，谵语，一身尽重，不可转侧者，柴胡加龙骨牡蛎汤主之"。本证伤寒误下，邪陷少阳，所致烦惊谵语，邪气弥漫，病象多端，总以少阳胆与三焦病变为重心，正虚邪实，邪热水饮互结，治以和解少阳，通阳利水，泻热安神，以小柴胡汤加龙骨等。

2. 心阳虚惊狂——桂枝去芍药加蜀漆牡蛎龙骨救逆汤

《伤寒论·辨太阳病脉证并治》"伤寒脉浮，医以火迫劫之，亡阳，必惊狂、卧起不安者，桂枝去芍药加蜀漆牡蛎龙骨救逆汤主之"。以火劫汗，亡失心阳，浊阴乘机上扰而致惊狂。此心阳急虚，心神不宁，复被痰扰，故以桂枝汤通心阳治本，以龙骨、牡蛎、蜀漆降逆化痰，潜镇安神治标。《金匮要略》言"病者如热状，烦满，口干燥而渴，其脉反无热，此为阴状，是瘀血也，当下之。火邪者，桂枝去芍药加蜀漆牡蛎龙骨救逆汤主之"。瘀血者，当活血下之，属火热者，当清热泻火降逆。

3. 心阳虚烦躁——桂枝甘草龙骨牡蛎汤

《伤寒论·辨太阳病脉证并治》"火逆下之，因烧针烦躁者，桂枝甘草龙骨牡蛎汤主之"。过用火法劫汗致心阳虚，心神浮动不宁而烦躁，此证较上证为轻。以桂枝甘草汤辛甘合化、振奋心阳，龙骨牡蛎潜镇安神。

4. 虚劳失精——桂枝加龙骨牡蛎汤

《金匮要略·血痹虚劳病脉证并治》"夫失精家，少腹弦急，阴头寒，目眩（一作目眶痛），发落，脉极虚芤迟，为清谷、亡血、失精。脉得诸芤动微紧，男子失精，女子梦交，桂枝加龙骨牡蛎汤主之"。阴阳两虚，阳气不能振奋，精血不能濡养，治当调和阴阳，潜镇摄纳。

尚有方无证一首"天雄散方：天雄三两（炮）　白术八两　桂枝六两　龙骨三两右四味，杵为散，酒服半钱匙，日三服。不知稍增，以知为度"。

5. 热盛风动——风引汤

《金匮要略·中风历节病脉证并治》"风引汤：除热瘫痫"。阳热内盛，肝风内动致瘫痪和癫痫，治以清热平肝息风，龙骨在此重镇潜阳。

6. 痰阻疟侵阴分之牝疟——蜀漆散

《金匮要略·疟病脉证并治》"疟多寒者，名曰牝疟，蜀漆散主之"。痰饮内阻阳气，疟邪侵入阴分，病邪偏阴偏寒，治需祛痰振奋阳气，蜀漆、龙骨相配，可增强祛痰截疟之功。

◎ 方证

含龙骨经方临床应用指征如下：

柴胡加龙骨牡蛎汤　以谵语、神识烦乱、小便不利、一身尽重、难以转侧为其辨证要点。

桂枝去芍药加蜀漆牡蛎龙骨救逆汤　以烦躁惊狂、坐卧不安、大汗淋漓为其辨证要点。

桂枝甘草龙骨牡蛎汤　以心悸难安、神疲、烦躁、脉弱为其辨证要点。

桂枝加龙骨牡蛎汤　以头晕目眩、神识疲惫、失精、出血、脱发、脉虚为其辨证要点。

◎ 量效

1. 绝对剂量

仲景用龙骨于六经各证，在太阳阳明病、太阴病、太阳少阳阳明病、太阳太阴阳明病、少阴太阴病中均有应用。研究表明，龙骨单次用量与龙骨的剂量、药味数量、用水量、剩余水量、每次服用水量和服用次数无相关性，研究中的单因素逻辑回归分析显示，龙骨是否为主药与龙骨单次用量、龙骨的剂量、药味数量、用水量、剩余水量、每次服用水量和服用次数亦无相关性，龙骨在《伤寒杂病论》中并不存在显著的量效关系。因此，其用量和功效极为稳定但仲景龙骨多生用。龙骨煅后入药始于宋代，煅制能增强其收敛涩精生肌之功效，后世医家亦多使用煅龙骨。研究表明，煅龙骨用于出血症最多，自汗、盗汗次之、带下量多再次，其最小的使用剂量为9g，最大的使用剂量为50g，虽然其治疗的病症繁多，但主要还与其基本的功效镇惊安神、平肝潜阳、收敛固涩密切相关。

2. 相对剂量

仲景经方中，龙骨与牡蛎常相须为用，共同发挥重镇安神，收敛固脱，平肝潜阳之功效。治疗心神不安，龙骨与牡蛎用量比例关系为1:1，如桂枝甘草龙骨牡蛎汤（龙骨2两：牡蛎2两），桂枝加龙骨牡蛎汤（龙骨3两：牡蛎3两），柴胡加龙骨牡蛎汤（龙骨1两半：牡蛎1两半）。治疗肝风内动，龙骨与牡蛎用量比例关系为2:1，如风引汤（龙骨4两：牡蛎2两）

◎ 服饵

因龙骨多用于镇惊安神、平肝潜阳，因此服药后需避风避寒，静卧安神，节制房事，且需先煎。研究表明，龙骨不宜与四环素族及异烟肼等药物同用，易形成络合物，降低溶解度，影响吸收。有湿热、实邪者忌服。

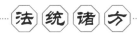

龙骨，因味涩性平，属于十剂"涩可固脱"范围，为"固涩"法之重要代表。

1. 重镇安神

龙骨质重镇，入阴潜阳，常配伍牡蛎，两药乃强壮性收敛药，入心、肝经，可敛浮越之神气而除烦镇静，平肝止狂。

2. 收敛止血

止血中药根据其药性及作用特点可分为凉血止血、化瘀止血、收敛止血、温经止血四类,血之循行有赖气之固涩,气不足则血溢脉外,吐血、衄血、便血、尿血、崩漏下血,龙骨以收敛固涩为其长,止血为煅用,故为收敛止血。常配伍牡蛎、白及、仙鹤草等止血之品。

3. 涩精止遗止带

脏腑功能衰退、肾精不足,窍隧松弛,气血精津失于制约,遂滑脱失禁;而气血津液外泄又必然导致精气亏损。龙骨为治标而设,常与补肾、补肝、养血等中药治本,配合使用,标本兼顾。

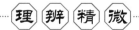

◎ 药理

1. 传统药理

龙骨主要发挥镇心安神,平肝潜阳,收敛固涩之功效。

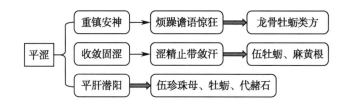

2. 现代药理

龙骨中主要包含了 Fe_2O_3、MgO、P_2O_5、CaO 以及苯丙氨酸、异亮氨酸、蛋氨酸、胱氨酸和甘氨酸等,并包含了多种微量元素,对人体的免疫、生育、激素、组织结构和新陈代谢等有着重要的临床作用。

(1)中枢抑制和松弛骨骼肌作用:龙骨能够起到比较明显的中枢抑制和骨骼肌松弛的作用。

(2)调节免疫作用:龙骨可维持细胞膜正常生理功能以及调节免疫功能的作用。

(3)抗惊厥、镇静作用:龙骨可降低血管通透性、加快血液凝固,在抗惊厥和镇静方面同样具有比较好的临床效果。

◎ 演义

1. 咳嗽

龙骨之功用,不外平肝潜阳,镇惊安神,收敛固涩三者。而在《神农本草经》和《名医别录》中均记载其亦治"咳逆""喘息",但在经方中并未使用,而重点强调了其止痉和收敛之功。陈修园谓"痰,水也,随火而升,龙属阳而潜于海,能引逆上之火、泛滥之水归其宅,若与牡蛎同用,为治痰之神品"。张锡纯言"其性又善利痰,治肺中痰饮咳嗽,咳逆上气"。陈、张二氏，均是禀《神农本草经》和《名医别录》治咳逆喘息之义而阐发运用于临证耳。证之临床，龙骨可用于阴虚肺热之咳嗽，伴咯痰、自汗、盗汗、烦躁者尤为适合，且常配合牡蛎，发挥软坚化痰之力。

2. 失眠

龙骨入肝安魂，牡蛎入肺安魄，龙骨配牡蛎，可安魂定魄，故可治疗肝失条达，气欲化火之心神受扰失眠症。

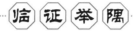

案1 治癫痫

尹某，男，34 岁。因惊恐而患癫痫病。发作时惊叫，四肢抽搐，口吐白沫，汗出。胸胁发满，夜睡呓语不休，且乱梦纷纭，精神不安，大便不爽。视其人神情呆滞，面色发青，舌质红，舌苔黄白相兼。脉象沉弦。辨为肝胆气郁，兼有阳明腑热，痰火内发而上扰心神，心肝神魂不得潜敛之故。治宜疏肝泻胃，涤痰清火，镇惊安神。处方：柴胡 12g，黄芩 9g，半夏 9g，党参 10g，生姜 9g，龙骨 15g，牡蛎 15g，大黄 6g（后下），铅丹 3g（布包），茯神 9g，桂枝 5g，大枣 6 枚。服 1 剂则大便通畅，胸胁之满与呓语皆除，精神安定，唯见欲吐不吐，胃中嘈杂为甚，上方加竹茹 16g，陈皮 10g 服之而愈。

（刘渡舟医案）

主要症状：发作性四肢抽搐，胸胁发满，呓语不休，精神不安。
病机归纳：邪陷少阳三焦，兼阳明腑热，痰火内扰心神。
经典方证：《伤寒论·辨太阳病脉证并治》："伤寒八九日，下之，胸满烦惊，小便不利，谵语，一身尽重，不可转侧者，柴胡加龙骨牡蛎汤主之。"
方义分析：此病因惊恐等情志因素诱发，《临证指南医案》认为癫痫"或由惊恐，或由饮食不节，或由母腹中受惊，以致内脏不平，经久失调，一触积痰，厥气内风，猝焉暴逆"而发。惊恐内扰，气机升降乖张，痰浊内动，加之阳热腑实，扰动气血，神机错乱，而发为癫狂。柴胡加龙骨牡蛎汤为小柴胡汤去甘草加龙骨、桂枝、茯苓、牡蛎、铅丹、大黄诸药而成。方中以小柴胡汤和解少阳，宣畅枢机，加桂枝通达阳气，少量大黄泻热和胃，铅丹、龙牡重镇安神，茯神宁心安神，去甘草者，防其甘缓之性妨碍祛邪也。刘老在具体运用时，常随证灵活加减化裁，如肝火偏胜者，加龙胆草、夏枯草、山栀子；病及血分，加白芍、桃仁、丹皮；顽痰凝结不开者，加郁金、胆南星、明矾、天竺黄。
药证归纳：龙骨味涩，具有翕收之力，故能收敛浮越之气，安神定志，固涩滑脱。且其味微辛，收敛之中仍有开通之力，所谓敛正气而不敛邪气，所以仲景于伤寒之中，邪气未尽者亦用之。本方用龙骨、牡蛎之药对，重点发挥其重镇安神之功效，配合铅丹，降逆之力尤佳。对于各种原因所致生风动血之证,使用甘平之龙骨,均可发挥缓和而有效的降逆收涩的作用,可为临床常用安全配伍。

案2 治自汗

李某,男,40岁,1972年6月11日就诊。患项部自汗,淋漓不止,频频作拭,颇感苦恼,要求中药治疗。诊其脉浮缓无力,汗自出。分析病情:项部是太阳经脉所过,长期汗出,系经气向上冲逆,持久不愈,必致虚弱。因投以仲景之桂枝甘草龙骨牡蛎汤,和阳降逆,协调营卫,收敛浮越之气。先服4剂,自汗止。再服4剂,以巩固疗效。

(岳美中医案)

主要症状:项部自汗,淋漓不止,脉缓无力。

病机归纳:心阳虚弱,津液不固。

经典方证:《伤寒论•辨太阳病脉证并治》:"火逆下之,因烧针烦躁者,桂枝甘草龙骨牡蛎汤主之。"

方义分析:汗为"心之液",心阳气足则汗液排出调节有度,心阳亏虚,则固津无力,则可见自汗淋漓。《素问•阴阳应象大论》曰"阴在内,阳之守也;阳在外,阴之使也"。本案项汗淋漓,心阳虚弱,阳不外固,故以桂枝甘草汤温补心阳治本,加龙骨、牡蛎固涩止汗以治标。

药证归纳:本方中桂枝、甘草辛甘合化、振奋心阳,龙骨、牡蛎敛汗固津,镇静安神。心阳浮越于上,以龙骨、牡蛎重镇潜藏。二者相须为用,养阴摄阳,阴精得敛则可固,阳气潜藏而不浮越,故宁心神,自汗收。

牡蛎

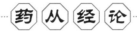

◎ 概述

牡蛎为牡蛎科动物长牡蛎、大连湾牡蛎或近江牡蛎的贝壳。味咸,性微寒,归肝、胆、肾经。具有重镇安神,潜阳补阴,软坚散结,收敛固涩等功效。

◎ 经论

《神农本草经》云:"牡蛎,味咸,平。主治伤寒、寒热,温疟洒洒,惊恚怒气,除拘缓,鼠瘘,女子带下赤白。久服强骨节,杀邪气,延年。"

◎ 释经

牡蛎味咸,性平,善涩。盖咸以软坚化痰,消瘰疬结核及老血瘕疝;涩以收脱,治遗精崩带,止嗽敛汗。《名医别录》云其能"除留热在关节荣卫,虚热去来不定",以其滋阴潜阳之功,可治疗伤寒寒热,温疟之汗出,惊恐、发怒,烦满等症。久服者可强健骨节,杀邪、延年。

◎ 药证

主治:肝阳上亢证,滑脱诸证,痰核、瘿瘤、癥瘕积聚,心神不宁。

◎ 炮制

《雷公炮制论》中对于牡蛎的炮制方法的描述为"用二十个,东流水,盐一两,煮一伏时;后,入火中烧令通赤;然后入体中研如粉用也"。发展至今,牡蛎的普通炮制方法为漂洗、晒干后砸成碎块或研末。而煅牡蛎则需置耐火容器内,用武火加热,煅至酥脆时取出,晾凉,碾为粉末。煅牡蛎收敛固涩功效较生用偏强。

◎ 用量

《中华人民共和国药典(2020年版)》规定牡蛎用量为9～30g。临床用以重镇安神、制酸止痛时,牡蛎多使用 15～20g。若需加强软坚散结、化痰散结之功,则需加大剂量至 30g 以上,且宜先煎。

◎ 阐微

《医学衷中参西录》云牡蛎"味咸而涩,性微凉。能软坚化痰,善消瘰疬,止呃逆,固精,治女子崩带"。牡蛎味咸,可化痰软坚,针对各种痰核瘰疬,除了内服外,更有《本草易读》对于牡蛎"更以丸敷之""外敷之"的记载。因此,针对包块、结节、瘰疬等疾病,牡蛎还可外用湿敷患处。其性凉下行,且牡蛎属金石之品,质地重镇,具有沉降之性,故可治疗呃逆不止。《证类本草》云牡蛎可"涩大小肠,止大、小便,疗泄精"。由于其有涩性,故可治疗精气不固及滑脱相关的诸多疾病,牡蛎与龙骨配伍治疗梦泄,同麻黄根配伍治疗盗汗,辨证配伍后使用,还可用于治疗月水不止。在《证类本草》中有将牡蛎捣粉外用以治疗"大人、小儿盗汗"的用法,《本草易读》中也有"盗汗,涂之良"的记载,亦有将麻黄根与牡蛎同磨粉外用,治盗汗及阴汗。牡蛎咸寒属水,胆气虚所致的惊惕,肝火亢旺导致的怒气,均可应用,以水滋木,使肝胆得养、肝火得平。黄连、牡蛎、龙骨均可除烦,其不同之处在《药征》中记载最详"牡蛎、黄连、龙骨同治烦躁,而各有所主治也。膻中黄连所主也,脐下龙骨所主也,而部位不定、胸腹烦躁者,牡蛎所主也"。

牡蛎与鳖甲有诸多相似之处,需要加以鉴别。在《本草思辨录》中明确记载二者"气味咸寒则入阴""清热软坚之所以并擅",但鳖甲主要治疗心腹癥瘕坚积,牡蛎主要针对惊恚怒气拘缓,鳖甲在鳖甲煎丸中发挥破癥瘕之用,而在小柴胡汤中加牡蛎则发挥除胁满之功;鳖甲主要针对阴蚀、痔核、骨蒸,牡蛎则主要针对盗汗、消渴、瘰疬、颈核;鳖甲去恶肉亦敛溃痈,以阴既益而阳遂和也,牡蛎治惊恚又止遗泄,以阳既戢而阴即固。

《本草易读》载之"金疮不敛,敷之神效""金疮出血,敷之""痈肿未成,水合敷之",故牡蛎外用,可收湿敛疮,消肿散结。若可用煅牡蛎,收湿敛疮作用更佳。

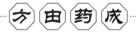

◎ 药对

牡蛎配龟甲,滋阴潜阳;配白芍,平肝敛阴,治疗虚风内动;配生地黄,滋阴清热,治疗热盛伤阴;配龙骨,镇心安神,治疗惊悸不安所致失眠。

◎ 角药

牡蛎配龙骨、酸枣仁,镇心安神,定惊止悸,治疗失眠;配芡实、沙苑子,收涩固精,治肾虚滑精遗精;配桑螵蛸、金樱子,缩尿止遗;配玄参、贝母,清润化痰,软坚散结。

◎ 经方

1. 误治后的太阳变证——桂枝甘草龙骨牡蛎汤

《伤寒论·辨太阳病脉证并治》"火逆下之,因烧针烦躁者,桂枝甘草龙骨牡蛎汤主之"。含有牡蛎的最具代表性经方是桂枝甘草龙骨牡蛎汤。误用火法劫汗伤阳而产生变证,又用了攻下之法,重伤阳气,致心阳受损,神失所养而心神浮越于外,患者出现烦躁不安,使用牡蛎可潜镇安神。(参见龙骨篇)

2. 心阳虚发惊狂之证——桂枝去芍药加蜀漆牡蛎龙骨救逆汤

《伤寒论·辨太阳病脉证并治》"伤寒脉浮,医以火迫劫之,亡阳必惊狂,卧起不安者,桂枝去芍药加蜀漆牡蛎龙骨救逆汤主之"。针对不同的病邪及病机变化,在桂枝甘草龙骨牡蛎汤基础上,又化裁出桂枝去芍药加蜀漆牡蛎龙骨救逆汤,是心阳虚而发惊狂之证。心神浮动,痰浊内生,上蒙心神,心神失守,见惊狂、卧起不安,治宜温通心阳、镇惊安神。宜龙牡重镇潜敛、安神定惊。(参见龙骨篇)

3. 邪犯少阳、枢机不利、表里三焦为病——柴胡加龙骨牡蛎汤

《伤寒论·辨太阳病脉证并治》"伤寒八九日,下之,胸满烦惊,小便不利,谵语,一身尽重,不可转侧者,柴胡加龙骨牡蛎汤主之"。本条论述太阳病因误治邪陷,邪气弥漫,虚实夹杂,表里俱病变证的证治。伤寒八九日,误用下法,伤其正气,邪气趁虚而入,变证由生,邪入少阳,枢机不利,胆热内郁,不得宣达,气机壅滞,则一身尽重而难于转侧。本证乃表证误下,邪气内陷,三焦不利,表里同病,虚实互见。宜和解少阳,通阳泻热,重镇安神。方中龙、牡同样是取其镇惊安神之用。(参见龙骨篇)

4. 口渴——栝蒌牡蛎散

《金匮要略·百合狐惑阴阳毒病脉证治》"百合病,渴不差者,用栝蒌牡蛎散主之"。牡蛎重镇安神,平肝潜阳,软坚散结,收敛固摄,归肝肾经,味咸、微寒,可引浊邪下泄,《汤液本草》云"牡蛎,入足少阴。成为软坚之剂,以柴胡引之,能去胁下之硬……地黄为之使,能益精收涩,止小便。本肾经之药也"。浊邪留滞,水渠不通,牡蛎咸寒,在方中主要起软坚散结,使得三焦水道得通,离经之精去路得通,浊毒得泄的功效。(参见天花粉篇)

5. 湿热水气之证——牡蛎泽泻散

《伤寒论·辨阴阳易瘥后劳复病脉证并治》"大病瘥后,从腰以下有水气者,牡蛎泽泻散主之"。本条论大病瘥后腰以下有水气的证治,水气指的是水饮邪气,其表现当以小便不利,或肿满为特点,大病瘥后因气机不利而湿热壅滞停聚腰下,以方测证当属湿热实证,可有膝胫足跗皆肿或伴大腹肿满,且有小便不利、脉沉实等证,治疗宜逐水清热,软坚散结,使用牡蛎泽泻散。牡蛎泽泻散由七味药组成,方中泽泻、商陆根泻水利小便以治疗水肿,蜀漆、葶苈子开凝逐饮,牡蛎、海藻软坚以消痞,瓜蒌根滋润津液而利血脉之滞。全方共奏逐水清热,软坚散结之功。该方为散剂而并非汤剂,乃急药缓用,速达水所而不助水气。其中牡蛎主要起到软坚行水之功。(参见泽泻篇)

6. 少阳病兼水饮内结之证——柴胡桂枝干姜汤

详见柴胡篇。

7. 牝疟——牡蛎汤

《金匮要略·疟病脉证并治》"牡蛎汤：治牝疟"。牝疟除了疟病的症状外常有表寒症状，如头身疼痛、骨节酸痛、无汗或少汗等。以方测证，本证为痰饮填塞胸中，心阳不得外通，有恶寒重而发热、胸闷作胀等症状。牡蛎在方中以敛阴助阳，增加化痰之力；蜀漆可祛痰截疟；麻黄可开阴邪之固闭；甘草甘缓，调和诸药。

8. 热盛风动证——风引汤

《金匮要略·中风历节病脉证并治》"风引汤，除热瘫痫"。此条论阳热内盛，肝风内动的证治。风引代表主症，例如风动产生的抽搐。本方主要针对阳热亢盛，热甚生风导致的瘫痪和癫痫。方中紫石英、龙骨、牡蛎、赤石脂、白石脂平肝息风，重镇潜阳；寒水石、石膏、滑石清阳盛之热；大黄苦寒攻下，泻内实之热；干姜、桂枝温通血脉，防止寒凉伤胃；甘草调和诸药。方中使用牡蛎主要取其重镇潜阳，以平息内风。

9. 风邪趁虚中经络之证——侯氏黑散

《金匮要略·中风历节病脉证并治》"侯氏黑散：治大风，四肢烦重，心中恶寒不足者"。本条论述风邪趁虚中经络的证治。内虚邪中是中风发病的原因，风邪趁虚入经络，其病情重，传变迅速，故为大风。风邪与痰湿相合，痹阻经脉，郁而化热，故四肢苦烦而重滞。治疗宜温阳补虚，祛风散寒，化痰清热。侯氏黑散方中人参、白术、茯苓、干姜温阳益气；当归、川芎补血活血；桂枝、防风、细辛温经祛风散寒；桔梗、牡蛎、矾石祛痰通络；菊花、黄芩清郁遏之热。诸药合用，以扶正祛邪。牡蛎在本方中主要起化痰降气之效。本病很难速愈，故使用散剂，用药更为方便。

10. 脾虚寒湿证——白术散

《金匮要略·妇人妊娠病脉证并治》"妊娠养胎，白术散主之"。脾虚寒湿中阻，每见脘腹时痛、呕吐清涎、不思饮食、白带时下、胎动不安等症。治应以温中除湿，健脾安胎。白术散方中白术健脾燥湿，川芎和肝疏气，蜀椒温中散寒，牡蛎镇逆固胎。白术配伍川芎，可健脾温血养胎。牡蛎在方中主要起到则发挥安胎降逆之功。

◎ 方证

含有牡蛎的常用经方的临床应用指征如下：

桂枝甘草龙骨牡蛎汤　以烦躁、心悸、欲得按为其辨证要点。

桂枝去芍药加蜀漆牡蛎龙骨救逆汤　以惊狂、卧起不安、心悸、乏力为其辨证要点。

柴胡加龙骨牡蛎汤　以胸满、烦惊、小便不利、谵语、一身尽重难以转侧为其辨证要点。

栝蒌牡蛎散　以口渴为其辨证要点。

牡蛎泽泻散　以下半身水肿、膝胫足跗皆肿、大腹肿满、小便不利、脉沉实为其辨证要点。

柴胡桂枝干姜汤 以往来寒热、心烦、胸胁满微结、小便不利、渴而不呕、但头汗出为其辨证要点。

牡蛎汤 以牝疟恶寒重、发热无汗、头身疼痛、骨节酸痛、发作有时为其辨证要点。

风引汤 以抽搐、颤动、半身不遂、性急易怒、高热、口中流涎、喉间痰声辘辘、面红目赤、便秘溲黄、舌红、苔黄腻、脉滑数或弦数为其辨证要点。

侯氏黑散 以肢体沉重、头晕目眩、畏寒神疲、舌淡红苔白腻、脉弦滑为其辨证要点。

白术散 以素体脾胃偏弱、纳差呕吐、倦怠乏力、脘腹时痛、白带较多、苔白滑、脉缓滑为其辨证要点。

◎ 量效

通过分析仲景所用经方,可以总结其量效关系:

1. 绝对剂量

大剂量为桂枝去芍药加蜀漆牡蛎龙骨救逆汤,牡蛎用量为5两。方中重用牡蛎意在加强镇惊潜阳,以治疗惊狂。由此可见,急重症需用大剂量的牡蛎。

中等剂量为桂枝甘草龙骨牡蛎汤,牡蛎用量为2两。

小剂量为栝蒌牡蛎散中牡蛎用1分,且为散剂。

2. 相对剂量

(1)滋阴潜阳:栝蒌牡蛎散中,牡蛎与天花粉比例为1∶1(二者等分),牡蛎主要起到重镇安神,平肝潜阳,软坚散结,收敛固摄,引浊邪下泄之功。

(2)镇惊潜阳:桂枝甘草龙骨牡蛎汤中,牡蛎与龙骨比例为1∶1(牡蛎2两∶龙骨2两),桂枝去芍药加蜀漆牡蛎龙骨救逆汤中,牡蛎与龙骨比例为5∶4(牡蛎5两∶龙骨4两)。

◎ 服饵

牡蛎适宜打碎先煎,有利于有效成分的煎出。取牡蛎的收敛固涩功效时宜煅用,取牡蛎的其他功效时多生用。

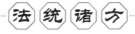

牡蛎以软坚散结为其能,为消法之重要代表。

◎ 消法

消法又称为消导法,是运用消食导滞或化瘀破积,软坚散结,消除食积、痰凝、血瘀、痞块、积聚、癥瘕等病症的治疗方法。而牡蛎主要为软坚散结,用于癥瘕肿块坚久不散者。

软坚消结法

由于肝肾阴亏,肝火郁结,灼津为痰而成之痰核瘰疬可使用本法治疗。代表方为消瘰丸。方中玄参清热滋阴，凉血散结；牡蛎软坚散结；贝母清热化痰。三药合用，可使阴复热除，痰化结散，使瘰疬自消。牡蛎的化痰软坚散结，可有助消除痰核瘰疬。

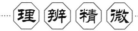

◎ 药理

1. 传统药理

牡蛎作用的发挥，在于"软坚"与"重镇"。咸可软坚散结，寒且质地沉重则重镇潜阳。如《本草新编》云："牡蛎，味咸，气平、微寒，无毒。左顾者良，火煅末用。入少阴肾经。软积癖，消结核，去胁下硬，泻热焮肿，益精，遗尿可禁，敛阴汗如神，摩宿血，消老痰，绝鬼交，收气滞。但止可为佐使。佐之补则补，佐之攻则攻，随药转移，不能自主也。"

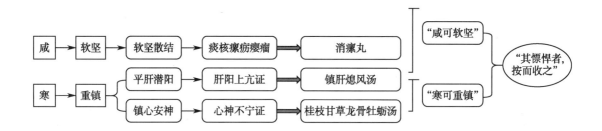

2. 现代药理

牡蛎的现代药理作用大致有如下几点：

（1）保肝作用：牡蛎对实验性肝损伤有保护作用。

（2）抗胃溃疡作用：煅牡蛎能抗实验性胃溃疡，能使胃液分泌减少。

（3）其他：牡蛎有增强免疫功能、延缓衰老、降糖、抗氧化作用。

◎ 演义

牡蛎可用于下列病证。

1. 眩晕耳鸣

牡蛎具有很好的平肝潜阳的作用，并兼有益阴清热之功，多用于治疗肝肾阴虚、肝阳上亢的眩晕耳鸣之症。如在镇肝熄风汤中配伍滋阴潜阳之品，可治疗热盛伤阴、虚风内动。

2. 心神不宁证

牡蛎常配伍龙骨，用于镇心安神，治疗心神不宁、惊悸怔忡以及心阳不潜之失眠。

3. 痰核、瘰疬、瘿瘤

此三类均为有形之疾，常因情志不畅，肝气郁结，气滞伤脾，以致脾失健运，痰湿内生，结于颈项、皮肤肌理之间而成，亦可因肺肾阴亏，以致阴亏火旺，肺津不能输布，肾阴不能滋养,灼津为痰,痰火凝结,结聚成核。牡蛎有软坚散结之功,同时还可养阴,常与浙贝母、玄参、夏枯草等配伍,治疗阴虚为本,痰火郁结的痰核、瘰疬、瘿瘤等疾病,或配伍其他药物,广泛用于多种有形之疾病。

4. 滑脱诸症

牡蛎煅用之后,具有收敛固涩的作用,适用于正虚不固的滑脱不禁诸症。广义的滑脱诸症包括:遗精、滑精、梦泄、泄泻、尿频、遗尿等,牡蛎可配伍沙苑子、芡实治疗肾虚之遗精、滑精、梦泄,或配伍白术、茯苓治疗脾虚之泄泻,或配伍益智仁治疗肾虚所致的小便频数、夜间遗尿等。

5. 抽搐、震颤

抽搐、震颤是指由内伤积损或其他慢性病证致筋脉失荣失控,或邪气侵袭,以头身肢体不自主地抽动、摇动、颤抖为主要临床表现的一种病证。本类疾病的病机多以阴精亏虚为主,也有气虚、血虚甚至阳虚者,虚则不能充养脏腑,润养筋脉。风,以阴虚生风为主,也有阳亢风动或痰热化风者,风性善动,使筋脉肌肉变动不拘。此外,与本病发病密切相关还有痰邪。痰之为病,或阻滞肌肉筋脉,或化热而生风,风邪若与痰邪相合,痹阻经脉,郁而化热,则出现抽搐、震颤。而牡蛎有潜阳益阴的功效,有补肝滋肾的作用;其咸寒软坚散结,可化痰;同时其质地沉重,可重镇息风,标本兼治,切中病机。

6. 汗证

汗证是指由于阴阳失调,腠理不固,而致汗液外泄失常的病证。其中,不因外界环境因素的影响,而白昼时时汗出,动辄益甚者,称为自汗;寐中汗出,醒来自止者,称为盗汗。但凡汗证,总归以腠理不固、津液外泄为共同病机,而牡蛎有收敛固涩之功,可同时通过内服及外用治疗多种汗证,包括自汗、盗汗、阴汗。配伍黄芪、浮小麦后治疗卫气不固之自汗,配伍地骨皮、丹皮治疗骨蒸盗汗。此外,根据《证类本草》《本草易读》的记载,还可将牡蛎打粉后外用止汗,可用于成人及小儿的盗汗、阴汗等。

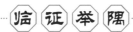

临 证 举 隅

案 治惊恐不寐

梁某,男,36岁。病因大惊而起,日夜恐惧不安。晚上不敢独宿,即是有人陪伴,亦难安寐而时惊醒,白天不敢独行,即使有人陪伴,也触目多惊而畏缩不前。每逢可怕之事,即自发呆而身寒肢厥,拘急并引入阴筋,手足心出汗。发作过后,则矢气尿多。饮食减少,舌淡苔白,脉弦。投以桂枝汤去芍药加龙骨牡蛎等。桂枝12g,炙甘草24g,生姜9g,大枣6枚,生龙骨50g,生牡蛎50g,远志9g,桂圆肉100g,小麦100g。连服3剂,夜寐渐安,恐惧感明显减退,发呆次数大减,可以独自外出行走,不再需人陪伴。

(万友生医案)

主要症状：惊恐，身寒肢厥，手足心汗出。

病机归纳：心阳不足。

经典方证：《伤寒论•辨太阳病脉证并治》："火逆下之，因烧针烦躁者，桂枝甘草龙骨牡蛎汤主之。"

方义分析：此案患者，病因惊恐而起，症见"日夜恐惧不安，惊则身寒肢厥，手足心汗出，矢气尿多，饮食减少，舌淡苔白，脉弦"，当用桂枝扶助心阳，炙甘草补虚益气，配以龙骨、牡蛎重镇安神，培本固脱，远志祛痰开窍，安神益智，桂圆肉补益气血，小麦养心安神。

药证归纳：谈及牡蛎，《本草崇原》云"牡蛎假海水之沫，凝结而成形，禀寒水之精，具坚刚之质"。其既能收，又能敛，还能降，可潜可镇，对神志疾病的治疗尤为适宜。"凡心悸神惊、遗精盗汗之证皆医，崩中带下，便滑尿数之病俱疗"（《长沙药解》），皆为牡蛎所治之证，以重镇安神为要。《伤寒论》中桂枝龙骨牡蛎汤、桂枝甘草龙骨牡蛎汤、桂枝去芍药加蜀漆龙骨牡蛎汤、柴胡加龙骨牡蛎汤诸方皆具有敛神而止惊之效，而各自又有细微的不同。

硝石

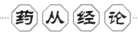

◎ **概述**

硝石为硝酸盐类硝石族矿物钾硝石经加工精制成的结晶体或人工制品,主含硝酸钾(KNO_3)。味苦、微咸,性寒,有小毒,归心、脾、肺经。具有攻坚破积,利水泻下,解毒消肿等功效。

◎ **经论**

《神农本草经》云:"硝石,味苦寒。主五脏积热,胃张闭,涤去蓄结饮食,推陈致新,除邪气。炼之如膏,久服轻身。"

◎ **释经**

硝石味苦、微咸,性寒,归心、脾、肺经。"五脏积热",苦者可泄,寒者除热,内热自去。"胃张闭","张"通"胀",此指胃脘胀实、纳降功能阻滞的病症。苦者降泄,可除胃脘部积滞。"涤去蓄结饮食,推陈致新,除邪气",咸者软坚,苦寒解毒泻热,逐去体内痰饮、宿食、瘀血等蓄积之实邪,气机恢复正常,气血津液得以复生。"炼之如膏,久服轻身"。本品祛邪为主,邪去则正自安。

◎ **药证**

主治:黄疸诸淋,癥瘕积聚,痈肿疔疮等。

体质特征:体形壮实,肌肉丰盈,红光满面,面发常油,情绪易怒,大便常燥,小便多黄。

疾病特征:疟母之胁下有痞块、按之坚而痛,黄疸之女劳疸、热盛里实者。体质稍弱者,若有六腑实热闭结不通者,亦可于扶正之品中加入本药以通腑泻热。

体弱及孕产妇禁服。

◎ **炮制**

硝石炮制法包括净制法、切制法、炒制法。净制法目的是除去杂质,具体方法是取含硝石的土块，击碎后，置桶内，加水浸泡调匀，经多次过滤，取滤液澄清，加热蒸去水分，取出冷却，析出之结晶即为硝石。切制法最早记载于宋代，如《太平圣惠方》言"细研如粉"。炒制法为常用炮制方法，《灵苑方》记载为"生研为细末……或将药末先入铫子内隔纸炒，至纸焦为度，再研令细"。现临床中多是取净硝石，置适宜的容器内，用无烟文火加热炒至无水分为度，取出后冷却。

◎ 用量

《中华人民共和国药典（2020年版）》中未收录硝石，《中华本草》中规定硝石内服用量为1.5～3g，可入丸、散剂。外用适量，可研末点目、吹喉，或水化罨敷。

◎ 阐微

硝石，古代常称消石，早在《五十二病方》中已有使用，本草相关著作中则始载于《神农本草经》。由于天然产出的消石有时与其他种消（包括芒硝、钠硝石）混杂，且与朴消都曾有"芒消"之称，因此，在古代消石曾与朴消混同，医方中亦有彼此相代，故《本草经集注》云"治病亦与朴硝相似。《仙经》多用此消化诸石。今无真识别此者。顷来寻访，犹云与朴硝同山，所以朴硝名硝石朴也。如此则非一种物。先时，有人得一种物，其色理与朴硝大同小异，朏朏如握盐雪不冰。强烧之，紫青烟起，仍成灰，不停沸如朴消，云是真消石也"。上文记载指出消石烧之有紫青烟，根据化学常识这是钾盐的特征性表现，与朴消（硫酸钠）"非一种物"。《本草经集注》提出"今宕昌（甘肃陇南及甘南地区）以北诸山有咸土处皆有之"，《蜀本草》认为"今消石是炼朴消，或地霜为之，状如钗脚，好者长五分已来，能化七十二种石为水"，《开宝本草》中"此即地霜也。所在山泽，冬月地上有霜，扫取以水淋汁，后乃煎炼而成。盖以能消化诸石，故名消石，非与朴消、芒消同类而有消石名也。一名芒消者，以其初煎炼时有细芒，而状若消，故有芒消之号，与后条芒消（此指《名医别录》芒消）全别"，此处指明了与芒消（主要成分为硫酸钠）的区别。《本草图经》在考证朴消、芒消、消石时也说"《本经》各载所出，疑是二种（指朴消、消石）"，并指出"炼朴消或地霜而成，坚白如石者，乃消石也""扫地霜煎炼而成，如解盐而味辛苦，烧之成焰都尽，则消石也"。综上所述，古本草中消石，即今硝石（主要成分为硝酸钾）无疑。由于古代消石来源不同，纯度各异，才有"强烧之，紫青烟起，仍成灰，不停沸如朴消"的，也有"烧之成焰都尽"的。这是由于煎炼方法不同，形态也有异、或为状如钗脚的针柱状晶体，或为凝结如石的粒块状集合体，或为散粒状，除此之外，含杂质量有差异时，其功能也有差别。

方 由 药 成

◎ 药对

硝石配矾石，消瘀除热，用于湿热内蕴、瘀血内停之黄疸，正如张锡纯所言之"与皂矾同用，善治内伤黄疸"；配大黄，呈相使之用，攻下瘀热，通便泻热，用于瘀热内阻、热盛里实之证，正如李中梓在《雷公炮制药性解》中所言"大黄为使"；配鳖甲，消坚破瘀，用于癥瘕、疟母等。

除此之外，陶弘景在《本草经集注》中提及"萤火为之使，恶苦参、苦菜，畏女菀"，因临床中用之甚少，仅作参考。

◎ 角药

硝石配大黄、黄柏，清泻三焦实热；配大黄、绿豆，解毒消肿；配人中白、冰片，祛风定痛。

◎ 经方

1. 女劳疸兼有血瘀——硝石矾石散

《金匮要略·黄疸病脉证并治》"黄家日晡所发热，而反恶寒，此为女劳得之。膀胱急，少腹满，身尽黄，额上黑，足下热，因作黑疸。其腹胀如水状，大便必黑，时溏，此女劳之病，非水也。腹满者难治，硝石矾石散主之"。此乃女劳疸兼有血瘀的证治。阳明湿热所致黄疸病，是日晡时发热，而女劳疸，日晡时则恶寒，恶寒便知非阳明热证。这是由于女劳伤及肾，肾与膀胱相表里，病及其合，膀胱之气不能温煦于表，故恶寒；肾虚则不能气化水府津液，水停于心，故少腹满、膀胱急；少阴阴虚，故足下热，尺脉浮而盗汗；额上黑为肾色上出；此为阴分邪热不解，使瘀血内停，故腹满如水状；瘀血在于肠，故大便黑，时溏。故此为女劳疸兼有瘀血之证，是女劳疸的变证。如病至后期，脾肾两败，肾不主水，脾不运化，出现水肿、腹胀满，多为预后不良，治疗亦很困难。仲景选用硝石矾石散以行瘀清热治疸，方中硝石苦寒入血，软坚逐瘀，清热凉血；矾石消水湿，清热解毒；大麦厚胃益脾，消积进食，以缓硝石之烈。三药相合，共奏消瘀除热之功。

硝石矾石散是治女劳疸兼有瘀血者之要方，但也可治疗其他类型的黄疸病，如张锡纯《医学衷中参西录》提及"《金匮》有硝石矾石散，原为治女劳疸之专方，愚恒借之以概治疸证皆效"，亦言"且西人谓有因胆石成黄疸者，而硝石矾石散，又善消胆石；有因钩虫成黄疸者，而硝石矾石散，并善除钩虫"。所以本方可用治各种黄疸病。

2. 黄疸病热盛里实——大黄硝石汤

《金匮要略·黄疸病脉证并治》"黄疸腹满，小便不利而赤，自汗出，此为表和里实，当下之,宜大黄硝石汤"。本条论述黄疸病热盛里实的证治。由于湿热熏蒸脾胃,气机不畅,湿浊内壅,所以腹满;热盛湿阻,故小便不利而赤;"自汗出"为表和无病。此证为表和里实,治当泻下。仲景选用大黄硝石汤以清泻实热,方中大黄、硝石攻下瘀热,通便泻热,栀子、黄柏清热燥湿,除湿退黄。诸药相配,清泻三焦实热,使湿热邪气从下泻去,故黄疸可愈。本证与大黄栀子汤证,同为邪热偏胜之证。但大黄硝石汤证是里热极盛,病情比大黄栀子汤证更为严重,所以方中苦寒泻泄之力为强。因此,大黄栀子汤证为邪热偏胜之轻证;而大黄硝石汤证是邪热偏胜之重证。

3. 疟母——鳖甲煎丸

《金匮要略·疟病脉证并治》"病疟,以月一日发,当以十五日愈,设不差,当月尽解。如其不差,当云何?师曰:此结为癥瘕,名曰疟母,急治之,宜鳖甲煎丸"。本条是论述疟母的证治。病疟以月计之,一日而发,当十五天愈,何有此说?以五日为一候,三候为一气,一气为十五天。人受气于天,而息息相通,所以,天气更,则人身之气亦更,更而气旺,则不受邪而自愈。设病不愈,当月尽则解,乃是又更一旺气。如是,已更二气,而其病仍不愈者,此乃疟邪不衰,内与肝脾气血搏结,形成癥瘕,而名曰疟母。母者,老也,言疟有形而势已甚,故当急治以消其癥。如拖延日久,则正衰邪实而无能为力矣,急治之,方用鳖甲煎丸。仲景以此方行活血破瘀、调和营卫之功。方中鳖甲入肝,软坚消结,除邪养正,合煅灶灰浸酒以祛瘀消积而为主药;大黄、赤硝、桃仁、桂枝泻血中之热,破瘀血,通气滞;蜣螂、䗪虫、蜂窠协助大黄、赤硝、桃仁而消坚破瘀;葳蕤、牡丹活血行血,以去血中伏热;乌扇、葶苈子开痹利肺,合石韦、瞿麦以清利湿热之结;人参、阿胶、芍药补气养血,扶正以和营卫;柴胡、黄芩、桂枝、干姜、半夏、厚朴理肝胆之气,调治寒热而运化痰湿。诸药相配,活瘀消癥,攻补兼施,寒热并调,共奏消癥散瘕、祛除疟邪之效。《金匮玉函要略辑义》云"此方合小柴胡、桂枝、大承气三汤,去甘草、枳实,主以鳖甲,更用以上数品,以攻半表之邪,半里之结,无所不至焉"。

◎ 方证

含硝石常用方临床应用指征如下:

硝石矾石散 以目黄、日晡恶寒、膀胱急、少腹满、身尽黄、额上黑、足下热、腹胀如水状、大便黑且时溏为其辨证要点。

大黄硝石汤 以目黄、腹满、小便不利而赤、自汗出为其辨证要点。

鳖甲煎丸 以疟久不解而见胁下痞硬成块、推之不移、按之疼痛、消瘦、纳少、脉弦为其辨证要点。

硝石散 以小儿见身上无故肿、觉肉色赤热为其辨证要点。

硝石散 以风邪犯脑致头痛不可忍为其辨证要点。

硝石丸 以上气咳逆、口干、手足寒、心烦满、积聚下利、呕逆、胸胁胀满、少气肠鸣、饱食伤中里急、妇人乳饮滞、下有邪湿、大小便不利、肢节皆痛为其辨证要点。

硝石散 以金疮见先有石发、烦闷欲死、二便不能为其辨证要点。

硝石大丸 以惊厥口干、心下坚、羸瘦不能食、喜卧、久咳上气胸痛、足胫不仁而冷、少腹满而痛、身重目眩、百节疼痛、或女性见伏热、心下坚肿、浮肿膝寒、苦渴为其辨证要点。

大硝石丸 以癥瘕积聚为其辨证要点。

金液戊土丹 以能饮多干、能食多瘦、惊悸健忘、谵语妄情、失心丧志为其辨证要点。

◎ 量效

通过分析硝石所在方剂,可以总结如下量效关系:

1. 绝对剂量

大剂量为硝石大丸(《备急千金翼方》),原方中硝石用量为12两。本方孙思邈置于补益卷内,但纵观全方,多为虫石类攻逐之品,宜于内有癥瘕夹有瘀血之体,不论男女,取硝石之攻坚破积、利水泻下之功。另有硝石散(《外台秘要》),原方中硝石用量为1升。本方亦为癥瘕患者所设,正气有损,邪气积聚,以消积化滞为要,故用大剂量硝石,配合大黄使瘀血及湿热从下而出,另有杏仁、前胡降上逆之冲气,干姜助脾胃之阳复,邪正兼顾,共奏祛瘀消癥之功。

中等剂量为大硝石丸(《校注妇人良方》)、鳖甲煎丸(《金匮要略》)、硝石散(《千金翼方》)、大黄硝石汤(《金匮要略》),其中大硝石丸原方中硝石用量为3两,鳖甲煎丸中为12分,硝石散中为1两,大黄硝石汤中为4两。上述四方均用于治疗癥瘕、黄疸,以下法为主,以通为要,方中用硝石意在攻坚破积、利水泻下。

小剂量为金液戊土丹(《外科正宗》),原方中硝石用量为3钱,可于发疽前预服,有补中、开窍、解毒、宁心等诸般功用。方中用硝石意在攻坚破积、解毒消肿。

值得注意的是,诸方中除大黄硝石汤外均为丸、散剂,用时又有"方寸匕""梧子大数丸"等不同,同他药配伍制成丸散后单次服用剂量较小,所含硝石之量也随之偏少,而大黄硝石汤取硝石4两,同他药共煮后去滓再放入硝石煎煮,熬成后顿服,故根据服法来看,按单次服用剂量来看,大剂量当为大黄硝石汤。

2. 相对剂量

(1)消瘀除热:硝石矾石散中,硝石与矾石比例为1:1(二者等分)。其中硝石性寒味苦咸,能入血分而消瘀,矾石则能入气分而化湿利水,二药合用,消瘀化湿,兼以退疸,成为仲景黑疸治标之方。张锡纯对此方提出高度肯定:"矾石既含有铁质,硝石又具有金味,既善理脾中之湿热,又善制胆汁之妄行,中西医学之理,皆包括于一方之中,所以为医中之圣也。且朴硝降下之力多,硝石消融之力多。胆汁之溢于血中者,布满周身难尽降下,实深赖硝石之善消融也。又朴硝为水之精华结聚,其咸寒之性,似与脾湿者不宜。硝石遇火则燃,兼得水中真阳之气,其味之咸不若朴硝,且兼有辛味,似能散湿气之郁结,而不致助脾湿也。"

（2）泻热祛瘀：大黄硝石汤中，硝石与大黄比例为 1：1（硝石 4 两：大黄 4 两）；鳖甲煎丸中，硝石与大黄比例为 4：1（硝石 12 分：大黄 3 分）；大硝石丸中，硝石与大黄比例为 3：4（硝石 3 两：大黄 4 两）；硝石丸中，硝石与大黄比例约为 1：1（硝石 1 升：大黄 1 斤）；硝石大丸中，硝石与大黄比例为 3：4（硝石 12 两：大黄 1 斤）；硝石散（《颅囟经》）中，硝石与大黄比例为 1：1（二者等分）。《素问·至真要大论》言"热淫于内，治以咸寒，佐以甘苦"，以此为法，选择硝石、大黄同用，方能使内蕴之邪速去，达到泻热祛瘀之效。

◎ 服饵

硝石于古代方剂中多用于丸、散剂，未诉特殊煎服方法。但大黄硝石汤（《金匮要略》）原方中有"去滓，内硝更煮"一说，结合现代药理研究来看，通过延长煎煮时间，可促进硝石中钾离子充分溶出，在血液中由于钠钾离子的渗透作用，促使组织中水分下输于肾，通过肾小球且减少重吸收，如此可加强泻下利水之功。

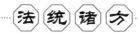

硝石味苦微咸，性寒，可攻坚破积、利水泻下、解毒消肿，是下法、消法之重要体现。

◎ 下法

《素问·阴阳应象大论》云"其下者，引而竭之；中满者，泻之于内；其实者，散而泻之"。黄元御在《长沙药解》中提到"硝石咸寒之性，直达下脘，利水路而泻谷道"，在临床中硝石利尿泻下之功所用较广，如治"黄疸腹满，小便不利而赤"之大黄硝石汤，治"黄家，日晡所发热，而反恶寒"之硝石矾石散。对于湿热黄疸之证，当以清利湿热为要，上述方中硝石之用正是如此。《名医别录》谓其能"利小便"，《本草纲目》则言其可治"霍乱吐利，五种淋疾，女劳黑疸"。张锡纯亦言其"与皂矾同用，善治内伤黄疸"，仲景亦在硝石矾石散方后注明"病随大小便去"，由此可见硝石、矾石同用能利大小便，祛湿热；与大黄同用则通大便，泻腑热。配伍得当，则二便通利，邪有出路，诸病自愈。

◎ 消法

消法又称消导法，《素问·至真要大论》所言"坚者软之""坚者削之""结者散之"，皆属于本法。硝石味咸，功可软坚散结，常用于癥瘕、黄疸等湿热、瘀血内停之证，如鳖甲煎丸治痰瘀互结之疟母重用硝石，正如《神农本草经》所言之"涤去蓄结饮食，推陈致新，除邪气"，《本草蒙筌》谓之能"润燥软坚，泻实"，《药性论》亦谓其能"破血，破积，散坚结，治腹胀"，因而，仲景常以其与鳖甲、大黄等同用，以收祛瘀通滞、除痰消滞、祛实复虚之效。

理 辨 精 微

◎ 药理

1. 传统药理

硝石味苦、微咸,性寒,具有攻坚破积、利水泻下、解毒消肿等功效,以消积泻下为其长,常用于湿热内蕴、实邪积聚之证,自仲景始常用于黄疸,正如黄元御所谓"其性重浊下行,善于利水泻热,消瘀化腐,故能医黄疸之疾"。

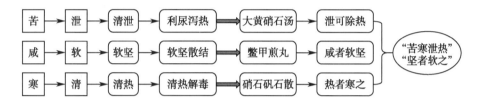

2. 现代药理

硝石中主要成分为硝酸钾,另夹杂有氯化钠、水等。现代药理研究结果表明,硝石在体内能刺激肠黏膜使其分泌液增加,故有泻下作用;内服吸收到血液中,由于钾、钠离子的渗透作用,能与组织中水分结合,发生所谓水血状态,至肾脏带出大量水分通过肾小球,并不为肾小管重吸收,故有利尿作用。

◎ 演义

硝石以攻坚除积、利尿泻下为主要功效,通过与他药配伍,可用于以黄疸病为主的多种病症。

1. 肝胆病

硝石味苦可泻热,咸可软坚,性寒可清,功能攻坚破积、利水泻下、解毒消肿,古代常用于黄疸病,正所谓"硝石,扫地霜熬成,在上者,锋芒细白,是谓芒硝,水底成块者,谓之硝石。其性重浊下行,善于利水泻热,消瘀化腐,故能医黄疸之疾"。临床中黄疸多责之于湿热,与肝胆密切相关。硝石通过与其他药物配伍,可用于治疗多种黄疸病。现代临床研究结果也证实,硝石一方面可刺激消化道黏液分泌促进大便排出,另一方面可通过渗透作用促进小便增加,从而使淤积之胆红素等毒素排出增加,达到治疗胆石症、慢性肝炎、肝硬化等疾病的作用。

2. 泌尿系统疾病

硝石可消积泻热,但究其根本,仍在于其能利水泻下,通过促进邪气从二便而出的方法达到治疗目的,因此也可用于热盛里实之证,症见小便不利、尿色黄赤、尿痛等,包括泌尿系统疾病如泌尿道结石、尿路感染等。其作用机制与治疗黄疸病也类似,是因硝石中主要含有硝酸钾，另夹有氯化钠等成分，由于钾、钠离子的渗透作用，入血后与组织中水分结合，至肾脏带出大量水分通过肾小球，并不为肾小管重吸收，故可利尿。

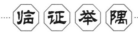

案1 治女劳疸

薛姓，男，32岁。去夏患黄疸性肝炎，经用清热利湿药治疗黄疸消退。病后失调导致肝区胀痛，常服疏肝理气药，疼痛稍轻。至冬再度出现黄疸，仍用中药调治。久服清热利湿退黄诸药，黄疸始终不退，有时虽退亦不尽；今春黄疸加深，经某医院检查，确诊为早期肝硬化。用西药治疗一个时期，症状未见减轻，面色灰滞而黑，巩膜黄染，食少，便溏，有时呈灰黯色，脘腹胀满，肝区胀痛不舒；有时牙龈出血。舌质右边有紫斑，舌苔白腻。此《金匮》之女劳疸。病因湿热内蕴，熏蒸为黄疸，黄疸日久不愈，邪由气分进入血分，血瘀湿滞内郁为病。治当化瘀燥湿。仿硝石矾石散法汤散并进，以希速效。若见腹水则不可治。处方：明矾3g、硝石3g，研细胶囊装，分3次服，大麦粥汤送下。柴胡6g，鳖甲15g（先煎），白芍10g，桃仁6g，红花6g，白术12g，茯苓、牛膝各10g，茵陈12g，每日1剂，连服15剂。黄疸渐退，面色灰黑渐转灰滞，脘腹胁部胀痛减轻，饮食增多，瘀湿有消退之机，脾气有来复之象。原方即效，当加减继服，再进20剂。黄疸基本消退，面色灰滞，渐转红润，腹胁胀痛轻微，大便正常，食欲如常，血瘀湿滞，渐化将尽，脾气健运，病情日趋稳定，改用鳖甲煎丸与硝石矾石散常服，以善其后。嘱注意饮食起居，防病反复。

（刘渡舟医案）

主要症状：面色灰滞而黑，巩膜黄染，食少，便溏，有时呈灰黯色，脘腹胀满，肝区胀痛不舒，有时牙龈出血，舌质右边有紫斑，舌苔白腻。

病机归纳：湿热内蕴，熏蒸肝胆，黄疸即发，日久不愈，邪由气入血，血瘀湿滞，内郁为女劳疸。

经典方证：《金匮要略·黄疸病脉证并治》："黄家日晡所发热，而反恶寒，此为女劳得之。膀胱急，少腹满，身尽黄，额上黑，足下热，因作黑疸。其腹胀如水状，大便必黑，时溏，此女劳之病，非水也。腹满者难治，硝石矾石散主之。"

方义分析：此案患者黄疸病程日久，经治后仍"巩膜黄染"，又现"面色灰滞而黑，巩膜黄染，食少，便溏，有时呈灰黯色，脘腹胀满，肝区胀痛不舒；有时牙龈出血"，结合舌脉，此为邪入血分，已发为女劳疸，故以硝石矾石散瘀清热化湿。硝石苦寒入血，可软坚逐瘀、清热凉血，矾石消水湿、清热解毒，以大麦粥汤送服，厚胃益脾以缓硝石之烈。汤剂另予柴胡疏肝，鳖甲软坚消结，白芍柔肝止痛，桃仁、红花、牛膝活血化瘀兼以泻热，白术、茯苓健脾理中，茵陈清利湿热退黄。诸药相配，攻补兼施，共奏化瘀燥湿之功。

药证归纳：因女劳而成疸者，此蓄积之血，必匪朝伊夕，但以石药之悍，方能得之趋势直达病所。硝石苦咸性寒，走血分，功擅消积泻下，驱逐热瘀。此案法仲景之硝石矾石散，汤散并进，正如黄元御言"硝石咸苦，清热瘀而泻木，矾石酸涩，收湿淫而泻水也……涤荡郁陈，注于二便，腐败扫除，正气清通。继以补中养火之剂，垂尽之命，可以再延也"。

案2 治女劳疸伴血尿

梅某，男，46岁，工人，于2003年12月29日初诊。患者近月因房劳过度而双目眗黑，白睛黄，身黄如烟熏，小便黄而自利；2周后黄疸日益加深，伴肉眼血尿，无尿频尿急尿痛感。B超检查示：肝脾无异常，膀胱轻度积水。肝功能检查示：ALT、AST正常，TBIL：22.8μmol/L、DBIL：9.2μmol/L、IBIL：16.3μmol/L。尿常规示：PRO(+)，红细胞满视野。入院时诊为不明原因黄疸伴血尿，经西医抗感染、止血、退黄以及输液、输血治疗1周，黄疸未退，血尿肉眼可见，遂要求中医治疗。刻下见：面色黯而少华，神色呆滞，烦躁不安，精神萎靡，渴欲饮水，但饮不多，入夜则身热，不恶寒，腰膝酸软，小腹微胀，大便溏，日行2次，汗不甚出。舌红苔微黄中后部少苔，脉细弦数尺旺。中医诊断：女劳疸、尿血。证属肾虚血瘀，郁而发黄，兼阴亏火旺，瘀热互结，灼伤血络。治以固肾坚阴，消瘀退黄，清热凉血，活血利湿。方以硝石矾石散加知柏地黄汤加味，药用：知母10g、黄柏10g、生地15g、山茱萸12g、怀山药12g、牡丹皮10g、泽泻10g、茯苓10g、白茅根15g、益母草15g、小蓟10g、藕节10g、怀牛膝10g，并嘱以硝石、矾石各等分，研末、炼蜜为丸，每粒3g，米汤送服，每日1次，夜间服，禁房事。服药10剂，黄疸渐退，血尿渐止，肉眼已不见血尿。上方继服半月，诸症明显好转，黄疸已退，血尿已止。

（王小龙医案）

主要症状：双目眗黑，白睛黄，身黄如烟熏，小便黄而自利，肉眼血尿，面色黯而少华，神色呆滞，烦躁不安，精神萎靡，渴欲饮水，但饮不多，入夜则身热，不恶寒，腰膝酸软，小腹微胀，大便溏，日行2次，汗不甚出。舌红苔微黄中后部少苔，脉细弦数尺旺。

病机归纳：肾虚血瘀，郁而发黄，兼阴亏火旺，瘀热互结，灼伤血络。

经典方证：《金匮要略·黄疸病脉证并治》："黄家日晡所发热，而反恶寒，此为女劳得之。膀胱急，少腹满，身尽黄，额上黑，足下热，因作黑疸。其腹胀如水状，大便必黑，时溏，此女劳之病，非水也。腹满者难治，硝石矾石散主之。"

方义分析：本案患者由房劳过度而起，与女劳疸之病因相符，结合患者临床表现，系因肾阴亏虚，水涸精枯，血瘀火旺，郁而发黄，封藏失纳，灼伤血络，则腰酸溺血；入夜身热而不恶寒，此为女劳肾热，不恶寒为少阴肾寒未外现；膀胱不急而小腹微胀，小便自利，乃瘀热互结；额上黑而目眗黑、足不热、腰酸，乃肝肾亏虚、虚热熏蒸之象。以硝石矾石散为主方，取药石之悍，趋下达之性，具有消瘀化湿功效。方中硝石寒咸走血分，可逐瘀活血，矾石入气分，可化湿利水，以米汤易大麦粥送服，调养脾胃，运行药力。另配合知柏地黄汤固肾坚阴、清热利湿，随症配伍生地黄、小蓟凉血止血，益母草活血止血，藕节、白茅根生肌止血，怀牛膝引血引火下行。

药证归纳：硝石在古代常用于黄疸病，正是因"其性重浊下行，善于利水泻热，消瘀化腐，故能医黄疸之疾"，同时，因其能利水泻下，可通过促进邪气从二便而出的方法达到治疗目的，因此也可用于热盛里实之证。本案中患者本虚标实俱盛，消补之法宜并进，选用苦咸性寒之硝石正是所宜。

雄黄

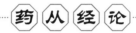

◎ 概述

雄黄为硫化物矿物雄黄的矿石,主含二硫化二砷(As_2S_2)。主产于湖南、湖北、贵州、甘肃、四川等地,为天然矿物。味辛、苦,性温,有毒,归大肠、肝经。具有解毒杀虫,燥湿祛痰,截疟等功效。

◎ 经论

《神农本草经》云:"雄黄,味苦,平、寒。主寒热,鼠瘘,恶疮,疽痔,死肌,杀精物,恶鬼,邪气,百虫毒,胜五兵。炼食之,轻身,神仙。"

◎ 释经

南北朝陶弘景《名医别录》称其"大温"。明代缪希雍《神农本草经疏》言雄黄"禀火金之性,得正阳之气以生",该药有良好的解毒杀虫疗疮之效,概因"寒热,鼠瘘,恶疮,疽痔死肌",皆湿热留滞肌肉所致,久则浸淫而生虫。雄黄为辛温之品,能燥湿杀虫,故为疮家要药。凡人阳气虚则邪恶易侵,阴气胜则精鬼易凭,雄黄生于山之阳,得阳气之正,负阴阳二气之精,能祛妖邪、破幽暗,故可"杀精物、恶鬼、邪气、百虫毒,胜五兵"。古今丹药炼制中常以雄黄入药,多取其祛痰定惊之功,故有"炼食之,轻身、神仙"一说。

◎ 药证

主治:痈肿疔疮,蛇虫咬伤,虫邪内积,疟疾等。

体质特征:体质壮实,脉象平和有力,未见虚象者。阴虚血亏及孕产妇忌用。

◎ 炮制

雄黄的炮制方法有干研法、水飞法、煮法、熬法、油煎法、复制法、火飞法等,孙思邈曰"凡服食用武都雄黄,须油煎九日九夜,乃可入药;不尔有毒,慎勿生用"。李时珍引"公依方,用雄黄水飞九度,竹筒盛,蒸七次研末",其曰"用米醋入萝卜汁煮干用,良"。上述这些炮制方法都旨在清除雄黄中的杂质 As_2O_3。前人有"雄黄见火毒如砒"之说,因此传统的水飞法不但能使雄黄达到极细程度,便于制剂,且可降低可溶性砷含量,以降低毒性。《中华人民共和国药典(2020年版)》雄黄炮制法亦载录的是水飞法。

◎ **用量**

《中华人民共和国药典(2020年版)》规定雄黄用量为内服 0.05~0.1g,入丸、散剂用,外用适量,研末敷、调敷或烧烟熏患处。因雄黄为有毒之品,内服宜慎重,不可久服,孕妇禁用此药。

◎ **阐微**

雄黄与雌黄都是硫化物类矿物,经常共生,产于低温热液矿床中,是中医在临床中常用的毒性较低、疗效高的砷类化合物,二者在性质、形态上相似,效用亦相近。明代李时珍在《本草纲目》中提出"雌黄,雄黄同产……若夫治病,则二黄之功亦仿佛,大要皆取其温中、搜肝杀虫、解毒祛邪焉尔",故二者皆能杀虫祛邪、燥湿解毒,可用于治疗疥癣恶疮、蛇虫咬伤、癫痫、寒痰咳喘、虫积腹痛等。雄黄与雌黄虽然在成分上都是硫化砷,但仍有诸多方面的差异。第一,化学结构不同,雄黄为 As_2S_2,而雌黄则为 As_2S_3;第二,在形态上,雄黄赤如鸡冠,明彻不息,《抱朴子》中记载"雄黄当得武都山所出者,纯而无杂,其赤如鸡冠,光明晔晔者,乃可用耳",雌黄色黄赤,软如烂金;第三,在功用上,李时珍认为"生于山之阳者名雄黄,生于山之阴者为雌黄","但以山阳山阴受气不同分别。故服食家重雄黄,取其得纯阳之精也;雌黄则兼有阴气故尔",故习惯上有"雄黄疗阳毒,雌黄疗阴毒"之说,雄黄治外治阳分,雌黄治内治阴分,亦有偏阴偏阳之病不能独治,而必待于阴阳二黄之共用;第四,在药理实验方面,在散剂酸溶条件下,雌黄溶解度比雄黄低,雌黄在结构上相对稳定,含可溶性砷较低。因此,在不经水飞或酸浸取等炮制过程而生用时,为减少可溶性砷盐的毒副作用,用雌黄为宜。综上所述,两药性能与功效相近,然同中又有异,在应用时宜慎,不可将两者混淆。

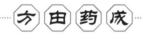

◎ **药对**

雄黄配黄柏,清热燥湿止痒,用于湿热留滞肌肤之湿疹湿疮;配青蒿,燥湿截疟,用于多种疟疾;配槟榔,燥湿杀虫,用于虫积腹痛;配五灵脂,解毒杀虫,用于虫蛇咬伤;配明矾,解毒消肿,用于疮疡红肿痒痛;配滑石,燥湿敛疮,用于痈疽坏烂不敛;配朱砂,祛痰定惊安神,用于痰浊蒙蔽清窍而致神志失常。

结合现代药理研究结果,靶向性地选择配伍药物,可进一步扩大治疗范围。如雄黄配青黛,可影响白血病细胞凋亡,达到一定治疗白血病的作用。

◎ 角药

雄黄配天花粉、珍珠，解毒燥湿，用于风湿热毒、痈肿疔毒；配槟榔、大黄，燥湿杀虫，用于虫积腹痛；配苦杏仁、巴豆霜，祛痰定喘，用于小儿喘满咳嗽；配麝香、乳香，解毒散瘀，活血定痛，用于痈疽硬肿疼痛；配硫黄、血余炭，可散寒敛疮，疗积年冷瘘；配防风、草乌，搜风止痉，用于破伤风等风毒壅盛经络之证。

◎ 经方

1. 狐惑病蚀于肛者——雄黄熏方

《金匮要略·百合狐惑阴阳毒病脉证治》"蚀于肛者，雄黄熏之"。肛门是狐惑病的主要病变部位之一，与前阴一样，易受湿热邪毒侵害。在病变过程中，常可见后阴溃腐。对此，在内服对证方药的同时，再用雄黄外熏肛门。雄黄能燥湿解毒杀虫，故用其烟熏患处以治局部蚀烂。清代黄元御《金匮悬解》中有云："前在阴器，则以苦参汤洗之，后在肛门，则以雄黄散熏之。盖土湿木陷，郁而生热，化生虫蟹，前后侵蚀，苦参、雄黄，清热而去湿，疗疮而杀虫也。"

2. 小儿疳虫蚀齿——小儿疳虫蚀齿方

《金匮要略·妇人杂病脉证并治》"小儿疳虫蚀齿方（疑非仲景方）"。此条论小儿疳虫蚀齿的外治法，小儿由于喂养不当或乳食失调，如嗜食肥甘厚味及不消化之物，极易酿生湿热。湿热困结口齿，郁久蕴毒生腐，遂滋生疳虫，蛀蚀牙齿。此时可用小儿疳虫蚀齿方外治以燥湿解毒、祛风杀虫。方中含雄黄、葶苈子二药，其中雄黄功擅燥湿解毒、祛风杀虫，葶苈子能下气破滞，再配合具有祛风、杀虫、解毒之效的猪脂、槐枝，点药烙于患处，使药渐渗于蛀齿中，以发挥燥湿解毒、祛风杀虫之效。

◎ 方证

含雄黄常见方临床应用指征如下：

雄黄熏方 以默默欲眠、目不得闭、卧起不安、不欲饮食、恶闻食臭、口干、后阴溃烂为其辨证要点。

小儿疳虫蚀齿方 以小儿蛀齿为其辨证要点。

二味消毒散 以疖、痱、痤、疥、疹等出现皮疹色红伴有明显瘙痒为其辨证要点。

醒消丸 以痈毒初起、红肿疼痛坚硬、尚未作脓为其辨证要点。

雄黄解毒丹 以急喉风、双蛾肿痛、进食进饮困难为其辨证要点。

◎ 量效

通过分析雄黄常见方剂，可以总结如下量效关系：

1. 绝对剂量

大剂量为雄黄解毒丹（《丹溪心法》），原方中雄黄用量为1两，系朱丹溪为急喉风所设。此病来势迅猛,病情危重,咽喉部红肿疼痛,呼吸吞咽困难,其痰涎难出,上膈壅热,急当解毒化痰开闭,故需重用雄黄,解毒祛痰并进,同祛痰利咽之巴豆、行气开郁之郁金共为末,以热茶灌下后吐出顽痰,诸症可缓解。

中等剂量为醒消丸(《外科全生集》),原方中雄黄用量为 5 钱,以雄黄解毒消肿、祛痰散郁。全方共雄黄、麝香、乳香、没药四味,具有活血消肿止痛之功,用于痈疽肿毒坚硬疼痛者。

小剂量为二味消毒散(《外科大成》)、太乙紫金丹(《外科正宗》)。二味消毒散原方中雄黄用量为 2 钱;太乙紫金丹原方中雄黄剂量为 3 钱。上方均可用于痈疽肿毒、湿毒疮疡、缠腰火丹、毒虫咬伤等多种病症,使用小剂量雄黄以祛风燥湿、祛腐止痛。

2. 相对剂量

(1)解毒燥湿:二味消毒散(《外科大成》)中,白矾与雄黄比例为 5:1(白矾 1 两:雄黄 2 钱),二者均具有解毒杀虫止痒之功,以大剂量白矾清热收湿化痰,配伍少量辛温之雄黄祛风燥湿,寒热并用,用于疮疡肿毒时清热解毒又不致寒凝冰伏。

(2)解毒安神:《外科正宗》中,可"解诸毒、疗诸疮、利关窍、通治百病"之太乙紫金丹中雄黄与朱砂比例为 1:1(雄黄 3 钱:朱砂 3 钱),诸药合用共奏开窍通痹、解毒辟秽之功。

◎ 服饵

因雄黄临床中多外用,内服常入丸、散剂,正如《神农本草经疏》言其"性热有毒,外用易见其所长,内服难免其无害"。由于雄黄的潜在毒性,因此使用时需特别注意用量和炮制方法,中病即止。即便入丸、散剂中,以避免久服而导致毒性蓄积。

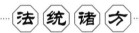

雄黄味辛性温,辛温开散,功能解毒杀虫、燥湿祛痰、截疟、定惊,作用以消法为主。

◎ 消法

雄黄解毒疗疮力强而主痈肿疗疮及虫蛇咬伤等,内服有杀虫、燥湿祛痰、截疟定惊之功,可用于虫积腹痛、疟疾、癫痫、破伤风、哮喘等多种疾病,故上述毒邪内聚、虫邪所积、痰湿凝滞为雄黄消法的具体应用。通过解毒杀虫、燥湿祛痰使邪去而正安。

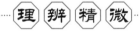

◎ 药理

1. 传统药理

临床中,雄黄为历代疮家圣药,以"消"为核心,可解毒杀虫,燥湿祛痰,截疟,定惊。

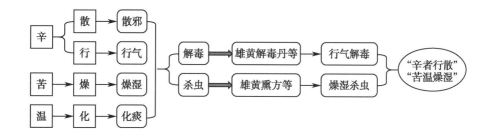

2. 现代药理

雄黄经动物及体外实验证实具有以下现代药理作用:

(1)抗病原微生物作用:现代药理研究证实,雄黄对多种致病性皮肤真菌及金黄色葡萄球菌、变形杆菌、大肠杆菌、绿脓杆菌等均有较强的抑制作用。除此之外,雄黄对疟原虫、血吸虫也有一定的抑制作用。

(2)抗肿瘤作用:雄黄对胃癌、卵巢癌、肝癌、肺癌等肿瘤的部分类型有一定的抑制作用。

(3)抗白血病作用:雄黄可通过影响白血病细胞 Bcl-2 蛋白的表达致白血病细胞凋亡从而发挥抗白血病作用。

(4)除上述作用之外,雄黄对免疫功能有一定影响,同寒水石共用有避孕作用。

◎ 演义

雄黄可解毒杀虫、燥湿祛痰,可用于以下多种病证。

1. 痈肿疔疮

雄黄辛散温通,有毒,外用、内服均能以毒攻毒而解毒消肿疗疮,《本草纲目》誉之为"治疮杀毒要药",可用于疮痈疔毒、喉风喉痹、走马牙疳、疟腮、蛇虫咬伤等多种病症。

2. 皮肤病

雄黄可燥湿以除湿邪、搜肌腠壅遏而和营、毒性强烈以攻毒杀虫,具有燥湿浊、祛风邪、杀疥虫、疗湿癣、解疮毒、消肿痛等多重作用,可用于疥癣、湿疹、白秃疮、缠腰火丹、麻风、杨梅恶疮、狐惑病等多种皮肤病。

3. 癫痫、破伤风与哮喘

雄黄辛苦温燥,辛散祛风、苦燥痰浊、温通结滞,功能燥湿祛痰定惊,可用于痰浊蒙闭心窍之癫痫、风毒邪气壅阻脉络之破伤风、痰涎壅滞之哮喘。

4. 疟疾

雄黄有苦燥温通之性,善能燥湿祛痰截疟,《本草纲目》谓其能"治疟疾寒热"。

5. 血液系统疾病

现代研究结果证实,雄黄在治疗以急性髓系白血病、慢性粒细胞白血病、骨髓增生异常综合征为主的恶性血液系统疾病中均显示出良好的临床效果。

临 证 举 隅

案　治狐惑病

焦某，女，41岁，干部，1962年初诊。患者于二十年前因在狱中居处潮湿得病，发冷发烧。关节疼痛，目赤，视物不清，皮肤起有大小不等之硬斑，口腔、前阴、肛门均见溃疡，二十年来，时轻时重，缠绵不愈。近来月经先期，色紫有块，有黄白带，五心烦热，失眠、咽干、声嘎，手足指趾硬斑，日久已成角化，肛门周围及直肠溃疡严重，不能正坐，口腔黏膜及舌面也有溃疡，满舌白如粉霜。便干结，小便短黄，脉滑数，诊为狐惑病，即予治惑丸、甘草泻心汤加减内服，苦参煎水熏洗前阴，并以雄黄粉熏肛。肛门熏后，见有蕈状物突出肛外，奇痒难忍，用苦参汤洗涤后，渐即收回，服药期间，大便排出恶臭黏液多量，阴道也有多量带状浊液排出，病情日有起色，四肢角化硬斑亦渐消失。治疗四个月后，诸症消失，经停药观察一年余，未见复发。

（王子和医案）

主要症状：口腔、前阴、肛门处溃疡，四肢角化硬斑，满舌白如粉霜，脉滑数。

病机归纳：湿热蕴蒸，上蒸下注，内外皆及。

经典方证：《金匮要略·百合狐惑阴阳毒病脉证治》："狐惑之为病，状如伤寒，默默欲眠，目不得闭，卧起不安，蚀于喉为惑，蚀于阴为狐，不欲饮食，恶闻食臭，其面目乍赤、乍黑、乍白。蚀于上部则声喝（一作嘎），甘草泻心汤主之""蚀于下部则咽干，苦参汤洗之"，"蚀于肛者，雄黄熏之。"

方义分析：此案患者以口腔、前阴、肛门处溃疡为主症，符合狐惑病之诊断，乃湿热内蕴，侵及咽喉及前后二阴所致，内服之药以清热除湿、扶正解毒为主。另以苦参汤煎汤外洗，取其燥湿杀虫之功，蚀于肛者，遵仲景之意选雄黄熏方，解毒疗疮、除湿杀虫，内服与外服并用，正邪同调，数法并举，方能截断病源。

药证归纳：本案中用雄黄，未取其内服，乃循原方用其熏肛，与前阴溃烂用苦参汤不同，而是选温燥之雄黄，乃是取其解毒燥湿杀虫之功，前后选方不同，正如赵良仁所言之"蚀于肛，湿热在下，二阴虽皆主于肾，然肝脉循于肛，肛又为大肠之门户。大肠，金也，湿热伤之，则木来侮，是以虫蚀于此焉！雄黄本主蚀疮杀虫，又有治风之义，故用熏之"。

附录 经典方剂

（以拼音首写字母为序）

A

安经汤(《医学正传》)：归身（一钱半） 川芎（半钱） 白芍药（八分） 生地黄（一钱） 阿胶珠（半钱） 艾叶（半钱） 条芩（一钱） 甘草（半钱） 香附（一钱） 黄柏（半钱） 知母（半钱） 黄连（姜汁拌炒，八分）

煎煮方法：上细切，作一服，水煎，空心服。经不通，用马鞭草杵汁熬膏为丸，或烧存性为丸，红花、当归煎汤送下。

安神定志丸(《医学心悟》)：茯苓 茯神 人参 远志（各一两） 菖蒲 龙齿（各五钱）

煎煮方法：上炼蜜为丸，如桐子大，辰砂为衣，每服二钱，开水下。

艾附暖宫丸(《古今医鉴》)：南香附子（去毛净）（一斤）（分四制：酒浸四两，醋浸四两，盐汤浸四两，童便浸四两，三日焙干，为细末） 北艾叶（温水洗净、焙干，研烂，筛去灰，醋浸，炒干）（二两） 当归（酒洗）（二两） 川芎（二两） 白芍（酒洗）（二两） 熟地（二两）

煎煮方法：上为末，醋糊为丸，如梧桐子大。每服80丸，淡醋汤送下。

艾叶汤(《外台秘要》)：防风（三两） 大戟（二两） 艾（五两）

煎煮方法：上切，以水一斗，煮取五升，温洗阴中，日三次。

B

八正散(《太平惠民和剂局方》)：车前子 瞿麦 萹蓄（亦名地萹竹） 滑石 山栀子仁 甘草（炙） 木通 大黄（面裹，煨，去面，切，焙）各一斤

煎煮方法：上为散，每服二钱，水一盏，入灯心，煎至七分，去滓，温服，食后，临卧。小儿量力少少与之。

白虎汤(《伤寒论》)：知母（六两） 石膏（一斤，碎） 甘草（二两，炙） 粳米（六合）

白虎加人参汤(《伤寒论》)：知母（六两） 石膏（一斤，碎，绵裹） 甘草（二两，炙） 粳米（六合） 人参（三两）

白虎加桂枝汤(《金匮要略》)：知母（六两） 甘草（二两，炙） 石膏（一斤） 粳米（二合） 桂枝（去皮，三两）

白术散(《外台秘要》)：白术（四分） 川芎（四分） 蜀椒（三分，去汗） 牡蛎（二分）

煎煮方法：杵为散，酒服一钱匕，日三服，夜一服。

白通汤(《伤寒论》)：葱白（四茎） 干姜（一两） 附子（一枚，生，去皮，破八片）

白通汤加猪胆汁汤(《伤寒论》)：葱白（四茎） 干姜（一两） 附子（一枚，生，去皮，破八片） 人尿（五合） 猪胆汁（一合）

煎煮方法：以水三升，煮取一升，去滓，内胆汁、人尿，和令相得，分温再服。

白头翁汤(《伤寒论》)：白头翁（二两） 黄檗（三两） 黄连（三两） 秦皮（三两）

百合地黄汤(《金匮要略》)：百合（七枚，擘） 生地黄汁（一升）

煎煮方法：上以水洗百合，渍一宿，当白沫出，出其水，更以泉水二升，煎取一升，去滓，内地黄汁，煎取一升五合，分温再服。中病，勿更取。大便当如漆。

百合固金汤（《周慎斋遗书》）：熟地　生地　归身（各三钱）　白芍　甘草（各一钱）　桔梗　元参（各八分）　贝母　麦冬　百合（各半钱）

百合鸡子汤（《金匮要略》）：百合（七枚，擘）　鸡子黄（一枚）

煎服方法：上先以水洗百合，渍一宿，当白沫出，去其水，更以泉水二升，煎取一升，去滓，内鸡子黄，搅匀，煎五分，温服。

百合知母汤（《金匮要略》）：百合（七枚，擘）　知母（三两，切）

煎服方法：上先以水洗百合，渍一宿，当白沫出，去其水，更以泉水二升，煎取一升，去滓；别以泉水二升，煎知母，取一升，去滓；后会和，煎取一升五合，分温再服。

百合滑石散（《金匮要略》）：百合（一两，炙）　滑石（三两）

煎煮方法：上为散，饮服方寸匕，日三服。当微利者，止服，热则除。

百合洗方（《金匮要略》）：百合（一升）

煎煮方法：以百合一升，以水一斗，渍之一宿，以洗身，洗已，食煮饼，勿以盐豉也。

柏叶汤（《金匮要略》）：柏叶　干姜（各三两）　艾（三把）

煎煮方法：上三味，以水五升，取马通汁一升，合煮取一升，分温再服。

半夏散及汤（《伤寒论》）：半夏（洗）　桂枝（去皮）　甘草（炙）

煎服方法：上三味，等分，各别捣筛已，合治之，白饮和服方寸匕，日三服。若不能散服者，以水一升，煎七沸，内散两方寸匕，更煮三沸，下火，令小冷，少少咽之。半夏有毒，不当散服。

半夏麻黄丸（《金匮要略》）：半夏　麻黄（等分）

煎服方法：上二味，末之，炼蜜和丸小豆大，饮服三丸，日三服。

半夏干姜散（《金匮要略》）：半夏　干姜（等分）

煎服方法：上二味，杵为散，取方寸匕，浆水一升半，煎取七合，顿服之。

半夏厚朴汤（《金匮要略》）：半夏（一升）　厚朴（三两）　茯苓（四两）　生姜（五两）　干苏叶（二两）

半夏泻心汤（《伤寒论》）：半夏（洗，半升）　黄芩　干姜　人参　甘草（炙）（各三两）　黄连（一两）　大枣（擘，十二枚）

煎服方法：上七味，以水一斗，煮取六升，去滓；再煎取三升，温服一升，日三服。

保和丸（《丹溪心法》）：山楂（六两）　神曲（二两）　半夏　茯苓（各三两）　陈皮　连翘　萝卜子（各一两）

煎煮方法：上为末，炊饼丸如梧子大。每服七八十丸，食远白汤下。

保婴艾叶汤（《普济方》）：陈艾叶（炒，一两）　当归（一两）　干姜（半两）　木香（半两）　厚朴（制，半两）　肉豆蔻（半两）　草果（半两）　良姜（一两）　丁香（一两）　甘草（五分）

煎煮方法：上为末，粟米煎服。

奔豚汤（《金匮要略》）：甘草　川芎　当归（各二两）　半夏（四两）　黄芩（二两）　生葛（五两）　芍药（二两）　生姜（四两）　甘李根白皮（一升）

煎煮方法：上九味，以水二斗，煮取五升，温服一升，日三夜一服。

贝母瓜蒌散（《医学心悟》）：贝母（一钱五分）　瓜蒌（一钱）　花粉　茯苓　橘红　桔梗（各八分）

鳖甲煎丸（《金匮要略》）：鳖甲（十二分，炙）　乌扇（三分，烧）　黄芩（三分）　柴胡（六分）　鼠妇（三分，熬）　干姜（三分）　大黄（三分）　芍药（三分）　桂枝（三分）　葶苈（一分，熬）　石韦（三分，去毛）　厚朴（三分）　牡丹（五分，去心）　瞿麦（二分）　紫葳（三分）　半夏（一分）　人参（一分）　䗪虫（五分，熬）　阿胶（三分，炙）　蜂巢（四分，炙）　赤硝（十二分）　蜣螂（六分，熬）　桃仁（二分）

煎煮方法：上二十三味为末，取煅灶下灰一斗，清酒一斛五斗，浸灰，候酒尽一半，着鳖甲于中，煮令泛烂如胶漆,绞取汁,内诸药,煎为丸,如梧子大,空心服七丸,日三服。

冰柏丸(《医学入门》): 黄柏　薄荷　硼砂(各等分)

补肺汤(《景岳全书》): 人参(七分半)　黄芪(七分半)　北五味(七分半)　紫菀(七分半)　熟地黄(钱半)　桑白皮(钱半)

　　煎煮方法: 水二盅,煎八分,入蜜少许,食远温服。

补水益元汤(《周慎斋遗书》): 熟地(四钱)　生地　麦冬　当归(各二钱)　白芍　甘草(各一钱)　五味(二十粒)　大枣(三枚)

补中益气汤(《内外伤辨惑论》): 黄芪(劳役病热甚者一钱)　甘草(炙,以上各五分)　人参(去芦)　升麻　柴胡　橘皮　当归身(酒洗)　白术(以上各三分)

C

蚕矢汤(《霍乱论》): 晚蚕砂(五钱)　生苡仁　大豆黄卷(各四钱)　陈木瓜(三钱)　川连(姜汁炒,三钱)　制半夏　黄芩(酒炒)　通草(各一钱)　焦栀(一钱五分)　陈吴萸(泡淡,三分)

　　煎服方法: 地浆或阴阳水煎,稍凉徐服。

草果知母汤(《温病条辨》): 草果(一钱五分)　知母(二钱)　半夏(三钱)　厚朴(二钱)　黄芩(一钱五分)　乌梅(一钱五分)　花粉(一钱五分)　姜汁五匙(冲)

柴枳半夏汤(《医学入门》): 柴胡(二钱)　瓜蒌仁　半夏　黄芩　枳壳　桔梗(各一钱)　青皮　杏仁(各八分)　甘草(四分)

柴胡加芒硝汤(《伤寒论》): 柴胡(二两十六铢)　黄芩(一两)　人参(一两)　甘草(炙,一两)　生姜(切,一两)　半夏(二十铢,洗)(本云五枚)　大枣(擘,四枚)　芒硝(二两)

　　煎煮方法: 上八味,以水四升,煮取二升,去滓,内芒硝,更煮微沸,分温再服。不解,更作。

柴胡加龙骨牡蛎汤(《伤寒论》): 柴胡(四两)　龙骨　黄芩　生姜(切)　铅丹　人参　桂枝(去皮)　茯苓(各一两半)　半夏(洗,二合半)　大黄(二两)　牡蛎(熬,一两半)　大枣(擘,六枚)

　　煎煮方法: 上十二味,以水八升,煮取四升,内大黄,切如棋子,更煮一两沸,去滓,温服一升。

柴胡去半夏加栝蒌汤(《金匮要略》): 柴胡(八两)　人参　黄芩　甘草(各三两)　栝蒌根(四两)　生姜(二两)　大枣(十二枚)

　　煎煮方法: 上七味,以水一斗二升,煮取六升,去滓,再煎取三升,温服一升,日二服。

柴胡栀子豉汤(《扶寿精方》): 柴胡(三钱)　半夏(一钱五分)　黄芩(两钱)　人参(八分)　甘草(三分)　栀子(一钱半)　豆豉(一大合)

　　煎煮方法: 上㕮咀,水两盅,加生姜三片,煎一盅服,不拘时候。

柴胡桂枝汤(《伤寒论》): 桂枝(去皮)　黄芩(各一两半)　芍药(一两半)　人参(一两半)　甘草(一两,炙)　半夏(二合半,洗)　大枣(六枚,擘)　生姜(一两半,切)　柴胡(四两)

柴胡桂枝干姜汤(《伤寒论》): 柴胡(半斤)　桂枝(三两,去皮)　干姜(二两)　栝蒌根(四两)　黄芩(三两)　牡蛎(二两)　炙甘草(二两)

　　煎煮方法: 以水一斗二升,煮取六升,去滓,再煎取三升,温服一升,日三服,初服微烦,复服汗出便愈。

柴胡疏肝散(《证治准绳》): 陈皮(醋炒)　柴胡(各二钱)　川芎　枳壳(麸炒)　芍药(各一钱半)　香附(一钱半)　甘草(炙,五分)

赤小豆当归散(《金匮要略》): 赤小豆(三升,浸,令芽出,曝干)　当归(三两)

　　煎煮方法: 上二味,杵为散,浆水服方寸匕,日三服。

赤丸(《金匮要略》): 茯苓(四两)　半夏(四两,洗)　乌头(二两,炮)　细辛(一两)

　　煎煮方法: 上四味,末之,内真朱为色,炼蜜丸如麻子大,先食,酒饮下三丸,日再夜一服,不知,稍增之，以知为度。

川芎茶调散(《太平惠民和剂局方》)：薄荷叶(不见火，八两)　川芎　荆芥(去梗，各四两)　香附子(炒，八两，别本作细辛去芦一两)　防风(去芦，一两半)　白芷　羌活　甘草(燆，各二两)

煎煮方法：上件为细末。每服二钱，食后，茶清调下。常服清头目。

葱白七味饮(《外台秘要》)：葱白(连须，切，一升)　干葛(切，六合)　新豉(一合，绵裹)　生姜(切，二合)　生麦门冬(去心，六合)　干地黄(六合)　劳水(八升，此水以勺扬之一千过)

煎煮方法：上药，用劳水煎之，三分减二，去滓，分温三服，相去行八九里。如觉欲汗，渐渐覆之。忌芜荑。

春泽汤(《证治准绳》)：人参(一钱)　白术(十八铢)　茯苓(十八铢)　泽泻(一两六铢)　猪苓(十八铢，去皮)　桂枝(半两，去皮)

D

大半夏汤(《金匮要略》)：半夏(二升，洗完用)　人参(三两)　白蜜(一升)

煎煮方法：以水一斗二升，和蜜扬之二百四十遍，煮药取二升半，温服一升，余分再服。

大建中汤(《金匮要略》)：蜀椒(去汗，二合)　干姜(四两)　人参(二两)

煎煮方法：上三味，以水四升，煮取二升，去滓，内胶饴一升，微火煎取一升半，分温再服；如一炊顷，可饮粥二升，后更服，当一日食糜，温覆之。

大顺汤(《医学衷中参西录》)：野党参(一两)　当归(一两)　生赭石(二两，轧细)

煎煮方法：用卫足花子炒爆一钱作引，或丈菊花瓣一钱作引皆可，无二物作引亦可。

大陷胸汤(《伤寒论》)：大黄(六两，去皮)　芒硝(一升)　甘遂(一钱匕)

煎煮方法：上三味，以水六升，先煮大黄，取二升，去滓，内芒硝，煮一两沸，内甘遂末，温服一升，得快利，止后服。

大柴胡汤(《伤寒论》)：柴胡(半斤)　黄芩(三两)　芍药(三两)　半夏(半升，洗)　生姜(五两，切)　枳实(四枚，炙)　大枣(十二枚，擘)

煎服方法：上七味，以水一斗二升，煮取六升，去滓，再煎，温服一升，日三服。一方，加大黄二两，若不加，恐不为大柴胡汤。

大陷胸丸(《伤寒论》)：大黄(半斤)　葶苈子(熬，半升)　芒硝(半升)　杏仁(半升，去皮尖，熬黑)

煎煮方法：上四味，捣筛二味，内杏仁、芒硝，合研如脂，和散。取如弹丸一枚，别捣甘遂末一钱匕、白蜜二合、水二升，煮取一升，温顿服之，一宿乃下；如不下，更服，取下为效。禁如药法。

大黄甘草汤(《金匮要略》)：大黄(四两)　甘草(一两)

煎煮方法：上二味，以水三升，煮取一升，分温再服。

大黄甘遂汤(《金匮要略》)：大黄(四两)　甘遂(二两)　阿胶(二两)

煎煮方法：上三味，以水三升，煮取一升，顿服之，其血当下。

大黄䗪虫丸(《金匮要略》)：大黄(十分，蒸)　黄芩(二两)　甘草(三两)　桃仁(一升)　杏仁(一升)　芍药(四两)　干地黄(十两)　干漆(一两)　虻虫(一升)　水蛭(百枚)　蛴螬(一升)　䗪虫(半升)

煎煮方法：上十二味，末之，炼蜜和丸小豆大，酒饮服五丸，日三服。

大黄附子汤(《金匮要略》)：大黄(三两)　附子(三枚，炮)　细辛(二两)

煎煮方法：上三味，以水五升，煮取二升，分温三服。若强人煮取二升半，分温三服，服后如人行四五里，再进一服。

大黄黄连泻心汤(《伤寒论》)：大黄(二两)　黄连(一两)

煎服方法：上二味，以麻沸汤二升渍之，须臾，绞去滓，分温再服。

大黄牡丹汤(《金匮要略》): 大黄(四两) 牡丹(一两) 桃仁(五十个) 瓜子(半升) 芒硝(三合)

　　煎服方法: 上五味,以水六升,煮取一升,去滓,内芒硝,再煎沸,顿服之,有脓当下,如无脓,当下血。

大黄硝石汤(《金匮要略》): 大黄 黄柏 硝石(各四两) 栀子(十五枚)

　　煎煮方法: 上四味,以水六升,煮取二升,去滓,内硝,更煮取一升,顿服。

大承气汤(《伤寒论》): 大黄(酒洗,四两) 厚朴(炙,去皮,半斤) 枳实(炙,五枚) 芒硝(三合)

　　煎服方法: 上四味,以水一斗,先煮二物,取五升,去滓,内大黄,更煮取二升,去滓;内芒硝,更上微火一二沸,分温再服,得下,余勿服。

大补阴丸(《医学正传》): 黄柏(盐酒拌,新瓦上炒褐色) 知母(去毛酒拌湿炒,各四两) 熟地黄(须用怀庆者佳。酒洗焙干用) 龟板(酥炙黄,各六两)

　　煎服方法: 上为细末,猪脊骨髓和炼蜜为丸,如梧桐子大,每服五十丸,空心姜盐汤下。

大定风珠(《温病条辨》): 生白芍(六钱) 阿胶(三钱) 生龟板(四钱) 干地黄(六钱) 麻仁(二钱) 五味子(二钱) 生牡蛎(四钱) 麦冬(连心,六钱) 炙甘草(四钱) 鸡子黄(生,二枚) 鳖甲(生,四钱)

　　煎服方法: 水八杯,煮取三杯,去滓,再入鸡子黄,搅令相得,分三次服。

大乌头煎(《金匮要略》): 乌头(大者五枚,熬,去皮,不㕮咀)

　　煎煮方法: 以水三升,煮取一升,去滓,内蜜二升,煎令水气尽,取二升,强人服七合,弱人服五合。不差,明日更服,不可一日再服。

大犀角汤(《备急千金要方》): 犀角(二两) 旋覆花(二两) 防己(二两) 白术(二两) 桂心(二两) 橘皮(二两) 黄芩(二两) 生姜(二两) 茯苓(二两) 香豉(一升) 大枣(十枚) 紫苏茎叶(一握) 桑白皮(四两) 前胡(四两)

　　煎煮方法: 上十四味,㕮咀,以水九升煮取二升七合,分三服,相去十里久,取下气为度。若得气下,小便利,脚肿即消,能食。若服汤竟不下,气急不定,仍服后犀角麻黄汤。

大硝石丸(《校注妇人良方》): 硝石(三两) 大黄(四两) 人参(一钱) 甘草(八分)

　　煎煮方法: 上为末,苦酒一升,石器中,先入大黄煎膏,入余药,丸梧子大。每服三十丸,米饮下,三日一服,宜下赤物。

大秦艽汤(《素问病机气宜保命集》): 秦艽(三两) 甘草(二两) 川芎(二两) 当归(二两) 白芍药(二两) 细辛(半两) 川羌活 防风 黄芩(各一两) 石膏(二两) 吴白芷(一两) 白术(一两) 生地黄(一两) 熟地黄(一两) 白茯苓(一两) 川独活(二两)

　　煎煮方法: 上十六味,剉,每服一两,水煎去渣,温服无时。如遇天阴,加生姜煎七八片,如心下痞,每两加枳实一钱,同煎。

达原饮(《瘟疫论》): 槟榔(二钱) 厚朴(一钱) 草果仁(五分) 知母(一钱) 芍药(一钱) 黄芩(一钱) 甘草(五分)

　　煎煮方法: 上用水二钟,煎八分,午后温服。

丹栀逍遥散(丸)(《内科摘要》): 逍遥散加丹皮、山栀。

当归四逆汤(《伤寒论》): 当归(三两) 桂枝(三两,去皮) 芍药(三两) 细辛(三两) 甘草(二两,炙) 通草(二两) 大枣(二十五枚,擘)(一法十二枚)

当归四逆加吴茱萸生姜汤(《伤寒论》): 当归(三两) 芍药(三两) 甘草(二两,炙) 通草(二两) 桂枝(三两,去皮) 细辛(三两) 生姜(半斤,切) 吴茱萸(二升) 大枣(二十五枚,擘)

　　煎服方法: 上九味,以水六升,清酒六升和,煮取五升,去滓,温分五分。

当归生姜羊肉汤(《金匮要略》): 当归(三两) 生姜(五两) 羊肉(一斤)

　　煎服方法: 上三味,以水八升,煮取三升,温服七合,日三服。若寒多者加生姜成一斤;痛多而呕者,加橘皮二两、白术一两。加生姜者,亦加水五升,煮取三升二合,服之。

当归芍药散(《金匮要略》)：当归(三两)　芍药(一斤)　茯苓(四两)　白术(四两)　泽泻(半斤)　川芎(半斤，一作三两)

　　煎服方法：上六味，杵为散，取方寸匕，酒和，日三服。

当归散(《金匮要略》)：当归　黄芩　芍药　川芎(各一斤)　白术(半斤)

　　煎服方法：上五味，杵为散，酒饮服方寸匕，日再服。妊娠常服即易产，胎无疾苦。产后百病悉主之。

当归贝母苦参丸(《金匮要略》)：当归　贝母　苦参(各四两)

　　煎服方法：上三味，末之，炼蜜丸如小豆大，饮服三丸，加至十丸。

当归补血汤(《内外伤辨惑论》)：黄芪一两　当归(酒洗，二钱)

当归六黄汤(《兰室秘藏》)：当归　生地黄　熟地黄　黄柏　黄芩　黄连(各等分)　黄芪(加一倍)

　　煎煮方法：上为粗末。每服五钱，水二盏，煎至一盏，食前服。小儿减半服之。

导赤散(《小儿药证直诀》)：生地黄　甘草(生)　木通(各等分)

　　煎煮方法：上同为末，每服三钱，水一盏，入竹叶同煎至五分，食后温服。

地黄饮子(《圣济总录》)：熟地　巴戟(去心)　山茱萸肉　肉苁蓉(酒浸)　附子　石斛　五味　茯苓　石菖蒲　远志(去心)　官桂　麦门冬(去心)

抵当汤(《伤寒论》)：水蛭(三十个，熬)　虻虫(三十个，去翅足，熬)　桃仁(二十个，去皮尖)　大黄(三两，酒洗)

　　煎煮方法：上四味为末，以水五升，煮取三升，去滓，温服一升，不下再服。

抵当丸(《伤寒论》)：水蛭(二十个)　虻虫(二十个，去翅足，熬)　桃仁(二十五个，去皮尖)　大黄(三两)

　　煎煮方法：上四味，杵分为四丸，以水一升，煮一丸，取七合服之，晬时，当下血；若不下者，更服。

涤痰汤(《奇效良方》)：南星(姜制)　半夏(汤洗七次)(各二钱半)　枳实(麸炒，二钱)　茯苓(去皮，二钱)　橘红(一钱半)　石菖蒲　人参(各一钱)　竹茹(七分)　甘草(半钱)

独活寄生汤(《备急千金要方》)：独活(三两)　寄生(二两，《古今录验》用续断)　杜仲(二两)　牛膝(二两)　细辛(二两)　秦艽(二两)　茯苓(二两)　桂心(二两)　防风(二两)　川芎(二两)　干地黄(二两)　人参(二两)　甘草(二两)　当归(二两)　芍药(二两)

E

二陈汤(《太平惠民和剂局方》)：半夏(汤洗七次)　橘红(各五两)　白茯苓(三两)　甘草(炙，一两半)

　　煎煮方法：上为㕮咀。每服四钱，用水一盏，生姜七片，乌梅一个，同煎六分，去滓，热服，不拘时候。

二冬汤(《医学心悟》)：天冬(去心，二钱)　麦冬(去心，三钱)　天花粉(一钱)　黄芩(一钱)　知母(一钱)　甘草(五分)　人参(五分)　荷叶(一钱)

二母散(《证治准绳》)：贝母　知母(各等分)

　　煎服方法：每服五钱，清水二盏，加生姜三片，煎至八分，不拘时温服。

二妙散(《丹溪心法》)：黄柏(炒)　苍术(米泔浸，炒)

　　煎煮方法：上二味为末，沸汤，入姜汤调服。二物皆有雄壮之气，表实气实者，加酒少许佐之。若痰带热者，先以舟车丸，或导水丸、神芎丸下伐，后以趁痛散服之。

二仙汤(《妇产科学》)：仙茅　仙灵脾　当归　巴戟天(各三钱)　黄柏　知母(各一钱半)。

二味消毒散(《外科大成》)：白矾　明雄黄

　　煎煮方法：研为细末。茶清调化，用鹅翎蘸扫患处。

阿胶鸡子黄汤(《重订通俗伤寒论》)：陈阿胶(二钱，烊冲)　生白芍(三钱)　石决明(五钱，杵)　双钩藤(二钱)　大生地(四钱)　清炙草(六分)　生牡蛎(四钱，杵)　络石藤(三钱)　茯神木(四钱)　鸡子黄(二枚，先煎代水)

F

防己汤(《妇人良方》)： 防己(三分)　桑白皮(一两)　紫苏茎叶(一两)　赤茯苓(一两)　木香(一分)

防己地黄汤(《金匮要略》)： 防己(一钱)　桂枝(三钱)　防风(三钱)　甘草(二钱)

　　煎煮方法：上四味，以酒一杯，浸之一宿，绞取汁，生地黄二斤，咬咀，蒸之如斗米饭久，以铜器盛其汁，更绞地黄汁，和分再服。

防己茯苓汤(《金匮要略》)： 防己(三两)　黄芪(三两)　桂枝(三两)　茯苓(六两)　甘草(二两)

　　煎煮方法：上五味，以水六升，煮取二升，分温三服。

防己黄芪汤(《金匮要略》)： 防己(一两)　甘草(半两，炒)　白术(七钱半)　黄芪(一两一分，去芦)

　　煎煮方法：上锉麻豆大，每抄五钱匕，生姜四片，大枣一枚，水盏半，煎八分，去滓温服，良久再服。喘者加麻黄半两；胃中不和者加芍药三分；气上冲者加桂枝三分；下有陈寒者加细辛三分。服后当如虫行皮中，从腰下如冰，后坐被上，又以一被绕腰以下，温令微汗，差。

防己麻黄汤(《圣济总录》)： 防己(一两一分)　麻黄(去节，先煎、掠去沫，焙干)(一两)　厚朴(去粗皮，涂生姜汁，炙5遍)(一两半)　独活(去芦头)(一两)　川芎(三分)　石膏(一两一分)(捣)　秦艽(去苗土)(三分)　牛膝(酒浸，切，焙)(一两一分)　桑寄生(三分)　桂(去粗皮)(一两)　葛根(锉)(三分)　甘草(炙，锉)(三分)

防风通圣散(《素问宣明论方》)： 防风(半两)　麻黄(半两)　荆芥(一分)　薄荷(半两)　连翘(半两)　石膏(一两)　黄芩(一两)　芒硝(半两)　滑石(三两)　栀子(一分)　桔梗(一两)　川芎(半两)　当归(半两)　芍药(半两)　白术(一分)　甘草(一两)

分气紫苏饮(《丹溪心法》)： 五味　桑白皮　茯苓　甘草(炙)　草果　腹皮　陈皮　桔梗(各等分)　紫苏(减半)

　　煎煮方法：每服五钱，水二盅，姜三片，入盐少许煎，空心服。

封髓丹(《御药院方》)： 黄柏(三两)　缩砂仁(一两半)　甘草(二两)

　　煎煮方法：上件捣罗为细末，水煮面糊稀和丸，如桐子大。每服五十丸，用苁蓉半两，切做片子，酒一大盏，浸一宿，次日煎三四沸，滤去滓，送下，空心食前服。

风引汤(《金匮要略》)： 大黄　干姜　龙骨(各四两)　桂枝(三两)　甘草　牡蛎(各二两)　寒水石　滑石　赤石脂　白石脂　紫石英　石膏(各六两)

　　煎煮方法：上十二味，杵，粗筛，以韦囊盛之，取三指撮，井花水三升，煮三沸，温服一升。(治大人风引，少小惊痫瘈疭，日数十发，医所不疗，除热方。巢氏云：脚气宜风引汤。)

茯苓杏仁甘草汤(《金匮要略》)： 茯苓(三两)　杏仁(五十个)　甘草(一两)

　　煎煮方法：上三味，以水一斗，煮取五升，温服一升，日三服(不差，更服)。

茯苓桂枝甘草大枣汤(《金匮要略》)： 茯苓(半斤)　甘草(二两，炙)　大枣(十五枚)　桂枝(四两)

　　煎煮方法：上四味，以甘澜水一斗，先煮茯苓，减二升，内诸药，煮取三升，去滓，温服一升，日三服。

　　取甘澜水法：取水二斗，置大盆内，以勺扬之，水上有珠子五六千颗相逐，取用之。

茯苓甘草汤(《伤寒论》)： 茯苓(二两)　桂枝(二两，去皮)　甘草(一两，炙)　生姜(三两，切)

　　煎煮方法：上四味，以水四升，煮取二升，去滓，分温三服。

茯苓四逆汤(《伤寒论》)： 茯苓(四两)　人参(一两)　甘草(二两，炙)　干姜(一两半)　附子(一枚)

　　煎煮方法：以水五升，煮取三升，去滓，温服七合，日二服。

茯苓泽泻汤(《金匮要略》)： 茯苓(半斤)　泽泻(四两)　甘草(二两)　桂枝(二两)　白术(三两)　生姜(四两)

　　煎煮方法：上六味，以水一斗，煮取三升，内泽泻，再煮取二升半，温服八合，日三服。

附子汤(《伤寒论》)：附子(炮,去皮,破八片,二枚)　茯苓(三两)　人参(二两)　白术(四两)　芍药(三两)

煎煮方法：上五味,以水八升,煮取三升,去滓,温服一升,日三服。

附子粳米汤(《金匮要略》)：附子(炮,一枚)　半夏(半升)　粳米(半升)　甘草(一两)　大枣(十枚)

煎煮方法：上五味,以水八升,煮米熟,汤成,去滓,温服一升,日三服。

附子理中丸(《太平惠民和剂局方》)：附子(炮,去皮,脐)人参(去芦)　干姜(炮)　甘草(炙)　白术(各三两)

煎煮方法：上为细末,用炼蜜和为丸,每两作一十丸,每服一丸,以水一盏化破,煎至七分,稍热服之,空心食前。

附子泻心汤(《伤寒论》)：大黄(二两)　黄连(一两)　黄芩(一两)　附子(一枚,炮,去皮,破,别煮取汁)

煎服方法：上四味,切三味,以麻沸汤二升渍之,须臾,绞去滓,内附子汁,分温再服。

复元活血汤(《医学发明》)：柴胡(半两)　瓜蒌根　当归(各三钱)　红花　甘草(各二钱)　穿山甲(炮,二钱)　大黄(酒浸,一两)　桃仁(酒浸,去皮尖,研如泥,五十个)

煎服方法：上件除桃仁外,锉如麻豆大,每服一两,水一盏半,酒半盏,同煮至七分,去滓,大温服之,食前,以利为度,得利痛减,不尽服。

赴筵散(《严氏济生方》)：黄柏(蜜炙)　细辛(洗去土叶)

煎煮方法：上等分,为细末,每服少许,掺于舌上,有涎吐出,以愈为度。

G

甘草汤(《伤寒论》)：甘草(二两)

煎煮方法：上一味,以水三升,煮取一升半,去滓,温服七合,日二服。

甘草粉蜜汤(《金匮要略》)：甘草(二两)　粉(一两)　蜜(四两)

煎煮方法：上三味,以水三升,先煮甘草,取二升,去滓,内粉、蜜,搅令和,煎如薄粥,温服一升,差即止。

甘草干姜汤(《伤寒论》)：甘草(四两,炙)　干姜(二两)

煎煮方法：以水三升,煮取一升五合,去滓,分温再服。

甘草小麦大枣汤(《金匮要略》)：甘草(三两)　小麦(一升)　大枣(十枚)

煎煮方法：上三味,以水六升,煮取三升,温分三服。亦补脾气。

甘草附子汤(《金匮要略》)：附子(二枚,炮,去皮)　甘草(二两,炙)　白术(二两)　桂枝(四两,去皮)

煎煮方法：以水六升,煮取三升,去滓。

甘草泻心汤(《伤寒论》)：甘草(四两,炙)　黄芩(三两)　半夏(半升,洗)　大枣(十二枚,擘)　黄连(一两)　干姜(三两)

煎服方法：上六味,以水一斗,煮取六升,去滓,再煎取三升,温服一升,日三服。一方有人参,为是。

甘草干姜茯苓白术汤(《金匮要略》)：甘草(二两)　白术(二两)　干姜(四两)　茯苓(四两)

煎煮方法：上四味,以水五升,煮取三升,分温三服,腰中即温。

甘露消毒丹(《医效秘传》)：飞滑石(十五两)　淡芩(十两)　茵陈(十一两)　藿香(四两)　连翘(四两)　石菖蒲(六两)　白蔻(四两)　薄荷(四两)　木通(五两)　射干(四两)　川贝母(五两)

甘遂半夏汤(《金匮要略》)：甘遂(大者三枚)　半夏(十二枚,以水一升,煮取半升,去滓)　芍药(五枚)　甘草(如指大一枚,炙)

煎煮方法：上四味,以水二升,煮取半升,去滓,以蜜半升和药汁,煎取八合,顿服之。

干姜黄芩黄连人参汤(《伤寒论》)：干姜　黄芩　黄连　人参(各三两)

干姜附子汤(《伤寒论》)：干姜(一两)　附子(一枚)

煎煮方法：以水三升，煮取一升，去滓，顿服。

干姜人参半夏丸(《金匮要略》)：干姜(一两)　人参(一两半)　半夏(二两)

煎服方法：上三味，末之，以生姜汁糊为丸，如梧子大，饮服十丸，日三服。

葛根汤(《伤寒论》)：葛根(四两)　麻黄(三两，去节)　桂枝(二两，去皮)　生姜(三两，切)　甘草(二两，炙)　芍药(二两)　大枣(十二枚，擘)

煎服方法：上七味，以水一斗，先煮麻黄、葛根，减二升，去白沫，内诸药，煮取三升，去滓，温服一升，覆取微似汗，余如桂枝法将息及禁忌，诸汤皆仿此。

葛根加半夏汤(《伤寒论》)：葛根(四两)　麻黄(三两，去节)　桂枝(二两，去皮)　生姜(三两，切)　甘草(二两，炙)　芍药(二两)　大枣(十二枚，擘)　半夏(半升，洗)

葛根黄芩黄连汤(《伤寒论》)：葛根(半斤)　甘草(二两，炙)　黄芩(三两)　黄连(三两)

煎服方法：上四味，以水八升，先煮葛根，减二升，内诸药，煮取二升，去滓，分温再服。

葛花解酲汤(《兰室秘藏》)：木香(五分)　人参(去芦)　猪苓(去黑皮)　白茯苓　橘皮(已上各一钱五分)　白术　干生姜　神曲(炒)　泽泻(已上各二钱)　莲花青皮(三钱)　缩砂仁　白豆蔻仁　葛花(已上各五钱)

煎服方法：上为极细末，和匀，每服三钱匕，白汤调下。但得微汗，酒病去矣。此盖不得已而用，岂可恃赖日日饮酒。

葛根解肌汤(《麻科活人全书》)：葛根　前胡　荆芥穗　牛蒡子　连翘(去子)　蝉蜕　木通　赤芍　甘草　灯心(引)　桑白皮(蜜蒸)　贝母(去心，姜汁蒸)

固冲汤(《医学衷中参西录》)：白术(一两，炒)　生黄芪(六钱)　龙骨(八钱，煅捣细)牡蛎(八钱，煅捣细)　萸肉(八钱，去净核)　生杭芍(四钱)　海螵蛸(四钱，捣细)　茜草(三钱)　棕边炭(二钱)　五倍子(五分，轧细药汁送服)

固源汤(《简明医彀》)：条芩(钱半)　臭椿根皮(二钱)　灶心土(一钱)　当归头(一钱)　熟地黄(一钱)　白芍药(一钱)　地榆(一钱)　川芎(一钱)　艾叶(五分)　荆芥(炒，五分)

煎煮方法：加乌梅煎服。

瓜蒂散(《伤寒论》)：瓜蒂(一分，熬黄)　赤小豆(一分)　淡豆豉(一合)

服用方法：各别捣筛，为散已，合治之，取一钱匕，用热汤七合，煮作稀糜，去滓，取汁和散，温顿服之。

桂枝汤(《伤寒论》)：桂枝(三两，去皮)　芍药(三两)　甘草(二两，炙)　生姜(三两，切)　大枣(十二枚，擘)

煎煮方法：上五味，㕮咀三味。以水七升，微火煮取三升，去滓，适寒温，服一升。服已须臾，啜热稀粥一升余，以助药力。温覆令一时许，遍身漐漐，微似有汗者益佳，不可令如水流漓，病必不除。若一服汗出病瘥，停后服，不必尽剂；若不汗，更服，依前法；又不汗，后服小促其间，半日许，令三服尽；若病重者，一日一夜服，周时观之。服一剂尽，病证犹在者，更作服；若汗不出者，乃服至二三剂。禁生冷、黏滑、肉面、五辛、酒酪、臭恶等物。

桂枝二麻黄一汤(《伤寒论》)：桂枝一两十七铢(去皮)　芍药(一两六铢)　麻黄(去节，一两六铢)　生姜(切，一两六铢)　杏仁(去皮尖，十六枚)　甘草(炙，一两二铢)　大枣五枚(擘)

桂枝加桂汤(《伤寒论》)：桂枝(五两，去皮)　芍药(三两)　生姜(三两，切)　甘草(二两，炙)　大枣(十二枚，擘)

煎煮方法：上五味，以水七升，煮取三升，去滓，温服一升。

桂枝加葛根汤(《伤寒论》)：葛根(四两)　桂枝(三两，去皮)　芍药(三两)　生姜(三两，切)　甘草(二两，炙)　大枣(十二枚，擘)

煎服方法：上七味，以水一斗，先煮葛根减二升，去上沫，内诸药，煮取三升，去滓，温服一升。覆取微似汗，不须啜粥，余如桂枝法将息及禁忌。

桂枝加附子汤(《伤寒论》)：附子(一枚)　甘草(三两，炙)　芍药(三两)　桂枝(三两，去皮)　生姜(三两，切)　大枣(十二枚，擘)

煎煮方法：以水七升，煮取三升，去滓，温服一升。

桂枝加芍药生姜各一两人参三两新加汤(《伤寒论》)：桂枝(去皮，三两)　芍药(四两)　甘草(炙，二两)　人参三两　大枣(擘，十二枚)　生姜(四两)

煎煮方法：以水一斗二升，煮取三升，去滓，温服一升。

桂枝加龙骨牡蛎汤(《金匮要略》)：桂枝　芍药　生姜(各三两)　甘草(二两)　大枣(十二枚)　龙骨　牡蛎(各三两)

桂枝加大黄汤(《伤寒论》)：桂枝(三两)　大黄(二两)　芍药(六两)　生姜(切，三两)　甘草(炙，二两)　大枣(擘，十二枚)

桂枝加厚朴杏子汤(《伤寒论》)：桂枝三两(去皮)　甘草二两(炙)　生姜三两(切)　芍药三两　大枣十二枚(擘)　厚朴二两(炙，去皮)　杏仁五十枚(去皮尖)

煎服方法：上七味，以水七升，微火煮取三升，去滓，温服一升，覆取微似汗。

桂枝附子汤去桂加白术汤(《金匮要略》)：白术二两　附子(一枚半)　甘草(一两，炙)　生姜(一两半)　大枣(六枚)

煎煮方法：以水三升，煮取一升，去滓，分温三服。

桂枝去芍药加蜀漆牡蛎龙骨救逆汤(《伤寒论》)：桂枝(三两，去皮)　甘草(二两，炙)　生姜(三两，切)　牡蛎(五两，熬)　龙骨(四两)　大枣(十二枚，擘)　蜀漆(三两，洗去腥)

煎煮方法：为末，以水一斗二升，先煮蜀漆，减二升，内诸药，煮取三升，去滓，温服一升。

桂枝甘草汤(《伤寒论》)：桂枝(四两，去皮)　甘草(二两，炙)

煎煮方法：上二味，以水三升，煮取一升，去滓，顿服。

桂枝甘草龙骨牡蛎汤(《伤寒论》)：甘草(二两，炙)　龙骨(二两)　桂枝(一两，去皮)　牡蛎(二两，切)

煎煮方法：以水七升，煮取二升半，去滓，温服八合，日三服。

桂枝芍药知母汤(《金匮要略》)：桂枝(四两)　芍药(三两)　甘草(二两)　麻黄(二两)　生姜(五两)　白术(五两)　知母(四两)　防风(四两)　附子(二枚，炮)

煎煮方法：上九味，以水七升，煮取二升，温服七合，日三服。

桂苓五味甘草汤(《金匮要略》)：茯苓(四两)　桂枝(四两，去皮)　甘草(三两，炙)　五味子(半升)

煎煮方法：上四味，以水八升，煮取三升，去滓，分三温服。

桂枝人参汤(《伤寒论》)：桂枝(四两，别切)　甘草(四两，炙)　白术(三两)　人参(三两)　干姜(三两)

煎煮方法：以水九升，先煮四味，取五升，内桂，更煮取三升，去滓，温服一升，日再夜一服。

桂枝栀子汤(《伤寒总病论》)：栀子(十二个)　豉(半升)　桂枝(一两)　麻黄(一两)

煎煮方法：上㕮咀。水三升，煎至二升，下豉，取一升半，去滓，温饮一盏。温覆取小汗愈。

桂枝生姜枳实汤(《金匮要略》)：桂枝(三两)　生姜(三两)　枳实(五枚)

煎煮方法：上三味，以水六升，煮取三升，分温三服。

桂枝茯苓丸(《金匮要略》)：桂枝　茯苓　牡丹(去心)　桃仁(去皮尖，熬)　芍药各等分

煎煮方法：上五味末之，炼蜜和丸，如兔屎大，每日食前服一丸。不知，加至三丸。

归脾汤(《正体类要》)：白术　当归　白茯苓　黄芪(炒)　龙眼肉　远志　酸枣仁(炒，各一钱)　木香(五分)　甘草(炙，三分)　人参(一钱)　生姜　大枣

H

侯氏黑散(《金匮要略》): 菊花(四十分) 白术(十分) 细辛(三分) 茯苓(三分) 牡蛎(三分) 桔梗(八分) 防风(十分) 人参(三分) 矾石(三分) 黄芩(五分) 当归(三分) 干姜(三分) 川芎(三分) 桂枝(三分)

煎服方法:上十四味,杵为散,酒服方寸匕,日一服。初服二十日,温酒调服,禁一切鱼肉大蒜,常宜冷食,六十日止,即药积在腹中不下也,热食即下矣,冷食自能助药力。

厚朴三物汤(《金匮要略》): 厚朴(八两) 大黄(四两) 枳实(五枚)

煎煮方法:上三味,以水一斗二升,先煮二味,取五升,内大黄煮取三升,温服一升,以利为度。

厚朴七物汤(《金匮要略》): 厚朴(半斤) 甘草(三两) 大黄(三两) 大枣(十枚) 枳实(五枚) 桂枝(二两) 生姜(五两)

煎煮方法:上七味,以水一斗,煮取四升,温服八合,日三服。呕者,加半夏五合;下利,去大黄;寒多者,加生姜至半斤。

厚朴大黄汤(《金匮要略》): 厚朴(一尺) 大黄(六两) 枳实(四枚)

煎煮方法:上三味,以水五升,煮取二升,分温再服。

厚朴生姜半夏甘草人参汤(《伤寒论》): 厚朴(半斤,去皮,炙) 生姜(半斤,切) 半夏(半升,洗) 人参(一两) 甘草(二两,炙)

厚朴麻黄汤(《金匮要略》): 厚朴(五两) 麻黄(四两) 石膏(如鸡子大) 杏仁(半升) 半夏(半升) 干姜(二两) 细辛(二两) 小麦(一升) 五味子(半升)

煎煮方法:上九味,以水一斗二升,先煮小麦熟,去滓,内诸药,煮取三升,温服一升,日三服。

滑石散(《圣济总录》): 滑石(研,半两) 车前子(半两)

滑石代赭汤(《金匮要略》): 百合(七枚,擘) 滑石(三两,碎,绵裹) 代赭石(如弹丸大一枚,碎,绵裹)

煎煮方法:上先以水洗百合,渍一宿,当白沫出,去其水;更以泉水二升,煎取一升,去滓;别以泉水二升,煎滑石、代赭石,取一升,去滓;后合和重煎,取一升五合,分温服。

滑石白鱼散(《金匮要略》): 滑石(二分) 乱发(二分,烧) 白鱼(二分)

煎煮方法:上三味,杵为散,饮服半钱匕,日三服。

蒿芩清胆汤(《重订通俗伤寒论》): 青蒿脑(半钱至二钱) 淡竹茹(三钱) 仙半夏(一钱半) 赤茯苓(三钱) 青子芩(半钱至三钱) 生枳壳(半钱) 广陈皮(一钱半) 碧玉散(三钱,一包)

黄芩汤(《伤寒论》): 黄芩(三两) 芍药(二两) 甘草(二两,炙) 大枣(十二枚,擘)

黄芩加半夏生姜汤(《伤寒论》): 黄芩(三两) 芍药(二两) 甘草(二两,炙) 大枣(十二枚,擘) 半夏(半升,洗) 生姜(一两半)(一方三两,切)

黄芩滑石汤(《温病条辨》): 黄芩(三钱) 滑石(三钱) 茯苓皮(三钱) 大腹皮(二钱) 白蔻仁(一钱) 通草(一钱) 猪苓(三钱)

煎服方法:水六杯,煮取二杯,渣再煮一杯,分温三服。

黄连汤(《伤寒论》): 甘草(三两,炙) 桂枝(三两) 干姜(三两) 半夏(半升) 大枣(十二枚) 黄连(三两) 人参(二两)

煎煮方法:以水一斗,煮取六升,去滓,温服一升,昼三夜二。

黄连阿胶汤(《伤寒论》): 黄连(四两) 黄芩(二两) 芍药(二两) 鸡子黄(二枚) 阿胶(三两)

煎服方法:上五味,以水六升,先煮三物,取二升,去滓,内胶烊尽,小冷,内鸡子黄,搅令相得,温服七合,日三服。

黄连解毒汤(《肘后备急方》): 黄连(三两) 黄柏 黄芩(各二两) 栀子(十四枚)

黄连苦参汤(《普济方》): 黄连(四两)　苦参(二两)　阿胶(一两)

　　煎煮方法: 为末,以水一斗,煮取二升,去滓,适寒温。每服二合,少少益至半升,每日三次,服汤尽者复合,以愈为度。

黄土汤(《金匮要略》): 甘草　干地黄　白术　附子(炮)　阿胶　黄芩(各三两)　灶中黄土(半斤)

黄龙汤(《温疫论》): 大黄(二钱)　芒硝(一钱)　枳实(一钱)　厚朴(八分)　甘草(八分)　人参(二钱)　当归(三钱)

黄芪桂枝五物汤(《金匮要略》): 黄芪(三两)　芍药(三两)　桂枝(三两)　生姜(六两)　大枣(十二枚)

　　煎煮方法: 上五味,以水六升,煮取二升,温服七合,日三服。(一方有人参)

黄芪建中汤(《金匮要略》): 黄芪(一两半)　芍药(六两)　桂枝(三两)　生姜(三两)　大枣(十二枚)　甘草(三两,炙)　胶饴(一升)

　　煎煮方法: 以水七升,煮取三升,去滓,内胶饴,更上微火消解,温服一升,日三服。

黄芪芍药桂枝苦酒汤(《金匮要略》): 黄芪(五两)　芍药(三两)　桂枝(三两)

　　煎煮方法: 上三味,以苦酒一升,水七升,相和,煮取三升,温服一升,当心烦,服至六七日乃解。若心烦不止者,以苦酒阻故也(一方用美酒醯代苦酒)。

槐角丸(《太平惠民和剂局方》): 槐角(去枝、梗,炒,一斤)　地榆　当归(酒浸一宿,焙)　防风(去芦)　黄芩　枳壳(去瓤,麸炒,各半斤)

服用方法: 上为末,酒糊丸,如梧桐子大。每服三十丸,米饮下,不拘时候。

藿香正气散(《太平惠民和剂局方》): 大腹皮　白芷　紫苏　茯苓(去皮,各一两)　半夏曲　白术　陈皮(去白)　厚朴(去粗皮,姜汁炙)　苦梗(各二两)　藿香(去土,三两)　甘草(炙,二两半)

　　煎煮方法: 为细末。每服二钱,水一盏,姜钱三片,枣一枚,同煎至七分,热服。如欲出汗,衣被盖,再煎并服。

J

己椒苈黄丸(《金匮要略》): 防己　椒目　葶苈(熬)　大黄(各一两)

　　煎服方法: 上四味,末之,蜜丸如梧子大,先食饮服一丸,日三服,稍增,口中有津液。渴者加芒硝半两。

加减木防己汤(《温病条辨》): 防己(六钱)　桂枝(三钱)　石膏(六钱)　杏仁(四钱)　滑石(四钱)　白通草(二钱)　薏仁(三钱)

　　煎服方法: 水八杯,煮取三杯,分温三服。见小效不即退者,加重服,日三夜一。

加减四物汤(《傅青主女科》): 大熟地(一两,九蒸)　白芍(三钱,酒炒)　当归(五钱,酒洗)　川芎(二钱,酒洗)　白术(五钱,土炒)　黑芥穗(三钱)　山萸(三钱,蒸)　续断(一钱)　甘草(一钱)

加味四物汤(《傅青主女科》): 大熟地(一两,九蒸)　白芍(五钱,酒炒)　当归(五钱,酒洗)　川芎(三钱,酒洗)　白术(五钱,土炒)　粉丹皮(三钱)　元胡(一钱,酒炒)　甘草(一钱)　柴胡(一钱)

胶艾汤(又名芎归胶艾汤)(《金匮要略》): 川芎(二两)　阿胶(二两)　甘草(二两)　艾叶(三两)　当归(三两)　芍药(四两)　干地黄(四两)(一方加干姜一两,胡洽治妇人胞动,无干姜)

　　煎服方法: 上七味,以水五升,清酒三升,合煮取三升,去滓,内胶,令消尽,温服一升,日三服。不差,更作。

胶艾榴皮汤(《张氏医通》): 阿胶(二两)　艾叶(二两)　酸石榴皮(二两)

　　煎煮方法: 㕮咀。以水七升,煮取二升,去滓,纳胶令烊,分三服。

健脾丸(《证治准绳》): 白术(炒,二两半)　木香(另研,七钱半)　黄连(酒炒,七钱半)　甘草(七钱半)　白茯苓(去皮,二两)　人参(一两五钱)　神曲(炒,一两)　陈皮(一两)　砂仁(一两)　麦芽(炒,一两)　山楂(取肉,一两)　山药(一两)　肉豆蔻(面裹煨热,纸包槌去油,一两)

煎煮方法：上为细末，蒸饼为丸，如绿豆大，每服五十丸，空心服，一日两次，陈米汤下。

桔梗汤(《金匮要略》)：桔梗(一两)　甘草(二两)

　煎煮方法：上二味，以水三升，煮取一升，分温再服，则吐脓血也。

桔梗白散(《金匮要略》)：桔梗　贝母(各三分)　巴豆(一分，去皮熬，研如脂)

　煎服方法：上三味，为散，强人饮服半钱匕，羸者减之。病在膈上者吐脓血；膈下者泻出；若下多不
　止，饮冷水一杯则定。

金水六君煎(《景岳全书》)：当归(二钱)　半夏(二钱)　茯苓(二钱)　熟地(三五钱)　陈皮(一钱半)
　炙甘草(一钱)

　煎煮方法：水二盅，生姜三五七片，煎七八分，食远温服。

金液戊土丹(《外科正宗》)：人中黄(法在末卷)　乌梅肉　茯神　胡黄连　五味子(各一两)　石菖蒲
　辰砂　雄黄　远志　硝石(各三钱)　牛黄　冰片(各一钱)　金箔(二十张，为衣)

　煎煮方法：各为净末，配准前数，共入乳钵内再研小转，于端午、七夕，或二至、二分吉辰，在净室中先
　将乌梅、地黄二膏捣极烂，和药渐加炼蜜少许，徐徐添捣，软硬得中，每药一两，分作十丸，金箔为衣。
　每服一丸，用人乳、童便共一大杯化药，随病上下，食前后服之。此药最解膏粱、金石药毒，杀三尸，
　除劳热，极有奇功。又治烦颠，主安神志、辟瘴、辟瘟及诸邪魅，谵语妄情，失心丧志者俱效。……此
　药用蜡封固收藏，不泄药味，愈久愈效。

荆防败毒散(《摄生众妙方》)：荆芥　防风　羌活　独活　川芎　柴胡　前胡　桔梗　枳壳　茯苓(各
　一钱五分)　甘草(五分)

九痛丸(《金匮要略》)：附子(三两，炮)　生狼牙(一两，炙香)　巴豆一两(去皮心，熬，研如脂)　人参
　干姜　吴茱萸(各一两)

　煎煮方法：末之，炼蜜丸如桐子大，酒下，强人初服三丸，日三服，弱者二丸。

举元煎(《景岳全书》)：人参　黄芪(炙)(各三、五钱)　炙甘草(一二钱)　升麻(五、七分，炒用)　白术
　(炒，一二钱)

橘皮汤(《金匮要略》)：橘皮(四两)　生姜(半斤)

　煎煮方法：上二味，以水七升，煮取三升，温服一升，下咽即愈。

橘皮竹茹汤(《金匮要略》)：橘皮(二升)　竹茹(二升)　大枣(三十枚)　生姜(半斤)　甘草(五两)　人
　参(一两)

　煎煮方法：上六味，以水一斗，煮取三升，温服一升，日三服。

橘枳姜汤(《金匮要略》)：橘皮(一斤)　枳实(三两)　生姜(半斤)

　煎煮方法：上三味，以水五升，煮取二升，分温再服。

卷柏阿胶散(《传家秘宝》)：棕皮半斤(烧灰存性，一两)　卷柏(一两)　人参(去芦头，一两)　阿胶(炒，
　一两)　艾叶(一两)　子芩(一两)　地榆(一两)　生干地黄(一两)　伏龙肝(一两)　柴胡(去苗，一
　两)　甘草(炙，一两)

　煎煮方法：为细散。每服二钱，糯米饮煎服。

K

控涎丹(《三因极一病证方论》)：甘遂(去心)　大戟(去皮)　白芥子(真者)各等分

　煎煮方法：上为细末，煮糊为丸，如梧桐子大，晒干。

苦酒汤(《伤寒论》)：半夏(十四枚，洗，破如枣核)　鸡子(一枚，去黄，内上苦酒，着鸡子壳中)

　煎服方法：上二味，内半夏著苦酒中，以鸡子壳置刀环中，安火上，令三沸，去滓。少少含咽之。不
　差，更作三剂。

苦参汤(《金匮要略》)**:** 苦参(一升)

　　煎煮方法：以水一斗，煎取七升，去滓，熏洗，日三服。

苦参地黄丸(《外科大成》)**:** 苦参(切片，酒浸湿，蒸晒九次为度，炒黄，为末)　地黄(酒浸一宿，蒸热，捣烂)

　　煎煮方法：加蜂蜜和苦参、地黄为丸，如梧桐子大。白滚汤或酒送下，一日二至三次。效后必多服脏连丸二三料除根。

栝蒌牡蛎散(《金匮要略》)**:** 栝蒌根　牡蛎(熬)等分

　　煎煮方法：上为细末，饮服方寸匕，日三服。

栝蒌瞿麦丸(《金匮要略》)**:** 栝蒌根(二两)　茯苓(三两)　薯蓣(三两)　附子(一枚，炮)　瞿麦(一两)

　　煎煮方法：上五味，末之，炼蜜丸梧子大，饮服三丸，日三服，不知，增至七八丸，以小便利，腹中温为知。

栝蒌桂枝汤(《金匮要略》)**:** 栝蒌根(二两)　桂枝(三两)　芍药(三两)　甘草(二两)　生姜(三两)　大枣(十二枚)

　　煎煮方法：上六味，以水九升，煮取三升，分温三服，取微汗。汗不出，食顷，啜热粥发之。

栝蒌薤白白酒汤(《金匮要略》)**:** 栝蒌实(一枚，捣)　薤白(半升)　白酒(七升)

　　煎煮方法：上三味，同煮，取二升，分温再服。

栝蒌薤白半夏汤(《金匮要略》)**:** 栝蒌实(一枚，捣)　薤白(三两)　半夏(半斤)　白酒(七升)

　　煎煮方法：上四味，同煮，取四升，温服一升，日三服。

宽中丸(《王氏集验方》)**:** 苍术(去粗皮，米泔浸三日，炒干，二两)　乌药(去粗皮，二两)　香附子(火燎去毛，二两)　三棱(醋煮，切，焙干，一两)　广莪(煨，一两)　青皮(去瓤，一两)　陈皮(去白，一两)　干姜(炮，一两)　良姜(炒，一两)　小茴香(炒，一两)　神曲(炒，一两)　麦芽(一两)

　　煎煮方法：上为细末，醋煮面糊为丸，如梧桐子大。每服五十丸，空心生姜汤送下。

L

理中丸(《伤寒论》)**:** 人参(三两)　干姜(三两)　甘草(三两，炙)　白术(三两)

　　煎煮方法：捣筛，蜜和为丸，如鸡子黄许大，以沸汤数合，和一丸，研碎，温服之，日三四，夜二服。

疗本滋肾丸(《兰室秘藏》)**:** 黄柏(酒炒)　知母(酒炒，以上各等分)

　　煎煮方法：上为细末，滴水为丸，如梧桐子大，每服一百丸至一百五十丸，空心盐白汤下。

两地汤(《傅青主女科》)**:** 生地黄(一两，酒炒)　玄参(一两)　白芍(五钱)　麦冬(五钱)　地骨皮(三钱)　阿胶(三钱)

苓桂术甘汤(《金匮要略》)**:** 茯苓(四两)　桂枝(三两)　白术(三两)　甘草(二两)

　　煎煮方法：上四味，以水六升，煮取三升，分温三服，小便则利。

苓甘五味姜辛汤(《金匮要略》)**:** 茯苓(四两)　甘草(三两)　五味(半升)　干姜(三两)　细辛(三两)

　　煎煮方法：上五味，以水八升，煮取三升，去滓，温服半升，日三。

苓甘五味姜辛夏汤(《金匮要略》)**:** 茯苓(四两)　甘草(二两)　干姜(二两)　细辛(二两)　五味子(半升)　半夏(半升)

　　煎煮方法：上六味，以水八升，煮取三升，去滓，温服半升，日三服。

苓甘五味加姜辛半夏杏仁汤方(《金匮要略》)**:** 茯苓(四两)　甘草(三两)　干姜(三两)　细辛(三两)　五味子(半升)　半夏(半升)　杏仁(半升，去皮尖)

　　煎煮方法：上七味，以水一斗，煮取三升，去滓，温服半开，日三服。

苓甘五味加姜辛半杏大黄汤(《金匮要略》)**:** 茯苓(四两)　甘草(三两)　干姜(三两)　细辛(三两)　五味子(半升)　半夏(半升)　杏仁(半升，去皮尖)　大黄(三两)

煎煮方法:上八味,以水一斗,煮取三升,去滓,温服半升,日三服。

羚角钩藤汤(《通俗伤寒论》):羚角片(一钱半,先煎) 双钩藤(三钱,后入) 霜桑叶(二钱) 滁菊花(三钱) 鲜生地(五钱) 生白芍(三钱) 川贝母(四钱,去心) 茯神木(三钱) 生甘草(八分) 淡竹茹(五钱)

煎煮方法:淡竹茹鲜刮,与羚羊角先煎代水。

六君子汤(《医学正传》):陈皮(一钱) 半夏(一钱五分) 人参(一钱) 茯苓(一钱) 白术(一钱五分) 甘草(一钱)

煎煮方法:上细切,作一服,加大枣二枚,生姜三片,新汲水煎服。

六味地黄丸(《小儿药证直诀》):熟地黄(炒,八钱) 山萸肉 干山药(各四钱) 泽泻 牡丹皮 茯苓(去皮,各三钱)

六一散(《黄帝素问宣明方论》):滑石(六两) 甘草(一两)

来复汤(《医学衷中参西录》):萸肉(去净核二两) 生龙骨(捣细一两) 生牡蛎(捣细一两) 生杭芍(六钱) 野台参(四钱) 甘草(蜜炙二钱)

龙胆泻肝汤(《医方集解》):龙胆草(酒炒) 黄芩(炒) 栀子(酒炒) 泽泻 木通 车前子 当归(酒洗) 生地黄(酒炒) 柴胡 甘草(生用)

M

麻黄汤(《伤寒论》):麻黄(三两,去节) 桂枝(二两) 杏仁(七十个,去皮尖) 炙甘草(一两)

煎煮方法:以水九升,先煮麻黄,减二升,去上沫,内诸药,煮取二升半,去滓,温服八合,复取微似汗,不须啜粥,余如桂枝法将息。

麻黄连翘(轺)赤小豆汤(《伤寒论》):麻黄(二两,去节) 连翘根(二两) 杏仁(四十个,去皮尖) 赤小豆(一升) 大枣(十二枚,擘) 生梓白皮(一升,切) 生姜(二两,切) 炙甘草(二两)

煎煮方法:上八味,以潦水一斗,先煮麻黄再沸,去上沫,内诸药,煮取三升,去滓,分温三服,半日服尽。

麻黄细辛附子汤(《伤寒论》):麻黄(二两,去节) 细辛(二两) 附子(一枚,炮,去皮,破八片)

煎煮方法:上三味,以水一斗,先煮麻黄,减二升,去上沫,内诸药,煮取三升,去滓,温服一升,日三服。

麻黄升麻汤(《伤寒论》):麻黄(二两半,去节) 升麻(一两一分) 当归(一两一分) 知母(十八铢) 黄芩(十八铢) 萎蕤(十八铢) 芍药(六铢) 天门冬(六铢,去心) 桂枝(六铢,去皮) 茯苓(六铢) 甘草(六铢,炙) 石膏(六铢,碎,绵裹) 白术(六铢) 干姜(六铢)

煎煮方法:上十四味,以水一斗,先煮麻黄一两沸,去上沫,内诸药,煮取三升,去滓,分温三服,相去如炊三斗米顷,令尽,汗出愈。

麻黄加术汤(《金匮要略》):麻黄(二两,去节) 桂枝(二两,去皮) 甘草(一两,炙) 杏仁(七十个,去皮尖) 白术(四两)

煎煮方法:上五味,以水九升,先煮麻黄,减二升,去上沫,内诸药煮取二升半,去滓,温取八合,复取微似汗。

麻黄杏仁甘草石膏汤(《伤寒论》):麻黄(四两,去节) 杏仁(五十个,去皮尖) 炙甘草(二两) 石膏(半斤,碎,绵裹)

煎煮方法:以水七升,先煮麻黄,减二升,去上沫,内诸药,煮取二升,去滓,温服一升。

麻黄杏仁薏苡甘草汤(《金匮要略》):麻黄(去节,半两,汤泡) 甘草(一两,炙) 薏苡仁(半两) 杏仁(十个,去皮尖,炒)

煎煮方法:上锉麻豆大,每服四钱匕,水盏半,煮八分,去痒,温服,有微汗,避风。

麻黄附子汤(《金匮要略》):麻黄(三两) 甘草(二两) 附子(一枚,炮)

煎服方法：上三味，以水七升，先煮麻黄，去上沫，内诸药，煮取二升半，温服八分，日三服。

麻黄桂枝各半汤（《伤寒论》）：桂枝（一两十六铢，去皮）　芍药　生姜（切）　甘草（炙）　麻黄（去节）（各一两）　大枣（四枚，擘）　杏仁（二十四枚，汤浸，去皮尖及两仁者）

麻黄引气汤（《备急千金要方》）：麻黄（五分）　杏仁（五分）　生姜（五分）　半夏（五分）　紫苏（四分）　白前（三分）　细辛（三分）　桂心（三分）　橘皮（二分）　石膏（八两）　竹叶（一升，切）

麻子仁丸（《伤寒论》）：麻子仁（二升）　芍药（半斤）　枳实（半斤，炙）　大黄（一斤，去皮）　厚朴（一尺，炙，去皮）　杏仁（一升，去皮尖，熬，别作脂）

麦味地黄丸（《疡科心得集》补遗）：麦冬　生地　茯苓　五味子　郁金　白芍　乌药　丹皮　泽泻　萸肉　山药　归身

麦门冬汤（《金匮要略》）：麦门冬（七升）　半夏（一升）　人参（三两）　甘草（二两）　粳米（三合）　大枣（十二枚）

煎煮方法：上六味，以水一斗二升，煮取六升，温服一升，日三夜一服。

牡蛎汤（《金匮要略》）：牡蛎四两（熬）　麻黄四两（去节）　甘草二两　蜀漆三两

煎煮方法：上四味，以水八升，先煮蜀漆、麻黄，去上沫，得六升内诸药，煮取三升，温服一升，若吐，则勿更服。

牡蛎散（《太平惠民和剂局方》）：黄芪（去苗、土）　麻黄根（洗）　牡蛎（米泔浸，刷去土，火烧通赤，各一两）

煎煮方法：上为粗散，每服三钱，水一盏半，小麦百余粒，同煎至八分，去滓，热服，日二服，不拘时候。

牡蛎泽泻散（《伤寒论》）：牡蛎（熬）　泽泻　栝蒌根　蜀漆（洗，去腥）　葶苈（熬）　商陆根（熬）　海藻（洗去咸）（以上各等分）

煎煮方法：异捣，下筛为散，更入臼中治之，白饮和服方寸匕。小便利，止后服，日三服。

木防己汤（《金匮要略》）：木防己（三两）　石膏（十二枚，鸡子大）　桂枝（二两）　人参（四两）

煎煮方法：上四味，以水六升，煮取二升，分温再服。

木防己去石膏加茯苓芒硝汤（《金匮要略》）：木防己（二两）　桂枝（二两）　人参（四两）　芒硝（三合）　茯苓（四两）

煎煮方法：上五味，以水六升，煮取二升，去滓，内芒硝，再微煎，分温再服，微利则愈。

N

牛膝汤（《备急千金要方》）：牛膝（一两）　瞿麦（一两）　当归（一两半）　通草（一两半）　滑石（二两）　冬葵子（半升）

P

排脓散（《金匮要略》）：枳实（十六枚）　芍药（六分）　桔梗（二分）

煎服方法：上三味，杵为散，取鸡子黄一枚，以药散与鸡黄相等，揉和令相得，饮和服之，日一服。

排脓汤（《金匮要略》）：甘草（二两）　桔梗（三两）　生姜（一两）　大枣（十枚）

煎服方法：上四味，以水三升，煮取一升，温服五合，日再服。

平胃散（《简要济众方》）：苍术（去黑皮，捣为粗末，炒黄色，四两）　厚朴（去粗皮，涂生姜汁，炙令香熟，三两）　陈橘皮（洗令净，焙干，二两）　甘草（炙黄，一两）

煎煮方法：上为散。每服二钱，水一中盏，加生姜二片，大枣二枚，同煎至六分，去滓，食前温服

普济消毒饮（《东垣试效方》）：黄芩　黄连（各半两）　人参（三钱）　橘红（去白）　玄参　生甘草（各二钱）　连翘　黍黏子　板蓝根　马勃（各一钱）　白僵蚕（炒，七分）　升麻（七分）　柴胡（二钱）　桔梗（二钱）

蒲灰散(《金匮要略》)：蒲灰(七分) 滑石(三分)

煎煮方法：上二味，杵为散，饮服方寸匕，日三服。

Q

七味白术散(白术散)(《小儿药证直诀》)：人参(二钱五分) 白茯苓(五钱) 白术(五钱，炒) 藿香叶(五钱) 木香(二钱) 甘草(一钱) 葛根(五钱)

煎煮方法：为粗末，每服三钱，水煎。

茜根黄连汤(《普济方》)：茜根 黄连 地榆 栀子 薤白 香豉 犀角各等分

羌活胜湿汤(《脾胃论》)：羌活 独活(各一钱) 防风 藁本 炙甘草(各五分) 川芎(二分) 蔓荆子(三分)

青蒿鳖甲汤(《温病条辨》)：青蒿(二钱) 鳖甲(五钱) 细生地(四钱) 知母(二钱) 丹皮(三钱)

煎煮方法：水五杯，煮取二杯，日再服。

清金化痰汤(《杂病广要》)：黄芩 山栀子 知母 桑白皮 栝蒌仁 贝母 麦门冬 橘红 茯苓 桔梗 甘草

清气化痰丸(《医方考》)：陈皮(去白) 杏仁(去皮尖) 枳实(麸炒) 黄芩(酒炒) 瓜蒌仁(去油) 茯苓(各一两) 胆南星 制半夏(各一两半)

清营汤(《温病条辨》)：犀角(三钱) 生地(五钱) 元参(三钱) 竹叶心(一钱) 麦冬(三钱) 丹参(二钱) 黄连(一钱五分) 银花(三钱) 连翘(连心用，二钱)

清宫汤(《温病条辨》)：元参心(三钱) 莲子心(五分) 竹叶卷心(二钱) 连翘心(二钱) 犀角尖(磨冲，二钱) 连心麦冬(三钱)

清胃散(《脾胃论》)：真生地黄(三分) 当归身(三分) 牡丹皮(半钱) 黄连(拣净，六分，如黄连不好，更加二分；如夏月倍之。大抵黄连临时，增减无定) 升麻(一钱)

清瘟败毒饮(《疫疹一得》)：生石膏(大剂六两至八两，中剂二两至四两，小剂八钱至一两二钱) 小生地(大剂六钱至一两，中剂三钱至五钱，小剂二钱至四钱) 乌犀角(大剂六钱至八钱，中剂三钱至四钱，小剂二钱至四钱) 真川连(大剂六钱至四钱，中剂二钱至四钱，小剂一钱至一钱半) 生栀子 桔梗 黄芩 知母 赤芍 玄参 连翘 竹叶 甘草 丹皮

服法：疫证初起，恶寒发热，头痛如劈，烦躁谵妄，身热肢冷，舌刺唇焦，上呕下泄，六脉沉细而数，即用大剂；沉而数者，用中剂；浮大而数者，用小剂。如斑一出，即用大青叶，量加升麻四、五分引毒外透。

清燥救肺汤(《医门法律》)：桑叶(经霜者得金气而柔润不凋，取之为君，去枝梗净叶，三钱) 石膏(煅禀清肃之气极清肺热，二钱五分) 甘草(和胃生金，一钱) 人参(生胃之津养肺之气，七分) 胡麻仁(炒研，一钱)真阿胶(八分) 麦门冬(去心，一钱二分) 杏仁(泡去皮尖炒黄，七分) 枇杷叶(一片，刷去毛，蜜涂炙黄)

R

人参汤(《金匮要略》)：干姜 人参 白术 甘草(各三两)

煎煮方法：上四味，以水八升，煮取三升，温服一升，日三服。

人参败毒散(《太平惠民和剂局方》)：柴胡(去苗) 甘草(爁) 桔梗 人参(去芦) 川芎 茯苓(去皮) 枳壳(去瓤，麸炒) 前胡(去苗，洗) 羌活(去苗) 独活(去苗)

煎煮方法：各三十两，为粗末，每服二钱，水一盏，入生姜、薄荷各少许，同煎七分，去滓，不拘时候，寒多则热服，热多则温服。

人参蛤蚧散(《博济方》)：人参(二两) 真蛤蚧(一对，全者，河水浸五日，每换水洗，炙黄) 杏仁(去皮

尖） 甘草（各五两） 茯苓 知母（炒） 桑白皮（蜜炙） 贝母（各二两）

健脾丸（人参健脾丸）（《证治准绳》）：白术（白者，二两半，炒） 木香（另研） 黄连（酒炒） 甘草（各七钱半） 白茯苓（去皮，二两） 人参（一两五钱） 神曲（炒） 陈皮 砂仁 麦芽（炒，取面） 山药 肉豆蔻（面裹煨熟，纸包捶去油。以上各一两）

煎煮方法：上为细末，蒸饼为丸，如绿豆大。每服五十丸，空心、下午各一次，陈米汤下。

润肠丸（《脾胃论》）：大黄（去皮） 当归梢 羌活 桃仁（汤浸，去皮、尖） 麻子仁

S

三甲复脉汤（《温病条辨》）：炙甘草 干地黄 白芍（各六钱） 麦冬（五钱） 阿胶（三钱） 麻仁（三钱） 牡蛎（五钱） 鳖甲（八钱） 龟板（一两）

三妙丸（《医学正传》）：黄柏（切片，酒拌略炒，四两） 苍术（米泔浸一二宿，细切，焙干，六两） 川牛膝（去芦，二两）

服用方法：上药研为细末，面糊为丸，如梧桐子大。每服五七十丸，空腹时用姜、盐汤送下。

三物备急丸（《金匮要略》）：大黄（一两） 干姜（一两） 巴豆（一两，去皮心，熬，外研如脂）

煎煮方法：上药各须精新，先捣大黄、干姜为末，研巴豆内中，合治一千杵，用为散，蜜和丸亦佳，密器中贮之，莫令歇。

三物黄芩汤（《金匮要略》）：黄芩（一两） 苦参（二两） 干地黄（四两）

煎煮方法：上三味，以水八升，煮取二升，温服一升，多吐下虫。

沙参麦冬汤（《温病条辨》）：沙参（三钱） 玉竹（二钱） 生甘草（一钱） 桑叶（一钱五分） 麦冬（三钱） 生扁豆（一钱五分） 天花粉（一钱五分）

桑菊饮（《温病条辨》）：杏仁（二钱） 连翘（一钱五分） 薄荷（八分） 桑叶（二钱五分） 菊花（一钱） 苦梗（二钱） 甘草（八分） 苇根（二钱）

桑白皮散（《政和本草》）：鲜桑根白皮

煎煮方法：上药用米泔浸三宿，刮去黄皮，锉细，入糯米焙干为末。米饮调下。

桑白皮汤（《景岳全书》）：桑白皮（八分） 半夏（八分） 苏子（八分） 杏仁（八分） 贝母（八分） 山栀（八分） 黄芩（八分） 黄连（八分）

煎煮方法：水二盅，姜三片，煎八分，温服。

芍药柏皮丸（《兰室秘藏》）：芍药 黄柏（以上各一两） 当归 黄连（以上各五钱）

煎煮方法：上为末，饭为丸，如鸡头大，每服五七十丸，食前米饮汤下，忌油腻、酒、湿面等物。

芍药甘草汤（《伤寒论》）：芍药（四两） 甘草（炙，四两）

芍药栀豉汤（《云岐子保命集论类要》）：芍药 当归 栀子（各五分） 香豉（半合）

蛇床子散（《金匮要略》）：蛇床子仁

煎煮方法：上一味，末之，以白粉少许，和令相得，如枣大，绵裹内之，自然温。

射干麻黄汤（《金匮要略》）：射干（十三枚） 麻黄（四两） 生姜（四两） 细辛 紫菀 款冬花（各三两） 五味子（半斤） 大枣（七枚） 半夏（大者八枚）（洗）（一法半升）

煎煮方法：以水一斗二升，先煎麻黄二沸，去上沫，纳诸药，煮取三升，分温三服。

肾气丸（《金匮要略》）：干地黄（八两） 薯蓣（四两） 山茱萸（四两） 泽泻（三两） 茯苓（三两） 牡丹皮（三两） 桂枝（一两） 附子（炮，一两）

煎煮方法：上八味末之，炼蜜和丸，梧子大，酒下十五丸，加至二十五丸，日再服。

参苓白术散（《太平惠民和剂局方》）：莲子肉（去皮） 薏苡仁 缩砂仁 桔梗（炒令深黄色，各一斤） 白扁豆（姜汁浸，去皮，微炒，一斤半） 白茯苓 人参（去芦） 甘草（炒） 白术 山药（各二斤）

参附汤(《正体类要》)：人参(四钱)　附子(三钱)

煎煮方法：水煎服，阳气脱陷者，倍服。

参苏饮(《太平惠民和剂局方》)：人参　紫苏叶　干葛(洗)　半夏(汤洗七次，姜汁制炒)　前胡(去苗)　茯苓(去皮，各三分)　枳壳(去瓤，麸炒)　桔梗(去芦)　木香　陈皮(去白)　甘草(炙，各半两)

煎煮方法：上㕮咀，每服四钱，水一盏半，姜七片，枣一个，煎六分，去滓，微热服。不拘时候。

身痛逐瘀汤(《医林改错》)：秦艽(一钱)　川芎(二钱)　桃仁　红花(各三钱)　甘草(二钱)　羌活(一钱)　没药(二钱)　当归(三钱)　五灵脂(二钱)　香附(一钱)　牛膝(三钱)　地龙(二钱)　若微热，加苍术、黄柏；若虚弱，量加黄芪一二两

神验乌头丸(《圣济总录》)：乌头(五两)　五灵脂(五两)　麝香(一分)

煎煮方法：先以上两味为细末，入麝香同研令细匀，滴水为丸，如杏核大。每服一丸，先用生姜自然汁研化，次以暖酒调下。

神效栝蒌散(《寿世保元》)：栝蒌　当归(酒洗)　甘草　乳香　没药

煎煮方法：上五味，以水八升，煮酸枣仁，得六升，内诸药，煮取三升，分温三服。

升麻鳖甲汤(《金匮要略》)：升麻(二两)　当归(一两)　蜀椒(炒去汗，一两)　甘草(二两)　鳖甲(手指大一片，炙)　雄黄(半两，研)

煎煮方法：上六味，以水四升煮取一升，顿服之，老小再服，取汗。

升麻鳖甲汤去蜀椒雄黄(《金匮要略》)：升麻(二两)　当归(一两)　甘草(二两)　鳖甲(手指大一片，炙)

升麻葛根汤(《太平惠民和剂局方》)：升麻　白芍药　甘草(炙，各十两)　葛根(十五两)

升陷汤(《医学衷中参西录》)：生箭芪(六钱)　知母(三钱)　柴胡(一钱五分)　桔梗(一钱五分)　升麻(一钱)

升阳益胃汤(《内外伤辨惑论》)：黄芪(二两)　人参　半夏　炙甘草(各一两)　独活　羌活　防风　白芍(各五钱)　陈皮(四钱)　白术　茯苓　柴胡　泽泻(各三钱)　黄连(一钱)　生姜(五片)　大枣(二枚)

升阳除湿防风汤(《脾胃论》)：苍术(四两)　防风(二钱)　白术　茯苓　白芍(各一钱)

煎煮方法：上㕮咀，除苍术另作片子，水一碗半，煮至二大盏，纳诸药同煎至一大盏，去滓，空心食前稍热服。

四妙丸(《成方便读》)：黄柏　苍术　牛膝　薏苡仁(各八两)

四神丸(《证治准绳》)：肉豆蔻　补骨脂　五味子　吴茱萸　大枣　生姜

四生丸(《妇人大全良方》)：生荷叶　生艾叶　生地黄　生柏叶(各等分)

煎煮方法：共研，丸如鸡子大。每服一丸。

四物汤(《仙授理伤续断秘方》)：白芍　当归　熟地黄　川芎(各等分)

四君子汤(《太平惠民和剂局方》)：人参(去芦)　茯苓(去皮)　白术　甘草(炙，各等分)

煎煮方法：上为细末，每服二钱，水一盏，煎至七分，通口服，不拘时候。

四苓散(《丹溪心法》)：猪苓(一两半)　泽泻(二两半)　白术(一两半)　茯苓(一两半)

煎煮方法：水煎服。

四逆散(《金匮要略》)：甘草(炙)　枳实(破，水渍，炙干)　柴胡　芍药

煎煮方法：上四味，各十分，捣筛，白饮和服方寸匕，日三服。

四逆汤(《伤寒论》)：甘草(二两，炙)　干姜(一两半)　附子(一枚)

煎煮方法：以水八升，煮取一升二合，去滓，分温再服。

四逆加人参汤(《伤寒论》)：甘草(二两，炙)　干姜(一两半)　附子(一枚)　人参(一两)

煎煮方法：以水三升，煮取一升二合，去滓，分温再服。

四时加减柴胡饮子汤(《金匮要略》):冬三月:加柴胡八分　白术八分　陈皮五分　大腹槟榔四枚(并皮子用)　生姜五分　桔梗七分;春三月:加枳实　减白术,共六味;夏三月:加生姜三分　枳实五分　甘草三分,共八味;秋三月:加陈皮三分,共六味。

煎煮方法:上各㕮咀,分为三贴,一贴以水三升,煮取二升,分温三服;如人行四五里进一服。如四体壅,添甘草少许,每贴分作三小贴,每小贴以水一升,煮取七合,温服,再合滓为一服。重煮都成四服。

十灰散(《十药神书》):大蓟　小蓟　柏叶　荷叶　茅根　茜根　大黄　山栀　丹皮　棕榈皮(各等分)

煎服方法:各烧灰,存性,研细,用纸包碗,盖地上一夕,出火毒,用时将白藕捣汁,或萝卜汁,磨京墨半碗,调服五钱,食后下,如病势轻用此立止,如血出成升斗者,用花蕊石散止之。

十神汤(《太平惠民和剂局方》):川芎　甘草(炙)　麻黄(去根、节)　升麻(各四两)　干葛(十四两)　赤芍药　白芷　陈皮(去瓤)　紫苏(去粗梗)　香附子(杵去毛)(各四两)　生姜(五片)

十枣汤(《伤寒论》):芫花　大戟　甘遂　大枣

煎煮方法:上三味等分,各别捣为散。以水一升半,先煮大枣肥者十枚,取八合,去滓,内药末,强人服一钱匕,羸人服半钱,温服之,平旦服。若下少病不除者,明日更服,加半钱,得快下利后,糜粥自养。

生脉散(《医学启源》):麦门冬　五味子(各三钱)　人参(五钱)

生脉补精汤(《医宗金鉴》):人参　麦门冬　五味子　熟地　当归　鹿茸

生化汤(《傅青主女科》):当归(八钱)　川芎(三钱)　桃仁(十四粒,去皮尖,研)　黑姜(五分)　炙草(五分)

煎煮方法:用黄酒,童便各半,煎服。

生姜半夏汤(《金匮要略》):半夏(半升)　生姜汁(一升)

煎煮方法:上二味,以水三升,煮半夏,取二升,内生姜汁,煮取一升半,小冷,分四服,日三夜一服。止,停后服。

生姜泻心汤(《伤寒论》):生姜(四两,切)　甘草(三两,炙)　人参(三两)　干姜(一两)　黄芩(三两)　半夏(半升,洗)　黄连(一两)　大枣(十二枚,擘)

煎服方法:上八味,以水一斗,煮六升,去滓,再煎,取三升,温服一升,日三服。

生姜甘草汤(《金匮要略》):生姜(五两)　人参(三两)　甘草(四两)　大枣(十五枚)

煎煮方法:上四味,以水七升,煮取三升,分温三服。

苏子降气汤(《太平惠民和剂局方》):紫苏子　半夏(汤洗七次,各二两半)　川当归(去芦,两半)　甘草(爁,二两)　前胡(去芦)　厚朴(去粗皮,姜汁拌炒,各一两)　肉桂(去皮,一两半)(一本有陈皮去白,一两半)

煎煮方法:上为细末。每服二大钱,水一盏半,入生姜二片,枣子一个,紫苏五叶,同煎至八分,去滓热服,不拘时候。

酸枣仁汤(《金匮要略》):酸枣仁(二升)　甘草(一两)　知母(二两)　茯苓(二两)　川芎(二两)

煎煮方法:上五味,以水八升,煮酸枣仁,得六升,内诸药,煮取三升,分温三服

薯蓣丸(《金匮要略》):薯蓣(三十分)　当归　桂枝　曲　干地黄　豆黄卷(各十分)　甘草(二十八分)　人参(七分)　川芎　芍药　白术　麦门冬　杏仁(各六分)　柴胡　桔梗　茯苓(各五分)　阿胶(七分)　干姜(三分)　白敛(二分)　防风(六分)　大枣(百枚)(为膏)

煎煮方法:末之,炼蜜和丸,如弹子大,空腹酒服一丸,一百丸为剂。

蜀漆散(《金匮要略》):蜀漆(烧去腥)　云母(烧二日夜)　龙骨(等分)

煎煮方法:上三味,作为散,未发前以浆水服半钱。温疟加蜀漆半分,临发时服一钱匕。(一方云母作云实)附《外台秘要》方。

缩泉丸(《校注妇人良方》):天台乌药　益智仁(各等分)

煎煮方法：山药炒黄研末，打糊为丸，如梧桐子大，曝干。

T

塌痒汤（《外科正宗》）：苦参　威灵仙　蛇床子　当归尾　狼毒（各五钱）　鹤虱草（一两）

煎煮方法：用河水十碗煎数滚，滤清贮盆内；趁热先熏，待温后洗，临洗和入公猪胆汁二三枚同洗更妙。

桃核承气汤（《伤寒论》）：桃仁（五十个，去皮尖）　大黄（四两）　桂枝（二两，去皮）　甘草（二两，炙）芒硝（二两）

煎煮方法：上五味，以水七升，煮取二升半，去滓，内芒硝，更上火微沸。下火，先食温服五合，日三服，当微利。

桃红四物汤（《医宗金鉴》）：当归　熟地　川芎　白芍　桃仁　红花

桃花汤（《金匮要略》）：赤石脂（一斤，一半锉，一半筛末）　干姜（一两）　粳米（一升）

煎煮方法：上三味，以水七升，煮米令熟，去滓，温服七合，内赤石脂末方寸匕，日三服，若一服愈，余勿服。

天王补心丹（《校注妇人良方》）：生地黄（四两，酒洗）　人参（五钱，去芦）　丹参（五钱，微炒）　玄参（五钱，微炒）　白茯苓（五钱，去皮）　远志（五钱，去心，炒）　桔梗（五钱）　五味子（一两）　当归身（一两，酒洗）　天门冬（一两，去心）　麦门冬（一两，去心）　柏子仁（一两）　炒酸枣仁（一两）

煎煮方法：上药为末，炼蜜丸如梧子大，朱砂三五钱为衣，临卧竹叶煎汤下三钱，或龙眼肉煎汤。

天麻钩藤饮（《中医内科杂病证治新义》）：天麻（9g）　钩藤（12g）　决明子（18g）　川牛膝（12g）　栀子（9g）　黄芩（9g）　杜仲（9g）　桑寄生（9g）　夜交藤（9g）　茯神（9g）　益母草（9g）

调胃承气汤（《伤寒论》）：甘草（二两，炙）　芒硝（半斤）　大黄（四两，清酒洗）

煎服方法：上三味，切，以水三升，煮二物至一升，去滓，内芒硝，更上微火一二沸，温顿服之，以调胃气。

葶苈大枣泻肺汤（《金匮要略》）：葶苈（熬令黄色，捣丸如弹子大）　大枣（十二枚）

煎煮方法：上先以水三升，煮枣取二升，去枣，内葶苈，煮取一升，顿服。

通关散（《万病回春》）：牙皂（去皮、弦，一两）　生半夏　藜芦（各五钱）　细辛　苦参（各二钱）

煎煮方法：上为末，每用少许，吹入鼻内，候有嚏可治，无嚏不可治。

通脉四逆汤（《伤寒论》）：甘草（二两，炙）　干姜（三两，强人可四两）　附子（大者一枚，生用，去皮，破八片）

煎煮方法：以水三升，煮取一升二合，去滓，分温再服。

通脉四逆加猪胆汤（《伤寒论》）：甘草（二两，炙）　干姜（三两，强人可四两）　附子（大者一枚，生用，去皮，破八片）　猪胆汁（半合）

煎煮方法：以水三升，煮取一升二合，去滓，内猪胆汁，分温再服。

痛泻要方（《丹溪心法》）：白术（三两）　炒白芍（二两）　陈皮（一两五钱）　防风（一两）

透脓散（《外科正宗》）：黄芪（四钱）　穿山甲（炒，一钱）　川芎（三钱）　当归（二钱）　皂角刺（一钱五分）

煎煮方法：水二盅，煎一半，随病前后，临服入酒一杯亦可。

托里消毒饮（《外科正宗》）：人参（一钱）　川芎（一钱）　白芍（一钱）　黄芪（一钱）　当归（一钱）　白术（一钱）　茯苓（一钱）　金银花（一钱）　白芷（五分）　甘草（五分）　皂角刺（五分）　桔梗（五分）

煎煮方法：水二盅，煎至八分，食远服。

W

完带汤（《傅青主女科》）：白术（一两，炒）　山药（一两，炒）　人参（二钱）　苍术（三钱）　白芍（五钱，

酒炒） 柴胡（六分） 陈皮（五分） 车前子（三钱,酒炒） 黑荆芥（五分） 甘草（三钱）

王不留行散（《金匮要略》）：王不留行（十分,八月八日采） 蒴藋细叶（十分,七月七日采） 桑东南根白皮十分（三月三日采） 甘草（十八分） 川椒三分（除目及闭口者,汗） 黄芩（二分） 干姜（二分） 芍药（二分） 厚朴（二分）

煎煮方法：上九味,桑根皮以上三味烧灰存性,勿令灰过,各别杵筛,合治之为散,服方寸匕。小疮即粉之,大疮但服之,产后亦可服。如风寒,桑东根勿取之。三物皆阴干百日。

王氏连朴饮（《霍乱论》）：厚朴（二钱） 川黄连（姜汁炒） 石菖蒲 半夏（各一钱） 淡豆豉 焦栀子（各三钱） 芦根（二两）

文蛤汤（《金匮要略》）：文蛤（五两） 麻黄（三两） 甘草（三两） 生姜（三两） 石膏（五两） 杏仁（五十枚） 大枣（十二枚）

煎煮方法：上七味,以水六升,煮取二升,温服一升,汗出即愈。

温胆汤（《三因极一病证方论》）：半夏（二两,汤洗七次） 竹茹（二两） 麸炒枳实（二两） 陈皮（三两） 茯苓（一两半） 炙甘草（一两） 生姜（五片） 大枣（一枚）

温经汤（《金匮要略》）：吴茱萸（三两） 当归（二两） 川芎（二两） 芍药（二两） 人参（二两） 桂枝（二两） 阿胶（二两） 生姜（二两） 牡丹皮（二两,去心） 甘草（二两） 半夏（半升） 麦门冬（一升,去心）

五苓散（《伤寒论》）：猪苓（十八铢,去皮） 泽泻（一两六铢） 茯苓（十八铢） 桂枝（半两,去皮） 白术（十八铢）

煎煮方法：上五味,捣为散,以白饮和,服方寸匕,日三服,多饮暖水,汗出愈。如法将息。

五皮散（《华氏中藏经》）：生姜皮 桑白皮 陈橘皮 大腹皮 茯苓皮（各等分）

五汁饮（《温病条辨》）：梨汁 荸荠汁 鲜苇根汁 麦冬汁 藕汁（或用甘蔗浆）

服法：临时斟酌多少,和匀凉服。不甚喜凉者,重汤炖温服。

五叶芦根汤（《重订广温热论》）：藿香叶（一钱） 鲜荷叶（一钱） 枇杷叶（一两） 佩兰叶（一钱） 薄荷叶（一钱） 芦根（一两） 冬瓜仁（二两）

胃苓汤（《丹溪心法》）：五苓散（茯苓 猪苓 泽泻 白术 桂枝） 平胃散（苍术 厚朴 陈皮 甘草）

服法：上合和姜枣煎,空心服。

苇茎汤（《外台秘要》）：苇茎（二升） 薏苡仁（半升） 桃仁（五十枚） 瓜瓣（半升）

煎煮方法：上四味,以水一斗,先煮苇茎得五升,去滓,内诸药,煮取二升,服一升,再服,当吐如脓。

无比山药丸（五比薯蓣丸）（《备急千金要方》）：山药（二两） 肉苁蓉（四两） 五味子（六两） 菟丝子（三两） 杜仲（三两） 牛膝（一两） 泽泻（一两） 干地黄（一两） 山茱萸（一两） 茯神（一两） 巴戟天（一两） 赤石脂（一两）

煎煮方法：上药为末,炼蜜为丸。

乌梅丸（《伤寒论》）：乌梅（三百枚） 细辛（六两） 干姜（十两） 黄连（十六两） 附子（六两,炮,去皮） 当归（四两） 黄蘗（六两） 桂枝（六两,去皮） 人参（六两） 蜀椒（四两,出汗）

煎煮方法：上十味,异捣筛,合治之。以苦酒渍乌梅一宿,去核,蒸之五斗米下,饭熟捣成泥,和药令相得,内臼中,与蜜杵二千下,丸如梧桐子大,先食、饮服十丸,日三服。稍加至二十丸,禁生冷、滑物、臭食等。

乌头汤（《金匮要略》）：麻黄（三两） 山药（三两） 黄芪（三两） 甘草（三两,炙） 川乌（五枚,㕮咀,以蜜二升,煎取一升,即出乌头）

煎煮方法：上五味,㕮咀四味,以水三升,煮取一升,去滓,内蜜煎中,更煎之,服七合。不知,尽服之。

乌头桂枝汤（《金匮要略》）：乌头 甘草（二两,炙） 芍药（三两） 桂枝（三两,去皮） 生姜（三两,切） 大枣（十二枚）

煎煮方法：桂枝汤五味，剉，以水七升，微火煮取三升，去滓。乌头以蜜二升，煮减半，去滓，以桂枝汤五合，解之。

乌头赤石脂丸(《金匮要略》)： 蜀椒(一两) 乌头(一分，炮) 附子(半两，炮) 干姜(一两) 赤石脂(一两)(一法二分)

煎煮方法：末之，蜜丸如桐子大，先食服一丸，日三服，不知，稍加服。

乌连汤(《三因极一病证方论》)： 黄连(去须) 乌头(炮，去皮尖，各等分)

煎煮方法：上为锉散，每服两钱，水一盏半，煎七分，去滓，空心服。

吴茱萸汤(《伤寒论》)： 吴茱萸(一升，洗) 人参(三两) 生姜(六两，切) 大枣(十二枚，擘)

《外台》茯苓饮(《外台秘要》)： 茯苓(三两) 人参(二两) 白术(三两) 枳实(二两，炙) 橘皮(二两半) 生姜(四两)

X

犀角地黄汤(《外台秘要》)： 犀角(一两) 生地黄(半斤) 芍药(三分) 牡丹皮(一两)

泻白散(《小儿药证直诀》)： 地骨皮(洗去土，焙，一两) 桑白皮(细锉炒黄，一两) 甘草(炙，一钱)

煎煮方法：上锉散，入粳米一撮，水二小盏，煎七分，食前服。

泻心汤(《金匮要略》)： 大黄(二两) 黄芩(一两) 黄连(一两)

煎煮方法：以水三升，煮取一升，顿服之。

香豉汤(《外台秘要》)： 香豉(一升，熬，绵裹) 葱须(切，四两) 石膏(八两，碎，裹) 栀子仁(三两，擘) 生姜(八两) 大青(二两) 升麻(三两) 芒硝(三两)

煎煮方法：上八味，切，以水六升，煮七味，取二升五合，去滓，然后下芒硝，分三服。

香苏葱豉汤(《重订通俗伤寒论》)： 制香附(钱半至二钱) 新会皮(钱半至二钱) 鲜葱白(二枚至三枚) 紫苏(钱半至三钱) 清炙草(六分至八分) 淡香豉(三钱至四钱)

香苏散(《太平惠民和剂局方》)： 香附子(炒香，去毛) 紫苏叶(各四两) 甘草(炙，一两) 陈皮(二两，不去白)

煎煮方法：为粗末。每服三钱，水一盏，煎七分，去滓，热服，不拘时候，日三服。若作细末，只服二钱，入盐点服。

香连丸(《政和本草》引《李绛兵部手集方》)： 青木香(四两八钱八分) 宣连(各等分)

煎煮方法：上药，同捣筛，白蜜丸，如梧桐子大。

香砂枳术丸(《景岳全书》)： 木香(五钱) 砂仁(五钱) 枳实(一两，麸炒) 白术(二两，米泔浸炒)

煎煮方法：上为末，荷叶裹烧饭为丸，如梧桐子大。每服五十丸，白术汤送下。

香砂六君子汤(《古今名医方论》)： 陈皮(八分) 半夏(一钱) 人参(一钱) 茯苓(二钱) 白术(二钱) 甘草(七分) 砂仁(八分) 木香(七分)

煎煮方法：上加生姜二钱，水煎服。

消瘰丸(《医学心悟》)： 元参(蒸) 牡蛎(煅，醋研) 贝母(去心，蒸)(各四两)

煎服方法：共为末，炼蜜为丸，如梧桐子大。每服三钱，开水下，日二服。

小半夏汤(《金匮要略》)： 半夏(一升) 生姜(半斤)

小半夏加茯苓汤(《金匮要略》)： 半夏(一升) 生姜(半斤) 茯苓(三两，一法四两)

小柴胡汤(《伤寒论》)： 柴胡(半斤) 黄芩(三两) 人参(三两) 甘草(三两，炙) 半夏(半升，洗) 生姜(三两，切) 大枣(十二枚，擘)

煎服方法：上七味，以水一斗二升，煮取六升，去滓，再煎取三升，温服一升，日三服。

小承气汤(《伤寒论》)： 大黄(四两，酒洗) 厚朴(二两，炙，去皮) 枳实(三枚，大者，炙)

小定风珠(《温病条辨》): 鸡子黄(生用,一枚) 真阿胶(二钱) 生龟板(六钱) 童便(一杯) 淡菜(三钱)

煎服方法:水五杯,先煮龟板、淡菜得二杯,去滓,入阿胶,上火烊化,内鸡子黄,搅令相得,再冲童便,顿服之。

小儿疳虫蚀齿方(《金匮要略》): 雄黄 葶苈

煎煮方法:末之,取腊月猪脂,以槐枝绵裹头四五枚,占药烙之。

小建中汤(《伤寒论》): 桂枝(三两,去皮) 甘草(二两,炙) 大枣(十二枚,擘) 芍药(六两) 生姜(三两,切) 胶饴(一升)

煎煮方法:上六味,以水七升,煮取三升,去滓,内胶饴,更上微火消解,温服一升,日三服。

小蓟饮子(《严氏济生方》): 生地黄(洗,四两) 小蓟根(半两) 滑石(半两) 通草(半两) 蒲黄(炒,半两) 淡竹叶(半两) 藕节(半两) 当归(去芦,酒浸) 山栀子仁(半两) 甘草(炙,半两)

小青龙汤(《伤寒论》): 麻黄(三两,去节) 芍药(三两) 干姜(三两) 甘草(三两,炙) 桂枝(三两,去皮) 细辛(三两) 五味子(半升) 半夏(半升,洗)

小青龙加石膏汤(《金匮要略》): 麻黄(三两) 芍药(三两) 细辛(三两) 干姜(三两) 甘草(三两) 桂枝(三两) 半夏(半升) 五味子(半升) 石膏(二两)

煎煮方法:上九味,以水一斗,先煮麻黄,去上洗,内诸药,煮取三升。强人服一升,羸者减之,日三服,小儿服四合。

小陷胸汤(《伤寒论》): 半夏(半升) 栝蒌实(大者一枚) 黄连(一两)

煎煮方法:以水六升,先煮栝蒌,取三升,去滓,内诸药,煮取二升,去滓,分温三服。

消风散(《外科正宗》): 当归 生地 防风 蝉蜕 知母 苦参 胡麻 荆芥 苍术 牛蒡子 石膏(各一钱) 甘草 木通(各五分)

煎煮方法:水二盅,煎八分,食远服。

逍遥散(《太平惠民和剂局方》): 甘草(微炙赤,半两) 当归(去苗,锉,微炒)茯苓(去皮,白者) 芍药(白) 白术 柴胡(去苗,各一两)

硝石大丸(《备急千金翼方》): 硝石(十二两,熬之令干) 蜀椒(一升二合,去目、闭口,汗) 水蛭(一百枚,熬) 虻虫(二两半,去翅足,熬) 大黄(一斤) 茯苓(六两) 柴胡(八两,去苗) 芎劳(五两) 蛴螬(三十枚,熬)

煎煮方法:捣筛为末,炼蜜和,更捣万杵,丸如梧子大。空腹以饮服五丸,日三服。五日进十丸。此皆不下。自此以后任意加之。十日可数十丸。与羊臛自补。若利当盆下之,勿于圊,尤慎风冷。

硝石矾石散(《金匮要略》): 硝石 矾石(烧)等分

煎煮方法:为散,以大麦粥汁和服方寸匕,日三服。病随大小便去,小便正黄,大便正黑,是候也。

硝石散(《景岳全书》): 硝石 人中白(等分) 冰片(少许)

煎煮方法:为末,用一字,吹入鼻中。

硝石散(《颅囟经》): 硝石 大黄 绿豆(各等分)

煎煮方法:为末,每用时随肿大小,取著莶根研汁调涂肿上。如有恶物,即看有点子,以膏贴之,四面以散子爁之。若无著莶根,即用鸡子白或车前根叶亦得。

仙方活命饮(《校注妇人良方》): 白芷 贝母 防风 赤芍药 当归尾 甘草节 皂角刺(炒) 穿山甲(炙) 天花粉 乳香 没药(各一钱) 金银花 陈皮(各三钱)

煎服方法:上用酒一碗,煎五七沸服。

芎归汤(《外科正宗》): 川芎 三钱 当归(酒拌,五钱)

芎归补中汤(《校注妇人良方》): 艾叶 阿胶(炒) 川芎 五味子(杵,炒) 黄芪(炙) 当归 白术(炒) 芍药(炒) 人参 杜仲(炒) 甘草(炙)

芎芷石膏汤(《医宗金鉴》): 川芎　白芷　石膏　藁本　羌活　菊花

雄黄解毒丹(《丹溪心法》): 雄黄(一两)　巴豆(去油,十四个)　郁金(一钱)

　　煎煮方法: 为末,醋糊丸如绿豆大。热茶清下七丸,吐出顽涎即苏,大效。如口噤,以物斡开灌之,下咽无有不活者。

雄黄熏方(《金匮要略》): 雄黄

　　煎煮方法: 为末,筒瓦二枚合之。

杏仁汤(《备急千金翼方》): 杏仁(去皮尖、双仁)　桃仁(去皮尖、双仁)　虻虫(去翅、足,熬)　水蛭(熬,各三十枚)　大黄(三两)

　　煎煮方法: 上五味,㕮咀,以水六升,煮取二升五合,分为三服。一服其病当随大、小便有所下,若下多者,止勿服;若少者,则尽二服。

杏苏散(《温病条辨》): 苏叶　半夏　茯苓　前胡　苦桔梗　枳壳　甘草　生姜　大枣(去核)　橘皮　杏仁

醒消丸(《外科全生集》): 乳香末　没药末　麝香　雄黄

　　煎煮方法: 共研和匀,取黄米饭捣烂,入末再捣,为丸如萝卜子大,晒干,忌烘。每服,热陈酒送服,醉盖取汗。酒醒痈消痛息。

宣痹汤(《温病条辨》): 防己(五钱)　杏仁(五钱)　滑石(五钱)　连翘(三钱)　山栀(三钱)　薏苡(五钱)　半夏(醋炒,三钱)　晚蚕砂(三钱)　赤小豆皮(三钱,赤小豆乃五谷中之赤小豆,味酸肉赤,凉水浸取皮用。非药肆中之赤小豆,药肆中之赤豆乃广中野豆,赤皮蒂黑肉黄,不入药者也)

　　煎服方法: 水八杯,煮取三杯,分温三服。痛甚加片子姜黄二钱,海桐皮三钱。

下瘀血汤(《金匮要略》): 大黄(二两)　桃仁(二十枚)　䗪虫(二十枚,熬,去足)

　　煎煮方法: 上三味,末之,炼蜜和为四丸,以酒一升,煎一丸,取八合,顿服之,新血下如豚肝。

续断丸(《万病回春》): 续断(二两)　破故纸(酒炒)　牛膝(去芦,酒洗)　木瓜(酒洗)　杜仲(去粗皮,酒洗)　草薢(酒浸)(各一两)

服法: 上为细末,炼蜜为丸,如梧桐子大。空心,无灰酒送下五六十丸。

旋覆花汤(《金匮要略》): 旋覆花(三两)　葱(十四茎)　新绛(少许)

旋覆代赭汤(《伤寒论》): 旋覆花(三两)　人参(二两)　生姜(五两)　代赭(一两)　甘草(三两,炙)　半夏(半升,洗)　大枣(十二枚,擘)

　　煎煮方法: 上七味,以水一斗,煮取六升,去滓,再煎取三升,温服一升,日三服。

宣解汤(《医学衷中参西录》): 滑石(一两)　甘草(二钱)　连翘(三钱)　蝉蜕(三钱,去足土)　生杭芍(四钱)

血府逐瘀汤(《医林改错》): 桃仁(四钱)　红花(三钱)　赤芍(二钱)　川芎(一钱半)　牛膝(三钱)　当归(三钱)　生地黄(三钱)　桔梗(一钱半)　柴胡(一钱)　枳壳(二钱)　甘草(二钱)

Y

养阴清肺汤(《重楼玉钥》): 大生地(二钱)　麦冬(一钱二分)　生甘草(五分)　元参(钱半)　贝母(八分,去心)　丹皮(八分)　薄荷(五分)　炒白芍(八分)

一贯煎(《续名医类案》): 生地黄　当归　枸杞　北沙参　麦冬　川楝子

一味苦参丸(《景岳全书》): 苦参(不拘多少,为末)

　　煎煮方法: 用水糊丸,桐子大。每服二三钱,温酒下。

一味薯蓣饮(《医学衷中参西录》): 山药(四两,切片)

　　煎煮方法: 煮汁两大碗,以之当茶,徐徐温饮之。

易黄汤(《傅青主女科》)：山药(一两)　芡实(一两)　黄柏(二钱)　车前子(一钱)　白果(十枚)

煎煮方法：水煎服。

益胃汤(《温病条辨》)：生地黄(五钱)　麦冬(五钱)　沙参(三钱)　玉竹(一钱五分)　冰糖(一钱)

煎煮方法：水五杯，煮取二杯，分二次服，渣再煮一杯服。

银翘散(《温病条辨》)：连翘(一两)　银花(一两)　苦桔梗(六钱)　薄荷(六钱)　竹叶(四钱)　生甘草(五钱)　芥穗(四钱)　淡豆豉(五钱)　牛蒡子(六钱)

煎煮方法：上杵为散，每服六钱，鲜苇根汤煎，香气大出，即取服，勿过煎。

茵陈蒿汤(《伤寒论》)：茵陈蒿(六两)　栀子(十四枚，擘)　大黄(二两，去皮)

煎煮方法：上三味，以水一斗二升，先煮茵陈，减六升，内二味，煮取三升，去滓，分二服。小便当利，尿如皂荚汁状，色正赤，一宿腹减，黄从小便去也。

茵陈五苓散(《金匮要略》)：茵陈蒿末(十分)　五苓散(五分)

薏苡附子败酱散(《金匮要略》)：薏苡仁(十分)　附子(二分)　败酱草(五分)

薏苡附子散(《金匮要略》)：薏苡仁(十五两)　大附子(十枚，炮)

薏苡仁汤(《明医指掌》)：当归(一两)　芍药(炒，一两)　薏苡仁(一两)　麻黄(一两)　肉桂(一两)　甘草(炙，一两)　苍术(米泔浸，炒，四两)　生姜(三片)

玉真散(《外科正宗》)：白附子　天南星　羌活　防风　白芷　天麻(各等分)

服法：上为细末，每服二钱，热酒一盅调服，更敷伤处。若牙关紧闭，腰背反张者，每次服三钱，用热童便调服。

玉液汤(《医学衷中参西录》)：生山药(一两)　生黄芪(五钱)　知母(六钱)　生鸡内金(二钱，捣细)　葛根(钱半)　五味子(三钱)　天花粉(三钱)

玉女煎(《景岳全书》)：石膏(三至五钱)　熟地(三至五钱或一两)　知母(一钱半)　麦冬(二钱)　牛膝(一钱半)

煎煮方法：上药用水一盅半，煎七分，温服或冷服。

玉屏风散(《医方类聚》)：黄芪(二两，蜜炙)　白术(二两)　防风(一两)

煎煮方法：上㕮咀，每服三钱，水一盏半，加大枣一枚，煎至七分，去滓，食后热服。

越鞠丸(《丹溪心法》)：苍术　香附　抚芎　神曲　栀子(各等分)

越婢加半夏汤(《金匮要略》)：麻黄(六两)　石膏(半斤)　生姜(三两)　大枣(十二枚)　甘草(二两)　半夏(半升)

煎服方法：上六味，以水六升，先煮麻黄去上沫，内诸药，煮取三升，去渣，分温三服。

Z

皂荚丸(《金匮要略》)：皂荚(八两，刮去皮，用酥炙)

煎煮方法：上一味，末之，蜜丸如梧子大，以枣膏和汤取三丸，日三夜一服。

皂角苦参丸(《医宗金鉴》)：苦参(一斤)　荆芥(十二两)　白芷　大风子肉　防风(各六两)　大皂角　川芎　当归　何首乌(生)　大胡麻　枸杞子　牛蒡子(炒)　威灵仙　全蝎　白附子　蒺藜(炒，去刺)　独活　川牛膝(各五两)　草乌(汤炮，去皮)　苍术(米泔水浸，炒)　连翘(去心)　天麻　蔓荆子　羌活　青风藤　甘草　杜仲(酥炙)(各三两)　白花蛇(切片，酥油炙黄)　缩砂仁(炒)(各二两)　人参(一两)

煎煮方法：研细末，醋打老米糊为丸，如梧桐子大。每服30～40丸，饭前、后用温酒送下。

泽漆汤(《金匮要略》)：半夏(半升)　紫参(五两)(一作紫菀)　泽漆(三斤，以东流水五斗，煮取一斗五升)　生姜(五两)　白前(五两)　甘草　黄芩　人参　桂枝(各三两)

煎煮方法:咬咀,内泽漆汁中煮取五升,温服五合,至夜尽。

泽泻汤(《金匮要略》): 泽泻(五两) 白术(二两)

煎煮方法:以水二升,煮取一升,分温再服。

真武汤(《伤寒论》): 茯苓 芍药 生姜(切)(各三两) 白术(二两) 附子(一枚,炮,去皮,破八片)

镇肝熄风汤(《医学衷中参西录》): 怀牛膝 代赭石(各一两) 龙骨 牡蛎 龟板 白芍 玄参 天门冬(各五钱) 川楝子 茵陈 生麦芽(各二钱) 甘草(一钱半)

正气天香散(《医学纲目》): 乌药 香附末 陈皮 苏叶 干姜

煎煮方法:为细末,水调服。

增液汤(《温病条辨》): 细生地(八钱) 玄参(一两) 麦冬(八钱)

煎煮方法:水八杯,煮取三杯,口干则与饮令尽,不便,再作服。

增液承气汤(《温病条辨》): 细生地(八钱) 玄参(一两) 麦冬(八钱) 大黄(三钱) 芒硝(一钱五分)

枳术汤(《金匮要略》): 枳实(七枚) 白术(二两)

煎煮方法:以水五升,煮取散升,分温三服,腹中软,即当散也。

枳实薤白桂枝汤(《金匮要略》): 枳实(四枚) 厚朴(四两) 薤白(半斤) 桂枝(一两) 栝蒌实(一枚,捣)

煎煮方法:上五味,以水五升,先煮枳实、厚朴,取二升,去滓,内诸药,煮数沸,分温三服。

枳实栀子豉汤(《伤寒论》): 枳实(三枚,炙) 栀子(十四枚,擘) 豉(一升,绵裹)

煎煮方法:上三味,以清浆水七升,空煮取四升,内枳实、栀子,煮取二升,下豉,更煮五六沸,去滓,温分再服,复令微似汗。若有宿食者,内大黄如博棋子大五六枚。

枳实芍药散(《金匮要略》): 枳实(烧令黑,勿太过) 芍药(等分)

煎煮方法:上二味,杵为散,服方寸匕,日三服,并主痈脓,以麦粥下之。

炙甘草汤(《伤寒论》): 甘草(四两,炙) 生姜(三两) 人参(二两) 生地黄(一斤) 桂枝(三两,去皮) 阿胶(二两) 麦门冬(半升,去心) 麻仁(半升) 大枣(三十枚,擘)

煎煮方法:以清酒七升,水八升,先煮八味,取三升,去滓,内胶烊消尽,温服一升,日三服。

栀子柏皮汤(《伤寒论》): 肥栀子(十五个,擘) 甘草(一两,炙) 黄柏(二两)

栀子豉汤(《伤寒论》): 栀子(十四个,擘) 香豉(四合,绵裹)

煎煮方法:上二味,以水四升,先煮栀子,得二升半,内豉,煮取一升半,去滓,分为二服,温进一服,得吐者,止后服。

栀子甘草豉汤(《伤寒论》): 栀子(十四个,擘) 甘草(二两,炙) 香豉(四合,绵裹)

煎煮方法:上三味,以水四升,先煮栀子、甘草,取二升半,内豉,煮取一升半,去滓,分为二服,温进一服,得吐者,止后服。

栀子生姜豉汤(《伤寒论》): 栀子(十四个,擘) 生姜(五两) 香豉(四合,绵裹)

煎煮方法:上三味,以水四升,先煮栀子、生姜,取二升半,内豉,煮取一升半,去滓,分为二服,温进一服,得吐者,止后服。

栀子厚朴汤(《伤寒论》): 栀子(十四个,擘) 厚朴(四两,炙,去皮) 枳实(四枚,水浸,炙令黄)

煎煮方法:以上三味,以水三升半,煮取一升半,去滓,分为二服,温进一服,得吐者,止后服。

栀子干姜汤(《伤寒论》): 栀子(十四个,擘) 干姜(二两)

煎煮方法:上二味,以水三升半,煮取一升半,去滓,分为二服,温进一服,得吐者,止后服。

栀子大黄汤(《金匮要略》): 栀子(十四枚) 大黄(一两) 枳实(五枚) 豉(一升)

煎煮方法:上四味,以水六升,煮取二升,分温三服。

栀子石膏香豉汤(《外台秘要》): 栀子(二七枚,擘) 石膏(五两,碎) 鼠屎(尖头者,二十枚) 香豉(一升,绵裹)

栀子解郁汤(《医醇賸义》)：黑山栀(二钱)　瓜蒌果(切,一个)　连翘(二钱)　薄荷(二钱)　葛根(二钱)　苏梗(一钱五分)　豆豉(三钱)　郁金(二钱)　淡竹叶(二十张)　白茅根(五钱)

知柏地黄汤(丸)(《医宗金鉴》)：干生地黄　山茱萸肉　山药(炒)　泽泻　茯苓　丹皮　知母(炒)　黄柏(盐炒)

滋水清肝饮(《医宗己任编》)：熟地黄　山药　山茱萸　牡丹皮　茯苓　泽泻　白芍　栀子　酸枣仁　当归　柴胡

左金丸(《丹溪心法》)：吴茱萸(一两)　黄连(六两)
　煎煮方法：上药为末,水丸或蒸饼为丸,白汤下五十丸。

猪苓汤(《伤寒论》)：猪苓(去皮)　茯苓　泽泻　阿胶　滑石(碎,各一两)

猪肤汤(《伤寒论》)：猪肤(一斤)　白蜜(一升)　白粉(即米粉或小麦粉,五合)
　煎煮方法：以水一斗,煮取五升,去滓,加白蜜一升,白粉五合,熬香,和令相得,温分六服。

竹叶汤(《金匮要略》)：竹叶(一把)　葛根(三两)　防风(一两)　桔梗(一两)　桂枝(一两)　人参(一两)　甘草(一两)　附子(一枚,炮)　大枣(十五枚)　生姜(五两)
　煎煮方法：上十味,以水一斗,煮取二升半,分温三服,温复使汗出。颈项强,用大附子一枚,破之如豆大,前药扬去沫,呕者,加半夏半升洗。

竹叶石膏汤(《伤寒论》)：竹叶(二把)　石膏(一斤)　半夏(半升,洗)　麦门冬(一升,去心)　人参(二两)　甘草(二两,炙)　粳米(半斤)
　煎煮方法：上七味,以水一斗,煮取六升,去滓,内粳米,煮米熟,汤成,去米,温服一升,日三服。

竹皮大丸(《金匮要略》)：生竹茹(二分)　石膏(二分)　桂枝(一分)　甘草(七分)　白薇(一分)
　煎煮方法：上五味,末之,枣肉和丸弹子大,以饮服一丸,日三夜二服。有热者,倍白薇,烦喘者加柏实一分。

茱萸汤(《金匮要略》)：吴茱萸(一升)　人参(三两)　生姜(六两)　大枣(十二枚)

左归丸(《景岳全书》)：怀熟地(八两)　鹿角胶(四两)　龟板胶(四两)　山茱萸(四两)　山药(四两)　枸杞(四两)　川牛膝(三两)　菟丝子(四两)
　服法：上先将熟地蒸烂,杵膏,炼蜜为丸,如梧桐子大。每服百余丸,食前用滚汤或淡盐汤送下。

主要参考文献

[1] 冯世纶. 胡希恕经方用药心得十讲：经方用药初探 [M]. 北京：中国医药科技出版社, 2011.

[2] 叶天士. 本草经解 [M]. 上海：上海卫生出版社, 1957.

[3] 陈修园. 神农本草经读 [M]. 伍悦, 点校. 北京：学苑出版社, 2011.

[4] 甄权. 药性论 [M]. 尚志钧, 辑释. 合肥：安徽科学技术出版社, 2006.

[5] 国家药典委员会. 中华人民共和国药典：一部 [M]. 北京：中国医药科技出版社, 2020.

[6] 张仲景. 伤寒论 [M]. 北京：学苑出版社, 2007.

[7] 熊曼琪. 伤寒学 [M]. 北京：中国中医药出版社, 2003.

[8] 范永升. 金匮要略 [M]. 北京：中国中医药出版社, 2003.

[9] 吴谦. 医宗金鉴 [M]. 北京：人民卫生出版社, 2006.

[10] 高学敏. 中药学 [M]. 北京：中国中医药出版社, 2002.

[11] 钟赣生. 中药学 [M]. 3 版. 北京：中国中医药出版社, 2012.

[12] 陶弘景. 名医别录 [M]. 尚志钧, 辑校. 北京：中国中医药出版社, 2013.

[13] 雷敩. 雷公炮炙论 [M]. 王兴法, 辑校. 上海：上海中医学院出版社, 1986.

[14] 陆拯. 中药临床生用与制用 [M]. 北京：人民卫生出版社, 1983.

[15] 龚千锋. 中药炮制学 [M]. 北京：中国中医药出版社, 2003.

[16] 陆兔林, 胡昌江. 中药炮制学 [M]. 北京：中国医药科技出版社, 2014.

[17] 邓文龙. 中医方剂的药理与应用 [M]. 重庆：重庆出版社, 1990.

[18] 刘俊. 实用中药临床手册 [M]. 北京：化学工业出版社, 2016.

[19] 李冀, 连建伟. 方剂学 [M]. 4 版. 北京：中国中医药出版社, 2016.

[20] 王庆国. 伤寒论选读 [M]. 4 版. 北京：中国中医药出版社, 2016.

[21] 卢祥之. 国医圣手岳美中经验良方赏析 [M]. 北京：人民军医出版社, 2013.

[22] 宋永刚. 神农本草经讲读 [M]. 2 版. 北京：中国中医药出版社, 2018.

[23] 张璐. 张氏医通 [M]. 北京：人民卫生出版社, 2006.

[24] 刘良. 中医临床安全与合理用药 [M]. 香港：万里机构•万里书店, 2009.

[25] 周燕萍, 吕文亮. 王孟英经典医案赏析 [M]. 北京：中国医药科技出版社, 2019.

[26] 侯连兵. 日常用药禁忌系列•中药服用禁忌 [M]. 北京：人民军医出版社, 2013.

[27] 缪希雍. 炮炙大法 [M]. 曹晖, 吴孟华, 点评. 北京：中国医药科技出版社, 2018.

[28] 王孝涛. 历代中药炮制法汇典（古代部分）[M]. 南昌：江西科学技术出版社, 1998.

[29] 国家中医药管理局《中华本草》编委会. 中华本草 [M]. 上海：上海科学技术出版社, 1999.

[30] 陶弘景. 本草经集注 [M]. 上海：群联出版社, 1955.

[31] 朱富华, 杨志春, 樊平. 中医中药角药研究：名医名方、验方组药配伍技巧 [M]. 西安：陕西科学技术出版社, 2009.

[32] 李成文. 张锡纯用山茱萸 [M]. 北京：中国医药科技出版社, 2016.

[33] 周金黄，王筠默. 中药药理学 [M]. 上海：上海科学技术出版社，1986.

[34] 大塚敬节. 伤寒论辨脉法平脉法讲义 [M]. 王宁元，译. 北京：华夏出版社，2011.

[35] 杨建宇，刘华宝，杨运高.《伤寒杂病论会通》精纂 [M]. 郑州：河南科学技术出版社，2016.

[36] 何任，张志民，连建伟. 金匮方百家医案评议 [M]. 杭州：浙江科学技术出版社，1991.

[37] 苏文海. 金匮方临床妙用 [M]. 西安：陕西科学技术出版社，1994.

[38] 王付. 经方用量秘旨 [M]. 北京：人民军医出版社，2015.

[39] 南京中医药大学. 中药大辞典 [M]. 2 版. 上海：上海科学技术出版社，2014.

[40] 赵进喜，李成卫. 糖尿病名家传世灵验药对 [M]. 北京：中国医药科技出版社，2010.

[41] 尚志钧. 神农本草经校注 [M]. 北京：学苑出版社，2008.

[42] 何任. 金匮要略校注 [M]. 北京：人民卫生出版社，2013.

79